全国医药类高职高专规划教材

供临床医学、中医、针灸推拿、骨伤、康复、检验、影像、口腔等专业用

外 科 学

主　编　夏海波　孙永显

副主编　郭　伟　廉　皓　王　樑

编　委　（以姓氏笔画为序）

王　樑　第四军医大学唐都医院

王玉荣　鄂尔多斯市准格尔旗中心医院

王志强　赤峰学院附属医院

王新民　赤峰市林西县医院

邢　树　赤峰市医院

孙永显　山东中医药高等专科学校

李先强　山东中医药大学

冷　辉　赤峰市医院

张　岩　佳木斯大学附属第二医院

陈吉兵　甘肃张掖医学高等专科学校

陈登攀　曲阜中医药学校

周永清　陕西省肿瘤医院

郎卫红　赤峰学院附属医院

赵明哲　赤峰学院第二附属医院

夏海波　赤峰学院附属医院

晏龙强　铜仁职业技术学院

郭　伟　广西科技大学医学院

董文尧　山东中医药大学

曾现强　山东中医药高等专科学校

廉　皓　赤峰学院附属医院

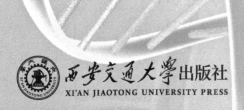

西安交通大学出版社
XI'AN JIAOTONG UNIVERSITY PRESS

U0282107

图书在版编目(CIP)数据

外科学/夏海波,孙永显主编.—西安:西安交通大学
出版社,2013.12(2024.8重印)
ISBN 978－7－5605－5737－3

Ⅰ.①外…　Ⅱ.①夏…　②孙…　Ⅲ.①外科学—高等
职业教育—教材　Ⅳ.①R6

中国版本图书馆 CIP 数据核字(2013)第 230811 号

书　　名	外科学	
主　　编	夏海波　孙永显	
责任编辑	李　晶	

出版发行	西安交通大学出版社
	(西安市兴庆南路 1 号　邮政编码 710048)
网　　址	http://www.xjtupress.com
电　　话	(029)82668357　82667874(市场营销中心)
	(029)82668315(总编办)
传　　真	(029)82668280
印　　刷	西安日报社印务中心

开　　本	787mm×1092mm　1/16	印张 42.25	字数 1035 千字		
版次印次	2014 年 2 月第 1 版　　2024 年 8 月第 9 次印刷				
书　　号	ISBN 978－7－5605－5737－3				
定　　价	78.00 元				

如发现印装质量问题,请与本社市场营销中心联系。
订购热线:(029)82665248　(029)82667874
投稿热线:(029)82668805
读者信箱:med_xjup@163.com

前　言

　　《外科学》是临床医学专业的一门重要专业必修课。本教材的编写根据临床医学专业及其他专业学生学习专业课程及其他相关课程的需要，准确定位，体现高职高专的教学特色，遵循"三基"、"五性"、"三特定"的原则，以培养职业能力为重点，整合教学内容，淡化学科意识，不过分强调系统性、全面性、完整性。同时，根据教师在使用现有高职高专教材教学中所发现的问题以及各学校教师的反馈意见及建议合理组织内容，进一步提炼文字，使教材更加易教、易学、易懂，充分体现课程体系和教学内容改革的成果，满足医学生助理执业医师考试的要求。

　　本教材在章节结构设置上有所突破，在章节前设有总结性的思维导图、学习目标，章节中设有知识链接，章节后设计目标检测及案例分析。内容上在外科总论的基础上，系统介绍外科学各论中常见病、多发病的病因、病理、临床表现、诊断、鉴别诊断和治疗等内容，在重要的专业术语后用括号给出相应的英文词汇，添加了更为直观的临床影像学图片和模式图等。本教材编写过程中，适当拓展实用技术，注重知识的更新和梳理，旨在构建学生外科学知识的基本框架和贴近临床的感性认识，形成严谨的临床思维。

　　本书编写的具体分工如下：邢树，第一、二、四十、四十八章；赵明哲，第三、四、六章；郎卫红，第一、二、三、四、五、六章；陈吉兵，第五、七、五十二、五十三章；董文尧、李先强，第八、五十四、五十六章；齐生智，第九、十、十一、十二章；曾现强，第十三、十四、十六、十七章；晏龙强，第四十九、五十、五十一章；王志强，第十九、二十、二十一章；郭伟，第二十二、二十三、二十四章；陈登攀，第二十五、二十六章；孙永显，第二十九、三十、三十一、三十二章；廉皓，第三十三、三十四、三十五、三十六、三十七章；夏海波，第四十一、四十二、四十三、四十六、四十七章；王新民，第十五、四十四、四十五章；冷辉，第五十五、五十八章；张岩，第五十七、五十九、六十、六十一章；王樑，第十八、六十二章；周永清，第二十七、二十八章；王玉荣，第三十八、三十九章。

在教材编写过程中,承蒙各参编单位的大力支持及各位参编专家的鼎力合作。此编写团队的各位编委均来自学校、医院教学和临床的第一线,大家科学严谨、精益求精的工作作风时刻刻鞭策着我在繁重的临床和管理工作中继续前行。我也特别感谢很多老师,你们在整本书的编写过程中为本书内容的修订和质量花费了大量的精力,也正是因为大家辛勤的付出,才有了我们这本书的如期出版。但是在教材的总体构思、内容的取舍、编排的形式上仍有待读者给出恰当的评价,我们的编写团队在学术水平、教学水平、言语表达和措词的应用上仍有不足之处,真诚地期望广大读者给予批评指正,我们也将不断地改进提高。期望这本书的出版能为我们的外科学教师们提供更好的工具、能为我们的医学生提供更好的汲取知识的教材,使教材能真正发挥读者良师益友的作用。

夏海波

2013 年 8 月

目　录

第一章 绪 论

外科学的范畴
- 损伤:由暴力或其他致伤因子引起的人体组织破坏,如脾破裂、骨折等
- 感染:病原微生物或寄生虫侵袭人体,导致组织器官的损害、破坏、发生坏死或脓肿,如疖、痈等
- 肿瘤:是机体在各种致瘤因素的作用下,局部组织细胞的异常增生而形成的新生物,绝大多数肿瘤需手术为主的综合治疗
- 畸形:先天性畸形均需手术治疗,如唇腭裂等;后天性畸形,多需手术修复,如烧伤后瘢痕挛缩等
- 其他性质的疾病:如肠梗阻、下肢静脉曲张、胆石症等,也常需手术治疗

外科学与内科学的范畴是相对的,外科一般以手术或手法为主要治疗手段,但并非所有外科疾病都需手术,外科与内科及其他专科更趋于交叉,且不断更新变化

绪论

外科学的发展
- 发源:古代文化中心在埃及、巴比伦、印度和中国,古代医学也就在这几个国家发源,公元前600~公元前200年,希腊吸取埃及和亚洲的文化,成为后来罗马以及欧洲医学的发展基础
- 欧洲外科学的发展:1745年外科医生才有自己的独立团体,英王乔治三世在1800年特许成立伦敦皇家外科学院;1843年维多利亚女王特许改为英国皇家外科学院。三大发现和达尔文《物种起源》一书的发表,生物学的成就开始影响医学。十九世纪是医学,也是外科学的重要发展时代,医学上最大的进展在病原学方面,而在十九世纪中叶麻醉法、抗菌无菌技术和止血、输血技术,奠定了现代外科学的基础
- 我国外科学的发展:传统医学史上外科开始很早,公元前14世纪商代的甲骨文就有"疗"、"疮"的记载,汉末(141~203年)名医华佗的麻沸汤,南北朝(483年)《刘涓子鬼遗方》是最早的外科专著等
- 现代外科学的发展:微创外科迅速发展

外科医生的培养
- 培养良好的医德
- 培养浓厚的兴趣和上进心
- 培养精湛的技术

学习目标

【知识目标】

1. 熟悉外科学的范畴；外科医生良好医德、职业素养和技术水平的培养原则。

2. 了解国外和我国外科学的发展历史。

【能力目标】通过学习绪论，培养学习兴趣，为学好外科学打好基础。

一、外科学的范畴

外科学是医学科学的一个重要组成部分，它的范畴是在整个医学的历史发展中形成，并且不断更新变化的。在古代，外科学的范畴限于一些体表的疾病和外伤，现代外科学的范畴已经包括许多内部的疾病。按病因，外科疾病大致可分为五类。

(1)损伤 由暴力或其他致伤因子引起的人体组织破坏，如脾破裂、骨折、烧伤等。

(2)感染 病原微生物或寄生虫侵袭人体，导致组织、器官的损害、破坏，发生坏死或脓肿，如急性阑尾炎、痈等。

(3)肿瘤 是机体在各种致瘤因素的作用下，局部组织细胞的异常增生和异常分化而形成的新生物，常表现为局部肿块。绝大多数肿瘤需要手术为主的综合治疗。

(4)畸形 先天性畸形，如唇、腭裂、先天性心脏病、胆道闭锁等，均需手术治疗。后天性畸形，如烧伤、创伤后瘢痕挛缩，多需手术整复。

(5)其他性质的疾病 如肠梗阻、下肢静脉曲张、胆石症、泌尿系结石、甲亢等，也常需手术治疗。

外科学与内科学的范畴是相对的，外科一般以手术或手法为主要手段治疗疾病，而内科常常以药物为主要手段治疗疾病。然而，并非所有外科疾病都需要手术治疗，而是在一定的发展阶段才需要手术，如化脓性感染，早期先用药物治疗，脓肿形成才需切开引流，而一些内科疾病发展到一定阶段也需手术治疗，如胃十二指肠溃疡引起穿孔、大出血，需紧急手术治疗。随着近年来介入放射学和内镜诊疗技术的迅速发展，使外科与内科及其他专科更趋于交叉，外科学的范畴也在不断更新变化。

二、外科学的发展

1. 国外外科学的发展

外科学和整个医学一样，是人们长期同疾病作斗争的经验总结，其进展则是由社会各个历史时期的生产和科学技术发展所决定的。古代文化中心在埃及、巴比伦、印度和中国，古代医学同样也在这几个国家发源。公元前 600～公元前 200 年，希腊人吸取埃及和亚洲的文化，成为后来罗马以及欧洲医学的发展基础。

在欧洲，有关医学的记载可见于 Hippocrates(公元前 460～公元前 370 年)的著作中，其中也记载了有名的"Hippocrates 誓言"。Celsus 在公元 1 世纪、Galen 在公元 2 世纪用拉丁文写医书，开始了持续 1500 年用拉丁文作为欧洲医学公用语言的传统，这就是现在外文医学词汇多来自拉丁文的原因。本节简要介绍外科学在欧洲的发展。

在 5～15 世纪漫长的中世纪时代，欧洲进入封建社会，连年战争，受宗教统治的文化陷入黑暗时期。医学完全受教会控制，迷信保守；除开始建立医学院校外，医学本身发展的脚步非常缓慢。据记载,在希腊、罗马时代,外科曾成为一个专业,但后来停滞不前。在社会上的三种医生中,"长袍外科医生"和"理发员外科医生"的地位不能与内科医生相比拟。外科医生虽属一种行业,但大多是兼职,以学徒方式获得手艺。有的外科医生是教堂的教士,有的则由理发员担任。14世纪后,在英国外科医生和理发员才分别隶属两个行会,但至1540年又统一成立为一个行会,直至1745年外科医生才有自己的独立团体。英王乔治三世在1800年特许成立伦敦皇家外科学院;1843年维多利亚女王特许将伦敦皇家外科学院改为英国皇家外科学院。在英国的这些变化反映了欧洲外科学的发展历程,同样也反映出欧洲外科医生地位提高的过程。这些变化的发生是外科学发展的自然结果。

中世纪的黑暗保守终被15世纪开始的文艺复兴所冲破。17世纪,欧洲从封建社会过渡到资本主义社会,物理学、化学、天文学等开始迅速发展。18世纪末英国已有大规模的机器生产。随着科学发展,医学逐渐从玄学、经验转向科学,这一发展首先带动的是基础医学,后来逐渐到临床医学。恩格斯指出人类对于自然界相互关系过程的认识,归功于三大发现:细胞的发现,能量守恒定律的发现和达尔文(1809~1882年)《物种起源》一书的发表。这样,在物理、化学之外,生物学的成就也开始影响医学。十九世纪是医学,也是外科学的重要发展时代。医学上最大的进展是在病原学方面,而在十九世纪中叶所建立的麻醉法、抗菌无菌技术和止血、输血技术,则奠定了现代外科学的基础。

2. 我国外科学的发展

我国传统医学史上外科开始很早。公元前14世纪商代的甲骨文中就有"疥""疮"等字的记载。在周代(公元前1066~公元前249年),外科已独立成为一科,称为疡科,外科医生称为疡医。秦汉时代的医学名著《内经》已有"痈疽篇"的外科专著。举出了天疽、猛疽等二十余种病名,以及针砭、熨贴、按摩、醪药等治疗方法。汉末杰出的名医华佗(141~203年)擅长外科技术,使用麻沸汤为患者进行死骨剔除术、剖腹术等。南北朝龚庆宣著《刘涓子鬼遗方》(483年)是中国最早的外科专著,其中就有金疮专论,反映在南北朝战乱时代处理创伤的情况。隋代巢元方所著《诸病源候论》(610年)中的"金疮肠端候",叙述断肠缝连,腹疝脱出等手术采用丝线结扎血管。该书对炭疽的感染途经已认识到"人先有疮而乘马"得病,并指出单纯性甲状腺肿的发生与地区的水质有关:"诸山水黑土中出泉流者,不可久居,常食令人作瘿病……"。在唐代孙思邈著《千金要方》(652年)中,记述手法整复下颌关节脱位,与现代医学采用的手法类似。蔺道人著《理伤续断秘方》(841年)是我国第一部伤科专著,制定了一套与现代相类似的骨折整复固定方法和处理开放性骨折需要注意的规则。在宋代王怀隐著《太平圣惠方》(992年)中已有砒剂治疗痔核的记载。金元时代齐德之著《外科精义》(1335年),在卷首《论疮肿疹候》中已说明外科病不能孤立地只看外表,应注意患者的全身症状把辨证论治的法则应用于外科。危亦林著《世医得效方》(1337年)在正骨方面有精确的记载,主张在骨折或脱臼的整复前用乌头、曼陀罗等药物先行麻醉;对脊柱骨折,主张用悬吊复位法,早于西方提出的悬吊复位法600余年。明代是我国外科学的全盛时代,精通外科的医师有薛己、汪机、王肯堂、申斗垣、陈实功和孙志宏等,遗留下不少著作。陈实功著《外科正宗》收集自唐以来治疗外科病的有效方药;他对于自刎切断气管者已主张急用丝线缝合刀口,对于急性乳腺炎(乳痈)和乳癌(乳岩)也有较确切的描述。孙志宏著《简明医彀》中,已载有先天性肛管闭锁的治疗方法,描述"须用细刀割穿,要对孔亲切,开通之后,用绢帛卷如小指,以香油浸透插入,使不再合"等。清初设有专治骨折和脱臼的专科,他们削笔管为数段包以纸而摩挲之,使各段接合如未断,进行实验教学,很有助于正骨术的发展。《医宗金鉴》的"正骨心法"是当时最好的正骨书，详细记载了"攀索迭砖法"，利用体重下坠的重力，整复脊柱骨折，并用竹帘、通木等固定整复后的脊椎。清末高文晋著《外科图说》(1856年)，别创一格，是一本以图释为主的外科学。

以上简短的叙述和举例，足以说明我国传统医学中外科学具有悠久的历史和丰富的实践经验。

现代外科学传入我国虽已有百年的历史，但在旧中国进展很慢，一直处于落后状态。有外科设备的大型医院都设在少数几个大城市，稍大的手术如胃大部切除、胆囊切除或肾切除等也只能在几个大城市的几个大医院中进行；外科医生很少，外科的各个专科多未形成，外科学方面很难做出创造性的成就。新中国成立后，我国外科学建立了比较完整的外科体系，全国各省、自治区、直辖市都有了高等医学院校，外科队伍不断发展壮大；外科专科如麻醉科、腹部外科、胸心外科、骨科、整复外科、泌尿外科、神经外科以及小儿外科等均先后建立。外科技术不但得到普及，并且在普及的基础上有了显著的提高。目前，不少县以下的基层卫生院也开展了外科工作。新的外科领域如心血管外科、手外科、显微外科技术以及器官移植外科正在不断开展，并取得了可喜的成绩。许多大城市已建立有心血管外科、骨科、神经外科以及整复外科等的专科医院或中心。另外，重要的外科仪器、器械如体外循环机、血液透析仪、心脏起搏器、纤维光束内镜、人造血管、人工心脏瓣膜、人工骨关节、微血管器械、震波碎石装置、血管内支架等，都能很快在引进或学习先进技术后自行设计生产。

由于各地贯彻了中医政策，中西医结合在外科领域里也取得了不少成绩。中西医结合治疗一些外科急腹症，如急性胰腺炎、胆管结石以及粘连性肠梗阻等，获得了较好的疗效。中西医结合治疗骨折应用动静结合原则，采用小夹板局部外固定，既缩短了骨折愈合时间，又有助于肢体的恢复。其他如内痔、肛瘘和血栓闭塞性脉管炎等应用中西医结合方法，均取得了较单纯西医治疗为好的效果，这些中西医结合的成就，深受我国广大人民欢迎，在国际上也日益受到重视。

新中国成立以来，广大的外科工作者遵循为人民服务的方向，对严重危害人民健康的疾病和创伤，千方百计地进行抢救，做出了优异成绩。自1958年成功地抢救了一例大面积深度烧伤工人之后，大面积烧伤的抢救治疗水平不断提高，又有不少例面积超过90% III度烧伤患者的治愈报道，烧伤科的发展进入了国际领先行列。1963年，首次成功地为一工人接活了断离6小时的右前臂后，全国各地陆续接活了断指、断掌、断肢已达数千例，离断时间长达36小时的肢体，截断三节的上肢再植、同体异肢的移植等均获得成功，在国际上属于领先地位。肿瘤的防治工作也迅速开展，对食管癌、肝癌、胃癌、乳腺癌等疾病进行了大规模的人口普查，不但使这些肿瘤得到早期发现、早期治疗，还在高发地区调查了这些肿瘤发生与各种环境因素的关系，提出了许多新的研究课题。

必须认识到：世界上的每一项专业都经历了古今中外许许多多人的研究和探讨，积累了十分丰富的资料。外科学也是一样，历史上所有为解除患者疾苦而刻苦钻研的外科工作者，对科学的充实和提高都做出了巨大的贡献，是值得我们继承和学习的。

三、外科医生的培养

1. 培养良好的医德

学习外科学的根本问题、首要问题是为人民健康服务的问题。要经常想到，医生是在做人的工作,只有具备良好的医德、医风,才能发挥医术的作用。如果外科医生医疗思想不端正,工作粗疏,就会给患者带来精神上的负担和痛苦,甚至延误病情,最终严重地损害患者的健康。因此,学习外科学必须正确地处理服务与学习的关系,要善于在服务中学习,也就是要在全心全意地为人民服务的思想基础上学好本领,再以精湛的技术更好地为患者服务。

需要提及的是,近年来由于有了许多高新的诊断设备,外科医生无需与患者更多的接触就可以确定手术,这对患者来说,一个没有和他说过几句话,甚至没有见过一面的医生来为自己手术,其焦虑和恐惧的心理有可能成为术后康复的阻碍因素。这就是所谓的技术与情感之间的矛盾。外科医生要多给患者解释病情,多与患者说明各种检查在术前的必要性,加强患者对手术的信心和对手术医生的信任。一个好的外科医生既要懂得如何去解决这个技术与情感之间的矛盾,同时还须严格遵守医学伦理和道德。

同时,外科医生也不应该满足于自己已经掌握的知识和技术,认为自己的能力已经可以应付临床工作,不再需要继续提高。外科医生应该以一个科学工作者来要求自己,不能满足于完成一般医疗任务,要努力为外科学的发展做出贡献。当然,高尚的医德修养则是每个外科医生必须具备的品德。

2. 培养浓厚的兴趣和上进心

医学是直接为人民保健事业服务的,医生的工作容不得半点的疏忽和失误,因为这份职业直接影响到人的生命健康。因此,医生在工作中必须做到认真负责。要努力提高自己的技术,并应更高地要求自己,把发展医学、造福人类作为努力方向。跨入 21 世纪,外科学面临高速发展的新时期,作为新一代外科工作者,必须在掌握现有知识的基础上刻苦钻研,努力实践,既要勤奋学习先进技能、先进理论,运用循证医学的方法,科学地收集和评价证据,指导外科实践,又要大胆地进行创造性的工作,以满足新世纪外科学发展的需要。现今一大批德才兼备的青年医生正在迅速成长,我国外科学必然会兴旺发展。

3. 培养精湛的技术水平

初毕业的外科医生要全力以赴打好基础,这个基础只能通过自觉的实践才能打好。就业务内容来说,应该把重点放在普通外科疾病的诊治,外科基本问题的掌握,以及有关手术技能和手术前后的训练上。这些基本知识、基本技能和基础理论看来并不深奥,但要做到得心应手就必须切切实实地下一番工夫,不断实践,认真思考。基础打得愈扎实,日后的成长就愈迅速。

基本知识包括基础医学知识和其他临床各学科的知识。如做好腹股沟疝修补术,就必须熟悉腹股沟区的局部解剖;实行乳癌手术,就应了解乳癌的淋巴转移途经。如要鉴别阻塞性黄疸与肝细胞性黄疸,就要掌握肝细胞性黄疸的临床特点。如给糖尿病患者手术,应懂得手术前后如何纠正糖的代谢紊乱。所以,外科医生对知识的学习要认真,达到准确无误。若认为这类知识较粗浅而无须用心,结果会使自己认识模糊,不但不能处理外科疾病,而且也不能正确地做出诊断和鉴别诊断。

在基本技能方面,首先要写好病史记录、学会体格检查,在现代影像学诊断迅速发展和日趋完善的情况下,仍需强调而不能忽视,这样才能较全面地了解和判断病情。要培养严格的无菌观念,熟悉各种消毒方法。要重视外科基本操作的训练,诸如切开、分离、止血、结扎、缝合以及引流、换药等,都要按照一定的外科准则,而不可草率行事,否则会影响手术的效果。其他处理如血管穿刺、胃肠减压、气管插管或切开、胸腔闭式引流、导尿等,都需认真学习,且能掌握使用。

而重视基础理论,能帮助外科医生在临床实践中加深理解、加深认识。如果一个外科医生只会施行手术,而不知道为什么要施行手术,则不但不能促进外科的发展,还会造成医疗工作中的差错,甚至危害患者。总之,具有了扎实的基础理论,才能使外科医生在临床工作中做到原则性和灵活性相结合,乃至开拓思路,有所创新。

 目标检测

一、简答题

1. 何谓"三基",包含哪些内容?

2. 举例说明外科疾病的分类?

3. 如何学好外科学?

二、案例分析

患者男性,76岁,1天前因有腹股沟嵌顿疝手法复位还纳后,即感腹痛。现因腹痛加剧、腹胀明显就医。查体:神志淡漠,四肢厥冷,脉细速 138 次/分,血压 60/40mmHg,全腹压痛、反跳痛,以脐右侧明显,腹胀,诊断为肠坏死穿孔,弥漫性腹膜炎,中毒性休克,最应先选择的处理方案是什么? 处理原则是什么?

第二章　无菌术和手术基本操作

高温
- 高压蒸汽法 —— 应用最普遍 —— 金属器械、玻璃、搪瓷敷料、橡胶制品等
- 煮沸法 → 金属器械、玻璃制品及橡胶类物品
- 火烧法 —— 急需的特殊情况 —— 金属器械

物理方法
- 紫外线：可以杀灭悬浮在空气中和附于物体表面的细菌、真菌、支原体和病毒等，常用于室内空气的灭菌
- 电离辐射：主要用于药物的制备过程，还包括一次性医用敷料、手术衣和巾、容器、注射器及缝线的灭菌

灭菌法

化学方法：只有毒性很小的几种消毒药物，适用于手术人员及患者皮肤的消毒，锐利器械、内镜和腹腔镜等不适于热力灭菌的器械，可用化学药物浸泡消毒，如戊二醛、甲醛、酒精等

无菌术

手术人员的术前准备
- 一般准备→换穿手术室准备的清洁鞋、衣裤、戴口罩、帽子、剪短指甲等
- 手臂消毒 ←
  - 肥皂刷手法
  - 紧急手术简易洗手法
- 穿无菌手术衣，戴手套

患者手术区的准备：
- 手术区消毒：消灭拟作切口及其周围皮肤上的细菌
- 辅助无菌单：显露手术切口所必须的皮肤区以外，遮盖其他部位，避免和尽量减少手术中的污染

消毒法

手术进行中的无菌原则：
- 手术人员一经洗手，不准再接触未经消毒的物品
- 不可在手术人员的背后传递器械及手术用品
- 手术中手套等如有破损或污染应更换
- 需换位置，应背靠背转到另一位置
- 术前术后要清点器械、敷料
- 仅显露手术切口，固定稳定
- 皮肤切口及缝合皮肤之前，再消毒
- 空腔脏器切开前先保护
- 参观者不要太靠近及多走动
- 不开电扇或通风开窗

手术基本操作法→显露、止血、打结、缝合、引流

学习目标

【知识目标】

1.掌握无菌术的概念、方法、应用及手术人员和患者手术区域内的无菌原则。

2.熟悉手术的基本操作方法。

3.了解外科手术的特殊器械的应用方法及范围。

【能力目标】学会刷手、消毒、铺巾、穿脱手术衣、戴手套、打结、缝合等基本操作。在操作中能遵循无菌原则。

第一节　无菌术

无菌术(asepsis)是临床医学的一个基本操作规范。对外科而言,其意义尤为重要。在人体和周围环境,普遍存在各种微生物。在手术、穿刺、插管、注射及换药等过程中,必须采取一系列严格措施,防止微生物通过接触、空气或飞沫等方式进入伤口或组织,否则就可能引起感染。无菌术就是针对微生物来源及感染途经所采取的一系列预防措施。其内容包括灭菌法、消毒法、操作规则及管理制度。

灭菌法一般是指主要应用物理方法,彻底消灭与手术区或伤口接触的物品上所附带的一切活的微生物。消毒法是指主要应用化学方法杀灭病原微生物和其他有害微生物,但并不要求清除或杀灭所有微生物(如芽胞等)。从临床角度,既要掌握灭菌和消毒在概念上的区别,更需关注其目的和效果。灭菌和消毒都必须能杀灭所有病原微生物和其他有害微生物,达到无菌术的要求。有关的操作规则和管理制度则是防止已经灭菌和消毒的物品、已行无菌准备的手术人员或手术区再被污染,以免引起伤口感染的办法。

应用于灭菌的物理方法有高温、紫外线和电离辐射等,其中在医院内以高温的应用最为普遍。手术器械和应用物品如手术衣、手术巾、纱布、盆罐以及各种常用手术器械等都可用高温来灭菌。紫外线可以杀灭悬浮在空气中和附于物体表面的细菌、真菌、支原体和病毒等,常用于室内空气的灭菌。电离辐射主要用于药物如抗生素、激素、维生素等的制备过程,还包括一次性医用敷料、手术衣和巾、容器、注射器及缝线的灭菌。有些化学品如甲醛、环氧乙烷和戊二醛等也可消灭一切微生物。但对人体正常组织常有较大损害,只有几种毒性很小的消毒药物才适合用于手术人员及患者皮肤的消毒。

1.高压蒸汽法

高压蒸汽法应用最普遍,效果可靠。高压蒸汽灭菌器可分下排气式和预真空式两类。其式样有手提式、卧式、立式等,但基本结构和作用原理相同,由一个具有两层壁的耐高压的锅炉构成。蒸汽进入消毒室内,积聚而压力增高,室内温度也随之升高。当蒸汽压力达到$104.0\sim137.3$Kpa($15\sim20$Ibf/in^2)时,温度可达$121\sim126$℃。在此状态下维持30分钟,即能杀灭包括具有顽强抵抗力的细菌芽胞在内的一切微生物。

预真空式蒸汽灭菌器的结构及使用方法有所不同。其特点是先抽吸灭菌器内的空气使其呈真空状态,然后由中心供气室经管道将蒸汽直接输入消毒室,这样可以保证消毒室内的蒸汽分布均匀,整个灭菌所需的时间也可缩短,对灭菌物品的损害也更轻微。灭菌条件为蒸汽压力170Kpa,消毒室内温度133℃,$4\sim6$分钟可达灭菌效果,整个过程约需$20\sim30$分钟。物品经高压灭菌后,可保持包内无菌 2 周。

使用高压蒸汽灭菌器的注意事项:①需灭菌的各种包裹不宜过大,体积上限为:长 40cm、宽 30cm、高 30cm,包扎也不宜过紧;②灭菌器内的包裹不宜排的过密,以免妨碍蒸汽透入,影响灭菌效果;③预置专用的包内及包外灭菌指示纸带,在压力及温度达到灭菌标准条件并维持 15 分钟时,指示纸带即出现黑色条纹,表示已达到灭菌的要求;④易燃和易爆物品如碘仿、苯类等,禁用高压蒸汽灭菌法;⑤瓶装液体灭菌时,只能用纱布包扎瓶口,如果要用橡皮塞,应插入针头以排气;⑥已灭菌的物品应注明有效日期,并需与未灭菌的物品分开置放;⑦高压灭菌器应由专人负责。

高压蒸汽灭菌法适用于能耐高温的物品,如金属器械、玻璃、搪瓷、敷料、橡胶制品等,各种物品的灭菌所需时间有所不同。

2. 煮沸法

有专用的煮沸灭菌器,但一般的铝锅或不锈钢锅洗去油脂后,常也用作煮沸灭菌。此法适用于金属器械、玻璃制品及橡胶类等物品。在水中煮沸至 100℃并持续 15～20 分钟,一般细菌即可杀灭,但带芽胞的细菌至少需煮沸 1 小时才能被杀灭。高原地区气压低,水的沸点也低,煮沸灭菌的时间需相应延长。海拔高度每增高 300m,灭菌时间应延长 2 分钟。为节省时间和保证灭菌质量,高原地区可应用压力锅作煮沸灭菌。压力锅的蒸汽压力一般为 127.5Kpa,锅内最高温度可达 124℃左右,10 分钟即可灭菌。

注意事项:①为达到灭菌目的,物品必须完全浸没在沸水中;②缝线和橡胶类的灭菌应于水煮沸后放入,持续煮沸 10 分钟即可取出,煮沸过久会影响物品质量;③玻璃类物品需用纱布包裹,放入冷水中逐渐煮沸,以免其遇骤热而爆裂;玻璃注射器应将内芯拔出,分别用纱布包好;④煮沸器的锅盖应盖上,以保持沸水温度;⑤灭菌时间应从水煮沸后算起,若中途放入其他物品,则灭菌时间应重新计算。

3. 火烧法

金属器械的灭菌可用此法。将器械置于搪瓷或金属盆中,倒入 95％酒精少许,点火直接燃烧,也可达到灭菌目的。但此法常使锐利器械变钝,又会使器械失去原有的光泽,因此仅用于应急的特殊情况。

4. 药液浸泡法

锐利器械、内镜和腹腔镜等不适于热力灭菌的器械,可用化学药液浸泡消毒。常用的化学灭菌剂和消毒剂有以下几种:

(1)2％中性戊二醛水溶液　浸泡时间为 30 分钟。常用于刀片、剪刀、缝线及显微器械的消毒。灭菌时间为 10 小时。药液宜每周更换一次。

(2)10％甲醛(福尔马林)溶液　浸泡时间为 20～30 分钟。适用于输尿管导管等树脂类、塑料类以及有机玻璃制品的消毒。

(3)70％酒精　浸泡 30 分钟。用途大体与戊二醛溶液的用途相同。目前较多用于已消毒过的物品的浸泡,以维持消毒状态。酒精应每周过滤并核对浓度一次。

(4)1∶1000 苯扎溴铵(新洁尔灭)溶液　浸泡时间为 30 分钟。虽也可用于刀片、剪刀及缝线的消毒,但因其消毒效果不及戊二醛溶液,故目前常用于已消毒持物钳的浸泡。

(5)1∶1000 氯己定(洗必泰)溶液　浸泡时间为 30 分钟。抗菌作用较新洁尔灭强。

注意事项:①浸泡前,器械应去污、擦净油脂;②拟于消毒的物品应全部浸入溶液内;③剪刀等有轴节的器械,消毒时应把轴节张开。管、瓶类物品的内面也应浸泡在消毒液中;④使用前,需用灭菌盐水将消毒药液冲洗干净,以规避该类药液对机体组织的损害作用。

5.甲醛蒸汽熏蒸法

用有蒸格的容器,在蒸格下放一量杯,按容器体积加入高锰酸钾及 40％甲醛溶液(用量以每 0.01m³ 加高锰酸钾 10g 及 40％甲醛 4ml 计算)。物品置蒸格上部,容器盖紧,熏蒸 1 小时即可达到消毒目的。但灭菌常常需要 6～12 小时。

一切器械、敷料和用具在使用后,都必须经过一定的处理,才能重新进行消毒,供下次手术使用。其处理方法随物品种类、污染性质和程度而不同。凡金属器械、玻璃、搪瓷等物品,在使用后都需用清水洗净,特别需注意沟、槽、轴节等处的去污;各种导管均需冲洗内腔。凡属绿脓杆菌感染、破伤风或气性坏疽伤口,或乙型肝炎抗原阳性患者,所用的布类、敷料、注射器及导管应尽量选用一次性物品,用后即焚烧处理,以免交叉感染。金属物品冲洗干净后置于 20％碘伏原液(0.1％有效碘)内浸泡 1 小时后方能进行再次消毒。

第二节　手术人员和患者手术区域的准备和术中无菌原则

一、手术人员的术前准备

1.一般准备

手术人员进手术室要换穿手术室准备的清洁鞋和衣裤,戴好口罩和帽子,口罩要盖住鼻孔,帽子要盖住全部头发。剪短指甲,并去除甲缘下的积垢。手或臂部皮肤有破损或有化脓性感染时,不能参加手术。

2.手臂消毒法

在皮肤皱纹内和皮肤深层如毛囊、皮脂腺等处都藏有细菌。手臂消毒法仅能清除皮肤表面的细菌,并不能消灭藏在皮肤深处的细菌。在手术过程中,这些深藏的细菌可逐渐移到皮肤表面。所以,在手臂消毒后,还要戴上消毒橡胶手套和穿无菌手术衣,以防止这些细菌污染手术伤口。

(1)肥皂刷手法　①参加手术者先用肥皂作一般洗手(六步洗手法)后,再用无菌毛刷蘸浓肥皂水刷洗手和臂,即自手指尖到肘上 10cm 处,两臂交替刷洗,特别注意甲沟、甲缘、指蹼等处的刷洗。一次刷完后,手指朝上肘朝下,用清水清洗手臂上的肥皂水。反复刷洗三遍,共约 10 分钟。用无菌毛巾从手到肘部擦干手臂,擦过肘部的毛巾不可再擦手部。②将手和前臂浸泡在 70％酒精内 5 分钟,浸泡范围到肘上 6cm 处。③如用新洁尔灭代替酒精,则刷手时间可减为 5 分钟。手臂在彻底冲净肥皂和擦干后,浸入 1∶1000 新洁尔灭溶液中,用桶内的小毛巾轻轻擦洗 5 分钟后取出,待其自然干燥。用新洁尔灭溶液浸泡前,手臂上的肥皂必须冲净,因新洁尔灭是一种阳离子除污剂,肥皂是阴离子除污剂,带入肥皂将明显影响新洁尔灭的杀菌效力。配制的 1∶1000 新洁尔灭溶液一般在使用 40 次后应废弃,不再继续使用。④洗手消毒完毕后,保持拱手姿势,手臂不应下垂,也不可再接触未经消毒的物品。否则,即应重新洗手。

如果手术完毕,手套未破,连续实施另一手术时,可不用重新刷手,仅需浸泡酒精或新洁尔灭溶液 5 分钟,再穿无菌手术衣和戴手套。但应采用下列更衣方法:先将手术衣自背部向前反折脱去,使手套的腕部随之翻转于手上,然后用右手扯下左手手套至手掌部,再以左手指脱去右手手套,最后用右手指在左手掌部推下左手手套。脱手套时,手套的外面不能接触皮肤。若前一次手术为污染手术,则接连实施手术前应重新洗手。

(2)紧急手术简易洗手法　此法仅在来不及按常规洗手的情况下使用。用3％～5％碘酊涂抹手及前臂,再用70％酒精拭去碘酊。将戴上的手套上端翻折部展平后,穿无菌手术衣,袖口留在手套腕部外面,由另一参加人员用无菌纱布条将袖口缚紧或再戴一副手套。

3. 穿无菌手术衣和戴手套

目前多数医院都采用经高压蒸汽灭菌的干手套或一次性无菌手套。

(1)穿无菌手术衣　将手术衣轻轻抖开,提起衣领两角,注意勿将衣服外面对向自己或触碰到其他物品或地面。将两手插入衣袖内,两臂前伸,让助手协助穿上。最后双臂交叉提起腰带向后递,仍由助手在身后将带系紧(图2-1)。

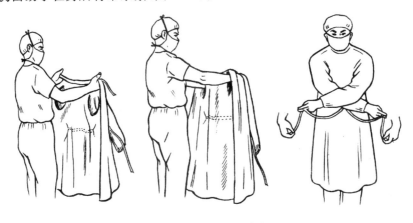

图 2-1　穿无菌手术衣

(2)戴无菌手套　没有戴无菌手套的手,只允许接触手套套口的向外翻折部分,不应碰到手套外面。用左手捏住手套套口翻折处,将手套取出。先将右手插入手套内,注意勿触及手套外面;再用已戴好的右手指插入左手手套的翻折部,帮助左手插入手套内。已戴手套的右手不可触碰左手皮肤。将手套翻折部翻回盖住手术衣口(图2-2)。用无菌盐水冲净手套外面的滑石粉。

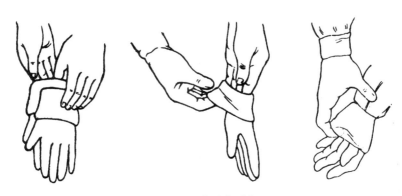

图 2-2　戴无菌手套

二、患者手术区的准备

患者手术区消毒的目的是消灭拟作切口处及其周围皮肤上的细菌。如皮肤上有较多油脂或胶布粘贴的残迹,可先用汽油或乙醚拭去,然后用2.5%～3%碘酊涂擦皮肤,待碘酊干后,以70%酒精将碘酊擦净两次。另一种消毒方法是用1:1000新洁尔灭涂擦两遍。对于婴儿、面部皮肤、口腔、肛门、外生殖器等部位,一般用1:1000新洁尔灭酊或1:1000洗必泰溶液涂擦两次消毒。也可用0.75%吡咯烷酮碘消毒,此药刺激性小,作用持久。在植皮术时,供皮区的消毒可用酒精涂擦2～3次。

注意事项:①涂擦上述药液时,应由手术区中心部向四周涂擦。如为感染伤口或肛门等处手术,则应自手术区外周涂向感染伤口或会阴肛门处。已经接触污染部位的药液纱布,不应再返擦清洁处。②手术区皮肤消毒范围要包括手术切口周围15cm的区域。如手术时有延长切口的可能,则应适当扩大消毒范围。现将不同手术部位的皮肤消毒范围,用图说明(图2-3,4,5,6,7,8,9,10)。

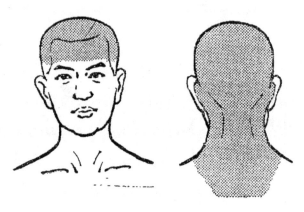

图2-3 颅脑手术消毒范围

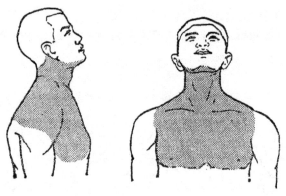

图2-4 颈部手术消毒范围

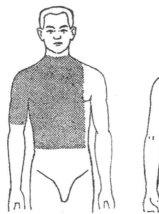
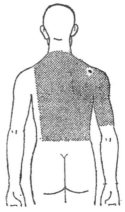

图 2-5 胸部手术消毒范围

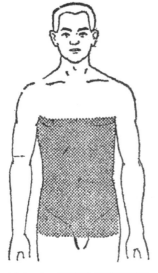

图 2-6 腹部手术消毒范围

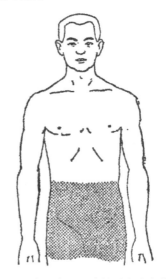

图 2-7 腹股沟和阴囊部手术消毒范围

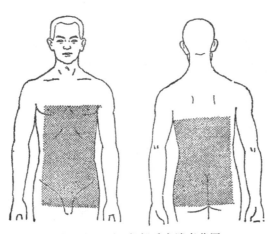

图 2-8 （左）肾部手术消毒范围

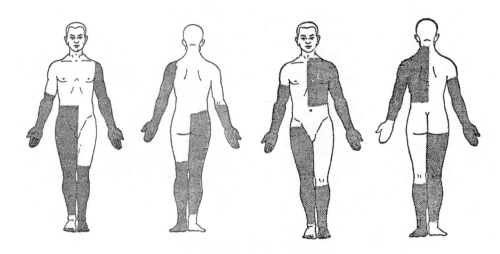

图 2-9　四肢手术消毒范围

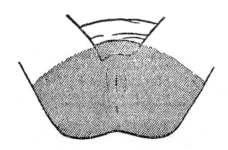

图 2-10　会阴部和肛门部手术消毒范围

手术区消毒后,铺无菌布单。铺盖无菌布单的目的除显露手术切口所必需的皮肤区以外,遮盖住其他部位,以避免和尽量减少手术中的污染。小手术仅盖一块孔巾即可,对较大手术,铺盖无菌巾和其他必要的布单等。原则是除手术野外,至少要有两层无菌布单遮盖。一般的铺巾方法如下:用四块无菌巾,每块的一边双折少许,掩盖手术切口周围,每侧铺盖一块无菌巾。通常先铺操作者的对面,或铺相对不洁区(如会阴部、下腹部等),最后铺靠近操作者的一侧,并用布巾钳夹住交角处,以防移动。然后,根据情况,再铺中单、大单。大单的头端应盖过麻醉架,两侧和足部应垂下超过手术台边 30cm。上、下肢手术,在皮肤消毒后应先在肢体下铺双层无菌中布单。肢体近端手术常用双层无菌巾将手(足)部包裹。手(足)部手术需在其肢体近端用无菌巾包绕。

三、手术进行中的无菌原则

在手术过程中,虽然器械和物品都已消毒、灭菌,手术人员也已洗手、消毒、穿戴无菌手术衣和手套,患者手术区又已消毒和铺盖无菌布单,为手术已提供了一个无菌操作的环境。但是,在手术进行中,如果没有一定的规章来保持这种无菌环境,则已经灭菌和消毒的物品或手术区域仍有受到污染和引起伤口感染的可能。有时可因此而使手术失败,甚至影响患者的生命。这种所有参加手术的人员必须认真执行的规章,即称为无菌操作规则。若发现有人违反,

必须予以纠正,严格执行无菌操作规则包括:

(1)手术人员一经"洗手",手臂即不准再接触未经消毒的物品。穿无菌手术衣和戴无菌手套后,背部、腰部以下和肩部以上都认为是有菌地带,不能接触;同样,手术台边缘以下的布单,也不要接触。

(2)不可在手术人员的背后传递器械及手术用品。坠落到无菌巾或手术台边以外的器械物品,不允许拾回再用。

(3)手术中如手套破损或接触到有菌地方,应另换无菌手套。前臂和肘部碰触有菌地方,应更换无菌手术衣或加套无菌袖套。无菌巾、布单等物,如已被湿透,其无菌隔离作用不再完整,应加盖干的无菌单。

(4)在手术过程中,同侧手术人员如需调换位置,应先退后一步,转过身,背对背地转到另一位置,以防止污染。

(5)手术开始前要清点器械、敷料,手术结束后,检查胸、腹等体腔,核对器械、敷料数无误后,才能关闭切口,以避免造成异物遗留,产生严重后果。

(6)切口边缘应以大纱布垫或手术巾遮盖,并用巾钳或缝线固定,仅显露手术切口。

(7)做皮肤切口以及缝合皮肤之前,需用70%酒精或0.1%新洁尔灭溶液,再涂擦消毒皮肤一次。

(8)切开空腔脏器前,要先用纱布垫保护周围组织,以防止或减少污染。

(9)参观手术人员不可太靠近手术人员或站得太高,也不可经常在室内走动,以减少污染的机会。

(10)手术进行时不应开窗通风或用电扇,室内空调机风口也不能吹向手术台,以免扬起尘埃,污染手术室内及手术区域的空气。

第三节　手术基本操作

手术的种类很多,手术的范围、大小和复杂程度也各不相同,但是任何广泛、复杂的手术,都是许多基本操作的综合。这些基本操作的正确执行与否,与手术的效果密切相关。学习外科手术,必须掌握好下列五项基本操作,认真锻炼好这几方面的过硬本领。

一、显露

手术时,充分显露手术野,是保证手术顺利进行的先决条件,对深部手术更为重要。在良好的显露下做手术,可以清楚地看到手术区的解剖关系,不但操作容易,而且可保证安全。相反地,如果显露不好,即使是简单手术也可变得十分困难,甚至可能发生意外。因此,任何手术,首先要考虑如何达到最清晰地显露手术野。良好地显露手术野,取决于多方面的因素。例如患者的体位、手术野的照明、麻醉时肌肉松弛程度等。因此,手术医生应在手术开始前,首先检查患者的体位、照明设备,以及麻醉的效果。

患者在手术台上的姿势与显露有一定的关系。对身体表浅部位的手术,需采用适当的姿势,使手术部位突出。对深部或身体某些特定部位的手术,常需在手术部位的下面垫高,可以帮助显露。例如甲状腺手术时,常垫高两肩部;胆道或肾脏手术时,常垫高手术台相应的部位。

手术时的体位,有仰卧位、俯卧位、侧卧位、半卧位、截石位等。

1. 切口

选择手术切口,是显露手术野的重要步骤。表浅部位手术,切口常可直接位于病变部位之上或其附近。深部手术的切口选择不能单纯从易于显露考虑,还要结合局部解剖来选择,原则上既要有利于显露,又要不致造成过多的组织损伤。良好的切口应尽可能符合下列要求:

(1)切口需接近病变部位,最好能直接达到手术区,并能根据手术需要,便于延长。

(2)切口最好能和皮肤皱纹平行,尤其在面部和颈部更为重要,这种切口不但缝合时张力小,而且愈合后瘢痕也小。切口还需与局部重要血管、神经走向接近平行,以免损伤这些组织,影响愈合和术后功能。

(3)切口要避开负重部位,如足底和肩部,以免劳动时引起瘢痕疼痛。切口也要避免纵行越过关节,以免术后瘢痕收缩,影响关节活动,通常在这些部位,多采用"Z"形、"S"形或横行切口。

(4)切口缝合后要牢固,愈合过程中不易裂开,愈合后也不易形成切口疝。

(5)切口操作不要繁琐,避免延长切开和缝合时间。

总之,切口应根据手术的性质和手术野显露的需要,在尽可能做到减少组织损伤的条件下,达到良好显露、愈合牢固的目的。

按上述原则选择切口后,在操作时还需注意下列几个问题:①切口大小必须适当,切口过小,就不能充分显露;作不必要的大切口,势必损伤过多组织。在切开前,应做好打算。②切开时,手术刀须与皮肤垂直,防止偏斜。切口力求一次完成,避免中途起刀再切,造成切缘不整齐。③切开时,须按解剖层次分层进行,并注意保持切口从外到内的大小相同。切口两侧要用无菌巾覆盖、固定,以免操作过程中把皮肤表面细菌带入切口,造成污染。④切开深部筋膜、腱鞘时,为了预防深层血管和神经的损伤,可先切一小口,用止血钳分离张开,然后再剪开。⑤切开肌肉时,要沿肌纤维方向用刀柄或手指分离,少作切断,以减少损伤,影响愈合。⑥切开腹膜、胸膜时,要防止内脏损伤。切开腹膜的方法是先用有齿钳夹起腹膜,再用两把止血钳在同一平面钳夹腹膜少许,用手指检查确无内脏被夹时,再用刀尖切开一小口,而后去除止血钳,用手指或纱布把腹膜与内脏隔开,再扩大切口。腹腔内因炎症或以往手术而存在粘连时,注意避免内脏损伤。在切开或扩大腹膜切口时,应分小段切开,并随时用手指探查腹膜下方有无肠管粘连。

在进行手术时,还需借助拉钩,帮助显露。负责牵引的助手要随时注意手术过程,并按需要调整拉钩的位置、方向和力量。在腹腔、胸腔进行手术时,可用自行固定拉钩,并利用大纱布垫将其他脏器从手术野推开以增加显露。

2. 分离

分离是显露深部组织和游离病变等的重要步骤。分离的范围,应根据手术的需要进行。按照正常组织间隙的解剖平面进行分离,不仅比较容易,而且损伤和出血都少。如对局部解剖熟悉,掌握血管、神经和较重要器官的走向和解剖关系,就很少会引起意外损伤。但在有炎症粘连、瘢痕组织以及巨大肿瘤时,正常解剖关系已改变,或正常组织间隙已不清楚,分离比较困难,要提高警惕,谨慎地进行,防止伤及临近的重要器官。

分离的操作方法,大致有两种:

(1)锐性分离　用刀或剪刀进行。用刀时应在两侧组织牵拉紧张情况下,以刀刃沿组织间隙作垂直的、轻巧的、短距离的切开,而不要作刮削的动作。用剪刀时以剪刀尖端伸入组织间隙内,不宜过深,然后张开剪柄,分离组织,在确定没有重要的血管、神经后,再予以剪断。在分离过程中,如遇血管,必须用血管钳夹住或结扎后再切断。锐性分离对组织损伤较小,术后反应也少,但必须熟悉解剖,在直视下辨明组织结构时进行,动作要准确而精细。一般多用于显露十分清楚的手术,如颈部淋巴结清扫术或乳癌根治术等。

(2)钝性分离　用刀柄、止血钳、剥离子或手指等进行。方法是将这些器械或手指插入组织间隙内,用适当的力量,推开周围组织。这种方法最适用于正常肌肉、筋膜和腹膜后间隙,或脏器和良性肿瘤之间、囊肿包膜和疏松组织之间的分离。优点是迅速省时,且不致误伤血管、神经。在显露困难的情况下,用手指分离有一定的帮助,但不应粗暴地勉强进行,否则可造成重要血管、神经的撕裂或穿破邻近的空腔脏器。所以,在瘢痕性粘连过多或血管、神经丰富的部位,不宜采用。

总之,锐性分离和钝性分离各有优点,在手术过程中可以根据具体情况,选择使用。

必须强调,分离血管时,操作更应仔细。如果动作粗暴,可使血管破裂,引起出血。对于较小的血管分离,一般可在被膜外用血管钳沿血管壁边缘分离,分离的方向与血管平行,不可与血管成角分离(图2-11);对于较大的血管分离,应先用1～2把血管钳将其被膜提起,再用细弯剪刀剪开被膜少许,然后用血管钳或剪刀尖端在被膜下潜行分离少许,再延长被膜切口,直至所需要长度。提起被膜切缘的中部,用剥离子轻轻推开血管,将血管一侧壁分离清楚;同样再将另一侧分离。用直角血管钳或弯血管钳沿血管侧壁穿过血管后面(图2-12)。如有粘连或阻力,可轻巧地采用边张开边闭合血管钳的交替动作,逐渐推进,分离后面被膜,直到血管钳的尖端由对侧穿出。对显露清楚的较大静脉,也可采用锐性分离。方法是在剪开静脉前壁的被膜后,用蚊式血管钳钳夹、拉紧被膜和其周围组织,用装15号小刀片的手术刀在直视下沿静脉一侧逐步分离被膜。在分离过程中,随着静脉的松解,管腔内充满更多的血液,使之向外膨出,就可减少静脉后壁与被膜的接触面。在另一侧进行分离后,静脉大部分膨出,后壁与被膜的接触面大为减少,几乎透亮,便于分离,达到完全游离。如果后壁有静脉分支,要先予结扎、切断,避免意外出血。如后壁分离有困难,可用直角血管钳沿静脉壁穿过对侧游离。

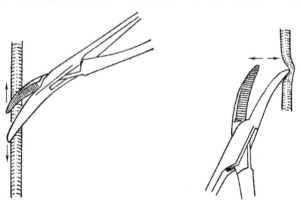

图2-11　分离较小血管

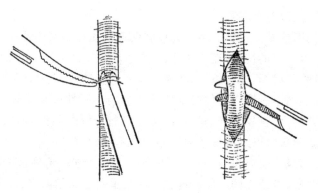

图 2-12　分离较大血管

二、止血

在手术中,组织的切开、分离过程,都可以有不同程度的出血。因此,在手术操作中,完善而彻底的止血是很重要的步骤,不但能防止严重的失血,而且能保证手术野的清晰,便于手术顺利地进行,并可避免损伤重要的器官。如止血不够完善,手术后常可形成血肿血块,影响愈合,甚至可能发生感染引起切口裂开。

1. 止血方法

手术中常用的止血方法,一般有下列四种:

(1)填塞压迫止血法　适用于毛细血管和微小血管的出血和渗血,一般可用纱布压迫或局部填塞,如凝血功能正常,在几分钟内就可止血。对面积较广的渗血,如肌肉断面、后腹膜间隙或粘连分离面等处的渗血,可用温热盐水纱布压迫、填塞止血,效果较好。方法是将较干的纱布铺于出血处,略加压力,使纱布与渗血面密切接触,即可止血。

较大的血管出血,不能采用压迫止血作为常规来处理,只有在紧急的情况下,患者全身情况危急,而其他止血方法有困难或无效时。在身体深处和范围较广泛渗血处,也可采用填塞压迫止血,防止失血过多。填塞纱布不能长时期留在体内,一般在3~5日内取出,过早可能发生再出血,过晚则可引起感染。

(2)局部药物止血法　对应用填塞压迫止血法无效的渗血切口或创面,可采用局部止血药敷贴止血。常用的局部止血药有明胶海绵、淀粉海绵等。近年来,我国医务工作者创造出效果优良的局部止血药,如止血粉、止血纱布、止血棉花等,正在推广使用。

(3)电凝止血法　常用于面积较广的、表浅的小出血点,或不易结扎的渗血,如胸腹部切口、颅脑手术的止血。采用乙醚(或其他易燃吸入麻醉剂)麻醉的手术,不宜使用电凝止血法,以免引起爆炸。电凝止血法是用电凝器,通过电流,使组织凝固止血。电凝器可以直接电灼出血点,也可先用止血钳夹住出血点,再用电灼器接触止血钳止血。通电前,要擦干止血钳尖端附近的血液,止血钳不可接触其他组织,以免引起烧伤。通电1~2秒钟,即可止血。一般来说,止血钳夹住的组织越少,电灼止血效果越好,对组织的损伤也越小。

电凝止血法的优点是止血迅速,能缩短手术时间,在组织内不留异物。缺点是止血的效果不太可靠,凝固的焦痂易于脱落而再次出血;如设备失灵或安装不当,可灼伤患者或参加手术的工作人员。因此,使用前必须严格检查,达到使用时安全可靠。

（4）结扎止血法　是最常用、最可靠的止血方法。在切开和分离组织时，如血管已被切断出血，先用纱布暂时压迫止血，继将纱布移去，即用止血钳的尖端对准出血点，迅速而准确地夹住，然后用丝线结扎。看到血管或确知有血管时，最妥善的办法，是用血管钳夹住血管的两端，在其中间切断，然后结扎血管断端；或先穿过丝线结扎血管两端，再从中间剪断。后者常用于深部血管的止血。

用止血钳钳住出血点时，要尽可能地一次夹住，夹住的组织不宜太多，也不宜过紧，一般只需扣上止血钳上的 1～2 个齿；结扎时应将止血钳的尖端向上旋转挺出；需要结扎的组织必须安全置于丝线的圈内。丝线一般按血管的大小或组织的多少采用细号或中号丝线，通常用 0～1 号丝线。在结扎第一结扣时，须将向上旋转的止血钳放下，逐渐放松止血钳，于第一结扣收紧时即完全放松，移去止血钳，然后在打紧第二结扣。如止血钳放松过早，血管脱落，即引起再出血；过慢则结扎不紧。结扎所用的力量要适当，过小结扎不紧，过大则可能拉断丝线或切断血管，再发生出血。

结扎止血有两种方法：①单纯结扎：适用于微小血管出血。方法是将丝线绕过止血钳下面的血管或组织而结扎（图 2-13）。②贯穿结扎：适用于较大血管或重要部位的止血，对不宜用止血钳夹住的出血点，不能采用单纯结扎时，也需要使用贯穿结扎。方法是将丝线用缝针穿过血管端和组织，绕过一侧，再绕过另一侧打结；或在绕过一侧后，再穿过血管或组织，于另一侧打结（图 2-14），它的优点是丝线不会脱落。这两种结扎方法，对较大动脉的止血常合并使用，先在动脉的近心端作一单纯结扎，再在结扎的远侧作一贯穿结扎，比较安全可靠。

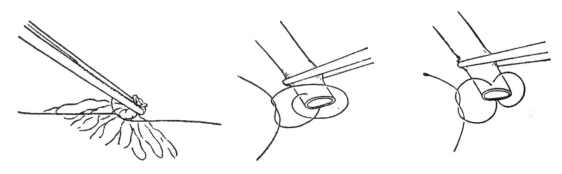

图 2-13　单纯结扎　　　　　　　　　　　图 2-14　贯穿结扎

对高血压患者，止血必须做得更为彻底。即使是小血管出血，也必须一一予以结扎，以防再度出血。手术中血压较低或有某种程度休克时，要把所有可见的出血点都夹住、结扎；对怀疑可能要出血的，也要结扎，以免血压恢复后引起再度出血。

对肌肉内的小血管或瘢痕组织内小血管出血，不能使用止血钳钳夹止血者，可采用缝合结扎。

对误伤较大血管或止血的止血钳滑脱，造成的大量出血，迅速采用手指控制出血，且不可盲目使用止血钳乱夹。否则不仅不会达到止血目的，而且容易损伤组织，引起更多的出血。在紧急情况下，根据不同的出血情况，采用下列方法处理：①对搏动性动脉出血，要用拇指和示指捏住血的来源处。如胆囊手术时，误伤异常动脉，要立即将示指插入网膜孔，与肝、十二指肠韧带前方的拇指捏紧搏动的肝动脉止血。②对静脉的涌血，要用示指按住出血处。如肾脏切除时，误伤下腔静脉，就可使用此法控制出血。③对滑脱钳夹血管蒂的出血，要立刻用手指捏住血管蒂或用示指与拇指代替血管钳钳夹血管蒂。如脾切除时,钳夹脾蒂的血管钳滑脱就要立刻用手指捏紧脾蒂,再用血管钳在手指下方钳夹止血,待出血控制、血压接近正常时,调整体位,使出血处升高,对好照明,吸尽血液,逐渐移去手指,在直视下进行结扎或缝合。如果放松按压手指,有大量静脉血涌出,但是不能找到出血处,可借邻近组织与涌血处一起作连续缝合止血。

三、打结

打结是手术操作中极为常用和重要的基本技术之一。止血和缝合都需要结扎,结扎是否牢靠,与打结是否正确有密切关系。不正确的打结,可使结扎滑脱,发生继发性出血。因此,外科医生必须熟练掌握打结技术,以缩短手术时间,巩固手术效果。

打结的种类很多,有二重结和三重结(图2-15),前者又有方结、外科结、假结和滑结。外科手术所用的结扎,必须牢靠,不能自行松解或脱落。方结是由两个相反的单结组成,是外科手术中最常用的结扎;这种结扎的线圈内张力越大,结扎越紧,不易滑脱,最为牢靠。外科结是将第一结扣线围绕两次,摩擦面比较大,不易松开,但比较费时,一般不采用。三重结是在打好方结后再打一个与第一结扣方向相同的结,加强牢靠性,但因遗留在组织内的结扎线较多,仅用于结扎较大的动脉,或在肠线、尼龙线打结时才使用。

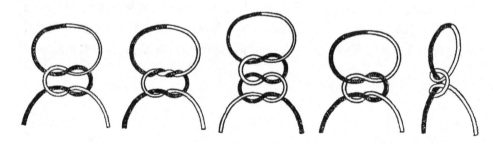

图2-15 打结(二重结和三重结)

通常发生的错误结是假结和滑结。假结是两道结扎线方向相同的结,易于滑脱,不可采用。滑结是在打方结时,两手用力不均匀,只拉紧一端的线,形成滑结,更容易脱落,应当尽量注意避免发生。

1.打结方法

方结的打结法有三种:

(1)双手打结法 最为可靠,但操作稍繁,速度较慢(图2-16)。

(2)单手打结法 有左手或右手打结法,一般由于右手握持针钳或丝线,用左手打结较为方便而顺手(图2-17)。一手打结,速度快,可以缩短手术时间,但如操作不当,易成滑结。

(3)持钳打结法 一般使用止血钳,线头过短或深部手术,用手不好打结时,可采用此法,但结扣容易滑脱,需予注意(图2-18)。

打结时,要注意三点:①不论采用何种打结方法,都要在结扎时,使两手的用力点和结扣点尽量成为一条直线,而且两手用力相等,不可成角向上提起,以免结扣点撕脱或结扣松弛,甚至造成滑结。②打第一结扣时,拉线方向必须顺着结扎的方向,否则丝线容易在结扣处折断。③打第二结扣时,注意第一结扣不要松弛,必要时可用一把止血钳,压住第一结扣处,待收紧第二结扣时,再移去止血钳。

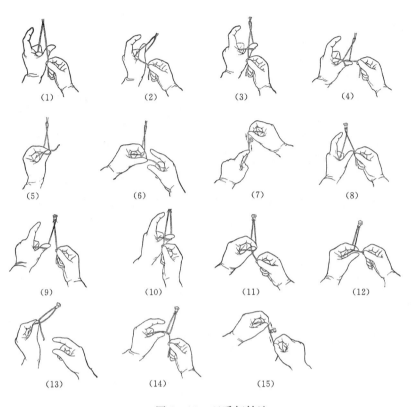

图 2-16　双手打结法

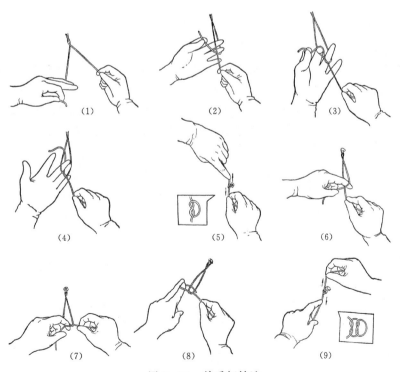

图 2-17　单手打结法

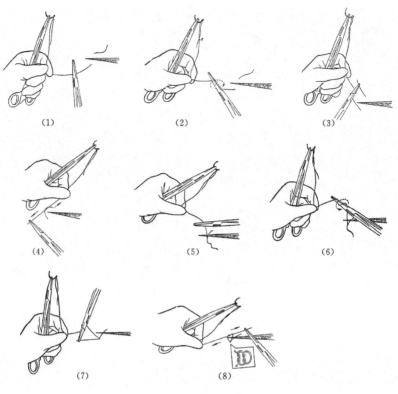

（1）　　　　　　　　（2）　　　　　　　　（3）

（4）　　　　　　　　（5）　　　　　　　　（6）

（7）　　　　　　　　（8）

图 2-18　持钳打结法

2. 剪线

结扎的牢靠性与剪线的方法和留线长短有一定关系。为了防止结扣松开,必须在结扣外留一段线头。留线的长短,决定于丝线的类型、粗细和结扣的多少,不能一律规定。丝线一般可留1~2毫米,肠线、尼龙线留 3~4 毫米;细线可以留短些,粗线要留长些;浅部结扎可以留短些,深部要留长些;结扣次数多的可以留短些,结扣次数少的要留长些。在重要部位,为了安全起见,宁可稍留长些。正确的剪线方法,是用稍张开的剪刀尖端,沿着拉紧的丝线滑至结扣处,再将剪刀向上倾斜 25°~45°,然后剪断。倾斜角度的大小决定于需要留下线头的长短(图2-19)。

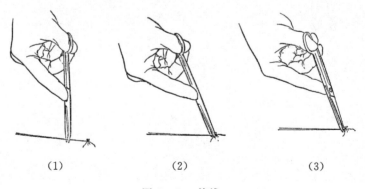

（1）　　　　　　　（2）　　　　　　　（3）

图 2-19　剪线

四、缝合

缝合是将切开的组织对合、靠拢,消灭间隙,以利愈合。这也是手术的一项基本操作。在正常愈合能力的情况下,愈合是否完善,常取决于缝线选择、缝合方法和技术操作的是否正确。因此,正确的缝合对组织的愈合好坏,有着重要意义。

1. 缝线

外科常用的缝线有两大类:一类是能被组织吸收的,如肠线;另一类不能被组织吸收的,如丝线、尼龙线和金属线等。

(1)肠线　系用羊的小肠黏膜下层制成,分为普通肠线和铬制肠线。前者吸收较快,在4~5日即失去作用,很少使用;后者吸收较慢,在10~20日还保持抗张力,为目前常用的一种。各种组织对肠线的吸收速度不同,如腹膜吸收最快,肌肉次之,皮下组织最慢。肠线按粗细不同编成各种号码,号码愈大,线愈粗;号码愈小,线愈细。可根据手术的需要,选择使用。一般多用 0000~2 号肠线。

肠线的最大优点,是能被组织吸收,故常用于:①胆道、泌尿道或胃肠道的黏膜缝合,不致引起结石形成或功能紊乱。②已有污染或感染的切口,用肠线不致在切口内留下异物,可以预防窦道形成。肠线也有不少缺点,如组织反应大,抗张力强度小,打结技术要求高,价格较贵等,故比不吸收的缝线用得少。

(2)丝线　是最常用的一种缝线。它的优点是价廉易得、容易灭菌、操作方便、结扎牢靠、组织反应也较小,故常用于各种无菌切口的缝合、血管和神经的修复、胃肠道的吻合,以及各种整形修补手术等。丝线唯一缺点,是不能吸收,一旦切口感染,会因异物作用而造成经久不愈的窦道,直至线头全部被清除后,才能愈合。

与肠线相同,丝线也有号码编制。常用的号码有粗线(7~9 号),适用于大血管、筋膜或张力较大的组织结扎和缝合;中线(3~4 号),适用于皮肤、肌肉、肌腱等组织的缝合;细线(0~1 号),适用于皮下、胃肠道组织的结扎和缝合;最细线(000~0000 号),适用于一般血管、神经的缝合。

(3)尼龙线　它的优点是抗张力比丝线强,组织反应也较小,多次灭菌并不减少其韧性,故常用于小血管的缝合、整形手术的修补。缺点是质较硬,摩擦系数小,结扎不够牢靠,因此,打结技术要求高。为了避免滑脱,常采用三重结的打法。

(4)金属线　是由合金制成,可称"不锈钢线"。它有灭菌简易,组织反应最小、抗张力强度最大等优点,故常用于肌腱、神经的缝合,或污染伤口的缝合,能减少感染发生。较粗的金属线适用于腹壁张力缝合。缺点是操作不方便,价格较贵,供应较少,故不能推广使用。

总之,各种缝线都有优缺点。在手术时应根据不同情况和需要,选择一种比较适宜的缝线。一般来说,下列两点可作为选择缝线的标准:①无菌切口或污染很轻的伤口,在冲洗后可选用丝线。已感染或污染严重的,可选用肠线。②在某些部位手术,如果缝线吸收过早,可能发生严重后果的,如大血管的缝合或结扎,应选用丝线。在另一些部位手术,如胆道、泌尿道的黏膜缝合,就要采用肠线,不能选用丝线,以免引起结石形成。胃肠道的吻合和缝合,可使用肠线或丝线,如用肠线需作连续缝合法,如用丝线就必须作间断缝合法,即使感染后,线结容易脱落,不致影响吻合口的愈合。选用丝线时,以 0~000 号较适宜,打结要紧些,最好能把结扣埋藏在黏膜内,结头要剪得短些,可以避免引起胃肠道功能紊乱。如果丝线选得太粗,线头留得太长,长期刺激胃肠道黏膜,可以引起一系列功能紊乱。如在直肠手术后可因丝线刺激,导致腹泻,直至丝线从肛门自行脱落或去掉后,腹泻症状才能消除。

2.缝合方法

手术缝合的方法很多,基本上分为单纯缝合、内翻缝合和外翻缝合三大类。在每一类中又有间断缝合和连续缝合两种。

(1)单纯缝合 操作最为简单,但缝合组织的边缘对合可能不够正确、整齐。间断缝合法(图2-20)或双间断缝合法("8"字缝合法,图2-21)多用于皮肤、皮下组织、筋膜和肌腱等组织的缝合;连续缝合法(图2-22)常用于腹膜、胃肠道缝合,在胃肠道吻合时多用于内层的缝合;为了达到止血的目的,有时采用连续交锁缝合法(图2-23)。为了使皮肤对合整齐,切口两侧缝针穿过的宽度都应尽量相等,而且在皮肤表面距边缘的距离要比深部组织稍宽些,缝合完毕后还要用组织镊将皮肤边缘加以整理,使对合准确。对老年人或腹肌薄弱的腹壁缝合,尤其是切口疝的修复,可采用整块缝合法(图2-24),近年来文献报导,这种整块缝合法有良好效果。

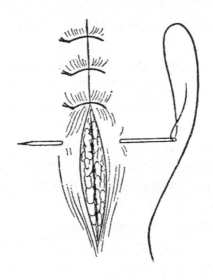

图2-20 间断缝合法

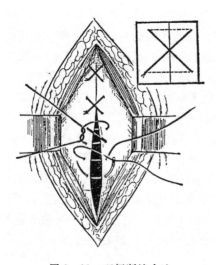

图2-21 双间断缝合法

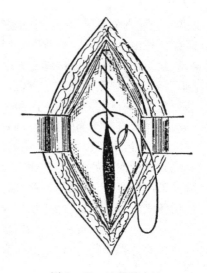

图2-22 连续缝合法

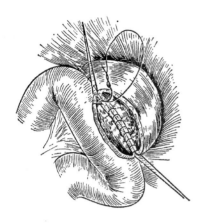

图 2-23 连续交锁缝合法

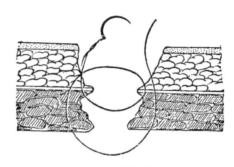

图 2-24 整块缝合法

（2）内翻缝合法　是将缝合组织的边缘向内翻入，使缝合组织的表面光平而有良好的对合，多用于胃肠道和膀胱的缝合和吻合。它的优点是能促进愈合，减少污染，但如翻入组织太多，可引起腔径狭小。一般内层的缝合多用肠线作连续内翻缝合法（Connell 氏法，图 2-25），或用丝线作单层间断内翻缝合法（Lembert 氏法，图 2-26）；外层的缝合多用丝线做褥式内翻缝合法（Halsted 氏法，图 2-27）。小范围的内翻，如阑尾根部残端的翻入，可采用荷包缝合（图 2-28）。

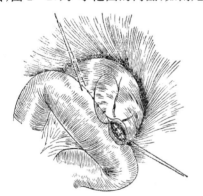

图 2-25 连续内翻缝合法

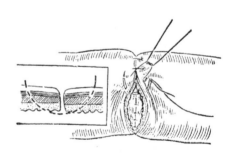

图 2-26 间断内翻缝合法

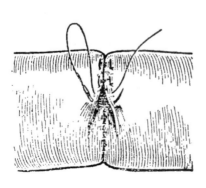

图 2-27 褥式内翻缝合法

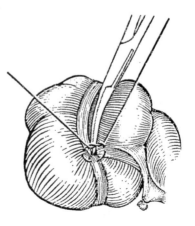

图 2-28 荷包缝合法

(3)**外翻缝合法** 是将缝合组织的边缘向外翻出,使缝合处的内面保持光滑。这种缝合的基本操作法是褥式缝合法,多用于血管的缝合和吻合(图 2-29),有时也用于腹膜的缝合。为了使皮肤切口的边缘整齐,如阴囊的皮肤缝合,可采用纵行褥式缝合法(图 2-30)。

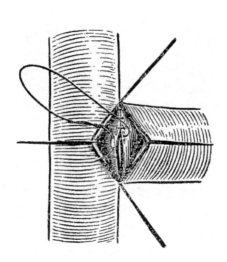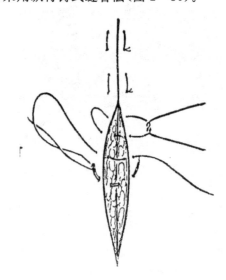

图 2-29 外翻缝合法　　　　　　　图 2-30 纵行褥式外翻缝合法

间断缝合法和连续缝合法各有优缺点和适应范围。连续缝合法的优点是操作省时,缝合比较严密,有止血作用;缺点是留下的缝线较多,而且在一定程度上影响缝合组织边缘的血运,不利愈合。此外,环形连续缝合在打结时用力牵拉有收缩的作用,对于空腔脏器的吻合口可引起狭窄。间断缝合法费时较多,不如连续缝合严密,止血的效果也较差,但没有连续缝合法的缺点。手术时,可根据具体情况选择使用。

缝合时,应注意下列几点:①应依组织的解剖层次分层进行缝合,不要遗留残腔;如果在深层留下残腔,就会出现积血、积液,延迟愈合,甚至并发感染。缝合时,应使缝针与组织呈垂直刺入,拔针时也要按针的弧度和方向拔出。②每一层次的缝线,在切口两侧所包含组织的多少要相等,并应为同一组织,如缝合筋膜时,不要夹有脂肪组织,以免妨碍愈合。③为了减少切口内的异物,缝线的针数不宜过多,一般相隔 0.5～1cm 缝合一针。每针加于组织的张力都要相等,以平均分担组织的张力。④结扎缝线的松紧度,应以切口边缘紧密相接为准,不要过紧或过松。过紧,能加剧疼痛,还可引起组织缺血,导致坏死;过松,使组织对合不良,影响愈合。皮肤缝合后,应将皮下存积的液体挤出,以免引起感染和线结脓肿。⑤缝合后发现有张力时,可拆除缝线,重新采用减张缝合法。⑥对张力较大而缝合有困难的切口或大小不等的管腔口的吻合,如胃肠吻合口,可采用对分缝合法。方法是在切口的中点先缝一针,将切口缝成几个相等的小切口,逐步减小张力。对管腔口径大小不等的胃肠道吻合,也可以达到均匀地分布,减少吻合口皱褶。

五、引流

引流的目的:①保证缝合部位的良好愈合,减少并发症的发生;②防止感染扩散,促使炎症早日消退。但是不必要的引流,也会增加感染和切口疝等并发症的发生。因此,在每次手术中是否需要引流,必须严格掌握适应证。

1. 适应证

一般在下列情况下,需要引流:

(1)切口内或手术区渗血未能彻底制止,估计有继续渗血的可能,尤其是有形成残腔可能的,在切口内或手术区放置引流物,可以排出渗血、渗液,以免血肿、积液形成或继发感染。如切除广泛粘连的巨大脾脏后,有时采用引流法。一般须引流24～48小时。

(2)切口污染严重,经冲洗等一般清洁伤口的处理后,估计仍不能控制感染时,在切口内放置引流物,使初期切口内反应性渗出液得到排出,以免储液而继发感染。一般须引流24～72小时。

(3)肝、胆、胰和泌尿系统手术后,估计有胆汁、胰液或尿可能从缝合处外漏时,可在腹腔内或腹膜外间隙放置引流物,将富有刺激性或已感染的液体排出体外,防止炎症扩散。胃肠道缝合或吻合时,估计操作不够满意或有泄漏可能的,须考虑在腹腔内或腹膜后放置引流物。一般须引流5～7日。

(4)积脓、积液切口后,放置引流物,可使继续形成的脓液或分泌物不断排出,脓腔或液腔逐渐缩小而愈合。

(5)有时为了减压的目的而放置引流物。如胸部手术后放置胸腔闭式引流管,除了排气、排液外,还有利于肺的膨胀;胆道或膀胱手术后放置引流管,可减低管道内压力,促进切口的愈合。

必须指出,放置了引流物,并不等于就达到了引流的目的。为了充分发挥引流的作用,还必须掌握引流物的正确使用和密切观察每日引流液,并详细地记录引流量及其性质,以资比较。

2. 引流物

通常用的引流物有下列五种:

(1)乳胶条引流　乳胶条由废手套制成。一般用于浅部切口或小量渗液的引流,深部引流不宜采用。

(2)纱布条引流　用纱布折卷而成(注意将纱布毛边折卷在里面),常用于引流小的化脓性切口。凡士林纱布引流,适用于较大的脓腔。

(3)烟卷式引流　以纱布套入乳胶管制成,类似烟卷状,表面光滑。使用时在放入组织内的一端,剪开2～3个小侧孔,以利引流。这种引流物柔软,组织损伤小,适用于腹腔内或深部组织内的引流,拔出时也较方便。

(4)管状引流　由各种粗细不同的橡胶管或塑料管制成,常用的有橡胶管导尿管、"T"形管等,根据不同部位的引流需要而选用。适用于胸腔、腹腔,以及各种空腔脏器,如膀胱、胆道、胆囊等的引流。

(5)双腔管引流　常用于腹腔内脓液较多时或胃、肠、胆、胰瘘的引流。

3. 注意事项

使用引流物时,必须注意下列五个"必须"事项:

(1)引流物的类型和大小必须适当　各种引流物的选择都应根据适应证、引流物的性能和引流量来决定。

(2)引流物放置的部位必须正确　一般脓腔和体腔的引流物应尽可能放在较低的部位和

接近需要引流的部位,但不要直接压迫血管、神经和脏器,以防发生出血、瘫痪或胃肠道瘘等并发症;切口内引流物应放在切口较低的一端。体腔内的引流物最好不要经过手术切口,以免发生感染、切口裂开或切口疝,应在其旁另作一小戳口通出。戳口的大小应与引流物的粗细相适应,过小可嵌紧引流物,失去引流物的作用;过大可使内腔、网膜沿引流物向外脱出,形成疝,甚至引起肠梗阻。

(3)引流物必须固定 不论深部或浅部的引流物,都需要在体外固定,以防滑脱或落入体腔或伤口内。一般浅部引流物,可用安全别针固定;深部引流物尤其是体腔引流物,最好用缝线固定于皮肤,也可用安全别针固定。

(4)引流物必须保持通畅 引流物放置时需要保持直接引流,注意不要受压或扭曲。在引流期内,须注意引流管腔内不致为血块、坏死组织等所堵塞,否则不能达到引流的目的。如怀疑有堵塞,可松动引流物或轻轻冲洗引流管。

(5)引流物必须详细记录 手术时放置的引流物的类型、数目和部位都需在病历里一一记录。引流物取出的时间,除根据不同引流适应证外,主要还需根据引流出液体的量来决定,拔出时应先轻轻予以松动,或稍加旋转,使与周围粘连分离,然后向外拔出。如有阻碍,切不可用力猛拔,可待次日再取出。取出的引流物,要与病历上的记录核对,并在病历上注明。

以上介绍了手术的基本操作,包括切口选择、组织分离、止血、打结、缝合和必要的引流物放置等步骤。这些基本操作,都是外科工作者在实践中所积累的经验。对于这些操作必须通过自己的反复实践,才能熟练掌握,实践、认识、再实践、再认识,由小到大,由简到繁,循序渐进,逐步总结自己的经验和教训,并虚心学习、观摩别人的操作,使手术操作不断地提高到新水平,更好地为患者服务。

 目标检测

1. 简述消毒、灭菌的定义。
2. 手术基本操作包括哪些内容?
3. 手术中应遵循哪些无菌原则?

第三章　外科患者的体液失衡

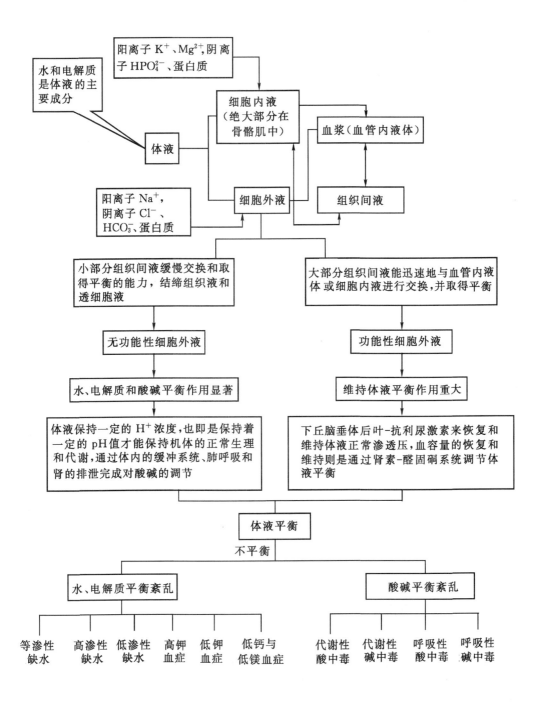

学习目标

【知识目标】

1. 掌握各种类型缺水的定义、诊断和治疗方法；掌握各种代谢性酸中毒、代谢性碱中毒的定义、诊断和治疗。

2. 熟悉补液计划的判定和安全补液的监护指标。

【能力目标】应用所学知识能对外科患者体液失衡做出早期诊断并正确补液，纠正水、电解质、酸碱平衡紊乱。

第一节 概 论

正常体液容量、渗透压及电解质含量是机体正常代谢和各器官功能正常进行的基本保证。创伤、手术及许多外科疾病均可能导致体内水、电解质和酸碱平衡的失调，处理这些问题已成为外科患者治疗中的一个重要内容。

人体总体液量受性别、年龄和胖瘦的影响而有差异。成年男性的总体液量一般为人体重的 60%；因女性体内脂肪较多，而脂肪组织的含水量仅为 30%，故成年女性的总体液量较低，约占体重的 50%；特别肥胖者的总体液量可仅占体重的 40% 或更少；新生儿体内的脂肪很少，总体液量可高达体重的 80%，随着年龄的增大和体内脂肪的增多，小儿的总体液量逐渐下降，14 岁之后已与成年人所占比例相似。

体液可分为细胞内液和细胞外液两部分，水和电解质是体液的主要成分。细胞内液绝大部分存在于骨骼肌中，男性约占体重的 40%，女性约占体重的 35%。细胞外液则男、女性均占体重的 20%。细胞外液又可分为血浆和组织间液两部分。血浆量约占体重的 5%，组织间液约占体重的 15%。绝大部分的组织间液能迅速地与血管内液体或细胞内液进行交换并取得平衡，这在维持机体的水和电解质平衡方面具有重要作用，故又可称其为功能性细胞外液；另有一小部分组织间液仅有缓慢地交换和取得平衡的能力，但在维持体液平衡方面的作用甚小，故可称其为无功能性细胞外液。结缔组织液和所谓透细胞液，例如脑脊液、关节液和消化液等，都属于无功能性细胞外液。但是，有些无功能性细胞外液成分和量的变化导致机体水、电解质和酸碱平衡失调却是很显著的。最常见的就是胃肠消化液的大量丢失，可造成体液量及成分的明显变化。无功能性细胞外液约占体重的 1%~2%，占组织间液的 10% 左右。

细胞外液中最主要的阳离子是 Na^+，主要的阴离子是 Cl^-、HCO_3^- 和蛋白质。细胞内液中的主要阳离子是 K^+ 和 Mg^{2+}，主要阴离子是 HPO_4^{2-} 和蛋白质。正常情况下，细胞外液和细胞内液的渗透压相等。渗透压的稳定对维持细胞内、外液平衡具有非常重要的意义，正常血浆渗透压为 290~310mmol/L。

一、体液平衡及渗透压的调节

体液及渗透压的稳定是由神经-内分泌系统调节的。体液正常渗透压通过下丘脑-垂体后叶-抗利尿激素系统来恢复和维持，血容量的恢复和维持则是通过肾素-醛固酮系统。此两系统共同作用于肾脏，调节水、Na^+ 等电解质的吸收与排泄，从而达到维持体液平衡，使体内环境保持相对稳定的目的。血容量与渗透压相比，血容量对机体的作用更为重要。所以，当血容量锐减又兼有血浆渗透压降低时，前者对抗利尿激素的促进分泌作用远远超过低渗透压对抗利尿激素分泌的抑制作用，目的是优先保持和恢复血容量，使重要器官的灌流得到保证，以维护其生命安全。

在体内丧失水分时，细胞外液的渗透压则增高，可刺激下丘脑-垂体-抗利尿激素系统，产生口渴，机体主动增加饮水，同时抗利尿激素的分泌增加，使远曲小管的集合管上皮细胞对水分的再吸收作用加强，于是尿量减少，水分被保留在体内，使已升高的细胞外液渗透压降至正常。反之，体内水分增多时，细胞外液渗透压即降低，口渴反应被抑制，并且因抗利尿激素的分泌减少，使远曲小管和集合管上皮细胞对水分的再吸收减少，排出体内多余的水分，使已降低的细胞外液渗透压升高至正常水平。抗利尿激素分泌的这种反应十分敏感，当血浆渗透压较正常有±2%的变化时，该激素的分泌也就有相应的变化，调节机体水分能保持动态平衡。

此外，肾小球旁细胞分泌的肾素和肾上腺皮质分泌的醛固酮也参与体液平衡的调节。当血容量减少和血压下降时，可刺激肾素分泌增加，进而刺激肾上腺皮质增加醛固酮的分泌。醛固酮可促进远曲小管对 Na^+、K^+ 的排泄，随着 Na^+ 再吸收的增加，水的再吸收也增多。这样就可使已降低的细胞外液量增加至正常。

二、酸碱平衡的维持

机体正常的生理活动和代谢功能需要一个酸碱度适宜的体液环境。通常人的体液保持着一定的 H^+ 浓度，也即是保持着一定的 pH 值（动脉血浆 pH 为 7.40±0.05）。但是人体在代谢过程中，不断产生酸性物质，同样也产生碱性物质，这将使体液中的 H^+ 浓度经常有所变动。为了使血中 H^+ 浓度仅在很小的范围内变动，人体通过体液的缓冲系统、肺的呼吸和肾的排泄作用完成对体液酸碱浓度的调节。

血液中的缓冲系统以 HCO_3^-/H_2CO_3 最为重要。HCO_3^- 的正常值平均为 24mmol/L，H_2CO_3 平均为 1.2mmol/L，两者相比值 HCO_3^-/H_2CO_3＝24/1.2＝20∶1。只要 HCO_3^-/H_2CO_3 的比值保持为 20∶1，无论 HCO_3^- 及 H_2CO_3 绝对值有高低，血浆的 pH 仍然能保持为 7.40。从酸碱平衡的调节角度，肺的呼吸对酸碱平衡的调节作用主要是通过 CO_2 经肺排出，可使血中 CO_2 分压下降，也即调节了血中的 H_2CO_3。如果机体的呼吸功能异常，本身就可引起酸碱平衡紊乱，也会影响其对酸碱平衡紊乱的代偿能力。肾在酸碱平衡调节系统中起最重要的作用，肾通过改变排出固定酸及保留碱性物质的量，来维持正常的血浆 HCO_3^- 浓度，使血浆 pH 不变。如果肾功能有异常，则不仅可影响其对酸碱平衡的正常调节，而且本身也会引起酸碱平衡紊乱。肾调节酸碱平衡的机制可归纳为：①通过 Na^+-H^+ 交换而排 H^+；②通过 HCO_3^- 重吸收而增加碱储备；③通过产生 NH_3 并与 H^+ 结合成 NH_4^+ 后而排 H^+；④通过尿的酸化过程而排 H^+。

三、水、电解质及酸碱平衡在外科的重要性

在外科临床，每天的诊疗工作中都会遇到不同性质、不同程度的水、电解质及酸碱平衡问题，随时需要我们能识别并予以处理。许多外科急、重病症，例如大面积烧伤、消化道瘘、肠梗阻和严重腹膜炎，都可直接导致脱水、血容量减少、低钾血症及酸中毒等严重内环境紊乱现象。任何一种水、电解质及酸碱平衡失调的恶化都可能导致患者死亡，因此，及时识别并积极纠正这些异常是治疗该病的首要任务之一。从外科手术角度，患者的内环境相对稳定是手术成功

的基础保证。有电解质紊乱或酸中毒者,手术的危险性则会明显增加。如果手术很成功,但却忽视了术后对机体内环境的维持,最终同样会导致治疗的失败。所以,外科医师一定要注意术前、术中及术后纠正和维持水、电解质及酸碱平衡。

第二节　水、电解质平衡紊乱

一、水和钠的代谢紊乱

水和钠的关系非常密切。临床上缺水和缺钠常同时存在,但在比例上有所差别,如水和钠可按比例丧失,也可缺水多于缺钠,或缺钠多于缺水,比例不同,临床表现亦不同。缺水和缺钠分三种类型。

(一)等渗性缺水

等渗性缺水又称急性缺水或混合性缺水,是外科最常见的一种类型。

【病因】　常见于:①消化液的急性丧失,如大量呕吐、急性肠梗阻、肠瘘等;②大面积烧伤早期的患者,有大量成分基本上与细胞外液相同的体液渗出。

【病理生理和临床表现】　主要是水和钠的等渗液体急剧地丧失,造成细胞外液容量迅速减少,影响循环血量,最后累及细胞内液。临床上既有缺水症状,如口渴、尿少;又有缺钠的症状,如厌食、恶心、软弱无力等。当体液在短期内迅速丧失达体重的5%,就会出现脉搏细速、肢端湿冷、血压不稳定或下降等血容量明显不足的症状;当体液丧失达体重的6%～7%时(相当于丧失细胞外液的30%～35%),会发生周围循环衰竭,甚至休克。如主要为胃液丧失,则可伴有代谢性碱中毒症状。

【诊断】　依据病史和临床表现常可得出诊断。实验室检查显示:①血液浓缩,如血红蛋白、红细胞计数、红细胞压积都明显增高。②血清 Na^+、Cl^- 通常降低不明显。③尿比重增高。④测定二氧化碳结合力,能区别有无酸或碱中毒。

【治疗】　原则是以等渗盐水补给已丧失量。补给量的计算,可按临床缺水、缺钠的程度来估计,还需补给当日液体需要量。

在治疗过程中,应注意:①在补给等渗盐水的过程中,应注意钠和氯的比例。在等渗盐水中,Na^+、Cl^- 的含量均为 154mmol/L,而血清 Na^+、Cl^- 的含量则分别是 142mmol/L 和 103mmol/L。两者相比,等渗盐水中 Cl^- 含量比血清中多 1/3。如大量输入等渗盐水,就有导致血 Cl^- 过高的危险,为此,临床上主张采用"平衡盐溶液"(简称平衡液)代替等渗盐水。目前常用的平衡液有乳酸钠和复方氯化钠溶液(1.86%乳酸钠溶液和复方氯化钠溶液之比为1∶2)与碳酸氢钠和等渗盐水溶液(1.25%碳酸氢钠和等渗盐水之比为1∶2)两种。②对已出现周围循环衰竭者,应先补充血容量,快速输给晶体溶液和胶体溶液。在补充血容量的同时,还需及时纠正酸碱平衡失调,否则不易纠正缺水和休克。③在缺水、缺钠时,常伴有缺钾。纠正缺水后,钾的排泄显著增加,加之细胞外液液量增加后,钾浓度更降低。如尿量每小时在 30ml以上时,就应补充氯化钾。

(二)高渗性缺水

高渗性缺水又称原发性缺水。缺水多于缺钠,故血清钠高于正常范围,细胞外液的渗透压升高。

【病因】常见于：①水分摄入不够，如食管癌致吞咽困难，危重患者饮水或给水不足，或静脉注射大量高渗盐水溶液；②水分丧失过多，如高热大量出汗，大面积烧伤暴露疗法，失水多于失钠等。

【病理生理和临床表现】临床上按症状轻重，可将缺水分为三度。

1. 轻度缺水

缺水量约占体重的 2%～3%。细胞外液由于缺水而浓缩，形成高渗。患者主诉口渴外，稍有眼窝凹陷。同时，高渗可引起抗利尿激素增多，加强肾小管对水的再吸收，因而出现尿少，尿比重高。

2. 中度缺水

缺水量约占体重的 4%～6%。患者极度口渴、乏力、唇舌干燥、皮肤弹性减低、眼窝明显凹陷。由于循环血量减少，促使醛固酮分泌增加，促进对水和钠的再吸收量增加，尿量更加减少，排钠液减少，以维持血容量。当尿量少于 500ml/d，就不能将代谢废物完全排出，可出现氮质血症和代谢性酸中毒。

3. 重度缺水

缺水量约占体重的 6% 以上。细胞内液外渗，使细胞内、外液都少于正常，最后细胞内缺水程度超过细胞外液，引起脑细胞功能障碍，因而除上述症状外，可出现狂躁、幻觉、谵妄、昏迷、血压下降，甚至休克等。

【诊断】除病史和体征外，尚有：①尿量少，比重高；②血液有轻度浓缩，血红蛋白、红细胞计数、红细胞压积略增高；③血清钠测定常在 150mmol/L 以上。

【治疗】原则是补充水分或低渗液。轻度缺水者，应采用口服法。如患者不能口服或中、重度缺水者，则需经静脉滴注补液，给 5% 葡萄糖溶液或 0.45% 盐水溶液。所需补充液体量可先根据临床表现，估计丧失水量占体重的百分比。然后按每丧失体重的 1% 补液 400～500ml 计算。为避免输入过量而致血容量过分扩张及水中毒，计算所得的补水量，应在两日内补完，第 1 日先给予 1/2 或 2/3，其余第 2 日补完。补给时，还需加上当日需要量约 2000ml。

(三)低渗性缺水

低渗性缺水又称慢性缺水或继发性缺水。缺水少于缺钠，血清钠低于 135mmol/L。

【病因】常见于：①胃肠道消化液持续性丢失，如反复呕吐、长期胃肠减压引流或慢性肠梗阻以致大量钠随消化液而排出；②大面积烧伤或大创面慢性渗液；③应用排钠利尿剂如氯噻酮等药物，未注意补给适量的钠盐以致体内缺钠程度多于缺水；④等渗性缺水治疗时补充水分过多。

【病理生理和临床表现】根据缺钠程度，临床上可将低渗性缺水分为三度。

1. 轻度缺钠

血清钠浓度在 135mmol/L 以下。当缺钠多于缺水时，细胞外液渗透压减低，抑制抗利尿激素分泌，水在肾小管再吸收减少，尿量排出增多。进一步发展，组织间液进入血循环，达到部分补偿，导致组织间液容量的减少比血浆更为明显。患者感觉疲乏、头晕、手足麻木，但口渴不明显。尿中 Na^+、Cl^- 减少。

2. 中度缺钠

血清钠浓度在 $120\sim130mmol/L$ 以下。当细胞外液继续减少到一定程度，导致循环血量明显下降。由于血容量不足，肾小血管发生反射性痉挛，通过肾素分泌，刺激肾上腺皮质，醛固酮分泌增加，使肾排钠、排水减少，尿中氯化钠含量和尿比重明显降低。当血容量下降时，还会刺激垂体后叶，使抗利尿激素分泌增多，水再吸收增多，导致少尿。临床表现除轻度缺钠的症状外，尚有恶心、呕吐、脉搏细数、血压不稳或下降、脉压变窄、浅静脉萎陷、视力模糊、站立性晕倒。尿量少，尿中几乎不含 Na^+、Cl^-。

3. 重度缺钠

血清钠浓度在 $120mmol/L$ 以下。当循环血量明显下降，肾的滤过量也相应减少，尿量减少，体内代谢产物潴留，可引起氮质血症和酸中毒，加重器官，尤其是脑的功能障碍。患者神志不清、肌肉抽搐、肌腱反射减弱或消失、木僵，甚至昏迷；并出现周围循环衰竭综合征，血压明显下降或测不出，出现"缺钠性休克"。

【诊断】除症状和体征外，主要依靠实验室检查来明确诊断：①尿 Na^+、Cl^- 测定。轻度缺钠时血清尚未反应缺 Na^+ 之前，尿中即缺乏 $NaCl$。②血清 Na^+ 降低，常在 $135mmol/L$ 以下，反映缺乏程度。③红细胞计数、血红蛋白量、红细胞压积及血尿素氮值均有增高。尿比重常低于1.010。

【治疗】原则是补给高渗盐水和血容量。轻度和中度缺钠者，可按临床缺钠程度来补给。如体重 $60kg$ 的患者若估计丧失 $NaCl\ 0.5g/kg$，则 $NaCl$ 缺失总量为 $30g$，先补给 $1/2$ 或 $2/3$ 即 $15\sim20g$，其余第2日补充。但对重度缺钠已有周围循环衰竭或休克，应积极抢救。快速输给胶体溶液和晶体溶液，补足血容量，提高血浆渗透压，改善微循环，使血压尽快恢复。一般是先输给5%高渗盐水溶液 $200\sim300ml$ 和其他溶液，再根据病情，酌情处理；或按丧失 $NaCl\ 1g/kg$ 计算，分 $2\sim3$ 日补给，并加入当日所需的 $NaCl$，量约为 $4.5g$。

二、体内钾的异常

钾是机体重要的矿物质之一。正常血钾浓度为 $3.5\sim5.5mmol/L$。体内钾总含量的98%存在于细胞内，是细胞内最主要的电解质。细胞外液的含钾量仅是总量的2%，但它具有重要的作用。钾有许多重要的生理功能：参与、维持细胞的正常代谢，维持细胞内液的渗透压和酸碱平衡，维持神经肌肉组织的兴奋性，以及维持心肌正常功能等。钾的代谢异常有低钾血症和高钾血症，以低钾血症为常见。

（一）低钾血症

血钾浓度低于 $3.5mmol/L$ 表示有低钾血症。

【病因】缺钾或低钾血症的常见原因有：①长期进食不足；②应用呋塞米、依他尼酸等利尿剂，肾小管性酸中毒，急性肾衰竭的多尿期，以及醛固酮过多等，使钾从肾排出过多；③补液患者长期接受不含钾盐的液体，或静脉营养液中钾盐补充不足；④呕吐、持续胃肠减压、肠瘘等，钾从肾外途经丧失；⑤钾向组织内转移，见于大量输入葡萄糖和胰岛素，或代谢性、呼吸性碱中毒时。

【临床表现】最早的临床表现是肌无力，先是四肢软弱无力，以后可延及躯干和呼吸肌，一旦呼吸肌受累，可致呼吸困难或窒息，还可有软瘫、腱反射减退或消失。患者有厌食、恶心、呕吐和腹泻、肠蠕动消失等肠麻痹表现。心脏受累主要表现为传导阻滞和节律异常。典型的心电图改变为早期出现 T 波降低、变平或倒置，随后出现 ST 段降低、QT 间期延长和 U 波。但并非每个患者都有心电图改变，故不应单凭心电图异常来诊断低钾血症。应注意，低钾血症的临床表现有时可以不明显，特别是当患者伴有严重的细胞外液减少时，这时的临床表现主要是缺水、缺钠所致的症状。但当缺水被纠正之后，由于钾浓度被进一步稀释，此时即会出现低钾血症的症状。此外，低钾血症可致代谢性碱中毒，这是由于一方面 K^+ 由细胞内移出，与 Na^+、H^+ 的交换增加（每移出 3 个 K^+，即有 2 个 Na^+ 和 1 个 H^+ 移入细胞内），使细胞外液的 H^+ 浓度降低；另一方面，远曲肾小管 Na^+、K^+ 交换减少，Na^+、H^+ 交换增加，使排 H^+ 增多。这两方面的作用即可使患者发生低钾性碱中毒。此时，尿却呈酸性（反常性酸性尿）。

【诊断】根据病史和临床表现即可做出低钾血症的诊断。血钾浓度低于 3.5mmol/L 有诊断意义。心电图检查可作为辅助性诊断手段。

【治疗】对造成低钾血症的病因作积极处理，可使低钾血症易于纠正。

临床上判断缺钾的程度很难。虽有根据血钾测定结果来计算补钾量的方法，但其实用价值很小。通常是采取分次补钾，边治疗边观察的方法。外科的低钾血症者常无法口服钾剂，都需经静脉补给。补钾量可参考血钾浓度降低程度，每天补钾 40～80mmol 不等。以每克氯化钾相等于 13.4mmol 钾计算，约每天补氯化钾 3～6g。少数缺钾者，上述补钾量往往无法纠正其低钾血症，补钾量需递增，每天可能高达 100～200mmol。静脉补充钾有浓度和速度的限制，每升输液中含钾量不宜超过 40mmol（相当于氯化钾 3g），溶液应缓慢滴注，输入钾量应控制在 20mmol/h 以下。因为细胞外液的钾总量仅 60mmol，如果含钾溶液输入过快，血钾浓度可能短期内增高许多，将有致命的危险。如果患者伴有休克，应先输入晶体液及胶体液，尽快恢复其血容量，待尿量超过 40ml/h 后，再静脉补充钾。临床上常用的钾剂是 10％的氯化钾，由于补钾量是分次给予，因此要完成纠正体内的缺钾，常需连续 3～5 天的治疗。

(二)高钾血症

血钾浓度超过 5.5mmol/L，即为高钾血症。

【病因】常见的病因为：①进入体内（或血液内）的钾量太多，如口服或静脉输入氯化钾，使用含钾药物，以及大量输入保存期较久的库血；②肾排钾功能减退，如急性及慢性肾衰竭；应用保钾利尿剂如螺内酯（安体舒通）、氨苯喋啶等；以及盐皮质激素不足等；③细胞内钾的移出，如溶血、组织损伤（如挤压综合征），以及酸中毒等。

【临床表现】高钾血症的临床表现无特异性。可有神志模糊、感觉异常和肢体软弱无力等。严重高钾血症者有微循环障碍的临床表现，如皮肤苍白、发冷、青紫、低血压等，常有心动过缓或心律不齐。最危险的是高血钾可致心跳骤停。高钾血症，特别是血钾浓度超过7mmol/L，都会有心电图的异常变化，早期改变为 T 波高而尖，P 波波幅下降，随后出现 QRS增宽。

【治疗】原则是：①立即停止钾盐摄入；②积极防治心律失常；③迅速降低血清钾浓度；④及时处理原发病和恢复肾脏功能。具体措施如下：

1. 心律失常

要立即应用 10％葡萄糖酸钙溶液 20ml，作静脉直接推注，并可重复使用；或再用 30～40ml 加入静脉补液内滴注。钙与钾有对抗作用，能缓解 K^+ 对心肌的毒性作用。

2.降低血清钾浓度的方法

①立即静脉注射(或推注)11.2%乳酸钠溶液 40～60ml,或 5%碳酸氢钠溶液 60～100ml,再静脉滴注乳酸钠 60～100ml,或碳酸氢钠 100～200ml。这类高渗碱性溶液的作用是高渗能增加血容量;碱性溶液可使 H^+ 移入细胞内或由尿排出,并能治疗酸中毒;钠注入后,对 H^+ 有对抗作用。②或用 25%葡萄糖溶液 100～200ml,按每 3～4g 糖加入 1U 正规胰岛素计算法,作静脉滴注。必要时,每 3～4 小时重复使用。当葡萄糖转化为糖原时,能将 K^+ 转入细胞内。③肾功能不足时,输液量受到限制,可采用 10%葡萄糖酸钙溶液 100ml、11.2%乳酸钠溶液 50ml、25%葡萄糖溶液 400ml,加入胰岛素约 20U,作静脉持续滴注 24 小时,每分钟约 6 滴,可预防血清钾反升。④进行性血钾高者,可应用腹膜透析或血液透析。

三、低钙血症与低镁血症

(一)低钙血症

机体内钙的绝大部分(99%)储存于骨骼中,细胞外液仅是总钙量的 0.1%。血钙浓度为 2.25～2.75mmol/L,相当恒定。其中的 45%为离子化钙,它有维持神经肌肉稳定性的作用。不少外科患者可发生不同程度的钙代谢紊乱,特别是发生低钙血症。

【病因】可发生在急性重症胰腺炎、坏死性筋膜炎、肾衰竭、消化道瘘和甲状旁腺功能受损的患者。后者是指由于甲状腺切除手术影响了甲状旁腺的血供或甲状旁腺被一并切除,或是颈部放射治疗致使甲状旁腺受累。

【临床表现】与血清钙浓度降低后神经肌肉兴奋性增强有关,有口周和指(趾)尖麻木及针刺感、手足抽搐、腱反射亢进以及 Chvostek 征(沃斯特克氏征)阳性。血钙浓度低于 2mmol/L 有诊断价值。

【治疗】应积极治疗原发病。为缓解症状,可用 10%葡萄糖酸钙 10～20ml 或 5%氯化钙 10ml 静脉注射,必要时 8～12 小时后再重复注射。长期治疗的患者,可逐渐以口服钙剂及维生素 D 替代。

(二)低镁血症

镁约 50%存在于骨骼内,其余几乎都在细胞内,细胞外液中仅有 1%。镁对神经活动的控制、神经肌肉兴奋性的传递、肌收缩及心脏激动性等方面均具有重要的作用。正常血镁浓度为 0.70～1.10mmol/L。

【病因】常见于饥饿、吸收障碍综合征、长时期的胃肠道消化液丧失(如肠瘘),以及长时期静脉输液中不含镁等。

【临床表现】与钙缺乏相似,有肌震颤、手足抽搐及 Chvostek 征阳性等。血清镁浓度与机体镁缺乏不一定相平行,即镁缺乏时血清镁浓度不一定降低,因此凡有诱因、且有症状者,就应疑有镁缺乏。镁负荷试验具有诊断价值。正常人在静脉输注氯化镁或硫酸镁 0.25mmol/kg 后,注入量的 90%很快从尿中排出。而镁缺乏者则不同,注入量的 40%～80%被保留在体内,尿镁很少。

【治疗】可按 0.25mmol/(kg·d)的剂量静脉补充氯化镁或硫酸镁,60kg 体重者可补 25%硫酸镁 15ml。重者可按 1mmol/(kg·d)补充。完全纠正镁缺乏需较长时间,因此在解除症状后仍应每天补硫酸镁 5～10ml,持续 1～3 周。

第三节　酸碱平衡的失调

人体内既有酸、又有碱,酸和碱的浓度时刻都在变化着,成为相对稳定的统一体。正常人血清的 pH 值经常维持在 7.35～7.45 之间,平均为 7.4,略偏碱。如果 pH 值小于 7.35 临床上称为酸中毒;大于 7.45,称为碱中毒。正常人体具有维持血清 pH 值在 7.35～7.45 的调节功能,这种功能称为酸碱平衡。

体液的酸碱平衡是靠体内的缓冲系统、肺的呼吸和肾的排酸来调节。血液中的 HCO_3^- 和 H_2CO_3 是最重要的一对缓冲物质,两者的比例为 20:1,维持着动态平衡。肺通过排出和积存 CO_2 来调节血中 H_2CO_3;而肾通过排 H^+、保 Na^+ 来调节 HCO_3^-,使两者的比值维持在 20:1。但如果酸碱物质超量负荷,或是调节功能发生障碍,平衡状态将被破坏,形成不同形式的酸碱失调。原发性的酸碱平衡失调可分为代谢性酸中毒、代谢性碱中毒、呼吸性酸中毒和呼吸性碱中毒四种。

一、代谢性酸中毒

代谢性酸中毒是外科中最常见的酸碱平衡失调,主要是由于体内 HCO_3^- 减少。

【病因】常见于:①腹膜炎、休克、高热等酸性代谢废物产生过多,或长期不能进食、脂肪分解过多,形成酮体积累,在缓冲这些物质时,HCO_3^- 消耗过多而血清中含量减少;②肠瘘、胆瘘和胰瘘、大量丧失消化液,导致血清中 HCO_3^- 减少;③急性肾功能衰竭。

【病理生理和临床表现】由于 HCO_3^- 的减少,H_2CO_3 就相应增多,离解出 CO_2,使 PCO_2 也增高,刺激呼吸中枢,呼吸加深、加快,增加 CO_2 排出,引起血清中 H_2CO_3 相应减少;同时,肾小管生成 H^+ 和 NH_3 增加,形成 NH_4 而排出,也就是说,增加了 H^+ 的排出和 $NaHCO_3$ 的再吸收,以维持血清 HCO_3^- 与 H_2CO_3 的比值。

临床表现随病因而有轻重之分。轻症常被原发病掩盖,重症表现为疲乏、眩晕、嗜睡,有时感觉迟钝,有时烦躁不安。由于呼吸辅助肌的有效收缩,尽最大努力扩张胸廓,深而快的呼吸成为最突出的症状,有时呼气带有酮味(烂苹果的气味)。面部潮红、心率加快、血压常偏低,神志不清、甚至昏迷。可伴有对称性肌张力减退和腱反射减退或消失。常伴有严重缺水症状,甚至周围循环衰竭和休克。尿量明显减少,以致无尿,尿液呈酸性反应。

【诊断】除详细了解病情外,测定二氧化碳结合力,即可帮助诊断。

【治疗】病因治疗应放在首位。由于机体可加快肺部通气以排出更多 CO_2,又能通过肾排出 H^+、保留 Na^+ 及 HCO_3^-,即具有一定的调节酸碱平衡的能力。因此只要能消除病因,再辅以补充液体,纠正缺水,则较轻的代谢性酸中毒常可自行纠正,不必应用碱性药物。低血容量性休克伴有代谢性酸中毒,经补充血容量以纠正休克之后,也随之可被纠正。对这类患者不宜过早使用碱剂,否则反而容易造成代谢性碱中毒。

对血浆 HCO_3^- 低于 15mmol/L 的酸中毒患者,应在输液的同时用酌量碱剂做治疗,应遵循边治疗边观察,逐步纠正酸中毒的治疗原则。常用的碱性药物是碳酸氢钠溶液。该溶液进入体液后即离解为 Na^+ 和 HCO_3^-。HCO_3^- 与体液中的 H^+ 化合成 H_2CO_3,再离解为 H_2O 及 CO_2,CO_2 则自肺部排出,从而减少体内 H^+,使酸中毒得以改善。Na^+ 留于体内则可提高细胞外液渗透压和增加血容量。5%碳酸氢钠每 100ml 含有 Na^+ 和 HCO_3^- 各 60mmol，临床上根据酸中毒严重程度，首次补给 5%$NaHCO_3$ 溶液的剂量 100～250ml 不等，在用后 2～4 小时复查动脉血血气分析及血浆电解质浓度，根据测定结果决定是否需继续输给。5%$NaHCO_3$ 溶液为高渗性，过快输入可致高钠血症，使血渗透压升高，应注意避免。在酸中毒时，离子化的 Ca^{2+} 增多，故即使患者有低钙血症，也可以不出现手足抽搐。但在酸中毒被纠正之后，离子化的 Ca^{2+} 减少，便会发生手足抽搐，应及时静脉注射葡萄糖酸钙以控制症状。过快地纠正酸中毒还能引起大量 K^+ 转移至细胞内，引起低钾血症，也要注意防治。

二、代谢性碱中毒

代谢性碱中毒是由于体内 H^+ 丢失或 HCO_3^- 增多所致。

【病因】①胃液丧失过多：这是外科患者发生代谢性碱中毒最常见的原因，例如严重呕吐、长期胃肠减压等，酸性胃液大量丢失，可丧失大量的 H^+ 及 Cl^-。②碱性物质摄入过多：长期服用碱性药物，可中和胃内的盐酸，使肠液中的 HCO_3^- 没有足够的 H^+ 来中和，HCO_3^- 被重吸收入血而致碱中毒。大量输注库存血，抗凝剂入血后可转化成 HCO_3^-，致碱中毒。③缺钾：低钾血症时，K^+ 从细胞内移至细胞外，每 3 个 K^+ 从细胞内释出，就有 2 个 Na^+ 和 1 个 H^+ 进入细胞内，引起细胞内的酸中毒和细胞外的碱中毒。④利尿剂的作用：呋塞米、依他尼酸等能抑制近曲小管对 Na^+ 和 Cl^- 的再吸收，而并不影响远曲小管内 Na^+ 与 H^+ 的交换。因此，随尿排出的 Cl^- 比 Na^+ 多，回入血液的 Na^+ 和 HCO_3^- 增多，进而发生低氯性碱中毒。

【病理生理和临床表现】由于 HCO_3^- 的增多，H_2CO_3 相应减少，$PaCO_2$ 降低；可抑制呼吸中枢，使呼吸变慢、变浅，减少 CO_2 排出，引起血清中 H_2CO_3 的增多；同时，肾小管减少 H^+ 和 NH_3 的生成和排出，$NaHCO_3$ 再吸收也减少而排出增多，使血清中 HCO_3^- 与 H_2CO_3 的比值恢复至 20：1。因尿中排出较多的 $NaHCO_3$，故呈碱性。但在缺钾性碱中毒的后期，尿可呈酸性，这是因为肾小管细胞内缺 K^+ 而排出减少，H^+ 的排出即增多，故尿呈酸性反应。

轻度碱中毒的症状常被原发病如幽门梗阻时的呕吐所掩盖，常在测定二氧化碳结合力后才发现。较重的患者除出现低钾血症和低渗性缺水症状外，常有呼吸变慢且浅，头晕、嗜睡，甚至发生性格改变、谵妄、昏迷。由于碱中毒时 pH 值升高，使血清内结合钙上升而离子钙减少，神经肌肉应激性亢进，可出现躁动、精神兴奋、手足麻木、手足抽搐、面部和肢体肌肉小抽动，耳前叩击试验阳性，跟腱反射亢进。

【诊断】根据病史可作出初步诊断。一般无明显症状，有时可有呼吸变浅变慢，或精神神经方面的异常，如嗜睡、精神错乱或谵妄等。可以有低血钾症和缺水的临床表现。严重时可因脑和其他器官的代谢障碍而发生昏迷。血气分析可确定诊断及其严重程度。失代偿时，血液 pH 和 HCO_3^- 明显增高，$PaCO_2$ 正常。代偿期血液 pH 可基本正常，但 HCO_3^- 和 BE（碱剩余）均有一定程度的增高。可伴有低氯血症和低钾血症。

【治疗】治疗原则是既要治疗原发病变，又要纠正代谢性碱中毒。对伴有休克的重患者，还应尽快地恢复血容量，纠正体液代谢失调，以改善肾功能。

对丧失胃液所致的代谢性碱中毒，可输注等渗盐水或葡萄糖盐水，既恢复了细胞外液量，又补充 Cl^-，即可纠正轻症低氯性碱中毒。必要时可补充盐酸精氨酸，既可补充 Cl^-，又可中和过多的 HCO_3^-。另外，碱中毒时几乎都同时存在低钾血症，故需同时补给氯化钾。补钾之后可纠正细胞内、外离子的异常交换，终止从尿中继续排 H^+，将利于加速碱中毒的纠正。但应在患者尿量超过 40ml/h 才可开始补钾。

治疗严重碱中毒时(血浆 HCO_3^- 45～50mmol/L,pH＞7.65),为迅速中和细胞外液中过多的 HCO_3^-,可应用稀释的盐酸溶液。0.1mol/L 或 0.2mol/L 的盐酸用于治疗重症、顽固性代谢性碱中毒是很有效的,也很安全。具体方法是:将 1mol/L 盐酸 150ml 溶入生理盐水 1000ml 或 5％葡萄糖溶液 1000ml 中,经中心静脉导管缓慢滴入(25～50ml/h)。切记将该溶液经周围静脉输入,一旦溶液渗漏会导致软组织坏死的严重后果。每 4～6 小时监测血气分析及血电解质,必要时第 2 天可重复治疗。纠正碱中毒不宜过于迅速,一般也不要求完全纠正。关键是解除病因,碱中毒就很容易彻底治愈。

三、呼吸性酸中毒

凡是影响呼吸功能,使肺的换气功能降低,血中 CO_2 蓄积,H_2CO_3 增多,pH 值下降者,均可发生呼吸性酸中毒。

【病因】 常见于:①呼吸道梗阻,如颈部血肿压迫、呼吸道异物;②肺部本身疾病,如手术并发肺不张、肺炎等;③肺换气功能不足,如实行胸部或上腹部手术后,或胸部创伤后,呼吸变浅,CO_2 蓄积等。

【病理生理和临床表现】 当呼吸性酸中毒时,血中 H_2CO_3 增多,主要由体内的缓冲系统和肾的调节来代偿,而肺由于病变,代偿作用不大。如血中增多的 H_2CO_3 与 Na_2HPO_4 发生作用,产生 $NaHCO_3$ 和 NaH_2PO_4,以减少 H_2CO_3 和增多 HCO_3^-;同时,肾小管生成和排出 H^+ 和 NH_4^+ 增加,而 $NaHCO_3$ 再吸收增多,都使 HCO_3^- 与 H_2CO_3 的比值恢复至 20∶1。此外,细胞外液 H_2CO_3 增多,可使 K^+ 由细胞内移出,而 Na^+ 和 H^+ 进入细胞内,对降低血的酸度亦有一定作用。

临床表现常被原发病症状所掩盖,有时表现为呼吸困难,换气不足;有时首先表现为突然发生的心室纤颤。但一般常感乏力、气促、发绀、头痛、胸闷。酸中毒加重后,可出现血压下降、谵妄、木僵、昏迷等症状。

【诊断】 急性呼吸性酸中毒,常可根据呼吸功能受影响的病史和体征做出诊断。在急性期,二氧化碳结合力往往正常,慢性期可增多。有条件时,可由测定 pH 值和 $PaCO_2$ 来确诊。急性患者的 pH 值可在数分钟内下降至 7.0,$PaCO_2$ 升高,须予注意。

【治疗】 治疗的根本方法,是解除呼吸道梗阻,改善肺换气功能,使蓄积的 CO_2 从体内排出。具体措施:①在解除呼吸道梗阻方面,必须针对其原因进行处理。紧急时,可以进行气管插管,用呼吸器辅助呼吸。如果梗阻不能在短期内解除,应行气管切开。②对肺不张者,鼓励深吸气,使肺膨胀,改善换气功能;伴有感染者,使用抗菌药物。③对呼吸抑制的处理是进行人工呼吸,以增加肺的换气量,使 CO_2 排出。必要时可给呼吸中枢兴奋剂。④呼吸性酸中毒严重的患者,可给予三羟甲基氨基甲烷,能直接与 H_2CO_3 中 H^+ 结合,以减少 H_2CO_3,可分次缓慢输给。⑤必须指出,呼吸性酸中毒时,重要的问题是改善换气功能,使 CO_2 排出,不能单纯给氧。否则,由于氧浓度过高时,可使呼吸中枢感受器对缺氧刺激反射消失,不但效果不好,反而抑制呼吸。

四、呼吸性碱中毒

呼吸性碱中毒主要是由于肺的换气量过度增加,体内失去 CO_2 太多,H_2CO_3 减少,pH 值升高。

【病因】 常见于：①休克、高热、昏迷时可刺激呼吸中枢，发生过度换气；②应用人工呼吸器或手术麻醉时进行辅助呼吸，呼吸过频、过深，潮气量过大，且持续时间过长；③颅脑损伤或病变，也可引起换气过度。

【病理生理和临床表现】 当 $PaCO_2$ 减低时，呼吸中枢受抑制，使呼吸减慢变浅，以提高血中 H_2CO_3 来代偿。当呼吸性碱中毒历时较久时，肾小管排泄 H^+ 和 NH_4^+ 作用减弱，Na^+-H^+ 交换减少，$NaHCO_3$ 再吸收减少，使 HCO_3^- 减少，恢复与 H_2CO_3 的正常比值。

临床表现是患者感头晕、胸闷、呼吸由快深转为慢浅或短促，间以叹息样呼吸；继而出现手足和面部麻木，或伴有针刺样感觉异常。这是因为碱中毒时，血清 Ca^{2+} 减少，神经肌肉兴奋性亢进的缘故，有时出现肌肉震颤，甚至手足搐搦。严重时出现眩晕、晕厥、意识障碍，甚至肌肉强直、四肢抽搐。患者常闭目不语，呼之不应，问之不答，面色较苍白。由于碱中毒时，血红蛋白对氧的亲和力增加，氧和血红蛋白在组织中难以离解，故氧的利用发生故障，而引起组织缺氧。患者可因缺氧而发生精神症状，肝缺氧可引起酮血症和乳酸浓度增加。

【诊断】 临床表现易被原发病变掩盖和相互混淆，常需依靠实验室检查来明确诊断，一般地都显示二氧化碳结合力减少，pH 值升高，$PaCO_2$ 降低。

【治疗】 主要是积极处理原发疾病。对症疗法可使用纸袋、长筒罩住口鼻，以增加死腔间隙，减少 CO_2 呼出，或采用吸入含 5％CO_2 的氧气，有时可改善症状。

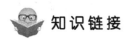 **知识链接**

等渗性缺水的治疗范例

[例如]体重 60kg 男患者，红细胞压积测定为 54％，则需补等渗盐水（或平衡盐溶液）量是多少？

根据红细胞压积测定来计算，即：

$$补等渗盐水量(L) = \frac{红细胞压积上升值}{红细胞压积正常值} \times 体重(kg) \times 0.25。 (0.25 为细胞外液占体重的 25％)$$

$$补等渗盐水量(或平衡盐溶液) = \frac{54-48}{48} \times 60 \times 0.25 = 1.875(L)$$

可输给 2000 毫升，也可按临床缺水程度的估计来补给已丧失量和日需要量。

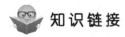 **知识链接**

低渗性缺水的治疗范例

[例如]体重 50kg 女患者，测定 Na^+ 为 118mmol/L，则需补给钠盐量为多少？

根据血清测定 Na^+ 来计算为：

补钠盐量＝血钠下降值×体重(kg)×0.6(0.6 是指男性水分占体重的 60％；女性则乘以 0.55)

补钠盐量 ＝ (142－118)×50×0.55＝660mmol。按 17mmol Na^+＝1g 钠盐计算，则 660mmol Na^+ 约为 39g 氯化钠。当天应给缺钠盐量的一半(19.5g)和日需要量(4.5g)，共计 24g，先输给 5％高渗盐水 300ml，再补给等渗盐水 1000ml。然后测定血清 Na^+、K^+、Cl^- 和二

氧化碳结合力,作为进一步治疗的参考。

目标检测

一、简答题

1.成年男女的细胞内液、细胞外液约占自己体重的多少?

2.等渗性缺水的病因有哪些?

3.低钾血症的主要临床表现有哪些?

4.何谓酸碱平衡? 体液的酸碱平衡是如何调节的?

二、病例分析

患者女性,52 岁,因腹痛、呕吐、停止排便就诊,尿量 600ml/d。查体:血压 100/70mmHg,皮肤干燥,眼球下陷,腹胀,肠鸣音亢进,白细胞 12×10^9/L,血清钾 3.8mmol/L,血清钠 128mmol/L,血清氯 101mmol/L,请考虑为何种性质的脱水? 诊断依据和纠正水电解质紊乱的正确方法是什么?

第四章 输 血

适应证
- 出血
- 贫血或低蛋白血症
- 严重感染
- 凝血异常

并发症
- 发热反应
- 过敏反应
- 溶血反应
- 细菌污染反应
- 循环超负荷
- 输血相关急性肺损伤
- 输血相关性移植物抗宿主病
- 疾病传播
- 免疫抑制
- 大量输血后低体温、碱中毒、暂时性低血钙、高血钾及凝血异常

自体输血
- 回收式自体输血 → 适用于外伤性脾破裂,异位妊娠破裂大出血,心内直视手术及门静脉高压症等手术时的失血回输和术后6小时内所引流血液的回输
- 预存式自体输血 → 适用于择期手术患者估计术中出血量较大需要输血者,术前一个月开始采血,每3~4天1次,每次300~400ml,直到术前3天为止
- 稀释式自体输血 → 麻醉前从患者一侧静脉采血,同时从另一侧静脉输入采血量3~4倍的电解质溶液或适量血浆代用品等以补充血容量

血液成分制品

血细胞成分:红细胞、白细胞和血小板

血浆成分:新鲜冰冻血浆、冷冻血浆、冷冻沉淀

血浆蛋白成分:白蛋白制剂、免疫球蛋白、浓缩凝血因子

血浆增量剂,常用的右旋糖酐、羟乙基淀粉、明胶制剂

学习目标

【知识目标】
1. 掌握输血的适应证。
2. 熟悉成分输血的优点及主要制品临床应用。
3. 了解输血技术及自体输血的方法。

【能力目标】应用所学知识能做到合理输血,正确防治输血的并发症。

第一节　输血的适应证与注意事项

一、适应证

1. 出血

出血是输血的主要适应证。出血时,组织间液先进入血管内,以补充血容量不足。凡一次失血量低于总血容量 10％(500ml)者,可通过机体自身组织间液向血循环的转移而得到代偿,不需输血;当失血量达总血容量 10％～20％(500～1000ml)时,可输入适量晶体液、胶体液或少量血浆代用品;若失血量达总血容量 20％(1000ml)时,除有较明显的血容量不足、血压不稳定外,还可出现血细胞比容(HCT)下降,此时,除输给适量晶体液、胶体液补充血容量外,还应适当输入浓缩红细胞(CRBC)以提高携氧能力。原则上,失血量在 30％ 以下时,不输全血;超过 30％ 时,可输全血与 CRBC 各半,再配合晶体液、胶体液及血浆以补充血容量;当失血量超过总血容量 50％ 且大量输入库存血时,还应及时发现某些特殊成分如白蛋白、血小板及凝血因子的缺乏,并给予补充。

2. 贫血或低蛋白血症

常因慢性失血、烧伤、红细胞破坏增加或白蛋白合成不足所致。手术前应结合检验结果输注 CRBC,纠正贫血;补充血浆或白蛋白治疗低蛋白血症。

3. 严重感染

全身性严重感染或脓毒症、恶性肿瘤化疗后致严重骨髓抑制继发难治性感染者,当其中性粒细胞低下和抗生素治疗效果不佳时,可考虑输入浓缩粒细胞以助控制感染。

4. 凝血异常

输入新鲜冰冻血浆可以预防和治疗凝血异常,补充相关的血液成分的治疗也越来越初见成效,如血友病患者输Ⅷ因子或抗血友病因子;纤维蛋白原缺乏者补充纤维蛋白原或冷沉淀制剂;血小板减少症或血小板功能障碍者输血小板等。

二、注意事项

输血前必须仔细核对患者和供血者姓名、血型和交叉配血单,并检查血袋是否渗漏,血液颜色有无异常及保存时间。除生理盐水外,不向血液内加入任何其他药物和溶液,以免产生溶血或凝血。输血时应严密观察患者,询问有无不适症状,检查体温、脉搏、血压及尿液颜色等,发现问题及时处理。输血完毕后仍需要观察病情,及早发现延迟型输血反应。输血后血袋应保留 2 小时,以备必要时化验检查。

第二节 输血的并发症

输血可发生各种不良反应和并发症,严重者甚至危及生命。但只要严格掌握输血适应证,遵守输血操作规程,大多数输血并发症是可以预防的。

1. 发热反应

发热是最常见的早期输血并发症之一,发生率约为 2% ～ 10%。多发生于输血开始后 15 分钟至 2 小时内。主要表现为畏寒、寒战和高热,体温可上升至 39 ～ 40 ℃,同时伴有头痛、出汗、恶心、呕吐及皮肤潮红。症状持续 30 分钟至 2 小时后逐渐缓解。血压多无变化。少数反应严重者还可以出现抽搐、呼吸困难、血压下降,甚至昏迷。全身麻醉的患者很少出现发热反应。

2. 过敏反应

多发生在输血数分钟后,也可在输血中或输血后发生,发生率约为 3%。表现为皮肤局限性或全身性瘙痒或荨麻疹。严重者可出现支气管痉挛、血管神经性水肿、会厌水肿,表现为咳嗽、喘鸣、呼吸困难以及腹痛、腹泻,甚至过敏性休克乃至昏迷、死亡。

3. 溶血反应

溶血是最严重的输血并发症。虽然很少发生,但后果严重,死亡率高。发生溶血反应患者的临床表现有较大差异,与所输的不同血型种类、输血速度与数量以及所发生溶血的程度有关。典型的症状为患者输入十几毫升血型不合的血后,立即出现沿输血静脉的红肿及疼痛,寒战、高热、呼吸困难、腰背酸痛、头痛、胸闷、心率加快乃至血压下降、休克,随之出现血红蛋白尿和溶血性黄疸。溶血反应严重者可继发少尿、无尿及急性肾功能不全。

4. 细菌污染反应

虽发生率不高,但后果严重。患者的反应程度依细菌污染的种类、毒力大小和输入的数量而异。临床表现有烦躁、寒战、高热、呼吸困难、恶心、呕吐、发绀、腹痛和休克,也可以出现血红蛋白尿、急性肾功能不全、肺水肿,致患者短期内死亡。

5. 循环超负荷

常见于心功能低下、老年、幼儿及低蛋白血症患者,由于输血速度过快、过量而引起急性心衰和肺水肿。表现为输血中或输血后突发心率加快、呼吸急促、发绀或咳血性泡沫痰。有颈静脉怒张、静脉压升高,肺内可闻及大量湿啰音。胸片可见肺水肿表现。

6. 输血相关的急性肺损伤

输血相关的急性肺损伤(TRALI)的发生与年龄、性别和原发病无关,其发病机制为供血者血浆中存在白细胞凝集素或人类白细胞抗原(HLA)特异性抗体所致。TRALI 可有急性呼吸困难、严重的双侧肺水肿及低氧血症,可伴有发热和低血压。

7. 输血相关性移植物抗宿主病

输血相关性移植物抗宿主病(TA-GVHD)是由于有免疫活性的淋巴细胞输入有严重免疫缺陷的受血者体内以后,输入的淋巴细胞成为移植物并增殖,与受血者的组织起反应。临床症状有发热、皮疹、腹泻、骨髓抑制和感染,发展恶化可致死亡。

8. 疾病传播

病毒和细菌性疾病可经输血途径传播。病毒包括 EB 病毒、巨细胞病毒、肝炎病毒、HIV

和人类 T 细胞白血病病毒Ⅰ、Ⅱ型等;细菌性疾病如:布氏杆菌病等;梅毒、疟疾等。

9. 免疫抑制

输血可使受血者的非特异免疫功能下降和抗原特异性免疫抑制,增加术后感染率,并可促进肿瘤生长、转移及复发,5 年存活率明显降低。

10. 大量输血的影响

大量输血后(24 小时内用库存血细胞置换患者全部血容量或数小时内输入血量超过 4000ml)可出现:①低体温;②碱中毒;③暂时性低血钙;④高血钾及凝血异常等。

第三节　自体输血

自体输血或称自身输血是收集患者自身血液后,在需要时进行回输。主要优点是既可节约库存血,又可减少输血反应和疾病传播,且不需检测血型和交叉配血试验。目前外科自体输血常用的有三种方法。

1. 回收式自体输血

回收式自体输血是将收集到的创伤后体腔内积血或手术过程中的失血,经抗凝、过滤后再回输给患者。主要适用于外伤性脾破裂、异位妊娠破裂等造成的腹腔内出血;大血管、心内直视手术及门静脉高压症等手术时的失血回输和术后 6 小时内所引流血液的回输等。目前多采用血液回收机收集失血,经自动处理后,去除血浆和有害物质,可得到红细胞比容(HCT)达 50%～65%的浓缩红细胞,然后再回输。

2. 预存式自体输血

预存式自体输血适用于择期手术患者,估计术中出血量较大需要输血者。对无感染且 HCT≥30%的患者,可根据所需的预存血量,从择期手术前的一个月开始采血,每 3～4 天一次,每次 300～400ml,直到术前 3 天为止,存储采得的血液以备手术之需。术前自体血预存者必须每天补充铁剂和给予营养支持。

3. 稀释式自体输血

稀释式自体输血即指麻醉前从患者一侧静脉采血,同时从另一侧静脉输入采血量 3～4 倍的电解质溶液,或适量血浆代用品等以补充血容量。采血量取决于患者状况和术中可能的失血量,每次可采 800～1000ml,一般以 HCT 不低于 25%、白蛋白 30g/L 以上、血红蛋白 100g/L 左右为限,采血速度约为 5 分钟 200ml,采得的血液备术中回输用。手术中失血量超过 300ml 时,可开始回输自体血,应先输最后采的血液。由于最先采取的血液中含红细胞和凝血因子的成分最多,宜在最后输入。

自体输血的禁忌证包括:①血液已受胃肠道内容物、消化液或尿液等污染;②血液可能受肿瘤细胞侵入;③肝、肾功能不全的患者;④已有严重贫血的患者,不宜在术前采血或血液稀释法作自体输血;⑤有脓毒症或菌血症者;⑥胸、腹腔开放性损伤超过 4 小时或血液在体腔中存留过久者。

第四节　血液成分制品和血浆代用品

常用的血液成分制品分为血细胞、血浆和血浆蛋白成分三大类。

1. 血细胞成分

血细胞成分包括红细胞、白细胞和血小板三类。

(1)红细胞制品　主要包括有浓缩红细胞、洗涤红细胞、冰冻红细胞和去白细胞的红细胞等四类。

(2)白细胞制品　主要有浓缩白细胞。但输注后合并症多，现已较少应用。

(3)血小板制品　血小板的制备有机器单采法和手工法两种。

2. 血浆成分

有新鲜冰冻血浆、冰冻血浆和冷沉淀三种。新鲜冰冻血浆(FFP)是全血采集后6小时内分离并立即置于$-20℃\sim-30℃$保存的血浆。冰冻血浆(FP)则是FFP 4℃下,融解时除去冷沉淀成分冻存的上清血浆制品。冷沉淀(Cryo)是FFP在4℃融解时,不融的沉淀物,因故得名。

3. 血浆蛋白成分

血浆蛋白成分包括白蛋白制剂、免疫球蛋白及浓缩凝血因子。

血浆代用品又称血浆增量剂,是经天然加工或合成的高分子物质制成的胶体溶液,可以代替血浆以扩充血容量。临床常用的包括右旋糖酐、羟乙基淀粉和明胶制剂。

 目标检测

一、简答题

1. 输血的适应证有哪些？

2. 自体输血的禁忌证有哪些？

3. 输血的并发症有哪些？

二、病例分析

男性,53岁,因肝癌肝破裂大出血就诊,来院后立即给予输血,当输血60ml时,患者出现烦躁不安,心前区压迫感,腰酸背痛,尿呈酱油色,测血压为70/40mmHg,请问该患者最可能的诊断是什么？应如何处理？

第五章　外科休克

外科休克是机体有效循环血容量减少、组织灌注不足，细胞代谢紊乱和功能受损的病理过程，是一个由多种原因引起的综合征

有效循环血容量锐减、组织灌注不足以及产生炎症介质是各类休克共同的病理生理：微循环的变化；体液代谢改变；内脏器官的继发性损害

1. 休克代偿期
2. 休克抑制期

1. 一般紧急措施
2. 补充血容量
3. 积极处理
4. 纠正酸碱平衡失调
5. 血管活性药物的应用
6. 治疗 DIC 改善微循环
7. 皮质类固醇的应用

概念　　病理生理　　临床表现　　治疗原则

概论

外科休克

各论

低血容量性休克

感染性休克

治疗

补充血容量；控制感染；纠正酸碱平衡；心血管药物的应用；皮质激素的治疗；其他治疗

失血性休克和失液性休克

创伤性休克

治疗

补充血容量，治疗其原发病和制止继续出血。补液是治疗的关键

准确估计丢失量，扩充血容量，镇痛镇静，妥善临时固定(制动)受伤部位，必要的紧急处理，手术和复杂的其他处理在血压稳定或回升后进行，注意抗感染

学习目标

【知识目标】

1. 掌握休克的概念、病理生理、临床表现、诊断及治疗原则；低血容量性休克、感染性休克的治疗原则。

2. 熟悉外科休克特点。

【能力目标】应用所学知识，能正确判断并抢救外科休克。

第一节 概 论

休克是一个由多种病因引起的综合征，机体表现为有效循环血容量减少、组织灌注不足，细胞代谢紊乱和功能受损的病理过程，氧供给不足和需求增加是休克的本质，产生炎症介质是休克的特征，因此恢复对组织细胞的供氧、促进其有效的利用，重新建立氧的供需平衡和保证正常的细胞功能是治疗休克的关键环节。

【休克的分类】休克的分类方法很多，但尚无一致的意见。现在采用较多的是将休克分为低血容量性休克、感染性休克、心源性休克、神经性休克和过敏性休克五类。把创伤和失血引起的休克均划入低血容量性休克，而低血容量性休克、感染性休克是外科中常见的两种休克。

【病理生理】有效循环血容量锐减及组织灌注不足，以及产生炎症介质是各类休克共同的病理生理基础。

1. 微循环的变化

（1）微循环收缩期 在有效循环量不足引起休克的过程中，占总循环量 20％的微循环也相应地发生不同阶段的变化。当循环血量锐减时，血管内压力发生变化，为主动脉弓和颈动脉窦压力感受器所感知，通过反射，使延髓心跳中枢、血管舒缩中枢和交感神经兴奋，作用于心脏、小血管和肾上腺等，使心跳加快，提高心排出量；肾上腺髓质和交感神经节后纤维释放出大量儿茶酚胺。儿茶酚胺使周围（如皮肤、骨骼肌）和内脏（如肝、脾等）的小血管和微血管的平滑肌包括毛细血管前括约肌强烈收缩，动静脉短路和直捷通道开放，其结果是微动脉的阻力增高，流经毛细血管的血液减少，静脉回心血量尚可保持，因而仍能维持血压不变。脑和心的微循环 α 受体较少，脑动脉和冠状动脉收缩不明显。故脑、心等重要生命器官的血液灌流仍可得到保证。毛细血管的血流减少，使管内压力降低，血管外液体进入血管内，血量得到部分补充。此期称微循环收缩期，是休克代偿期的微循环变化。

（2）微循环扩张期 当循环血量继续减少时，微循环的变化将进一步发展。组织灌流不足，氧和营养不能带进组织，组织代谢紊乱，无氧代谢所产生的酸性物质如乳酸、丙酮酸等增多，不能及时移除，直接损害调节血液通过毛细血管的前括约肌，使其失去对儿茶酚胺的反应能力。微动脉及毛细血管前括约肌舒张，毛细血管后的小静脉对酸中毒的耐受性较大，仍处在收缩状态，引起大量血液滞留在毛细血管网内，使循环血量进一步减少。毛细血管网内的静脉压增高，水分和小分子血浆蛋白渗至血管外，血液浓缩，血的黏稠度增加。同时，组织缺氧后，毛细血管周围的肥大细胞受缺氧的刺激而分泌出大量组胺，促使处于关闭状态的毛细血管网扩大开放范围，甚至全部毛细血管同时开放。这样毛细血管容积大增，血液停滞在内，使回心血量大减，心排出量进一步减低，血压下降。此即微循环扩张期，表示进入休克抑制期。

（3）微循环衰竭期　滞留在微循环内的血液,由于血液黏稠度增加和酸性血液的高凝特性,使红细胞和血小板容易发生凝集,在毛细血管内形成微细血栓,出现弥散性血管内凝血,使血液灌流停止,加重组织细胞缺氧,使细胞内的溶酶体膜破裂,释出蛋白水解酶。蛋白水解酶除直接消化组织蛋白外,还可催化蛋白质形成各种激肽,造成细胞自溶,并且损伤其他细胞,引起各器官的功能性和器质性损害。如毛细血管的阻塞超过 1 小时,受害细胞的代谢即停止,细胞本身也将死亡。休克发展到出现弥散性血管内凝血,表示进入微循环衰竭期,病情严重。弥散性血管内凝血消耗了各种凝血因子,且激活了纤维蛋白溶解系统,结果出现严重的出血倾向。以上是休克失偿期的微循环变化。

2. 体液代谢改变

休克时儿茶酚胺的释放和对心血管系统的影响已如前述。但儿茶酚胺尚能促进胰高血糖素的生成;抑制胰岛素的产生和其外周作用;加速肌肉和肝内糖原分解,以及刺激垂体分泌促肾上腺皮质激素。故休克时血糖升高。此外,细胞受到血液灌流不良的影响,葡萄糖在细胞内的代谢转向无氧代谢,只能产生少量的高能三磷酸腺苷,丙酮酸和乳酸增多。肝脏灌流不足时,乳酸不能很好地在肝内代谢,体内将发生乳酸聚积,引起酸中毒。蛋白质分解代谢增加,以致血尿素、肌酐和尿酸增加。

休克时,血容量和肾血流量减少的刺激,引起肾上腺分泌醛固酮的增加,使机体减少钠的排出,以保存液体和补偿部分血量。而低血压、血浆渗透压的改变和左心房压力的降低,可使脑垂体后叶增加抗利尿激素的分泌,以保留水分,增加血容量。由于细胞缺氧,三磷酸腺苷减少,能量不足,细胞膜的钠泵功能失常,以致细胞内钾进入细胞外的量和细胞外钠进入细胞内的量增多。细胞外液体也随钠进入细胞内,使细胞外液体减少,而细胞发生肿胀,甚至死亡。

休克严重时,线粒体膜和溶酶体膜发生肿胀,最后破裂。溶酶体膜破裂后释放出的酸性磷酸酶和脱氢酶进入细胞浆,损伤细胞器。结果是细胞本身被消化,产生自溶现象,并向四周扩散,造成组织坏死。线粒体的破裂造成依赖二磷酸腺苷的细胞呼吸的抑制,三磷酸腺苷酶活力降低和依赖能量的转运减少。

3. 内脏器官的继发性损害

内脏器官继发性损害的发生与休克的原因和休克持续时间的长短有密切关系。低血容量性休克一般较少引起内脏器官的继发性损害。休克持续时间超过 10 小时,容易继发内脏器官的损害。心、肺、肾的功能衰竭是造成休克死亡的三大原因。

（1）心　在休克代偿期,虽然体内有大量儿茶酚胺分泌,但冠状动脉收缩不明显,故心脏的血液供应并不明显减少。进入休克抑制期,心排出量和主动脉压力降低,舒张期血压也下降,可使冠状动脉灌流量减少,心肌缺氧受损。此外,低氧血症、代谢性酸中毒及高钾血症也可损害心肌;心肌微循环内血栓可引起心肌局灶性坏死。

（2）肺　休克时,萎缩的肺泡不能通气,而一部分通气尚好的肺泡又可能缺少良好的血液灌流,以致通气与灌流比例失调,死腔通气和静脉混合血增加,肺内右、左分流可增至 10% ～ 20%,使低血氧症更为严重,临床上出现进行性呼吸困难的一系列症状。这种急性呼吸衰竭,统称为急性呼吸窘迫综合征,往往在严重休克经抢救,循环逐渐稳定和情况好转后,出现逐渐加重的呼吸困难,并在以后的 48～72 小时内,达到最严重的程度。因休克而死亡的患者中,约有 1/3 死于此征。

（3）肾　休克时的低血压和体内儿茶酚胺增加,使肾小球前微动脉痉挛,肾血流量减少,肾小球滤过率减低,尿量减少。肾内血流发生重分布,近髓循环的短路大量开放,使肾皮质外层血流大减,其结果是肾皮质内肾小管上皮变性坏死,引起急性肾功能衰竭。

【临床表现】根据休克的病程演变,休克可分为两个阶段,即休克代偿期和休克抑制期,或称休克前期和休克期。

1. 休克代偿期

在低血容量性休克中,当丧失血容量尚未超过 20% 时,由于机体的代偿作用,患者的中枢神经系统兴奋性提高,交感神经活动增加。表现为精神紧张或烦躁、面色苍白、手足湿冷、心率加速、过度换气等。血压正常或稍高,反映小动脉收缩情况的舒张压升高,故脉压缩小。尿量正常或减少。这时,如果处理得当,休克可以很快得到纠正。如处理不当,则病情发展,进入休克抑制期。

2. 休克抑制期

患者神志淡漠、反应迟钝,甚至可出现神志不清或昏迷。口唇肢端发绀,出冷汗,脉搏细速,血压下降,脉压差更缩小。严重时,全身皮肤黏膜明显发绀,四肢厥冷,脉搏摸不清,血压测不出,尿少甚至无尿。还可有代谢性酸中毒出现。皮肤、黏膜出现瘀斑或消化道出血,则表示病情已发展至弥散性血管内凝血阶段。出现进行性呼吸困难、脉速、烦躁、发绀或咯出粉红色痰,动脉血氧分压降至 60mmHg 以下,虽给大量氧也不能改善症状和提高氧分压时,常提示呼吸窘迫综合征的存在。

在感染性休克中,休克代偿期时,患者可出现兴奋或精神萎靡、嗜睡。体温突然上升达39~40℃以上或突然下降到36℃以下,或有畏寒、寒战等,接着出现面色苍白、脉搏细速,则往往表示已经进入休克抑制期。表 5-1 列出休克的临床表现要点。

表 5-1　临床表现和休克的程度

分期	程度	神志	口渴	色泽	温度	脉搏	血压	体表血管	尿量	估计失血量
休克代偿期	轻度	神志清楚,伴有痛苦表情,精神紧张	口渴	开始苍白	正常,发凉	100 次/分以下,尚有力	收缩压正常或稍升高,舒张压升高,脉压缩小	正常	正常	20% 以下(800ml 以下)
休克抑制期	中度	神志尚清楚,表情淡漠	很口渴	苍白	发冷	100~120 次/分	收缩压为70~90mmHg,脉压小	表浅静脉塌陷,毛细血管充盈迟缓	尿少	20%~40%(800~1600ml)
	重度	意识模糊,甚至昏迷	非常口渴,可能无主诉	显著苍白,肢端青紫(肢端更明显)	厥冷(肢端更明显)	速而细弱,或摸不清	收缩压在70mmHg以下或测不到	毛细血管充盈非常迟缓,表浅静脉塌陷	尿少或无尿	40% 以上(1600ml 以上)

【诊断】低血容量性休克的诊断,一般不难,重要的是要做出早期诊断。凡遇到大量失血、失水或严重创伤时,均应想到休克发生的可能。在观察过程中,如发现患者有精神兴奋、烦躁不安、出冷汗、心率加快、脉压缩小、尿量减少等,即考虑是否将要发生休克。如患者口渴、神志淡漠、反应迟钝、皮肤苍白、出冷汗、四肢发凉、呼吸浅而快,脉搏细速,收缩压降至 90mmHg 以下,尿少等,则应认为已进入休克抑制期。感染性休克的诊断,可根据患者有严重感染的存在,又出现休克代偿期的某些临床表现,或突然出现明显的过度换气来考虑。高阻力型感染性休

克具有一些常见的休克表现,诊断不难。但低阻力型感染性休克患者缺少这些常见的休克表现,诊断比较困难,尚需进行一些特殊检查,才能确定诊断。

【休克的监测】通过监测不但可了解患者病情变化和治疗反应,并为调整治疗方案提供客观依据。

1. 一般监测

(1)精神状态　能反映脑组织灌流和全身循环状况。例如患者神志清楚,对外界的刺激能正常反应,说明患者循环血量已基本足够;相反若患者表情淡漠、不安、谵妄或嗜睡、昏迷,反映脑因循环不良而发生障碍。

(2)皮肤温度、色泽　反映体表灌流情况。如患者的四肢温暖、皮肤干燥、轻压指甲或口唇时,局部暂时缺血呈苍白,松压后色泽迅速转为正常,表明末梢循环已恢复、休克好转;反之则说明休克情况仍存在。

(3)血压　休克代偿期时,剧烈的血管收缩,可使血压保持或接近正常。故应定期测量血压和进行比较。血压逐渐下降,收缩压低于90mmHg,脉压小于20mmHg是休克存在的证据。血压回升,脉压增大,表明休克好转。

(4)脉率　脉搏细速常出现在血压下降之前。要注意休克是否已经发生。有时血压虽然仍低,但脉搏清楚,手足温暖,往往表示休克趋于好转。

(5)尿量　是反映肾脏血压灌流情况的指标,对休克患者或怀疑休克的患者,应留置导尿管,观察每小时尿量。尿量每小时少于25ml,比重增加,表明肾脏血管收缩仍存在或血容量不足;尿量在每小时30ml以上时,表明休克纠正。

2. 特殊监测

(1)中心静脉压(CVP)　静脉系统容纳全身血量的55%～60%。中心静脉压的变化一般比动脉压的变化为早。它能反映静脉血回流到中心静脉和右心房的情况,其高低与血容量和血管张力有密切关系。中心静脉压的正常值为0.49～0.98kPa(5～10cmH$_2$O)。在低血压情况下,中心静脉压低于5cmH$_2$O时,表示血容量不足;高于15cmH$_2$O时,则提示心功能不全、静脉血管床过度收缩或肺循环阻力增加;高于20cmH$_2$O时,则表示有充血性心力衰竭。连续测定中心静脉压和观察其变化,要比单凭一次测定所得的结果可靠。

(2)肺毛细血管楔压(PCWP)　测得肺动脉压(PAP)和肺毛细血管楔压(PCWP),可反映肺静脉、左心房和左心室的功能状态。PAP的正常值为1.3～2.9kPa(10～22mmHg);PCWP的正常值为0.8～2.0kPa(6～15mmHg),与左心房内压接近。PCWP低于正常值反映血容量不足(较CVP敏感);PCWP增高可反映左心房压力增高,例如急性肺水肿。

(3)心排出量(CO)和心脏指数(CI)　CO是心率和每搏排出量的乘积。通过肺动脉插管和温度稀释法,测出心排出量和心脏指数,成人CO的正常值为4～6L/min;单位体表面积上的心排出量便称作心脏指数,正常值为2.5～3.5L/(min·m^2)。此外,还可按下列公式计算出总外周血管阻力(SVR),其正常值为100～130kPa·s/L。

$$SVR = \frac{平均动脉压 - 中心静脉压}{心排出量} \times 80$$

(4)动脉血气分析　动脉血氧分压(PaO$_2$)正常值为10.7～13kPa(80～100mmHg);动脉血二氧化碳分压(PaCO$_2$)正常值为4.8～5.8kPa(36～44mmHg)。休克时可因肺换气不足,出现体内二氧化碳聚积致PaCO$_2$明显升高;相反,如患者原来并无肺部疾患,因过度换气可致

$PaCO_2$ 较低;若 $PaCO_2$ 超过 5.9～6.6kPa(45～50mmHg)时,常提示肺泡通气功能障碍;PaO_2 低于 8.0kPa(60mmHg),吸入纯氧仍无改善者则可能是 ARDS 的先兆。动脉血 pH 正常为 7.35～7.45。通过监测 pH、碱剩余(BE)、缓冲碱(BB)和标准重碳酸盐(SB)的动态变化有助于了解休克时酸碱平衡的情况。碱缺失(BD)可反映全身组织的酸中毒情况,反映休克的严重程度和复苏状况。

(5)动脉血乳酸盐测定 正常值为 1～2mmol/L。一般说来,休克持续时间愈长,血管灌流障碍愈严重,动脉血乳酸盐浓度也愈高。乳酸盐浓度持续升高,表示病情严重,预后不佳。

(6)弥散性血管内凝血(DIC)的检测 对疑有 DIC 的患者,应测定其血小板的数量和质量、凝血因子的消耗程度及反映纤溶活性的多项指标。当下列五项检查中出现三项以上异常、结合临床有休克及微血管栓塞症状和出血倾向时,便可诊断 DIC。包括:①血小板计数低于 $80×10^9/L$;②凝血酶原时间比对照组延长 3 秒以上;③血浆纤维蛋白原低于 1.5g/L 或呈进行性降低;④3P(血浆鱼精蛋白副凝)试验阳性;⑤血涂片中破碎红细胞超过 2% 等。

【治疗】引起各种休克的原因虽有不同,但都存在有效循环血量不足,微循环障碍和不同程度的体液代谢改变。因此,对休克的治疗原则是尽早去除引起休克的原因,尽快恢复有效循环血量,纠正微循环障碍,增进心脏功能和恢复人体的正常代谢。一般可根据病情,进行相应的治疗。

1. 一般紧急措施

尽快控制活动性大出血;保持呼吸道通畅,必要时可作气管插管或气管切开;保持患者安静;避免过多的搬动。一般应采取头和躯干部抬高约 20°～30°,下肢抬高 15°～20° 的体位,以增加回心静脉血量和减轻呼吸的负担。保暖但不加温,以免皮肤血管扩张而影响生命器官的血流量和增加氧的消耗。吸氧可增加动脉血含氧量,有利于减轻组织缺氧状态。一般可间歇给氧,适当应用镇痛剂。

2. 补充血容量

补充血容量是抗休克的根本措施。通过及时的血容量补充,发生时间不长的休克,特别是低血容量性休克,一般均可较快得到纠正,不需再用其他药物。不仅要补充已丧失的血容量(全血、血浆和水电解质丧失量),还要补充扩大的毛细血管床。故补充的血液和液体量有时会很大,超过根据临床表现所估计的液体损失量很多。休克时间愈长,症状愈严重,需要补充血容量的液体也愈多。一般可根据监测指标来估计血容量和微循环情况,以调节补液的量和速度。必要时,应测定中心静脉压,根据其变化来调节补液量。

3. 积极处理原发病

外科疾病引起的休克,多存在需手术处理的原发病,如内脏大出血的控制、坏死肠袢切除、消化道穿孔修补和脓液引流等。应在尽快恢复有效循环血量后,及时实施手术处理原发病变,才能有效地治疗休克。有的情况下,应在积极抗休克的同时进行手术,以免延误抢救时机。

4. 纠正酸碱平衡失调

酸性内环境对心肌、血管平滑肌和肾功能均有抑制作用。在休克早期,又可能因过度换气,引起低碳酸血症、呼吸性碱中毒。按照血红蛋白氧合解离曲线的规律,碱中毒使血红蛋白氧离曲线左移,氧不易从血红蛋白释出,可使组织缺氧加重。故不主张早期使用碱性药物。而酸性环境有利于氧与血红蛋白解离,从而增加组织供氧。根本措施是改善组织灌流,并适时和适量地给予碱性药物。目前对酸碱平衡的处理多主张宁酸毋碱,酸性环境能增加氧与血红蛋白的解离从而增加向组织释氧,对复苏有利。另外,使用碱性药物须首先保证呼吸功能完整,否则会导致 CO_2 潴留和继发呼吸性酸中毒。

5. 血管活性药物的应用

在充分容量复苏的前提下应用血管活性药物,以维持脏器灌注压。血管活性药物辅助扩容治疗,可迅速改善循环和升高血压,尤其是感染性休克患者。

(1)血管收缩剂 血管收缩剂有多巴胺、去甲肾上腺素和间羟胺等。多巴胺是最常用的血管活性药,兼具兴奋 α、β₁ 和多巴胺受体作用,其药理作用与剂量有关。去甲肾上腺素是以兴奋 α-受体为主、轻度兴奋 β-受体的血管收缩剂,能兴奋心肌,收缩血管,升高血压及增加冠状动脉血流量,作用时间短。间羟胺(阿拉明)间接兴奋 α、β-受体,对心脏和血管的作用同去甲肾上腺素,但作用弱。

(2)血管扩张剂 分 α-受体阻滞剂和抗胆碱能药两类。前者包括酚妥拉明、酚苄明等,能解除去甲肾上腺素所引起的小血管收缩和微循环淤滞并增强左室收缩力。其中酚妥拉明作用快,持续时间短。酚苄明是一种 α-受体阻滞剂,兼有间接反射性兴奋 β-受体的作用,能轻度增加心脏收缩力、心排出量和心率,同时能增加冠状动脉血流量,降低周围循环阻力和血压。

抗胆碱能药物包括阿托品、山莨菪碱和东莨菪碱。临床上较多用于休克治疗的是山莨菪碱(人工合成品为 654-2),可对抗乙酰胆碱所致平滑肌痉挛使血管舒张,从而改善微循环。

(3)强心药 包括兴奋 α 和 β 肾上腺素能受体兼有强心功能的药物,如多巴胺和多巴酚丁胺等,其他还有强心苷(西地兰),可增强心肌收缩力,减慢心率。

休克时血管活性药物的选择应结合当时的主要病情,如休克早期主要病情与毛细血管前微血管痉挛有关;后期则与微静脉和小静脉痉挛有关。因此,应采用血管扩张剂配合扩容治疗。在扩容尚未完成时,如果有必要,也可适量使用血管收缩剂,但剂量不宜过大、时间不能太长,应抓紧时间扩容。

6. 治疗 DIC 改善微循环

对诊断明确的 DIC,可用肝素抗凝。有时还使用抗纤溶药如氨甲苯酸、氨基乙酸,抗血小板黏附和凝集的阿司匹林、潘生丁和小分子右旋糖酐。

7. 皮质类固醇的应用

皮质类固醇可用于感染性休克和其他较严重的休克。其作用主要有:①阻断 α-受体兴奋作用,使血管扩张,降低外周血管阻力,改善微循环;②保护细胞内溶酶体,防止溶酶体破裂;③增强心肌收缩力,增加心排出量;④增进线粒体功能和防止白细胞凝集;⑤促进糖异生,使乳酸转化为葡萄糖,减轻酸中毒。

第二节 低血容量性休克

低血容量性休克常因大量出血或体液丢失,或液体积存于第三间隙,导致有效循环量降低引起。主要表现为 CVP 降低、回心血量减少、CO 下降所造成的低血压;经神经内分泌机制引起的外周血管收缩、血管阻力增加和心率加快;以及微循环障碍造成的各种组织器官功能不全和病变。

一、失血性休克和失液性休克

失血性休克在外科休克中很常见。多见于大血管破裂,腹部损伤引起的肝、脾破裂,胃、十二指肠出血,门静脉高压所致的食管、胃底曲张静脉破裂出血等。通常在迅速失血超过全身总血量的 20％时,即出现休克。严重的体液丢失,可造成大量的细胞外液和血浆的丧失,以致有效循环血量减少,也能引起失液性休克。

【治疗】及时补充血容量、治疗其原发病和制止其继续出血,补液是治疗此型休克的关键。

1.补充血容量

可根据血压和脉率的变化来估计失血量,虽然失血性休克时,丧失的主要是血液,但补充血容量时,并不需要全部补充血液,而应抓紧时机及时增加静脉回流。首先,可经静脉快速滴注平衡盐溶液和人工胶体液,其中,快速输入胶体液更容易恢复血管内容量和维持血液动力学的稳定,同时能维持胶体渗透压,持续时间也较长。一般认为,维持血红蛋白浓度在 100g/L、HCT 在 30％为好。若血红蛋白浓度大于 100g/L 可不必输血;低于 70g/L 可输浓缩红细胞;在 70～100g/L 时,可根据患者的代偿能力、一般情况和其他器官功能来决定是否输红细胞;急性失血量超过总量的 30％可输全血。

随着血容量补充和静脉回流的恢复,组织内蓄积的乳酸进入循环,应给予碳酸氢钠纠正酸中毒,还可用高渗盐水输注,以扩张小血管、改善微循环、增加心肌收缩力和提高 CO。但高血钠也有引起血压下降、继发低钾、静脉炎及血小板聚集的危险,应予注意。

2.止血

在补充血容量同时,如仍有出血,难以保持血容量稳定,休克也不易纠正。对于肝脾破裂、急性活动性上消化道出血的病例,应在保持血容量的同时积极进行手术准备,及早实施手术止血。

二、创伤性休克

创伤性休克是由于各种损伤或大手术后,失血及血浆丢失而发生的休克。多见于大血管破裂、复杂性骨折、挤压伤或大手术等。受损机体内可出现组胺、蛋白酶等血管活性物质,引起微血管扩张和通透性增高,致有效循环血量进一步减低。另一方面,创伤可刺激神经系统,引起疼痛和神经-内分泌系统反应,影响心血管功能;有的创伤如胸部伤可直接影响心肺,截瘫可使回心血量暂时减少,颅脑损伤有时可使血压下降等等。所以创伤性休克的病情常比较复杂。

由于创伤性休克也属于低血容量性休克,故其急救也需要扩张血容量,与失血性休克时基本相同。但由于损伤可有血块、血浆和炎性渗液积存在体腔和深部组织,必须详细检查以准确估计丢失量。创伤后疼痛刺激严重者需适当给予镇痛镇静剂;妥善临时固定(制动)受伤部位;对危及生命的创伤如开放性或张力性气胸等,应作必要的紧急处理。手术和复杂的其他处理,一般应在血压稳定后或初步回升后进行。创伤或大手术继发休克后,还应使用抗生素,避免继发感染。

第三节　感染性休克

感染性休克是外科多见和治疗较困难的一类休克。本病可继发于以释放内毒素的革兰阴性杆菌为主的感染,如急性腹膜炎、胆道感染、绞窄性肠梗阻及泌尿系感染等,称为内毒素性休克。内毒素与体内的补体、抗体或其他成分结合后,可刺激交感神经引起血管痉挛并损伤血管内皮细胞。同时,内毒素可促使组胺、激肽、前列腺素及溶酶体酶等炎症介质释放,引起全身性炎症反应,结果导致微循环障碍、代谢紊乱及器官功能不全等。然而,在确诊为感染性休克的患者中,可能未见明显的感染病灶,但具有全身炎症反应综合征:①体温>38℃或<36℃;②心率>90次/分;③呼吸急促>20次/分或过度通气,$PaCO_2$<4.3kPa;④白细胞计数>12×10⁹/L或<4×10⁹/L,或未成熟白细胞>10%。

感染性休克可表现为低排高阻型(或称低动力型)和高排低阻型(或称高动力型)两种:在高阻力型中,血管反应以收缩为主,出现皮肤苍白、湿冷,甚至有发绀、尿少或无尿等,故又称此种类型为冷休克。在低阻力型中,血管反应以扩张为主,故皮肤温暖、干燥、色红,尿量不减。此种类型称为暖休克。不论哪类感染性休克,很早即可出现过度换气。

【治疗】感染性休克的病理生理变化比较复杂,治疗也比较困难。首先是病因治疗,原则是在休克未纠正以前,应着重治疗休克,同时治疗感染;在休克纠正后,则应着重治疗感染。

1. 补充血容量

此类患者休克的治疗首先以输注平衡盐溶液为主,配合适当的胶体液、血浆或全血,恢复足够的循环血量。一般应作中心静脉压监测维持正常CVP值,同时要求血红蛋白100g/L,血细胞比容30%～35%,以保证正常的心脏充盈压、动脉血氧含量和较理想的血黏度。感染性休克患者,常有心肌和肾受损,故也应根据CVP,调节输液量和输液速度,防止过多的输液导致不良后果。

2. 控制感染

主要措施是应用抗菌药物和处理原发感染灶。原发感染灶的存在是发生休克的主要原因,应尽早处理,才能纠正休克和巩固疗效。

3. 纠正酸碱平衡

感染性休克的患者,常伴有严重的酸中毒,且发生较早,需及时纠正。一般在纠正、补充血容量的同时,经另一静脉通路滴注5%碳酸氢钠200ml,并根据动脉血气分析结果,再作补充。

4. 心血管药物的应用

经补充血容量、纠正酸中毒而休克未见好转时,应采用血管扩张药物治疗,还可与以α-受体兴奋为主,兼有轻度兴奋β-受体的血管收缩剂和兼有兴奋β-受体作用的α-受体阻滞剂联合应用,以抵消血管收缩作用,保持、增强β-受体兴奋作用,而又不致使心率过于增速,例如山莨菪碱、多巴胺等或者合用间羟胺、去甲肾上腺素,或去甲肾上腺素和酚妥拉明的联合应用。

感染性休克时,心功能常受损害。改善心功能可给予强心苷、β-受体激活剂多巴酚丁胺。

5. 皮质激素治疗

糖皮质激素能抑制多种炎症介质的释放和稳定溶酶体膜,缓解全身炎症反应综合征。但应用限于早期、用量宜大,可达正常用量的10～20倍,维持不宜超过48小时。否则有发生急性胃黏膜损害和免疫抑制等严重并发症的危险。

6. 其他治疗

包括营养支持,对并发的DIC、重要器官功能障碍的处理等。

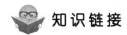 知识链接

中心静脉压的测量方法

测量中心静脉压常用的途径为经肘前头正中静脉插管至上腔静脉；或经腹股沟大隐静脉插管至下腔静脉，两者均插入 35～45cm。一般认为上腔静脉压较精确而下腔静脉压尤其有腹内压增高时，不够准确。但由于上肢不易固定，故临床上多选用大隐静脉。也可用锁骨下静脉插管法作中心静脉压测定。

中心静脉压装置（图 5-1）的使用：测压计的零点应与右心房同一水平，把①处夹子夹紧，②③处放松，使输液瓶内的液体充满测压管，到高于预计的静脉压之上。再把②处夹子夹紧，①处放松，使测压管与静脉导管相通，则测压管内的液体迅速下降，到一定水平不再下降时，液面在量尺上的刻度数，即中心静脉压（厘米水柱）。

不测中心静脉压时，夹紧③处，放松①②处，输液瓶与静脉导管相通，进行补液并保持静脉导管的通畅。

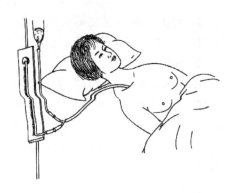

图 5-1　中心静脉压装置

 目标检测

一、简答题

1. 休克的治疗原则是什么？
2. 休克患者的一般监测包括哪些内容？
3. 中心静脉压的正常值是多少？
4. 休克治疗中应用皮质类固醇类药物的作用是什么？

二、病例分析

患者男性，62 岁，5 小时前大腿中段被汽车撞伤急诊入院，查体：血压 70/50mmHg，脉搏 120 次/分，双大腿中段严重肿胀，有骨擦音和反常活动，足背动脉可扪及，X 线示双股骨中段斜行骨折。请问该患者危及生命的问题是什么？该如何处理？

第六章 多器官功能障碍综合征

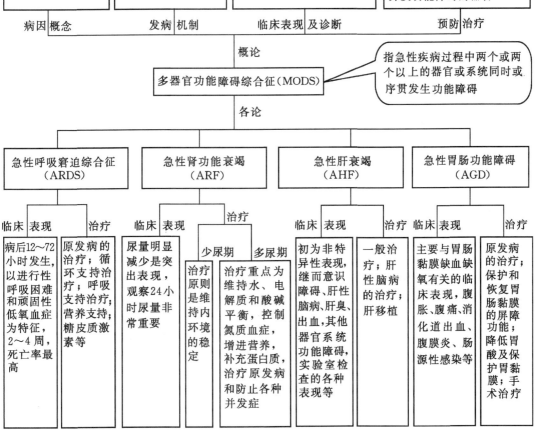

任何引起全身炎症反应的疾病均可能发生 MODS

发病机制尚未完全了解，但各种炎症介质、细胞因子的参与加剧了全身炎症反应综合征并导致 MODS

肺、肾等器官和呼吸循环系统的功能障碍，临床表现明显，诊断较易，肝、胃、肠道和血液凝血功能障碍较重时临床表现才明显，不易早期诊断

1.积极治疗原发病；2.重点监测患者的生命指征；3.防治感染；4.改善全身情况和免疫调理治疗；5.保护胃黏膜的屏障作用；6.及早治疗并发功能障碍的器官

病因概念　　发病机制　　临床表现及诊断　　预防治疗

概论

多器官功能障碍综合征（MODS）

指急性疾病过程中两个或两个以上的器官或系统同时或序贯发生功能障碍

各论

急性呼吸窘迫综合征（ARDS）　　急性肾功能衰竭（ARF）　　急性肝衰竭（AHF）　　急性胃肠功能障碍（AGD）

临床表现　治疗　临床表现　治疗　临床表现　治疗　临床表现　治疗

病后12～72小时发生，以进行性呼吸困难和顽固性低氧血症为特征，2～4周，死亡率最高

原发病的治疗；循环支持治疗；呼吸支持治疗；营养支持；糖皮质激素等

尿量明显减少是突出表现，观察24小时尿量非常重要

少尿期

治疗原则是维持内环境的稳定

多尿期

治疗重点为维持水、电解质和酸碱平衡，控制氮质血症，增进营养，补充蛋白质，治疗原发病和防止各种并发症

初为非特异性表现，继而意识障碍、肝性脑病、肝臭、出血，其他器官系统功能障碍，实验室检查的各种表现等

一般治疗；肝性脑病的治疗；肝移植

主要与胃肠黏膜缺血缺氧有关的临床表现，腹胀、腹痛、消化道出血、腹膜炎、肠源性感染等

原发病的治疗；保护和恢复胃肠黏膜的屏障功能；降低胃酸及保护胃黏膜；手术治疗

学习目标

【知识目标】

1. 掌握急性肾功能衰竭的病因、发病机制、临床表现、诊治原则。

2. 熟悉 MODS 的概念、发病机制、临床表现及诊断。

3. 了解 ARDS 的发病基础、临床表现和诊治原则。

【能力目标】应用所学知识，能对急性肾衰竭、急性呼吸窘迫综合征、急性胃肠功能障碍、急性肝衰竭做出诊断，并正确防治 MODS。

第一节 概 论

多器官功能障碍综合征(MODS)是指急性疾病过程中两个或两个以上的器官或系统同时或序贯发生功能障碍。过去曾称为多器官衰竭(MOF)。

【病因】全身炎症反应的疾病综合征均可能发生 MODS，常见的外科疾病有：

(1)严重的感染。

(2)严重的创伤、烧伤或大手术致失血、缺水或严重组织损伤。

(3)各种原因的休克，呼吸、心跳骤停复苏后。

(4)各种原因导致肢体、大面积的组织或器官缺血-再灌注损伤。

(5)合并脏器坏死或感染的急腹症。

(6)输血、输液、药物或机械通气的应用错误。

(7)患某些疾病的患者更易发生 MODS，如心脏、肝、肾的慢性疾病，糖尿病，免疫功能低下等。

【发病机制】迄今为止，对其发病机制尚未完全了解。根据不同的病因，发病机制有所差异。但是，已认识到各种炎症介质、细胞因子的参与加剧了全身炎症反应综合征并导致 MODS 的发生，而肠道的细菌和内毒素很可能是 MODS 菌血症的主要来源。

【临床表现与诊断】各器官或系统功能障碍的临床表现可因障碍程度、对机体的影响、是否容易发现等而有较大差异。如肺、肾等器官和呼吸、循环系统的功能障碍临床表现较明显，故较易诊断，而肝、胃肠道和血液凝血功能障碍在较重时临床表现才明显，不易早期诊断。

诊断 MODS 应详细分析患者的所有资料，尤其应该注意以下几点：

(1)熟悉 MODS 的高危因素：在外科疾病中，任何严重的感染、创伤以及大手术均可发生全身炎症反应综合征，当这些患者出现不明原因的呼吸、心率的改变，血压偏低、神志变化、尿量减少，尤其出现休克时，就应警惕 MODS 的发生。在积极的病因治疗同时应作进一步的深入检查，逐一鉴别引起这些表现的原因。如 MODS 的尿少应注意与缺水、尿路梗阻、早已存在的慢性肾病相鉴别；呼吸加快则应排除肺部急慢性炎症、酸碱平衡失调或左心衰竭等因素。

(2)及时作更详细的检查：当怀疑患者可能出现 MODS 时，除进行如血常规、尿比重、心电图、胸部 X 线片和中心静脉压测定等常规检查外，还应尽快作特异性较强的检查，如血气分析、肝肾功能监测，凝血功能检查等以便及早做出正确的估计、诊断和鉴别诊断。

(3)危重患者应动态监测心脏、呼吸和肾功能：由于 MODS 的表现可以是渐进的，也可能较隐匿，往往被原发病掩盖，因此，一些较早出现的表现变化就应加以注意。临床上心动过速、呼吸加快、发绀、尿少等症状较容易被发现,如按常规治疗不能有效改善症状,就应注意已发生MODS。

(4)当某一器官出现功能障碍时,要及时注意观察其他器官的变化:MODS 多数是序贯出现的,如只注重于出现症状的器官,往往遗漏 MODS 的发生,因此,应根据其对其他系统器官的影响,病理连锁反应的可能性,及时作有关的病理生理改变检查。例如急症患者胃肠道出血,应注意有无 DIC、脑出血、ARDS 等,以便及时做出正确诊断。临床上,肺功能障碍常常是MODS 中最早被发现的,而肝衰竭最易并发肾衰竭。

(5)熟悉 MODS 的诊断指标:器官功能障碍与衰竭是疾病的不同阶段,应熟悉 MODS 的诊断指标,以早期、及时诊断 MODS 的存在。如在有肝功能异常伴大量腹水时就应做出肝功能障碍的诊断,不一定要有深度黄疸;如肺功能障碍不应到出现呼吸困难,而在呼吸加快、血气分析 PaO_2 降低,需辅助呼吸时就应做出诊断。

【预防和治疗】 由于对 MODS 的病理过程缺乏有效的遏制手段,尚有相当高的死亡率。因此,如何有效预防其发生是提高危重患者救治成功率的重要措施。

(1)积极治疗原发病 无论是否发生 MODS,为抢救患者生命,原发病应予积极治疗。只有控制原发病,才能有效防止和治疗 MODS。否则,必然使病情加重、恶化。如大面积的创伤,即时的清创、及时的补充体液、防止感染,就容易防止和发现可能出现的肾功能障碍。

(2)重点监测患者的生命体征 生命体征是最容易反映患者器官或系统变化的征象,如果患者呼吸快、心率快,应警惕发生心、肺功能障碍;血压下降要考虑周围循环衰竭。对可能发生MODS 的高危患者,应进一步扩大监测范围,如中心静脉压、尿量及比重、肺动脉楔压、心电图改变等,可早期发现 MODS。

(3)防治感染 是预防 MODS 极为重要的措施。对可能感染或已有感染的患者,在未查出明确感染微生物以前,必须合理使用广谱抗生素或联合应用抗菌药物。对明确的感染病灶,应采取各种措施使其局限化,只要可能,应及时作充分的外科引流以减轻脓毒症。维持各种导管的通畅,加强对静脉导管的护理,有助于防止感染的发生。

(4)改善全身情况和免疫调理治疗 急症患者容易出现水电解质紊乱和酸碱平衡失调,外科患者常见于等渗性缺水、低渗性缺水和代谢性酸中毒,必须予以纠正。创伤、感染导致的低蛋白血症、营养不良也需要耐心纠正。

(5)保护肠黏膜的屏障作用 有效纠正休克、改善肠黏膜的灌注,能维护肠黏膜的屏障功能。尽可能采取肠内营养,可防止肠道细菌的移位。

(6)及早治疗首先发生功能障碍的器官 MODS 多从一个器官功能障碍开始,连锁反应导致更多器官的功能障碍。治疗单个器官功能障碍的效果胜过治疗 MODS。早期识别器官功能障碍,就可以做到在出现明显器官衰竭前早期治疗干预,阻断 MODS 的发展。

第二节 急性呼吸窘迫综合征

急性呼吸窘迫综合征(ARDS)是因肺实质发生急性弥漫性损伤而导致的急性缺氧性呼吸衰竭,临床表现以进行性呼吸困难和顽固性低氧血症为特征。

【病因】诱发 ARDS 的病因大致分为直接损伤和间接损伤两类。①直接原因包括:误吸综合征、溺水、吸入毒气或烟雾、肺挫伤、肺炎及机械通气引起的肺损伤。②间接原因包括:各类休克、脓毒症、急性胰腺炎、大量输库存血、脂肪栓塞及体外循环。以全身性感染、全身炎性反应综合征(SIRS)、脓毒症时,ARDS 的发生率最高。

【临床表现】ARDS 一般在原发病后 12～72 小时发生。主要临床表现为:严重的呼吸困难、呼吸频率增快、顽固性低氧血症;气道阻力增加和肺顺应性降低;血流动力学表现为肺动脉楔压(PAOP)正常(<18mmHg);而肺血管阻力(PVR)和肺动脉压(PAP)升高;X 线显示双肺有弥漫性片状浸润和非心源性肺水肿。早期的肺顺应性变化不大,发病后一周内肺顺应性明显降低,死腔通气也显著增加,并可出现进一步的肺损伤、继发感染和其他器官的功能障碍。一般在 2 周后开始逐渐恢复,2～4 周内死亡率最高,致死原因多为难以控制的感染和多器官功能衰竭。

【治疗】

1. 原发病治疗

全身性感染可引起全身炎症反应综合征,是导致 ARDS 的主要原因之一,必须积极有效地控制感染,清除坏死病灶及合理使用抗生素。在 ARDS 发生之前常常存在低血容量、组织灌注量减少、氧供不足,组织灌注不足可引起全身性组织缺氧,引起肺泡-毛细血管膜通透性增加。毛细血管渗漏的发生是在组织缺氧之后,是组织缺氧的结果而不是原因。

2. 循环支持治疗

首先应通过体液治疗以提高有效循环血容量;应用正性肌力药物来增加心输出量和心脏指数;为维持组织灌注所需的灌注压,应适当使用血管活性药物以维持收缩压在 100mmHg 以上;加强呼吸治疗改善肺的通气和氧合功能。继而,在早期主张积极补充血容量,保证组织的灌流和氧供,促进受损组织的恢复。晚期应限制入水量并适当用利尿剂,以降低肺毛细血管内静脉压,以对减轻肺间质水肿有利。

3. 呼吸支持治疗

机械通气是治疗通气功能障碍和呼吸衰竭的有效方法,也是 ARDS 重要的支持治疗措施。通过改善气体交换和纠正低氧血症,为原发病的治疗赢得时间。机械通气的目的是维持良好的气体交换和充分的组织氧合,并应避免减轻因机械通气引起的心输出量降低、肺损伤和氧中毒等并发症。

初期,患者呼吸加快而其他症状较轻时,可以面罩行持续气道正压通气(CPAP)。保持其呼气相压 0.5～1.0kPa(5～10cmH$_2$O),使肺泡复张,增加换气面积;并增加吸入氧浓度。ARDS 进展期,多需要气管内插管行机械通气,并选用呼气终末正压通气。

4. 肺血管舒张剂的应用

严重的 ARDS 常伴有肺动脉高压,低氧血症也主要因静脉掺杂和分流增加所致。如能应用血管舒张剂降低肺动脉压和静脉掺杂有利于改善低氧血症。经呼吸道途径给予一氧化氮或前列腺素 E$_1$,可选择性地舒张有通气功能肺泡的血管,并有明显的抗炎性作用,对降低肺动脉压、分流量和死腔通气有一定效果。

5. 体位治疗

由仰卧位改为俯卧位,可改善通气/灌流比值,降低肺内分流,使 75% ARDS 患者的氧合改善。可能与血流重新分布,部分萎陷肺泡再膨胀达到"开放肺"的效果有关。

6. 营养支持

多数 ARDS 患者都处在高代谢状态,营养支持应尽早开始,最好用肠道营养。能量的摄取既应满足代谢的需要，又应避免碳水化合物的摄取过多，蛋白摄取量一般为每天 1.2～1.5g/kg。

7. 糖皮质激素的应用

对 ARDS 的作用不能肯定。有研究表明，糖皮质激素可抑制肺的炎性反应及纤维化，最终的结论尚待进一步研究。

第三节　急性肾衰竭

急性肾衰竭(ARF)是指各种原因引起的肾功能损害，在短时间(几小时至几日)内出现血中氮质代谢产物积聚，水电解质和酸碱平衡失调及全身并发症，是一种严重的临床综合征。肾功能受损的突出临床表现是尿量明显减少，观察 ARF 患者的 24 小时尿量非常重要。正常成年人尿量 1000～2000ml/d，若少于 400ml/d 称为少尿，少于 100ml/d 称为无尿。但是，仅根据尿量不能完全判断 ARF，在非少尿型者，则可出现尿量＞800ml/d，而血中尿素氮、肌酐呈进行性升高，提示仍存在肾衰竭。这种情况多见于手术和创伤后，容易忽略。ARF 早期多无明显症状和体征，通常在生化检查时才发现血尿素氮和肌酐浓度明显升高。ARF 还可能与其他器官功能障碍并存(如心、肝、肺)构成多器官功能障碍综合征(MODS)。尽管大多数 ARF 是可逆的，但是由于部分患者原发病重、并发症多，尤其是有多器官功能障碍者，治疗更为棘手，常可危及患者生命。

【病因】引起 ARF 的病因可分为三类。

(1)肾前性　由于出血、脱水、休克等病因引起血容量不足；心脏疾病、肺动脉高压、肺栓塞等所致心排出量降低；全身性疾病，如肝肾综合征、严重脓毒症、过敏反应和药物等引起有效血容量减少以及肾血管病变，这些均可导致肾血流的低灌注状态，使肾小球滤过率不能维持正常而引起少尿。初期时，肾实质并无损害，属功能性改变；若不及时处理，可使肾血流量进行性减少，发展成为急性肾小管坏死，出现 ARF。

(2)肾后性　由于尿路梗阻所致，包括双侧肾、输尿管或独立肾、输尿管周围病变以及盆腔肿瘤压迫输尿管引起梗阻以上部位的积水。膀胱内结石、肿瘤以及前列腺增生、前列腺肿瘤和尿道狭窄等引起双侧上尿路积水，使肾功能急剧下降。如能及时解除梗阻，肾功能可以很快恢复，但梗阻时间过长，也会使肾实质受损害，导致 ARF。

(3)肾性　主要是由肾缺血和肾毒素所造成的肾实质性病变，约 75% 发生急性肾小管坏死。临床上能使肾缺血的因素很多，如大出血、脓毒性休克、血清过敏反应等。肾毒素物质有：重金属如铋、汞、铅、砷等；抗生素如庆大霉素、卡那霉素、链霉素等；其他药物如放射显影剂、阿昔洛韦、顺铂、环孢素 A 等；有机溶剂如四氯化碳、苯、酚等；生物类毒物如蛇毒、青鱼胆、蕈毒等；肾缺血和肾毒素对肾的影响不能截然分开，常交叉同时作用，如大面积深度烧伤、挤压综合征等。

应该注意的是，以肾前性和肾后性的病因所致者，早期阶段仅仅是肾功能障碍而无严重的肾实质损害，只有原发病因未及时纠正而继续进展，才会造成 ARF。

【发病机制】ARF 的发病机制十分复杂，涉及因素很多，目前仍未完全阐明，但主要涉及肾血流动力学改变和肾小管功能障碍两方面(图 6-1)。

【临床表现】临床上急性肾衰竭有少尿型 ARF 和非少尿型 ARF，而少尿型 ARF 的临床病程分为两个不同时期，即少尿(或无尿)期和多尿期，与 ARF 在病理上有肾小管坏死和修复两个阶段相关。

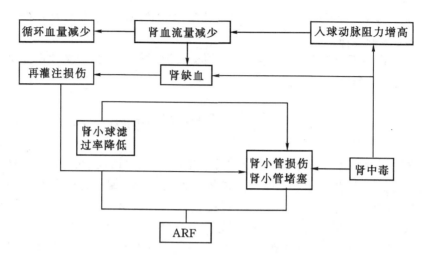

图 6-1 ARF发病机制示意图

(一)少尿(或无尿)期

此期是整个病程的主要阶段,一般为 7～14 天,最长可达 1 个月以上。少尿期愈长,病情愈重。

1. 水、电解质和酸碱平衡失调

(1)水中毒 体内水分大量积蓄,若不严格限制水、钠的摄入,同时自身每 24 小时的内生水 450～500ml,极易造成水中毒。严重时可发生高血压、心力衰竭、肺水肿及脑水肿,表现为恶心、呕吐、头晕、心悸、呼吸困难、水肿、嗜睡以及昏迷等症状。水中毒是 ARF 的主要死因之一。

(2)高钾血症 正常人 90% 的钾离子经肾排泄。少尿或无尿时,钾离子排出受限,特别是严重挤压伤、烧伤或感染时,组织分解代谢增加,钾由细胞内释放到细胞外液,血钾可迅速升高达危险水平。血钾升高的患者有时可无特征性临床表现,待影响心功能后才出现心律失常,甚至心跳骤停。因此必须严密观察血钾及心电图改变。血钾升高的心电图表现为 Q-T 间期缩短及 T 波高尖;当血钾升高至 6.5mmol/L 以上,可出现 QRS 波增宽、P-R 间期延长和 P 波降低。对于高钾血症必须紧急处理,否则有引起心室纤颤或心跳骤停的可能。高钾血症是少尿期最重要的电解质紊乱,是 ARF 死亡的常见原因之一。

(3)高镁血症 正常情况下,60% 镁由粪便排泄,40% 由尿排泄。在 ARF 时,血镁与血钾呈平行改变,因此高钾血症的患者必然也伴有高镁血症。心电图表现为 P-R 间期延长,QRS 波增宽,T 波增高。高镁血症可引起神经肌肉传导障碍,出现低血压、呼吸抑制、麻木、肌力减弱、昏迷甚至心脏停跳。

(4)高磷血症和低钙血症 ARF 时会发生血磷升高,有 60%～80% 的磷转向肠道排泄,并与钙结合成不溶解的磷酸钙,影响钙的吸收,出现低钙血症。血钙过低会引起肌肉抽搐,并加重高血钾对心肌的毒性作用。

(5)低钠血症 主要由于 ARF 时水过多所致;此外还有以下情况可能产生低钠血症:呕吐、腹泻、大量出汗等引起钠过多丢失;代谢障碍时"钠泵"效应下降,细胞内钠不能泵出,细胞外液钠含量下降;肾小管功能障碍,钠再吸收减少等。

(6)低氯血症　由于氯和钠是在相同的比例下丢失,低钠血症常伴低氯血症。若频繁呕吐,大量胃液丧失,氯化物丢失更多。

(7)酸中毒　代谢性酸中毒是 ARF 少尿期的主要生理改变之一。因缺氧而使无氧代谢增加,无机磷酸盐等非挥发性酸性代谢产物排泄障碍,加之肾小管损害以及丢失碱基和钠盐,分泌 H^+ 与 NH_3 功能减退,导致体内酸性代谢产物的积聚和血 HCO_3^- 浓度下降,产生代谢性酸中毒并加重高钾血症。临床表现为呼吸深而快,呼气带有酮味,面部潮红,并可出现胸闷、气急、软弱、嗜睡及神志不清或昏迷,严重时血压下降、心律失常,甚至出现心脏停跳。

2. 蛋白质代谢产物积聚

蛋白质的代谢产物不能经肾排泄,含氮物质积聚于血中,称氮质血症。如同时伴有发热、感染、损伤,则蛋白质分解代谢增加,血中尿素氮和肌酐升高更快,预后差。氮质血症时,血内其他毒性物质如酚、胍等也增加,最终形成尿毒症。临床表现为恶心、呕吐、头痛、烦躁、倦怠无力、意识模糊,甚至昏迷。

3. 全身并发症

由于 ARF 所致的一系列病理生理改变以及尿毒症毒素在体内的蓄积,可以引起全身各系统的中毒症状。尿少及体液过多,导致高血压、心力衰竭、肺水肿、脑水肿;毒素滞留,电解质紊乱、酸中毒引起各种心律失常和心肌病变;也可出现尿毒症肺炎、脑病。由于血小板质量下降、各种凝血因子减少,毛细血管脆性增加,有出血倾向。常有皮下、口腔黏膜、牙龈及胃肠道出血以及 DIC。

(二)多尿期

在少尿或无尿后的 7~14 天,如 24 小时尿量增加至 400ml 以上,即为多尿期开始,一般历时约 14 天,尿量每日可达 3000ml 以上。在开始的第一周,由于肾小管上皮细胞功能尚未完全恢复,虽尿量明显增加,但血尿素氮、肌酐和血钾仍继续上升,尿毒症症状并未改善,此为早期多尿阶段。当肾功能进一步恢复、尿量大幅度增加后,则又可出现低血钾、低血钠、低血钙、低血镁和脱水现象,此时患者仍然处于氮质血症及水电解质失衡状态,且体质虚弱,很容易发生感染,患者并未脱离危险,可因低血钾或感染而死亡。待血尿素氮、肌酐开始下降时,则病情好转,即进入后期多尿。多尿期的尿量增加有三种形式:突然增加、逐步增加和缓慢增加。后者在尿量增加一段时期后若停滞不增,提示肾有难以恢复的损害,预后差。多尿期后,患者常需数月后才能恢复正常,少数患者最终遗留不同程度的肾结构和功能缺陷。

非少尿型急性肾衰竭:24 小时尿量为 800ml 以上,但血肌酐呈进行性升高,与少尿型比较,其升高幅度较低。临床表现轻,进程缓慢,严重的水、电解质和酸碱平衡紊乱、胃肠道出血和神经系统症状均少见,感染发生率也较低;需要透析治疗者少,预后较好,但临床上仍需重视此型肾衰竭。

【诊断】

1. 病史和体格检查

需详细询问和记录与 ARF 相关的病史,归纳为以下三个方面。①有无肾前性因素,如体液或血容量降低所致低血压、充血性心力衰竭、严重肝病等。②有无引起肾小管坏死的病因,如严重烧伤、创伤性休克、脓毒性休克、误输异型血、肾毒性药物治疗等。③有无肾后性因素,如尿路结石、盆腔内肿物、前列腺肿瘤等。

此外,应注意是否有肾病和肾血管病变,在原发病的基础上引起急性肾衰竭,有时临床表现非常明显,心脏听诊可了解有无心力衰竭。颈静脉充盈程度能反映中心静脉压的高低。

2. 尿量及尿液检查

①尿量:精确记录每小时尿量,危重患者尤其是昏迷患者需要留置导尿管收集尿液。②尿液检查:注意尿色改变,酱油色尿提示有溶血或软组织严重破坏,尿呈酸性。肾前性 ARF 时尿浓缩,尿比重和渗透压高;肾性 ARF 为等渗尿,尿比重在 $1.010\sim1.014$。尿常规检查,镜下见到宽大的棕色管型,即为肾衰竭管型,提示急性肾小管坏死,对 ARF 有诊断意义;大量红细胞管型及蛋白提示急性肾小球肾炎;有白细胞管型提示急性肾盂肾炎。肾前性和肾后性 ARF,早期阶段尿液检查常无异常或有红细胞、白细胞。

3. 血液检查

①血常规检查:嗜酸性细胞明显增多提示急性间质性肾炎的可能。轻、中度贫血与体液潴留有关。②血尿素氮和肌酐:若每日血尿素氮升高 $3.6\sim7.1mmol/L$,血肌酐升高 $44.2\sim88.4\mu mol/L$,则表示有进行性 ARF 或有高分解代谢存在。③血清电解质测定:血钾浓度常升高,可大于 $5.5mmol/L$,少数可正常或偏低;血钠可正常或偏低;血磷升高,血钙降低。④血 pH 或血浆 HCO_3^- 浓度:血 pH 常低于 7.35,HCO_3^- 浓度多低于 $20mmol/L$,甚至低于$13.5mmol/L$。

4. 影像学检查

主要用于诊断肾后性 ARF。B 超检查可显示双肾大小以及肾输尿管积水;尿路平片、CT 平扫可发现尿结石影;如怀疑尿路梗阻,可作逆行尿路造影,输尿管插管既可进一步确定梗阻又有治疗作用。磁共振水成像可显示尿路梗阻部位及程度。X 线或放射线核素检查可发现肾血管有无梗死,行肾血管造影可进一步明确诊断,但应特别注意造影剂的肾毒性。对老年人、肾血管灌注不足和肾小球滤过率减少者,毒性更大,会加重急性肾衰竭。

【治疗】

1. 少尿期治疗

治疗原则是维持内环境的稳定。

(1)限制水分和电解质 密切观察并记录 24 小时出入水量,包括尿液、粪便、引流液、呕吐物量和异常出汗量。量出为入,每日补液量依据:"显性失水+非显性失水-内生水",宁少勿多,避免引起水中毒。中心静脉压或肺动脉楔压监测能反映血容量状况。严禁摄入钾,包括食物和药物中的钾。血钠维持在 $130mmol/L$ 左右,除了纠正酸中毒外,一般勿需补充钠盐。注意补充适量的钙。

(2)治疗高血钾 高血钾是少尿期最主要的死亡原因。当血钾$>5.5mmol/L$,应给予 10% 葡萄糖酸钙 20ml 经静脉缓慢注射或加入葡萄糖溶液中滴注;或以 5% 碳酸氢钠 100ml 静脉滴注或 25g 葡萄糖及 6U 胰岛素缓慢静脉滴注;当血钾$>6.5mmol/L$ 或心电图呈高血钾图形时,有透析指征。

(3)纠正酸中毒 当血浆 HCO_3^- 低于 $15mmol/L$ 时,应予碳酸氢盐治疗。应控制所用的液体量,避免血容量过多。

(4)维持营养和供给热量 补充适量的碳水化合物能减少蛋白质分解代谢,体重 70kg 的患者经静脉途径补充 100g 葡萄糖可使蛋白的分解代谢由每日 70g 降至 45g;补充 200g 葡萄糖则蛋白的分解代谢降至每日 20～30g。但再增加摄入量,蛋白分解代谢不再减少。透析时应适当补充蛋白质,注意补充维生素。

(5)控制感染　是减缓 ARF 发展的重要措施。必要时应用抗生素,但应避免有肾毒性及含钾药物,并根据其半衰期调整用量和治疗次数。

(6)血液净化　是 ARF 治疗的重要组成部分。常用的血液净化分为三种:①血液透析(HD):适用于高分解代谢的 ARF,病情危重、心功能尚稳定、不宜行腹膜透析者。②连续性肾替代治疗(CRRT):适用于 ARF 伴血流动力不稳定和多器官功能衰竭的患者。③腹膜透析(PD):适用于非高分解代谢的 ARF,以及有心血管功能异常、建立血管通路有困难、全身肝素化有禁忌和老年患者。

2. 多尿期治疗

多尿期初,由于肾小球滤过率尚未恢复,肾小管的浓缩功能仍较差,血肌酐、尿素氮和血钾还可以继续上升;当尿量明显增加时,又会发生水、电解质失衡,此时患者全身状况仍差,蛋白质不足,容易感染,故临床上仍不能放松监测和治疗。治疗重点是维持水、电解质和酸碱平衡,控制氮质血症,增进营养,补充蛋白质,治疗原发病和防止各种并发症。当出现大量利尿时,既要防止水分和电解质的过度丢失,还要注意因为补液量过多导致利尿期延长。液体补充一般以前一天尿量的 2/3 或 1/2 计算,使机体轻度负平衡而不出现脱水现象。当 24 小时尿量超过1500ml 时,可酌量口服钾盐,超过 3000ml 时,应补充 3～5g/d 钾盐。注意适当补充胶体,以提高胶体渗透压。

第四节　急性肝衰竭

急性肝衰竭(AHF)可在急性或慢性肝病、肝肿瘤、外伤、肝脏手术后、中毒症、其他系统器官衰竭等疾病的过程中发生。急性肝衰竭如不及早诊断和救治,则治疗困难,预后较差。

【发病基础】

1. 病毒性肝炎

病毒性肝炎是 AHF 的多见病因,甲、乙、丙型肝炎均可发生,在我国尤以乙型肝炎最常见。急性发病时,肝细胞大量坏死,肝功能不能维持;慢性病变与病毒引起人体免疫反应有关,难以完全治愈。

2. 化学物中毒

较常见是药物的毒性损害,如对乙酰氨基酚、甲基多巴、非类固醇类抗炎药等,肝毒性物质如四氯化碳、黄磷等;误食毒菌也可造成 AHF。

3. 外科疾病

肝巨大或弥漫性恶性肿瘤,尤其合并肝硬化时,易并发 AHF。严重肝外伤,大范围肝被手术切除或者有肝血供的损害如血管损伤、肝血流阻断时间过长等,治疗门静脉高压症的门体静脉分流,胆道长时间阻塞,肝胆管结石反复炎症导致肝损害,都可能发生 AHF。

4. 其他

脓毒症、肝豆状核变性、妊娠期急性脂肪肝等也可引起 AHF。

【临床表现与诊断】

1. 早期症状

初期为非特异性表现,如恶心、呕吐、腹痛、缺水及黄疸。

2. 意识障碍

主要是肝性脑病,原因为肝不能代谢和排出毒性物质导致血氨升高。缺氧、低血糖、酸碱平衡失调等可使脑损害加重;血脑屏障复杂的改变也可能加重意识障碍。肝性脑病根据程度分为四度:Ⅰ度(前驱期)为反应迟钝;Ⅱ度(昏迷前期)为行为不能自控;Ⅲ度(昏迷期或浅昏迷期)为嗜睡,仍可唤醒;Ⅳ度(昏迷期)为昏迷不醒,对刺激无反应,反射逐渐消失。

3. 肝臭

呼气有特殊的气味(似烂水果味),可能为肝的代谢功能紊乱,血中硫醇增多引起。

4. 出血

纤维蛋白原和肝内合成的凝血因子减少、DIC 或消耗性凝血病,引起皮肤出血斑点、注射部位出血或胃肠道出血等。

5. 其他器官系统功能障碍

①体循环:血管张力下降,低血压,心输出量减少,组织缺氧,无氧代谢增强,乳酸堆积;②脑水肿及颅内压增高:多发生在Ⅳ度肝性脑病患者,可表现为血压高、心率慢、瞳孔异常、去大脑姿势、癫痫发作等;③肺水肿:主要是肺毛细血管通透性增加,呼吸加快加深,可引起呼吸性碱中毒,后期可发生 ARDS;④肾衰竭:尿减少和氮质血症;⑤并发和加重感染:大多数患者合并感染,如肺炎、菌血症、尿路感染等,真菌感染的发生率也有增加趋势。

6. 实验室检查

①转氨酶可增高,但肝细胞大量坏死时可不增高;②血胆红素增高;③白细胞常增多;④电解质异常如低钠、高钾或低钾、低镁;⑤多为代谢性酸中毒;⑥血肌酐和尿素氮可能增高;⑦凝血酶原时间延长,纤维蛋白原、血小板减少。

【治疗】

1. 一般治疗

①肠外营养支持不能使用一般氨基酸,必须要用富含支链氨基酸的制剂和葡萄糖,使用脂肪乳时应选用中/长链脂肪乳。尽量使用肠内营养;②补充血清白蛋白;③口服乳果糖,以排软便 2~3 次/天为度,也可灌肠。口服肠道抗菌药物,以减少肠道菌群;④静脉滴注谷氨酸钾(或钠)、精氨酸或酪氨酸,以降低血氨;⑤静滴左旋多巴,可能有利于恢复大脑功能;⑥全身使用广谱抗生素,包括抗真菌感染药物;⑦防治其他脏器功能衰竭等。

2. 肝性脑病的治疗

①应用硫喷妥钠,可抗氧化和抗惊厥、抑制脑血管痉挛、减轻脑水肿和大脑氧代谢率;②过度换气,减少二氧化碳张力和颅内压,并使用甘露醇;③将体温降至 32~33℃,以降低颅内压、增加脑血流量和脑灌注压。

3. 肝移植

临床上对药物和非药物引起的 AHF 的肝移植各有适应证和禁忌证;在肝移植患者等待供肝期间,可用人工肝暂时支持肝的功能,为肝移植起"桥梁"作用。

第五节　急性胃肠功能障碍

急性胃肠功能障碍(AGD)是继发于创伤、烧伤、休克和其他全身性病变的一种胃肠道急性病理改变,以胃肠道黏膜损害以及运动和屏障功能障碍为主要特点。本病不是一组独立的疾病,而是多器官功能障碍(MODS)的一部分,包括急性胃黏膜病变(应激性溃疡)、急性无结石性胆囊炎、肠道菌群与毒素移位、危重病相关腹泻、神经麻痹引起的肠蠕动缓慢或消失等。

【病因】急性胃肠功能障碍常见于以下外科疾病:

(1)感染性疾病　如全身严重感染、重度感染性休克等,特别是大肠杆菌和铜绿假单胞菌引起的腹腔感染。

(2)非感染性疾病　包括严重烧伤、战伤、创伤大出血、各种非感染性休克、DIC、重症胰腺炎、重要脏器的功能衰竭等。

(3)医源性因素　如大手术、麻醉并发症、持续全胃肠外营养、心肺复苏后等。

【发病机制】本病的发生主要与胃肠黏膜缺血、缺氧有关。

胃肠黏膜缺血导致黏膜微循环障碍、能量不足、渗透性增加,抵抗 H^+ 的能力下降,同时,胃黏膜分泌碳酸氢根减少,如有胆汁反流将使破坏进一步加重。胃内 H^+ 的浓度相对增高,黏膜的损害使 H^+ 逆向弥散更容易且难于清除,造成黏膜糜烂、出血。黏膜缺血致细胞坏死、凋亡,尤其是肠绒毛对缺血、缺氧非常敏感,黏膜上皮的坏死、脱落,使胃肠道机械屏障功能受损,通透性增高。在缺血时肠蠕动减弱,胃肠道内存在的很多细菌可大量繁殖,导致细菌及内毒素移位。肠道壁内含有丰富的黄嘌呤脱氢酶,胃肠黏膜缺血-再灌注损伤使次黄嘌呤在黄嘌呤氧化酶作用下生成黄嘌呤,释放活性氧自由基,氧自由基与其他炎症介质的作用可进一步损伤肠管,影响黏膜的修复。

【临床表现】

1. 腹胀、腹痛

由于肠蠕动减弱或消失,致肠胀气、肠内容物积聚,肠麻痹使消化吸收功能障碍。持续腹胀使肠壁张力增加,加重肠道的微循环障碍;腹压增加影响呼吸,加重缺氧。危重患者出现腹胀常是病情恶化和不可逆转的征兆。

2. 消化道出血

胃肠黏膜炎症坏死引起消化道出血,如病变侵入黏膜下,可出现溃疡出血。出血灶常呈弥漫性,可呕血或出现柏油样大便,大量出血可导致出血性休克、贫血。胃镜检查可见散在出血点或溃疡。

3. 腹膜炎

胃肠缺血缺氧及持续腹胀,致肠腔内细菌穿过肠壁进入腹腔;如溃疡发展侵入胃肠道浆膜层,可发生溃疡穿孔,导致弥漫性腹膜炎,出现全腹肌紧张、压痛和反跳痛。

4. 肠源性感染

因胃肠屏障功能减弱,细菌及毒素可移位于肠壁和肠外血液和淋巴中,甚至可成为全身感染的感染源,引起或加重全身感染。患者可有严重全身感染中毒的症状。

5. 急性非结石性胆囊炎

急性非结石性胆囊炎是胃肠道功能障碍的常见表现之一,如发生则往往提示危重病患者预后凶险。

【诊断】诊断本病时应该注意以下几点：

(1)了解原发疾病，多有严重感染、缺血缺氧、休克或创伤、手术等急性危重病基础。

(2)及时排除胃肠本身疾病和外科急腹症，如坏死性小肠结肠炎、机械性肠梗阻、肠穿孔、出血、腹水等；立位 X 线片可了解有无肠胀气、液气平面或膈下游离气体等。

(3)密切监测其他器官的功能状态，本病常是 MODS 的一部分，要注意全身状态和内环境监测，全面估计病情。

由于胃肠功能的多样性和复杂性，本病尚未有统一的诊断标准。当急性或危重患者有胃肠道吸收、蠕动障碍，或黏膜糜烂出血、屏障功能损害时，应诊断为本病。

【治疗】

1. 原发病的治疗

积极有效地处理原发病，加强对休克、创伤、感染的早期处理，以消除产生 MODS 的基础。

2. 保护和恢复胃肠黏膜的屏障功能

防治内源性感染，但不滥用抗生素，以维持菌群生态平衡。缩短肠外营养时间，尽量恢复肠内营养，并补充谷氨酰胺。选用保护肠黏膜的药物，免受细菌及毒素的损害，以增强肠黏膜屏障功能。

3. 降低胃酸及保护胃黏膜

可使用硫糖铝、铝碳酸镁等，质子泵抑制剂如奥美拉唑或 H_2 受体拮抗剂如雷尼替丁。胃肠减压抽出胃液可吸收损害黏膜的 H^+ 及胆汁，减低胃肠道张力以改善胃肠壁血运。

4. 手术治疗

一般不适宜手术治疗。但对合并急性非结石性胆囊炎、消化道穿孔、弥漫性腹膜炎者宜及时积极手术治疗。手术治疗应处理合并病变并行腹腔引流。对非手术治疗无效的持续出血，也需考虑手术止血。术中除采取缝合法止血外，可作胃切除术。

 目标检测

一、简答题

1. ARDS 的临床表现有哪些？

2. 简述 ARF 的发病机制。

3. 急性胃肠功能障碍常见的病因有哪些？

二、病例分析

患者女性，49 岁，心脏换瓣手术后 6 小时，出现持续性低心排血量，尿量 300ml/d，尿比重 1.028，血尿素氮 6.8mmol/L，血肌酐 72.8μmol/L，请问该患者的诊断是什么？如何治疗？

第七章　麻　醉

临床麻醉分类

局部麻醉
- 定义:用局麻药暂时阻断某些周围神经的冲动传导,使其支配的相应区域痛觉消失
- 常用局麻药:酯类如普鲁卡因、丁卡因。酰胺类如利多卡因、布比卡因
- 不良反应:毒性反应、过敏反应
- 常用方法
  - 表面麻醉:将渗透力强的局麻药用于黏膜表面,使之透过黏膜而阻滞黏膜下神经末梢的方法
  - 局部浸润麻醉:将局麻药分层注射到拟行手术部位,使其组织中的神经末梢被阻滞而产生麻醉作用
  - 区域阻滞麻醉:包围手术区,在其四周及底部注射局麻药,阻滞进入手术区的神经末梢
  - 神经阻滞麻醉:在神经干、丛、节的周围注射一定浓度的局麻药,阻滞其冲动传导,使其支配的区域产生麻醉作用。如颈丛神经、臂丛神经、肋间神经、指(趾)神经阻滞

椎管内麻醉
- 蛛网膜下腔阻滞
  - 定义:将局麻药注入蛛网膜下腔,脊神经根及脊髓表面部分受到阻滞,使其支配的相应区域及以下区域产生麻醉作用
  - 适应证:2～3小时以内的下腹部、盆腔、会阴、下肢手术
  - 并发症:头痛、尿潴留、全脊髓麻醉等
- 硬膜外阻滞
  - 定义:将局麻药注入硬脊膜外腔,阻滞部分脊神经根,使其支配的区域出现暂时性感觉或运动功能消失的方法
  - 适应证:除头颅以外的部位,但以横膈以下效果较好
  - 并发症:全脊麻、血压下降、呼吸抑制、神经损伤
- 骶管阻滞
  - 定义:经骶管裂孔将局麻药注入骶管腔内以阻滞骶神经,是硬膜外阻滞的一种方法
  - 适应证:直肠、肛门、会阴部手术
  - 并发症:毒性反应、尿潴留、全脊髓麻醉等

全身麻醉
- 吸入麻醉
  - 定义:将麻醉药经呼吸道吸入,产生全身麻醉的方法
  - 常用药:氧化亚氮、异氟烷、七氟烷、地氟烷等
  - 方法:开放给药、管内给药、气管插管术
- 静脉麻醉
  - 定义:将麻醉药经静脉注射进入血液循环,作用于中枢神经而产生全身麻醉状态
  - 常用药:硫喷妥钠、氯胺酮、芬太尼、司可林等

复合麻醉:将几种麻醉方法联合使用,以增强麻醉效果

基础麻醉:患者进入手术室前,使之处于熟睡或浅麻醉状态的方法

学习目标

【知识目标】

1.熟悉麻醉前准备的内容;各种麻醉的并发症及处理。

2.了解麻醉学的概念、范畴及临床麻醉的方法。

【能力目标】运用理论知识体系,掌握各种麻醉的适应证、并发症的处理,熟悉局麻的操作方法。

第一节 概 论

一、基本概念

麻醉指用药物或非药物的方法,使患者的机体或机体的一部分暂时失去知觉,以达到无痛的目的,多用于手术或某些疼痛的治疗。现代麻醉学已成为研究临床麻醉、重症监测治疗、急救复苏及急、慢性疼痛治疗的一门发展中学科。

其中,临床麻醉是麻醉学的主要内容之一,其任务是消除患者手术疼痛,保证患者安全,为手术创造良好条件。麻醉效果的产生主要是利用麻醉药物使中枢神经系统或神经系统中某些部位受到暂时的、完全可逆的抑制。根据麻醉作用部位及所用药物的不同,将临床麻醉方法分为:

(1)全身麻醉 麻醉药物作用于中枢神经系统,使患者意识消失,全身无疼痛感觉,包括吸入全身麻醉和静脉全身麻醉。

(2)局部麻醉 麻醉药物作用于外周神经系统,使躯体某部位感觉丧失,包括表面麻醉、局部浸润麻醉、区域阻滞麻醉和神经阻滞麻醉。

(3)椎管内阻滞麻醉 从广义上讲,也属于局部麻醉,但因其操作方法及用药有其特异之处,故通常另外列出,包括蛛网膜下腔阻滞、硬脊膜外腔阻滞和骶管阻滞。

(4)复合麻醉 又称平衡麻醉,是采用不同药物或(和)方法配合使用施行麻醉的方法。

(5)基础麻醉 麻醉前使患者进入类似睡眠状态,以利于其后的麻醉处理,这种麻醉前的处理称为基础麻醉。

二、麻醉前准备

为了确保手术患者在麻醉期间的安全,增强患者对麻醉和手术的耐受能力,避免或减少围手术期的并发症,应认真做好麻醉前的病情评估和准备工作。

(一)掌握病情

麻醉手术前必须访视患者,通过了解病情、全面体检、查看必要的化验及特殊的检查结果,对患者心、肺、肝、肾、脑等重要脏器功能做出判断。

1.查阅病历

详细了解临床诊断、病程记录及与麻醉有关的检查,有无合并症、病程长短、严重程度等。

2. 访视患者

询问既往史、药物过敏史、手术麻醉史等；全面进行体格检查，重点检查生命体征，心、肺、呼吸道、脊柱以及神经系统，有无张口困难、后仰受限、脊柱畸形等影响麻醉操作的因素。

3. 评估病情

根据访视和检查结果，对病情和患者对麻醉及手术的耐受能力做出全面评估。目前多采用美国麻醉医师协会（ASA）的分级标准，将病情分为 5 级（表 7-1）。

表 7-1 ASA 病情分级和围手术期死亡率

分级	标准	死亡率(%)
I	体格健康，发育营养良好，各器官功能正常	0.06~0.08
II	除外科疾病外，有轻度并存病，功能代偿健全	0.27~0.40
III	并存病较严重，体力活动受限，但尚能应付日常活动	1.82~4.30
IV	并存病严重，丧失日常活动能力，经常面临生命威胁	7.80~23.0
V	无论手术与否，生命难以维持 24 小时的濒死患者	9.40~50.7

注：急症病例注急或 E，表示风险较择期手术增加

（二）麻醉方法的选择

根据手术种类、手术方式、患者的病情特点、麻醉设备条件及麻醉者对麻醉方法的熟练程度等来综合考虑，原则上选用既能满足手术要求又对患者生理干扰小、安全可行的麻醉方法。

（三）患者的准备

对患者术前已有的合并症，如高血压、冠心病、糖尿病、严重心律失常、呼吸系统疾病等，要给予相应治疗，尽可能改善心肺功能；对已存在的水电解质及酸碱平衡失调、贫血、低蛋白血症、凝血功能异常等，应给予适当纠正，以提高耐受力及安全性。为防止麻醉及术中呕吐、误吸，成人择期手术前应禁食 8~12 小时，禁饮 4 小时。小儿术前应禁食（奶）4~8 小时，禁水 2~3 小时。急诊手术前，也应抓紧时间做必要的准备。

上述准备由外科医师在患者入院后、手术前进行，麻醉医师访视患者时要进行检查，对准备不充分的要提出合理建议，必要时暂缓手术，避免造成不良后果。

（四）麻醉前用药

麻醉前用药的目的：①消除患者紧张、恐惧，使其情绪安定；②提高痛阈，增强麻醉效果；③抑制腺体分泌，减少唾液，保持口腔干燥，以防发生误吸；④消除因手术或麻醉引起的不良反射，使麻醉过程平稳。常用药物有以下四类：

（1）安定镇静药 具有镇静、催眠、抗焦虑及抗惊厥作用，对局麻药的毒性反应也有一定的防治效果。常用药物：地西泮，成人 2.5~5mg，口服；咪达唑仑，肌注 0.04~0.08mg/kg；异丙嗪除有较强的镇静作用外，还有止吐、抗心律失常和抗组胺作用，成人 12.5~25mg，肌注。

（2）催眠药 具有镇静、催眠和抗惊厥作用。常用药物：苯巴比妥，成人 0.1~0.2g，肌注。

（3）镇痛药 具有镇痛及镇静作用，能提高痛阈，增强麻醉效果。常用药物：吗啡，成人 0.1mg/kg，肌注。哌替啶，成人 1mg/kg，肌注。

(4)抗胆碱药 能抑制腺体分泌,减少呼吸道及口腔分泌物,解除平滑肌痉挛和迷走神经兴奋。常用药物:阿托品,成人 0.01～0.02mg/kg,肌注。东莨菪碱 0.2～0.6mg,肌注。

(五)麻醉器械及药品的准备

根据麻醉方法,充分选择好麻醉机、监护仪、氧气、喉镜、气管导管、麻醉穿刺包等,并做好相应的性能检查。麻醉用药及抢救用药均应准备齐全,做到有备无患。

(六)麻醉期间患者的监测与液体管理

1. 麻醉期间患者的监测

为保证手术患者的安全,麻醉过程需利用各种检测手段连续观测重要生理指标的变化,以便指导麻醉实施,并针对发生的病理生理改变及时给予恰当处理。

(1)基本监测 包括无创血压、心率、脉搏、心电图、血氧饱和度、呼吸、意识、尿量、体温等。

(2)特殊监测 包括有创血压、中心静脉压、肺毛细血管楔压、心排血量、吸入氧浓度、呼气末二氧化碳分压、血气分析、颅内压、肌松、全麻深度、血糖、凝血功能等。

2. 液体管理

麻醉手术期间输液,一方面是为了满足患者正常的代谢需要,另一方面是为了补充手术创伤所致的失血、体液的额外丧失和转移。麻醉者根据患者和手术的具体情况确定输液的种类、量和速度。

第二节 局部麻醉

用局部麻醉药(简称局麻药)暂时阻断某些周围神经的冲动传导,使这些神经所支配的相应区域产生麻醉作用,称为局部麻醉。包括表面麻醉、局部浸润麻醉、区域阻滞麻醉及神经阻滞麻醉四类。其优点:简便易行、安全性大、并发症少,患者意识清醒。临床主要用于表浅、局限的手术,以及全身情况差或伴有其他严重病变而不宜采用其他麻醉方法的病例。对局麻药过敏的患者,禁忌使用局部麻醉。

一、局麻药的药理

(一)分类

局麻药按其化学结构中间链为酯链或酰胺链的不同,分为酯类和酰胺类两大类。常用酯类局麻药如普鲁卡因、丁卡因等;酰胺类局麻药如利多卡因、布比卡因、罗哌卡因等。

(二)理化性质和麻醉性能

理化性质中解离常数、脂溶性、血浆蛋白结合率和非离子成分等,会影响局麻药的麻醉性能(表 7-2)。

表 7-2 常用局麻药比较

药名	理化性质					麻醉性能		
	pKa	脂溶性	血浆蛋白结合率(%)	显效时间(min)	弥散性能	效能	作用时间(h)	一次限量(mg)
普鲁卡因	8.9	低	5.8	5	弱	弱	0.75~1	1000
利多卡因	7.8	中等	64	2	强	中等	1~2	400(神经阻滞)
丁卡因	8.5	高	76	10~15	弱	强	2~3	80(神经阻滞)
布比卡因	8.1	高	95	中等	中等	强	5~6	150

(1)解离常数(pKa) 局麻药在水溶液中经解离成非离子状态、有药理活性的自由碱基(B)和离子状态、无药理活性的阳离子(BH^+)两部分,pKa 即为碱基(B)与阳离子(BH^+)比值为 1 时的 pH 值,常用局麻药都有其固定的 pKa 值。局麻药的显效快慢、弥散性能与 pKa 成反比关系,pKa 大,则显效慢、弥散性能弱;反之则显效快,弥散性能强。

(2)脂溶性 是麻醉效能的决定因素,脂溶性越高,效能愈强。

(3)蛋白结合率 局麻药的血浆蛋白结合率与作用时间密切相关,结合率越高,麻醉作用时间越长。

(三)局麻药的不良反应

1.毒性反应

局麻药吸收入血后,当血药浓度超过一定阈值时,会发生药物毒性反应,严重者可致死。

(1)常见原因 ①一次用量超过患者的耐量;②误入血管内;③注射部位血管丰富,未酌情减量;④局麻药液内未加肾上腺素;⑤患者体质弱等原因导致耐受力降低。临床上当患者用小剂量局麻药即出现毒性反应症状,称为高敏反应。

(2)临床表现 主要为中枢神经系统和心血管系统的反应。轻度毒性反应时,患者常有嗜睡、眩晕、多言、寒战、恐惧不安和定向障碍等症状。此时如药物已停止吸收,一般在短时间内症状可自行缓解。如继续发展,则可意识丧失,并出现面肌和四肢的震颤,这是惊厥的前驱症状。一旦发生抽搐和惊厥,则血压上升、心率增快,继而发生全身抑制、呼吸困难、缺氧、心率缓慢、血压下降,最终导致呼吸循环衰竭死亡。

(3)预防措施 ①一次用药量不超过限量;②注射前先回抽,无血方可注射;③根据患者具体情况或用药部位酌情减量;④如无禁忌,药液中加入少量肾上腺素;⑤用地西泮或巴比妥类药物作为麻醉前用药等。

(4)治疗 一旦发生毒性反应,应立即停药,吸入氧气;轻度毒性反应者可静注地西泮0.1mg/kg,有预防和控制抽搐的作用;已发生抽搐和惊厥,可静注 2.5% 硫喷妥钠 1~2mg/kg;若抽搐不止,在可实施控制呼吸的条件前提下,静注琥珀胆碱 1mg/kg,行气管插管给氧并维持呼吸;出现心率慢、低血压,可静注阿托品、麻黄碱或间羟胺;一旦呼吸心跳停止,应立即进行心肺复苏。

2.过敏反应

临床上酯类局麻药过敏者较多,酰胺类极罕见。

(1)临床表现 在使用微量局麻药后,出现荨麻疹并伴有瘙痒、咽喉水肿、支气管痉挛、呼吸困难、低血压及血管神经性水肿等,可危及生命。

（2）预防　用药前一般采用皮内敏感试验，但有假阳性和假阴性，故预防效果欠佳。重要的是用药过程中要严密观察患者。

（3）治疗　一旦发生，立即行对症处理。严重患者应立即静注肾上腺素 0.2～0.5mg，吸氧，并给予肾上腺皮质激素和抗组胺药物，如地塞米松 10mg 静注，苯海拉明 20～40mg 肌注等。低血压时可用麻黄碱，支气管痉挛可用氨茶碱或异丙肾上腺素。

（四）常用局麻药

（1）普鲁卡因　是一种麻醉效能弱、作用时间短但较安全的常用局麻药。因其毒性低，适用于局部浸润麻醉，常用浓度为 0.5%，成人一次限量为 1g。目前逐渐被利多卡因替代。

（2）丁卡因　是一种麻醉效能强、作用时间长、毒性较大的局麻药，因其黏膜穿透力强，故适用于表面麻醉、神经阻滞、椎管内麻醉。成人一次限量表面麻醉为 40mg，神经阻滞为 80mg。

（3）利多卡因　是一种麻醉效能和作用时间均属中等程度的局麻药，可用于各种麻醉方法。最适用于神经阻滞和硬膜外阻滞。成人一次限量表面麻醉为 100mg，局部浸润麻醉和神经阻滞为 400mg，但反复使用可产生快速耐药性。

（4）布比卡因　是一种强效和长效局麻药。常单独或与利多卡因混合用于神经阻滞，常用浓度为 0.25%～0.5%。该药血浆蛋白结合率高，透过胎盘的量少，故适用于产科麻醉。用于分娩镇痛，常用浓度为 0.125%～0.25%。成人一次限量为 150mg。使用时应注意其心脏毒性。

（5）罗哌卡因　是一种新型强效和长效局麻药，具有对中枢神经和心血管系统毒性低、低浓度时感觉运动分离等优点。适用于硬膜外镇痛如分娩镇痛，硬膜外阻滞的浓度为 0.25%～0.75%。成人一次限量为 150mg。

二、局麻方法

（一）表面麻醉

将穿透力强的局麻药施用于黏膜表面，使其透过黏膜作用于神经末梢而产生的局部麻醉现象，称为表面麻醉。适用于眼、鼻、咽喉、气管、尿道等处的浅表手术或内镜检查。眼用滴入法，常用 0.5%～1% 的丁卡因；鼻用涂敷法，咽喉气管用喷雾法，尿道用灌入法，常用 1%～2% 的丁卡因或 2%～4% 的利多卡因。

（二）局部浸润麻醉

沿手术切口线分层注射局麻药，阻滞组织中的神经末梢，称为局部浸润麻醉。一般用于身体浅表部位的小手术。常用 0.5%～1% 的普鲁卡因或 0.25%～0.5% 的利多卡因。操作方法：先在手术切口线一端进针，针尖斜面向下刺入皮内，推注局麻药液形成白色橘皮样皮丘。将针拔出，在第一个皮丘边缘再进针注药，形成第二个皮丘，如此在切口线上形成皮丘带，然后经皮丘向皮下组织注射局麻药，即可切开皮肤和皮下组织。若手术部位较深，可浸一层，切一层，注药和手术同时进行。

（三）区域阻滞

围绕手术区域四周和底部注射局麻药，以阻滞进入手术区的神经干和神经末梢，称为区域阻滞麻醉。适用于肿块切除术如乳房良性肿瘤、头皮手术等。用药及操作同局部浸润麻醉。主要优点是可避免穿入肿瘤组织;不致因局部浸润药液后小肿块不易被扪及;不会因注药使手术区的局部解剖难以辨认。

(四)神经阻滞

将局麻药注射于神经干、丛的周围,阻滞其冲动的传导,使所支配的区域产生麻醉作用,称为神经阻滞。临床上常用的有颈丛、臂丛、肋间神经、指(趾)神经阻滞等。

1. 颈丛神经阻滞

颈丛神经由 $C_{1\sim4}$ 脊神经组成。每一脊神经出椎间孔后,离开横突尖端,构成深丛和浅丛。深丛多分布于颈前及颈侧方的深层组织中;浅丛由胸锁乳突肌后缘中点穿出深筋膜,向前、上、下分布于颌下和锁骨上整个颈部、枕部区域的皮肤和浅层组织。颈丛阻滞主要用于颈部手术,常用 1%～1.5% 的利多卡因或 1% 的利多卡因与 0.25% 的布比卡因混合液。

(1)深丛阻滞　有两种方法:①患者去枕仰卧,头偏向对侧,双上肢紧贴身体两侧,自乳突尖至锁骨中点作一连线,此线中点即为第 4 颈椎横突位置。该点一般在胸锁乳突肌后缘与颈外静脉交叉点附近。乳突尖下方 1～1.5cm 处为第 2 颈椎横突,第 2、4 横突之间为第 3 颈椎横突,在第 2、3、4 横突处分别作标记,常规消毒皮肤,用局麻药在上述各标记处作皮丘,用 7 号穿刺针先行 C_4 神经阻滞,于颈侧皮肤垂直进针,寻找颈椎横突,进针深度达 2～3cm 后,若遇坚实的骨质,说明已触及横突,回抽无血及脑脊液,注入局麻药 3～4ml,然后用同样的方法根据手术要求进行 C_2、C_3 的阻滞。②改良颈丛阻滞,即在第 4 颈椎横突作穿刺点,当穿刺抵达第 4 颈椎横突后,一次性注入局麻药 10～15ml,可阻滞整个颈丛,满足颈部手术。

(2)浅丛阻滞　体位同深丛,在胸锁乳突肌后缘中点垂直进针,有刺破纸张样的落空感后表示针尖已穿透筋膜,将局麻药注射到筋膜下。

并发症:①喉神经麻痹;②膈神经麻痹;③霍纳综合征;④药液注入硬膜外间隙或蛛网膜下隙,可危及生命,需立即抢救。

2. 臂丛神经阻滞

臂丛主要由 $C_{5\sim8}$ 和 T_1 脊神经前支组成。这些神经自椎间孔穿出后,经过前、中斜角肌之间的肌间沟,相互合并成臂神经丛,然后在锁骨上方第一肋骨面上横过进入腋窝。臂丛神经支配上肢的感觉和运动,故臂丛阻滞是上肢手术的主要麻醉方法。阻滞可经肌间沟、锁骨上和腋路行穿刺注药(图 7-1)。常用药同颈丛阻滞。

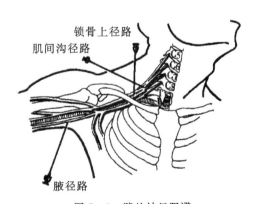

图 7-1　臂丛神经阻滞

(1)肌间沟径路　患者去枕仰卧,头偏向对侧,手臂贴身旁,双肩下垂。让患者略抬头以显露胸锁乳突肌的锁骨头,用手指在其后缘向外滑动,可摸到一条小肌肉即前斜角肌,以及它和中斜角肌之间的凹陷即肌间沟,选环状软骨水平线与肌间沟交点为穿刺点。将针头与皮肤垂直进针,刺破椎前肌膜时可有突破感,然后针向内向脚方向进入小许,回抽无血或脑脊液,即可注射局麻药 20～25ml。并发症同颈丛阻滞。

(2)锁骨上径路　体位同肌间沟径路,但需在患侧肩下垫一薄枕,以充分显露颈部。在锁骨中点上 1cm 处进针,并向后、内、下方向推进,当患者诉有放射到手指、腕或前臂的异感时即停止进针,回抽无血或空气,注入局麻药 20～25ml。若无异感,可先将针触及第一肋,沿第一肋探索,直至引出异感后注药。

(3)腋径路　患者仰卧,剃去腋毛,头偏向对侧,患侧上肢外展 90°,屈肘 90°,呈行军礼姿势。在胸大肌外侧缘触到腋动脉,直至搏动最高点。操作时左手示、中指按住皮肤和动脉,右手持针头,在腋动脉的上缘或下缘进针,针尖刺入腋鞘有突破感即停止进针,松开手指,可见针头随动脉搏动而动,回抽无血后即可注入局麻药 25～30ml。

并发症:①局麻药毒性反应:三种径路均可发生。②膈神经、喉返神经麻痹及霍纳综合征:肌间沟及锁骨上可发生。③高位硬膜外或蛛网膜下腔阻滞:见于肌间沟径路。④气胸:见于锁骨上径路。

3. 肋间神经阻滞

肋间神经由 $T_{1\sim12}$ 前支组成。其自椎间孔穿出后与肋间血管并于肋骨沟中绕躯干环行,过了腋前线神经血管位于内外肋间肌之间,第 1～6 肋间神经主要支配胸壁;第 7～12 肋间神经除支配胸壁外,其远侧是支配腹前壁的主要神经。肋间神经阻滞可用于胸壁及腹部手术,常用 1％的利多卡因或 0.5％的布比卡因。阻滞一般在肋骨角或腋后线处进行。患者侧卧或俯卧,上肢外展,前臂上举。肋骨角位于距脊柱中线 6～8cm 处,摸清要阻滞神经所处的肋骨后,用左手示指将皮肤轻轻上拉,右手持注射器在肋骨下缘垂直刺入至触及肋骨骨质。松开左手,针头随皮肤下移。将针再向内刺入,滑过肋骨下缘后又深入 0.2～0.3cm,回抽无血、气后注入局麻药 3～5ml。腋后线注射法除穿刺点位置不同外,其余与此相同。

并发症:①气胸;②局麻药毒性反应,由于药液注入肋间血管或同时阻滞多根肋间神经用药量过大、吸收过快所致。

4. 指(趾)神经阻滞

用于手指(脚趾)手术。常用 1％的利多卡因。

(1)指根部阻滞　在指根一侧背部进针,向前滑过指骨至掌侧皮下,术者用手指抵于掌侧可感到针尖,此时后退 0.2～0.3cm,注入局麻药 1ml,然后退针至进针点皮下注药 0.5ml,另一侧如法注射。

(2)掌骨间阻滞　针自手背部刺入掌骨间,直达掌面皮下。随着针头推进和拔出时,连续注射局麻药 4～6ml。

并发症:指神经损伤。

第三节　椎管内麻醉

将局麻药注入椎管内的不同腔隙,阻滞脊神经根或脊神经的传导,达到相应区域的麻醉效果,称椎管内麻醉。椎管内有两个可用于麻醉的腔隙,一个是硬脊膜外腔,另一个是蛛网膜下腔。根据注入腔隙的不同,分别称硬膜外阻滞(含骶管阻滞)和蛛网膜下腔阻滞(简称腰麻)。此类麻醉镇痛确切,肌松良好,但可致生理紊乱,需加强管理。

一、椎管内麻醉的解剖

1. 脊柱和椎管

脊柱由脊椎连接而成,椎体和椎弓围成椎管,脊髓位于其中。椎管上起自枕骨大孔,下止于骶裂孔。正常脊椎有 4 个生理弯曲即颈、胸、腰和骶尾(图 7 - 2)。患者仰卧时,C_3 和 L_3 位置最高,T_5 和 S_4 最低。这对腰麻时药液的分布有重要影响。

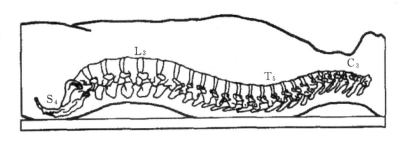

图 7 - 2 脊柱弯曲图

2. 韧带

与麻醉有关的是连接椎弓的韧带。自外而内为棘上韧带、棘间韧带和黄韧带(图 7 - 3)。棘上韧带连接棘突尖端,质地较坚韧,老年人常发生钙化而变得坚硬。棘间韧带连接上下两棘突,质地较疏松。黄韧带连接上下椎板,覆盖着椎板间孔,它几乎全部由弹力纤维构成,组织致密厚实,针刺抵达时阻力增加,穿过后有落空感,提示已进入硬膜外腔。

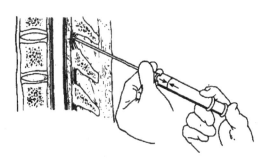

图 7 - 3 黄韧带的弹样感

3. 脊髓与脊神经

脊髓下端成人一般终止于 L_1 椎体下缘或 L_2 上缘;儿童终止位置较低,新生儿在 L_3 下缘,以后随年龄增长而逐渐上移。故成人行腰椎穿刺应在 L_2 以下进行,儿童在 L_3 以下进行,以免损伤脊髓。脊神经有颈神经 8 对、胸神经 12 对、腰神经 5 对、骶神经 5 对、尾神经 1 对,共 31 对。每条脊神经由前、后根合并而成。前根由运动和交感(骶段为副交感)传出纤维组成。后根由感觉和交感(骶段为副交感)传入纤维组成。各种神经纤维粗细不同,交感和副交感纤维最细,最先被局麻药阻滞,其次是感觉神经,运动纤维最粗,最后被阻滞。

4. 被膜与腔隙

脊髓有三层被膜,自内而外分别为紧贴脊髓表面的软膜,透明而薄的蛛网膜和由坚韧结缔组织构成的硬脊膜。蛛网膜与软膜之间的腔隙称为蛛网膜下腔,内有脑脊液,它上与脑蛛网膜下腔相通,下端止于 S_2 水平。蛛网膜与硬脊膜之间存在着狭窄的潜在腔隙为硬膜下腔。硬膜与椎管内壁(即黄韧带和骨膜)之间构成硬膜外腔,内有脂肪、疏松结缔组织、血管和淋巴管(图 7-4)。硬膜外腔在枕骨大孔处闭合,与颅腔不通,下端止于骶裂孔。

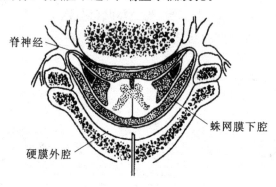

图 7-4 椎管横断面图

二、椎管内麻醉生理

1. 脑脊液

脊髓蛛网膜下腔的脑脊液为 25～30ml,蛛网膜下腔阻滞时,脑脊液起稀释和扩散局麻药的作用。

2. 药物作用部位

椎管内麻醉的主要作用部位是脊神经根。

3. 麻醉平面与阻滞作用

麻醉平面是指感觉神经被阻滞后,用针刺法测定皮肤痛觉消失的范围。交感神经被阻滞后,能减轻内脏牵拉反应;感觉神经被阻断后,能阻断皮肤和肌肉的疼痛传导;运动神经被阻滞后,能产生肌肉松弛。交感神经最先被阻滞,且阻滞平面一般要比感觉神经高 2～4 个节段;运动神经最晚被阻滞,其平面比感觉神经要低 1～4 个节段。参照体表解剖标志,不同部位的脊神经支配分别为:胸骨柄上缘为 T_2,两侧乳头连线为 T_4,剑突下为 T_6,季肋部肋缘为 T_8,平脐为 T_{10},耻骨联合上 2～3cm 为 T_{12},大腿前面为 $L_{1\sim3}$,小腿前面和足背为 $L_{4\sim5}$,大腿和小腿后面以及肛门会阴区为 $S_{1\sim5}$ 脊神经支配。故如痛觉消失范围上界平脐,下界平大腿中部,则其上平面和下平面分别为 T_{10} 和 L_2。

4. 椎管内麻醉对生理的影响

(1)对呼吸的影响　取决于运动神经被阻滞的范围。主要是胸神经与膈神经阻滞的程度,轻者可出现呼吸减弱,重者可出现呼吸停止。

(2)对循环的影响　取决于交感神经阻滞的范围。①由于交感神经被阻滞后可引起血管扩张,回心血量及心排血量减少而产生低血压,多发生在阻滞平面高和范围广的情况下;②迷走神经兴奋性增强,可使心率减慢;③心加速神经被阻滞后,可引起心动过缓。

(3)对其他系统的影响　椎管内麻醉下,迷走神经功能亢进,胃肠蠕动增强,易诱发恶心、呕吐。骶神经阻滞后,可致尿潴留等。

三、椎管内麻醉方法

(一)蛛网膜下腔阻滞(又称腰麻或脊椎麻醉)

【适应证】适用于 2～3 小时以内的下腹部、盆腔、下肢及肛门会阴部手术。

【禁忌证】①中枢神经系统疾患:如颅内高压,椎管内病变;②休克;③穿刺部位或周围有感染灶;④败血症;⑤脊柱畸形、外伤或结核;⑥急性心衰或冠心病发作期;⑦难以合作者。

【操作方法】

(1)体位　一般取侧卧位,也可取坐位。患者两手抱膝,大腿贴腹,下颌贴胸,脊柱背曲使棘间隙尽量张开,背部与床面垂直,与床沿齐平。

(2)定位　两髂嵴连线与脊柱中线交合点即 L_4 棘突或 $L_{3～4}$ 间隙。成人一般选 $L_{3～4}$ 间隙。

(3)穿刺　有直入和侧入两种方法。①直入法:常规消毒铺单,摸清棘突间隙后,用局麻药在间隙正中作皮丘,并在皮下和棘间韧带作浸润。用 7 号腰穿针经皮丘垂直刺入,逐层缓慢进针,针达黄韧带时阻力增大,穿过时阻力消失,伴有落空感,再进针刺破硬膜和蛛网膜时可出现破膜感,拔出针芯见有脑脊液自针内滴出,表明穿刺成功。注入局麻药 1.5～3ml 后,将注射器连同穿刺针一同拔出。②侧入法:用于直入穿刺困难者。在脊柱正中旁开 1～1.5cm 处,针干与皮肤呈 75°,避开棘上韧带而刺入蛛网膜下腔。

(4)麻醉平面的调节　即在注药后短时间内使麻醉平面控制在手术所需的范围内。一般应在注药后 5～10 分钟内进行。影响麻醉平面的因素:①穿刺间隙:由于脊柱的生理弯曲,患者仰卧时 L_3 位置最高,T_5 和 S_4 最低,故如在 $L_{2～3}$ 间隙作穿刺并注入重比重的局麻药液,患者转为仰卧位后,药液将在脑脊液中沿着脊柱的坡度向胸段低处流动,使麻醉平面容易偏高。如在 $L_{4～5}$ 间隙穿刺注药,则患者仰卧后,大部分药液将向骶段流动,麻醉平面容易偏低。②患者体位:由于重比重药液在脑脊液中向低处扩散,故患者体位对于麻醉平面的调节起着十分重要的作用。患者注药仰卧后,应随时测定麻醉平面,并根据手术区对麻醉平面的要求,调节患者体位。③注药速度:注药速度愈快,麻醉范围愈广;速度愈慢则麻醉范围愈局限,一般速度为每 5 秒钟注射 1ml。

【并发症】

1.术中并发症

(1)血压下降和心动过缓　麻醉后因交感神经被阻滞,麻醉区域的血管扩张,回心血量减少,心排血量下降,导致血压下降。麻醉范围越广或麻醉前患者已有血容量不足,心功能不全等情况,血压下降越明显。因迷走神经张力增高,心率可减慢,尤其是麻醉平面超过 T_4 时,心加速神经被阻滞,可出现心动过缓和血压下降,需立即处理。血压下降时,首先加快输液速度,同时可静注麻黄碱 10～30mg。出现心动过缓时,可静注阿托品 0.25～0.5mg。

(2)呼吸抑制　麻醉平面过高可出现呼吸抑制,表现为胸闷气短、说话无力,甚至呼吸停止。要根据抑制程度给予吸氧,人工辅助呼吸或气管内插管人工呼吸。

(3)恶心呕吐　①因迷走神经兴奋使胃肠蠕动增强;②手术牵拉腹腔内脏;③低血压、呼吸抑制造成脑缺氧而兴奋呕吐中枢等。应对症处理。

2.术后并发症

(1)头痛　多发生于麻醉后 1～3 天,常在患者术后第一次抬头或起床活动时发生,以枕额部疼痛明显,坐、立位时加剧,平卧后减轻,约半数患者的症状在 4 天内消失,重者可持续一周至数周。一般可采取平卧、输液、针灸、服用镇痛药等方法处理。对顽固性头痛,可向硬膜外腔注入生理盐水 20～30ml,头痛可立即消失,但仍需卧床 6～8 小时,以防头痛重新出现。

(2)尿潴留 较常见。主要是支配膀胱的骶神经被阻滞后恢复较慢引起。可通过按摩、热敷下腹部,必要时导尿处理。

此外,偶有脊髓炎、化脓性脑膜炎、马尾丛综合征等并发症。重在预防,要严格无菌操作,准确无误使用麻醉药。

【常用药物及配制】一般将局麻药配成重比重溶液。①丁卡因:1％丁卡因、3％麻黄碱和 10％葡萄糖各 1ml,配成所谓的 1∶1∶1 溶液,总量 3ml。②布比卡因:0.5％或 0.75％布比卡因 2ml,加 10％葡萄糖 1ml,总量 3ml。也可用无菌注射用水配成轻比重溶液。普鲁卡因因其作用持续时间短,现已少用。

(二)硬膜外阻滞麻醉

与腰麻相比,其具有麻醉节段明显的特点,临床应用广泛。

【适应证】适用于头颅以外,人体各部位的手术,但以横膈以下手术最常用。

【禁忌证】①穿刺部位有感染;②脊柱畸形或有结核;③凝血机制障碍;④休克;⑤中枢神经系统疾患;⑥患者不合作。

【操作方法】有单次法和连续法两种,临床上主要用连续法。

(1)体位 同蛛网膜下腔麻醉。

(2)定位 根据手术要求选择相应的穿刺间隙。如上腹部胃、胆囊、肝手术穿刺间隙 $T_{8\sim9}$,置管方向向头。下腹部阑尾手术穿刺间隙 $T_{12}\sim L_1$,置管方向向头。大腿手术穿刺间隙 $L_{2\sim3}$,置管方向向头。

(3)穿刺 和腰椎穿刺相似,也有直入法和侧入法两种。与腰麻不同的是,穿刺针用 16G 或 18G 勺状针,当穿刺针穿过黄韧带后即停止进针,不能刺破硬脊膜,然后确定是否进入硬膜外腔。方法:①阻力消失法:当穿刺针刺入黄韧带时有坚韧感,取下针芯,接上内装生理盐水留一小气泡的 2ml 或 5ml 注射器,推注射器有阻力,气泡压缩;继续进针,穿过黄韧带后阻力突然消失,表明已进入硬膜外腔。②毛细管负压法:针尖进入黄韧带后,拔出针芯,在针柱口连接盛有液体的玻璃毛细接管,继续缓慢进针,当有落空感且管内液体被吸入时,表明已进入硬膜外腔。穿刺成

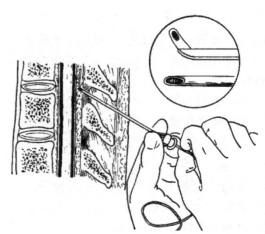

图 7-5 硬膜外插入导管

功后,经针管置入硬膜外导管(图 7-5),根据穿刺针的深度,确定导管的留置长度,使其在硬膜外腔保留 3～4cm,退出穿刺针。固定导管于背部皮肤,与盛有局麻药的注射器相接。

(4)注药 回抽注射器无血和脑脊液后,注入试验剂量的局麻药 3～5ml,观察 5～10 分钟。排除误入蛛网膜下腔后,根据试验量后麻醉平面出现的范围及血压变化情况,决定追加剂

量,一般为 3~10ml,一次或分次推注。

(5)麻醉平面的调节 影响硬膜外阻滞平面的因素很多,主要决定因素:①穿刺部位:麻醉平面的高低取决于穿刺间隙的高低。如果选择不当,将导致阻滞范围不能满足手术要求,因此是最重要的影响因素。②局麻药容积:注入的量越多,扩散越广。相同药量,如一次集中注入则麻醉范围较广,分次注入则范围较小。③导管的位置和方向:头向置管时,药物易向头端扩散;尾向置管时,药液多向尾端扩散。如导管偏向一侧,可出现单侧麻醉;如导管误入椎间孔,则只能阻滞单个脊神经。④注药速度:注药速度愈快,阻滞范围越广,反之阻滞范围窄。⑤患者情况:老年、动脉硬化、妊娠、脱水、恶病质等患者,注药后麻醉范围较一般人为广,故应减少用量。

【并发症】

1.术中并发症

(1)全脊椎麻醉 全部脊神经被阻滞,称全脊椎麻醉,是硬膜外阻滞最严重的并发症。常常是硬膜被穿破而未被及时发现,使注入硬膜外腔的大部或全部局麻药误入蛛网膜下腔所致。表现为注药后数分钟内即出现进行性呼吸困难,继而血压下降、意识消失、危及生命。一旦发生,应立即气管内插管行人工呼吸,同时加快输液并给予升压药维持循环。

(2)血压下降及心率减慢 其机制同腰麻。往往在注药后 20~30 分钟内出现,必要时给予麻黄碱、阿托品处理。

(3)呼吸抑制 见于颈部和上胸部阻滞,严重时可致呼吸停止。因此,高位阻滞应用低浓度、小剂量麻药。必要时给氧并行辅助呼吸。

(4)恶心呕吐 同腰麻。

(5)局麻药毒性反应 是药物用量过大或误注入血管内所致。当局麻药达到一定量,而麻醉效果不佳时,切勿盲目加大剂量,可改用其他麻醉方法。另外在注药时一定要回抽,无血后方可注药。注药时应严密观察患者有无自觉症状,一旦发现,立即按局麻药中毒的治疗原则进行处理。

2.术后并发症

(1)硬膜穿破及头痛 硬膜外阻滞穿刺过程中不慎穿破硬膜可致头痛,表现及处理同腰麻后头痛。

(2)神经损伤 偶见并发脊神经根损伤。穿刺当时患者可诉有触电感,向单侧放射,术后出现该神经分布区疼痛,感觉障碍,可采取对症治疗。

(3)硬膜外血肿 患者有凝血机制障碍易发生血肿,一旦发生,将产生不同程度的神经功能障碍,甚至发生截瘫。典型症状是麻醉平面消失后再出现平面,腰背部剧痛,CT 检查可证实,确诊后 6 小时内应手术清除血肿及减压。

(4)脊髓前动脉综合征 脊髓前动脉是一终末血管,供应脊髓截面前 2/3 的区域,如较长时间供血不足,可引起脊髓缺血性改变,甚至坏死,称脊髓前动脉综合征。患者一般无感觉障碍,主诉躯体沉重,翻身困难。部分患者能逐渐恢复,也有些患者病情不断恶化,终至截瘫。其发生原因有各种推测:①患者原有动脉硬化,血管腔狭窄,故常见于老年人;②局麻药中肾上腺素浓度过高,引起脊髓前动脉持久收缩;③麻醉期间有较长时间低血压。

【常用局麻药】一般用 1%~2% 的利多卡因、0.15%~0.3% 的丁卡因、0.25%~0.75% 的布比卡因及 0.5%~1% 的罗哌卡因。常采用两种药物联合使用,取长补短。若无禁忌证,局麻药中可加入1：20万单位的肾上腺素，以延长麻醉作用时间。

(三)骶管阻滞

经骶裂孔将局麻药注入骶管腔内，阻滞骶脊神经，称骶管阻滞，是硬膜外阻滞的一种。

【适应证和禁忌证】主要适用于直肠、肛门和会阴部手术。禁忌证为穿刺部位感染和骶骨畸形。

【操作方法】

(1)体位　侧卧或俯卧。

(2)定位　先摸清尾骨尖端，再沿中线向头端按摸，约3～4cm处有一"V"或"U"凹陷，其两旁各有一豆大骨质隆起的骶角，此凹陷即骶裂孔。

(3)穿刺　常采用垂直进针法。常规消毒铺单，以7号注射针于骶裂孔中央作局麻皮丘，针垂直刺入皮肤和覆盖骶裂孔的骶尾韧带，穿过后有阻力突然消失的落空感，经回吸及负压测定，确认针进入骶管腔。

(4)注药　先注入试验量5ml，观察5分钟，无不良反应再给15ml。

【常用药物】同硬膜外阻滞。

【并发症】

(1)尿潴留较多见，处理同腰麻。

(2)局麻药毒性反应　骶管内有丰富的静脉丛，若穿刺时损伤，可使局麻药吸收加快。

(3)全脊椎麻醉　穿刺针插入过深，刺破硬膜，进入蛛网膜下腔未被及时发现。

第四节　全身麻醉

麻醉药经呼吸道吸入或静脉、肌肉注射进入人体内，产生中枢神经系统的抑制，临床表现为神志消失、全身的痛觉丧失、遗忘、反射抑制和一定程度的肌肉松弛，这种方法称为全身麻醉。对中枢神经系统抑制的程度与血液内的药物浓度有关，并且可以调控。这种抑制是完全可逆的，当药物被代谢或从体内排出后，患者的神志和各种反射逐渐恢复。

一、麻醉器械及应用

(一)麻醉机

麻醉机可以供给患者氧气、麻醉气体及进行人工呼吸，是进行临床麻醉和急救时不可缺少的设备。

1. 气源

主要指供给氧气和氧化亚氮(N_2O)的储气设备，有装有压缩氧气和液态氧化亚氮的钢瓶或中心供气源。经压力调节器将压力减低后供给麻醉机使用。通过气体流量计调节新鲜气流量。为使呼吸囊能快速充气，设有快速充氧阀。

2. 蒸发器

可有效地将挥发性麻醉药液蒸发为气体，并能精确调节麻醉药蒸汽输出浓度的装置。蒸发器具有药物专用性，如恩氟烷蒸发器、异氟烷蒸发器等。

3. 呼吸环路系统

通过呼吸环路系统将新鲜气体和吸入麻醉药送到患者的呼吸道内,并将患者的呼出气体排出到体外。常用的呼吸环路有:

(1)紧闭式 患者吸入和呼出的气体完全由麻醉器械控制,便于患者的呼吸管理,可行辅助或控制呼吸。

(2)开方式 患者的呼吸不受麻醉器械的控制,吸入或呼出的气体全可以自由出入大气中,而且呼出的 CO_2 无重复吸收现象。

(3)半紧闭式或半开放 患者呼出和吸入的气体部分受麻醉器械的控制。

4. 麻醉呼吸器

在麻醉期间可用呼吸器来控制患者的呼吸。呼吸器可分为定容型和定压型两种,可设置或调节潮气量(V_T)或每分钟通气量(MV)、气道压(P_{aw})、呼吸频率(RR)、吸呼时间比(I∶E)等呼吸参数。有时可设置呼气末正压(PEEP),并可设置吸入氧浓度(FiO_2)、每分钟通气量及气道压的报警界限,以保证麻醉的安全性。

(二)麻醉喉镜

用于气管插管时暴露声门。喉镜由镜柄及镜片两部分组成。镜柄内装有电池,当镜片与镜柄连接成直角时,镜片前端的小电珠即接通电源发光,以便清楚窥视咽喉腔;镜片分弯型及直型两种,有大小不同型号,要根据患者的情况具体选用。

(三)气管导管

气管导管是一特制的塑料导管,置入患者气管后,便于麻醉药吸入、保持呼吸道通畅,并可行控制呼吸。气管导管前端有一斜坡面向左侧开口,便于插入气管,斜口上缘 1cm 处附有一带充气管的充气套囊,充气后套囊紧贴气管黏膜,封闭气管腔,以防漏气和口腔内分泌物进入。气管导管长短、粗细不一,有适用于各年龄组患者的不同型号。

(四)其他

除上述主要器械外,还有面罩、气管导管芯、插管钳、牙垫、喷雾器、吸痰管、吸引器等。

(五)气管内插管术

气管内插管术是将特制的气管导管,经口腔或鼻腔插入到患者的气管内,是麻醉医师必须熟练掌握的基本操作技能,也是临床麻醉的重要部分。

1. 气管内插管的目的

①便于吸入全身麻醉药;②麻醉期间保证患者的呼吸道通畅,防止异物进入呼吸道,及时吸出气管内分泌物或血液;③进行有效的人工呼吸或机械通气,防止患者缺氧或二氧化碳蓄积。

2. 适应证

①全身麻醉时难以保证患者呼吸道通畅者;②危重患者的抢救如呼吸衰竭、心跳呼吸停止行心肺复苏者。

3.插管前麻醉

除心脏停搏不需麻醉即可行气管插管外,通常手术患者均需要有良好的麻醉,使患者舒适、安全地耐受气管内插管,并使插管操作迅速平顺。

(1)全麻诱导　最为常用。以静脉麻醉药辅以肌松药静脉注射,作快速诱导后完成气管内插管,所用药物可根据患者具体情况选用。

(2)局部麻醉　多用于困难插管、气道梗阻、有反流误吸倾向、需要保持清醒或自主呼吸的患者。可用喷雾器对口、鼻、咽喉部进行喷雾表面麻醉,必要时可行环甲膜注射表面麻醉。

(3)局麻复合静脉麻醉　有些患者局麻下插管难以耐受,可同时给予适量静脉麻醉药,使其意识模糊或消失,但保留自主呼吸,有利于盲探气管插管。

4.插管方法

(1)经口明视插管　借助喉镜在直视下暴露声门后,将导管经口腔插入气管内。具体步骤:①患者仰卧,头后仰,操作者右手拇指对着下牙列,示指对着上牙列,借旋转力量使口腔张开。②左手持喉镜由右口角放入口腔,将舌推向左侧后缓慢推进,见到悬雍垂后,继续前进直到看见会厌,挑起会厌以暴露声门。③右手持气管导管,导管斜面端对准声门裂,轻巧插入,当导管尖端入声门后拔出管芯,再将导管插入气管内,插入深度约 $4\sim5cm$,一般为气管套囊过了声门后,再进入约 $1cm$ 即可。导管尖端到中切牙的距离成人为 $18\sim22cm$。④插管成功后,将导管与牙垫一起固定于口角边。

(2)经鼻盲探插管　多用于口内手术或有解剖畸形等不能直接窥喉,以及术后需长时间机械通气的患者。具体步骤:①右手持导管插入鼻腔,经过后鼻孔时可有一定阻力,需稍加用力便可通过,之后,边前进边侧耳听呼出气流的强弱,同时左手调整患者头部,以寻找呼出气流最强的位置;②当呼气时将导管迅速推进,若进入声门可见到导管内有明显的呼出气流,接上麻醉机可见呼吸囊随呼吸而张缩,表明导管已经插入气管内;③若迅速推进后,导管内无呼出气流,则为进入食道的表现,应将导管退至鼻腔部,调整头部位置后再重试。

5.导管插入气管后的判断

①将气管导管与麻醉机的呼吸回路相接,挤压气囊见胸廓起伏,听诊两肺呼吸音清且对称;②若用透明导管,可见到呼气时导管内明显的白雾状变化;③若患者有自主呼吸,接麻醉机后可见呼吸囊随呼吸而张缩;④若呼气末二氧化碳分压监测有显示,则确认无误。

6.气管内插管的并发症

(1)操作不规范或动作粗暴,可致牙齿损伤或脱落,口腔、鼻腔、咽喉部黏膜出血。

(2)浅麻醉下行气管插管可引起剧烈呛咳、屏气、喉及支气管痉挛,心率增快及血压增高等不良反应。

(3)导管过粗可致喉头水肿,导管过软容易打折而引起呼吸道梗阻。

(4)导管插入过深进入一侧支气管内,引起通气不足,缺氧及术后肺不张;导管插入过浅,术中因体位变动易滑脱出气管,导致意外发生。

二、吸入麻醉

吸入麻醉麻醉药经呼吸道吸入产生的全身麻醉方法,称吸入麻醉。一般用于全身麻醉的维持,也可用于麻醉诱导。

（一）吸入麻醉药

吸入麻醉药有气体及液态可挥发性两类。

1. 理化性质及麻醉性能

（1）油/气分配系数（即脂溶性）　吸入麻醉药经呼吸道吸入后，通过与脑细胞膜的相互作用而产生全身麻醉作用。吸入麻醉药的强度与油/气分配系数呈正比关系，油/气分配系数越高，麻醉强度越大。

（2）血/气分配系数　吸入麻醉药的可控性与其血/气分配系数呈反比关系。血/气分配系数越低的吸入麻醉药，其在肺泡、血液及脑组织中的分压越容易达到平衡状态，因而在中枢神经系统内的浓度越容易控制，故其诱导和恢复速度均较快。血/气分配系数越高，被血液摄取麻醉药越多，肺泡中麻醉药浓度上升减慢，麻醉诱导期延长，麻醉恢复也较慢。

（3）代谢率　一般代谢率越低，其毒性也越低。吸入麻醉药的脂溶性较大，很难以原型由肾排出，绝大部分由呼吸道排出，仅小部分在体内代谢后随尿排出。由于药物的代谢过程及其代谢产物，对肝和肾的功能都有不同程度的影响，因此衡量药物的毒性则涉及其代谢率、代谢中间产物及最终产物的毒性。

2. 常用吸入麻醉药

（1）氧化亚氮　又名笑气，为麻醉性能较弱的气体麻醉药。临床上常用吸入浓度为50％，须与其他强效麻醉药复合应用，用于麻醉的诱导和维持。

（2）恩氟烷　麻醉性能较强，常用吸入浓度为0.5％～2％，用于麻醉的诱导和维持。诱导和苏醒在卤素吸入麻醉药中为最快。

（3）异氟烷　麻醉性能强，对肝肾功能无明显影响。临床可用于麻醉诱导和维持。常用吸入浓度为0.5％～2％。麻醉维持时易保持循环功能稳定，停药后苏醒较快，约10～15分钟。因其对心肌力抑制较弱，而对外周血管扩张明显，因此可用于控制性降压。

（4）七氟烷　麻醉性能较强，常用吸入浓度为1.5％～2.5％，用于麻醉诱导和维持。

（5）地氟烷　麻醉性能较弱，可用于麻醉的诱导和维持，麻醉诱导和苏醒都非常迅速。因其对循环功能的影响较小，对心脏手术或心脏病患者行非心脏手术的麻醉更为有利。

（二）吸入麻醉方法

1. 半开放或半紧闭式

因浪费麻醉药和污染手术室，且长时间使用可引起气道干燥。因此，现已基本不用。

2. 紧闭式

优点：①可减少手术室的空气污染；②因采用低流量气体，行低流量吸入麻醉，可显著节省麻醉药和氧气；③麻醉深浅较易调节和控制，麻醉维持平稳；④吸入气体的湿度接近正常，易保持呼吸道湿润，保留体内水分；⑤可随时了解潮气量的大小和气道阻力的变化。

（1）吸入麻醉诱导　适用于不易静脉麻醉或不易维持静脉开放的小儿等。①慢诱导法：用左手将面罩固定于口鼻部，右手轻握贮气囊，将蒸汽阀打开，让患者稍深呼吸，逐渐增加麻醉药浓度，至手术麻醉期。②高浓度诱导法：先用面罩吸纯氧6L/min，去氮3分钟，然后吸入高浓度麻醉药，让患者深呼吸1～2次后，改吸中等浓度，至手术麻醉期。继之，静注肌松药后行气管插管，施行辅助或控制呼吸。

（2）吸入麻醉的维持　于麻醉诱导气管内插管后，持续吸入气体，或挥发性麻醉药，根据麻醉所需深度及患者情况，调节吸入浓度的大小。目前多采用低流量吸入麻醉，即新鲜气流量控制在 2L/min 以下。

三、静脉麻醉

麻醉药经静脉作用于中枢神经系统而产生的全身麻醉方法，称静脉麻醉。其优点为诱导快，对呼吸道无刺激，无环境污染，使用时无需特殊设备，是临床上常用的麻醉方法。

（一）常用静脉麻醉药

（1）硫喷妥钠　为超短效巴比妥，是常用的巴比妥类静脉麻醉药。硫喷妥钠为淡黄色粉末，水溶液呈强碱性，其脂溶性高，静脉注药后到达血管丰富的脑组织，使患者的神志迅速消失进入麻醉状态。但药物很快再分布到骨骼肌及脂肪组织，使脑内浓度迅速降低，故苏醒迅速。常用浓度为 2.5％，小剂量有镇静催眠作用，大剂量产生麻醉作用。

临床应用：①麻醉诱导：单次注入 2.5％硫喷妥钠 3～5mg/kg，配合肌松药行气管内插管。②麻醉维持：仅用于短小手术。如：脓肿切开引流，髋关节脱位复位等。③控制惊厥：2.5％溶液 1～2mg/kg。④小儿基础麻醉：深部肌肉注射 1.5％～2％的溶液 15～20mg/kg。

（2）氯胺酮　为苯环乙哌啶的衍生物，易溶于水。主要选择性抑制大脑联络经路和丘脑-新皮层系统，兴奋边缘系统，而对脑干网状结构的影响较轻。镇痛作用显著，静脉注射 30～60 秒患者意识即可消失，作用时间约 15～20 分钟。其特点有：①有兴奋交感神经作用，使心率减慢、血压及肺动脉压增高。而对低血容量休克及交感神经呈高度兴奋者，则呈现心肌抑制作用。②对呼吸的影响较轻，但用量过大或注射速度过快，或与其他麻醉性镇痛药配伍用时，可引起严重的呼吸抑制，甚至呼吸停止，应高度警惕。③可增加脑血流、颅内压及脑代谢率。④可使唾液分泌和支气管分泌物增加。⑤对支气管平滑肌有松弛作用。因此可用于哮喘患者的麻醉；氯胺酮主要在肝内代谢，代谢产物去甲氯胺酮仍具有一定生物活性，最终代谢产物由肾排出。

临床应用：①小儿基础麻醉：5～10mg/kg 肌注，用药后 3～5 分钟起效，维持 20～30 分钟。②麻醉诱导：1～2mg/kg 静注。③麻醉维持：以 15～45μg/(kg·min)速度静脉输注。

（3）γ-羟丁酸钠　系 γ-氨基丁酸的中间代谢产物，主要阻滞乙酰胆碱对受体的作用，干扰突触部位对冲动的传导。具有镇静和催眠作用，是现有静脉麻醉药中作用时间最长的。作用有：①使血压轻度升高，脉搏变缓，对心排出量无明显影响。②一般用量时呼吸减慢，潮气量增加，用量大时可抑制呼吸。③抑制中枢神经而引起生理样睡眠，同时出现肌颤搐、不随意运动和锥体外系症状。

临床应用：可用于麻醉诱导和维持。静脉注射 50～100mg/kg，5～10 分钟起效，维持 45～60 分钟，必要时可于 1 小时后追加 15～20mg/kg 维持麻醉。多用于小儿、老年及体弱者。

（4）依托咪酯　是一种新型的非巴比妥类快速、短效静脉麻醉药。催眠性好，无镇痛作用。静脉注射 30 秒钟，患者意识即可消失，1 分钟脑内浓度达峰值。对心率、血压及心排血量影响甚微，不增加心肌氧耗量，并有轻度冠脉扩张作用。对呼吸的影响明显弱于硫喷妥钠。可降低脑血流量、颅内压及代谢率，对缺氧性脑损害可能有一定的保护作用。主要在肝内水解，代谢产物不具有活性。

临床主要用于全麻诱导,适用于年老体弱及心功能差的危重患者。一般剂量 $0.15\sim$ $0.3mg/kg$。

(5)丙泊酚(异丙酚) 是一种新型的快速、短效静脉麻醉药。起效快、维持时间短,苏醒迅速而完全,无兴奋现象,具有镇静、催眠作用,有轻微镇痛作用。可引起血压下降、心率减慢、外周阻力和心排出量降低。对呼吸有明显的抑制作用,表现为潮气量降低和呼吸频率减慢,甚至呼吸停止。可降低脑血流量、颅内压和脑代谢率。丙泊酚经肝代谢,代谢产物无生物活性。

临床应用:①麻醉诱导:静脉注射 $1.5\sim2.5mg/kg$。②麻醉维持用于短小手术可静注 $2mg/kg$,$4\sim5$ 分钟追加一次。长时间手术可与其他全麻药复合使用,如镇痛药及肌松药,静脉持续注射 $6\sim10mg/kg\cdot h$。③辅助其他麻醉方法的镇静 $1\sim2mg/kg\cdot h$。

(二)静脉麻醉方法

1.静脉诱导麻醉

通过静脉注射麻醉药物使患者由清醒到神志消失的过程。与吸入诱导法相比,静脉诱导较迅速,患者也较舒适,无环境污染。但麻醉深度的分期不明显,对循环的干扰较大。开始诱导时,先用面罩吸入纯氧 $2\sim3$ 分钟,增加氧储备并排出肺及组织内的氮气。根据病情选择合适的静脉麻醉药及剂量,如硫喷妥钠、依托咪酯、丙泊酚等。从静脉缓慢注入并严密监测患者的意识、循环和呼吸的变化,同时用面罩行人工呼吸。待患者神志消失后再注入肌松药,全身骨骼肌及下颌逐渐松弛,呼吸从变弱到完全停止。然后进行气管内插管,成功后接麻醉机行人工或机械通气。

2.静脉维持麻醉

指在静脉麻醉诱导后继续静脉给药以维持麻醉全过程的麻醉方法。静脉麻醉方法有单次、分次和连续注入法三种。应根据手术要求和不同静脉麻药的药理特点来选择给药方法。根据用药种类的不同,静脉全麻又分为单一药物麻醉和复合麻醉。单一药物麻醉是仅用一种静脉麻醉药完成麻醉,方法简单,但总药量有限制,仅适用于全麻诱导和短小体表手术。复合麻醉是采用两种以上的静脉全麻药,包括催眠药、镇痛药和肌肉松弛药,每种药物仅用小剂量即可达到镇痛、记忆消失和肌肉松弛的目的,麻醉效果较为理想。可用于复杂或长时间的手术。目前常用的静脉麻醉药有丙泊酚、咪达唑仑;麻醉性镇痛药有芬太尼;而肌松药则根据需要选用长效或短效药。多应用丙泊酚 $4\sim8mg/kg\cdot h$＋芬太尼 $3\sim5\mu g/kg$＋肌松药,或咪达唑仑＋芬太尼 $50\sim100\mu g/kg$＋肌松药,或丙泊酚(咪达唑仑)＋氯胺酮＋肌松药维持麻醉。

3.靶控输注(TCI)

指在输注麻醉药时应用药代动力学和药效动力学原理,通过调节目标或靶位(血浆或效应部位)的药物浓度或维持麻醉在适当的深度,以满足临床需要的一种静脉给药方法。其优点为:①麻醉深度容易控制:可根据临床需要和患者对药物的反应,及时调整靶位浓度,以适应不同麻醉深度的要求。麻醉过程平稳,可减少因血药浓度的过度改变而引起循环和呼吸的波动。通过麻醉诱导期的观察,可预测麻醉维持的效果。麻醉结束后,可以预测患者的清醒时间。②使用方便,操作简单:从麻醉诱导到维持可持续控制,如同吸入麻醉药的蒸发器一样,容易使麻醉深度达到临床需要。TCI 以血浆或效应室的药物浓度为标准来控制药物输注速度,靶药物浓度的变化可以曲线显示,给药时间和输注药物总量也可以数据显示。能自动补偿中断的药物输注,节省计算药量或输注速度的时间。在临床麻醉中,TCI 技术可用于巴比妥类、阿片类、丙泊酚、咪达唑仑等药物的诱导和维持,目前已广泛应用于临床。

四、全身麻醉深度的判断

随着麻醉学的发展,临床麻醉中各种药物麻醉方式的复合应用,使得对麻醉深浅程度的判断变得复杂。经典的乙醚麻醉分期已不适用,但依据麻醉手术期间的体征变化判断麻醉深浅仍为主要方式。因此,麻醉深度应根据复合应用的药物对意识、感觉、运动、神经反射及内环境稳定性的影响程度来综合判断。目前临床通常将麻醉深度分为浅麻醉期、手术麻醉期和深麻醉期(表7-3)。

表7-3　通用临床麻醉深度判断标准

	呼吸	循环	眼征	其他
浅麻醉期	不规则 呛咳 气道阻力↑ 喉痉挛	血压↑ 心率↑	睫毛反射(-) 眼球运动(+) 眼睑反射(+) 流泪	吞咽反射(+) 出汗 分泌物↑ 刺激时体动
手术麻醉期	规律 气道阻力↓	血压稍低但稳定, 刺激无改变	眼睑反射(-) 眼球固定中央	刺激时无体动 黏膜分泌物消失
深麻醉期	膈肌呼吸 呼吸↑	血压↓	对光反射(-) 瞳孔散大	

五、全身麻醉的意外及并发症的预防

全身麻醉的意外及并发症与患者情况、麻醉前准备、麻醉手术期间及术后管理有密切关系。因此,必须强调预防为主,早期发现和及时处理。

(一)呼吸系统并发症

1. 呼吸暂停

多见于未行气管插管的静脉全身麻醉患者,特别是使用硫喷妥钠、氯胺酮、丙泊酚施行短小手术时,麻醉药用量过大或注射速度过快所致。也可见于全身麻醉苏醒拔管后,由于苏醒不完全、麻醉药的残余作用,在手术刺激结束后发生呼吸暂停。一旦发现,立即面罩人工呼吸,并保持呼吸道通畅。要针对发生的原因事先做好预防工作,静脉注射麻醉药时要缓慢并掌握好剂量,同时仔细观察患者。麻醉苏醒尽可能完全。

2. 呼吸道梗阻

(1)上呼吸道梗阻　常见原因:①舌后坠;②咽喉部积存分泌物、脓痰、血液、异物等;③喉痉挛,不全梗阻表现为呼吸困难有鼾声,完全梗阻者有鼻翼扇动和三凹征,虽有强烈的呼吸动作但无气体交换。预防处理措施:①舌后坠时可将头后仰、托起下颌、置入口咽或鼻咽通气道;②及时清除咽喉部的分泌物及异物;③轻度喉痉挛者加压给氧,重者可经环甲膜穿刺置管行加压给氧,多数均可缓解;④无效者可静注琥珀胆碱后行气管插管人工呼吸;⑤为预防喉痉挛的发生,应避免在浅麻醉下刺激喉头和进行手术操作,并避免缺氧和CO_2蓄积。

(2)下呼吸道梗阻　常见原因:①气管导管扭折;②分泌物或呕吐物误吸后堵塞气管和支

气管;③支气管痉挛,梗阻不严重者除肺部听到啰音外,可无明显症状;梗阻严重者呼吸困难、潮气量降低、气道阻力增加、缺氧发绀、心率增快和血压下降,甚至危及生命。预防处理措施:①选择合适的气管导管,手术中应经常检查导管位置;②经常听诊肺部,及时清除分泌物;③维持适当的麻醉深度和良好的氧合。

3. 反流与误吸

常见原因:①全麻诱导时因患者意识消失,咽喉部反射消失,一旦有反流物即可发生误吸;②各种原因引起的胃排空时间延长;③全麻后患者没有完全清醒易发生胃内容物的反流和误吸。误吸后可引起急性呼吸道梗阻,导致窒息、缺氧,可危及患者的生命。误吸胃液可引起肺损伤、支气管痉挛和毛细血管通透性增加,导致肺水肿和肺不张。预防处理措施:①择期手术患者术前一定要严格禁饮禁食。饱餐后需行急诊手术的患者,尽可能选局麻或椎管内麻醉,必须用全麻的患者,可先置胃管排空胃内容物,在清醒条件下插入带套囊的气管导管,然后再诱导。②麻醉苏醒期,应在吞咽、呛咳反射活跃或清醒后,再拔出气管内导管。③用药物减少胃液分泌及降低胃液的 pH 值。④发生误吸后应立即将患者头偏向一侧,充分吸引口咽部胃液及食物残渣,插管后立即行气管内吸引,彻底清除分泌物。纯氧人工呼吸。⑤为防止胃酸所致化学性肺炎,可静脉使用糖皮质激素及抗生素,并经气管内导管注入 5～10ml 生理盐水冲洗下呼吸道,以预防小支气管周围炎性渗出及肺部感染发生。

(二)循环系统并发症

1. 低血压

常见原因有:①麻醉过深:麻醉药物对心肌的抑制及对血管的扩张作用,可致血压下降;②过度通气致低 CO_2 血症;③手术过程出血,刺激压迫大血管、牵拉或直接刺激迷走神经;④术前低血容量未予纠正,肾上腺皮质功能衰竭,合并有心脏疾患等。治疗包括补充血容量,恢复血管张力及病因治疗。如:减浅麻醉,加快补液速度,必要时静注麻黄碱等升压药。

2. 高血压

高血压是全身麻醉中最常见的并发症。常见原因:①麻醉过浅,镇痛不足,手术操作刺激引起剧烈应激反应;②某些麻醉药物有升高血压的作用,如氯胺酮;③通气不足引起 CO_2 蓄积;④患者术前并存高血压病、嗜铬细胞瘤、甲亢等疾病。高血压可致心脏做功增加,心律失常,或引起脑血管意外等。治疗包括:加深麻醉,给予足量的镇痛药,必要时给予降压药。

3. 心律失常

窦性心动过速与高血压同时出现时,常为浅麻醉的表现,应适当加深麻醉;低血容量、贫血及缺氧时,心率均可增快,应针对病因治疗。手术牵拉内脏或眼心反射可因迷走神经反射致心动过缓,严重者可致心跳骤停。应立即停止手术操作,必要时静注阿托品。偶发房早及室早对血流动力学影响不明显,无须特殊处理;频发房早有可能发生心房纤颤,可给予西地兰治疗;室早为频发、多源者,应积极治疗。心室纤颤应立即进行电除颤,并按心肺复苏处理。

(三)中枢神经系统并发症

1. 高热、抽搐和惊厥

常见于小儿麻醉。由于婴儿的体温调节中枢尚未发育完善,体温易受环境温度的影响。如对高热处理不及时,可引起抽搐甚至惊厥。因此小儿麻醉过程要加强体温监测。一旦发现体温升高,应提高警惕。往往发生在使用琥珀胆碱或某种吸入麻醉药。欧美国家发生率略高,近年来我国也屡有报道。故目前使用非去极化肌松药。

2. 脑出血与脑血栓

均为原有心脑血管病基础,麻醉期间血压又未能良好控制,以致出现严重高血压或低血压所致。术中常常难以发现,术后持续昏迷或出现一侧肢体症状后,才能够确诊。麻醉中尽可能维持血流动力学稳定,及时纠正高血压或低血压,适度血液稀释等。一旦确诊,应请相应科室会诊,根据病情行保守或手术治疗。

第五节　疼痛治疗

一、概述

疼痛是人体的一种感觉和体验,同时伴有不愉快的情感改变。这种感受和反应与机体存在明确的或潜在的组织损伤有关,是神经末梢痛觉感受器受伤害和病理刺激后通过神经冲动传导到中枢大脑皮层而产生的。疼痛常常是主观的,不仅给患者带来极大的痛苦,而且对中枢神经、循环、呼吸、消化、内分泌和自主神经等系统造成不良影响。近年来疼痛治疗已成为现代医学的一个重要组成部分,并发展成为疼痛诊疗学。现代疼痛诊疗学的范畴包括许多疼痛性疾病、非疼痛性疾病、癌痛镇痛和术后镇痛。

二、疼痛的分类

1. 按疼痛的程度

可分为:①轻微疼痛:程度很轻或仅有隐痛;②中度疼痛:较剧烈,但尚能忍受;③剧烈疼痛:难以忍受。

2. 按疼痛的病程

可分为:①急性疼痛如创伤、手术、急性炎症、心肌梗死、脏器穿孔等;②慢性疼痛如慢性腰腿痛、晚期癌症疼痛等。

3. 按疼痛的来源

可分为:①躯体痛:源于组织损伤,为锐性痛,一般定位明确;②内脏痛:通常为钝痛,定位不明确,可能牵涉到其他部位;③神经源性疼痛:源于中枢或外周神经系统的损伤,在慢性灼痛的基础上可有放射痛、电击样疼痛。

4. 按疼痛的部位

可分为:头面痛、颈肩痛、胸腹痛、腰背痛、四肢痛等。

三、疼痛的测定和评估

临床上常采用强度量表和问卷表进行评估,现介绍两种常用的方法。

1. 口诉言词评分法

患者描述自身感受的疼痛状态。一般将疼痛分为四级:①无痛;②轻微疼痛;③中度疼痛;④剧烈疼痛。

2. 视觉模拟评分法

在纸上画长为 10cm 的一条直线,两端分别标明有"0"和"10"的字样。"0"端代表无痛,"10"代表最剧烈的疼痛。让患者根据所感受的疼痛程度,在直线上标出相应位置,然后用尺量出起点至记号点的距离长度(以 cm 表示),即为评分值。评分值越高表示疼痛程度越重。此法是目前临床疼痛治疗最常用的疼痛定量方法,也是较敏感和可靠的方法。

四、疼痛的病理生理变化

1. 中枢神经系统

急性疼痛可引起患者精神兴奋、焦虑烦躁、甚至哭闹不安。长期慢性疼痛可使人精神抑郁、表情淡漠。

2. 循环系统

剧痛可兴奋交感神经,血中儿茶酚胺和血管紧张素Ⅱ水平的增高可使患者血压升高、心动过速和心律失常,对伴有高血压、冠脉供血不足的患者极为不利。而醛固酮、抗利尿激素的增高又可引起患者体内水钠潴留,进一步加重心脏负担。但剧烈的深部疼痛有时可引起副交感神经兴奋,引起血压下降,脉率变慢,甚至发生虚脱、休克。

3. 呼吸系统

胸腹部手术后的急性疼痛对呼吸系统影响较大。因疼痛引起的肌张力增加,使总顺应性下降,患者呼吸浅快,肺活量、潮气量和功能余气量均降低,通气/血流比值下降,易产生低氧血症。同时患者因疼痛不敢用力呼吸和咳嗽,积聚在肺泡和支气管内的分泌物不能很好地咳出,易引起肺炎和肺不张,在老年人更易发生。

4. 内分泌系统

疼痛可引起应激反应,促使体内释放出许多激素,如儿茶酚胺、皮质激素、血管紧张素Ⅱ、抗利尿激素、促肾上腺皮质激素、醛固酮、生长激素和甲状腺素等。由于儿茶酚胺可抑制胰岛素的分泌和促进胰高血糖素分泌增加,后者又促进糖原异生和肝糖原分解,最后造成血糖升高和负氮平衡。

5. 消化系统

慢性疼痛可引起消化功能障碍、食欲缺乏。剧烈的深部疼痛可引起恶心、呕吐。

6. 泌尿系统

由于肾血管反射性收缩,垂体抗利尿激素分泌增加,导致尿量减少。由于体位的不适应,以及一些手术因切口疼痛造成排尿困难,较长时间排尿不畅可引起尿路感染。

7. 免疫系统

疼痛可引起免疫功能低下,对预防或治疗感染以及控制肿瘤扩散不利。

8. 凝血机制

手术后急性疼痛等应激反应可改变血液黏稠度,使血小板黏附功能增强,纤溶功能降低,使机体处于一种高凝状态,促使血栓形成。

五、疼痛的诊断

【病史】详细询问疼痛病史,对病因的诊断和治疗有很大帮助。病史包括性别、年龄、职业、起病原因和诱因、疼痛部位、疼痛的性质、疼痛发作的特点、疼痛的程度以及病程长短等。

【体格检查】除作一般的检查外,重点是神经系统及运动系统的检查。

(1)一般检查　包括意识状态、表情、发育、营养、体位、姿势、运动功能、皮肤、淋巴结、血压等。尤其要注意表情、体位、姿势以及肢体关节运动。

(2)神经系统检查　主要是脑神经和感觉功能检查,观察神经系统有无损伤或受压等。

(3)运动系统检查　包括某些疼痛部位的触压诊、特殊检查,如直腿抬高试验、颈腰椎运动试验等。

【影像学检查】

(1)X线平片　对大多数骨关节疾患,依据平片表现可做出定性、定量或定位性诊断。正位和侧位片是最基本的投照体位,如检查颈、胸、腰、膝关节等。骨关节疾病有时需加照斜位片或功能位片。

(2)CT扫描　主要是以各部位的横断面影像为基础,对骨质的分辨较好,密度的测量准确而恒定。但对软组织的分辨较差,需要进行增强扫描。适用于脑、肝、胰、肾、腹腔包块及颈、胸、腰椎椎管病变的诊断。

(3)MRI　有利于准确而全面地了解各种结构的解剖关系,对神经系统疾病及血管病变的诊断有独到之处。在疼痛性疾病诊断方面,应用于椎管疾病、骨骼肌肉疾病、膝关节疾病很有价值。

【治疗方法】

(1)药物治疗　是疼痛治疗最基本、最常用的方式。常用的疼痛治疗药物有:①麻醉性镇痛药,如吗啡;②解热镇痛抗炎药,如消炎痛;③局部麻醉药,如利多卡因;④神经破坏药,如无水酒精;⑤糖皮质激素,如强的松龙。可根据药物各自的特性采用口服、肌肉、静脉、椎管内给药等多种途径。

(2)神经阻滞　是将局麻药或神经破坏药注入中枢及外周神经、神经节、交感神经,以阻断其内部信号传递的一种治疗方法。其作用主要有:①阻滞感觉神经,可阻断痛觉的传导,消除疼痛。②阻滞交感神经或神经节,可使血管扩张,改善局部组织循环,消除组织缺氧,缓解疼痛。另外,还可缓解各种疼痛所合并的交感神经紧张状态。③阻滞运动神经,使因疼痛造成痉挛的肌肉弛缓,改善组织的循环和氧供。神经阻滞是目前疼痛治疗的主要方法。

(3)物理治疗　应用物理因素治疗疾病的方法称为物理治疗。物理能源主要有电、光、声、磁、水、温热、冷等。主要是利用物理因子对机体的刺激作用,直接作用于病变部位,或通过神经和体液的调节作用,促进血液循环,降低神经兴奋性,改善组织代谢,加速致痛物质排泄,缓解肌痉挛,起到祛除病因、消炎、止痛、消除水肿的作用。一般是应用各种物理治疗机(仪)进行治疗,是疼痛治疗最常用的方法之一。

(4)手术治疗　有些疼痛性疾病在用其他方法治疗无效时可采用手术方法,如腰椎间盘突出、胃十二指肠穿孔、胆石症发生急性梗阻或合并感染时,有手术适应证的可行手术治疗。此外,对于某些软组织损伤、无菌性炎症和骨关节疼痛可采取针刀手术疗法。

(5)心理治疗　是运用心理学的原则和方法,通过语言、表情、姿势、行为以及周围环境来影响及改变患者原来不健康的认识、情绪和行为等,从而达到改善其心理状态,端正对疾病的认识,解除顾虑,增强战胜疾病的信心,消除或缓解患者现有症状的目的。疼痛不仅是一个生理过程,同时也是一个复杂的心理表现过程,具有人的主观性和个体性。在慢性疼痛中,心理表现尤为突出。心理疗法是现代医学模式的主要组成部分,在疼痛治疗中起到十分重要的作用。

【疼痛性疾病的治疗】

1.诊疗范围

①头痛:偏头痛、紧张性头痛、丛集性头痛;②颈肩痛和腰腿痛:颈椎病、肩周炎、腰椎间盘突出症、腰肌劳损;③四肢慢性损伤性疾病:滑囊炎、腱鞘炎、腱鞘囊肿、肱骨外上髁炎;④神经痛:三叉神经痛、肋间神经痛、幻肢痛、带状疱疹后遗神经痛等。

2.常用的治疗方法

(1)药物治疗 ①解热消炎镇痛药:常用的有阿司匹林、吲哚美辛、布洛芬等。其镇痛作用都是外周的,都是通过抑制体内前列腺素的生物合成而发挥作用的。对头痛、牙痛、神经痛、肌肉痛或关节痛效果较好。除镇痛作用外,还有较强的消炎和抗风湿作用。对创伤性剧痛和内脏痛无效。②麻醉性镇痛药:因这类药物多具成瘾性,仅用于急性剧痛和生命有限的晚期癌症患者。如吗啡、哌替啶、芬太尼等。③抗抑郁药:除镇静、抗抑郁、抗焦虑作用外,可通过阻滞去甲肾上腺素和 5 -羟色胺的再摄取,影响由内啡肽介导的疼痛调节通路,进而起到镇痛作用。常用阿米替林,主要用于慢性、顽固性疾病的治疗,如偏头痛、紧张性头痛、纤维肌痛综合征、肌筋膜炎、关节炎、幻肢痛和带状疱疹后遗神经痛等。④抗癫痫药:如苯妥英钠和卡马西平对三叉神经痛有效。

(2)神经阻滞 ①脑神经阻滞:如头面部三叉神经阻滞、面神经阻滞等。②脊神经阻滞:如枕神经阻滞、颈丛、臂丛神经阻滞、肩胛上神经阻滞、肋间神经阻滞、椎旁神经阻滞、坐骨神经阻滞、腓神经阻滞等。③椎管内神经阻滞:如蛛网膜下腔阻滞、硬膜外腔阻滞、骶管神经阻滞等。④交感神经阻滞:如星状神经节阻滞、腹腔神经节阻滞、胸部腰部交感神经节阻滞等。⑤局部神经阻滞:一般在患处找出压痛点,行局部神经阻滞。

(3)物理疗法 常用的有电疗、光疗、磁疗和石蜡疗法等。电疗法中常用的有短波、超短波和微波等高频电疗。光疗法常用红外线疗法,有近红外线和远红外线两种。

(4)手术疗法 如三叉神经痛行三叉神经切断术、三叉神经减压术;腰椎间盘突出症行髓核摘除术、椎板减压术;膝关节骨性关节炎行关节置换成形术;腱鞘囊肿行切除术等。

(5)按摩疗法 是祖国医药的一个重要组成部分。治疗时,医生在患者身体一定的部位或穴位,沿经络运行路线或气血运行的方向,施以各种手法而达到治疗目的。它能治疗多种疾病,如颈椎病、肩周炎、肱骨外上髁炎、腰肌劳损、腰椎间盘突出症等。

【非疼痛性疾病的治疗】 这类疾病因交感神经与副交感神经的功能紊乱,常有血管舒缩功能障碍和疼痛,如雷诺综合征、血栓闭塞性脉管炎、反射性交感神经萎缩征等。采用以神经阻滞为主的综合治疗,可调节自主神经功能,舒张小动脉,改善局部血液循环和缓解疼痛。

【癌痛治疗】 恶性肿瘤在其发展过程中出现的疼痛称为癌痛。据统计,中期癌症患者50%伴有疼痛,晚期癌症患者有疼痛者高达 70%以上,严重影响患者的情绪和生活质量。因此,缓解这些患者的疼痛,提高其生活质量,是对这些患者临终关怀的重要内容。

(一)癌症致痛机制

1.癌症发展所致的疼痛

①肿瘤压迫神经根、神经干;②肿瘤浸润神经本身;③肿瘤引起骨折;④肿瘤浸润内脏使其腔隙堵塞;⑤肿瘤浸润血管使其堵塞,造成末梢灌注不足,产生致痛物质;⑥肿瘤侵及骨膜、筋

膜等对疼痛敏感的组织。

2.肿瘤治疗过程中产生的疼痛

肿瘤患者的疼痛有 15%～25%发生在外科手术、化学治疗、放射治疗过程。

3.合并慢性疼痛性疾病

如在患关节炎、颈椎病、腰椎间盘突出症的基础上患癌症。

(二)癌痛的治疗

1.病因治疗

通过手术治疗、放射治疗、化学治疗,可使肿瘤消失或缩小,同时达到止痛目的。

2.对症治疗

(1)药物治疗　应遵循世界卫生组织推荐的"三阶梯"用药原则:①阶梯给药:第一阶梯,即轻度癌痛,第一线镇痛药为非阿片类镇痛,如阿司匹林等,必要时加用镇痛辅助药。第二阶梯,即中度癌痛和第一阶梯治疗不理想时,可选用弱阿片类药,如可待因,也可合用第一阶梯的镇痛药或辅助药。第三阶梯,即对第二阶梯治疗效果不佳的重度癌痛,选用强阿片类,如吗啡,也可辅助第一、第二阶梯的用药。②口服给药。③按时给药。④用药个体化。⑤辅助用药。

(2)神经阻滞疗法　对采用"三阶梯"止痛药方案仍不能达到有效止痛时,可采用神经阻滞疗法。常用药物有:局麻药、麻醉性镇痛药、糖皮质激素、B 族维生素以及神经破坏药等。可采用周围神经阻滞、硬膜外腔阻滞、蛛网膜下腔阻滞、交感神经阻滞以及神经破坏术等。

(3)手术方法　可采用选择性神经切断术、经皮脊髓神经阻断术及神经血管减压术等。

(4)患者自控镇痛　需要专门设备,即 PCA 仪,由三部分组成:①注药泵;②自动控制装置,一般用微电脑控制;③输注管道和防止反流的单向活瓣等。PCA 可经静脉给药,即患者自控静脉镇痛(PCIA);也可通过硬膜外腔给药,即患者自控硬膜外镇痛(PCEA)。一般由患者根据自己的疼痛情况自行控制给药。为了能使血药浓度始终处于亚镇痛水平,常用持续小量注药的方式给予维持剂量,以提高镇痛质量。镇痛药的种类和剂量由医生选择配置。PCIA 主要以麻醉性镇痛药为主,常用药物为吗啡。而 PCEA 常以局麻药和麻醉性镇痛药复合应用,常用药为低浓度布比卡因(0.1%～0.25%)加小量芬太尼或吗啡。

(5)激素疗法　各种癌症晚期广泛转移所致的癌痛采用激素疗法均有效,但要注意副作用的发生。

(6)其他方法　心理治疗、物理治疗、中医中药及生物免疫治疗等均有一定的止痛效果。

【术后镇痛】术后急性疼痛是指机体对疾病本身和手术造成的组织损伤的一种复杂的生理反应。术后镇痛不仅旨在减轻患者手术后的痛苦,而且在于提高患者自身预防围手术期并发症的能力。常用方法如下:

(1)肌肉注射　是传统的术后镇痛方法。在患者感觉疼痛时由护士执行医嘱,为患者肌注哌替啶。其缺点:①不能及时止痛;②不能根据个体差异合理用药;③有效镇痛时间有限,需多次重复注射。

(2)硬膜外镇痛　于手术结束时,经硬膜外导管将吗啡注入硬膜外腔。成人常用剂量为2～3mg,用生理盐水稀释到 10ml 注入。约在注药后 30 分钟起效,持续时间 6～24 小时。也可留置硬膜外导管,当患者再次疼痛时,重复给药。常见的不良反应有恶心、呕吐、皮肤瘙痒、尿潴留和呼吸抑制等。

（3）患者自控镇痛　目前多采用此种方法行术后镇痛。优点：①镇痛效果明确；②血药浓度相对保持恒定；③操作简单；④可根据患者个体化情况合理用药。可行 PCIA 或 PCEA。静脉可选用吗啡、芬太尼等。硬膜外则选用低浓度布比卡因或罗哌卡因，其内加入小剂量芬太尼。

 目标检测

一、简答题

1.麻醉前用药的目的是什么？

2.如何预防局麻药的中毒反应？

3.简述硬膜外麻醉的适应证和禁忌证。

二、病案分析

男性,58 岁,在腰麻下行下肢手术后 10 小时,自觉下腹部胀痛不适、尿急,但不能自行排尿。检查见膀胱充盈,尿道无异常。请分析患者排尿困难的原因可能有哪些？如何处理？

第八章　外科重症监测治疗与复苏

心肺脑复苏

初级复苏
- A 畅通气道：进行人工呼吸的先决条件，常用方法是仰头举颌
- B 人工呼吸：现场简单有效的通气方法是口对口人工呼吸
- C 人工循环：胸外按压部位：胸骨中、下 1/3 交界处。深度：使胸骨下陷 4～5cm
  频率：成年人推荐 100 次/分

后期复苏
- 建立有效的呼吸：简易人工呼吸器、气管切开或气管插管
- 建立有效静脉通道：至少两条
- 药物治疗：肾上腺素、利多卡因、碳酸氢钠、阿托品等
- 电除颤：应尽早进行电流冲击心脏使室颤终止

复苏后治疗
- 脑复苏及脑保护
- 防治急性肾衰竭
- 停止生命支持

学习目标

【知识目标】
1. 掌握复苏的概念,心肺初期复苏、后续复苏及复苏后的处理。
2. 熟悉各种常用重症监测的项目及临床治疗意义。
3. 了解重症监测的概念。

【能力目标】运用理论知识体系,熟练掌握心肺初期复苏、后续复苏及复苏后的操作流程。

第一节　外科重症监测治疗

一、概述

重症监测治疗室(ICU)是集中有关专业的知识和技术,先进的监测和治疗设备,对重症病例进行生理功能的监测和积极治疗的专门单位。这种集中重症病例进行监测治疗的方式,针对性强、医疗护理水平高、工作效率高,有利于提高医疗质量,降低病死率和致残率。ICU已成为医院现代化建设的重要内容,是医学医疗水平的重要标志。ICU可分为综合性ICU和专业性ICU两大类。综合ICU主要收治医院各科室的危重患者,一般由专职医师管理,该医师主要负责日常医疗工作,原专科医师定期查房,负责专科处理;专业ICU是各专科把本专业范围内的危重患者进行集中管理和加强监测治疗的病房,由专科医师负责管理。ICU的专业化已成为发展趋势,如冠心病监测治疗病房(CCU)、外科重症监测治疗病房(SICU)和呼吸监测治疗病房(RICU)等。

ICU主要收治那些经过严密监测和治疗后有可能恢复的各类危重患者,主要工作任务是对重症患者的生理功能进行严密监测,及时发现和预测重症患者的病情变化和发展趋势,采取积极有效的措施,防止病情的进展,或进行生命支持治疗以便争取时间治疗原发病。

二、重症监测技术

(一)呼吸功能监测与治疗

1. 呼吸功能监测

主要监测肺通气、肺氧合和呼吸机械功能,以协助判断肺功能的损害程度,治疗效果以及组织器官对氧的输送和利用状况。常用的呼吸功能监测参数见表8-1。

2. 呼吸治疗

①氧治疗:指吸入不同浓度的氧,使吸入氧浓度(FiO_2)高于大气的氧浓度,从而提高动脉血氧分压(PaO_2),以缓解或纠正机体缺氧状态,是治疗低氧血症的方法之一。但是,氧治疗只是预防或改善组织低氧的一种暂时性措施,不能替代对根本病因的治疗。供氧的方法有高流量系统和低流量系统。②机械通气:是应用呼吸机进行人工通气治疗呼吸功能不全的有效方法。其主要作用是增加肺泡通气,减少患者呼吸做功和改善氧合,支持呼吸和循环功能,是抢救危重患者的重要措施。机械通气的适应证如下(表8-2)。

表 8-1　常用呼吸功能监测参数

参数	正常值	机械通气指征
潮气量（Vr,ml/kg）	5～7	—
呼吸频率（RR,BPM）	12～20	＞35
死腔量/潮气量（VD/Vr）	0.25～0.40	＞0.60
二氧化碳分压（PaCO₂,mmHg）	35～40	＞55
氧分压（PaO₂,mmHg）	80～100	＜70(吸 O₂)
血氧饱和度（SaO₂,%）	96～100	—
肺内分流量（Qs/Qr,%）	3～5	＞20
肺活量（VC,ml/kg）	65～75	＜15
最大吸气量（MIF,cmH₂O）	75～100	＜25

注：1mmHg＝0.13kPa；1cmH₂O＝0.098kPa

表 8-2　机械通气的适应证

预防性机械通气	治疗性机械通气
长时间休克	心肺脑复苏后期治疗
严重阻塞性肺部疾病患者行胸腹部术后	通气功能不全或衰竭
严重败血症	换气功能衰竭
明显代谢紊乱	呼吸机械功能失调或丧失
心脏术后或心脏储备功能降低或冠状动脉供血不足的患者进行大手术后	非特异性衰竭者,不能代偿呼吸功能做功的增加
恶病质	

(二)循环系统的监测与治疗

1.循环功能监测

心电图是危重患者的常规监测项目,监测心电图的目的是了解心率的快慢,便于心律失常类型的诊断及心肌缺血的诊断等。血流动力学监测,尤其是有创伤性监测,可以实时反映患者循环状态,并可根据测定的心排血量和其他参数计算出血流动力学的相关数据(表 8-3),为临床诊断、治疗和预后的评估提供可靠的依据。

2.根据监测结果决定基本治疗原则

连续监测循环功能有利于循环状态的判断和治疗原则的确定。当肺毛细血管楔压(PC-WP)低于 1.3kPa(10mmHg),表示心脏前负荷降低,有效血容量不足,可参考血细胞比容和血浆渗透压输入晶体液、胶体液或全血。当 PCWP 大于 2.4kPa(18mmHg)时,表明心脏前负荷升高,利用利尿药或血管扩张药降低前负荷,可使 PCWP 降低,保护心肌功能,心排血量(CO)增加。当外周血管总阻力(TRP)低于 100(kPa·s)/L 时,表示心脏后负荷降低,应先补充血容量,并可辅以适量血管收缩药物治疗。当 TRP 大于 200(kPa·s)/L 时,表示心脏后负荷升高,应用血管扩张药可使心搏出量(SV)和 CO 增加,并降低心肌耗氧量。当心肌收缩力降低时,表现为心脏指数(CI)和左心室做功指数(LVSWI)降低,可用正性肌力药物治疗,必要时应用主动脉内球囊反搏辅助。当心肌收缩力增强,心率增快,血压升高时,心肌耗氧量增加,可给予钙离子通道阻断药或β-肾上腺素能受体阻滞药治疗。

表 8-3　血流动力学参数及正常值

参数	正常值
动脉血压(AP)	12.0~18.7/8.0~12.0kPa(90~140/60~90mmHg)
中心静脉压(CVP)	0.49~0.98kPa(5~10cmH$_2$O)
肺动脉压(PAP)	1.3~2.9kPa(10~22mmHg)
肺毛细血管楔压(PCWP)	0.8~2kPa(6~15mmHg)
心排血量(CO)	5~6L/min
心脏指数(CI)	2.8~4.2L/(min·m^2)
心搏出量(SV)	60~90ml/beat
心搏指数(SI)	40~60ml/(beat·m^2)
左心室做功指数(LVSWI)	45~60g·m/m^2
右心室做功指数(RVSWI)	5~10g·m/m^2
外周血管总阻力(TRP)	90~150kPa·s/L
肺血管阻力(PVR)	15~25kPa·s/L

(三)营养支持

营养支持是治疗外科危重患者的一个重要措施,尤其是对严重创伤、手术或感染的患者。目的是有效供给患者能量和营养物质,促进患者对能量的利用。合理的营养支持可减轻蛋白质消耗和营养不良,维持机体重要脏器的结构和功能,从而降低危重患者的并发症和病死率。

第二节　心肺脑复苏

一、概述

随着医学的发展,现代医学将有关抢救各种危重患者所采取的措施统称为复苏。早期的"复苏"主要是指"心肺复苏"(CPR),是针对呼吸和循环骤停所采取的抢救措施,以人工呼吸代替患者的自主呼吸,以心脏按压形成暂时的人工循环并诱发心脏的自主搏动。但是,心肺复苏成功的关键不仅是自主呼吸和心跳的恢复,更重要的是中枢神经系统功能的恢复。脑细胞对缺氧最敏感,脑停止血流4~6分钟,脑内ATP就会耗竭。维持脑组织的灌流是心肺复苏的重点,一开始就应积极防治脑细胞的缺氧性损伤。因此,现在将"心肺复苏"扩展为"心肺脑复苏"(CPCR),并将其分为3个阶段:初级复苏(BLS)、后期复苏(ALS)和复苏后治疗(PRT)。

二、初级复苏

初级复苏(BLS)是呼吸、循环骤停的现场急救措施,主要任务是迅速恢复生命器官(特别是心脏和脑)的血液灌流和供氧。初级复苏的基本措施:畅通气道(airway)、人工呼吸(breathing)和人工循环(circulation),常称为 ABC 程序。

(一)呼吸道通畅

呼吸道畅通是进行人工呼吸的先决条件。常用的方法:仰头举颏,即抢救人员将手置于患者额部加压使头后仰,另一手抬举下颌,使口腔直轴与气道成一直线,解除舌后坠以利于通气。若有气道阻塞,对于口内较浅的异物,可用示指抠出;深部甚至声门附近的气管内异物,可试用按压腹部法,通过胸膜腔内压剧增,将气管内异物冲出,有条件时可通过放置口咽或鼻咽通气道、气管插管等方法,保持呼吸道畅通。

(二)人工呼吸

现场简单有效的通气方法是口对口人工呼吸。口对口人工呼吸过程如下:在通畅气道的前提下,以一手拇指和示指将患者的鼻孔捏闭,操作者深吸一口气后,对准患者口部用力吹气。每次吹气完毕,操作者即将口移开并做深吸气,同时松开鼻孔,凭患者胸肺的弹性被动地完成呼气,然后给予另一次吹气。在操作过程中,操作者应观察患者胸廓起伏情况,阻力是否过大,否则应调整呼吸道的位置或清除呼吸道内分泌物或异物。

(三)人工循环

建立人工循环的方法是心脏按压,可分为胸外心脏按压和开胸心脏按压,常用胸外心脏按压。在进行胸外心脏按压时,患者须仰卧于地面或硬板床上。操作者立于或跪于患者一侧,以一手掌置于患者胸骨中、下 1/3 交界处,另一只手掌交叉重叠在该手背上,肘关节伸直,借助双臂和躯体重量垂直下压,使胸骨下陷 4～5cm 即放松胸骨,但双手不离开胸壁。如此反复进行,按压时心脏排血,松开时心脏再充盈,形成人工循环。一般成年人推荐按压频率为至少100 次/分,每次按压与松开时间相等。根据 2005 年国际心肺复苏指南,无论单人还是双人进行心肺复苏时,心脏按压次数与人工呼吸的次数之比均是 30∶2(心脏按压 30 次,进行口对口人工呼吸 2 次)。心脏按压有效性判断的标准:①能扪及颈、股动脉搏动;②口唇、面色、甲床等处颜色由发绀转为红润;③胸廓有起伏,自主呼吸恢复;④散大的瞳孔逐渐变小,有时可有对光反射;⑤昏迷变浅,出现反射或挣扎。

三、后期复苏

后期复苏(ALS)是初级复苏的延续,这一阶段的主要内容包括:建立有效的呼吸;建立有效静脉通路,补充体液;使用药物、除颤或起搏等方法维持患者循环功能稳定。

(一)建立有效的呼吸

为保证呼吸道通畅,可放置口咽或鼻咽通气道,采用简易人工呼吸器进行人工呼吸,为获得最佳的肺泡通气和供氧或需进行机械通气治疗者,应施行气管内插管,对不适合气管插管患者可行气管切开术。

(二)建立有效静脉通道

心脏停搏后应建立至少两条静脉通道,便于维持水、电解质及酸碱平衡和各种抢救药物的静脉输入。

(三)药物治疗

复苏时用药的目的是为了激发心脏复跳并增加心肌收缩力,防治心律失常,纠正酸碱平衡失调,补充体液和电解质。

(1)肾上腺素　是心肺复苏中的首选药物,具有 α 与 β 肾上腺素能受体兴奋作用,兴奋窦房结有助于自主心律的恢复;α 受体兴奋作用可使外周血管阻力增加,而不增加冠状动脉和脑血管的阻力,因此可增加心肌和脑的灌流量;兴奋心肌使心室纤颤由细颤变为粗颤,提高电除颤成功率。肾上腺素成年人首次量 0.5～1.0mg,必要时每 3～5 分钟重复 1 次。用药途径以静脉给药为主,也可气管内给药,目前不主张心内注射给药,因为心内注射并发症较多。

(2)利多卡因及溴苄胺　利多卡因是目前治疗室性心律失常的首选药物,尤其适用于治疗室性期前收缩或阵发性室性心动过速。利多卡因可提高室颤阈,抑制室性心律。对于除颤后再次出现室颤而需反复除颤的病例,可使心肌的激惹性降低,可缓解心室纤颤的复发。初始量为 1.0～1.5mg/kg,缓慢静脉注射,必要时可重复使用,亦可以 2.0～4.0mg/min 的速度静脉滴注。若治疗效果不好,可选用溴苄胺,初始量 5mg/kg,5 分钟后可再用 10mg/kg 静脉注射。

(3)碳酸氢钠　为复苏时纠正急性代谢性酸中毒的主要药物。心搏呼吸骤停后,全身组织缺血缺氧,酸性代谢物质蓄积,可引起呼吸-代谢混合性酸中毒。严重酸中毒(pH<7.20)可影响血管壁对儿茶酚胺的敏感性,降低心肌收缩力。因此,有必要给予 5%碳酸氢钠溶液纠正酸中毒,初始量一般 1mmol/kg,10 分钟后可重复初始量的 1/2 即可。最好应根据血液 pH 和动脉血气分析结果来指导碳酸氢钠等碱性药物的使用。

(4)阿托品　可抑制迷走神经的张力,提高窦房结的兴奋性和改善房室传导,主要用于治疗窦性心动过缓,尤其适用于有严重窦性心动过缓合并低血压、低组织灌注或合并频发室性期前收缩者。心脏停搏时阿托品的用量为 1.0mg 静脉注射,心动过缓时的首剂量为 0.5mg,每隔 5 分钟可重复给药 1 次,直到心率恢复达 60 次/分以上。阿托品总量不超过 0.4mg/kg。

(5)钙剂　钙离子能增强心肌的张力和收缩力,延长心脏的收缩期,但可提高心肌的激惹性,有诱发心肌缺血和心肌梗死的危险性,故要慎用。适用于高钾血症或低钙引起的心搏骤停,成年人常用 10%的氯化钙 2.5～5.0ml 缓慢静脉注射。

(四)电除颤

心室纤颤是心搏骤停的最常见类型,电除颤是以一定的电流冲击心脏使室颤终止的方法,应尽早进行。胸外除颤时将一电极板放在靠近胸骨右缘的第二肋间,另一电极板置于左胸壁心尖部。电极下应垫以盐水纱布或导电糊并紧贴胸壁,以免局部烧伤和降低除颤效果。胸外除颤成年人首次能量选用 200J,无效时可增加至 300J,必要时可增加到 360J,连续进行 3 次。胸内除颤成年人用 20～80J。如果除颤不成功,应继续做胸外心脏按压和人工呼吸。

四、复苏后治疗

复苏后治疗(PRT)是初级复苏和后期复苏的延续,主要针对原发病或并发症进行处理。主要内容包括:维持呼吸和循环功能的稳定、防治多器官功能衰竭和缺氧性脑损伤。

(一)维持有效的呼吸和循环功能

呼吸和循环功能的稳定对于复苏的成功具有决定意义,因此在复苏后期必须严密监测呼吸和循环功能。氧合功能对复苏后治疗,尤其是心、脑功能的恢复十分重要。如果发生低氧血症,可直接影响对心、脑的氧供。良好的通气功能有利于降低颅内压,减缓脑水肿的发生。若循环功能不稳定,表现为低血压和组织器官灌注不足,应对有效循环血量及左心室功能进行评估,重症患者应监测血流动力学指标,并及时纠正。

(二)脑复苏及脑保护

脑复苏是指心搏骤停后防治或减轻缺氧性脑损伤所采取的措施和保护性方法,主要任务是防治脑水肿和颅内压增高,以减轻或避免脑组织的缺血-再灌注损伤,最大限度地保护脑细胞功能。

1.脱水利尿

应在血压恢复后尽早进行,一般以渗透性利尿药为主,快速利尿药为辅助措施。甘露醇是最常用的渗透性利尿药,必要时加用呋塞米保证利尿效果。在脱水利尿时,应以细胞内液和血管外液减少为主,血容量不能减少,还应保持正常或稍高于正常。

2.低温

低温可降低脑的代谢率,减少耗氧量,减轻脑细胞水肿,减轻或制止脑细胞损害的程度,有利于脑细胞功能的恢复。低温还有抑制氧自由基的产生,保护血-脑屏障完整性的作用。在实施降温疗法时要做到及早降温、头部为主,一般维持直肠温度在33℃左右。在降温过程中给予镇静解痉药物预防和控制寒战反应。

3.糖皮质激素

肾上腺皮质激素具有稳定血-脑屏障,预防和减轻脑细胞水肿的作用。激素的应用宜采用冲击疗法,心脏停搏的当时可静脉滴注氢化可的松 100～200mg,以后用地塞米松20～30mg/24h。为预防糖皮质激素的并发症,一般使用 3～4 天即可全部停药。

4.其他

①高压氧治疗。高压氧可使血氧含量增高,改善脑组织缺氧,增加脑组织的储氧量和脑脊液的含氧量,迅速纠正脑细胞缺氧和酸中毒,延缓或控制脑水肿的发生。②肌肉松弛药和过度通气。肌松药可降低肌肉活动氧耗,制止寒战反应,有助于脑组织的氧供和加速降温过程;过度通气可降低颅内压,减轻脑水肿,有助于脑循环自动调节功能的恢复。③营养支持和改善脑代谢。营养支持可提供脑细胞必需的物质和能量,改善脑组织代谢,防治和减少有害物质的产生,还可促进苏醒,减少脑缺氧后遗症的发生。常用的药物有 ATP、辅酶 A、细胞色素 C、胞磷胆碱等。

(三)防治急性肾衰竭

心搏骤停、复苏后持续低灌注状态、大量收缩血管药物的使用及神经内分泌因素的影响,复苏后可并发急性肾衰竭。一旦合并急性肾衰竭,病死率明显提高。有效的预防措施是维持循环的稳定,尽量避免使用使肾血管严重收缩及损坏肾功能的药物,纠正酸中毒及使用肾血管扩张的药物(如小剂量多巴胺)等都是保护肾功能的措施。复苏后应监测肾功能,以便早期发现肾功能的改变和采取及时有效的处理。

(四)终止复苏和停止生命支持

做出终止复苏决定时,医师应认真考虑诸多因素,包括 CPR 的开始时间、开始除颤时间、合并症、心搏骤停前状态、骤停前心律等。这些因素中没有单独的一项或几项组合可以准确预测预后。

在反复发作性、难治性心室纤颤或室性心动过速的新生儿和儿童、药物中毒者、低体温者均应延长复苏时间。

在缺乏好转迹象时,延长复苏时间成功率不高。无论多长时间,如果自主循环恢复,有必要延长复苏时间。其他情况,如药物过量和严重低体温,应考虑延长复苏时间。

停止生命支持:如果医师和患者监护人共同认定治疗无法达到目标,或如果继续治疗的负担超过其利益时,确定终止生命是可以接受的。有些患者在心搏骤停和自主循环恢复后意识不再恢复。大多数成年患者,在心搏骤停后持续昏迷(格拉斯哥积分 GCS<5 分)超过 2～3 天,其预后较差。

 目标检测

一、简答题

1. 简述重症监测与复苏的概念。

2. 简述重症监测技术及治疗原则。

3. 简述各期复苏的基本步骤与措施。

二、病案分析

男性,67 岁。近两年无任何原因出现胸闷、心慌等症状,医院就诊后以"冠心病"治疗,今晨上厕所后突然出现心前区闷痛,昏迷不醒,家属拨打 120 接至医院,入院见患者呼吸心跳停止,请做出初步诊断,指出如何抢救。

第九章 围手术期处理

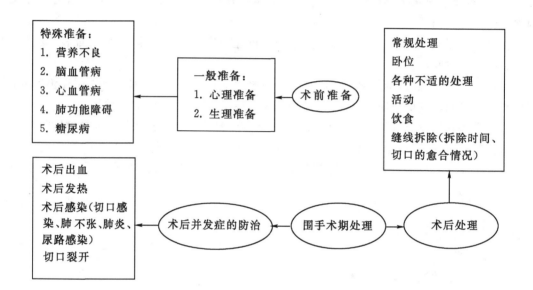

学习目标

【知识目标】

1.掌握手术前准备原则及手术后的处理原则。

2.熟悉术后并发症的防治方法。

【能力目标】运用理论知识体系,能够对围手术期患者作出正确处理。

围手术期处理是为患者手术做准备和促进术后康复。手术是外科治疗疾病的重要手段,也是取得治疗效果的关键环节,但一次可以成功的手术,完全可能毁于术前准备的疏忽和术后处理的不当。因此,外科医生要像认真对待手术操作一样,重视外科围手术期的处理。

第一节 手术前准备

一、手术的类型

手术前准备与手术的类型有密切关系。外科手术种类繁多,按照手术的急缓程度,可分为三大类。

(1)择期手术 一般慢性疾病,病情发展较缓慢,短时间内不会发生很大变化,手术的时间可选择在患者的最佳状态下进行。如可复性腹股沟疝修补术和无并发症的消化性溃疡的胃大部切除术等。手术可选择在做好充分准备和条件成熟的情况下进行。

(2)限期手术 有些疾病如恶性肿瘤、甲状腺功能亢进等,手术前准备的时间不能任意延长,否则会失去手术的时机。为了取得较好的手术效果,要在尽可能短的时间内有计划地完成各项准备工作,及时完成手术,这类疾病的手术称为限制性手术。

(3)急诊手术 各种创伤、急性大出血和急腹症等,属于急症手术。这类患者发病急,病情发展快,只能在一些必要环节上,分秒必争地完成准备工作,及时手术,否则将会延误治疗,造成严重后果。

二、心理准备

多数患者术前有恐惧感。患者住院后,由于生活环境的改变和工作的暂时中断,特别是对自身疾病的种种猜疑,对即将进行的手术治疗,怀着各种各样的顾虑:害怕麻醉不满意而术中疼痛,担心手术后不能坚持工作和丧失劳动力,对肿瘤根治性手术的效果悲观失望等。医护人员应和家属、亲友一起共同做细致的思想工作,有针对性地解除患者的各种忧虑,增强患者与疾病斗争的信心。同时,医生和护士要以优质服务和满腔的热忱,无微不至的关怀,使者对手术充满信心,让患者从医护人员的言行中,建立起对手术的安全感和必胜的信念。

三、患者对手术的耐受能力

根据病变程度、主要脏器功能状态及全身健康情况,可将患者对手术的耐受性分为两类:耐受力良好和耐受力不良。耐受力良好的患者,经过一段时间一般准备后即可进行手术。耐受力不良的患者,需要对主要脏器的功能进行认真检查,有针对性做好细致的特殊准备后,才能考虑手术。

四、手术前的一般准备

1. 适应性锻炼

长期吸烟者,住院后应立即戒烟。要求特殊体位下手术的患者(如甲状腺手术,术中取头后仰、颈部过伸姿势),术前2~3天应在医生指导下,进行相应的训练。术后病情需要较长时间卧床者,术前应进行卧床大小便的练习。

2. 饮食的管理

中小手术饮食一般不需严格限制,必要时需在术前12小时禁食、6小时禁饮,以防麻醉和手术过程中发生呕吐而误吸入肺。胃肠道的较大手术,术前24~48小时开始改成流质饮食,有幽门梗阻、慢性结肠梗阻者,禁食的时间还要提前。

3. 肠道的处理

局麻下的一般手术,肠道无须准备。需要全麻和硬膜外麻醉者,手术前一日晚和手术当日清晨各灌肠一次,排出积存的粪便,可减轻术后的腹胀,并防止麻醉后肛门松弛、粪便污染手术台。肛门和直肠常规手术如痔切除等,应进行清洁灌肠,结、直肠的大手术(如直肠癌根治术),术前3~5天即开始每晚灌肠一次,并口服肠道抗菌药物2~3天。

4. 手术前用药

体质差伴营养不良的患者,术前数日可适当输入适量的白蛋白液、复方氨基酸等,并口服各种维生素。恶性肿瘤如胃癌、大肠癌患者可辅以免疫治疗,可选用特异性转移因子,白细胞介素-2及干扰素等。手术复杂和时间较长或在感染区内的手术,术前48小时开始预防性应用抗生素,可使手术过程中血液内和手术野内保持一定浓度的抗生素,对减少术后切口感染的发生有一定作用。

5. 手术部位的皮肤准备

病情允许时,患者在术前一日应洗澡、洗头和修剪指(趾)甲,并更换清洁的衣服,按各专科的要求剃去手术部位的毛发,清除皮肤污垢,范围一般应包括手术区周围15~20cm,剃毛时应避免损伤皮肤。备皮的时间,多数在手术前一日完成,部分骨、关节手术,无菌要求较严格,皮肤的准备应连续进行三日。手术前日晚主管医师应该仔细检查皮肤准备情况,如发现切口附近皮肤有破损、毛囊炎,应推迟手术日期。

五、术前的特殊准备

对手术耐受力不良的患者,除了要做好一般的术前准备外,还需根据患者的具体情况,作好特殊准备。

1. 营养不良

营养不良的患者常伴有低蛋白血症,往往与贫血、血容量减少同时存在,因而耐受失血、休克的能力降低。低蛋白状况可引起组织水肿,影响愈合;营养不良的患者抵抗力低下,容易并发感染。如果血浆白蛋白测定值在30~35g/L,应补充富含蛋白质饮食予以纠正;如果低于30g/L,则需通过输入血浆、人体白蛋白制剂才能在较短的时间内纠正低蛋白血症。

2. 高血压

患者血压在160/100mmHg以下,可不必作特殊准备。血压过高者,麻醉和手术应激可并发脑血管意外和充血性心力衰竭等危险,术前应选用合适的降血压药物,使血压保持在一定水平,但并不要求降至正常后才做手术。

3. 心脏病

伴有心脏疾患的患者,施行手术的死亡率无疑将高于非心脏病者,心脏病的类型与手术耐受力有关。手术前准备的注意事项:①长期使用低盐饮食和利尿药物,已有水和电解质紊乱的患者,术前应予纠正。②伴有贫血的患者携氧能力差,对心肌供氧有影响,术前应少量多次输血矫正贫血。③有心律失常者,如为偶发的室性期前收缩,一般不需要特别处理。如有心房纤维颤动伴有心室率增快者,或确定为冠心病并出现心动过缓者,都应通过有效的内科治疗,尽可能使心率控制在正常范围内。④急性心肌梗死患者发病后6个月内,不宜施行择期手术;6个月以上且无心绞痛发作者,可在良好的监护条件下施行手术。心力衰竭患者,最好在心力衰竭控制3～4周后,再施行手术。

4. 呼吸功能障碍

呼吸功能不全的主要表现是轻微活动后就出现呼吸困难。哮喘和肺气肿是两个最常见的慢性阻塞性肺功能不全疾病。凡有呼吸功能不全的患者,术前都应作血气分析和肺功能检查。术前准备应包括:①停止吸烟2周,鼓励患者多练习深呼吸和咳嗽,以增加肺通气量和排出呼吸道分泌物。②应用麻黄碱、氨茶碱等支气管扩张剂以及异丙肾上腺素等雾化吸入剂,对阻塞性肺功能不全有较好的作用,可增加肺活量。经常发作哮喘的患者,可口服地塞米松等药物,以减轻支气管黏膜水肿。③痰液稠厚的患者,可采用雾化吸入,或口服药物使痰液稀薄,易于咳出。④麻醉前给药要适量,以免抑制呼吸。⑤重度肺功能不全及并发感染者,必须采取积极措施,改善肺功能、控制感染后才能施行手术。⑥急性呼吸系统感染者,如为择期手术,应推迟到治愈后1～2周,如为急症手术,需用抗生素并避免吸入麻醉。

5. 肝疾病

肝炎和肝硬化是最常见的肝疾病。术前(尤其是大中手术)都应作各项肝功能检查,以便发现事实上存在的肝功能损害。许多肝功能损害患者经过一段时间内科治疗后,能得到明显改善。如:高糖、高蛋白质饮食、改善营养状况;小量多次输给新鲜血液或血清蛋白制剂。同时应补充多种维生素。一般来说,肝功能轻度损害者,不影响手术耐受力,肝功能损害较严重或濒于失代偿者,手术耐受力显著削弱,必须经过较长时间严格准备,方可施行择期手术;至于肝功能有严重损害,表现有明显营养不良、腹水、黄疸者,或急性肝炎患者,除急症抢救外,多不宜施行手术。

6. 肾疾病

麻醉、手术创伤都会加重肾的负担。因此,凡有肾病者,都应进行肾功能检查。根据24小时内生肌酐廓清率和血尿素氮测定值判断,肾功能损害的程度大致可分三类,即轻、中和重度。对于轻、中度肾功能损害患者,经过适当的内科疗法处理,都能较好地耐受手术;重度损害者,需要在有效的透析疗法处理后,才能实施手术。

7. 糖尿病

糖尿病患者的手术耐受力差,术前应控制血糖水平,纠正水、电解质代谢紊乱和酸中毒,改善营养状况。择期手术的糖尿病患者,术前血糖宜控制在 $7.28～8.33mmol/L$ 较为适宜,尿糖±或+。这样既不致因胰岛素过多而发生低血糖,也不致因胰岛素过少而发生酸中毒。手术应在当日尽早施行,以缩短术前禁食时间,避免发生酮症酸中毒。可按5:1的比例(葡萄糖

5g 加胰岛素 1U），在葡萄糖溶液中加入胰岛素。术后，根据 4～6 小时尿糖测定结果，确定胰岛素用量。

六、术前 24 小时内的准备

（1）查好血型及输血前的交叉配血试验，并根据手术的需要提前向血库预约一定数量的全血和血浆。

（2）完成各项皮试：如麻醉药品及抗生素皮试，将皮试结果即时填写在医嘱单上。

（3）签好手术同意书：主要脏器的手术、创伤较大、并发症多的大手术，术前均需向家属或单位交代清楚，并签好手术同意书。

（4）组织术前讨论，制定手术方案：主要脏器大手术及病情危重的手术，应组织有关人员参加讨论，并作详细记录。

（5）消化道手术，于手术日清晨放好胃肠减压管。会阴及盆腔的手术，必要时术前留置导尿。

（6）术中需要行放射线造影、特殊化验检查和冰冻切片检查时，主管医师应在手术前一日与有关科室取得联系。

（7）遵照麻醉医师的术前医嘱，按时给药。精神特别紧张的患者，术前 30 分钟可给一次量的镇静药。

七、急诊手术前的准备

除特别紧急的情况，如呼吸道梗阻、心跳骤停、脑疝及大出血等外，大多数急诊室患者，仍需争取时间完成必要的准备。首先在不延误病情的前提下，进行必要的术前准备，尽量做出正确的估计，拟订出较为切合实际的手术方案。其次要立即建立通畅的静脉通道，补充适量的液体和血液，如为不能控制的大出血，应在快速输血的同时进行手术止血。伴有中毒性休克的患者，术前即应开始抗感染治疗，同时要纠正水、电解质紊乱，迅速扩容改善微循环，必要时辅助以升压药及利尿药，待休克情况有所改善时，再行手术治疗。

第二节　手术后处理

手术后处理的目的是根据病情和手术的具体情况不同，在手术后进行必要的治疗处理措施，最大限度地减轻患者痛苦和不适，预防并发症的发生，使患者能顺利地恢复健康。

一、手术后的一般处理

1. 患者去手术室后

要整好床铺，准备好输液架、胃肠减压器、氧气瓶及引流瓶等。少数患者尚需要准备气管切开包和吸痰器，以及专科所需的急救药品和器材。

2. 患者卧床期间

保持床铺和被褥的整洁。加强口腔护理，协助患者勤翻身、咳嗽和活动四肢，减少并发症的发生。保证患者进食和饮水，协助并及时处理其大小便。

3.严密观察病情的变化

重危患者和主要脏器手术后,应保持病室的安静,按时观察和记录生命体征的变化。接好各种管道,并保证其通畅,准确记录排出量及其性质。

二、患者的体位

手术后患者的卧床姿势取决于麻醉方法、手术部位和方式,以及患者的全身情况。全麻未清醒之前,应平卧并将头转向一侧,以防呕吐物的误吸。硬膜外麻醉和腰麻手术后,应去枕平卧 6 小时,可减少麻醉后并发症如头痛的发生。胸部、腹部和颈部的手术,如病情允许,常采用半卧位,有利于呼吸和循环。腹腔有感染时,半卧体位还有利于炎性渗出物聚集于盆腔,预防膈下脓肿的发生,一旦在盆腔形成残余脓肿,手术引流也较为方便。颅脑手术后,以上身抬高 $15°\sim30°$ 的斜坡位较好,可减轻脑水肿的发生。脊柱或臀部手术后,常采用仰卧位或俯卧位。

三、饮食的管理

一般中小手术后,饮食不需严格的限制。较大的手术,特别是食道和胃肠手术后,进食的时间和饮食的种类取决于病变的性质和手术的方式。由于手术创伤的影响,麻醉和镇痛药物的作用,术后短时间内患者食欲有所减退。另外,腹部手术后胃肠道蠕动功能的恢复需要 24~48 小时,患者已有正常排气和排便后,才能开始进食。口服饮食的原则是先从容易消化吸收的流质开始,逐步过渡到半流质,最后恢复到正常的普通饮食。要素饮食已广泛地应用于临床,它可提供足够的热量和蛋白质,是胃肠道手术前后较为理想的饮食。严重的消化道外瘘和主要脏器的复杂手术,对营养的要求较为严格,可在术前 5~7 天开始实施完全胃肠道外营养,以提供足够的热源和氮源,满足患者正氮平衡的需要。

四、输液与输血

禁食期间,每日应由外周静脉补入一定数量的葡萄糖、盐水和电解质。成年人每日补液总量为 2500~3500ml,其中等渗盐水不超过 500ml,其余液体由 5% 和 10% 的葡萄糖液补充。3 日后仍不能进食者,每日可静脉补钾 3~4g,如有大量的额外丢失(如胃肠减压、胆瘘或胰瘘),应如数补入。术后有严重低蛋白血症者,可间断补入复方氨基酸、人体白蛋白和血浆,有利于手术创口的愈合。慢性失血伴贫血的患者,术后应继续给予输血,以保证手术的成功。

五、术后的早期活动

局麻下的一般性手术,只要病情允许,术后应尽量早的开始活动。重症患者和大手术后的患者,次日即可在医护人员指导和帮助下,做深呼吸运动和四肢的伸屈运动,并逐步增加活动量和活动范围。无禁忌者,第二天即可逐渐坐起,并在搀扶下离床走动,时间可慢慢延长。也可坐位时拍打患者背部,同时让患者用力咳嗽,有利于肺的膨胀。早期活动可改善呼吸和循环,减少肺部并发症和下肢深静脉血栓形成的机会,也有利于胃肠道和膀胱功能的迅速恢复。

六、各种管道的处理

由于治疗上的需要,手术后的患者常常带有各种管道,因放置管的目的不同,各管道拔出的时间不尽相同,个别管道可能是永久性的。因此,必须认真管理,既要发挥各管道的治疗作用，又要防止因管道所产生的并发症。

1. 胃肠减压管

上腹部手术前常规经鼻腔向胃内放置一减压用的橡胶管或硅胶管，术后接在胃肠减压器上，并需保留管道一段时间。留管期间应保持该管的通畅，确实起到减压作用，同时每日准确记录引流物的总量，并观察其性质有无异常。胃肠减压的目的是防止术后胃肠道过度膨胀，减少对呼吸的影响和有利于胃肠道吻合口愈合。留管时间在非胃肠道的手术为 24～48 小时，胃肠道手术则 3～7 天不等，待患者能自行排气或已大便时即可拔出。

2. 留置导尿管

肛门和盆腔的手术后，常留有导尿管，留管时间长短不等，少数可长达 1～2 周。留管期间应记录每日尿量，定时更换外接管和引流瓶，应防止尿管过早脱出。留置时间较长的导尿管，应用呋喃西林溶液冲洗膀胱，拔管前数日可先试夹管，每 4 小时开放一次，以促使膀胱功能的恢复。

3. 营养性造瘘等

不能切除的晚期食管癌或胃癌伴有梗阻时，有时需行胃或空肠造瘘，留置一较粗的软橡胶管。通过永久性造瘘灌注营养物质（如混合奶或要素饮食），延长患者的生存期。应防止造瘘管的脱出，灌注营养液后，要适当冲洗管腔，保持造瘘管的通畅和清洁。

4. 体腔与内脏的引流管

手术后的胸腔引流管、膈下引流管和总胆管内的"T"型引流管等，在治疗上有重要意义。术后应仔细观察引流物数量和性质方面的变化，定时更换外接管及引流瓶，保持清洁，防止脱出。引流管留置的时间差异较大，确实达到治疗目的后，才能考虑拔管。关于拔管的方法、步骤及适应证，可参考各有关章节。

5. 深静脉营养管

严防硅胶管的脱出和阻塞，及时更换营养液，预防空气栓塞的发生，每晚更换输液附件，导管和输液针头连接处要用无菌纱布包好，减少污染。导管的皮肤入口处定期消毒，涂以抗生素软膏。如穿刺部位出现明显的炎症迹象，或是导管已完全阻塞，应提前拔出导管。

七、手术切口的处理

1. 无感染的缝合切口

缝合切口无感染时应按时拆除缝合线，并根据切口愈合情况，按统一要求做出准确的记录。

（1）拆线的时间　经临床观察无任何感染迹象的切口，不应随意更换敷料。结合患者的年龄、营养状态、手术部位和切口的大小等情况，决定缝线拆除的时间。头面部和颈部血运丰富，切口愈合较快，术后 4～5 天即可拆线；胸腹部切口需 7～9 天；下肢、腰背部切口需 10～14 天；腹部的减张缝合线的拆除时间不得少于 2 周。较长的腹部切口，可分次拆线，或拆除缝线后继续用腹带包扎 1～2 天。切口一旦发生感染，拆线的时间应该提前。

（2）切口的分类和愈合的记录　根据手术中的无菌程度，通常将缝合的切口分为三类，分别用罗马字Ⅰ、Ⅱ、Ⅲ来表示。而切口愈合的情况也分为三级，分别用甲、乙和丙来表示。每一个患者出院时都要对切口的愈合等级做出正确的记录如Ⅰ/甲、Ⅰ/乙、Ⅱ/甲或Ⅲ/丙等。

2. 引流切口的处理

部分手术为了防止术后切口内积血或积液,术毕于切口内留置橡皮条或细橡皮管作为引流用,一般 24～48 小时后拔出。手术创面较大,渗出物较多时,可适当延长时间,但要经常更换已被浸透的敷料,防止切口的感染。腹腔内的烟卷引流,从 24 小时后,逐日转动并拔出少许,直到全部拔完。

3. 感染切口的处理

切口一旦发生感染,应及时拆除缝线,敞开伤口充分引流。更换敷料时,要仔细清除异物和坏死组织,脓性分泌物应作需氧菌和厌氧菌的培养及药敏试验,以便能准确的选用有效的抗生素。若感染逐渐控制,肉芽组织迅速生长,可争取二期缝合,以缩短病程。

八、手术后的对症处理

1. 切口疼痛

麻醉作用消失后,切口即开始疼痛,24 小时内达到高峰,约持续 48～72 小时。疼痛的程度与手术的大小、部位和患者的耐受性有关。疼痛不仅能影响患者的休息,不利于疾病的恢复,而且可能诱发一些并发症的发生。为了减少切口的疼痛,腹部手术后的患者常不敢深呼吸及咳嗽,使肺的膨胀受到影响,增加了肺部并发症的机会;会阴和肛门部的手术后疼痛较为剧烈,可导致排尿困难。解除切口疼痛的方法很多,一般手术口服止痛药即可,大手术后的 1～2 天,可肌注哌替啶 50～100mg,1～2 次,肛门手术后,应 4～6 小时用止痛剂一次,也可据患者具体情况使用镇痛泵。手术后 4～5 天,切口疼痛逐渐加重时,应想到切口感染的可能性。

2. 恶心、呕吐

手术后的恶心、呕吐是麻醉恢复过程中常见的反应,也可能是吗啡一类镇痛剂的副作用。随着麻醉药和镇痛药作用的消失,恶心和呕吐即可停止,不需要特殊的处理。但频繁的呕吐也可能是某些并发症的早期症状之一,呕吐有阵发性腹痛时,应想到机械性肠梗阻的存在。处理上要有针对性,如果无特殊情况,可给以适当的镇静剂或解痉药即可。

3. 腹胀

腹部手术后胃肠道的蠕动功能暂时处于抑制状态,手术创伤愈大,持续时间愈长。胃肠道蠕动功能约在术后 48～72 小时逐渐恢复,大致经过"无蠕动期——不规律蠕动期——规律蠕动期"三个阶段。胃肠蠕动功能未能恢复之前,随着每一次呼吸所咽下的空气,在消化道内大量积存是引起腹胀的主要原因。严重的胃肠胀气可压迫膈肌影响肺的膨胀,压迫下腔静脉使下肢血液回流受阻,增加了深静脉血栓形成的机会。同时,胃肠胀气也使胃肠道本身的吻合口局部张力增大,对愈合有一定的影响。防治术后腹胀的主要措施是持续而有效的胃肠减压,非胃肠道本身的手术,可肌注新斯的明 0.5mg,每 4 小时一次,能促进肠蠕动的恢复。有经验的医生,也可指导患者内服中药(大承气汤)有助于较早的排气和排便。

4. 呃逆

手术后发生呃逆多为暂时性,大多数患者可自行停止,但有时顽固。连续不断的呃逆,不仅影响患者的休息,对切口的愈合也极为不利。呃逆的主要原因是膈肌受到机械性或炎症性刺激的结果,个别患者也可由于进食不当而诱发,顽固的呃逆可能是膈下感染的一个症状,应进一步检查。关于呃逆的处理,可首先试用针刺天突、鸠尾、内关及足三里等穴位,或压迫眶上神经或压迫眼球,有时可以奏效。也可给予安眠药、镇静药和解痉药,极个别患者需封闭膈神经后才能控制。

5.排尿困难

多发生于肛门直肠和盆腔手术后的患者,全身麻醉或椎管内麻醉后也可发生,前者系由于切口疼痛反射性引起膀胱括约肌痉挛,后者是由于排尿反射受到抑制的结果。少数患者由于不习惯于卧床排尿,下腹膨胀有排尿感,但无法排出。处理方法:病情允许时,可协助患者改变姿势(或侧卧或立位)后排尿,也可于膀胱区进行理疗、热敷和按摩,以促进排尿。还可使用氨甲酰胆碱,每次肌注 0.25mg。一般措施无效时,应在无菌操作下予以导尿,并留置尿管 2～3天后拔除。

第三节　术后并发症的防治

虽然外科技术已日臻完善,大多数患者手术后都可顺利康复,重返各自的岗位,但仍有少数患者可发生各种不同的并发症。从总体上可将术后并发症分为两大类:一类为一般性并发症,即各专科手术后共同的并发症如切口感染、出血和肺炎等;另一类为各特定手术的特殊并发症,如胃切除后的倾倒综合征、肺叶切除术后的支气管胸膜瘘。前者将在本节内加以介绍,后者将在专科疾病讲解中进行重点讨论。

一、手术后出血

【病因与病理】手术后出血可发生于术后 24 小时内(称为原发性出血)和术后 7～10 天左右(称为继发性出血)。术中止血不彻底、不完善,如结扎血管的缝线松脱;小血管断端的痉挛及血凝块的覆盖,使创面出血暂时停止而使部分出血点被遗漏,这些是原发性出血的主要原因。由于后期手术野的感染和消化液外渗等因素,使部分血管壁发生坏死、破裂,可导致术后的继发性出血。

【临床表现】原发性出血常开始于手术后的最初几小时。表浅手术后的原发性出血,表现为局部渗血多,并逐渐形成血肿,一般不引起严重后果,如疝修补术后的阴囊血肿。但发生于甲状腺术后的颈部血肿,可压迫气管引起呼吸困难,甚至可突然发生窒息。体腔内的原发性出血,引流管可流出大量鲜血;或术后短期内出现休克,虽然输血补液处理,休克不见好转,甚至加重时则表示内出血量较大。术后 1～2 周内,化脓伤口深部突然出现血块或有鲜血涌出,或大量呕血、黑便、尿血和咳血,这些都是继发性出血的主要表现。严重的出血可发展为出血性休克,后果较为严重。

【防治措施】首先,手术止血要彻底,术毕应用盐水冲洗创面,清除凝血块之后,再仔细结扎每个出血点,较大的血管出血应该缝扎或双重结扎止血较为可靠。术后积极预防感染,减少继发性出血的发生。一旦发生术后出血,应立即输血,并同时做好再次手术止血的准备,如保守治疗无效,应尽早手术探查并止血。再次止血后仍应严密观察,防止再度出血。

二、肺不张与肺炎

【病因与病理】手术后肺部并发症中以肺不张最常见,原因是多方面的。长期吸烟的患者,常伴有慢性气管炎,呼吸道内分泌物较多。而术中及术后应用各种止痛药和镇静剂,又抑制了呼吸道的排痰功能。切口疼痛、术后胃肠胀气和长期卧床,使肺的扩张受到影响。过于黏稠的分泌物无力咳出时,可阻塞小支气管,所属肺泡内的空气被完全吸收后,肺组织萎陷。轻者仅限于肺底部,严重者有大块肺组织萎陷,使纵隔拉向患侧,引起呼吸功能障碍。肺不张常常伴有肺部的感染,使病情更加严重。

【临床表现】少数患者仅在胸片上显示有肺不张,可无任何自觉症状。多数患者表现为术后2~3天开始烦躁不安,呼吸急促,心率增快。严重者伴有发绀、缺氧,甚至血压下降。患者常有咳嗽,但黏稠痰液不易咳出。合并感染时,出现体温升高,白细胞总数增多等。患侧肺叩诊发实,呼吸音消失,有时呈管状呼吸音。胸部透视或拍片,即可确诊。

【防治措施】预防措施:术前1~2周严格禁烟,并积极治疗急、慢性呼吸道感染;术后强调早期活动,帮助患者咳嗽,排出黏痰;进行有效的胃肠减压,减少胃肠胀气对呼吸的影响。想尽一切办法清除支气管的黏痰是治疗的关键,口服祛痰剂,定时作雾化吸入可使黏痰变稀,容易咯出。必要时经导管行气管内吸痰,或在支气管镜直视下吸出黏稠痰。重危或昏迷患者,因无法咳嗽,可考虑行气管切开术。合并肺部感染时,可适当应用抗生素。

三、下肢深静脉血栓形成

【病因与病理】下肢深静脉血栓形成的相关因素:术后长期卧床,下肢静脉回流缓慢;手术创伤和组织的破坏后,大量凝血物质进入血流;盆腔和下腹部手术,可引起静脉壁的损伤,有利于血栓的形成;严重的脱水,血液浓缩,血流缓慢。血栓好发于下肢的深静脉内,尤其多见于左侧腓肠肌静脉丛内,栓子可向上蔓延到股静脉和髂静脉内。已经形成的血栓容易脱落,可引起肺梗塞或致死性的肺动脉栓塞。

【临床表现】一般无全身不适,初期局部体征也不明显,随后患者自觉小腿肌肉疼痛,下肢肿胀。如果髂、股静脉内形成血栓,则整个下肢严肿水肿,皮肤发白或发绀,局部有压痛,浅静脉常有代偿性扩张。血管造影可以确定病变部位。

【防治措施】手术后应加强早期活动,尤其是下肢的主动或被动活动,加速下肢静脉的回流。低分子右旋糖酐静脉点滴,对容易发生静脉栓塞的患者有一定预防作用。如证实为深静脉血栓形成,应卧床休息,抬高患肢,全身应用抗生素,局部理疗,并早期应用链激酶和尿激酶,对血栓的溶解有一定作用。

四、急性胃扩张

【病因与病理】水电解质的紊乱,麻醉面罩下加压呼吸时大量氧气灌入胃内,腹部术后持续性幽门痉挛,严重感染和休克等,均能诱发急性胃扩张。发病后胃壁张力降低,静脉回流障碍,大量体液与电解质进入胃内,使胃容量迅速、急剧增加,胃腔扩大。

【临床表现】患者自觉上腹饱胀和重物感,呈进行性加重。频繁、无力的呕吐,每次呕吐物的量很少,呕吐后自觉症状不减轻,呕吐物为棕绿色或褐色,潜血阳性。严重者呼吸急促,烦躁不安,面色苍白,迅速出现脱水和电解质失调,甚至发生休克。查体见上腹部或全腹部膨隆,伴压痛,振水音阳性。胃管减压时,可吸出大量胃液,随后腹胀有所减轻。

【防治措施】腹部手术后应保持胃肠减压管的通畅,是预防急性胃扩张的主要措施。治疗的方法:立即更换口径较大的胃管,彻底减压,并持续3~4天,以保证胃壁张力的完全恢复。同时应注意纠正水电解质紊乱,必要时输入适量的全血或血浆。

五、泌尿系感染

【病因与病理】手术后泌尿系的任何部位均可并发感染,但以膀胱炎最为常见。各种原因所致的尿潴留,多次导尿和长期留置导尿管等,均容易引起膀胱炎。膀胱的感染又可沿输尿管逆行向上,蔓延到肾盂。导尿本身的刺激,也可引起尿道和尿道球腺的感染。

【临床表现】单纯的尿路感染,主要表现为尿道和尿道口的疼痛,排尿时尤为明显,尿道有脓性分泌物。膀胱炎发生后,则出现膀胱刺激征:尿频、尿急和尿痛,有时伴有排尿困难。如出现发冷、发热和肾区疼痛,则表示肾盂已有感染。

【防治措施】正确预防和治疗尿潴留是减少泌尿系感染的关键。已发生感染时,应碱化尿液,保持充分的尿量和排尿通畅。局部理疗、热敷和口服解痉药物,可解除膀胱颈的痉挛,减轻疼痛,同时可全身应用抗生素。

六、切口感染

【病因与病理】切口感染的发生与患者的体质和病变的性质有一定关系。腹部切口感染的病原菌具有内源性和混合性的特点,主要致病菌有金黄色葡萄球菌、粪链球菌、绿脓杆菌和大肠杆菌。近年来,肠道内的无芽胞厌氧菌,受到临床的重视。切口感染发生的时间大多在术后 7~10 天,个别发生较晚,在 3~4 周后。

【临床表现】手术后 3~4 天,已经正常的体温重新上升,应首先想到切口的感染。如同时出现切口的胀痛和跳痛,应立即进行检查。切口局部肿胀、发红、有明显的压痛,甚至有脓性分泌物由缝合针眼溢出,均说明已发生感染。少数患者可伴有全身症状,有时因感染的位置较深,不易早期发现。

【防治措施】切口感染的预防应遵循的原则:严格无菌操作技术;广谱抗生素的预防性应用;严重污染切口的延期缝合;增强患者的抵抗力等。近年来采用术前单次剂量的甲硝唑静脉滴注或肛门内应用,较明显地降低了腹部手术切口的感染率。感染的早期阶段,及时进行物理治疗,促进炎症的吸收。切口已化脓时,应立即拆除缝合线,扩开切口充分引流,并剪去已经坏死的皮下组织、肌膜和腱膜。脓液应进行需氧菌和厌氧菌两种培养及药敏试验,为选用有效抗菌药物提供依据。为缩短治疗时间,可加强更换敷料,肉芽新鲜的创面行二期缝合。

七、切口裂开

【病因与病理】切口裂开主要发生在腹部的手术切口。裂开的时间大多在术后 1~2 周左右,与下列因素有关:年老体弱,营养不良,慢性贫血等;切口局部张力过大,切口的血肿和化脓感染;缝线过细,缝扎不紧,麻醉不满意情况下缝合时腹膜被撕破;突然咳嗽、用力排便和呕吐,术后胃肠胀气。

【临床表现】患者在一次突然腹部用力后,随之切口疼痛并有血性渗出,有时甚至能听到切口崩裂的响声。严重时,有内脏由裂开的切口脱出,常见为大网膜和小肠袢,可发生休克。检查时可见腹部切口有不同程度的裂开,裂开可分为两大类:完全性裂开——指腹部各层组织均已裂开,伴内脏脱出;部分性裂开——指皮肤缝合完好,皮下各层裂开,故无内脏外露。

【防治措施】纠正患者的营养状况,老年患者切口采用减张缝合术,术后腹部应用腹带适当包扎等,可减少切口裂开的机会。如切口已裂开,无论是完全性或部分性,只要没有感染,均应立即手术,在腹肌完全松弛的情况下,重新逐层缝合腹壁,并加减张缝合。

 目标检测

一、简答题

1.简述手术前生理准备包括哪些项目及具体内容。

2.简述心血管及糖尿病患者的术前准备。

3.详述术后各种不适的原因及处理。

4.说出术后早期活动的好处有哪些?

5.详述术后不同部位缝线拆除的时间及切口愈合的记录。

二、病案分析

女性,54岁。阑尾切除术后第5天,出现发热,体温38.5℃,切口红肿、疼痛。请分析患者发热的原因? 如何进一步治疗?

第十章　外科患者的营养支持

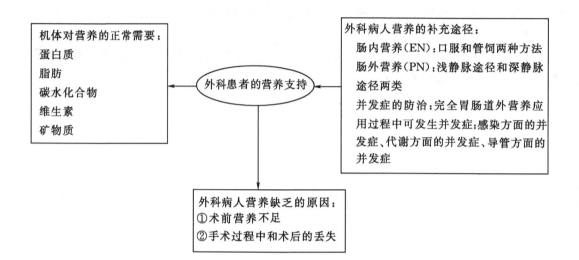

机体对营养的正常需要：
蛋白质
脂肪
碳水化合物
维生素
矿物质

外科患者的营养支持

外科病人营养的补充途径：
　肠内营养(EN)：口服和管饲两种方法
　肠外营养(PN)：浅静脉途径和深静脉途径两类
　并发症的防治：完全胃肠道外营养应用过程中可发生并发症：感染方面的并发症、代谢方面的并发症、导管方面的并发症

外科病人营养缺乏的原因：
①术前营养不足
②手术过程中和术后的丢失

学习目标

【知识目标】
1.掌握肠内营养种类、给予途径及监测;肠外营养的配制、输注、监测。
2.了解外科患者的营养代谢和营养支持的适应证,及外科营养支持的并发症及防治。

【能力目标】运用理论知识体系,能够对不同的患者提出正确的营养配方及给予途径。

近年来营养学有了很大的发展,有关外科患者营养的研究也取得了显著的成果,完全胃肠道营养的广泛应用,要素饮食配方的不断完善,不仅扩大了外科手术的范围,也为一些复杂患者的后期治疗创造了有利条件。因此,应该重视外科患者营养的管理,并把它作为围手术期中的重点内容进行深入的研究。临床营养支持包括肠内营养(EN)与肠外营养(PN)。

一、机体对营养的正常需要

正常人必须每天从食物中摄取足够的营养物质,用来保证机体的生长和发育,补充代谢的消耗,增强抗病能力和延长寿命。正常饮食中应包括蛋白质、糖、脂肪、维生素、无机盐和水等6大营养素。糖(碳水化合物)和脂肪主要提供热源,蛋白质主要提供氮源。碳水化合物、脂肪和蛋白质代谢后提供的热量各占总热量的百分率,分别为 $60\% \sim 70\%$,$20\% \sim 25\%$ 和 $10\% \sim 15\%$。以公斤体重计,每天成人热量的基本需要量为 104.6kJ(25kcal)。

1.蛋白质

食物中的蛋白质经消化后,以氨基酸的形式被机体吸收。正常人每日每公斤体重需供给蛋白质 $1 \sim 1.5g$,其中三分之一来自动物性食物。目前已知蛋白质是由 20 多种不同氨基酸组成,其中 8 种是体内不能合成的必需氨基酸,其余为非必需氨基酸。奶类、蛋类和肉类中的某些蛋白质和大豆蛋白含有各种必需氨基酸,且比例关系接近人体组织蛋白,易于吸收,故被称为"完全蛋白质"。

蛋白质是人体各组织的主要组成部分。它的主要功能是维持血红蛋白和血浆蛋白的水平;参与组织、器官的更新和修复;构成酶、激素和抗体,调节各种生理功能。蛋白质中氮的含量约占 16%,即每日 6.25g 蛋白质含 1 克氮。通过测定 24 小时尿中的含氮量,可以了解机体每日蛋白质的消耗量。正常情况下成人每日尿中的排氮量为 4g,相当于 25g 蛋白质,如果排出量低于摄入量,机体就处于正氮平衡状态,反之称为负氮平衡。

2.脂肪

食物中的脂肪以脂肪酸和脂类形式被吸收。脂肪吸收后,一部分提供热量而消耗,另一部分以储备脂肪形式储存于皮下、腹腔、肌肉间隙和肾脏周围,还有少数则以磷脂形式储存于肝细胞中。每日脂肪的供应量不能太多,正常成人每日脂肪总量不应超过 $40 \sim 50g$,摄入的脂肪,除供应每日总热量的 $20\% \sim 25\%$ 外,其中的磷脂及胆固醇是脑神经组织的组成部分,还可促进一些脂溶性维生素的吸收与利用。

3.碳水化合物

食物中的碳水化合物主要以葡萄糖、果糖、乳糖、蔗糖和多种多糖形式存在,经消化后吸收。体内的碳水化合物,大部分氧化产热,另一部分以糖原形式贮存于肌肉和肝细胞内,还有少量存在于细胞外液中。体内储备的糖原量很少,总共约 300g,供能数约 3765.6kJ

(900kcal),只够消耗 12 小时。正常成人每日供给糖量为 $400\sim450g$,如果食物中蛋白质和脂肪的含量高,则糖的摄入量可相应减少。相反,饮食中糖的供热量充分时,有利于氨基酸合成蛋白质,如由静脉提供糖量 $100\sim150g$ 时,可节省蛋白质 $50\sim75g$。碳水化合物除能提供热量和节省蛋白质外,糖和磷酸、碱基组成的核糖核酸和脱氧核糖核酸是构成细胞质和细胞核的重要成分。而糖和蛋白质结合生成的糖蛋白是构成软骨、骨骼和角膜的组成部分。大量肝糖原的合成,能增强肝细胞的再生,促进肝脏的代谢和解毒作用。

4. 维生素

目前已知的维生素 20 多种,大多数不能在体内合成,必须由食物提供。维生素可分为脂溶性和水溶性两大类:前者有维生素 A、D、E 和 K 等;后者有维生素 C 和 B 族维生素。维生素不提供热量,也不构成组织,但在维持生长发育和生理功能调节上起着重要作用。饮食正常和消化功能良好的患者,一般不会发生维生素缺乏。

5. 矿物质

食物中的矿物质含量较丰富,它虽只占体重的 4%,但都是机体的必需组成部分,除构成人体骨骼和牙齿的原料外,还参与一些重要的生理功能。微量元素是矿物质中很少的一部分,在体内的含量甚微,用一般方法不能测量出来。现已知铁、碘、氟、锌、铜、钴、铬、锰、钼、硒、镍、锡、硅和矾等 14 种微量元素,与机体关系密切,为人体必需的微量元素。微量元素没有"库存",摄入不足对机体可产生一定影响。

二、外科患者营养缺乏的原因

1. 术前营养不足

大部分患者由于疾病本身的影响,手术前就存在着不同程度的营养障碍。发生的原因:①摄入和吸收不够:急、慢性消化道梗阻时,营养的摄入受到限制;胰腺和小肠的慢性炎症,严重影响营养素的消化和吸收。②消耗和丧失过多:恶性肿瘤和甲状腺功能亢进症时,营养消耗增加;消化道外瘘、慢性失血、大面积烧伤和严重感染时,引起大量营养物不断的丢失。总之,手术前应对每个患者的营养状况做出正确的判断,营养严重缺乏者,应及时进行纠正。对住院患者营养状况的估价,目前尚缺乏公认的、方便而准确的统一标准。临床上可采用患者住院时和标准体重的比较法来判断:如病后无水肿而体重丢失 30% 以上可认为是重度营养不良,丢失 20% 以上为中度营养不良。

2. 手术过程中和术后的丢失

手术本身就是一种创伤,术中造成的组织损伤和失血,必然会引起蛋白质的丢失。手术愈复杂,创伤就愈大,丢失的蛋白质就愈多,如甲状腺次全切除术的平均丢失蛋白质的量是 $75g$,而乳腺癌根治术平均丢失蛋白质的量为甲状腺次全切除术的 2 倍。手术后,机体内的代谢立即处于分解期,蛋白质分解加速,同时尿氮的排泄量明显增加,即使给大量的蛋白质,也不能改变患者的负氮平衡状态。手术后负氮平衡持续的时间与手术的难度、时间和范围有密切关系。

三、外科患者营养的补充途径

1. 肠内营养(EN)

适应于胃肠功能正常,但营养物质摄入不足或不能摄入者;胃肠功能不良者。途径:口服,不能或不愿口服者常用鼻胃管、鼻十二指肠管、空肠造瘘等。饮食种类有普通饮食、管饲饮食和要素饮食三种。

(1)普通饮食 经口腔摄取食物是最常用的方法,最经济、最方便,而且比较理想。根据病情的需要,选用流质、半流质和软食等普通饮食。进食的量不应过分限制,患者食欲不佳时,可适当改变膳食的花色品种和烹调技术,并加服一些对消化有帮助的药物,应鼓励患者尽量多的摄取营养。慢性疾病,还应给以足够的维生素和电解质。

(2)管饲饮食 不能正常进食的昏迷患者、晚期食道癌和胃癌伴有消化道梗阻的患者,可通过胃管、胃或空肠的造瘘管,补充营养物质。目前常用的管饲饮食为流质或半流质的混合奶,每1000ml混合奶中含糖140g,脂肪和蛋白质各35g,热量共1.015kcal。每日全量分6次、定时灌入,2次之间适当灌注少量其他液体。

(3)要素饮食 近年来临床上已广泛选用要素饮食作为口服和管饲的营养液,效果满意。要素饮食是一种化学成分比较衡定的粉末状无渣食物,入水后可形成液体式稳定的悬乳液。该液以L-氨基酸作为氮源,葡萄糖、蔗糖作为能源,并含有适量的脂肪、电解质、多种维生素和微量元素,营养价值较完善。目前常用的商品要素饮食大致分为两大类:①低脂肪型要素饮食:脂肪含量仅占0.8%～2%;②高脂肪型要素饮食:脂肪含量占30%。

要素饮食的最大优点是能源和氮源物质,不需消化或很少消化即可吸收。由于是无渣饮食,可保持肠道的清洁,由于营养素比较全面,适宜于各种胃肠道疾病,能迅速恢复正氮平衡。采用要素饮食进行营养支持疗法的并发症不严重,但浓度过高,注入速度过快时,可出现恶心、呕吐和腹泻,个别出现腹部绞痛,经改变饮食的浓度和速度后即可转好。长期应用注意必需脂肪酸、维生素和微量元素的补充,以防止这些营养素的缺乏。

误吸是肠内营养较严重的并发症,由于患者体弱,昏迷或存在胃潴留,当通过鼻胃管输入营养液时,可因呃逆后误吸而导致吸入性肺炎。腹胀、腹泻发生率约3%～5%,与输入速度及溶液浓度、渗透压有关。输注速度太快是引起症状的主要原因,故应强调缓慢输入。

2.肠外营养(PN)

大体上分为浅静脉途径和深静脉途径两类。

(1)浅静脉途径 通过周围浅静脉滴注提供营养物质。主要用于短期禁食的患者,输入等渗液体,提供一定量的热量和蛋白质。可供输入的营养液:

①5%或10%葡萄糖溶液:每1000ml 5%葡萄糖溶液可提供热量0.2kcal。成年人利用葡萄糖的速度是5mg/(kg·min),超过此水平则由尿排出。25%～50%葡萄糖溶液虽可提供更多的热量,但因浓度太高,长期应用可引起静脉炎。②蛋白质类溶液:包括血浆、白蛋白液、水解蛋白和氨基酸类注射液等,能提供一定数量的蛋白质。靠输血浆或全血来补充蛋白质的缺乏,既不经济,也没有效果。5%水解蛋白溶液500ml虽可提供蛋白质25g(相当于4g氮),但要完全利用这些蛋白质,必须同时提供非蛋白质热量3.3488kJ(0.8kcal)(相当于5%葡萄糖液4000ml),另外静脉滴注反应也较大,目前已为复方氨基酸注射液代替。目前生产的商品氨基酸液为L型复方结晶氨基酸液,含有14～18种氨基酸,但都包含有8种必需氨基酸。高支链氨基酸液中含有45%支链氨基酸,较常用的平衡氨基酸液有更好的节氮效果。③脂肪乳剂:10%脂肪乳剂1000ml可提供热量3.767kJ(0.9kcal)。同时可以提供足够的必需的脂肪酸,能预防必需脂肪酸缺乏。它刺激性较小,较长期经周围静脉输入不会引起静脉炎,也可和葡萄糖或氨基酸混合输入,且无高渗利尿和高糖引起的代谢紊乱。

(2)深静脉途径 经上腔静脉或下腔静脉插管补充营养物质的方法,临床称为完全胃肠道外营养(简称 TPN)。由深静脉内导管匀速滴入大量高价营养液,可给机体补充足够的热量、氨基酸、电解质等,以维持正氮平衡,长期应用可代替口服营养。①插管部位:上腔静脉优于下腔静脉。可由一侧直接穿刺锁骨下静脉或经头静脉、颈外静脉切开,插入硅胶导管。②营养液的配制:应包括基本营养液、主要电解质、维生素和微量元素。基本营养液:目前配方较多,常用的是 50%(或 25%)葡萄糖 250ml,加复方氨基酸溶液 500ml(或 5%水解蛋白液),共 750ml 为一个单位,其中氮与卡的比例应保持在 1:150~1:200 较好。由每日一个单位营养液开始,逐渐增加到每日 4~6 个单位。主要电解质:将每日所需的各种电解质平均分别加到各单位营养液中。维生素:目前已有静脉用的多种维生素制剂,包括水溶性与脂溶性维生素共 12 种,每日 1~2 个剂量。微量元素:长期 PN 支持的患者,维持微量元素的平衡很重要,目前临床上已有多种微量元素的制剂,使用非常方便。

(3)临床应用时的注意事项 每日总量要以混合的形式,匀速在 24 小时内滴完,液体总量如果不够,可补充以 5%或 10%的葡萄糖液。为防止营养管的阻塞,如无禁忌,每单位营养液内可加肝素 5~10mg。初期阶段,每 10g 葡萄糖可加 1U 胰岛素,根据尿糖的程度,调整胰岛素的用量。配制营养液时应注意无菌,每日更换输液吊瓶和附件,经常更换营养管入口处皮肤的敷料,保持无菌。定期复查各种电解质,血糖和尿糖,肝功和肾功,随时调整各种成分的剂量和比例。

(4)并发症的防治 完全胃肠道外营养(TPN)应用过程中可发生并发症,有些并发症相当严重,应早期发现,及时处理。①感染方面的并发症:感染是 TPN 的常见并发症之一,感染源可来自导管的皮肤入口处,导管和输入的高糖溶液,常见的病原菌有白色葡萄球菌、金黄色葡萄球菌和霉菌,大肠杆菌较少见。临床上感染多以败血症的形式出现,常迫使治疗终止。预防的措施:经常消毒导管的皮肤入口处,每日更换输液外接系统,营养液应在无菌操作下新鲜配制,并在输液时采用空气过滤法和适当给予抗菌药物。②代谢方面的并发症:长期应用 TPN 时,如营养液配制不当,可发生代谢性障碍。这组并发症中包括糖代谢紊乱而引起的低血糖反应、高血糖和高糖高渗性非酮性昏迷,电解质紊乱所致的代谢性酸中毒、低镁血症的低磷血症等。预防的主要措施在于精确计算并补充患者所需要的各种营养素,同时应在治疗过程中进行较系统和全面的监测,为早期发现和早期处理提供线索。③导管方面的并发症:在穿刺插管和输注营养液过程中,可发生一些与导管有关的并发症,如穿刺时误伤胸膜引起气胸,插管时导管折断、扭转和导管的位置不当等。空气栓塞是一种严重的情况,可导致患者的死亡,气栓可发生在插管过程中,也可发生在更换输液附件时。因此,必须提高警惕,严格遵守操作程序,预防这类并发症的发生。

 目标检测

一、简答题

1.简述肠外营养与肠内营养的适应证、途径、优点。

2.试述外科患者营养缺乏的原因。

3.简述机体对正常营养的需要。

二、病案分析

男性,62 岁。胃大部切除术后第 12 天出现吻合口瘘,给予禁食水、胃肠减压、补液等治疗,营养状况较差,该患者应给予何种营养支持治疗? 营养支持治疗的并发症有哪些?

第十一章　外科感染

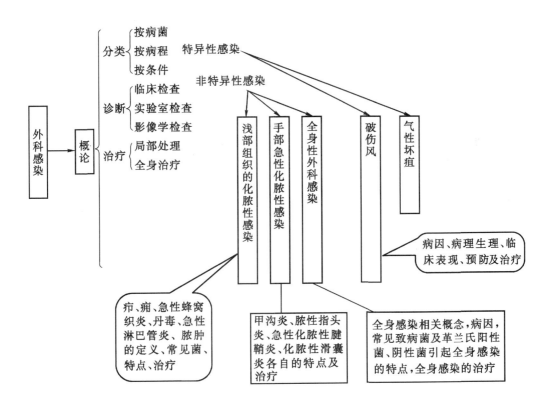

📖 学习目标

【知识目标】

1. 掌握全身性外科感染、脓毒症的病因、临床表现、诊治原则。

2. 熟悉皮肤和软组织的急性化脓性感染的临床表现、诊治原则;厌氧菌感染的种类、临床表现、诊断原则。

3. 了解外科感染的分类、临床表现、诊治原则;手部急性化脓性感染的临床表现、诊治原则。

【能力目标】运用理论知识体系,能对常见外科感染提出正确的诊疗方案。

第一节　概　述

外科感染是指需要手术治疗的感染性疾病和发生在创伤或手术、介入性诊疗操作后的感染,在外科领域最常见。外科感染具有以下特点:①大部分由几种细菌引起,一部分即使开始时是单一菌种引起,但在病程进展中,常发展为几种细菌的混合感染;②多数有明显突出的局部症状;③病变常集中在某个局部,发展后引起化脓、坏死等,使组织遭到破坏,愈合后形成瘢痕组织,并进一步影响功能。

【分类】按致病菌特性分为非特异性感染和特异性感染两大类。

(1)非特异性感染　又称化脓性感染或一般感染,如疖、痈、丹毒、急性乳腺炎、急性阑尾炎等。常见致病菌有葡萄球菌、链球菌、大肠杆菌等。其特点:同一种致病菌可以引起几种不同的化脓性感染;而不同的致病菌又可引起同一种疾病。有化脓性炎症的共同特征,即红、肿、热、痛和功能障碍。防治上也有共同性。

(2)特异性感染　如结核病、破伤风、气性坏疽等。它们的致病菌、病程演变和防治方法,都与非特异性感染不同。

按病程可分为急性、亚急性和慢性三种。病程在3周以内者称为急性感染,超过2个月者为慢性感染,介于两者之间者称为亚急性感染。

按感染的发生情况来分,可分为原发感染、继发感染、混合感染、二重感染、条件性感染和医院内感染等。条件性感染又称机会感染,指平常为非致病或致病力低的病原菌,由于数量多和毒性增大,或人体抵抗力下降,乘机侵入而引起的感染。医院内感染一般系指在医院内因致病微生物侵入人体所引起的感染,通常是指在医院内发生的创伤和烧伤感染,以及呼吸系统和泌尿系统的感染。医院内感染的主要病菌是条件性病原菌。

【病因】外科感染是由致病微生物侵入体内所引起,但人体的抵抗力与感染的发生有十分密切的关系。引起外科感染的常见化脓性致病菌有葡萄球菌、链球菌、大肠杆菌、绿脓杆菌和变形杆菌。由于抗生素的广泛应用,一般的化脓性致病菌在外科感染中所占的比例和重要性有了改变。耐药性金黄色葡萄球菌感染虽然仍属临床常见的重要致病菌,但由革兰氏阴性杆菌引起的感染也日益成为临床更值得关注的问题。例如,原来的非致病或致病力低的某些革兰氏阴性杆菌,如克雷白菌、大肠杆菌和沙雷菌等,这些细菌对一般的抗生素具有耐药性,而逐渐变为重要的致病菌;还发现了厌氧菌如拟杆菌和梭形杆菌等与外科感染也存在关联。真菌感染已成为一种重要的、继发于大量抗生素治疗后的严重感染。接受复杂的大手术、器械检查和插管、抗癌疗法、放射疗法、免疫抑制剂等的患者,由于接触细菌的机会增多或抵抗力的削弱,也往往容易发生感染。也有一些医务人员过分依赖抗菌药物,忽视无菌操作或违反外科原则,也可引起外科感染。

【病理生理】微生物普遍存在于人体皮肤、黏膜表面和消化道内,但一般并不致病。这是因为人体具有局部和全身防御功能,当防御功能有损坏或不足,或致病菌数量、毒力过大时,才会发生感染。感染可以有三种结局:

(1)局限化、吸收或形成脓肿　当人体抵抗力占优势,感染便局限化,有的自行吸收,有的形成脓肿。小的脓肿也可自行吸收;较大脓肿在破溃或经手术切开排脓后,转为修复过程,病变区逐渐长出肉芽组织,形成瘢痕愈合。

(2)转为慢性感染　人体抵抗力与致病菌毒力处于相持状态。感染病灶被局限,形成溃疡、瘘、窦或硬结,由瘢痕纤维组织包围,不易愈合。病灶内仍有致病菌。在人体抵抗力降低时,感染可以重新急性发作。

(3)感染扩散　在致病菌的毒力超过人体抵抗力的情况下,感染不能局限,可迅速向四周扩散或进入淋巴系统、血液循环,引起严重的全身性感染。

【临床表现】表现为局部症状和全身症状两个方面。

(1)局部症状　红、肿、热、痛和功能障碍是化脓性感染的五个典型症状。但这些症状不一定全部出现,随病程长短、病变范围和位置深浅而异。病变范围小或位置较深的,局部症状可不明显。这些症状的病理基础就是充血、渗出和坏死三个基本变化。

(2)全身症状　轻重不一。感染轻微的可无全身症状。感染较重的常有发热、头痛、全身不适、乏力、食欲减退等,一般均有白细胞计数增加和核左移。病程较长时,因代谢的紊乱,包括水和电解质代谢失调,血浆蛋白减少和肝糖原的大量消耗,可出现营养不良、贫血、水肿等。全身性感染严重的患者可以发生感染性休克。

【诊断】外科感染一般可以根据临床表现做出正确诊断。波动感是诊断脓肿的主要依据。在浅部脓肿,用示指轻按脓肿一侧,同时在水平线的对侧,用另一示指稍用压力或轻轻叩击,则原来的示指就感到有液体的波动感。在垂直方向再做一次。两个方向均有波动感者为阳性。深部脓肿,尤其是位于筋膜以下的,波动感不明显,但脓肿表面组织常有水肿现象,局部有压痛,全身症状明显,可用穿刺帮助诊断。必要时,还可进行一些辅助检查,如化验、超声波、X线检查和核素检查等。对疑有全身性感染者应抽血液作细胞培养检查,但一次阴性结果并不表示不存在全身性感染,应多作几次细菌培养检查,以明确诊断。

【预防】总的原则是增强人体的全身和局部抵抗力,减少致病菌进入人体的机会。

(1)开展卫生宣传,注意个人卫生,及时治疗各种瘙痒性皮肤病,以防止体表化脓性感染的发生。

(2)做好劳动保护工作,预防创伤的发生;及时和正确处理,包括做好清创术。

(3)糖尿病、尿毒症、白血病、大剂量激素疗法和抗癌疗法等均可削弱人体防御感染的能力。要加强对这些患者的医疗和护理,以防严重感染的发生。

(4)严格遵循手术时的无菌技术,操作轻柔,彻底止血,防止积液。

(5)换药、气管切开、静脉内插管、留置导尿管以及烧伤患者的护理,均应遵守无菌操作规则,以预防或减少感染的发生。

(6)应用免疫疗法,如破伤风类毒素或抗毒素预防破伤风。

(7)合理使用预防性抗菌药物,避免滥用抗生素。

【治疗】治疗原则:消除感染病因和毒性物质(脓液、坏死组织等),增强人体的抗感染和修复能力。较轻或范围较小的浅部感染可用外用药、热敷和手术等治疗;感染较重或范围较大者,同时内服或注射各种药物。深部感染一般根据疾病种类作相应的治疗。全身性感染更需积极进行全身疗法,必要时应做手术。

1.局部疗法

(1)患部制动、休息   可减轻疼痛,而且有利于炎症局限化和消肿。感染在肢体的,可抬高患肢。必要时,可用夹板或石膏夹板固定。

(2)外用药   有改善局部血液循环,散瘀消肿、加速感染局限化,以及促使肉芽生长等作用,大多适用于浅部感染,但有时也用于深部感染。方法:①新鲜蒲公英、紫花地丁、马齿苋、败酱草等捣烂外敷,在浅部感染初期有效。②硫酸镁溶液湿敷,可用于蜂窝织炎、淋巴结炎等。③金黄散、玉露散、双柏散等用醋调外敷,适用于浅部或稍深的感染初期或中期。④鲫鱼膏、千捶膏等,或鱼石脂软膏,适用于疖等较小的感染中期。⑤已破溃后,可用八二丹、生肌玉红膏、红油膏等。

(3)物理疗法   有改善局部血液循环,增加局部抵抗力,促进吸收或局限化的作用,较深的感染,可用热敷或湿热敷。耳疖、鼻疖等可用超短波或红外线。

(4)手术治疗   包括脓肿的切开引流和发炎脏器的切除。脓肿虽穿破但引流不畅者,可行扩大引流术。局部炎症反应剧烈,迅速扩展,或全身中毒症状明显者,亦可切开减压,引流渗出物,以减轻局部和全身症状,阻止感染继续扩展。

2.全身疗法

主要用于感染较重,特别是全身性感染的患者,包括支持疗法和抗菌药物等。

(1)支持疗法   目的是改善患者全身情况和增加抵抗力。高热量和易消化的饮食,补充多种维生素,尤其是维生素 B、C。高热和不能进食的患者,应经静脉输液,补充所需的热量,并纠正水、电解质代谢和酸碱平衡失调。有贫血、低蛋白血症或全身性消耗者,应予以输血。特别是败血症时,多次适量的输入鲜血,可补充抗体、补体和白细胞等,对增强抵抗力、恢复体质有很大帮助。严重感染的患者可给予丙种球蛋白或康复期血清肌肉注射,以增加免疫能力。

(2)对症治疗   保证患者有充分的休息和睡眠,必要时用镇静、止痛药物。高热患者,宜用物理降温(冷敷、冰袋、酒精擦浴)或针刺曲池穴降温,以减少进一步的体能消耗。

(3)抗菌药物   应用抗菌药物必须有一定的适应证。对较轻或较局限的感染,一般可不用抗菌药物。对较重、范围较大的感染,才需全身用药。通常可根据各种致病菌引起感染的一般规律(如痈主要由金黄色葡萄球菌引起、丹毒由链球菌引起)、临床表现、脓液性状、感染来源等,对致病菌种类做出初步判断,选择药物。如果 2~3 日后疗效仍不明显,则应更换药物种类。如能作细菌培养和敏感试验,可作为选用药物的指导。

(4)中药   一般可用清热解毒的蒲公英、紫花地丁、野菊花、金银花等煎剂,或用银黄片、清热消炎片、解毒消炎丸等成药。对较严重的感染应辨证论治。

对严重感染,可考虑应用肾上腺皮质激素,以改善患者的一般情况,减轻中毒症状。但肾上腺皮质激素有使感染扩散的危险,并能掩盖临床症状,使用时必须同时给予足量有效的抗生素为前提,并进行严密观察。

第二节　软组织的急性化脓性感染

一、疖

【病因和病理】疖是单个毛囊及其所属皮脂腺的急性化脓性感染,常扩展到皮下组织。致病菌大多为金黄色葡萄球菌,少数为表皮葡萄球菌和其他致病菌。人体皮肤的毛囊和皮脂腺通常都有细菌,在受到摩擦和刺激时,可导致疖的发生。疖常发生于毛囊和皮脂腺丰富的部位,如颈、头、面部、背部、腋部、腹股沟部及会阴部和小腿。

多个疖同时或反复发生在身体各部,称为疖病。常见于营养不良的小儿或糖尿病患者。

【临床表现】最初,局部出现红、肿、痛的小结节,以后逐渐肿大,呈锥形隆起。数日后,结节中央因组织坏死而变软,出现黄白色小脓栓;红、肿、痛范围扩大。再数日后,脓栓脱落,排出脓液,炎症便逐渐消失而愈。

疖一般无明显的全身症状。但若发生在血液丰富的部位,全身抵抗力减弱时,可引起不适、畏寒、发热、头痛和厌食等毒血症状。面部,特别是所谓"危险三角区"的上唇周围和鼻部疖,如被挤压或挑刺,感染容易沿内眦静脉和眼静脉进入颅内的海绵状静脉窦,引起化脓性海绵状静脉窦炎,出现延及眼部及其周围组织的进行性红肿和硬结,伴疼痛和压痛,并有头痛、寒战、高热甚至昏迷等,病情十分严重。

【预防】注意皮肤清洁,特别是在盛夏,要勤洗澡、洗头、理发、勤换衣服、剪指甲,幼儿尤应注意。用金银花、野菊花煎汤代茶喝。疖周围皮肤应保持清洁,并用70%酒精涂抹,以防止感染扩散到附近的毛囊。

【治疗】对炎症结节可用热敷或物理疗法(透热、红外线或超短波),亦可外敷鱼石脂软膏、红膏药或金黄膏。已有脓头时,可在其顶部点涂石碳酸。有波动时,应及早切开引流。对未成熟的疖,不应挤压,以免引起感染扩散。

面部疖、有全身症状的疖和疖病,应给予磺胺药或其他敏感抗生素,并注意休息,补充维生素,适当增加营养。

二、痈

【病因和病理】痈是多个相邻的毛囊及其所属皮脂腺或汗腺的急性化脓性感染,或由多个疖融合而成。致病菌以金黄色葡萄球菌为主。中医称为疽。痈可发生在各处皮肤,但常发生在皮肤较厚的项部和背部(俗称"对口疗"和"搭背")。由于皮肤厚,感染只能沿阻力较弱的皮下脂肪柱蔓延至皮下组织,沿着深筋膜向外周扩展,上传入毛囊群而形成具有多个"脓头"的痈(图11-1)。由于糖尿病患者的白细胞功能不良,游动迟缓,糖尿病患者较易患痈。

【临床表现】痈呈一片稍隆起的紫红色浸润区,质地坚韧,界限不清,在中央部的表面有多个脓栓,破溃后呈蜂窝状。以后中央部逐渐坏死、溶解、塌陷,像"火山口",其内含有脓液和大量坏死组织。痈易向四周和深部发展,周围呈浸润性水肿,局部淋巴结有肿大和疼痛。除有局部剧痛外,患者多有明显的全身症状,如畏寒、发热、食欲不佳、白细胞计数增加等。痈不仅局部病变比疖重,且易并发全身性化脓性感染。唇痈容易引起颅内的海绵静脉窦炎,危险性更大。

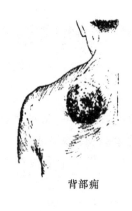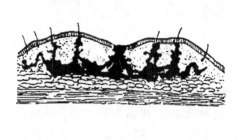

背部痈　　　　　　　　　　　痈的切面

图 11-1　痈

【治疗】

1. 全身治疗

患者应适当休息和加强营养,必要时用镇痛剂,合理选择抗菌药物。如合并有糖尿病的患者,应根据病情同时给予胰岛素及控制饮食等综合治疗。

2. 局部处理

初期红肿阶段,治疗与疖同。已有破溃者,可用八二丹掺入伤口中,外敷太乙膏。如红肿范围大,中央部坏死组织多,或全身症状严重,应作手术治疗,但唇痈不宜采用。一般用"＋"字或"＋＋"字形切口,切口的长度要超出炎症范围少许,深达筋膜,尽量剪去所有坏死组织,伤口内用纱布或碘仿纱布填塞止血(图 11-2)。以后每日换药,并注意将纱条填入伤口内每个角落,掀起边缘的皮瓣,以利引流。伤口内用生肌散,可促进肉芽组织生长。如皮肤缺损过大,待肉芽组织健康时,可考虑植皮。亦有直接做痈切除术,肉芽组织长出后即植皮,可缩短疗程。

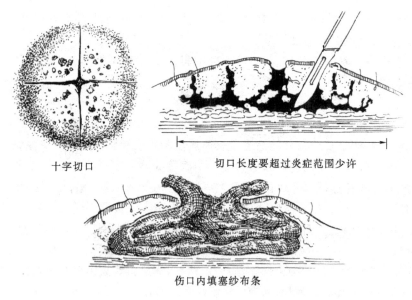

十字切口　　　　　　　　　切口长度要超过炎症范围少许

伤口内填塞纱布条

图 11-2　痈的切开引流

三、急性蜂窝织炎

【病因和病理】急性蜂窝织炎是皮下、筋膜下、肌间隙或深部蜂窝组织的一种急性弥漫性化脓性感染。其特点是病变不易局限，扩散迅速，与正常组织无明显界限。致病菌主要是溶血性链球菌，其次为金黄色葡萄球菌，亦可为厌氧性细菌。炎症可由皮肤或软组织损伤后感染引起，亦可由局部化脓性感染灶直接扩散经淋巴、血流传播而发生。溶血性链球菌引起的急性蜂窝织炎，由于链激酶和透明质酸酶的作用，病变扩展迅速，有时能引起败血症。由葡萄球菌引起的蜂窝织炎，比较容易局限为脓肿。

【临床表现】常因致病菌的种类、毒性和发病的部位、深浅而不同。表浅的急性蜂窝织炎，局部明显红肿、剧痛，并向四周迅速扩大，病变区与正常皮肤无明显分界。病变中央部位常因缺血发生坏死。如果病变部位组织松弛，如面部、腹壁等处，则疼痛较轻。深部急性蜂窝织炎，局部红肿多不明显，常只有局部水肿和深部压痛，但病情严重，全身症状剧烈，有高热、寒战、头痛、全身无力、白细胞计数增加等。口底、颌下和颈部的急性蜂窝织炎，可发生喉头水肿和压迫气管，引起呼吸困难，甚至窒息；炎症有时还可蔓延到纵隔。由厌氧性链球菌、拟杆菌和多种肠道杆菌所引起的蜂窝织炎，又称捻发音性蜂窝织炎，可发生在被肠道或泌尿道内容物所污染的会阴部、腹部伤口，局部可检出捻发音，蜂窝组织和筋膜有坏死，且伴有进行性皮肤坏死，脓液恶臭，全身症状严重。

【治疗】患者休息，局部用热敷、中药外敷或理疗。适当加强营养，必要时给止痛、退热药物，合理应用抗生素。如经上述处理仍不能控制其扩散者应作广泛的多处切开引流。口底及颌下的急性蜂窝织炎，经短期积极的抗炎治疗无效时，即应及早切开减压，以防喉头水肿，压迫气管而窒息；手术中有时会发生喉头痉挛，应提高警惕，并做好急救的准备。对捻发音性蜂窝织炎应及早作广泛的切开引流，切除坏死组织，伤口用3%过氧化氢溶液冲洗和湿敷。

四、丹毒

【病因和病理】丹毒是皮肤及其网状淋巴管的急性炎症，由β-溶血性链球菌从皮肤、黏膜的细小伤口入侵所致。丹毒蔓延很快，很少有组织坏死或化脓。

【临床表现】丹毒的好发部位为下肢和面部。起病急，患者常有头痛、畏寒、发热。局部表现为片状红疹，颜色鲜红，边缘清楚，并略隆起。手指轻压可使红色消退，但在压力除去后，红色即很快恢复。在红肿向四周蔓延时，中央的红色消退、脱屑，颜色转为棕黄，红肿区有时可发生水泡，局部有烧灼样痛，临近淋巴结常肿大。足癣或血丝虫感染可引起下肢丹毒的反复发作，有时可导致淋巴水肿，甚至发展为象皮肿。

【治疗】休息，抬高患处。局部用50%硫酸镁湿热敷，或用青敷膏外敷。全身应用磺胺药或青霉素，并在全身和局部症状消失后仍继续应用3～5日，以免丹毒再发。对下肢丹毒，如同时有足癣，应将足癣治好，以避免丹毒复发。同时，还应防止接触性传染。

五、急性淋巴管炎和急性淋巴结炎

【病因和病理】急性淋巴管炎和急性淋巴结炎的致病菌常为金黄色葡萄球菌和溶血性链球菌，致病菌从损伤破裂的皮肤或黏膜侵入，或从其他感染性病灶，如发疖、足癣等处侵入，经组织的淋巴间隙进入淋巴管内，引起淋巴管及其周围的急性炎症，称为急性淋巴管炎。淋巴管腔内有细菌、凝固的淋巴液和脱落的细胞。如急性淋巴管炎继续扩散到局部淋巴结,或化脓性病灶经淋巴管蔓延到所属区域的淋巴结,就可引起急性淋巴结炎。如头、面、口腔、颈部和肩部感染,引起颌下及颈部的淋巴结炎;上肢、乳腺、胸壁、背部和脐以上腹壁的感染引起腋部淋巴结炎;下肢、脐以下腹壁、会阴和臀部的感染,可以发生腹股沟部淋巴结炎。

【临床表现】急性淋巴管炎分为网状淋巴管炎和管状淋巴管炎。丹毒即为网状淋巴管炎。管状淋巴管炎常见于四肢,以下肢为多,因为它常并发于足癣感染。

管状淋巴管炎可分为深、浅两种。浅层淋巴管炎,在伤口近侧出现一条或多条"红线",硬而有压痛。深层淋巴管炎不出现红线,但患肢出现肿胀,有压痛。两种淋巴管炎都可以产生全身不适、畏寒、发热、头痛、食欲缺乏等症状。

急性淋巴结炎,轻者仅有局部淋巴结肿大和略有压痛,并常能自愈。较重者,局部有红、肿、痛、热,并伴有全身症状。通过及时治疗,红肿即能消退,但有时由于瘢痕和组织增生,可遗留一小硬结;炎症扩展至淋巴结周围,几个淋巴结可粘连成团;也可以发展成脓肿。此时,疼痛加剧,局部皮肤变暗红、水肿,压痛明显。

【治疗】主要是对原发病灶的处理,早期就要作抗炎治疗。急性淋巴结炎已形成脓肿的,应作切开引流。

六、脓肿

【病因和病理】急性感染后,组织或器官内病变组织坏死、液化形成局限性脓液积聚,并有一完整脓壁者,叫做脓肿。致病菌多为金黄色葡萄球菌。脓肿常继发于各种化脓性感染,如急性蜂窝织炎、急性淋巴结炎、疖等;也可发生在局部损伤的血肿或异物存留处。此外,还可从远处感染灶经血流转移而形成脓肿。

【临床表现】浅表脓肿,局部隆起,有红、肿、痛、热的典型症状,与正常组织分界清楚,压之剧痛,有波动感。深部脓肿,局部红肿多不明显,一般无波动感,但局部有疼痛和压痛,并在疼痛区的某一部位可出现凹陷性水肿。患处常有运动障碍。在压痛或水肿明显处,用粗针试行穿刺,抽出脓液,即可确诊。

小而浅表的脓肿,多不引起全身反应;大的或深部脓肿,则由于局部炎症反应和毒素吸收,常有较明显的全身症状,如发热、头痛、食欲缺乏和白细胞计数增加。结核杆菌引起的脓肿,病程长,发展慢,局部无红、痛、热等急性炎症表现,故称为寒性脓肿,常继发于骨关节结核、脊柱结核。

位于腘窝、腹股沟区的脓肿,应与此处的动脉瘤相鉴别。动脉瘤所形成的肿块有搏动,听诊有杂音,阻断近侧动脉,搏动和杂音即消失。此外,新生儿的脑脊膜膨出,可根据其位于背腰部中线,加压时能缩小,穿刺可抽得脑脊液,以及X线摄片发现有脊柱裂等特点,与脓肿鉴别。

【治疗】脓肿尚未形成时的治疗与疖、痈相同;如脓肿已有波动或穿刺抽得脓液,即应作切开引流术,以免组织继续破坏,毒素吸收,引起更严重的后果。切开大型脓肿时,要慎防发生休克,必要时补液、输血。

第三节　手部急性化脓性感染

手部急性化脓性感染比较常见。易被忽视的微小损伤如擦伤、刺伤、逆剥和切伤等,有时也可引起手的严重感染,甚至造成不同程度的病残,以致影响手部功能,即使是细微的手部损伤,也应足够重视,及时处理。

一、甲沟炎

【病因】指甲的近侧(甲根)与皮肤紧密相连,皮肤沿指甲两侧向远端伸延,形成甲沟。甲沟炎是甲沟及其周围组织的感染。多因微小刺伤、挫伤、倒刺(逆剥)或剪指甲过深等损伤而引起,致病菌多为金黄色葡萄球菌。

【临床表现】开始时,指甲一侧的皮下组织发生红、肿、痛,有的可自行消退,有的却迅速化脓。脓液自甲沟一侧蔓延到甲根部的皮下及对侧甲沟,形成半环形脓肿(图 11-3)。甲沟炎多无全身症状,如不切开引流,脓肿可向甲下蔓延,成为指甲下脓肿,在指甲下可见到黄白色脓液,使该部指甲与甲床分离。指甲下脓肿亦可因异物直接刺伤指甲或指甲下的外伤性血肿感染引起。如不及时处理,可成为慢性甲沟炎或慢性指骨骨髓炎。慢性甲沟

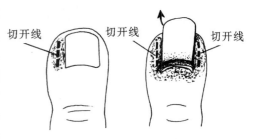

图 11-3　甲沟炎及切开线

炎时,甲沟旁有一小脓窦口,有肉芽组织向外突出,慢性甲沟炎有时可继发真菌感染。

【预防】剪指甲不宜过短。手指有微小伤口,可涂碘酊后,用无菌纱布包扎保护,以免发生感染。

【治疗】早期可用热敷、理疗、外敷鱼石脂软膏或三黄散等,应用磺胺药或其他抗生素。已有脓液的,可在甲沟处作纵形切开引流。如甲床下已积脓,就将指甲拔去,或将脓腔上的指甲剪去。拔甲时,应注意避免损伤甲床,以免日后新生指甲发生畸形。

二、脓性指头炎

【病因和病理】脓性指头炎是手指末节掌面的皮下组织化脓性感染,多由刺伤引起。致病菌多为金黄色葡萄球菌。手指末节掌面的皮肤与指骨骨膜间有许多纵形纤维索,将软组织分为许多密闭小腔,腔中含有脂肪组织和丰富的神经末梢网。在发生感染时,脓液不易向四周扩散,故肿胀并不显著,但形成的压力很高的脓腔,不仅可以引起非常剧烈的疼痛,还能压迫末节指骨的滋养血管,引起指骨缺血、坏死。此外,脓液直接侵及指骨,也能引起骨髓炎。

【临床表现】初起,指尖有针刺样疼痛。以后,组织肿胀,小腔压力增高,迅速出现愈来愈剧烈的疼痛。当指动脉被压,疼痛转为搏动性跳痛,患肢下垂时加重。剧痛常使患者烦躁不安,彻夜不眠。指头红肿并不明显,有时皮肤反呈黄白色,但张力显著增高,轻触指尖即产生剧痛。此时多伴有全身症状,如发热、全身不适、白细胞计数增加等。到了晚期,大部分组织缺血坏死,神经末梢因受压和营养障碍而麻痹,疼痛反而减轻,但这并不表示病情好转。脓性指头炎如不及时治疗,常可引起指骨缺血性坏死,形成慢性骨髓炎,伤口经久不愈。

【治疗】当指尖发生疼痛,检查发现肿胀并不明显时,可用热盐水浸泡多次,每次约 20 分钟;亦可用药外敷(参看甲沟炎的治疗),酌情使用抗生素。经上述处理后,炎症常可消退。如一旦出现跳痛,指头的张力显著增高时,即应切开减压、引流,不能等待波动出现后才手术。切开后脓液

虽然很少，或没有脓液，但可降低指头密闭腔的压力，减少痛苦和并发症。手术时，在患指侧面作纵形切口，切口尽可能长些，但不可超过末节和中节交界处，以免伤及腱鞘（图11-4）。切开时，将皮下组织内的纤维间隔用刀切断，并剪去突出切口外的脂肪组织，以免影响引流。如脓腔较大，可作对口引流，但不应作鱼口切口，以免术后瘢痕影响患指感觉。切口内放置乳胶片作引流。切开引流时，如有死骨片，应将其取出。术后全身治疗按一般化脓性感染处理。

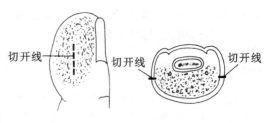

图11-4　指头炎及切开线

三、急性化脓性腱鞘炎和化脓性滑囊炎

【解剖和病理概要】

1. 手指和手掌的腱鞘、滑液囊

手的五个屈指肌腱在手指掌面，各被同名的腱鞘所包绕。在手掌处，小指的腱鞘与尺侧滑液囊相沟通，拇指的腱鞘则与桡侧滑液囊相通。而示指、中指和无名指的腱鞘则不与任何滑液囊相沟通。尺侧滑液囊与桡侧滑液囊有时在腕部经一小孔互相沟通。因此，拇指和小指发生感染后，感染可经腱鞘、滑液囊而蔓延到对方，甚至蔓延到前臂的肌间隙。示指、中指和无名指有腱鞘发生感染时，常局限在各自的腱鞘内，虽有时亦可扩散到手掌深部间隙，但不易侵犯滑液囊（图11-5）。

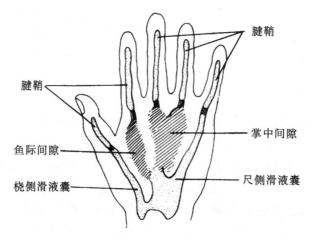

图11-5　手掌侧的腱鞘、滑液囊及深间隙

2. 手掌深部的间隙

手掌深部的间隙是位于手掌屈指肌腱和滑液囊深面的疏松组织间隙。其前为掌腱膜和肌腱，后为掌骨和骨间肌表面的筋膜，内界为小鱼际肌，外界为大鱼际肌。此间隙被常腱膜与第三掌骨相连的纤维隔，分为尺侧和桡侧两个间隙。尺侧的称为掌中间隙，桡侧的称为鱼际间隙。示指损伤或示指腱鞘炎的脓液穿破后，可沿蚓状肌蔓延而引起鱼际间隙感染；中指与无名指腱鞘感染，则可沿各蚓状肌蔓延至掌中间隙。

3. 淋巴

手指和掌部淋巴毛细管网与淋巴管,除极少数引流到前臂外,大部分经指蹼间隙引流到手背部。因此,手掌部感染常使手背肿胀严重,而手掌部本身反不易发生肿胀波动。

【病因】手的掌面腱鞘炎多因深部刺伤感染后引起,亦可由附近组织感染蔓延而发生。致病菌多为金黄色葡萄球菌。手背伸指肌腱鞘的感染少见。

【临床表现】病情发展迅速,24 小时后,疼痛及局部炎症反应即较明显。典型的腱鞘炎体征为:①患指除末节外,呈明显的均匀性肿胀,皮肤极度紧张。②患指所有的关节轻度弯曲,常处于腱鞘的松弛位置,以减轻疼痛。③任何微小的被迫的伸指运动,均能引起剧烈疼痛。④检查时,沿整个腱鞘均有压痛。化脓性炎症局限在坚韧的鞘套内,故不出现波动。由于感染发生在腱鞘内,与脓性指头炎一样,疼痛非常剧烈,患者整夜不能入睡,多同时有全身症状。化脓性腱鞘炎如不及时切开引流或减压,鞘内脓液积聚,压力将迅速增高,以致肌腱发生坏死,患指功能丧失。炎症亦可蔓延到手掌深部间隙或经滑液囊扩散到腕部和前臂。

尺侧滑液囊和桡侧滑液囊的感染,多分别由小指和拇指腱鞘炎引起。①尺侧滑液囊感染:小鱼际处和小指腱鞘区压痛,尤为小鱼际隆起与掌侧横纹交界处最为明显。小指及无名指呈半屈位,如试行将其伸直,则引起剧烈疼痛。②桡侧滑液囊感染:拇指肿胀、微屈、不能外展和伸直,压痛区在拇指及大鱼际处。

【治疗】早期治疗与脓性指头炎相同。如经积极治疗仍无好转,应早期切开减压,以防止肌腱受压而坏死。在手指侧面作长切口,与手指长轴平行。不能在掌面正中作切口,否则易使肌腱脱出,发生粘连和皮肤瘢痕挛缩,影响患指伸直。手术时要小心认清腱鞘,不能伤及血管和神经。尺侧滑液囊和桡侧滑液囊感染时,切口分别作小鱼际及大鱼际处(图 11-6)。切口近端至少距腕 1.5cm,以免切断正中神经的分支。另一种方法是在腱鞘和滑囊上作两个小切口,排出脓液,然后分别插入细塑料管进行冲洗。术后从一根细塑料管持续滴注抗生素溶液,另一根作为排出液体的通道,疗效较好,患者的痛苦也较小。

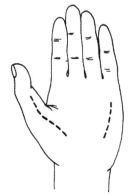

图 11-6 掌滑囊炎的切开线

四、手掌深部间隙感染

【病因】掌中间隙感染多是中指和无名指的腱鞘炎蔓延而引起;鱼际间隙感染则因示指腱鞘感染后引起,也可因直接刺伤而发生感染。致病菌多为金黄色葡萄球菌。

【临床表现和治疗】

1. 掌中间隙感染

手掌心正常凹陷消失、隆起、皮肤紧张、发白,压痛明显。中指、无名指和小指处于半屈位,被动伸指可引起剧痛。手背部水肿严重,有全身症状如高热、头痛、脉搏快、白细胞计数增加等。

治疗可用大剂量抗生素。局部早期处理同脓性指头炎。如短期内无好转,应及早切开引流。纵行切开中指与无名指间的指蹼,切口不应超过手掌远侧横纹,以免损伤动脉的掌浅弓。用止血钳撑开皮下组织,即可达掌中间隙。亦可在无名指相对位置的掌远侧横纹处作一小横切口,进入掌中间隙。

2.鱼际间隙感染

大鱼际和拇指指蹼明显肿胀,并有压痛,但掌心凹陷仍在;拇指外展略屈,示指半屈,活动受限,特别是拇指不能对掌,伴有全身症状。

一般的治疗与掌中间隙感染相同。引流的切口可直接作在大鱼际最肿胀和波动最明显处。亦可拇指、示指间指蹼(虎口)处作切口,或在第二掌骨桡侧作纵切口(图11-7)。

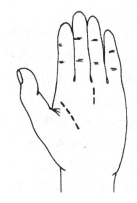

图11-7 掌深间隙感染的切开线

第四节 全身性外科感染

【概念】败血症和脓血症都属全身性感染,而以败血症为常见。败血症是指致病菌侵入血液循环,持续存在,迅速繁殖,产生大量毒素,引起严重的全身症状。一般在患者全身情况差和致病菌毒力大、数量多的情况下发生。败血症通常由一种病原菌引起,但也有由两种或多种的病原菌所引起,称为复数菌败血症,在全部的败血症中,其发病率超过10%。败血症的死亡率一般为30%～50%。复数菌败血症的死亡率更高,可达70%～80%。而脓血症是指局部化脓性病灶的细菌栓子或脱落的感染血栓,间歇地进入血液循环,并在身体各处的组织或器官内,发生转移性脓肿。

菌血症和毒血症并不是全身性感染。菌血症是少量致病菌侵入血液循环内,迅即被人体防御系统所清除,不引起或仅引起短暂而轻微的全身反应。实际上,菌血症较常发生,例如在拔牙、扁桃体切除术和尿道器械检查时,常有细菌进入血液循环内。但细菌留在血内的时间很短,又不产生全身反应,故不易觉察到菌血症的发生。毒血症则是由于大量毒素进入血液循环所致,可引起剧烈的全身反应。毒素可来自病菌、严重损伤或感染后组织破坏分解的产物,致病菌留居在局部感染灶处,并不侵入血液循环。

败血症和脓血症常继发于严重创伤后的感染和各种化脓性感染,如大面积烧伤、开放性骨折、疖、痈、急性弥漫性腹膜炎、胆道或尿路感染等。常见的致病菌是金黄色葡萄球菌和革兰氏阴性杆菌。进行全胃肠外营养而留置在深静脉内的导管,是引起败血症的一个原因。而在使用广谱抗生素治疗严重化脓性感染的过程中,也有发生真菌性败血症的危险。临床上,败血症、脓血症和毒血症多为混合型,难以截然分开。如败血症本身就已包含毒血症。而败血症与脓血症可同时存在,称为脓毒败血症。

【病理生理】尽管有时局部感染较严重,只要进入血液循环的致病菌数量不多,人体的防御系统一般均能将其迅速消灭,不致引起败血症。但在致病菌繁殖快、毒力强大,超过了身体的抵抗力或者在身体抵抗减低,如年老体衰、婴幼儿、长期消耗性疾病、营养不良、贫血等状况时,致病菌才容易在血中生长繁殖,产生毒素,引起败血症和脓血症。局部感染病灶处理不当,如脓肿不及时引流,伤口清创不彻底,留有异物或死腔,亦可引起此种全身性感染。而长期应用肾上腺皮质激素、抗癌药或其他免疫抑制剂等情况时,正常的防御功能往往被削弱;广谱抗生素的应用能改变原有的细菌共生状态,使某些非致病菌过分生长繁殖,成为败血症发生的又一致病因素。

在败血症和脓血症中,人体各组织、器官的病理改变随致病菌的种类、病程和原发感染灶的情况而异。因毒素的作用,心、肝、肾等有浑浊肿胀、灶性坏死和脂肪变性;肺泡内出血和肺水肿,甚至肺泡内出现透明膜;毛细血管受损引起出血点和皮疹。致病菌本身可特别集中于某些组织,造成脑膜炎、心内膜炎、肺炎、肝脓肿、关节炎等。网状内皮系统和骨髓反应性增生,致脾肿大和周围血液中白细胞计数增多。感染严重而病程较长的患者,肺、肾、皮下组织和肌肉等可发生转移性脓肿或血管感染性栓塞。人体代谢的严重紊乱又能引起水、电解质代谢失调、酸中毒和氮质血症等。微循环受到影响,则导致感染性休克。

【临床表现】败血症、脓血症和毒血症的临床表现有许多相同之处:①起病急,病情重,发展迅速,体温可高达 40～41℃;②头痛、头晕、食欲缺乏、恶心、呕吐、腹胀、腹泻、大量出汗和贫血,神志淡漠、烦躁、谵妄和昏迷;③脉搏细速、呼吸急促,肝、脾可肿大,严重者出现黄疸、皮下淤血;④白细胞计数明显增高,一般在(20～30)×10^9/L 以上,核左移、幼稚型增多,出现毒性颗粒;⑤代谢失调和肝、肾损害,尿中常出现蛋白、管型和酮体;⑥病情发展,可出现感染性休克。然而,它们更有一些不同的临床表现,可借此做出诊断和鉴别。

败血症:一般起病急剧,在突然的剧烈寒战后,出现高达 40℃ 的发热。因致病菌在血液中持续存在和不断繁殖,高热每日波动在 0.5～1℃ 左右,呈稽留热。眼结膜、黏膜和皮肤常出现瘀血点。血液细菌培养常为阳性,但由于抗生素的应用,有时可为阴性。一般不出现转移性脓肿。

脓血症:也是突然的剧烈寒战后发生高热,但因细菌栓子间歇地进入血液循环,寒战和高热的发生呈阵发性,间歇期间的体温可正常,故呈弛张热,病程多数呈亚急性或慢性。自第 2 周开始,转移性脓肿可不断出现。转移性脓肿多发生在腰背及四肢的皮下或深部软组织内,一般反应轻微,无明显疼痛或压痛,不易引起患者注意。如转移到其他内脏器官,则有相应的临床症状:肺部脓肿有恶臭痰,肝脓肿时肝大压痛、膈肌升高等。在寒战高热时采血送细菌培养常为阳性。

毒血症:高热前无寒战,脉搏细速比较明显,早期即出现贫血。血和骨髓细菌培养均为阴性。

【诊断】根据在原发感染灶的基础上出现典型的败血症或脓血症的临床表现,一般即可初步做出诊断。并可根据原发感染灶的性质和一些特征性症状来判断是哪一类型的败血症(表11-1),例如早期即有发绀、低血压、腹胀、少尿等,往往提示为革兰氏阴性杆菌败血症或真菌性败血症。但在原发病灶隐蔽或临床表现不典型时,诊断有时可发生困难或延误。因此,对一些临床表现如畏寒、发热、贫血、脉搏细速、低血压、腹胀、黏膜皮肤瘀血点、神志改变等,不能用原发病来解释时,即应提高警惕,密切观察和进一步检查,以免漏诊败血症。

表 11-1　革兰氏阳性菌与革兰氏阴性菌败血症的鉴别

	革兰氏阳性菌	革兰氏阴性菌
主要致病菌(毒素)	金黄色葡萄球菌(外毒素)	大肠杆菌、绿脓杆菌、变形杆菌(内毒素)
常见原发病	痈、急性蜂窝织炎、骨与关节化脓症、大面积烧伤感染	胆道、尿路、肠道感染、大面积烧伤感染
寒战	少见	多见
热型	稽留热或弛张热	间歇热,严重时体温低于正常
皮疹	多见	少见
谵妄、昏迷	多见	少见
四肢厥冷、发绀	少见	多见
少尿或无尿	不明显	明显
感染性休克	发生晚,持续短,血压下降慢	发生早,持续长
转移性脓肿	多见	少见
并发心肌炎	多见	少见

对临床诊断为败血症或怀疑为败血症的患者,应作血和脓液的细菌培养检查。如果所得的细菌相同,则诊断可以确立。但很多患者在发生败血症前已接受抗菌药物的治疗,往往影响到血液细菌培养的结果,导致一次培养很可能得不到阳性结果,故应在一天内连续数次抽血作细菌培养,抽血时间最好选择在预计发生寒战、发热前,可以提高阳性率。必要时,可抽骨髓作细胞培养。对临床表现极似败血症而血液细胞培养多次阴性者,尚应考虑厌氧菌或真菌性败血症的可能。对怀疑有厌氧菌败血症者,可抽血做厌氧性培养。对疑有真菌性败血症者,可作尿和血液真菌检查和培养,并作眼底检查。在真菌性败血症,眼底视网膜和脉络膜上常有小的、白色发亮的圆形隆起。

【预防】及时处理一切损伤,以免发生感染。化脓性感染及已感染的伤口应积极治疗。临床诊疗操作及手术均应严格遵守无菌操作规则,勿滥用抗生素和皮质激素。此外,锻炼身体,提高身体素质,增强抵抗力,亦很重要。

【治疗】主要是提高患者全身抵抗力和消灭细菌。

1. 局部感染病灶的处理

及早处理原发感染灶。伤口内坏死或明显挫伤的组织要尽量切除;异物要除去;脓肿应及时切开引流。急性腹膜炎手术处理时,尽可能去除病灶。不能控制其发展的坏疽肢体迅速截除。留置体内的导管要拔除。

2. 抗生素的使用

不要等待培养结果,应早期、大剂量地使用抗生素。可先根据原发感染灶的性质选用估计有效的两种抗生素联合应用。细菌培养阳性者,要及时作抗生素敏感试验,以指导抗生素的选用。对真菌性败血症,应尽可能停止原用的广谱抗生素或换用对原来化脓性感染有效的窄谱抗生素,并开始全身应用抗真菌的药物。

3. 提高全身抵抗力

严重患者应反复、多次输鲜血,每日或隔日 200ml;纠正水和电解代谢失调;给予高热量和易消化的饮食;适当补充维生素 B、C。

4.对症处理

高热者用药物或物理降温,严重患者,可用人工冬眠或肾上腺皮质激素,以减轻中毒症状。但应注意人工冬眠对血压有影响,而激素只有在使用大剂量抗生素下才能使用,以免感染扩散。发生休克时,则应积极和迅速地进行抗休克治疗。

第五节 特异性感染

一、破伤风

【病因】破伤风是由破伤风杆菌侵入伤口,生长繁殖,产生毒素,所引起的一种急性特异性感染。破伤风杆菌广泛存在于泥土和人畜粪便中,是一种革兰氏染色阳性厌氧性芽胞杆菌。破伤风杆菌及其毒素都不能侵入正常的皮肤和黏膜,故破伤风都发生在伤后。一切开放性损伤如火器伤、开放性骨折、烧伤,甚至细小的伤口如林刺或锈钉刺伤,均有可能发生破伤风。破伤风也见于新生儿未经消毒的脐带残端和消毒不严的人工流产;并偶可发生的胃肠道手术后摘除留在体内多年的异物后。伤口内有破伤风杆菌,并不一定发病;破伤风的发生除了和细菌毒力强、数量多,或缺乏免疫力等情况有关外,局部伤口的缺氧是一个有利于发病的因素。因此,当伤口窄深、缺血、坏死组织多、引流不畅,并混有其他需氧化脓菌感染而造成伤口局部缺氧时,破伤风便容易发生。泥土内含有的氯化钙能促使组织坏死,有利于厌氧菌繁殖,故带有泥土的锈钉刺伤容易引起破伤风。

【病理生理】破伤风杆菌只在伤口的局部生长繁殖,产生的外毒素才是造成破伤风的原因。外毒素有痉挛毒素和溶血毒素两种,前者是引起症状的主要毒素,对神经有特殊的亲和力,能引起肌痉挛;后者则能引起组织局部坏死和心肌损害。破伤风的痉挛毒素由血液循环和淋巴系统,并附合在血清球蛋白上到达脊髓前角灰质或脑干的运动神经核。到达中枢神经系统后的毒素,主要结合在灰质中突触小体膜的神经节苷脂上,使其不能释放抑制性递质(甘氨酸或氨基丁酸),以致 α 运动神经系统失去正常的抑制性,引起特征性的全身横纹肌的紧张性收缩或阵发性痉挛。毒素也能影响交感神经,导致大汗、血压不稳定和心率增速等。所以,破伤风是一种毒血症。

【临床表现】破伤风的潜伏期平均为 6～10 日,亦有短于 24 小时或长达 20～30 日,甚至数月,或仅在摘除存留体内多年的异物如子弹头或弹片后,才发生破伤风。新生儿破伤风一般在断脐带后 7 日左右发病,故俗称"七日风"。一般来说,潜伏期或前驱症状持续时间越短,症状越严重,死亡率越高。

患者先有乏力、头晕、头痛、咬肌紧张酸胀、烦躁不安、打呵欠等前驱症状。这些前驱症状一般持续 12～24 小时,接着出现典型的肌强烈收缩,最初是咬肌,以后顺次为面肌、颈项肌、背腹肌、四肢肌群、膈肌和肋间肌。患者开始感到咀嚼不便,张口困难,随后有牙关紧闭;面部表情肌群呈阵发性痉挛,使患者具有独特的"苦笑"表情。颈项肌痉挛时,出现颈项强直,头略向后仰,不能做点头动作。背腹肌同时收缩,但背肌力量较强,以致腰部前凸,头及足后屈,形成背弓,称为"角弓反张"状。四肢肌收缩时,因屈肌较伸肌有力,肢体可出现屈膝、弯肘、半握拳等姿态。在持续紧张收缩的基础上,任何轻微刺激,如光线、声响、震动或触碰患者身体,均能诱发全身肌群的痉挛和抽搐。每次发作持续数秒至数分钟,患者面色发绀,呼吸急促,口吐白沫,流涎,磨牙,头频频后仰,四肢抽搐不止,全身大汗淋漓,非常痛苦。发作的间歇期间,疼痛稍减,但肌肉仍不能完全松弛。强烈的肌痉挛,有时可使肌断裂,甚至发生骨折。膀胱括约肌痉挛又可引起尿潴留。持续性呼吸肌群和膈肌痉挛,可以造成呼吸停止,以致患者死亡。疾病期间,患者神志始终清楚,一般无高热。高热的出现往往提示有肺炎的发生。病程一般为3～4周。自第2周后,随病程的延长,症状逐渐减轻。但在痊愈后的一个较长时间内,某些肌群有时仍有紧张和反射亢进的现象。少数患者表现为局部破伤风,仅有受伤部肌肉的持续性强直,可持续数周至数月,预后较好。

【并发症】除可发生上述的骨折、尿潴留和呼吸停止外,尚可发生以下并发症:①窒息:由于喉头、呼吸肌持续性痉挛和黏痰堵塞气管所致。②肺部感染:喉头痉挛、呼吸道不畅,支气管分泌物淤积,不能经常翻身等,都可以成为肺炎、肺不张的原因。③酸中毒:呼吸不畅、换气不足而致呼吸性酸中毒。肌强烈收缩,禁食后体内脂肪不全分解,使酸性代谢产物蓄积,造成代谢性酸中毒。④循环衰竭:由于缺氧、中毒,可发生心动过速,时间过长后可形成心力衰竭,甚至发生休克或心搏骤停。这些并发症往往是造成患者死亡的重要原因,应加强防治。

【诊断和鉴别诊断】根据受伤史和临床表现,一般可及时做出诊断,但对仅有某些前驱症状的患者,诊断即比较困难,需提高警惕,密切观察病情,以免延误诊断。

破伤风与下列疾病相鉴别:

(1)化脓性脑膜炎 虽有"角弓反张"状和颈项强直等症状,但无阵发性痉挛。患者有剧烈头痛、高热、喷射性呕吐等,神志有时不清。脑脊液检查有压力增高、白细胞计数增多等。

(2)狂犬病 有被疯狗、猫咬伤史,以吞咽肌抽搐为主。咽肌应激性增强,患者听见水声或看见水,咽肌立即发生痉挛,剧痛,喝水不能下咽,并流大量口涎。

(3)其他 如颞颌关节炎、子痫、癔病等。

【预防】破伤风是可以预防的,最可靠的预防方法是注射破伤风类毒素。通过类毒素的注射,人体内产生了抗体,并在较长时间内保持一定的浓度,可以中和进入体内的破伤风毒素,不致发病。加强工农业生产的劳动保护,避免创伤,普及新法接生,正确而及时地处理伤口等,都是重要的预防措施。

1. 自动免疫法

应用类毒素注射,可以使人获得自动免疫。我国已在小儿中普遍推行百日咳、白喉、破伤风混合疫苗注射。"基础注射"共需皮下注射类毒素三次:第一次0.5ml,以后每次1ml,两次注射之间须间隔4～6周。第二年再注射1ml,作为"强化注射"。这样,体内所产生的抗毒素浓度可达具有保护作用的0.01U/ml,并能维持此水平5～10年。之后,每5～10年重复强化注射1ml。因此,凡10年内作过自动免疫者,伤后仅需注射类毒素0.5ml,即可预防破伤风;自动免疫注射已超过10年者,如伤口污染不重,也仅需注射类毒素0.5ml;如伤口污染严重,则在注射类毒素0.5ml 3～4小时后,再于其他部位肌肉注射人体破伤风免疫球蛋白250～500U,使抗毒素先中和毒素。类毒素激起的主动免疫,可在抗毒素作用消失前后接着发挥其预防作用。

2. 正确处理伤口,及时彻底清创

所有伤口都应进行清创。对于污染严重的伤口,特别是战伤,要切除一切坏死及无活力的组织,清除异物,切开死腔,敞开伤口,充分引流,不予缝合。如发现接生消毒不严时,须用3%

过氧化氢溶液洗涤脐部,然后涂以碘伏消毒。

3. 被动免疫法

一般适用于以前未注射过类毒素而有下列情况之一者:①污染明显的伤口;②细而深的刺伤;③严重的开放性损伤,如开放性颅脑损伤、开放性骨折、烧伤;④未能及时清创或处理欠妥的伤口;⑤因某些陈旧性创伤而施行手术(如异物摘除)前。

伤后尽早肌肉注射破伤风抗毒素 1500IU(1ml)。伤口污染严重者或受伤已超过 12 小时,剂量可加倍。成人与儿童的剂量相同。必要时可在 2~3 日后再注射 1 次。

每次注射抗毒素前,应询问有无过敏史,并作皮内过敏试验:用 0.1ml 抗毒素,加等渗盐水稀释成 1ml。在前臂屈面皮内注射稀释液 0.1ml;另在对侧前臂相同部位对比,如出现潮红、微隆起的硬块,为阳性,应进行脱敏法注射。但此法并不能完全避免过敏反应的发生,故最好不用这种抗毒素作注射。脱敏法注射是将 1ml 抗毒素用等渗盐稀释 10 倍,分为 1、2、3、4ml,每半小时依次皮下注射一次。每次注射后,注意观察有无反应。如患者发生面色苍白、血压下降、荨麻疹或皮肤瘙痒、打喷嚏、关节疼痛甚至休克者,应立即肌肉注射麻黄素 30mg 或皮下注射肾上腺素 1mg(成人剂量),并停止抗毒素注射。

【治疗】破伤风是一种极为严重的疾病,要采取积极的综合治疗措施,包括消除毒素来源,中和游离毒素,控制和解除痉挛,保持呼吸道通畅和防治并发症等。

1. 消除毒素来源(处理伤口)

有伤口者,均需在控制痉挛下,进行彻底的清创术。清除坏死组织和异物后,敞开伤口以利引流,并用 3% 过氧化氢或 1:1000 高锰酸钾溶液冲洗和经常湿敷。如原发伤口在发病时已愈合,则一般不需进行清创。

2. 使用破伤风抗毒素中和游离毒素

因破伤风抗毒素和人体破伤风免疫球蛋白均无中和已与神经组织结合的毒素的作用,故应尽早使用,以中和游离的毒素。一般用 2 万~5 万 IU 抗毒素加入 5% 葡萄糖溶液 500~1000ml 内,由静脉缓慢滴入;剂量不宜过大,以免引起血清反应。对清创不够彻底的患者及严重患者,以后每日再用 1 万~2 万 IU 抗毒素,作肌肉注射或静脉滴注,共 3~5 日。新生儿破伤风可用 2 万 IU 抗毒素由静脉滴注,此外也可作脐周注射;还有将抗毒素 5000~1000IU 作蛛网膜下腔注射的治疗方法,认为可使抗毒素直接进入脑组织内,效果较好,并可不再全身应用抗毒素。如同时加用强的松龙 12.5mg,可减少这种注射所引起的炎症和水肿反应。

如有人体破伤风免疫球蛋白或已获得自动免疫的人的血清,则完全可以代替破伤风抗毒素。人体破伤风免疫球蛋白一般只需注射一次,剂量为 3000~6000U。

3. 控制和解除痉挛

患者应住单人病室,环境应尽量安静,防止光声刺激。控制和解除痉挛是治疗过程中很重要的一环,如能做好,在极大程度上可防止窒息和肺部感染的发生,减少死亡。病情较轻者,使用镇静剂和安眠药物,以减少患者对外来刺激的敏感性,但忌用大剂量,以免造成患者深度昏迷。用地西泮 5mg 口服,10mg 静脉注射,每日 3~4 次,控制和解除痉挛,效果较好。也可用巴比妥钠 0.1~0.2g,肌肉注射或 10% 水合氯醛 15ml,口服或 20~40ml,直肠灌注,每日 3 次。病情较重者,可用氯丙嗪 50~100mg,加入 5% 葡萄糖溶液 250ml 静脉缓慢滴入,每日 4 次。抽搐严重,甚至不能做治疗和护理者,可用硫喷妥钠 0.5g 作肌肉注射,但应警惕发生喉头痉挛,用于已作气管切开的患者,比较安全。如并发高热、昏迷,可加用肾上腺皮质激素:强的松

30mg 口服或氢化可的松 200～400mg,静脉滴注,每日 1 次。给予各种药物时,应尽量减少肌肉注射的次数,能混合者可混合一次注射,或由静脉滴入;可口服的患者尽量改口服,以减少对患者的刺激。

4. 防治并发症

补充水和电解质,以纠正强烈的肌痉挛、出汗及不能进食等所引起的水与电解质代谢失调。对症状较轻的患者,争取在痉挛发作的间歇期间自己进食。对症状严重、不能进食或拒食者,应在抗痉挛药物的控制下或作气管切开术后,放置胃管进行管饲。也可作全胃肠外营养。

青霉素 80 万～100 万 U,肌内注射,每 4～6 小时 1 次,可抑制破伤风杆菌,并有助于其他感染的预防,可及早使用。也可给甲硝唑 500mg,口服,每 6 小时 1 次,或 1g,直肠内给药,每 8 小时 1 次,持续 7～10 日。此外,还应保持呼吸道通畅,对抽搐频繁而又不易用药物控制的患者,早期作气管切开术;病床旁应备有吸引器、人工呼吸器和氧气等,以便急救。

二、气性坏疽

【病因】气性坏疽是由梭状芽胞杆菌所引起的一种严重急性特异性感染。梭状芽胞杆菌为革兰阳性厌氧杆菌,主要有产气荚膜杆菌、水肿杆菌和腐败杆菌,其次为产气芽胞杆菌和溶组织杆菌等,临床上见到的气性坏疽,常是两种以上致病菌的混合感染。

梭状芽胞杆菌广泛存在于泥土和人畜粪便中,所以易进入伤口,但并不一定致病。气性坏疽的发生,并不单纯地决定于气性坏疽杆菌的存在,而更决定于人体抵抗力和伤口的情况,即需要一个利于气性坏疽杆菌生长繁殖的缺氧环境。因此,失水、大量失血或休克,而又有伤口大片组织坏死、深层肌肉损毁,尤其是大腿和臀部损伤,弹片存留、开放性骨折或伴有主要血管损伤,使用止血带时间过长等情况,容易发生气性坏疽。

【病理生理】气性坏疽的病原菌主要在伤口内生长繁殖,很少侵入血液循环引起败血症。产气荚膜杆菌产生 α 毒素、胶原酶、透明质酸酶、溶纤维蛋白酶和脱氧核糖核酸酶等,红细胞破坏引起溶血、血红蛋白尿、尿少、肾组织坏死、水肿、液化,肌肉大片坏死,使病变迅速扩散、恶化。糖类分解产生大量气体,使组织膨胀;蛋白质的分解和明胶的液化,产生硫化氢,使伤口发生恶臭。由于局部缺血,血浆渗出,及各种毒素的作用,伤口内的组织和肌肉,进一步坏死和腐化,更利于细菌的繁殖,使病变更为恶化。大量的组织坏死和外毒素的吸收,可引起严重的毒血症。某些毒素可直接侵犯心、肝和肾,造成局灶性坏死,引起这些器官的功能减退。

【临床表现】创伤后并发此症的时间最早为伤后 8～10 小时,最迟为 5～6 天,通常在伤后 1～4 天。

1. 局部表现

患者自觉患部沉重,有包扎过紧感。以后,突然出现患部"胀裂样"剧痛,不能用一般止痛剂缓解。患部肿胀明显,压痛剧烈。伤口周围皮肤水肿、紧张,苍白、发亮,很快变为紫红色,进而变为紫黑色,并出现大小不等的水泡。伤口内肌肉由于坏死,呈暗红色或土灰色,失去弹性,刀割时不收缩,也不出血,犹如煮熟的肉。伤口周围常扪到捻发音,表示组织间有气体存在。轻轻挤压患部,常有气泡从伤口逸出,并有稀薄、恶臭的浆液样血性分泌物流出。

2. 全身症状

早期患者表情淡漠,有头晕、头痛、恶心、呕吐、出冷汗、烦躁不安、高热、脉搏快速(100～120 次/分),呼吸迫促,并有进行性贫血。晚期有严重中毒症状,血压下降,最后出现黄疸、谵妄和昏迷。

【诊断和鉴别诊断】早期诊断和及时治疗是保存伤肢和挽救生命的关键。所以,要尽早做出诊断。诊断主要依据临床表现、伤口分泌物检查和 X 线检查,如损伤或手术后,伤口出现不寻常的疼痛,局部肿胀迅速加剧,伤口周围皮肤有捻发音,并有严重的全身中毒症状,如脉搏加速、烦躁不安,进行性贫血,即应考虑有气性坏疽的可能;伤口内的分泌物涂片检查有大量革兰染色阳性杆菌,X 线检查伤口肌群间有气体,是诊断气性坏疽的三个重要依据。厌氧细菌培养和病理活检虽可肯定诊断,但需一定时间,故不能等待其结果,以免延误治疗。气性坏疽需与下列疾病相鉴别:

(1)芽胞菌性蜂窝织炎 感染局限于皮下蜂窝组织,沿筋膜间隙迅速扩散,但不侵犯肌肉。一般起病较慢,潜伏期为 3～5 天。虽然也以伤口疼痛开始,伤口周围也有捻发音,但局部疼痛和全身症状较轻,皮肤很少变色,水肿也很轻。

(2)厌氧性链球菌性蜂窝织炎 发病较缓慢,往往在伤后 3 天才出现症状。毒血症、疼痛、局部肿胀和皮肤改变均较轻。有气肿和捻发音出现,但气肿仅局限于皮下组织和筋膜。伤口周围有一般的炎性表现。渗出液呈浆液脓性,涂片检查有链球菌。

(3)大肠杆菌性蜂窝织炎 可出现组织间气肿,且有高热和谵妄等毒血症状。但局部肿胀发展较慢,脓液具有大肠杆菌感染的脓液特征,即脓液稀薄,呈浆液性。脓液涂片检查可发现革兰染色阴性杆菌。

【预防】彻底清创是预防创伤后发生气性坏疽的最可靠方法。在伤后 6 小时内清创,几乎可完全防止气性坏疽的发生。即使受伤已超过 6 小时,在大量抗生素的使用下,清创术仍能起到良好的预防作用。故对一切开放性创伤,特别是有泥土污染和损伤严重、无活力的肌肉,都应及时进行彻底的清创术,战伤伤口,在清创后,一般应敞开引流,不做缝合。对疑有气性坏疽的伤口,可用 3％过氧化氢或 1：1000 高锰酸钾等溶液冲洗、湿敷;对已缝合的伤口,应将缝线拆去,敞开伤口。青霉素和四环素类抗生素在预防气性坏疽方面有较好的作用,可根据创伤情况在清创前后应用。但不能代替清创术。应将患者隔离,患者用过的一切衣物、敷料、器材均应单独收集,进行消毒。换下的敷料应行销毁,以防交叉感染。

【治疗】气性坏疽发展迅速,如不及时处理,患者常丧失肢体,甚至死亡。故一旦确诊,应立即积极治疗。

1. 紧急手术处理

在抢救严重休克或其他严重并发症的同时,须紧急进行局部手术处理,手术前静脉滴注青霉素 200 万 U 和四环素 0.5g。一般应采用全身麻醉,不用止血带。术中应注意给氧,继续输血、输液和应用抗生素。在病变区作广泛、多处切开(包括伤口及其周围水肿或皮下气肿区),切除已无活力的肌组织,直到具有正常颜色、弹性和能流出新鲜血的肌肉为止。敞开伤口用大量 3％过氧化氢溶液或 1：4000 高锰酸钾溶液反复冲洗。术后保持伤口开放,用过氧化氢液湿敷,每日更换敷料数次。

有下列情况者应考虑截肢:①伤肢各层组织均已受累且发展迅速;②肢体损伤严重,合并粉碎性开放骨折或伴大血管损伤;③经清创处理感染仍不能控制,有严重毒血症者。截肢部位应在肌肉未受累的健康组织处。截肢残端不缝合,用过氧化氢液湿敷,待伤口愈合后再修整。

2. 高压氧疗法

在 3 个大气压纯氧下,以物理状态溶解在血内的氧比平时增加 20 倍左右,可提高组织的氧含量,抑制气性坏疽杆菌的生长繁殖,提高治愈率,减少伤残率。一般在 3 天内进行 7 次治疗,每次 2 小时,间隔 6~8 小时。其中,第一天作 3 次,第二、第三天各 2 次。

3.抗生素

大剂量使用青霉素(1000 万 U/d)和四环素(2g/d),兼可控制化脓性感染,减少伤处因其他细菌繁殖消耗氧气所造成的缺氧环境。待毒血症状和局部情况好转后,即可减少剂量或停用。对青霉素过敏者,可改用红霉素 1.5~1.8g/d,静脉滴注。

4.全身支持疗法

少量多次输血,纠正水与电解质代谢失调,给予高蛋白、高热量饮食,同时采用止痛、镇静、退热等对症治疗。

 目标检测

一、简答题

1.外科感染的特点有哪些?

2.外科感染局部处理的方法有哪些?

3.试述疖、痈、急性蜂窝织炎、丹毒、急性淋巴管炎、脓肿的定义、常见菌、特点及治疗。

4.简述革兰氏阳性菌、阴性菌引起全身感染的特点。

5.详述破伤风的预防及治疗原则。

二、病案分析

李某,男性,36 岁,工人,出现张口困难,咀嚼不便,苦笑面容及颈项强直 1 天,受到声音、触碰刺激后可出现抽搐,但抽搐时意识清醒。追问病史,2 周前手被铁钉扎破,未作治疗。该患者初步诊断为何病? 应与哪些疾病相鉴别?

第十二章　创伤与战伤

分类：
- 按致伤因素分类
- 按致伤部位分类
- 按有无伤口分类
- 按火器伤的伤道形态分类
- 按是否穿透体腔分类
- 按损伤程度分类
- 按战伤特点分类

创伤后机体的反应：局部反应、全身反应

组织修复和创伤愈合：
- 闭合伤的修复：自伤后即开始进行
- 开放伤的愈合：损伤后局部组织有撕裂、变性、坏死和出血，渗血和渗液中的纤维蛋白原凝结成纤维蛋白，进而从创缘底部和边缘生长出肉芽组织
- 一期愈合、二期愈合、影响创伤愈合的因素

创伤的诊断：受伤史、体格检查、辅助检查

创伤的处理：
- 急救：复苏、通气、止血、包扎、固定、搬运
- 进一步救治伤员：伤情判断、呼吸支持、循环支持、镇静止痛、防治感染、观察、支持
- 急救程序：原则是先救命，后治伤
- 闭合性创伤的治疗
- 开放性创伤的处理：清创术

创伤与战伤

学习目标

【知识目标】

1.掌握创伤的概念及清创术的原则。

2.了解战伤分类和急救的方法,及火器伤和冲击伤。

【能力目标】运用理论知识体系,会对常见创伤提出合理诊治方案,能正确清创。

第一节 概　述

损伤是指人体受各种致伤因子作用后发生组织结构破坏和功能障碍。由机械因素所致的损伤称为创伤。在战争条件下所发生的损伤称为战伤。无论平时或战时,损伤均多见,故在外科领域中占有重要地位。

【致伤因素】包括机械、物理、化学及生物因素。

(1)机械因素　如锐器切割、钝器打击、重力挤压、火器射击等所致的损伤。

(2)物理因素　如高温、低温、电流、放射线、激光等,可造成相应的烧伤、冻伤、电击伤、放射伤等。

(3)化学因素　如强酸、强碱可致化学性烧伤,战时可受化学战剂染毒造成化学伤。

(4)生物因素　如虫、蛇、犬等咬伤或螫伤,可带入毒素或病原微生物致病。各种致伤因素所致的损伤各有其特殊性,必须根据其特点进行救治。

【损伤分类】为了使损伤获得准确的诊断、及时的处理,也为了便于进行资料统计、分析和总结,常从不同角度对损伤进行分类。

(1)按致伤因素分类　平时以机械性损伤多见。战时以火器伤多见。两种以上性质不同的因素同时或相继作用于人体所致的损伤称为复合性损伤,如核爆炸所致的放射性复合伤、烧冲复合伤等。

(2)按致伤部位分类　按解剖一般分为颅脑部、颌面颈部、脊柱脊髓部、胸部、腹部、骨盆部、上肢和下肢等八个部位。如伤及多部位或多器官,则称为多发伤。

(3)按有无伤口分类　伤部皮肤完整者称闭合伤,如挫伤、扭伤、挤压伤、震荡伤等。伤部皮肤破损者为开放伤,如擦伤、切割伤、撕裂伤、刺伤和火器伤等。

(4)按火器伤的伤道形态分类　可分为贯通、盲管、切线和反跳伤等。

(5)按是否穿透体腔分类　可分为穿透伤和非穿透伤。

(6)按损伤程度分类　如脑外伤可分为轻、中、重和特重;烧伤按面积和深度可进一步分类。

(7)按战伤特点分类　在野战条件下,必须对伤员进行分类,分类的基本形式有三种:①收容分类,用最简便的方法将成批的伤员迅速分送各相应的病室,使伤员获得及时相应的处理。②治疗分类,依据伤类与伤情,制定治疗措施和次序。③后送分类,依据伤员的诊断和预后,确定留治、后送、后送次序、地点、工具和救治措施。

【创伤后机体的反应】创伤后机体可发生全身及局部反应,均属防御性反应或称应激反应,这些反应有利于机体对抗致伤因子的有害作用,维持内环境的稳定和促进机体的康复。但如反应过于强烈,对机体也会造成有害的影响。

1. 局部反应

主要是急性炎症反应,包括组织变质、渗出和增生,先后出现,彼此联系,又互相影响。

2. 全身反应

此与损伤性质、程度、机体状态和治疗等因素有关,主要是神经内分泌系统效应,在严重损伤后,机体发生一系列的功能和代谢变化。在损伤初期(1～4天内),主要出现交感神经兴奋,脑垂体、肾上腺等分泌明显增加,如脑垂体分泌的促肾上腺皮质激素、抗利尿激素,肾上腺髓质分泌的肾上腺素、去甲肾上腺素、多巴胺、肾上腺皮质分泌的糖、盐皮质激素均增加,而胰岛素分泌则减少。机体能量代谢、蛋白质和脂肪分解代谢均明显增加,出现负氮平衡,血糖升高,糖异生作用加强。而消化系统、生殖系统等功能暂时受抑制。这些反应大约持续1～4天,此后逐渐复原,约5～8天后恢复至正常状态。

【损伤的修复】

1. 闭合伤的修复

自伤后即开始进行,最初为隐匿期即为炎症期,持续约4～5天,主要为损伤部充血、渗出等炎性反应。随后进入增生期,约在伤后6～14天,纤维母细胞和毛细血管内皮细胞增生,纤维母细胞成熟,产生胶原纤维。最后疤痕形成,进而经过塑形期完成愈合。

2. 开放伤的愈合

损伤后局部组织有撕裂、变性、坏死和出血,渗血和渗液中的纤维蛋白原凝结成纤维蛋白,进而从创缘底部和边缘生长出肉芽组织。肉芽组织主要由新生的毛细血管和纤维母细胞组成。约于伤后5～6日开始,纤维母细胞开始形成胶原,转化为纤维细胞。上皮细胞由创缘向中心生长逐渐覆盖肉芽创面。最后疤痕形成和收缩,创口愈合。开放伤愈合的类型:依据损伤程度、有无感染及治疗情况,可将创伤愈合分为三种类型。一期愈合:组织损伤少,创缘整齐,无感染,经清创缝合,对合良好的开放伤,或无菌手术切口缝合后,上皮于术后1～2天可将创口覆盖,肉芽于伤后2～3天即可从创缘长出,约2～3周创口完全愈合,仅留一条线形疤痕,此属一期愈合。二期愈合:如组织缺损较多,创缘不整齐,或有感染的创口,肉芽自底部和边缘生长将创口填平后,上皮细胞才开始迅速生长覆盖创面,此属二期愈合。其愈合时间显著延长,疤痕明显。三期愈合:战伤伤口清创后经4～7天再行延期缝合,或8天后行二期缝合,以缩短愈合时间,这一愈合过程称三期愈合。

3. 影响创伤愈合的因素

创伤的愈合主要取决于损伤的程度和组织本身的再生能力,但也受多种因素的影响,例如:①抑制损伤性炎症,如抗癌药、类固醇、放射线等。②破坏或抑制细胞增生,如感染、缺血等。③干扰胶原纤维形成,如感染、贫血或低蛋白血症、维生素缺乏、肝功低下等。④抑制伤口收缩,如糖尿病。从具体情况而言,则分为全身及局部两个方面。全身因素包括年龄、营养状况、内分泌影响和药物作用。局部因素如感染、异物、局部血运、制动及处理措施等。

【损伤的临床表现及诊断】

1. 临床表现

由于创伤的原因、部位和程度不同,其临床表现各不相同,各部位创伤分别在有关章节叙述,创伤的一般临床表现可分为全身、局部和并发伤或并发症三方面:

(1)全身表现 严重者可发生外伤性休克。一般有代谢功能改变。由于出血损伤组织分解产物的吸收,体温可增高,如并发感染,体温可更高。脉搏、呼吸、血压均可有改变,尿量常减少,并有疲乏无力、精神及食欲缺乏等表现。

(2)局部表现 常有疼痛、肿胀、瘀斑、压痛和功能障碍。开放伤者则有伤口,可有出血,如并发感染,局部疼痛、肿胀、压痛等炎症征象更为显著,伤口可有分泌物。

(3)并发伤和并发症 不同部位可以并发各部位的重要脏器伤、血管伤和神经伤。常见的并发症有休克、感染、肾功能不全等。

2.损伤的诊断

一般采用伤部、伤型、伤因、伤情四者结合的诊断方法,既可明确诊断,也能表明损伤的严重程度。为了对伤员做出及时全面正确的诊断,避免误诊、漏诊,必须详细询问病史,进行仔细的全面的全身和局部检查,必要时进行化验、放射线、穿刺等辅助检查,还需密切观察病情演变,以防延误诊断和治疗。

(1)详细询问病史 包括伤因、伤时、地点、姿势、伤后局部和全身表现、处理经过等。

(2)全身检查 先检查伤员的神志、呼吸、脉搏、血压等生命体征,然后对各系统作全面仔细检查,确定有无休克、重要脏器伤或多发伤。如伤员有危及生命的严重损伤或并发症,应先采取相应的急救措施,待伤情好转后再作全面检查。

(3)局部检查 注意局部形态改变、解剖差异、机能丧失等情况,确定损伤部位、性质程度和范围。对闭合伤要查明深部重要组织器官有无损伤。对开放伤要了解伤口形状、大小、深度、出血情况、污染程度、有无异物存留以及深层重要组织器官损伤情况等。

(4)辅助检查 包括化验、X线透视或照片、CT检查、超声波检查、各种穿刺等,根据伤员的具体情况及条件选择应用。

(5)严密观察伤情变化,及时做出判断,避免误诊或漏诊。

【创伤的处理】

1.处理原则

把保存伤员生命放在首位;尽可能保存或修复损伤的组织与器官,并恢复其功能;积极防治全身与局部各种并发症。

2.现场急救

(1)除去致伤因素避免继续损伤 如衣服着火应立即灭火;对因隧道塌方或建筑物倒塌受挤压的伤员应立即移去挤压的物体,并迅速搬离现场至较安全的地方等。

(2)优先抢救心跳骤停、窒息、大出血、开放气胸、休克、内脏脱出的患者,以挽救生命。

(3)伤口包扎与止血 对开放伤用消毒敷料或干净布类覆盖包扎伤口,以防进一步污染。对一般伤口出血,用较多敷料加压包扎即可,只有在四肢大动脉损伤用加压包扎无效时才慎重采用止血带止血。

(4)临时固定 对有骨折或关节损伤的肢体用夹板或方便器材作临时固定。

(5)镇痛 注射或口服止痛剂。

(6)后送 根据伤情采用适当运输工具迅速送到就近的医疗单位进行治疗。

3.全身治疗

着重维持伤员的循环及呼吸功能,补充血容量,保持呼吸道通畅,维持体液及电解质平衡和能量代谢,保护肾功能等。

4.局部处理

(1)闭合伤处理原则 除合并有重要脏器伤或血管伤需紧急手术处理外,一般采用对症处理,如局部休息,抬高患肢,制动,早期用冷敷以减轻肿胀,1~2日后用热敷、理疗等,以促进消肿和损伤愈合。可口服或局部外敷活血化瘀、消肿止痛的中草药等。

（2）开放伤处理原则　对新鲜污染伤口主要是早期彻底清创,转化为闭合伤。对感染伤口要保持引流通畅,换药直到愈合。

5. 特殊情况处理

如多发伤、复合伤、放射伤、化学伤等,应分清主次,统筹兼顾,妥善处理。战伤则要适应战伤实际,实行分级救治。

6. 防治并发症

包括全身和局部的并发症,如休克、肾功能不全、感染等。

第二节　清创术

开放性损伤非常多见,因伤口多有污染,如处理不及时或不当,易发生感染,影响愈合和功能恢复,严重者可造成残疾甚至危及生命。

一般暴力所致的开放性损伤其病变可分为三区:第一区为表面或中心部直接接触区,可有异物存留和组织坏死;第二区为周围区域,各层组织损伤可引起坏死,如不切除,易引起感染;第三区为外周组织震荡反应区,有水肿、渗出、血管痉挛、细胞活力低,如不发生感染,可以恢复正常,如发生感染,则使反应加重。由火器伤所致的伤道由内而外也可分为三区:原发伤道区为直接损伤,有失活组织、异物、血块及渗出;紧靠伤道外周为挫伤区,组织可发生部分或全部坏死;再外为震荡区,可有血循环障碍、水肿、渗出、淤血等改变。开放性损伤的处理,目的在于改善修复条件,促使及早愈合。根据伤情,分别进行清洁、污染、感染伤口以及其他区的处理。

清洁伤口:指未被细菌污染的伤口,包括无菌手术切口,一般经对合缝合,可达一期愈合。

污染伤口:为污染细菌但未发展成感染的伤口。污染伤口的处理主要是清创术。

【清创术的目的】在伤口未发生感染前,清除坏死或失活组织、异物、血块和彻底止血,将污染伤口转变为清洁伤口,预防感染,争取伤口达一期愈合。

【清创术的时机】一般应争取在伤后6~8小时以内进行清创。但在头面部的损伤、切割伤,清创时间可延至8~12小时。

【术前准备】

（1）对伤员全身和局部作全面检查以及必要的辅助检查,以明确诊断和对伤情做出准确估计,制定出初步处理方案。

（2）对有休克或重要脏器伤的伤员,应优先处理休克和脏器损伤,待伤情稳定后尽早行清创术。

（3）早期使用有效广谱抗生素,对未作破伤风预防注射者,给肌肉注射破伤风抗毒素1500~3000IU。

（4）对伤情严重复杂的清创术,要配备足够的全血,以备术中使用。

（5）选用适当的麻醉。

（6）对四肢损伤的清创可在充气止血带下进行,使手术野清晰便于辨认解剖关系,减少出血,在完成清创和彻底止血后,在修复组织时即可停用止血带。

【清创术的步骤与方法】

1. 皮肤清洗和伤口冲洗

先用无菌纱布覆盖伤口,剃去伤口周围毛发。如有油污,可先用汽油或乙醚擦去,再用肥皂水刷洗皮肤,冲洗干净后擦干。去除覆盖伤口的纱布,先用肥皂水(加双氧水)反复多次蘸洗伤口,后用生理盐水冲洗创面及伤道,清除明显的异物、血块和脱落的坏死组织。经上述处理后,用碘伏、酒精按常规消毒皮肤和铺无菌手术巾,术者换手套准备进行伤口扩大和清创。

2. 伤口扩大和清创

对较深的伤口需扩大术野,以便充分显露伤道深部。伤口延长的方向应与皮纹方向一致,在四肢一般可沿其纵轴切开;经过关节部位的切口应作"S"形切开,以免疤痕挛缩影响功能。要尽可能彻底切除失去活力的组织,清除异物和血块。操作要由浅入深,先外而内,分片分层切除,有次序进行,以免遗漏。对贯通伤应在入口和出口两处分别进行处理。对较深的盲管伤,必要时可从侧切开进行清创或引流,以便清除所有异物和坏死组织。对离开伤道较远较小的金属异物,如取出有困难,可暂不取出,以免过多地损伤健康组织。在清创过程中用生理盐水反复冲洗伤道,最后再彻底冲洗一次。全程要注意彻底止血。

3. 各种组织处理原则

(1)皮肤 可切除皮缘2～3mm,对头、面、手和外阴部皮肤可不切除。

(2)皮下组织和筋膜 凡失活的均应切除,筋膜切开要够大,必要时可用"+"字或"I"字形切开,或作棱形切除,以减少筋膜腔压力。

(3)肌肉 要彻底切除一切失活的肌肉组织,凡见颜色暗红,失去正常张力,刺激肌纤维不收缩,切开时不出血的肌肉组织均应切除。

(4)骨骼 对完全游离的小骨片应去除,较大的游离骨片清洗后放回原位,以免发生骨缺损;一切与骨膜或软组织相连的骨片均应保留,彻底清创后即将骨折断端复位,并可应用简单有效的内固定。但对火器伤骨折不宜作内固定,术后采用牵引或石膏固定。

(5)肌腱 对伤口整齐的切割伤,如污染不重,在伤后6～8小时内获得彻底清创者,可作肌腱初期缝合术,否则留待作二期缝合。火器伤一律不作肌腱初期缝合术。

(6)神经 处理原则与肌腱相同。

(7)血管 对四肢主要动脉伤,清创后应将主要血管修复,以免肢体坏死或缺血;对非主要血管要妥善结扎止血。

4. 伤口缝合

在平时,对伤后在6～8小时内得到彻底清创的伤口,可作初期缝合。如皮肤有缺损,可作植皮覆盖创面。对创面大、渗血多、污染重、处理较晚的伤口,应置引流48小时。对火器伤的伤口,在清创后,除头、面、手、外阴部作定点缝合外,一律不作初期缝合,而留待作延期缝合或二期缝合。

【清创术后处理】

(1)对有骨与关节损伤,血管、神经、肌腱伤修复术后和植皮术后,均应用石膏固定肢体。

(2)维持适当体位,如伤肢适当抬高,以减轻肿胀;胸腹部脏器伤术后取半卧位等。

(3)继续应用有效的广谱抗生素。对未注射过破伤风类毒素的患者使用破伤风抗毒血清获得被动免疫,常用1500～3000U肌注;已注射过破伤风类毒素的且接受全程主动免疫者,伤后仅需肌内注射0.5ml类毒素,无需注射破伤风抗毒素。

(4)密切观察全身情况,预防及治疗并发症。

(5)密切观察伤肢血循环及伤口情况,注意预防伤口感染和继发性出血。

【感染伤口】伤口感染是严重并发症,最常见的为化脓性感染,也可发生特殊感染如破伤风和气性坏疽等。

感染伤口处理的目的在于迅速控制感染和促进伤口愈合。对伤口一般化脓性感染的措施包括:①局部休息、制动、理疗。②全身应用有效抗生素,开始时使用广谱抗生素,待伤口分泌物细菌培养及药物敏感试验后再行调整。③伤口处理主要是保持引流通畅,如引流不畅应将伤口扩大以利引流。换药的种类和次数根据伤口情况而定,如伤口坏死组织和分泌物多,可用生理盐水纱布湿敷,每日更换敷料3～4次,每次换药时可将坏死组织逐步清除。如伤口较干净,分泌物少,则可用凡士林纱布换药,每日或隔日1次。如有绿脓杆菌感染,可用0.1%苯氧乙醇、磺胺嘧啶银软膏或1%醋酸液换药。如伤口较小,可换药直至伤口愈合。如伤口创面大,在感染完全控制、创面肉芽新鲜和无明显分泌物后,可行二期缝合或植皮闭合伤口。

第三节　火器伤

一、火器伤初期外科处理(清创术)特点及其后续治疗

【火器伤初期外科处理特点】火器伤由于损伤范围大,损伤及污染严重,常有异物存留,在早期清创时,其组织坏死界限不清楚,因此清创很难彻底,感染发生率高。在战争环境下对战伤的救治必须实行分级处理和后送。火器伤的清创时机、步骤和方法与一般污染伤口的清创术基本相同,但有其特点:①对骨折一般不作内固定,而选择石膏固定或牵引。②对肌腱和神经损伤不作初期修复,留待作二期修复。③火器伤伤口除头、面、手、外阴部作定点缝合外,不作初期缝合,留待作延期缝合或二期缝合。

放射性复合伤的处理原则与一般战伤相同,但需注意去除污染、止血、脱敏,对损伤分清主次,优先处理主要损伤。

化学性复合伤的处理,如伤在四肢,可使用止血带,以防毒剂吸收,并使用消毒剂消毒和相应的抗毒剂。

【火器伤后续治疗】

1.延期缝合

指在清创术后4～7天内对伤口所做的缝合。其目的在于缩短伤口愈合时间和减少疤痕、畸形及功能障碍。一般于清创后4～7天,如观察伤口见创面肉芽新鲜清洁,无明显渗液或分泌物,周围组织无明显炎症,对合时无张力者,即可将伤口进行直接缝合。

2.二期缝合

指在清创术后8天以上对伤口所做的缝合。又分早二期缝合和晚二期缝合两种:早二期缝合是指在伤后8～14天进行伤口缝合,其条件和方法与延期缝合相同。晚二期缝合是指在伤后15天以后进行伤口缝合。此时伤口肉芽组织已机化,其底部纤维组织增生形成硬结,使伤口不易对合。在缝合伤口前要将肉芽组织连同其底部纤维硬结层一并切除,然后将其缝合。

二、战伤分级救治原则

战时在困难环境和条件下,要在短时间内接收和处理大批伤员,而且伤类多,伤情复杂。

为了使广大伤员获得及时有效的救治,就必须按分级救治原则,统一进行。

分级救治的原则是抢、救、运。战术后方即师以下各级分工负责,连营主要寻找火线上伤员,临时安置,进行基本急救,如止血、包扎、临时固定、止痛、防治窒息等,并迅速安全后送。师团继续急救,予以输液输血,初期外科处理,手术止血,气管切开等,并进行伤员分类,留治或后送。战役后方即军和兵团,一线医院靠近前沿,可留治 1 月内可愈伤员。二线医院在基地,可行早期专科治疗,并留治 2 月内可愈伤员。战略后方医院则治疗重伤员或中转。

 目标检测

一、简答题

1. 试述创伤的病理。

2. 组织修复的基本过程是什么?

3. 创伤愈合的类型及各自的特点是什么?

4. 详述创伤的急救程序。

5. 叙述清创术过程。

二、病案分析

男性,48 岁。车祸 1 小时急诊入院,精神萎靡,面色苍白,四肢发凉,呼吸 30 次/分,脉搏 146 次/分,血压 70/50mmHg,左大腿活动障碍、疼痛、畸形,伤口有鲜血不断流出,左小腿皮肤擦伤,头、胸、腹部未见异常。请做出初步诊断并指出该患者如何救治?

第十三章 烧伤、冷伤、咬蜇伤、整形外科

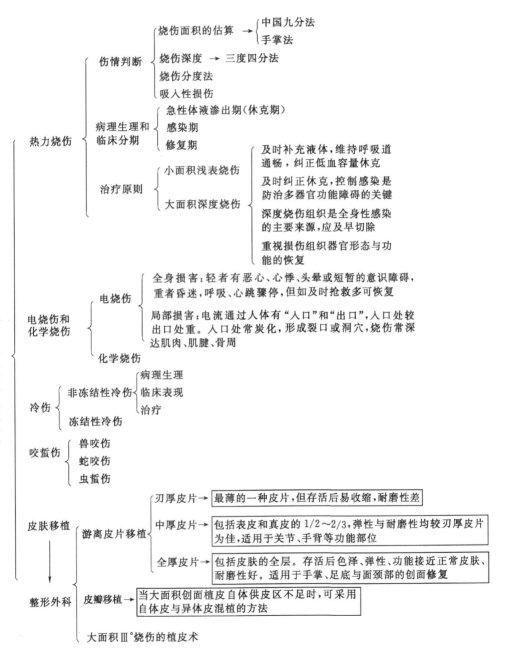

烧伤冷伤咬蜇伤整形外科

热力烧伤
- 伤情判断
  - 烧伤面积的估算 → 中国九分法 / 手掌法
  - 烧伤深度 → 三度四分法
  - 烧伤分度法
  - 吸入性损伤
- 病理生理和临床分期
  - 急性体液渗出期（休克期）
  - 感染期
  - 修复期
- 治疗原则
  - 小面积浅表烧伤
  - 大面积深度烧伤
    - 及时补充液体，维持呼吸道通畅，纠正低血容量休克
    - 及时纠正休克，控制感染是防治多器官功能障碍的关键
    - 深度烧伤组织是全身性感染的主要来源，应及早切除
    - 重视损伤组织器官形态与功能的恢复

电烧伤和化学烧伤
- 电烧伤
  - 全身损害：轻者有恶心、心悸、头晕或短暂的意识障碍，重者昏迷，呼吸、心跳骤停，但如及时抢救多可恢复
  - 局部损害：电流通过人体有"入口"和"出口"，入口处较出口处重。入口处常炭化，形成裂口或洞穴，烧伤常深达肌肉、肌腱、骨周
- 化学烧伤

冷伤
- 非冻结性冷伤
  - 病理生理
  - 临床表现
  - 治疗
- 冻结性冷伤

咬蜇伤
- 兽咬伤
- 蛇咬伤
- 虫蜇伤

皮肤移植
- 游离皮片移植
  - 刃厚皮片 → 最薄的一种皮片，但存活后易收缩，耐磨性差
  - 中厚皮片 → 包括表皮和真皮的1/2~2/3，弹性与耐磨性均较刃厚皮片为佳，适用于关节、手背等功能部位
  - 全厚皮片 → 包括皮肤的全层。存活后色泽、弹性、功能接近正常皮肤、耐磨性好。适用于手掌、足底与面颈部的创面**修复**

整形外科
- 皮瓣移植 → 当大面积创面植皮自体供皮区不足时，可采用自体皮与异体皮混植的方法
- 大面积Ⅲ°烧伤的植皮术

学习目标

【知识目标】

1.掌握烧伤的伤情判断、临床经过、大面积烧伤的急救、小面积烧伤的治疗。

2.熟悉整形外科的原则和特点。

3.了解热力烧伤的临床表现及治疗原则。

【能力目标】能够根据所学知识提出烧伤正确的诊疗方案。

第一节 热力烧伤

由热力所引起的人体组织损伤统称为烧伤,如火焰、热蒸汽、热液、热金属等。

一、伤情判断

伤情判断最基本的要求是准确判断烧伤的面积和深度,同时还应兼顾呼吸道的损伤程度。

1.烧伤面积的估算

(1)中国九分法 为便于记忆,将体表面积划分为 11 个 9% 的等分,另加 1%,构成 100% 的体表面积(表 13-1,图 13-1)。

表 13-1 中国九分法

部位		占成人体表面积(%)		占儿童体表面积(%)
头颈	发部	3		
	面部	3	9×1(9%)	9+(12-年龄)
	颈部	3		
双上肢	双上臂	7		
	双前臂	6	9×2(18%)	9×2
	双手	5		
躯干	躯干前	13		
	躯干后	13	9×3(27%)	9×3
	会阴	1		
双下肢	双臀	5		
	双大腿	21	9×5+1(46%)	9×5+1-(12-年龄)
	双小腿	13		
	双足	7		

(2)手掌法 一般来讲,患者五指并拢的掌面为体表总面积的 1%,如患者的手掌大小与医者相差不大,可用医者手掌估算,此法测算小面积烧伤较便捷,也可辅助九分法(图13-2)。

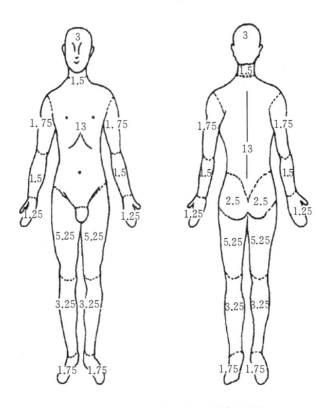

图 13-1　成人体表各部所占％示意图

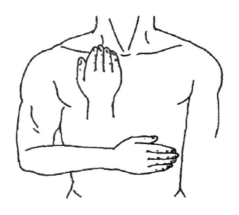

图 13-2　手掌法

2. 烧伤深度估计

采用三度四分法识别。

(1)Ⅰ°烧伤　仅伤及表皮浅层,生发层健在,再生能力强,表面干燥,呈红斑状,有烧灼感,1 周内痊愈,短期内可有色素沉着。

(2)浅Ⅱ°烧伤　伤及表皮的生发层、真皮乳头层,局部红肿明显,形成大小不一的水疱,水疱皮如剥脱,创面红润、疼痛明显。 如未感染,1～2 周内愈合,一般不留瘢痕,多数有色素沉着。

(3)深Ⅱ°烧伤 伤及皮肤的真皮层,介于浅Ⅱ°和Ⅲ°之间,深浅不一,可有水疱,但去疱皮后,创面红白相间,痛觉较迟钝。如未感染,可融合修复需3～4周,常有瘢痕增生。

(4)Ⅲ°烧伤 是全皮层烧伤甚至达到皮下、肌肉、肌腱或骨骼,创面无水疱,呈蜡白或焦黄色甚至炭化,痛觉完全消失,皮层凝固性坏死后形成焦痂,触之如皮革。因皮肤及其附件已全部烧毁,无上皮再生的来源,必须靠植皮而愈合。组织损害层次、深度见图13-3。

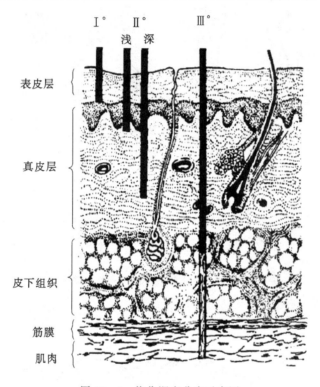

图13-3 烧伤深度分度示意图

3.烧伤严重程度分类

为了对烧伤严重程度有一个基本估计,作为设计治疗方案的参考,我国常用下列分度法:

(1)轻度烧伤 面积9%以下的Ⅱ°烧伤。

(2)中度烧伤 烧伤面积10%～20%的Ⅱ°烧伤,或面积不足10%的Ⅲ°烧伤。

(3)重度烧伤 烧伤总面积达30%～49%;或面积10%～29%的Ⅲ°烧伤;或烧伤面积虽不到上述百分比,合并下列情况之一者,亦可定为重度烧伤:①全身状况较重或已有休克;②较重的复合伤;③中重度吸入性损伤。

(4)特重烧伤 烧伤总面积50%以上;或面积20%以上的Ⅲ°烧伤。

4.吸入性损伤

吸入性损伤是较危重的烧伤,习惯称"呼吸道烧伤",之所以改称为"吸入性损伤"是因为其致伤因素不单纯由于热力,燃烧时的烟雾含有大量的CO、氰化物等化学物质,可被吸入至下呼吸道,这些化学物质有导致机体局部腐蚀和全身中毒的作用,所以在相对封闭的火灾现场,死于吸入性损伤者多于烧伤。

吸入性损伤的诊断：①呼吸道刺激，咳出炭沫痰，呼吸困难，肺部可能有哮鸣音。②面、颈、口、鼻周常有深度烧伤，鼻毛烧伤，声音嘶哑。③燃烧现场相对密闭。

二、病理生理和临床分期

根据烧伤病理生理的特点，病程大致分为急性体液渗出期、感染期、修复期三期。

1. 急性体液渗出期（休克期）

体液渗出是机体组织烧伤后迅速发生的反应，一般要持续 24～36 小时，重者可持续 48 小时以上。小面积浅度烧伤，体液的渗出量有限，通过人体的代偿后，不会影响全身的有效循环血量。较大面积的深度烧伤，由于体液的大量渗出，抢救不及时或处理不当时，可发生休克。烧伤早期的休克基本属于低血容量休克，但与一般急性失血不同之处在于体液的渗出是逐步的，伤后 2～3 小时最为急剧，8 小时达高峰，随后减缓，至 48 小时逐渐恢复，渗出于组织间的水肿液开始回收，临床表现为血压趋向稳定，尿液开始增多。基于上述规律，烧伤早期的补液速度应掌握先快后慢的原则。

2. 感染期

烧伤水肿回收期一开始，感染就成为主要矛盾。浅度烧伤如早期创面处理不当，此时可出现创周炎症（如蜂窝织炎）。严重烧伤由于经历休克的打击，全身免疫力低下，对病原菌的易感性高，早期暴发全身性感染的几率也高，且预后也最严重。

感染的威胁将持续到创面愈合。烧伤的特点是广泛的生理屏障损害，又有广泛的坏死组织渗出，是微生物良好的生长培养基。热力损伤组织，先是凝固性坏死，随后组织溶解，伤后 2～3 周，组织处于广泛溶解阶段，又是全身性感染的另一峰期。此时，坏死组织与健康组织交界处的肉芽组织逐渐形成，而肉芽组织屏障多数在 2 周左右形成，肉芽组织屏障作用滞后。如处理不当，病原菌可侵入邻近的非烧伤组织。大面积的侵入性感染，痂下组织菌量常超过 $10^5/g$，细菌持续繁殖，可形成烧伤创面脓毒症。为此，近年多采用早期切痂或削痂手术，及时皮肤移植以消灭创面。当创面基本修复后，并发症明显减少。

3. 修复期

组织烧伤后，在炎症反应的同时，机体组织修复也已经开始。无严重感染的浅Ⅱ°和部分深Ⅱ°烧伤多能自行修复；严重感染的深Ⅱ°或Ⅲ°烧伤可靠残存的上皮扩展覆盖修复，若创面较大，多需植皮。

严重感染的深Ⅱ°或Ⅲ°烧伤愈合后，对一些关节、功能部位要进行防挛缩、畸形的措施与锻炼。大面积深度烧伤的康复过程需要较长的时间，有的还需要做整形手术。创伤修复后，器官功能的损害、心理状态及机体对汗腺等损害的适应均需很长时间的康复过程。

三、治疗原则

小面积浅表烧伤清创、保护创面，多数能自然愈合。大面积深度烧伤的全身性反应重，治疗原则：早期及时补充液体，维持呼吸道通畅，纠正低血容量休克；及时纠正休克，控制感染以防治多器官功能障碍；深度烧伤组织是全身性感染的主要来源，应及早切除，自、异体皮移植覆盖；重视损伤组织器官形态与功能的恢复。

四、并发症

可累及全身各器官组织，出现一系列病理生理过程，如水电解质紊乱、酸碱平衡失调、休克、DIC、免疫平衡失调,继发感染,心功能不全、呼吸功能不全等,尤其是呼吸功能受损,甚至死亡。

1. 休克

早期多为低血容量性休克,继而并发感染时,可发生脓毒性休克。特重的烧伤因强烈的损伤刺激,可立即并发休克。

2. 脓毒症

烧伤使皮肤对细菌的屏障作用发生缺陷,较重的患者还有白细胞功能和免疫功能的减弱,故容易发生感染。致病菌为皮肤的常存菌(如金黄色葡萄球菌等)或外源性污染的细菌(如绿脓杆菌等)。化脓性感染可出现在创面上和焦痂下,感染还可能发展成为脓毒血症、脓毒性休克。此外,在使用广谱抗生素后,尤其在全身衰弱的患者,可继发真菌感染。

3. 肺部感染和急性呼吸衰竭

肺部感染可能有多种原因,如呼吸道黏膜烧伤、肺水肿、肺不张、脓毒症等,还可能发生成人呼吸窘迫综合征或肺梗塞,导致急性呼吸衰竭。

4. 急性肾功能衰竭

并发休克前后有肾缺血,严重时肾小囊和肾小管发生变质;加以血红蛋白、肌红蛋白、感染毒素等均可损害肾,故可导致急性肾功能衰竭。

5. 应激性溃疡和胃扩张

烧伤后发生十二指肠黏膜的糜烂、溃疡、出血等,称为 Curling 溃疡,可能与胃肠道曾经缺血、再灌流后氢离子逆流损害黏膜有关。胃扩张常为早期胃蠕动减弱时患者口渴饮多量水所致。

6. 其他

心肌功能降低,搏出量可减少,与烧伤后产生心肌抑制因子、感染毒素或心肌缺氧等相关。脑水肿或肝坏死也与缺氧、感染等相关。值得注意,烧伤的死亡常为多系统器官衰竭所致。

五、现场急救、转送与初期处理

现场抢救的目的是尽快去除致伤原因,脱离现场和进行危及生命的救治措施。

1. 迅速脱离热源

如火焰烧伤应尽快脱去燃烧衣物,就地翻滚或是跳入水池,快速脱离火场以使火焰熄灭。互救者可就近用非易燃物品覆盖,隔绝灭火。忌奔跑喊叫,以免火势顺风,烧伤至头面部和呼吸道。也应避免双手扑打火焰,造成双手烧伤。热液浸渍的衣裤,忌强力剥脱损伤皮肤或撕破水疱,用冷水冲淋后剪开取下。小面积烧伤立即用清水连续冲洗或浸泡,即可带走余热,又减轻疼痛。

2. 保护受伤部位

在现场附近,创面只求不再污染、不再损伤,可用干净敷料或布类保护,或包扎后送医院处理,避免用有颜色的药物消毒,避免增加对烧伤深度判定的困难。

3. 维护呼吸道畅通

火焰烧伤常伴有呼吸道受烟雾、热力等损伤,特别应注意保持呼吸道通畅。合并 CO 中毒者应移至通风处,必要时应吸入氧气。

4. 其他救治措施

(1)大面积严重烧伤早期应避免长途转送,急性体液渗出期最好就近输液或加作气管切开术;必须转送者应建立可靠静脉输液通道,途中保证继续输液,保证呼吸道通畅;高度口渴、烦躁不安者常示休克严重,需抗休克治疗;转送路程较远者,应留置导尿管,观察尿量。

(2)安慰和鼓励受伤者,使其情绪稳定。此外,注意有无复合伤,对开放性气胸、大出血、内脏损伤、骨折等应先施行相应的急救处理。

入院后的初步处理:

(1)轻度烧伤　主要为创面处理,包括清洁创伤周围的健康皮肤,创面可用 1:2000 氯己定清洗、移除异物,浅Ⅱ°水疱皮应予保留,水疱大者可用消毒空针抽去水疱液,深度烧伤的水疱皮应予清除。如果用包扎疗法,内层用油质纱布,外层用吸水敷料均匀包扎,包扎范围应超过创周 5cm,面、颈与会阴部烧伤不适合包扎处,则予暴露。原则上可不用抗生素。

(2)中、重度烧伤　应按下列程序处理:①简要了解受伤史后,记录血压、脉搏、呼吸,注意有无呼吸道烧伤及其他合并伤,严重呼吸道烧伤应及早行气管切开术。②建立可靠静脉输液通道,开始输液。③留置导尿管,观察每小时尿量、比重、pH,并注意有无血红蛋白尿。④清创,估算烧伤面积、深度。特别应注意有无Ⅲ°环形焦痂的压迫,其在肢体部位可影响血液循环,躯干部可影响呼吸,应切开焦痂减压。⑤广泛大面积烧伤采用暴露疗法。⑥按烧伤面积、深度制定第一个 24 小时的输液计划。

(3)创面污染重或有深度烧伤　均应注射破伤风抗毒血清,并用抗生素治疗。

六、烧伤休克

1. 临床表现与诊断

烧伤休克是烧伤后危及生命的并发症。液体治疗重在及时,而休克期是否以平稳状态渡过至关重要。烧伤休克的发生时间与烧伤严重程度呈正相关,面积越大,深度越深者,休克发生越早越重。主要表现为:①心率增快、脉搏细弱,听诊心音低弱。②血压的变化:早期往往表现为脉压变小,随后为血压下降。③呼吸浅、快。④尿量减少是低血容量休克的一个重要标志,成人每小时尿量低于 20ml 常提示血容量不足。⑤烦躁不安是脑组织缺血、缺氧的一种表现。口渴难忍,小儿特别明显。⑥周边静脉充盈不良,肢端凉,患者诉畏冷。血液化验,常出现血液浓缩(血细胞比容升高)、低血钠、低蛋白、酸中毒。

2. 治疗

液体疗法是防治烧伤休克的主要措施。患者入院后,应立即寻找一较粗且易于固定的静脉行穿刺或切开,以保持一条通畅的静脉输液通道,这对严重烧伤患者早期救治十分重要。

(1)早期补液方案　伤后第 1 个 24 小时,每 1% 烧伤面积(Ⅱ°、Ⅲ°)每公斤体重应补胶体和电解质液 1.5ml(小儿 2.0ml)。胶体(血浆)和电解质液(平衡盐液)的比例为 0.5:1,广泛深度烧伤者与小儿烧伤其比例可改为 0.75:0.75,另加以 5% 葡萄糖溶液补充水分 2000ml(小儿另按年龄、体重计算),总量的一半应于伤后 8 小时内输入。第 2 个 24 小时,胶体和电解质液为第 1 个 24 小时的一半,水分补充仍为 2000ml。举例:一位烧伤面积 60%、体重 50kg 的患者,第 1 个 24 小时补液总量为 60×50×1.5＋2000＝6500ml,其中胶体为 60×50×0.5＝1500ml,电解质液为 60×50×1＝3000ml,水分为 2000ml,输入速度先快后慢。第 2 个 24 小时,胶体减半为 750ml,电解质液减半为 1500ml,水分仍为 2000ml。紧急抢救一时无法获得血浆时,可以使用低分子量的血浆代用品,利用其暂时扩张血容量和溶质性利尿,但用量不宜超过 1000ml,并尽快以血浆取代。电解质液、胶体和水分应交叉输入。

此外,广泛深度烧伤者,常伴有较严重的酸中毒和血红蛋白尿,为纠正酸中毒和避免血红蛋白降解产物在肾小管的沉积,在输液成分中可增配 1.25% 碳酸氢钠溶液。

(2)严密观察病情 由于患者伤情和个体的差异,抗休克期更应强调严密观察,根据患者的反应,随时调整输液的速度和成分。

七、创面处理

1. Ⅰ°烧伤

属红斑性炎症反应,无需特殊处理,能自行消退,如烧灼感重,可涂薄层油脂。

2. 小面积浅Ⅱ°烧伤

清创后,如水疱皮完整,应予保存,只需抽去水疱液,消毒包扎。如水疱皮已撕脱,可以用无菌油性敷料包扎,不必经常换药,以免损伤新生上皮。如创面已感染,应勤换敷料,清除脓性分泌物,保持创面清洁,多能自行愈合。

3. 深度烧伤

由于坏死组织多,组织液化、细菌易感染,应正确选择外用抗菌药物。目前证实有效的外用药有 1% 磺胺嘧啶银霜剂、碘伏等。外用抗菌药物只能一定程度抑制细菌生长。近年的治疗多采用积极的手术治疗,包括早期切痂(切除深度烧伤组织达深筋膜平面)或削痂(削除坏死组织至健康平面),并立即皮肤移植。早期外科手术能减少全身性感染发病率,提高大面积烧伤的治愈率,并缩短住院时间。

4. 大面积深度烧伤

患者健康皮肤所剩无几,需要皮肤移植的创面大,手术治疗中最大的难题是自体皮"供"与"求"的矛盾。我国学者创新性使用大张异体皮开洞、嵌植小块自体皮、异体皮下移植微粒自体皮,以及充分利用头皮为自体皮来源(头皮厚,血运丰富,取薄断层皮片 5～7 天可愈合,可反复切取)。如仍遇自体皮供应不足的困难,则可分期分批进行手术。

第二节　电烧伤和化学烧伤

一、电烧伤

因电引起的烧伤有两类,由电火花引起的烧伤其性质和处理类同火焰烧伤,本节着重介绍与电源直接接触所致的电烧伤。

【损害机制】因电流＝电压/电阻,电压越高,电流强度越大。电流导入人体后,因不同组织的电阻不同(依大小顺序为骨、脂肪、皮肤、肌腱、肌肉、血管和神经),局部损害程度有所不同。交流电对心脏损害较大,电流通过脑、心等重要器官,后果较重。

【临床表现】包括全身性损害和局部损害。

1. 全身性损害

轻者有恶心、心悸、头晕或短暂的意识障碍,恢复后多不遗留症状;重者可出现休克,呼吸、心跳骤停,若得不到及时救治可快速死亡。

2. 局部损害

电流通过人体有"入口"和"出口",入口处较出口处损伤重。入口处常炭化,形成裂口或洞穴,烧伤常深达肌肉、肌腱、骨周,损伤范围常外小内大;没有明显的坏死层面;局部渗出较一般烧伤重,包括筋膜腔内水肿;由于邻近血管的损害,经常出现进行性坏死,伤后坏死范围可扩大数倍。

【治疗】

1. 现场急救

立即切断电源,或用不导电的物体拨离电源;呼吸心跳骤停者,立即进行心肺复苏;复苏后还应注意心电监护。

2. 液体复苏

不能根据其表面烧伤面积计算,对深部组织损伤应充分估计。由于肌肉和红细胞的广泛损害,必将释放大量的血红蛋白和肌红蛋白,很易沉积于肾小管,导致急性肾衰。为此,早期补液量应高于一般烧伤;用甘露醇利尿,每小时尿量应高于一般烧伤的标准;补充碳酸氢钠以碱化尿液。

3. 清创

应注意切开减压,包括筋膜切开减压。尽管高压电烧伤早期坏死范围不易确定,仍应尽早作较彻底的探查,切除坏死组织,包括可疑的间生态组织(肌肉颜色改变,切割时收缩性减弱),当组织缺损多,肌腱、神经、血管、骨骼已暴露者,在彻底清创后,应用皮瓣修复。对坏死范围难以确定,可以异体皮或异种皮暂时覆盖,2~3 天后,再行探查,继续清创,创造条件植皮。在观察过程中,应密切注意继发性出血。床旁常备止血带与止血包,因这类患者可在静卧或熟睡时,血管悄然破裂,大量出血而致休克,遇此情况,应找到破裂血管,在其近心端高位健康血管处结扎。

4. 应用抗生素

早期全身应用较大剂量的抗生素,如青霉素。因深部组织坏死,局部供血、供氧障碍,应特别警惕厌氧菌感染,局部应暴露,过氧化氢溶液冲洗、湿敷。注射破伤风抗毒素是绝对指征。

二、化学烧伤

化学烧伤的特点是有些化学物质在接触人体后,除立即损伤外,还可继续侵入或被吸收,导致进行性局部损害或全身性中毒。损害程度除与化学物质的性质有关外,还取决于剂量、浓度和接触时间的长短。处理时应了解致伤物质的性质,方能采取相应的措施。本节介绍一般的处理原则与常见的酸、碱烧伤及磷烧伤。

1. 一般处理原则

立即解脱被化学物质浸渍的衣物,连续较长时间大量清水冲洗。特别注意眼部与五官的冲洗,因损伤后可致盲或其他后果。急救时使用中和剂并非上策,除耽误时间外,还可因匆忙中浓度选择不当或中和反应中产热而加重损害。早期输液量可较多,加用利尿剂以排出毒性物质。已明确为化学毒物致伤者,应选用相应的解毒剂或对抗剂。

2. 碱烧伤

较常见的强碱有氢氧化钠、氢氧化钾,可与组织蛋白结合成复合物后,皂化脂肪组织,皂化时可产热,继续损伤组织,碱离子能向深处穿透,创面可扩大、加深,愈合慢。急救时应大量清水冲洗,更应延长冲洗时间。深度碱烧伤适合早期切痂与植皮。碱烧伤中的生石灰(氢氧化钙)和电石(C_2Ca)的烧伤必须在清水冲洗前,先去除伤处的颗粒或粉末,以免加水后产热。

3. 酸烧伤

较常见的强酸有硫酸、盐酸、硝酸,其共同特点是使组织蛋白凝固而坏死,能使组织脱水,不形成水泡,皮革样成痂,一般不向深部侵蚀,但脱痂时间延缓。急救时用大量清水冲洗伤处,随后按一般烧伤处理。

4. 磷烧伤

磷与空气接触即自燃。磷是细胞浆毒物,吸收后能引起肝、肾、心、肺等脏器损害。急救时应将伤处浸入水中,以隔绝氧气,切忌暴露于空气中,以免继续燃烧。应在水下移除磷粒,用1‰硫酸铜涂布,可形成无毒性的磷化铜,便于识别和移除,但必须控制硫酸铜的浓度不超过1‰,如浓度过高,反可导致铜中毒。忌用油质敷料,因磷易溶于油脂,而更易吸收;适用3‰～5‰碳酸氢钠湿敷包扎。深度创面尽早切除与植皮。磷烧伤应特别注意的是全身中毒问题。

第三节　冷　伤

冷伤是机体遭受低温侵袭所引起的局部或全身性损伤,分为非冻结性冷伤和冻结性冷伤两类。

一、非冻结性冷伤

非冻结性冷伤是人体接触10℃以下、冰点以上的低温,加上潮湿条件所造成的损伤,包括冻疮、战壕足、水浸足(手)等。冻疮多见于冬季气温低且较为潮湿的地区;好发于手、足、耳郭及鼻尖等处。主要与病损部位反复暴露于冰点以上的低温环境且保护较差有关,表现为局部有痒感或胀痛的皮肤紫红色斑、丘疹或结节病变,可伴水肿与水疱。战壕足和水浸手(足)是手足的非冻结性损伤。战壕足多发生于战争时代,是长时间站立在1～10℃的壕沟所引起。水浸足(手)是长时间暴露于湿冷环境中所致,较多见于海员、渔民、水田劳作以及施工人员。

【临床表现】由于机体局部长时间暴露于湿冷环境中,动脉痉挛,皮肤血管发生强烈收缩,血流滞缓,影响细胞代谢。受影响的组织最初感觉缺失,待局部复温后,血管扩张、组织反应性充血;随之出现感觉异常与烧灼样疼痛。局部出现水肿、起疱,可形成溃疡,常伴有发生蜂窝织炎、淋巴结炎甚至组织坏死。治愈后组织对寒冷特别敏感,受冷刺激肢端常有疼痛、发麻和苍白。

【预防和治疗】在冬季及高寒地区外出,应加穿防寒、防水服装。寒冷环境中工作时应注意防寒保暖,手、足、耳等外露处可外涂防冻疮霜剂。冻疮发生后局部摩擦与按摩反而可加重损伤并继发感染。未破溃者局部可外用冻疮膏,已破溃者可涂抹含抗菌药物的软膏,使用钙通道阻滞剂有改善症状的作用。战壕足的治疗应在反应性充血期或之前即开始,肢体应当尽早脱离湿冷,置于温暖、干燥的环境中。抬高患肢、减轻水肿、避免压迫,采取改善局部与全身循环以及抗感染措施。

二、冻结性冷伤

冻结性冷伤是由冰点以下低温所造成,包括局部冻伤和全身冷伤(又称冻僵)。局部冻伤在细胞水平上有冰晶形成,且有细胞脱水及微血管闭塞等改变。气候、海拔、衣着保暖、暴露时间以及组织湿化程度对冻伤的发展均有影响。全身冷伤常发生在严寒季节、高海拔地区,或是在雪崩、暴风雪等灾害状况下发生。

【病理生理】全身受低温侵袭时,首先发生外周血管收缩和寒战反应,继而体温由表及里逐渐降低,当核心体温下降至 32℃ 以下,则心、脑、肾、血管等脏器功能均受损;降至 28℃ 以下,则危险加大,如不及时抢救,可直接致死。局部接触冰点以下的低温时形成冻结伤,冻结伤分为两个时相,最初是冻伤,继而是复温后的再灌注损伤。组织温度降至 −2℃ 时,细胞外冰晶形成,随冰晶加大,间质液渗透压增高,导致细胞内脱水,蛋白变性,酶活性下降,细胞功能障碍。如果快速冷冻则细胞内出现冰晶,导致细胞死亡。毛细血管内皮破坏、红细胞淤积,导致循环停顿。复温冻融后局部血管扩张,微循环中血栓形成,释放的氧自由基、血栓素等介质,可以进一步加剧毛细血管与组织损伤。

【临床表现】局部冻伤后皮肤苍白发凉、麻木或丧失知觉,不易区分其深度。复温冻融后可按其损伤的不同程度分为四度。

(1)Ⅰ°冻伤(红斑性冻伤) 伤及表皮层。局部红肿、充血;有热、痒、刺痛的感觉,症状数日后消退,表皮脱落、水肿消退,不留瘢痕。

(2)Ⅱ°冻伤(水疱性冻伤) 伤及真皮层。局部明显充血、水肿,12~24 小时内形成水疱,疱液呈血清样,水疱在 2~3 周内干燥结痂,以后脱痂愈合,痂下皮肤嫩容易损伤,可有轻度瘢痕形成。

(3)Ⅲ°冻伤(腐蚀性冻伤) 伤及全层皮肤或皮下组织。创面由苍白变为黑褐色,感觉消失,创面周围红、肿、痛并有水疱形成。若无感染,坏死组织干燥成痂,4~6 周后坏死组织脱落,形成肉芽创面,愈合较慢且留有瘢痕。

(4)Ⅳ°冻伤(血栓形成与血管闭塞) 损伤深达肌肉、骨骼,甚至肢体坏死,表面呈死灰色、无水疱;坏死组织与健康组织的分界在 20 日左右明显,通常呈干性坏死,也可并发感染而呈湿性坏疽。局部表现类似Ⅲ°冻伤,治愈后多留有功能障碍或致残。

全身冻伤时先有寒战、皮肤苍白或发绀、疲乏、无力等表现,继而肢体僵硬,意识障碍,呼吸抑制、心跳减弱、心律失常,最后呼吸、心跳停止。如能得到及时救治,患者复温复苏后常出现心室纤维颤动、低血压、休克,可发生肺水肿、肾衰竭等严重并发症。

【治疗】

(1)急救 尽快使伤员脱离寒冷环境,快速复温。衣服、鞋袜等连同肢体冻结者,不可勉强拽脱,应用温水(40℃左右)使冰冻融化后脱下或剪开。立即施行局部或全身的快速复温,但勿用火炉烘烤。以冰雪擦拭冻伤部位不仅延误复温并会加重组织损伤。伤员应置于 15~30℃温室中,将伤肢或冻僵的全身浸浴于足量的 40~42℃ 温水中,保持水温恒定,使受冻局部在 20分钟内,全身在 30 分钟内复温。复温以肢体红润、循环恢复良好、皮温达到 36℃ 左右为宜。体温恢复 10 分钟后神志可转为清醒,如果患者感觉疼痛可使用止痛剂。若无温水,可将伤员伤肢置于救护者怀中复温。对呼吸、心跳骤停者要施行胸外心脏按压和人工呼吸、吸氧等急救措施。

(2)局部冻伤的治疗 复温后冻伤的皮肤应保持清洁干燥,抬高病变部位、减轻水肿。Ⅰ°冻伤保持创面干燥清洁,数日后可自愈。Ⅱ°冻伤复温后,创面干燥清洁者,可用软干纱布包扎,避免擦破皮肤、防止压迫。有较大水疱时,应在无菌条件下吸尽水疱内液体,用无菌纱布包扎;创面感染时,先用浸有抗菌药的纱布湿敷,再涂用冻伤膏,采用包扎或半暴露疗法。Ⅲ°、Ⅳ°冻伤多用暴露法治疗,保持创面清洁,且受冻部位每天在药液中清洗1～2次。对分界明确的坏死组织予以切除,视创面情况可植皮。对清创、抗生素治疗无效者且并发湿性坏疽,或有脓毒症者,则需截肢。由于发病早期很难区分冷伤组织的破坏程度,手术宜在明确程度后进行。

(3)全身冻伤的治疗　针对全身冻伤的患者应保持以下救治原则:①复苏过程中首先要保持呼吸道通畅,吸氧,必要时给予辅助呼吸。②扩充血容量防治休克,选用适当血管活性药物。静脉输注的葡萄糖、盐液应加温至38℃;有酸中毒时给予5‰碳酸氢钠纠正。③胃管内热灌洗或温液灌肠有助复温。④体温低时极易出现室颤或心跳骤停,应施行心电图监护,注意纠正异常心律,必要时采取除颤复苏措施。⑤有肾功能不全、脑水肿时,可使用利尿剂并采取相应的治疗措施。

寒冷条件下工作的人员应注意防寒、防湿。衣物宜保暖、不透风,保持干燥,减少体表外露,外露部位适当涂抹油脂;寒冷环境下应避免久站或静止不动。进入高寒地区工作的人员,平时应进行适应性训练,提供高热量饮食,酒后不宜野外工作。

第四节　咬蜇伤

自然界中有数以万计能够攻击人类造成损伤的动物,动物利用其牙、爪、角、刺等袭击人类,咬、抓、刺、撕造成机体不同程度的咬伤、蜇伤和其他损伤。咬、蜇伤造成人体软组织撕裂、挫压、毁损,甚至伤及骨、关节、内脏;创口有较多的损伤组织以及异物存留,加上动物口腔、唾液、爪甲以及环境中病菌的污染,可引发各种感染。除了一般化脓性感染外,还可引起破伤风、气性坏疽等特殊感染,狂犬病、黄热病等传染病也经由咬蜇伤传播。此外,毒蛇咬伤、足节动物蜇刺的同时常注入毒素,可引起中毒甚至死亡,因此应当高度重视。

一、兽咬伤

兽咬伤在日常生活中较为常见,野兽、宠物、家畜均可以咬伤人体,以犬、猪、猫、鼠、马咬伤多见。兽齿咬伤伤口深细,周围组织常可有不同程度的挫裂损伤;动物口腔内菌种多、菌量大,使伤口污染严重;异物也常被带入伤口,容易继发感染。咬伤后伤口应立即清创,清除异物与坏死组织,用生理盐水或稀释的碘伏液冲洗伤口,再用3‰过氧化氢液淋洗;伤口应开放引流,不宜作一期缝合。注射破伤风抗毒素1500U,并给予青霉素、甲硝唑或二代头孢菌素等抗生素预防感染。

1. 狂犬病

被患病动物咬伤后,患病动物唾液中携有的致病病毒,可以引发狂犬病。以犬咬伤为主要原因。自狂犬咬伤后到发病可有10天到数月的潜伏期,一般为30～60天。发病初起时伤口周围麻木、疼痛,渐渐扩散到整个肢体;继而出现发热、烦躁、易兴奋、乏力、吞咽困难、恐水以及咽喉痉挛、伴流涎、多汗、心率快,最后出现肌肉瘫痪、昏迷、循环衰竭而死亡。

应密切观察伤人的犬兽,并加以隔离,若动物存活10日以上,可以排除狂犬病。受疯犬、疯猫伤害的患者应当接受免疫治疗。伤后应以狂犬病免疫球蛋白(RIG)20 U/kg体重作伤口周围浸润注射。使用动物源性RIG,用药前应作过敏试验;如试验阳性,应在注射肾上腺素后再给予 RIG。人源制剂的 RIG，则不必使用抗过敏药物。采用狂犬病疫苗主动免疫在伤后第 1、3、7、14、28 日各注射一剂，共 5 剂。如曾经接受过全程主动免疫，则咬伤后不需被动免疫治疗，仅在伤后当天与第 3 天强化主动免疫各一次。狂犬病预后差、死亡率高，应当加强预防。婴儿可以接种含针对狂犬病的联合疫苗，对犬、猫应严加管理并施行免疫注射。

2. 猫抓病

猫抓病常在猫抓咬后发生，主要表现为发热、皮肤病损与淋巴结肿痛。该病为巴尔通体感染，病原菌为革兰阴性小棒杆菌，猫为主要储存宿主。猫抓病可发生在各种年龄，以儿童、青少年多见，秋冬季好发。临床表现为皮肤丘疱疹、发热、不适以及局部淋巴结肿大，后者最常见，肿大范围在 1～8cm 不等，时间可持续数月；半数患者有一周左右的发热，也可表现为长时间发热。病程常为自限性，但在免疫低下或有心脏瓣膜病的患者，可引发心内膜炎等严重后果，少数患者可有脑病、眼病、肺炎等其他表现。临床检测有血沉加快，血中 IgG 水平增高。淋巴结活检示肉芽肿样增生、有多数微小脓肿形成，抹片银染色可见多形性棒杆菌。血清学检查抗巴尔通体抗体滴度显著增高可明确诊断。治疗可用强力霉素或利福平口服，庆大霉素静脉滴注可用于治疗有全身反应的猫抓病。

二、蛇咬伤

蛇分为毒蛇与无毒蛇两大类，我国大约有 50 余种毒蛇，剧毒者 10 余种。蛇咬伤以南方为多。无毒蛇咬伤时，皮肤留下细小齿痕，局部稍痛，可起水疱，无全身反应。毒蛇咬伤，留下一对较深齿痕，蛇毒注入体内，引起严重中毒反应。蛇毒是含有多种毒蛋白、溶组织酶以及多肽的复合物。可分为神经毒与血液毒素两种。神经毒对中枢神经和神经肌肉节点有选择性毒性作用，常见于金环蛇、银环蛇咬伤。血液毒对血细胞、血管内皮及组织有破坏作用，可引起出血、溶血、休克、心衰等，见于竹叶青、五步蛇咬伤。混合毒素兼有神经、血液毒素特点，如蝮蛇、眼镜蛇的毒素。

【临床表现】毒蛇咬伤后，局部伤处疼痛，肿胀蔓延迅速，淋巴结肿大，皮肤出现血疱、瘀斑、甚至局部组织坏死。全身虚弱、口周感觉异常、肌肉震颤，或是发热恶寒、烦躁不安、头晕目眩、言语不清、恶心呕吐、吞咽困难，肢体软瘫、腱反射消失、呼吸抑制，最后导致循环呼吸衰竭，甚至死亡。

【治疗】

(1)急救措施 蛇咬伤后应避免奔跑，现场立即以布带等物绑扎伤肢的近心端，松紧以能阻断淋巴、静脉回流为度。用 3% 过氧化氢或 0.05% 高锰酸钾液清洗伤口，去除毒牙及污物。伤口深者，可切开真皮或以三棱针扎刺肿胀皮肤，再以拔火罐、吸乳器等抽吸促使毒液流出。将胰蛋白酶 2000U 加入 0.05% 普鲁卡因 20ml 作伤口周围皮肤封闭，能够降解蛇毒，减少毒素吸收。

(2)解毒药物 用于解毒的药物主要有：①解蛇毒中成药，有广州蛇药、上海蛇药等，可以内服或用蛇药外敷伤口周围。一些新鲜中草药，如白花蛇舌草、半边莲、七叶一枝花等也有解毒作用。②抗蛇毒血清有单价和多价两种，对于已知蛇类咬伤可用针对性强的单价血清，否则使用多价血清。用前需作过敏试验。③对各种器官功能不全或休克，必须采取相应积极治疗措施。临床检查应重视神经、心血管与血液系统改变，区分神经毒与血液毒，对于治疗有指导意义。此外，治疗中应避免使用中枢神经抑制剂、肌松弛剂、肾上腺素和抗凝剂。常规使用破伤风抗毒素及抗菌药物防治感染。

三、虫蜇伤

1. 蜂蜇伤

蜜蜂和黄蜂的尾刺连有毒腺，蜇人时可将蜂毒注入皮内，引起局部与全身症状。蜜蜂蜇伤后尽量拔除蜂刺，局部以弱碱液洗敷，再以南通蛇药糊剂敷于伤口，并口服蛇药片。黄蜂蜇伤处局部以弱酸液冲洗或以食醋纱条敷贴，以 3％依米丁 1ml 溶于 5ml 注射用水后作伤处注射。蜂蜇后有全身症状严重者，应采取相应急救措施，如有呼吸困难时，应维持呼吸道通畅并给氧，有休克时，则应积极抗休克治疗。

2. 蝎蜇伤与蜈蚣咬伤

蝎的尾部有尖锐的钩刺，蝎蜇人时尾部刺入人体，并释出毒液。蝎毒是一种神经毒，可以引起局部与全身反应。被蝎蜇后局部红肿、疼痛，蜇伤部位出现水疱，甚至局部组织坏死。有烦躁不安、头痛、头晕、发热、流涎、腹痛等全身症状。重者有呼吸急促、肺水肿、消化道出血等表现。儿童被蜇严重时可以因呼吸、循环衰竭而死亡。

蝎蜇伤后应局部冷敷，蜇伤处近心端绑扎，口服及局部应用蛇药片。蜇伤处消毒后，在局部麻醉下切开伤口，取出残留的钩刺。伤口以弱碱性液体或高锰酸钾液清洗。以 3％依米丁 1ml 溶于 5ml 注射用水后作伤处注射。全身症状严重时，应补液、地塞米松静脉注射、肌注抗蝎毒血清，并给予对症支持治疗。局部组织坏死或有感染时可使用抗生素。

蜈蚣头部第一对钳足有毒腺开口，咬人时释放出毒液，引起局部红肿、淋巴结炎、淋巴管炎。大蜈蚣释出毒液多，被蜈蚣咬后，伤口应以碱性液洗涤，伤口周围组织以 0.25％普鲁卡因封闭。口服及局部敷用南通蛇药。有淋巴管炎时，应使用有效抗生素。

第五节　整形外科

整形外科又称整复外科或成形外科，治疗范围主要是皮肤、肌肉及骨骼等创伤、疾病，先天性或后天性组织或器官的缺陷与畸形。治疗包括修复与再造两个方面。以手术方法进行自体的各种组织移植为主要手段，也可采用异体、异种组织或组织代用品来修复各种原因所造成的组织缺损或畸形，以改善或恢复生理功能和外貌。

皮肤移植是临床应用中最多的组织移植。植皮术主要用于修复皮肤与其下的组织缺损，以及矫正外部畸形等。自体皮肤移植常用的两类方法：游离皮片移植和皮瓣移植。

1. 游离皮片移植

根据切取皮片的厚度可区分为刃厚皮片、中厚皮片和全厚皮片。

(1)刃厚皮片　包括表皮和部分真皮乳头层，是最薄的一种皮片，在成人厚度约为 0.15～0.25mm。移植容易存活，但存活后易收缩，耐磨性差。取皮方法可用滚轴刀或剃须刀片(图 13－4)。

(2)中厚皮片　包括表皮和真皮的 1/2～2/3，在成人厚度为 0.3～0.6mm 不等，弹性与耐磨性均较刃厚皮片为佳，适用于关节、手背等功能部位。

(3)全厚皮片　包括皮肤的全层。存活后色泽、弹性、功能接近正常皮肤、耐磨性好。适用于手掌、足底与面颈部的创面修复。

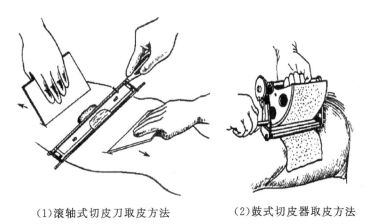

(1)滚轴式切皮刀取皮方法　　　(2)鼓式切皮器取皮方法

图 13-4　器械切皮

2.皮瓣移植

适用于修复软组织严重缺损,肌腱、神经、血管裸露,创底血液循环差的深度创面,特别是功能部位。可概括为带蒂皮瓣移植与游离皮瓣移植两类。

(1)带蒂皮瓣　由一片带有血液供应的皮肤与皮下组织所形成,除蒂部与供皮区相连接外,其他三面均与供处分离。此皮瓣可用于修复邻近或较远处的组织缺损。皮瓣缝合固定于缺损处后,蒂部仍与供处连接,暂时保证皮瓣的血液供应,待皮瓣与创底确实建立血液循环后再予断蒂。皮瓣移植需精心设计,皮瓣的长宽比例最好为 1:1,不宜超过 1.5:1,除非皮瓣内含有解剖学命名的动脉。

(2)游离皮瓣移植　将一块完全游离的自体皮瓣,通过显微外科手术,将皮瓣的静脉、动脉吻合于缺损区的静、动脉,以保证该皮瓣的血液供应与静脉回流。

3.大面积Ⅲ°烧伤的植皮术

当大面积创面植皮自体供皮区不足时,可采用自体皮与异体皮混植的方法。异体皮分为同种异体皮和异种皮。同种异体皮来自志愿提供皮肤的人体或新鲜的尸体,异种皮多取自小猪皮。异体或异种皮虽最终将被排斥,但可起到过渡性覆盖作用。同种异体皮临时覆盖的作用在 3 周左右,异种皮 2 周左右,在过渡期,自体皮可赢得增生、修复的时间。

 目标检测

一、简答题

1.简述热力烧伤的临床表现及治疗原则。

2.简述皮肤移植的分类。

3.简述烧伤的伤情判断、临床经过、大面积烧伤的急救、小面积烧伤的治疗。

二、病案分析

男性,36 岁,体重 60kg,不慎被蒸汽喷伤面部,前胸腹部和双上臂及面部红斑,疼痛,无水泡,其余部位剧痛,有大水泡,请估算烫伤总面积?烫伤后第 1 个 24 小时应补丢失液量是多少?

第十四章　常见体表肿瘤

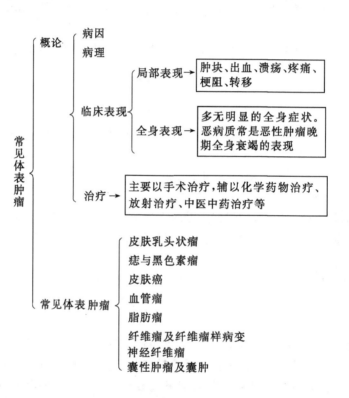

学习目标

【知识目标】

1.掌握体表肿瘤的治疗原则。

2.熟悉体表肿瘤的临床表现。

【能力目标】能够根据所学知识提出体表肿瘤的正确诊疗方案。

第一节　概　论

肿瘤是机体中正常细胞在不同的始动与促进因素长期作用下,所产生的增生与异常分化所形成的新生物。新生物一旦形成后,不因病因消除而停止增生。它不受生理调节正常生长,而是破坏正常组织与器官。根据肿瘤对人体的影响,可分为良性与恶性,恶性者可转移到其他部位,治疗困难,常危及生命。

由于传染病的逐渐控制,人类平均寿命延长,恶性肿瘤对人类的威胁日益显得突出,随着疾病谱的改变,肿瘤已成为目前死亡常见原因之一。我国最常见的恶性肿瘤,在城市依次为肺癌、胃癌、肝癌、肠癌与乳癌。在农村为胃癌、肝癌、肺癌、食管癌、肠癌。

根据肿瘤的形态学及肿瘤对机体的影响即肿瘤的生物学行为,可分为良性与恶性两大类。在临床上除良性与恶性肿瘤两大类以外,少数肿瘤,形态上属良性,但常浸润性生长,切除后易复发,从生物行为上显示良性与恶性之间的类型,故称交界性或临界性肿瘤。诸如包膜不完整的纤维瘤、黏膜乳头状瘤等。

【病因】

1.环境因素

(1)化学因素　①烷化剂:其生物学作用类似 X 射线,可致癌变、突变和畸形等。②氨基偶氮类:为染料类,易诱发膀胱癌、肝癌。③多环芳香烃类化合物:如煤焦油中的 3,4 -苯并芘。与煤焦油、沥青等经常接触的工人易患皮肤癌与肺癌。④真菌毒素和植物毒素:如黄曲霉素易污染的粮食可致肝癌。⑤亚硝胺类:与食管癌、胃癌和肝癌的发生有关。

(2)物理因素　X 线辐射可致皮肤癌、白血病等。吸入放射污染粉尘可致骨肉瘤等,也属医源性致癌的原因之一;紫外线可引起皮肤癌,尤对易感性个体作用明显。烧伤深瘢痕的长期存在易癌变,皮肤慢性溃疡可能致皮肤鳞癌;石棉纤维与肺癌有关;滑石粉与胃癌有关。

(3)生物因素　致癌病毒可分为 DNA 肿瘤病毒与 RNA 肿瘤病毒两大类。c 型 RNA 病毒主要与白血病、霍奇金病有关;乙型肝炎病毒与肝癌有关;幽门螺杆菌与胃癌相关;EB 病毒与鼻咽癌、伯基特淋巴瘤相关;单纯疱疹病毒、乳头瘤病毒反复感染与宫颈癌有关。寄生虫也与肿瘤有关,如华支睾吸虫与肝癌有关,日本血吸虫病对大肠癌有促癌作用。

2.机体因素

(1)免疫因素　先天或后天免疫缺陷者易发生恶性肿瘤,患有获得性自身免疫性疾病(HIV,艾滋病)者易患肿瘤,如卡波西肉瘤。丙种球蛋白缺乏症患者易患白血病。

(2)内分泌因素　某些激素与肿瘤发生有关,如雌激素和催乳素与乳癌有关,子宫内膜癌与雌激素也有关。

(3)遗传因素　结肠息肉病综合征、胃癌等癌症具有遗传倾向性,相当数量的乳腺癌、食管癌、肝癌、鼻咽癌者有家族史,故遗传易感性不可忽视。

肿瘤的发生还有其他方面因素,如营养、微量元素、精神因素等。内、外因交互作用最终导致肿瘤的发生。

【病理】

1. 恶性肿瘤

恶性肿瘤的发生发展过程包括癌前期、原位癌及浸润癌三个阶段。一般情况下,致癌因素持续作用约 30~40 年,经 10 年左右的癌前期阶段恶变为原位癌,历时 3~5 年后,在促癌因素作用下发展成浸润癌。浸润癌的病程一般 1 年左右。此类肿瘤生长速度快,多呈浸润性生长,无包膜,界限不清,细胞分化程度低。

2. 良性肿瘤

此类肿瘤生长速度慢,膨胀性生长,肿块增大过程中挤压周围组织形成包膜,有明显界限,细胞分化程度高。

3. 转移

恶性肿瘤的转移方式为直接蔓延、淋巴转移、血行转移以及种植四大类。

(1)直接蔓延 肿瘤细胞向与原发灶相连续的组织扩散生长,如直肠癌、子宫颈癌侵及骨盆壁。

(2)淋巴转移 肿瘤细胞侵入淋巴管随淋巴液回流发生转移。皮肤真皮层淋巴管的转移可出现皮肤水肿,如乳腺癌可呈橘皮样改变。

(3)血行转移 腹内肿瘤可经门脉系统转移到肝;四肢肉瘤可经体循环静脉系统转移到肺。

(4)种植性转移 为肿瘤细胞脱落后在体腔或空腔脏器内的转移,最多见的为胃癌种植到盆腔。

【临床表现】肿瘤的临床表现由肿瘤性质、发生组织、所在部位以及发展程度决定。一般早期多无明显症状。但来自有特定功能的器官或组织可有明显的症状,如胰岛细胞肿瘤伴存的低糖血症。尽管表现不一,但其共同特点如下:

1. 局部表现

(1)肿块 位于体表或浅在的肿瘤,肿块常是第一症状,因肿瘤性质而具不同硬度、移动度及有无包膜。位于深在或内脏者,肿块不易触及,但可出现脏器受压或空腔器官梗阻症状。良性者多生长慢,恶性者则快,且可出现相应的转移灶,如肿大淋巴结、骨和内脏的结节与肿块等表现。

(2)出血 体表及与体外相交通的肿瘤,发生破溃、血管破裂可致出血。在上消化道者可有呕血或黑便;在下消化道者可有血便或黏液血便;子宫颈癌可有血性白带或阴道出血;在胆道与泌尿道者,除见血便和血尿外,常伴局部绞痛;肺癌可并发咯血或血痰。

(3)溃疡 体表或胃肠道的肿瘤,若生长过快,血供不足而继发坏死,或因继发感染可致溃烂。恶性者常呈菜花状,或肿块表面有溃疡,可有恶臭及血性分泌物。

(4)疼痛 肿块的膨胀性生长、破溃或感染等使末梢神经或神经干受刺激或压迫,可出现局部刺痛、跳痛、灼热痛、隐痛或放射痛,常难以忍受,尤以夜间更明显。空腔脏器肿瘤可致痉挛,产生绞痛,例如肿瘤致肠梗阻的肠绞痛。

(5)梗阻 肿瘤阻塞空腔器官部位不同可出现不同症状。如胃癌伴幽门梗阻可致呕吐,肠肿瘤可致肠梗阻,支气管癌可致肺不张。

(6)转移　恶性肿瘤主要呈浸润性生长。肿瘤沿组织间隙、神经纤维间隙或毛细淋巴管、血管扩展,界限不分明。骨转移可有疼痛或触及硬结,甚至发生病理性骨折。肺癌、肝癌、胃癌可致癌性或血性胸、腹水等。

2.全身症状

良性及早期恶性肿瘤,多无明显的全身症状。恶病质常是恶性肿瘤晚期全身衰竭的表现;不同部位肿瘤,恶病质出现时间早晚不一。消化道可较早。

【预防】癌症的预防分为一级预防,二级预防及三级预防。一级预防是消除或减少可能致癌的因素,防止癌症的发生。二级预防是指癌症一旦发生,如何早期发现,并予以及时治疗。三级预防即诊断与治疗后的康复,主要目的是提高生存质量及减轻痛苦、延长生命。

【治疗】肿瘤治疗有手术、放射线、抗癌药、生物治疗及物理治疗等各种疗法,根据肿瘤性质、发展程度和全身状态而选择。良性肿瘤及临界性肿瘤以手术切除为主,尤其临界性肿瘤必须彻底切除,否则极易复发或恶性变。恶性肿瘤为全身性疾病,常伴浸润与转移,应拟订综合治疗方案。

1.手术治疗

手术切除恶性肿瘤是目前最有效的治疗方法。

(1)根治手术　包括原发癌所在器官的部分或全部,连同周围正常组织和区域淋巴结整块切除。

(2)扩大根治术　在原根治范围基础上适当切除附近器官及区域淋巴结。

(3)对症手术或姑息手术　以手术解除或减轻症状,延长生命,进而可争取综合治疗机会,改进生存质量。

(4)其他手术治疗　有激光手术、冷冻手术、超声手术等。

2.化学疗法

简称化疗,半个世纪来迅速发展,目前已能单独应用化疗治愈绒毛膜上皮癌、睾丸精原细胞瘤、Burkitt 淋巴瘤、急性淋巴细胞白血病等。

(1)药物分类　按作用原理将药物分类:①细胞毒素类药物:环磷酰胺、氮芥、白消安(马利兰)、洛莫司汀等。②抗生素类:放线菌素 D、丝裂霉素、阿霉素等。③抗代谢类药:氟尿嘧啶、甲氨蝶呤、替加氟、阿糖胞苷等。④激素类:他莫昔芬、乙烯雌酚、黄体酮、甲状腺素、泼尼松及地塞米松等。⑤生物碱类:长春新碱等。根据药物对细胞周期作用分类:细胞增殖周期包含 DNA 合成的各时相(G_1、G_2、S、M、G_0 期)。药物对细胞增殖周期作用的不同可分为:①细胞周期非特异性药物:如氮芥类及抗生素类;②细胞周期特异性药物:如氟尿嘧啶等抗代谢类药物;③细胞周期时相特异药物:如阿糖胞苷抑制 S 期,长春新碱对 M 期的抑制作用。

(2)给药方式　抗癌药的用法一般是静脉点滴或注射、口服、肌肉注射(全身性用药)。为了增高药物在肿瘤局部的浓度,有些药物可用作肿瘤内注射、腔内注射、局部涂抹、动脉内注入或者局部灌注。

(3)化疗副反应　因为抗癌药对正常细胞也有一定的影响,尤其是生长增殖的正常细胞,所以用药后可能出现各种不良反应。常见的有:①白细胞、血小板减少;②消化道反应;③毛发脱落;④免疫功能降低。

3. 放射疗法

各种肿瘤对放射线的敏感程度不一,可归纳为:①高度敏感:淋巴造血系统肿瘤、性腺肿瘤、多发性骨髓瘤、肾母细胞瘤等低分化肿瘤。②中度敏感:鳞状上皮癌及一部分未分化癌,如基底细胞癌、宫颈鳞癌、鼻咽癌(未分化癌,淋巴上皮癌)、乳癌、食管癌、肺癌等。③低度敏感:胃肠道腺癌、软组织及骨肉瘤等。

4. 生物治疗

生物治疗是应用生物学方法治疗肿瘤患者,改善宿主个体对肿瘤的应答反应及直接效应的治疗。

5. 中医中药治疗

中医药治疗恶性肿瘤,应用祛邪、扶正、软坚、散结、清热解毒、化痰、祛湿及通经活络、以毒攻毒等原理。以中药补益气血、调理脏腑,配合化学治疗、放射治疗或手术后治疗,还可减轻毒副作用。

第二节　常见体表肿瘤

一、皮肤乳头状瘤

皮肤乳头状瘤系表皮乳头样结构的上皮增生所致,同时向表皮下乳头状伸延,易恶变为皮肤癌。

1. 乳头状疣

又称寻常疣,非真性肿瘤,多由病毒所致。表面是乳头向外突出,见多根细柱状突出物,基底平整不向表皮下伸延,有时可自行脱落。可采用激光治疗,单发者可手术治疗。

2. 老年性色素疣

多见于头额部、暴露部位或躯干,高出皮面,黑色,斑块样,表面干燥、光滑或呈粗糙感。基底平整,不向表皮下伸延。局部扩大增高、出血破溃则有癌变可能。

二、痣与黑色素瘤

1. 黑痣

为良性色素斑块。可分为皮内痣、交界痣与混合痣。①皮内痣:痣细胞位于表皮下,真皮层,表面光滑,常高出皮面,可存有汗毛(称毛痣),少见恶变。②交界痣:痣细胞位于基底细胞层,局部扁平,向表皮下延伸,色素较深。该痣细胞易受激惹,局部受外伤或感染后易恶变。③混合痣:皮内痣与交界痣同时存在。当黑痣色素加深、变大,或有瘙痒、疼痛时,为恶变可能。

2. 黑色素瘤

为高度恶性肿瘤。应争取早期诊断和进行广泛性根治切除,并辅助化疗和免疫治疗。

三、皮肤癌

1. 皮肤基底细胞癌

好发于头面部,发展缓慢,呈浸润性生长,很少有血道或淋巴道转移,亦可同时伴色素增多,呈黑色,称色素性基底细胞癌,临床上易误诊为恶性黑色素瘤,破溃者呈鼠咬状溃疡边缘,可行放疗,早期也可手术切除。

2. 鳞状细胞癌

继发于慢性溃疡或慢性窦道开口,或瘢痕部的溃疡经久不愈而癌变,边缘隆起不规则,表面呈菜花状,底部不平,易出血,常伴感染致恶臭。可发生局部浸润及区域淋巴结转移。以手术治疗为主。放疗亦敏感,但不易根治。

四、血管瘤

一般为非真性肿瘤,按其结构分为三类:

1. 毛细血管瘤

多见于女婴。出生时或出生后早期见皮肤有红点或小红斑,逐渐增大、红色加深并且隆起。假如增大速度比婴儿发育更快,则为真性肿瘤。瘤体边界分明,压之退色,释手后恢复红色。大多数为错构瘤,1年内可停止生长或消退。早期瘤体较小时容易治疗,可手术切除或用液氮冷冻治疗,效果均良好;瘤体增大时仍可用手术或冷冻治疗,但易留有瘢痕。

2. 海绵状血管瘤

一般由小静脉和脂肪组织构成。多数生长在皮下组织内,少数可在肌肉、骨或内脏等部位生长。皮下海绵状血管瘤可使局部轻微隆起,皮肤正常,或有毛细血管扩张,或呈青紫色。肿块质地软而边界不清,有的稍有压缩性,可有钙化结节,可触痛。肌肉海绵状血管瘤常使肌肥大、局部下垂,在下肢者久站或多走时有发胀感。治疗应及早施行手术,以免增长过大,影响功能且增加治疗困难。术前需充分估计病变范围,必要时可行血管造影。

3. 蔓状血管瘤

由较粗的迂曲血管构成,大多数为静脉,也可有动脉或动静脉瘘。好发于皮下和肌肉,还常侵入骨组织,范围较大,甚至可超过一个肢体。血管瘤外观常可见蜿蜒的血管,有明显的压缩性和膨胀性,可听到血管杂音,触及硬结。在下肢者,累及皮肤者可因营养障碍而变薄、着色、破溃出血;累及较多的肌群者可影响运动能力;累及骨组织的青少年,肢体可增长、增粗。治疗应争取手术切除,术前作血管造影检查,详细了解血管瘤范围,必须充分做好准备。

五、脂肪瘤

好发于四肢、躯干,为正常脂肪样组织的瘤状物。边界清楚,呈分叶状,质软,可有假囊性感、无痛,生长缓慢,可以达到较大体积。深部者可恶变,应及时切除。多发者瘤体常较小,对称性,常有家族史。无症状者可暂不治疗,影响外观及功能的单发性脂肪瘤,可考虑手术切除。

六、纤维瘤及纤维瘤样病变

1. 纤维黄色瘤

多见于躯干、上臂近端,位于真皮层及皮下,常由不明的外伤或瘙痒后小丘疹发展所致。因伴有内出血、含铁血黄素,故可见褐色素,质硬,边界不清呈浸润感,易误为恶性。

2. 隆突性皮纤维肉瘤

多见于躯干。来源于皮肤真皮层,故表面皮肤光薄,似菲薄的瘢痕疙瘩样隆突于表面,有假包膜,低度恶性。切除后局部极易复发,多次复发,恶性度增高,并可发生血行转移。故对该类肿瘤手术切除应包括足够的正常皮肤及足够的深部相应筋膜。

3. 带状纤维瘤

为非真性肿瘤。见于腹壁,为腹肌外伤或产后修复性纤维瘤,常夹有增生的横纹肌纤维。无明显包膜,应完整切除。

七、神经纤维瘤

神经纤维包括神经纤维束内的神经轴及轴外的神经鞘细胞与纤维细胞。故神经纤维瘤包括神经鞘瘤与神经纤维瘤。

1. 神经鞘瘤

(1)中央型 源于神经干中央,故其包膜即为神经纤维。肿瘤呈梭形,手术易切断神经,故应沿神经纵行方向切开,包膜内剥离出肿瘤。

(2)边缘型 源于神经边缘,神经索沿肿瘤侧面而行。易手术切除,较少损伤神经干。

2. 神经纤维瘤

为多发性,常对称,大小不一。来源于神经纤维,可夹杂有脂肪、毛细血管等。本病可伴有智力低下,或原因不明头痛、头晕,可有家族聚集倾向。

八、囊性肿瘤及囊肿

1. 皮样囊肿

为囊性畸胎瘤,浅表者好发于眉梢或颅骨骨缝处,可与颅内交通,呈哑铃状。

2. 皮脂囊肿

俗称"粉瘤",属非真性肿瘤,为皮脂腺排泄受阻所致潴留性囊肿。多见于皮脂腺分布密集部位,如头面、背部。有时表面可见皮脂腺开口的小黑点,囊内为皮脂与表皮角化物集聚的油脂样"豆渣物",易继发感染伴奇臭,感染控制后手术切除治疗。

3. 表皮样囊肿

多见于易受外伤或磨损部位,如臀部、肘部,有时发现于注射部位。为明显或不明显的外伤致表皮基底细胞层进入皮下生长而成的囊肿。囊肿壁由表皮组成,囊内为角化鳞屑。

4. 腱鞘或滑液囊肿

非真性肿瘤,由浅表滑囊经慢性劳损诱致。多见于手腕、足背肌腱或关节附近,坚硬感。切除治疗,但治疗后易复发。可加压击破或抽出囊液注入醋酸氢化可的松或手术切除治疗。

 目标检测

一、简答题

1. 体表肿瘤的类型有哪些?

2. 简述各种体表肿瘤的临床表现及治疗。

二、病案分析

男性,35 岁,右肩部圆形肿块 2 年,查体见肿块圆形,质软,富弹性,边界清楚,与皮肤不粘连,表面皮肤正常,经诊断为脂肪瘤,请提出鉴别诊断及治疗措施。

第十五章　移植与显微外科

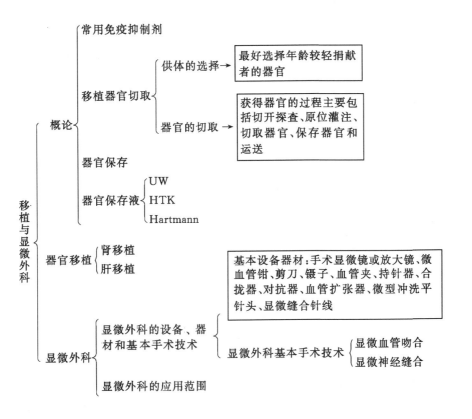

移植与显微外科
- 概论
  - 常用免疫抑制剂
  - 移植器官切取
    - 供体的选择 → 最好选择年龄较轻捐献者的器官
    - 器官的切取 → 获得器官的过程主要包括切开探查、原位灌注、切取器官、保存器官和运送
  - 器官保存
  - 器官保存液
    - UW
    - HTK
    - Hartmann
- 器官移植
  - 肾移植
  - 肝移植
- 显微外科
  - 显微外科的设备、器材和基本手术技术
    - 基本设备器材：手术显微镜或放大镜、微血管钳、剪刀、镊子、血管夹、持针器、合拢器、对抗器、血管扩张器、微型冲洗平针头、显微缝合针线
    - 显微外科基本手术技术
      - 显微血管吻合
      - 显微神经缝合
  - 显微外科的应用范围

🔘 学习目标

【知识目标】

1.掌握器官移植及显微外科在临床上的应用。

2.熟悉器官移植与显微外科的基本概念。

【能力目标】运用理论知识体系,熟悉器官移植与显微外科的基本概念及在临床上的应用。

第一节 概 论

移植是指使用手术及其他方法将一个个体的细胞、组织、器官,导入到自体或另一个体的某一部位,替代原已丧失功能的细胞、组织、器官的一门技术。根据导入移植物不同,分为细胞、组织和器官移植。骨髓移植、肝细胞移植和胰岛细胞移植等属于细胞移植;皮肤、皮瓣、肌腱、神经和骨移植等属于组织移植;心、肺、肝、肾、胰腺、小肠等,以及多器官联合移植属于实体器官移植。提供移植物的个体被称为供体或供者,而接受移植物的个体被称为受体或受者。

按植入部位不同分为异位移植和原位移植。按供、受体是否为同一个体分为自体移植和异体移植。按供、受体种系和基因关系分类,两者基因完全相同称为同系移植或同基因移植,移植后不会发生排斥反应;种系相同而基因不同,如人与人之间的移植,称同种异体移植,移植后会发生排斥反应。不同种之间的移植,如人与猿猴之间的移植,称异种移植,移植后会引发强烈的排斥反应。根据供体是否存活,分尸体供体移植和活体供体移植。当活体供体与受体之间有血缘关系时称之为亲属活体供体移植,无血缘关系的称之为非亲属活体供体移植。

细胞移植是指将具有某种功能的游离的活细胞输注到受体的血管、体腔或组织器官内的技术。其主要适应证是补充受体体内该种细胞数量的缺少或功能的降低。组织移植是指某一种组织如皮肤、筋膜、肌腱、软骨、骨、血管等,或整体联合几种组织如皮肌瓣等的移植术。

同种异体移植是目前应用最多、最广泛的临床移植,移植成功的最大障碍是移植排斥反应,其本质是一种受体对供体特异性的免疫反应。若供、受体之间抗原无差异,则供、受体双方能互相接受而无排斥。反之,则供、受双方相互排斥。在细胞免疫、体液免疫和其他天然免疫因素的参与下,发生受体免疫系统对供体异质抗原进行"自我"和"非我"的免疫识别过程,这种免疫系统的识别、激活与效应直接关系到移植物在受体身上能否存活。

一、临床移植免疫

1.移植抗原

主要组织相容性复合物(MHC);内皮糖蛋白,如 ABO 血型抗原;次要组织相容性抗原(mH 抗原)。

(1)MHC 抗原 临床移植中最重要的抗原是 MHC 分子,分为Ⅰ类、Ⅱ类和Ⅲ类分子。Ⅰ类分子存在于人体体内几乎所有有核细胞的表面;Ⅱ类分子(HLA~DR,DQ,DP)通常仅存在于树突状细胞、巨噬细胞、B 细胞等抗原提呈细胞(APC)表面;Ⅲ类分子的多态性与移植免疫关系不大。MHC 抗原具有广泛的多态性,可以引起同种移植免疫反应。HLA 配型的目的就是测定供体与受体抗原相容程度,力求使排斥反应减小到最低程度。

（2）ABO 血型抗原 ABO 抗原可表达于血管内皮。当违反血型配伍原则时,可以与受体血液中原已存在的血型抗体结合,从而损伤植入的器官。因此,器官移植要求符合交叉血型配伍原则。

（3）mH 抗原 mH 抗原不具有 MHC 抗原结构,由等位基因变异的蛋白肽构成,可引起细胞免疫介导的移植物排斥反应。这类抗原单独刺激可引起的排斥反应较弱。

2. 免疫排斥

参与移植免疫排斥反应主要有 T 细胞和 B 细胞,其他各种非特异性细胞群体如自然杀伤细胞（NK 细胞）和巨噬细胞等。

（1）T 细胞 参与移植物排斥反应主要有 $CD4^+$ 和 $CD8^+$ 两类主要的 T 细胞,而缺乏 T 细胞将不会发生移植物排斥。$CD8^+$ T 细胞能直接对异基因的 MHC Ⅰ类分子起反应,或对自身 Ⅰ类分子修饰型起反应。$CD4^+$ T 细胞直接对异基因 MHC Ⅱ类分子起反应,或对自体 Ⅱ类分子的修饰型起反应。$CD8^+$ T 细胞绝大多数为细胞毒性 T 细胞,在移植物排斥反应的主要作用是直接溶解供体细胞。$CD4^+$ T 细胞是启动移植物排斥反应的主要细胞。

T 细胞的完全激活需要两个独立、协同的信号:第一信号由抗原提供,第二信号由 APC 的共刺激分子提供。专职 APC 包括巨噬细胞和树突状细胞。树突状细胞在不同的器官有特殊的名称,如在皮肤称朗格汉斯细胞,在肝则称库普弗细胞。

（2）B 细胞 B 细胞产生的特异性抗供体抗体在移植排斥反应中起重要作用,它直接针对供体的血型抗原或 MHC 抗原。不管是刺激 B 细胞产生 IgM 型的血型抗体,还是产生 IgG 型的抗供体 HLA 抗体,均可通过激活补体导致移植物的损伤。B 细胞介导的体液免疫在移植排斥反应中抗供体抗体出现的时间早晚有重要意义:①抗体在移植前就以高浓度存在,会引起超急性排斥反应;②抗体在移植后迅速出现,可引起急性排斥反应;③抗体在移植之后数周或数月逐渐出现,可引起慢性排斥反应。

3. 移植耐受

移植耐受是指完整保留受体免疫系统的全部功能的情况下,对移植物无损伤,这就是移植耐受。移植耐受的特点:①对供体特异性抗原长期维持免疫无损伤;②对其他抗原可发生正常的免疫反应;③无需采用现行的免疫抑制方案。

目前,所有成功诱导耐受的实验都是针对 T 细胞的。有四种机制可以解释 T 细胞在移植免疫耐受中的作用:①清除:通过凋亡去除特异性的 T 细胞或 T 细胞克隆;②无能:T 细胞的功能性无反应或失活而不伴有细胞死亡;③调节或抑制:抗原特异性 T 细胞仍然保留在外周血循环中,但其免疫反应性被其他细胞抑制或改变了,这种调节是抗原特异性模式;④忽略:T 细胞忽略一种抗原,尽管这一抗原在体内表达,但 T 细胞却保持无反应性。

二、免疫排斥反应综合征

临床上常把排斥反应分为急性排斥反应、超急性排斥反应、慢性排斥反应和移植物抗宿主反应四类。

1. 急性排斥反应（AR）

临床上最常见,以细胞免疫反应起主要作用,也可有体液免疫因素参与。移植物内大量的单核细胞和淋巴细胞浸润为本病主要病理特征。一般在移植后数天至 2 周左右突发寒战、高热,移植物肿大引起局部胀痛,移植器官功能减退。如肾移植时可出现尿量减少、血肌酐和尿素氮增高。早期诊断比较困难,穿刺活检提供的病理学诊断是"金标准"。一旦确诊则应及早治疗,大剂量激素冲击疗法或调整免疫抑制方案使大多病例可以逆转。

2. 超急性排斥反应(HAR)

通常由于受体预先存在抗供体抗原的抗体(如 ABO 血型不符或妊娠、输血和曾有器官移植而致敏)。这些预存抗体可在移植物再灌注后数分钟或数小时内迅速与移植物抗原结合,从而激活补体,引起移植物出血、液体外渗以及微血管内血栓形成。术中可发现植入的移植物变形肿胀,血流减少后变软、弹性差、变暗红色,器官功能迅速衰竭。一旦发生只能切除移植物,重新移植。

3. 慢性排斥反应(CR)

慢性排斥反应是移植物功能丧失的常见原因,部分患者在移植数月后穿刺活检即有发现,其发生机制尚不完全清楚。病理特征主要是移植物血管周围炎、内膜增生硬化、主要动脉和小动脉管腔狭窄、闭塞,最终因慢性缺血纤维化而萎缩。目前,慢性排斥致移植器官功能丧失的唯一有效疗法是再次移植。

4. 移植物抗宿主反应(GVHR)

由于移植物中的特异性淋巴细胞可以识别宿主抗原,导致移植失败,引起的移植物抗宿主病可导致多器官功能衰竭和受体死亡。多见于小肠和骨髓移植。

三、常用免疫抑制剂

预防排斥反应的发生,最为重要的是移植免疫学,供、受体年龄,解剖生理和病理等机体情况也有一定影响。可通过供、受体 ABO 血型交叉配型,淋巴细胞毒交叉配型实验和 HLA 配型等方法选取与受体相适应的供体,以尽量减少移植术后排斥反应的发生。发生急性排斥反应时,迅速、正确的诊断和及时选用最适当的药物治疗最为关键。目前,对急性排斥反应的治疗分为基础治疗和挽救治疗两种方案:基础治疗是从开通移植物血流后即开始使用较大剂量的免疫抑制药,随后逐渐减低剂量至适当的血药浓度以预防急性排斥反应的发生。在发生急性排斥反应时加大免疫抑制剂用量或调整免疫抑制方案以逆转免疫排斥的发生则属挽救治疗。临床上常用的免疫抑制药有以下几种。

(1)增殖抑制剂　常用的有硫唑嘌呤和霉酚酸酯,主要抑制嘌呤、DNA、RNA 合成,抑制 T 细胞增殖和抗体生成。环磷酰胺对 B 细胞和 T 细胞均有抑制作用。

(2)钙调神经素抑制剂　环孢素 A 可以阻止数种早期 T 细胞激活基因的转录,抑制巨噬细胞产生白介素 1。他克莫司也可抑制 T 细胞的活化增殖。

(3)mTOR 抑制剂　雷帕霉素和依维莫司等,作用于白细胞介素 2 受体下游的信号传导系统,使细胞周期停留在 G_1 和 S 期,起到免疫抑制作用。与钙调神经素抑制剂联合使用有协同作用。

(4)抗淋巴细胞制剂　主要是一些免疫球蛋白制剂,如抗淋巴细胞球蛋白或抗胸腺细胞球蛋白,可直接对抗淋巴细胞产生细胞毒作用并使之溶解,多与环孢素 A、激素等联合应用。

(5)糖皮质激素　常用的有琥珀酸氢化可的松、甲基泼尼松龙琥珀酸钠、泼尼松等。副作用较多,临床已少用或与其他免疫抑制药联合应用。对单核巨噬细胞、中性粒细胞、T 细胞和B 细胞均有较强的抑制作用。

总之,免疫抑制治疗的理想方案要求既能保证移植物不被排斥,又能对受体免疫系统影响最小和毒副作用最少。联合应用不同的免疫抑制药物,以增加协同作用,并可减少单一药物的剂量和毒副作用是当今临床用药的基本原则。目前常用三联用药方案,为采用一种钙调神经素抑制剂联合糖皮质激素和增殖抑制剂,可根据具体情况增减为四联或二联用药。一般情况下,移植受体均需要终身维持免疫抑制治疗,但少数患者在使用较长时期后,可维持极少剂量或完全停用免疫抑制剂,达到所谓的"临床耐受"或"几乎耐受"状态。

四、器官切取

1. 器官的捐献

活体器官逐渐成为器官的主要来源,多数为亲属供器官(少数为非亲属)。在无相关立法的国家,或虽有立法但受宗教和文化影响的国家,亲属供体是唯一的器官来源。由于移植器官的短缺,活体亲属供肾、供肝已被广泛接受。

2. 器官的选择

最好选择年龄较轻捐献者的器官,随着移植经验的不断积累,供体年龄的界限也越来越宽。供肺、胰腺者不超过 55 岁,供心脏、肾、肝者分别不超过 60 岁、65 岁、70 岁,极少采用年龄大于 70 岁供体的器官用于移植。原则上供移植用的器官(特别是肝)体积应和受体切除的器官相等或略小。

下列情况作为器官移植的供体禁忌:脓毒症血培养阳性或已知有全身感染尚未彻底治愈者,人类免疫缺陷病毒(HIV)感染者,或恶性肿瘤者,采用乙型、丙型肝炎病毒感染者、吸毒者、有糖尿病和胰腺炎病史者的器官也应慎重。有丙型肝炎病史供体的肾可用于曾患丙型肝炎的受体。

为了预防发生过于剧烈的、甚至致命的排斥反应,移植前应作下列检查:

(1)ABO 血型定型　ABO 血型抗原除在红细胞上表达之外,还表达在血管内皮上。因此,同种异体间的移植必须血型相同或符合输血原则。

(2)淋巴细胞毒交叉配合试验　临床移植前必须检查的项目是指受体的血清与供体淋巴细胞之间的配合试验。淋巴细胞毒交叉配合试验<10％或为阴性才能施行肾移植。如果受体以前曾经接受过输血、有过妊娠或接受过同种异体移植,在其血清内很可能已产生抗淋巴细胞的抗体,对人类白细胞抗原(HLA)敏感。此时,淋巴细胞毒交叉配型试验可呈阳性,器官移植术后将可能发生超急性排斥反应。

(3)HLA 配型　国际标准要求检测供体与受体 I 类抗原 HLA-A、B 位点,II 类抗 HLA-DR 位点。大量研究表明,HLA6 个位点配型与亲属肾移植、骨髓移植的存活率有较密切关系,HLA-A、B 和 DR 不相匹配的情况影响器官移植的效果。随着新型免疫抑制药物在临床应用,这种差异在逐渐减小。

3. 器官切取

供体类型不同或所需器官不同,其切取与保存的方法也不同。获得器官的过程主要包括切开探查、原位灌注、切取器官、保存器官和运送。从同一个供体可获取心、肺、肾、肝、胰腺等器官,分别移植于多个受体。

五、器官保存

手术切下已阻断血液供应的器官后,在 35～37℃温度下短期内即趋向失去活力。因此,为保证供体器官的功能和移植后的存活率,缩短热缺血和冷缺血时间、低温保存、避免细胞肿胀和生化损伤极为重要。所谓热缺血时间是指器官从供体血液循环停止或局部血供中止到冷灌注开始的间隔时间,这一期间对器官的损害最为严重,不应超过 10 分钟。冷缺血时间则是指从供体器官冷灌注到移植后血供开放前所间隔的时间,包括器官保存阶段。在一定时间范围内,专用的保存液对离体状态下的器官有显著的保护作用,如肝可达 24 小时,而肾和胰腺可长至 72 小时,但过长的冷缺血时间对移植器官的功能恢复和长期存活率有不良的影响。此外,切取时应尽力避免对供体器官的机械损伤和破坏,以保证移植物质量。用特制的器官灌洗液如 UW 液或 HTK 保存液(0～4℃)快速灌洗器官,尽可能将血液冲洗干净。灌洗的压力保持在 5.9～9.8kPa(60～100cmH$_2$O),肝的灌注量约需 2～3L,肾和胰腺约需 200～500ml,然后保存于 2～4℃灌洗液的容器中直至移植。

六、器官保存液

UW、HTK 和 Hartmann 等器官灌洗保存液在临床最为常用。UW 液的阳离子浓度与细胞内液相似,为仿细胞内液型;Hartmann 液是由乳酸林格液加清蛋白组成,为细胞外液型;而HTK 液为非细胞内、外液型。Hartmann 液多用于器官切取冷灌注,UW 和 HTK 液多用于保存器官。虽然理论上 UW 液可保存胰腺、肾达 72 小时,保存肝 20～24 小时,但临床上大多将器官保存时限定为:心 5 小时,肾 40～50 小时,胰腺 10～20 小时和肝 6～12 小时。

第二节　器官移植

应用于临床的器官移植已有肾、肝、心、胰、肺、小肠、脾、肾上腺、甲状旁腺、睾丸、卵巢,以及心肺、肝小肠、心肝、胰肾联合移植和腹内多器官联合移植等。随着移植效果的逐年提高,出现了大批移植后恢复正常生活和工作的长期存活者。

一、肾移植

肾移植是临床各类器官移植中疗效最显著的。亲属活体供肾肾移植效果明显优于尸体供肾。长期存活者工作、生活、心理、精神状态均属满意。HLA 完全相同的兄弟姐妹间肾移植 1年移植物存活率达 95％以上,患者存活率超过 97％。肾移植的主要适应证是慢性肾小球肾炎(70％),其次是慢性肾盂肾炎、多囊肾、糖尿病性肾病、间质性肾炎和自身免疫性肾病等进展到慢性肾衰竭尿毒症期。肾移植术式已经定型:移植肾放在腹膜后的髂窝,肾动脉与髂内或髂外动脉吻合,肾静脉与髂外静脉吻合,输尿管经过一段膀胱浆肌层形成的短隧道与膀胱黏膜吻合,以防止尿液回流(图 15-1)。

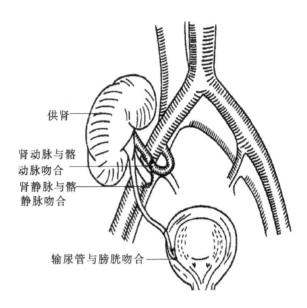

图 15 - 1 肝移植

供肾

肾动脉与髂动脉吻合

肾静脉与髂静脉吻合

输尿管与膀胱吻合

图 15 - 1 肾移植

二、肝移植

经半个多世纪来的不断探索和研究,肝移植术后 1 年生存率为 80％～90％,5 年生存率达到 70％～80％,最长存活时间已达 30 多年。其适应证为进行性、不可逆性和致死性终末期肝病无其他有效的治疗方法者,包括肝的良性病变和恶性肿瘤。良性病变有先天性胆道闭锁、肝豆状核变性、糖原累积症、血红蛋白沉积症、多发性肝腺瘤病、巨大肝血管瘤、多囊肝、病毒性和酒精性肝硬化、暴发性肝功能衰竭、难复性肝外伤等。恶性病变主要为早期原发性肝癌。肝移植标准术式是原位肝移植和背驮式肝移植。前者将受体下腔静脉连同肝一并切除,并将供体的肝做原位吻接。后者则保留受体下腔静脉,将受体的肝静脉合并成形后与供体的肝上下腔静脉作吻合。背驮式的优点在于:当供肝的肝上下腔静脉吻合完成后,即可一直维持下腔静脉的回心血流,术中可不必用静脉转流系统(图 15 - 2)。

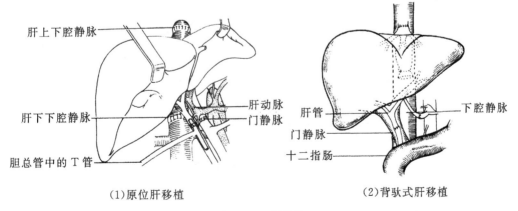

肝上下腔静脉

肝下下腔静脉

胆总管中的 T 管

肝动脉

门静脉

(1)原位肝移植

肝管

门静脉

十二指肠

下腔静脉

(2)背驮式肝移植

图 15 - 2 肝移植

第三节　显微外科

显微外科是利用光学放大,即在放大镜或手术显微镜下,使用显微器材,对细小组织进行精细手术操作的学科,是一种专门的外科技术,已广泛地应用于手术学科的各个专业,如手外科、整形外科、神经外科、骨科、妇科、泌尿外科、耳鼻喉科和眼科,成为多学科的交叉和边缘学科。

一、显微外科的设备、器材和基本手术技术

1. 手术显微镜或放大镜

手术显微镜种类很多,不同的专科对手术显微镜有不同的要求。适用于整形外科、手外科、骨科的手术显微镜,应具备以下要求:①放大倍数在 6～30 倍之间自动变化,变倍时保持视野清晰,无需调整焦距,可根据需要进行调整。②具有手术者和助手主、副两套双筒目镜,能各自调节屈光度和瞳孔距离,且视野直径较大,两套双筒目镜处于 180°对立位,其视野合一,放大后的影像呈正立体像。③具有同轴照明的冷光源,有足够的亮度,且可予调节。显微镜安装在合适的支架上,操作灵活,轻便。④具有连接参观镜、照相机和摄像系统的接口,以便教学和参观。

2. 显微手术器械

显微手术器械应符合小型、纤细,操作轻便、灵活,能紧密接触,夹持细小组织,不反光,无磁性等特点。

常用的显微手术器械:微血管钳、剪刀、镊子、血管夹、持针器、合拢器、对抗器、血管扩张器、微型冲洗平针头等。其中最重要的是镊子、持针器、剪刀、血管夹。

3. 显微缝合针线

各种不同规格的显微缝合针线,适用于缝合不同口径的血管。

4. 显微外科基本手术技术

包括显微血管、神经、淋巴管等的吻合或缝合。其中,显微血管吻合最为常用,要求也最高。

(1)显微血管吻合　显微血管吻合有端端吻合和端侧吻合,以端端吻合最为常用。血管端端吻合的基本原则和方法:①严格无创技术:严禁锐器进入血管腔内,不用镊子夹持血管壁,以免损伤血管内膜,以致血栓形成。应不断用肝素生理盐水或肝素普鲁卡因滴于血管表面,保持血管湿润。②彻底血管清创:距血管断端 5～10mm 处用血管夹阻断血流,彻底切除损伤的血管残端到完全正常为止。用合拢器使两断端靠拢,使血管处于无张力状态。③切除血管外膜:方法是用镊子夹住外膜边缘,向血管断端拉出,于平血管口处将其切除,回缩后可见光滑的血管断端。过长的血管断端的血管外膜,缝合时容易将其带入管腔,引起血栓形成。④血管冲洗扩张:用肝素生理盐水冲洗吻合口,用血管镊或血管扩张器准确插入血管腔,轻柔扩张,扩张过程中冲洗。⑤缝合血管:在达到不漏血的情况下,采用两定点或三定点间断缝合法,要求尽量减少缝合针数。一般直径大于 3mm 的血管缝 10～14 针;直径 2～3mm 的血管缝 8～10 针;直径 1～2mm 的血管缝 6～8 针;直径在 1mm 以下的血管缝 4～6 针。应根据血管的口径、管壁的厚度与管腔的血压而定。一般动脉缝合的边距相当于该血管壁厚度的 2 倍,针距为边距的

2倍。由于静脉血管管壁较薄,边距的比例比动脉稍大。进针应与血管壁垂直,使管壁内、外的厚度相等,以便断端间边缘良好对合。打结时应将缝线轻轻上提,使管壁轻度外翻,血管内膜达到良好对合。在血管的上、下方各缝一针,打结作为牵引,根据缝合针数在其前壁顺序均匀加缝2～4针,然后把血管翻转180°,适用相同的方法缝合后壁。缝合完毕,放松血管夹,血流通过吻合口。如吻合口漏血不多,用小块湿纱布轻轻压迫片刻,即能自行停止;如吻合口有喷射状出血,补加缝针。

(2)显微神经缝合　显微神经缝合有神经外膜缝合法和神经束膜(束组)缝合法。可根据神经损伤的性质和部位予以选用。

二、显微外科的应用范围

显微外科在再植、移植和修复重建外科方面主要应用于以下几方面。

1.断肢(指)再植

断肢(指)再植是显微外科临床应用的重要内容,显微血管吻合技术的提高,使我国断肢(指)再植一直处于国际领先水平。

2.吻合血管的组织移植

吻合血管的组织移植包括吻合血管的皮瓣和肌皮瓣移植、吻合血管的骨和骨膜移植、吻合血管神经的肌肉移植、吻合血管的大网膜移植等,是显微外科应用最多、最广的领域。

(1)吻合血管的皮瓣和肌皮瓣移植　皮瓣即皮肤及其附着的皮下组织块,肌皮瓣即肌及覆盖其上的皮瓣的复合组织块。两者均包含有完整的动、静脉血管系统,当其移植于受区时,与受区的接受动、静脉血管吻合,可立即恢复皮瓣或肌皮瓣的血液供应。皮瓣移植用于修复创伤、烧伤、放射性损伤及肿瘤切除后的皮肤缺损伴有重要深部组织外露,严重瘢痕挛缩畸形,经久不愈的慢性溃疡以及用于某些器官再造等。

(2)吻合血管的骨和骨膜移植　将带有完整动、静脉系统的骨块,移植于受区,与受区的动、静脉相吻合,重建移植骨的血液供应。

(3)吻合血管神经的肌肉移植　带有完整动、静脉血管系统和神经支配的肌瓣,移植于受区,分别与受区动、静脉和神经吻合,可为受区提供一定的肌肉动力,用于修复肌缺损、坏死和失神经支配。

(4)吻合血管的大网膜移植　可用来修复创伤或肿瘤切除后皮肤软组织缺损,有深部肌腱、骨与关节外露,不适于应用游离皮片、邻近皮瓣或其他吻合血管的皮瓣修复者。移植的大网膜有良好的血液循环,还可用来治疗血栓闭塞性脉管炎和慢性骨髓炎等。

3.吻合血管的足趾移植再造拇指或手指

目前足趾移植是再造拇指的首选方法。其再造的拇指不仅外形好,感觉和运动功能也良好。

4.吻合血管的空肠移植

重建食管即利用肠系膜上动脉供应空肠的直支及其之间的吻合,切断2～4直支,保留第5直支作为近端的血管蒂,切取一段空肠,移至颈部,将其第2直支在颈部与颈横动、静脉吻合。利用此段空肠修复胸段及颈段食管瘢痕性狭窄、先天性食管缺损或闭锁和上、中段食管癌切除术后的食管重建等。

5.周围神经显微修复

显微外科技术使神经外膜缝合或神经束(束组)膜缝合更加准确地对合,提高手术效果。近年来吻合血管的神经移植术,即移植的神经带有供给该神经的动、静脉,对长段神经缺损的修复,特别是软组织床血液供应不良者更具优越性。

6.显微淋巴管外科

淋巴管细小、壁薄、透明无色,肉眼难见。淋巴管病变,可引起肢体慢性淋巴水肿、象皮肿和乳糜尿等。将淋巴管远侧端与邻近小静脉近侧端行端端吻合,使淋巴液直接引流入静脉,对消除肢体肿胀、控制感染和改善乳糜尿有较好效果,可用于乳房癌根治术后上肢淋巴水肿的治疗。

 目标检测

一、简答题

简述器官移植与显微外科的基本概念。

二、病案分析

女性,46岁,先前患慢性肾炎20余年,现需作肾脏移植,请提出肾移植术式及术后可以使用哪几类免疫抑制剂?

第十六章 颅内压增高和脑疝

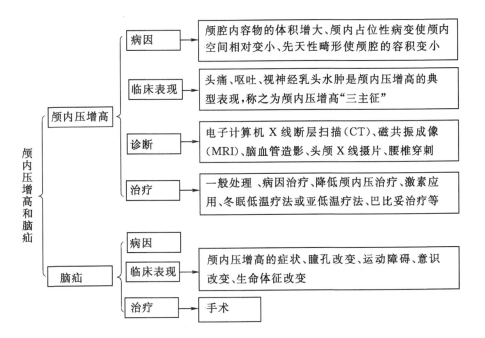

颅内压增高和脑疝
- 颅内压增高
  - 病因：颅腔内容物的体积增大、颅内占位性病变使颅内空间相对变小、先天性畸形使颅腔的容积变小
  - 临床表现：头痛、呕吐、视神经乳头水肿是颅内压增高的典型表现，称之为颅内压增高"三主征"
  - 诊断：电子计算机X线断层扫描（CT）、磁共振成像（MRI）、脑血管造影、头颅X线摄片、腰椎穿刺
  - 治疗：一般处理、病因治疗、降低颅内压治疗、激素应用、冬眠低温疗法或亚低温疗法、巴比妥治疗等
- 脑疝
  - 病因
  - 临床表现：颅内压增高的症状、瞳孔改变、运动障碍、意识改变、生命体征改变
  - 治疗：手术

学习目标

【知识目标】

1. 掌握颅内压增高症的临床表现及诊断治疗原则；脑疝的临床表现及诊断治疗原则。

2. 了解颅内压增高症的病因、病理、分类；脑疝的病因、病理。

【能力目标】能够根据所学知识提出颅内压增高和脑疝的正确诊疗方案。

第一节　颅内压增高

颅内压增高是神经外科常见临床病理综合征，是指由于各种原因导致颅内压持续在 2.0kPa(200mmH$_2$O)以上，从而引起的相应的综合征。导致颅内压增高的主要原因是颅脑损伤、脑肿瘤、脑出血、脑积水和颅内炎症等。了解颅内压的调节和颅内压增高发生机制是学习和掌握神经外科的重点和关键。

颅腔容纳着三种内容物：脑组织、脑脊液和血液。在成人或儿童时期颅缝闭合后，颅腔的容积是固定不变的，约为 1400～1500ml。颅腔内的上述三种内容物在固定不变的颅腔内保持一定的压力，称为颅内压(ICP)。由于颅内的脑脊液介于颅腔壁和脑组织之间，一般以脑脊液的静水压代表颅内压力，通过侧卧位腰椎穿刺或直接脑室穿刺测量来获得该压力数值，成人的正常颅内压为 0.7～2.0kPa(70～200mmH$_2$O)，儿童的正常颅内压为 0.5～1.0kPa(50～100mmH$_2$O)。临床上颅内压还可以通过采用颅内压监护装置，进行持续地动态观察。

当颅内压增高时，颅内压力的调节部分依靠排挤颅内的静脉血到颅外血液循环，主要是通过脑脊液量的增减来调节。当颅内压高于 0.7kPa(70mmH$_2$O)时，脑脊液的分泌减少而吸收增多，使颅内脑脊液量保持在正常范围。相反，当颅内压低于 0.7kPa(70mmH$_2$O)时，脑脊液的分泌增加、吸收减少，使颅内脑脊液量增多，以维持正常颅内压不变。脑脊液的总量占颅腔总容积的 10%，血液则依据血流量的不同约占总容积的 2%～11%，一般而言允许颅内增加的临界容积约为 5%，若超过此范围，颅内压开始增高。

【病因】导致颅内压增高的原因可分为三类：

(1)颅腔内容物的体积增大　如脑水肿、脑积水、颅内静脉回流受阻或过度灌注，脑血流量增加，使颅内血容量增多。

(2)颅内占位性病变使颅内空间相对变小　如脑肿瘤、颅内血肿、脑脓肿等。

(3)先天性畸形使颅腔的容积变小　如狭颅症、颅底凹陷症等。

【病理生理】

1. 影响颅内压增高的因素

(1)年龄　老年人由于脑萎缩使颅内的代偿空间增加，婴幼儿及小儿由于颅缝未闭合或尚未牢固融合，使颅内的代偿空间增大。这些人群在颅内压增高时，可缓和或延长病情的进展。

(2)病变的扩张速度　在狗的颅内硬脑膜外放置一小球囊，每小时将 1ml 液体注入囊内，使之逐渐扩张，增加颅内压。开始，由于有上述颅内压调节功能的存在，颅内压的变化不明显，当颅内液体注入到 4ml 时达到一个临界点，这时只要向囊内注入极少量液体，颅内压会骤然升高，释放少量液体颅内压即显著下降。这个例子可以说明一些临床现象，如当颅内占位性病变时，可以长期不出现颅内压增高症状，随着病变的缓慢增长，一旦由于颅内压代偿功能失调，则病情将迅速发展,往往在短期内即出现颅内高压危象或脑疝(图16-1)。

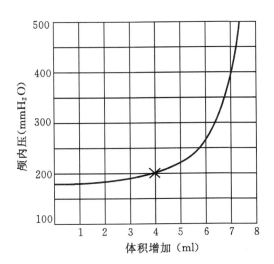

图16-1　颅内体积/压力关系曲线

注:如体积/压力关系已达到×处,再增加体积,颅内压上升速度将明显增快

（3）病变部位　在颅脑中线、颅后窝或静脉窦周边的占位性病变,可以梗阻脑脊液循环通路,影响颅内静脉血液的回流,颅内压增高症状出现较早。

（4）伴发脑水肿的程度　脑结核瘤、脑寄生虫病、脑脓肿、脑肉芽肿等由于炎症性反应均可伴有较明显的脑水肿,故早期即可出现颅内压增高症状。

（5）全身系统性疾病　肝昏迷、尿毒症、肺部感染、毒血症、酸碱平衡失调等都可引起继发性脑水肿而致颅内压增高,高热还会加重颅内压增高的程度。

2.颅内压增高的后果

（1）脑血流量降低　由于脑血流量降低导致脑缺血甚至脑死亡。

（2）脑移位和脑疝　参见本章第二节。

（3）脑水肿　颅内压增高可直接影响脑的代谢和血流量从而产生脑水肿,使脑的体积增大,进而加重颅内压增高。脑水肿时液体的积聚可在细胞外间隙,称为血管源性脑水肿,也可在细胞膜内,称为细胞中毒性脑水肿。

（4）库欣反应　颅内压急剧增高时,患者出现血压升高(全身血管加压反应)、心跳和脉搏缓慢、呼吸节律紊乱、呼吸加深变慢及体温升高等各项生命体征发生变化,这种变化即称为库欣反应。这种危象多见于急性颅内压增高病例,慢性者则不明显。

（5）神经源性肺水肿　在急性颅内压增高病例中,下丘脑、延髓受压导致血压反应性增高,左心室负荷过重,左心房及肺静脉压增高,肺毛细血管压力增高,液体外渗,引起肺水肿,患者表现为呼吸急促、痰鸣、喘憋。

（6）胃肠功能紊乱及消化道出血　部分颅内压增高患者下丘脑自主神经中枢缺血而致功能失调,使胃肠道功能的紊乱,出现呕吐、胃及十二指肠出血及溃疡和穿孔等。这与颅内压增高有关。

【分类】

1. 根据颅内压增高的病因不同分类

(1)弥漫性颅内压增高 特点是颅腔内各部位及各分腔之间压力均匀升高,不存在明显的压力差,因此脑组织无明显移位。多见于脑膜炎、脑水肿、交通性脑积水和弥散性轴索损伤等。

(2)局灶性颅内压增高 特点是颅内有局限的扩张性病变,病变部位压力首先增高,使附近的脑组织受到挤压而发生移位,并把压力传向远处,造成颅内各腔隙间的压力差,这种压力差导致脑室、脑干及中线结构移位,多见于颅内血肿、肿瘤等。

2. 根据病变发展的快慢不同分类

(1)急性颅内压增高 病情发展快,颅内压增高所引起的症状和体征严重,生命体征(血压、呼吸、脉搏、体温)变化剧烈,多见于急性颅脑损伤引起的颅内血肿、高血压性脑出血等。

(2)亚急性颅内压增高 病情发展较快,但没有急性颅内压增高急剧,多见于发展较快的颅内恶性肿瘤、转移瘤及各种颅内炎症等。

(3)慢性颅内压增高 病情发展较慢,可长期无颅内压增高的症状和体征或时好时坏,多见于生长缓慢的颅内良性肿瘤、慢性硬脑膜下血肿等。急性或慢性颅内压增高均可导致脑疝发生。

【引起颅内压增高的疾病】 能引起颅内压增高的常见中枢神经系统疾病如下:

(1)颅脑损伤 由于颅内血管损伤而发生的颅内血肿和伴随脑挫裂伤的脑水肿是外伤性颅内压增高的常见原因。外伤性蛛网膜下腔出血时,血块沉积在颅底脑池而引起的脑脊液循环障碍,以及红细胞阻塞蛛网膜颗粒所引起的脑脊液吸收障碍等,也是颅内压增高的常见原因。

(2)颅内肿瘤 肿瘤体积愈大,颅内压增高愈明显。但肿瘤大小并非是影响颅内压增高程度的唯一因素,肿瘤的部位、性质和生长速度也有重要影响。

(3)颅内感染 化脓性脑膜炎多引起颅内压增高。脑脓肿患者多数有明显的颅内压增高。结核性脑膜炎晚期,脑脊液循环通路受阻,往往出现严重的脑积水和颅内压增高。

(4)脑血管疾病 颅内动脉瘤和脑动静脉畸形发生蛛网膜下腔出血后,由于脑脊液循环和吸收障碍形成脑积水,而发生颅内压增高。颈内动脉血栓形成和脑血栓,脑软化区周围水肿,也可引起颅内压增高。

(5)脑寄生虫病 脑囊虫病引起颅内压增高的原因:①脑内多发性囊虫结节可引起弥散性脑水肿;②单个或数个囊虫在脑室系统内阻塞导水管或第四脑室,产生梗阻性脑积水;③葡萄状囊虫体分布在颅底脑池时引起粘连性蛛网膜炎,使脑脊液循环受阻。

(6)颅脑先天性疾病 良性颅内压增高、脑缺氧心跳骤停或昏迷患者呼吸道梗阻、癫痫持续状态时也可出现颅内压增高。

【临床表现】

1. 头痛

头痛是颅内压增高最常见的症状之一。部位多在额部及颞部,以早晨或晚间较重。头痛程度不同,可随颅内压的增高而进行性加重,当用力、咳嗽、弯腰或低头活动时常使头痛加重。头痛性质以胀痛和撕裂痛为多见。

2. 呕吐

头痛剧烈时伴有恶心和呕吐。呕吐呈喷射性,有时可导致水电解质紊乱和体重减轻。

3. 视神经乳头水肿

视神经乳头水肿是颅内压增高的重要客观体征之一。表现为视神经乳头充血,边缘模糊不清,中央凹陷消失,视盘隆起,静脉怒张。严重者则视盘颜色苍白,视力减退,视野向心缩小,称为视神经继发性萎缩。此时如果颅内压增高得以解除,往往视力的恢复也并不理想,甚至继续恶化和失明。

以上三者是颅内压增高的典型表现,称之为颅内压增高"三主征"。颅内压增高的三主征各自出现的时间并不一致,可以其中一项为首发症状。颅内压增高还可引起一侧或双侧外展神经麻痹,导致眼球内聚和复视。

4. 意识障碍

初期可出现嗜睡,反应迟钝。晚期可出现昏睡、昏迷、瞳孔散大、对光反应消失、发生脑疝。

5. 其他症状和体征

可出现头晕,头皮静脉怒张。

【诊断】

1. 电子计算机 X 线断层扫描(CT)

CT 不仅能显示正常的解剖结构,还能将病灶部位清晰的显示出来。目前 CT 是诊断颅内占位性病变的首选辅助检查。CT 具有无创伤性特点,易于被患者接受,但对放射线接触敏感人群需慎行。

2. 磁共振成像(MRI)

在行 CT 检查后不能确诊的情况下,可进一步行 MRI 检查,以便于确诊。MRI 同样也具有无创伤性,但检查费比较昂贵。

3. 脑血管造影

数字减影血管造影的图像清晰,主要用于疑有脑血管畸形或动脉瘤等疾病的病例。

4. 头颅 X 线摄片

单独作为诊断颅内占位性病变的辅助检查手段现已少用。颅内压增高时,可见颅骨骨缝分离,指状压迹增多,鞍背骨质稀疏及蝶鞍扩大等。X 线片对于诊断颅骨骨折、垂体瘤所致的蝶鞍扩大以及听神经瘤引起的内听道孔扩大等,具有重要价值。

5. 腰椎穿刺

腰穿测压对颅内占位性病变患者有一定的危险性,有时引发脑疝,故应当慎重进行。但对感染性疾病、蛛网膜下腔出血等疾病的诊断比较客观。

【治疗】

1. 一般处理

凡有颅内压增高的患者,应留院观察。留院期间密切观察患者神志、瞳孔、血压、呼吸、脉搏及体温的变化。有条件时可作颅内压监护,以监护中所获得颅内压力信息来指导治疗。吸氧有助于降低颅内压。

2. 病因治疗

病因治疗是最根本的治疗方法。颅内占位性病变,首先应考虑手术切除。若有脑积水者,可行脑脊液分流术。颅内压增高已引起急性脑疝时,应紧急抢救或手术处理。

3. 降低颅内压治疗

若患者病情较轻,意识清楚,颅内压增高程度较轻,可先选用口服药物。若患者意识障碍较重或颅内压增高症状较重的病例,则宜选用静脉或肌肉注射药物。常用口服的药物:①氢氯噻嗪 25～50mg,每日 3 次;②氨苯喋啶 50mg,每日 3 次;③呋塞米(速尿)20～40mg,每日 3 次;50％甘油盐水溶液 60ml,每日 2～4 次。常用的可注射制剂:①20％甘露醇 250ml,快速静脉滴注,每日 2～4 次;②20％甘油果糖 200ml,静脉滴注,每日 2～4 次;③呋塞米 20～40mg,肌肉或静脉注射,每日 1～2 次。

4. 激素应用

目前有较大争论,但临床观察发现糖皮质激素对减轻脑水肿效果明显,有助于缓解颅内压增高。地塞米松 5～10mg 静脉或肌肉注射,每日 2～3 次;氢化可的松 100mg 静脉注射,每日 1～2 次。

5. 冬眠低温疗法或亚低温疗法

可以降低脑组织的新陈代谢率,减少脑组织的氧耗量,防止脑水肿的发生与发展,对降低颅内压也起一定作用。

6. 巴比妥治疗

可降低脑代谢,减少氧耗及增加脑对缺氧的耐受力,使颅内压降低。在给药期间,应作血药物浓度监测。

7. 辅助过度换气

可以使体内 CO_2 排出。动脉血 CO_2 分压每下降 1mmHg 时,脑血流量会递减 2％,从而降颅内压。

8. 脑脊液体外引流

有颅内监护装置的患者,可经脑室缓慢放出适量脑脊液,以缓解颅内压力。

9. 抗生素治疗

可根据致病菌药物敏感试验选用适当的抗生素以控制或预防颅内感染。

第二节 脑 疝

当颅内某分腔有占位性病变时,该分腔的压力大于邻近分腔的压力,脑组织从高压力区向低压力区移位,导致脑组织、血管及颅神经等重要结构受压和移位,有时被挤入硬脑膜的间隙或孔道中,从而出现一系列严重临床症状和体征,称为脑疝。

【病因】颅内占位性病变发展到一定程度均可导致颅内各分腔压力不均匀而引起脑疝。常见病因有:

(1)脑外伤 外伤所致各种颅内血肿,如硬膜外血肿、硬膜下血肿及脑内血肿。

(2)颅内肿瘤 尤其是颅后窝、中线部位及大脑半球的肿瘤。

(3)颅内脓肿及其他 由于颅内感染导致的脓肿,以及颅内寄生虫病及各种肉芽肿性病变。不适当的腰穿也可以导致脑疝。

【病理】基本病理特征如下:

(1)当发生脑疝时,移位的脑组织在小脑幕切迹或枕骨大孔处挤压脑干,脑干受压移位可致其实质内血管受到牵拉,严重时血管破裂,脑干内部出血。

(2)同侧的大脑脚受压造成病变对侧偏瘫。

(3)同侧动眼神经受到挤压可产生动眼神经麻痹症状。

（4）移位的钩回、海马回可将大脑后动脉挤压于小脑幕切迹缘上致枕叶皮层缺血坏死。

（5）小脑幕切迹裂孔及枕骨大孔被移位的脑组织堵塞，从而使脑脊液循环通路受阻，则进一步加重了颅内压增高，形成恶性循环，使病情迅速恶化。

【分类】根据移位的颅内结构的不同及其通过的硬脑膜间隙和孔道，可将脑疝分为以下常见的三类：

（1）小脑幕切迹疝　又称颞叶疝。为颞叶的海马回、钩回通过小脑幕切迹被推移至幕下（图16-2）。

（2）枕骨大孔疝　又称小脑扁桃体疝，为小脑扁桃体及延髓经枕骨大孔推挤向椎管内（图16-2）。

（3）大脑镰下疝　又称扣带回疝，一侧大脑半球的扣带回经镰下缘被挤入对侧分腔（图16-2）。

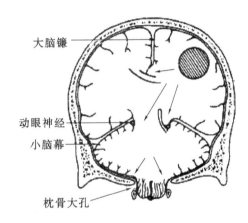

图16-2　大脑镰下疝（上）、小脑幕切迹疝（中）、枕骨大孔疝（下）的示意图

【临床表现】不同类型的脑疝各有其临床特点，在此仅简述小脑幕切迹疝及枕骨大孔疝的临床表现。

1.小脑幕切迹疝

（1）颅内压增高的症状　表现为剧烈头痛，与进食无关的频繁的喷射性呕吐。急性脑疝患者视神经乳头水肿可有可无。

（2）瞳孔改变　病初由于患侧动眼神经受刺激导致患侧瞳孔变小，对光反射迟钝，随病情进展患侧动眼神经麻痹，患侧瞳孔逐渐散大，直接和间接对光反射均消失，并有患侧上睑下垂、眼球外斜。如果脑疝进行性恶化，影响脑干血供时，由于脑干内动眼神经核功能丧失可致双侧瞳孔散大，对光反射消失，此时患者多已处于濒死状态。

（3）运动障碍　表现为病变对侧肢体的肌力减弱或麻痹，病理征阳性。严重时可出现去脑强直发作，这是脑干严重受损的信号。

（4）意识改变　患者随脑疝进展可出现嗜睡、浅昏迷至深昏迷。

（5）生命体征改变　由于脑干受压，脑干内生命中枢功能紊乱或衰竭。表现为心率减慢或不规则，血压忽高忽低，呼吸不规则、大汗淋漓或汗闭，面色潮红或苍白。最终因呼吸循环衰竭而致呼吸停止，血压下降，心脏停搏。

2. 枕骨大孔疝

由于脑脊液循环通路被堵塞，颅内压增高，患者剧烈头痛。频繁呕吐，颈项强直，强迫头位。生命体征紊乱出现较早，意识障碍出现较晚。因脑干缺氧，瞳孔可忽大忽小。由于位于延髓的呼吸中枢受损严重，患者早期可突发呼吸骤停而死亡。

【治疗】脑疝是由于急剧的颅内压增高造成的，在做出脑疝诊断的同时，应按颅内压增高的处理原则快速静脉输注甘露醇等高渗降颅内压药物，以缓解病情，争取时间。确诊为脑疝后，根据病情迅速做好开颅术前准备，尽快手术，去除病因。难以确诊或虽确诊而病因无法去除时，可选用下列姑息性手术：

(1)侧脑室引流术　经额、眶、枕部快速钻颅或锥颅，穿刺侧脑室并安置硅胶引流管行脑脊液体外引流，以迅速降低颅内压，缓解病情。特别适于严重脑积水患者。

(2)脑脊液分流术　脑积水的病例可施行侧脑室-腹腔分流术。

(3)减压术　①外减压术：小脑幕切迹疝时可采用颞肌下减压术；枕骨大孔疝时可采用枕肌下减压术；重度颅脑损伤致严重脑肿而颅内压增高时，可采用去骨瓣减压术。②内减压术：在开颅手术中可能会遇到脑组织肿胀膨出，此时可将部分非功能区脑叶切除，以达到减压目的。

 目标检测

一、简答题

1. 简述颅内压增高症的病因、病理、分类。

2. 简述脑疝的病因、病理。

二、病案分析

男性，35岁，因"头部被棍棒击打10小时，伴昏迷"入院。查体：右侧瞳孔直径5mm，光反射消失。请分析是否可判断为脑疝，并提出治疗方案。

第十七章 颅脑损伤

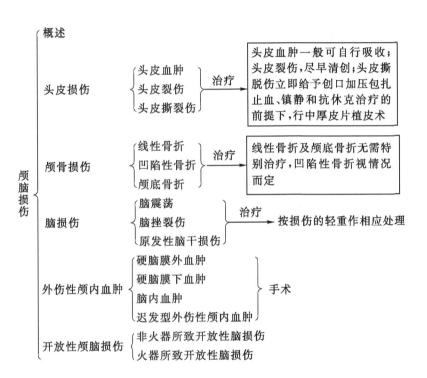

颅脑损伤
- 概述
- 头皮损伤
  - 头皮血肿
  - 头皮裂伤
  - 头皮撕裂伤
  - 治疗 → 头皮血肿一般可自行吸收；头皮裂伤，尽早清创；头皮撕脱伤立即给予创口加压包扎止血、镇静和抗休克治疗的前提下，行中厚皮片植皮术
- 颅骨损伤
  - 线性骨折
  - 凹陷性骨折
  - 颅底骨折
  - 治疗 → 线性骨折及颅底骨折无需特别治疗，凹陷性骨折视情况而定
- 脑损伤
  - 脑震荡
  - 脑挫裂伤
  - 原发性脑干损伤
  - 治疗 → 按损伤的轻重作相应处理
- 外伤性颅内血肿
  - 硬脑膜外血肿
  - 硬脑膜下血肿
  - 脑内血肿
  - 迟发型外伤性颅内血肿
  - 手术
- 开放性颅脑损伤
  - 非火器所致开放性脑损伤
  - 火器所致开放性脑损伤

学习目标

【知识目标】

1.熟悉颅骨骨折的临床表现、诊断和治疗原则;颅内血肿(特别是硬脑膜外血肿)的临床表现、诊断方法和鉴别诊断。

2.了解颅内血肿的治疗原则;原发性颅脑损伤的发病机理、临床表现、诊断和治疗原则。

【能力目标】能够根据所学知识提出颅脑损伤的正确诊疗方案。

颅脑损伤多见于交通、工矿等事故,自然灾害,爆炸、火器伤、坠落、跌倒以及各种锐器、钝器对头部的伤害;常与身体其他部位的损伤复合存在。颅脑损伤可分为头皮损伤、颅骨损伤与脑损伤,三者虽皆可单独发生,但须警惕其合并存在。

第一节　头皮损伤

一、头皮血肿

头皮血肿多因钝器伤所致,按血肿出现于头皮内的具体层次(图 17-1)可分为皮下血肿、帽状腱膜下血肿和骨膜下血肿三种。皮下血肿一般体积小,有时因血肿周围组织肿胀隆起,中央反而凹陷,易误认为凹陷性颅骨骨折,需用颅骨 X 线摄片作鉴别。

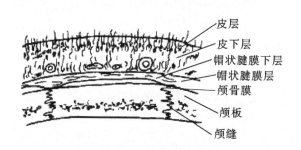

图 17-1　头皮各层示意图

较小的头皮血肿在 1~2 周左右可自行吸收,巨大的血肿可能需 4~6 周才吸收。可采用局部适当加压包扎。除巨大血肿不易吸收外,为避免感染,一般不采用穿刺抽吸。

二、头皮裂伤

头皮裂伤可由锐器或钝器伤所致。伤口常不规则,由于头皮血管丰富,出血较多,易引起失血性休克。

尽早清创,单纯伤口缝合即可起到止血作用。须注意着重于检查有无颅骨和脑损伤,伤口深处有无骨折或碎骨片,如果发现有脑脊液或脑组织外溢,须按开放性脑损伤处理。头皮血供丰富,其一期缝合的时限允许放宽至 24 小时。

三、头皮撕脱伤

头皮撕脱伤多因发辫受机械力牵扯,使大块头皮自帽状腱膜下层或连同颅骨骨膜被撕脱所致,颅骨外露,创面大,出血多,可导致失血性或疼痛性休克。

立即给予创口加压包扎止血、镇静和抗休克治疗的前提下,行中厚皮片植皮术,对骨膜已撕脱者,需在颅骨外板上多处钻孔至板障,待肉芽组织生长后植皮。条件允许时,应采用显微外科技术行小血管吻合、头皮原位缝合。

第二节　颅骨损伤

颅骨受暴力作用所致连续性中断称为颅骨骨折。颅骨骨折的患者,由于受暴力较重,合并颅内损伤的可能性较大。颅骨骨折按骨折形态分为线形骨折与凹陷性骨折;按部位分为颅盖骨折与颅底骨折;按骨折与外界是否相通分为开放性骨折与闭合性骨折。

一、线形骨折

颅盖部的线形骨折发生率最高,X线摄片可以确诊。单纯线形骨折本身不需特殊处理。

二、凹陷性骨折

好发于额骨及顶骨,多呈全层凹陷。成人凹陷性骨折多为粉碎性骨折,婴幼儿可呈"乒乓球"凹陷样骨折,切线位X线片可显示骨折陷入颅内的深度。CT扫描除可了解骨折情况,还可了解有无合并脑损伤。

手术适应证:①大面积的骨折片陷入颅腔或合并脑损伤,导致颅内压增高,有脑疝可能者;②因骨折片压迫脑重要部位引起神经功能障碍;③在非功能部位的小面积凹陷骨折,无颅内压增高,深度超过1cm者;④位于大静脉窦处的凹陷性骨折,在未引起神经体征或颅内压增高的情况下,即使陷入较深,也不宜手术;因伤势严重,必须手术时,术前和术中都应作好处理大出血的准备;⑤开放性骨折的碎骨片易致颅内感染,须全部取除;硬脑膜如果破裂应予缝合或修补。

三、颅底骨折

颅底部的线形骨折多为颅盖骨折延伸到颅底,按发生部位可分为:

(1)颅前窝骨折　累及眶顶和筛骨,可有鼻出血、眶周广泛性瘀血斑(称为"熊猫眼"征),以及广泛球结膜下瘀血斑等表现;若脑膜、骨膜均破裂,则合并脑脊液鼻漏;若筛板或视神经管骨折,可合并嗅神经或视神经损伤。

(2)颅中窝骨折　若累及蝶骨,可有鼻出血或合并脑脊液鼻漏。若累及颞骨岩部,脑膜、骨膜及鼓膜均破裂时,则合并脑脊液耳漏;若鼓膜完整,脑脊液则经咽鼓管流至鼻咽部,可误诊为鼻漏;常合并第Ⅶ、Ⅷ脑神经损伤。若累及蝶骨和颞骨的内侧部,可能损伤垂体或第Ⅱ、Ⅲ、Ⅳ、Ⅴ、Ⅵ脑神经。若骨折伤及颈内动脉海绵窦段,可因动静脉瘘的形成而出现搏动性突眼及颅内杂音;若破裂孔或颈内动脉管处的破裂,可导致致命性的鼻出血或耳出血。

(3)颅后窝骨折　累及颞骨岩部后外侧时,多在伤后1~2日出现乳突部皮下瘀血斑(称为Battle征)。若累及枕骨基底部,可在伤后数小时出现枕下部肿胀及皮下瘀血斑;枕骨大孔或岩尖后缘附近的骨折,可合并后组脑神经(第Ⅸ、Ⅹ、Ⅺ、Ⅻ)的损伤。

　　颅底骨折无需特别治疗,着重于观察有无合并脑损伤及处理脑脊液漏、脑神经损伤等合并症。合并脑脊液漏时,绝大多数漏口会在伤后1～2周内自行愈合。治疗期间,不可堵塞或冲洗漏口,禁做腰穿,取头高位卧床休息,避免剧烈咳嗽、打喷嚏,给予抗生素预防感染。如超过30天仍未停止漏液,可行手术修补硬脑膜封闭漏口。

第三节　脑损伤

　　按伤后脑组织与外界是否相通,将脑损伤分为闭合性脑损伤和开放性脑损伤两类。前者为头部受较钝物体打击或间接暴力所致,一般不伴有头皮或颅骨损伤,或虽有头皮、颅骨损伤,但脑膜完整,无脑脊液漏。后者多受锐器或火器直接伤造成,头皮、颅骨和硬脑膜全部破裂,有脑脊液漏。

　　造成闭合性脑损伤的机制较为复杂,可概括为两种作用力造成:①接触作用力:由于头部与物体直接撞击,形成凹陷骨折或颅骨的急速内凹和弹回,而导致局部脑损伤;②惯性作用力:受伤瞬间的头部减速或加速运动,使脑在颅内快速移位,与颅壁撞击,与颅底摩擦以及受大脑镰、小脑幕牵扯,从而导致多处或弥散性脑损伤(图17-2)。

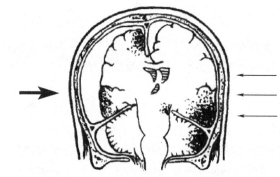

图17-2　头部作减速运动时的脑损伤机制

粗箭头表示头部运动的方向,细箭头表示头部受到外界物体的阻止

　　暴力作用于头部时立即发生的脑损伤称为原发性脑损伤,主要有脑震荡、脑挫裂伤及原发性脑干损伤等。受伤一定时间后出现的脑受损病变称为继发性脑损伤,主要有脑水肿和颅内血肿。区别原发性和继发性脑损伤的重要临床意义在于:前者无需开颅手术,其预后主要取决于伤势轻重;后者尤其是颅内血肿往往需及时开颅手术,其预后与处理是否及时、正确有密切关系。下面简要叙述几种原发性脑损伤及与之有关的脑水肿。

一、脑震荡

　　具体机制尚未明了。为一过性的脑功能障碍,无肉眼可见的神经病理改变,显微镜下可见神经组织结构紊乱。主要症状是受伤当时立即出现短暂的意识障碍,可为数秒或数分钟的神志不清或完全昏迷,一般不超过半小时。多数患者清醒后发生逆行性遗忘,即不能回忆受伤当时乃至伤前一段时间内的情况。较重者在意识障碍期间可有出汗、皮肤苍白、心动过缓、血压下降、肌张力降低、呼吸浅慢、各生理反射迟钝或消失等表现,但随着意识的恢复很快趋于正常。此后可能出现头痛、头昏、恶心、呕吐等症状,短期内可自行好转。神经系统检查无阳性体征,CT 检查颅内无异常发现,脑脊液检查无红细胞。

二、脑挫裂伤

脑挫裂伤指主要发生于大脑皮层的损伤,好发于额极、颞极及其底面,可为单发亦可多发,小者如点状出血,大者可呈紫红色片状。脑挫裂伤分为脑挫伤和脑裂伤。脑挫伤指脑组织遭受破坏较轻,且软脑膜尚完整者;脑裂伤指软脑膜、血管和脑组织同时有破裂,伴有外伤性蛛网膜下腔出血。两者常同时并存,又不易区别,故合称为脑挫裂伤。脑水肿和血肿形成是脑挫裂伤的继发性改变,具有更为重要的临床意义。前者通常属于血管源性水肿,3～7 天内发展到高峰,在此期间易发生颅内压增高甚至脑疝。如伤情较轻者,脑水肿可逐渐消退,伤灶日后可形成瘢痕、囊肿或与硬脑膜粘连,导致外伤性癫痫。如蛛网膜与软脑膜粘连,影响脑脊液吸收,导致外伤性脑积水。广泛的脑挫裂伤还可在数周以后形成外伤性脑萎缩。

【临床表现】①受伤当时立即出现意识障碍,意识障碍的程度和持续时间与脑挫裂伤的程度、范围直接相关,绝大多数在半小时以上,重症者可长期持续昏迷。②受伤当时立即出现与伤灶相应的神经功能障碍或体征,如运动区损伤出现锥体束征,语言中枢损伤出现失语等。③头痛与恶心呕吐可能与颅内压增高、自主神经功能紊乱或外伤性蛛网膜下腔出血等有关。④继发脑水肿或颅内血肿可致颅内压增高与脑疝,使早期的意识障碍或瘫痪程度有所加重,或意识好转、清醒后又变为模糊,同时有血压升高、心率减慢、瞳孔不等大以及锥体束征等表现。

【实验室检查】CT 检查可以详细了解脑挫裂伤的具体部位、范围及周围脑水肿的程度,还可了解脑室受压及中线结构移位等情况。

三、原发性脑干损伤

与脑疝所致的继发性脑干损伤不同,其症状与体征在受伤当时即已出现,可不伴有颅内压增高表现。病理变化可有脑干神经组织结构紊乱、轴突裂断、挫伤或软化等。主要表现为受伤当时立即昏迷,昏迷程度较深,持续时间较长;瞳孔不等、极度缩小或大小多变,对光反应无常;眼球位置不正或同向凝视;出现病理反射、肌张力增高、中枢性瘫痪等锥体束征以及去大脑强直等。MRI 有助于诊断。

四、脑损伤后处理

发生脑损伤后处理如下:

1. 病情观察

动态的病情观察是鉴别原发性与继发性脑损伤的重要手段,目的是为了早期发现脑疝,也为了判断疗效和及时改变治疗方法。

(1)意识　在脑损伤中,引起意识障碍的原因为脑干受损、皮质或弥散性轴索受损或丘脑、下丘脑的受损等。意识障碍的程度可视为脑损伤的轻重;意识障碍出现的迟早和有无继续加重,可作为区别原发性和继发性脑损伤的重要依据。

意识障碍程度分为嗜睡、昏睡、浅昏迷(半昏迷)、昏迷和深昏迷五个级别(表 17 - 1)。

表 17 - 1　颅脑损伤意识障碍分级

	语言刺激	疼痛刺激
嗜睡	＋叫醒后回答正确	＋
昏睡	＋叫醒后回答有误	＋
浅昏迷(半昏迷)	—	＋主动有目的回避
昏迷	—	＋被动无目的躁动
深昏迷	—	

(2)瞳孔　瞳孔变化可因动眼神经、视神经以及脑干等部位的损伤引起,应用某些药物或剧痛、惊骇时也会影响瞳孔。小脑幕切迹疝的瞳孔进行性扩大变化,是最常引起关注的(参阅硬脑膜外血肿的临床表现)。瞳孔变化出现的迟早、有无继续加剧以及有无意识障碍同时加剧等,可用于区别脑病与因颅底骨折产生的原发性动眼神经损伤。有无间接对光反应可将视神经损伤区别于动眼神经损伤。同侧小,对侧大,由小到大。

(3)Glasgow 昏迷评分法　因为简单易行已广泛应用于临床。从睁眼、语言和运动三个方面分别定出具体评分标准,以三者积分的和体现意识障碍程度。最高为 15 分,表示意识清楚;8 分以下为昏迷,最低为 3 分(表 17 - 2)。

表 17 - 2　Glasgow 昏迷评分法

睁眼反应	记分	言语反应	记分	运动反应	记分
				遵嘱活动	6
		回答正确	5	刺痛定位	5
自动睁眼	4	答非所问	4	刺痛回缩	4
呼唤睁眼	3	言语混乱	3	刺痛屈曲	3
刺痛睁眼	2	仅能发音	2	刺痛过伸	2
无反应	1	无反应	1	无反应	1

注:轻度颅脑损伤:13～15 分;中度颅脑损伤:8～12 分;重度颅脑损伤:3～7 分

(4)生命体征　生命体征紊乱为脑干受损征象。受伤早期出现的呼吸、循环改变,常为原发性脑干损伤所致;伤后,小脑幕切迹疝者意识障碍和瞳孔变化同时出现的进行性心率减慢和血压升高;未经明显的意识障碍和瞳孔变化阶段而突然发生呼吸停止者为枕骨大孔疝。

(5)其他　观察期间出现剧烈头痛或烦躁不安症状,可能为颅内压增高或脑疝预兆;患者躁动时,脉率未见相应增快,可能已有脑疝存在;意识障碍的患者由能够自行改变卧位或能够在呕吐时自行改变头位到不能变动,为病情加重表现。原为意识清楚的患者发生睡眠中遗尿,应视为已有意识障碍。

2. 脑损伤的分级

分级的目的是为了便于制订诊疗常规、评价疗效和预后,并对伤情进行鉴定。

(1)按伤情轻重分级　①轻型(Ⅰ级):主要指单纯脑震荡,有或无颅骨骨折,昏迷在 20 分钟以内,有轻度头痛、头晕等自觉症状,神经系统和脑脊液检查无明显改变;②中型(Ⅱ级):主要指轻度脑挫裂伤或颅内小血肿,有或无颅骨骨折及蛛网膜下腔出血,无脑受压征,昏迷在 6 小时以内,有轻度的神经系统阳性体征,有轻度生命体征改变;③重型(Ⅲ级):主要指广泛颅骨骨折,广泛脑挫裂伤,脑干损伤或颅内血肿,昏迷在6小时以上,意识障碍逐渐加重或出现再昏迷,有明显的神经系统阳性体征,有明显生命体征改变。

(2)按 Glasgow 昏迷评分法 昏迷时间在30分钟以内,处于13～15分者定为轻度;昏迷时间为30分钟至6小时,处于8～12分为中度;昏迷超过6小时,处于3～7分为重度。

无论哪一种分级方法,均必须与脑损伤的病理变化、临床观察和CT检查等相联系,以便动态地全面地反映伤情。

3. 急诊处理要求

(1)轻型(Ⅰ级) ①留急诊室观察24小时;②观察意识、瞳孔、生命体征及神经系统体征变化;③颅骨X线摄片,或头部CT检查;④对症处理;⑤向家属说明有迟发性颅内血肿可能。

(2)中型(Ⅱ级) ①意识清楚者留急诊室或住院观察48～72小时,有意识障碍者须住院;②观察意识、瞳孔、生命体征及神经系体征变化;③头部CT检查;④对症处理;⑤有病情变化时,即刻作头部CT复查,作好随时手术的准备。

(3)重型(Ⅲ级) ①须住院或在重症监护病房;②观察意识、瞳孔、生命体征及神经系统体征变化;③选用头部CT监测、颅内压监测或脑诱发电位监测;④积极处理高热、躁动、癫痫等,有颅内压增高表现者,给予脱水等治疗,维持良好的周围循环和脑灌注压;⑤注重昏迷的护理与治疗,首先保证呼吸道通畅;⑥有手术指征者尽早手术;已有脑疝时,先予以20%甘露醇250ml及速尿40mg静脉推注,立即手术。

4. 脑水肿的治疗

(1)脱水疗法 适用于病情较重的脑挫裂伤,有头痛、呕吐等颅内压增高表现,腰椎穿刺或颅内压监测压力偏高,CT发现脑挫裂伤合并脑水肿,以及手术治疗前后。常用的药物为甘露醇、呋塞米(速尿)及白蛋白等。20%甘露醇按每次0.5～1g/kg(成人每次250ml)静脉快速滴注,于15～30分钟内滴完,依病情轻重每6、8或12小时重复一次。20%甘露醇与呋塞米联合应用,可增强疗效,成人量前者用125～250ml,每8～12小时一次。遇急性颅内压增高合并脑疝时,必须立即用20%甘露醇250ml静脉推注,同时用呋塞米40mg静脉注射。

(2)糖皮质激素 用于重型脑损伤,其防治脑水肿的作用不甚确定;如若使用,以尽早短期使用为宜。地塞米松成人量5mg肌注,6小时一次,或20mg/d静脉滴注,一般用药3天。

(3)过度换气 给予肌松弛剂后,借助呼吸机作控制性过度换气,使血 CO_2 分压降低,促使脑血管适度收缩,从而降低了颅内压。

(4)其他 曾用于临床的尚有氧气治疗、亚低温治疗、巴比妥治疗等。

第四节 外伤性颅内血肿

外伤性颅内血肿形成后,其严重性在于随着血肿的增大可引起颅内压增高而导致脑疝。早期及时处理,可在很大程度上改善预后,挽救患者的生命。按血肿的来源和部位,可分为硬脑膜外血肿、硬脑膜下血肿及脑内血肿等。按血肿引起颅内压增高或早期脑疝症状所需时间,将其分为三型:3日以内者为急性型,3日以后到3周以内为亚急性型,超过3周为慢性型。

一、硬脑膜外血肿

硬脑膜外血肿是指形成于颅骨与硬脑膜之间的血肿。血肿中血液的来源可以是位于骨沟内的硬脑膜动脉或静脉窦引起的出血,或是骨折的板障出血。颅骨与硬脑膜之间血肿的增大过程中,又可撕破一些小血管,使血肿更加增大。引起颅内压增高与脑疝所需的出血量,可因代偿机能、出血速度、原发性脑损伤的轻重等而异,一般成人幕上达 20ml 以上,幕下达 10ml 时,即有可能引起。血肿最常发生于颞区。

【临床表现】

1. 外伤史

颅盖部可见直接暴力伤,局部有伤痕或头皮血肿。

2. 意识障碍

意识障碍的类型可有三种:①当原发性脑损伤很轻,昏迷时间很短,而血肿的形成又不是太快时,则在最初的昏迷与脑疝的昏迷之间有一段意识清楚时间,大多为数小时或稍长,超过 1 天者甚少,称为"中间清醒期";②当原发性脑损伤较重,或迅速形成血肿,则无中间清醒期,可有"意识好转期",也可表现为持续进行性加重的意识障碍;③少数在无原发性脑损伤或脑挫裂伤甚为局限的情况下发生血肿者,早期无意识障碍,只在血肿引起脑疝时才出现意识障碍。大多数伤员在进入脑疝昏迷之前,已先有头痛、呕吐、烦躁不安或淡漠、嗜睡、定向不准、遗尿等表现,此时已足以提示脑疝发生。

3. 瞳孔改变

小脑幕切迹疝早期患侧动眼神经因牵扯受到刺激,患侧瞳孔可先缩小,对光反应迟钝;随着动眼神经和中脑受压,该侧瞳孔旋即表现进行性扩大、对光反应消失、睑下垂以及对侧瞳孔亦随之扩大。视神经受损时瞳孔散大,直接对光反应阴性,间接对光反应存在。

4. 锥体束征

血肿对侧躯体可表现为偏瘫、感觉障碍等锥体束征。

5. 生命体征变化

常为进行性的血压升高、心率减慢和体温升高,为典型的库欣反应。

【实验室检查】CT 检查:若发现颅骨内板与脑表面之间有双凸镜形或弓形密度增高影,可有助于确诊。

二、硬脑膜下血肿

硬脑膜下血肿是颅内血肿中最常见类型,是指出血积聚于硬脑膜下腔,常呈多发性或与其他类型血肿合并发生。

1. 急性硬脑膜下血肿

①多数伴有脑挫裂伤并与继发的脑水肿同时存在。②意识障碍进行性加深,无中间清醒期或意识好转期表现。③病情发展快,出现单侧或双侧瞳孔散大,对光反射消失,甚至去大脑强直。④颅内压增高症状明显。⑤腰穿可见血性脑脊液。CT 检查:颅骨内板与脑表面之间出现高密度、等密度或混合密度的新月形或半月形影,可有助于确诊(图 17 - 3 左)。

2. 慢性硬脑膜下血肿

好发于中老年人,仅有轻微头部外伤或没有明显外伤史。临床表现为:①慢性颅内压增高症状如头痛、恶心、呕吐和视乳头水肿等。②血肿压迫所致的局灶症状和体征如轻偏瘫、失语和局限性癫痫等。③脑萎缩、脑供血不全症状如智力障碍、精神失常和记忆力减退等(图 17 - 3 右)。

CT 检查:如发现颅骨内板下低密度的新月形、半月形或双凸镜形影像,可有助于确诊。

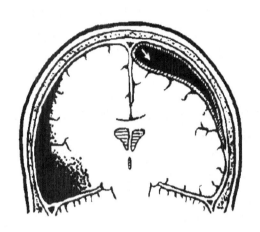

图 17-3　两种硬脑膜下血肿
右侧为慢性型,左侧为急性型

三、脑内血肿

脑内血肿分为两种类型:①浅部血肿的出血均来自脑挫裂伤灶,血肿位于伤灶附近或伤灶裂口中。②深部血肿多见于老年人,血肿位于白质深部,脑的表面可无明显挫伤。

临床表现:以进行性意识障碍加重为主,与急性硬脑膜下血肿甚相似。其意识障碍过程受原发性脑损伤程度和血肿形成的速度影响。由凹陷骨折所致者,可能有中间清醒期。

CT 检查:在脑挫裂伤灶附近或脑深部白质内见到圆形或不规则高密度血肿影,有助于确诊,同时可见血肿周围的低密度水肿区。

四、迟发性外伤性颅内血肿

迟发性外伤性颅内血肿指伤后首次 CT 检查时无血肿,而在以后的 CT 检查中发现了血肿,或在原无血肿的部位发现了新的血肿,此种现象可见于各种外伤性颅内血肿。形成机制可能是外伤当时血管受损,但尚未全层破裂,因而 CT 检查未见出血;伤后由于损伤所致的局部二氧化碳蓄积、酶的副产物释放以及脑血管痉挛等因素,使得原已不健全的血管壁发生破裂而出血,形成迟发性血肿。

临床表现:为伤后经历了一段病情稳定期后,出现进行性意识障碍加重等颅内压增高的表现,确诊须依靠多次 CT 检查的对比。迟发性血肿常见于伤后 24 小时内,可发生在脑内、硬脑膜下或硬脑膜外,其中以迟发性脑内血肿较多见。

五、颅内血肿的手术指征及手术方式

颅内血肿的手术指征为:①意识障碍程度逐渐加深;②颅内压的监测压力在 2.67kPa (270mmH₂O)以上,并呈进行性升高表现;③有局灶性脑损害体征;④虽无明显意识障碍或颅内压增高症状,但 CT 检查血肿较大或血肿虽不大但中线结构移位明显(移位>1cm)、脑室或脑池受压明显者;⑤在非手术治疗过程中病情恶化者。颞叶血肿因易导致小脑幕切迹疝,手术指征应放宽;硬脑膜外血肿因不易吸收,也应放宽手术指征。

凡有手术指征者皆应及时手术,以便尽早地去除颅内压增高的病因和解除脑受压。已经出现一侧瞳孔散大的小脑幕切迹疝征象时,更应力争在 30 分钟或最迟 1 小时以内将血肿清除或去骨瓣减压;超过 3 小时者,将产生严重后果。

常用的手术方式有:

(1)开颅血肿清除术 术前 CT 检查血肿部位明确者,可直接开颅清除血肿。对硬脑膜外血肿,骨瓣应大于血肿范围,以便于止血和清除血肿。对脑内血肿,因多合并脑挫裂伤与脑水肿,穿刺或切开皮质达血肿腔清除血肿后,以不缝合硬脑膜并去骨瓣减压为宜。

(2)去骨瓣减压术 用于重度脑挫裂伤合并脑水肿有手术指征时,做大骨瓣开颅术,敞开硬脑膜并去骨瓣减压,同时还可清除挫裂糜烂及血循环不良的脑组织,做内减压术。对于病情较重的广泛性脑挫裂伤或脑疝晚期已有严重脑水肿存在者,可考虑行双侧去骨瓣减压术。

(3)钻孔探查术 已具备伤后意识障碍进行性加重或出现再昏迷等手术指征,因条件限制术前未能作 CT 检查,或就诊时脑疝已十分明显,已无时间作 CT 检查,钻孔探查术是有效的诊断和抢救措施。

(4)脑室引流术 脑室内出血或血肿如合并脑室扩大,应行脑室引流术。脑室内主要为未凝固的血液时,可行颅骨钻孔穿刺脑室置管引流;如主要为血凝块时,则行开颅术切开皮质进入脑室清除血肿后置管引流。

(5)钻孔引流术 对慢性硬脑膜下血肿,主要采取颅骨钻孔,切开硬脑膜到达血肿腔,置管冲洗清除血肿液。术后引流 48～72 小时。患者应取头低卧位,并给予较大量的生理盐水和等渗溶液静脉滴注,以促进原受压脑组织膨起复位,消除死腔。

第五节　开放性颅脑损伤

与闭合性脑损伤比较,除了损伤原因不同,有创口、可存在失血性休克、易招致颅内感染,须清创、修复硬脑膜使之成为闭合性脑损伤以外,其脑损伤的临床表现、诊断与处理原则与闭合性脑损伤无大区别。

1. 非火器所致开放性脑损伤

由利器所致开放性脑损伤,脑挫裂伤或血肿主要由接触力所致,其脑挫裂伤和血肿常局限于着力点部位;由钝器伤所致者,除着力点的开放性脑损伤外,尚可有因惯性力所致的对冲性脑挫裂伤和血肿存在。创伤局部往往掺杂有大量异物如头发、布片、泥沙、玻璃碎片和碎骨片等,清创时如未能彻底清除,可合并颅骨或颅内感染。开放性脑损伤由于脑脊液及坏死液化脑组织从伤口溢出,或脑组织由硬脑膜和颅骨缺损处向外膨出,因此,在一定程度上缓和了颅内压增高;但大部分合并凹陷性骨折的开放性脑损伤,因骨折片彼此相嵌重叠和硬脑膜裂口较小,其颅内压增高与闭合性脑损伤者无异。开放性脑损伤若发生于皮质功能区或其邻近部位时,局灶症状和体征远较闭合性者明显,外伤性癫痫的发生率也较高。CT 检查有助于了解颅骨骨折、异物和碎骨片的分布,更有助于对脑损伤的了解。其他参阅硬脑膜外血肿的 CT 检查。

2. 火器所致开放性脑损伤

除具有非火器所致开放性脑损伤的特点外,尚有弹片或弹头所形成的伤道特点。碎骨片通常位于伤道的近侧端,呈放射状分布,弹片或弹头如未穿出颅外,常在伤道的远端。根据损伤方式、创口位置、局灶症状和体征,以及颅骨 X 线摄片所见骨折碎片和异物分布情况,可大致推测伤道部位和类型。意识障碍的进行性加重提示脑疝出现,依其出现的早晚结合其他临床表现,可推测是否已有颅内血肿、脑水肿或颅内感染发生。CT 检查对诊断和治疗有很大帮助,可了解伤道、脑挫裂伤的部位和范围,颅骨骨折、碎骨片和异物的分布,以及有无颅内血肿和脑脓肿发生等。其他参阅硬脑膜外血肿的 CT 检查。

 目标检测

一、简答题

1. 简述颅骨骨折的类型、诊断和治疗。

2. 简述原发性脑损伤的发病机理、病理类型和临床表现。

3. 简述继发性脑损伤的类型和表现。

4. 简述颅内血肿(特别是硬脑膜外血肿)的诊断和治疗。

二、病案分析

罗某,女,66 岁,因"头部撞伤 2 小时,神志不清 1 小时伴呕吐 1 次"入院。患者于 2 小时前车祸导致头部外伤,伴呕吐 1 次,喷射状,约 400ml,无咖啡样液体。1 小时前出现昏迷。查头颅 CT:右侧颞部新月形高密度影。请分析患者为何种颅内血肿,并提出治疗方案。

第十八章　颅内、椎管内外科疾病

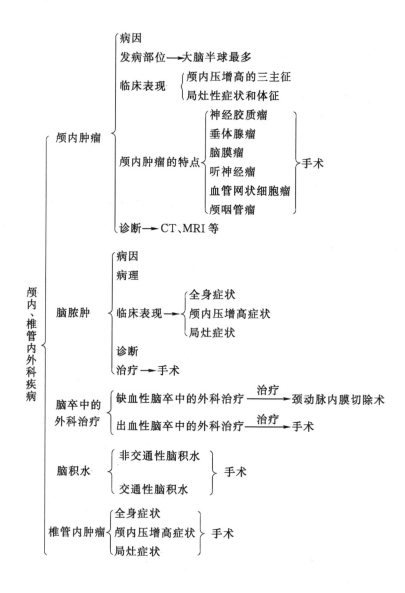

学习目标

【知识目标】

1.熟悉脑脓肿、脑卒中、脑积水的临床表现、诊治原则。

2.了解椎管内肿瘤临床表现及诊治原则，颅内肿瘤的主要定位症状及诊断方法。

【能力目标】能够根据所学知识提出颅内和椎管内外科疾病的正确诊疗方案。

第一节 颅内肿瘤

颅内肿瘤可划分为原发性和继发性肿瘤两大类。原发性颅内肿瘤发生于脑组织、脑膜、脑神经、垂体、血管及残余胚胎组织等。而继发性肿瘤则是指身体其他部位恶性肿瘤转移或侵入颅内的肿瘤。颅内肿瘤可发生于任何年龄，以 20～50 岁年龄组多见。儿童及少年患者以后颅窝及中线部位的肿瘤为多，如髓母细胞瘤、颅咽管瘤及松果体区肿瘤等。成年患者多为胶质细胞瘤（如星形细胞瘤、胶质母细胞瘤等），其次为脑膜瘤、垂体瘤及听神经瘤等。颅内肿瘤在 40 岁左右成年人为发病高峰期，此后随年龄增长发病率下降。老年患者胶质细胞瘤及脑转移瘤多见。

【病因】颅内肿瘤的发病原因目前尚不完全清楚。诱发脑肿瘤的可能因素有：遗传因素、物理和化学因素以及生物因素等。

【分类】参照 1992 年 WHO 分类和 1998 年北京神经外科研究所分类介绍如下：

(1)神经上皮组织肿瘤　包括星形细胞瘤、少突胶质细胞瘤、室管膜肿瘤、脉络丛肿瘤、松果体肿瘤、神经节细胞肿瘤、胶质母细胞瘤、髓母细胞瘤。

(2)脑膜的肿瘤　包括各类脑膜瘤、脑膜肉瘤。

(3)神经鞘细胞肿瘤　包括神经鞘瘤、恶性神经鞘瘤、神经纤维瘤、恶性神经纤维瘤。

(4)垂体前叶肿瘤　包括嫌色性腺瘤、嗜酸性腺瘤、嗜碱性腺瘤、混合性腺瘤。近年来根据有无内分泌功能分为功能性和非功能性肿瘤。

(5)先天性肿瘤　包括颅咽管瘤、上皮样囊肿、三脑室黏液囊肿、畸胎瘤、肠源性囊肿、神经错构瘤等。

(6)血管性肿瘤　包括血管网状细胞瘤（又称血管母细胞瘤）。

(7)转移性肿瘤。

(8)邻近组织侵入到颅内的肿瘤　包括颈静脉球瘤、圆柱细胞瘤、软骨及软骨肉瘤、鼻咽癌、中耳癌等侵入颅内的肿瘤。

(9)未分类的肿瘤。

【发病部位】大脑半球发生脑肿瘤机会最多，其次为蝶鞍，鞍区周围，桥脑小脑角，小脑，脑室及脑干。不同性质的肿瘤各有其好发部位：星形细胞瘤、少突胶质细胞瘤、多形性胶质母细胞瘤好发于大脑半球的皮层下白质内；髓母细胞瘤好发于小脑蚓部；室管膜瘤好发于脑室壁；脑膜瘤好发于蛛网膜颗粒的主要分布部位，如大静脉窦的壁及静脉分支处；神经鞘瘤好发于桥脑小脑角；颅咽管瘤好发于鞍上区；血管母细胞瘤好发于小脑半球；脊索瘤好发于颅底、鞍背及斜坡。

【临床表现】主要包括颅内压增高及局灶性症状和体征两大部分临床表现。

1. 颅内压增高的症状和体征

主要为颅内压增高的三主征：头痛、呕吐和视神经乳头水肿。

（1）头痛　头痛程度随病情进展而逐渐加剧。颅后窝肿瘤可致枕颈部疼痛并向眼眶放射。老年人因脑萎缩、反应迟钝等原因头痛症状出现较晚。幼儿因颅缝未闭或颅缝分离可无明显头痛。

（2）视神经乳头水肿　是颅内压增高重要的客观体征。中线部位及幕下的肿瘤视神经乳头水肿出现早，而幕上良胜肿瘤出现较晚，部分患者可无视神经乳头水肿。

（3）呕吐　呕吐呈喷射性，多伴有恶心。

2. 局灶性症状和体征

局灶性症状和体征是指因脑瘤引起的局部神经功能紊乱。有两种类型，一是刺激性症状，如癫痫、疼痛、肌肉抽搐等。另一类型是正常神经组织受到挤压和破坏而导致的功能丧失，即麻痹性症状，如偏瘫、失语、感觉障碍等。最早出现的局灶性症状具有定位意义。不同部位的脑肿瘤具有许多局灶性的特异性症状和体征。

（1）大脑半球肿瘤的临床表现　①精神症状：常见于额叶肿瘤，患者可表现为痴呆和个性改变。②感觉障碍：为顶叶的常见症状，表现为两点辨别觉、实体觉及对侧肢体的位置觉障碍。③癫痫发作：为全身阵挛性大发作或局限性发作。额叶肿瘤易出现，其次为颞叶、顶叶肿瘤多见。④运动障碍：表现为肿瘤对侧肢体肌力减弱或呈上运动神经元完全性瘫痪。⑤视野损害：枕叶及颞叶深部肿瘤因累及视辐射，从而引起对侧同象限性视野缺损或对侧同向性偏盲。⑥失语症：见于优势大脑半球肿瘤，可分为运动性失语、感觉性失语、混合性失语和命名性失语等。

（2）鞍区肿瘤的临床表现　①视力和视野改变：鞍区肿瘤因压迫视神经及视交叉出现视力减退和视野缺损。②眼底检查可显示原发性视神经萎缩。③内分泌紊乱：泌乳素（PRL）分泌过多，男性则出现性功能减退，女性以停经、泌乳和不育为主要表现。生长激素（GH）分泌过高，在儿童表现为巨人症，在成人表现为肢端肥大症。促肾上腺皮质激素（ACTH）分泌过多可导致 Cushing 综合征。

（3）松果体区肿瘤的临床表现　早期出现颅内压增高，由于肿瘤位于中脑导水管附近，易引起脑脊液循环障碍。肿瘤向周围扩张压迫四叠体、中脑、小脑及丘脑，从而出现相应局灶性体征，如眼球上视困难等。松果体肿瘤发生在儿童期可出现性早熟现象。

（4）颅后窝肿瘤的临床表现　①小脑半球肿瘤：主要表现为患侧肢体协调动作障碍，爆破性语言，同侧肌张力减低，眼球震颤，反射迟钝，易向患侧倾倒等。②小脑蚓部肿瘤：主要表现为步态不稳，行走不能、站立时向后倾倒。肿瘤易阻塞第四脑室，早期即出现脑积水及颅内压增高表现。③桥脑小脑角肿瘤：主要表现为眩晕、患侧耳鸣及进行性听力减退。初期，患侧第 V、Ⅶ脑神经麻痹症状及眼球震颤等小脑体征。晚期，有 Ⅸ、Ⅹ、Ⅺ 等后组脑神经麻痹及颅内压增高症状。

【颅内肿瘤的特点】

1. 神经胶质瘤

为颅内最常见的恶性肿瘤，是来源于神经上皮的肿瘤，约占全部颅内肿瘤的 40%～50%，又可分为：星形细胞瘤、少突胶质瘤、室管膜瘤、髓母细胞瘤、多形性胶质母细胞瘤等。

（1）星形细胞瘤　为胶质瘤中最常见的一种，约占 40% 左右。恶性程度较低，生长缓慢。

分为两种：一种为实质性，多见于大脑半球，与周围脑组织分界不清楚，中青年多见；另一种为囊性肿瘤，具有分界较清楚的囊壁和结节，多见于10岁左右儿童的小脑半球内。依据WHO分类和诊断标准，可将星形细胞瘤分为Ⅰ～Ⅳ级，Ⅰ、Ⅱ级可手术治愈，Ⅲ、Ⅳ术后往往复发，需辅以放射治疗及化学治疗，5年生存率大约30%左右。

(2)少突胶质细胞瘤 约占胶质瘤的7%，多生长于两侧大脑半球白质内，生长较慢，肿瘤形状不规则，瘤内常有钙化斑块。分界较清，可手术切除。术后往往复发，术后需放射及化学治疗。

(3)室管膜瘤 约占胶质瘤的12%，好发于儿童及青年，由脑室壁上的室管膜细胞发生，突出于脑室系统内，多见于侧脑室、第四脑室底部及第三脑室。肿瘤与周围脑组织分界尚清楚，有时有假囊形成。本瘤亦有种植性转移倾向。手术切除后有复发可能，术后需放射治疗及化学治疗。

(4)髓母细胞瘤 为高度恶性肿瘤。好发于2～10岁儿童。大多生长于小脑蚓部并向第四脑室、两侧小脑半球及延髓部侵犯。肿瘤生长迅速，若阻塞第四脑室及导水管下端可导致脑积水。患儿的主要表现为恶心呕吐，行走困难，头围增大、颅缝裂开。在小儿中很像脑积水而被误诊。因为肿瘤细胞易从瘤体脱落而进入脑脊液中，造成蛛网膜下腔的种植性转移和脊髓下端及马尾部的种植性转移，所以术后需全脑加脊髓放疗，或同时行化学治疗。

(5)多形性胶质母细胞瘤 为胶质瘤中恶性程度最高的肿瘤，约占胶质瘤的20%。多生长于成人的大脑半球，以额、顶、颞叶为多。肿瘤呈浸润性生长，增长迅速，中心多处坏死出血，肉眼及显微镜下表现多形性。患者的主要表现为颅内压增高和神经功能障碍。病程发展快，即使手术、放化疗，预后不良。

2. 垂体腺瘤

为来源于垂体前叶的良性肿瘤。目前以内分泌激素分类将垂体腺瘤分为催乳素腺瘤（PRL瘤）、生长激素腺瘤（GH瘤）、促肾上腺皮质激素瘤（ACTH瘤）及混合性腺瘤等。肿瘤的直径小于1cm、生长限于鞍内者称为微腺瘤，如肿瘤增大直径超过1cm并已超越鞍隔者称为大腺瘤。若肿瘤直径大于3cm者，称为巨腺瘤。除内分泌症状外，还可引起视神经或视交叉的压迫症状，表现为视力、视野的受损，其典型表现为双颞侧偏盲。

PRL腺瘤的主要表现在女性为闭经、泌乳、不育等。在男性典型者为性欲减退，阳痿、体重增加、毛发稀少等。GH腺瘤的主要表现为：如在青春期前发病者为巨人症，发育期后患病者为肢端肥大症。ACTH腺瘤的主要表现为皮质醇增多症，患者有满月脸、"水牛背"、腹壁及大腿部皮肤呈紫纹，肥胖、高血压及性功能减退等。

首选治疗方法是手术摘除肿瘤。根据肿瘤生长特点，结合患者解剖特点和生理功能状态，可选鼻蝶、翼点、额下等入路，联合分期，其中鼻蝶入路的应用越来越多。经蝶窦显微镜下手术可以取得满意的效果，如肿瘤微小，可完整切除。若肿瘤巨大，并已超越鞍隔以上者，酌情选择经额底、经翼点或经鼻蝶等入路手术，术后慎行放射治疗。PRL腺瘤、GH腺瘤药物治疗，如溴隐亭对抑制PRL腺瘤生长并恢复患者的月经周期、促使受孕具有良效，但停药后症状往往复发，肿瘤将重新生长。

3. 脑膜瘤

发生率仅次于脑胶质瘤，约占颅内肿瘤总数的20%，良性，病程长。主要特点：①其分布大致与蛛网膜颗粒的分布情况相似，以大脑半球矢状窦旁为最多，其次为大脑凸面、蝶骨嵴、鞍结节、嗅沟、颅后窝、岩骨尖、斜坡及脑室内等,偶尔可见于颅外组织,为异位的脑膜瘤。②肿瘤与硬脑膜紧密粘连,构成肿瘤的蒂,通过该处可接受来自颈外动脉的血供。邻近颅骨有增生或被侵蚀的表现。③根据肿瘤的病理组织形态可分为内皮细胞型与纤维型等。肿瘤可有钙化或囊性变。脑膜瘤有完整包膜,压迫嵌入脑实质内。④由于肿瘤接受来自颈内颈外动脉的双重供血,术中出血较多。彻底切除应包括受侵犯的硬脑膜及与之相邻的颅骨,否则容易复发。

4.听神经瘤

位于桥脑小脑角内,系第Ⅷ脑神经前庭支上所生长的良性脑瘤,约占颅内肿瘤的8%～10%。主要表现:①患侧的神经性耳聋伴有耳鸣,同时前庭功能障碍;②同侧三叉神经及面神经受累,表现为同侧面部感觉部分减退及轻度周围性面瘫;③同侧小脑症状,表现为眼球震颤,闭目难立,步态摇晃不稳,及同侧肢体的共济失调;④肿瘤较大时还可有Ⅸ、Ⅹ等后组脑神经症状,表现为饮水呛咳、吞咽困难、声音嘶哑等;⑤颅内压增高的症状等。治疗以手术切除为主,全切除后可得到根治,反之则可复发。手术切除常会损伤面神经而导致患侧面瘫,有时需作面副神经或面舌下神经吻合术矫正。

5.血管网状细胞瘤

又名血管母细胞瘤,为颅内真性血管性肿瘤,约占颅内肿瘤的1.3%～2.4%。大多发生于小脑半球,偶见于脑干,发生于大脑半球者少见。本病有家族遗传倾向,有时与颅外病变如视网膜血管瘤、肾、胰腺囊肿及肝血管瘤等伴发。肿瘤多数呈囊性,囊内有一血供丰富的囊壁结节。临床表现为颅内压增高,小脑体征或局灶性症状或蛛网膜下腔出血表现。周围血象可能有红细胞及血红蛋白增高。手术切除囊壁结节或实质肿块,预后良好。

6.颅咽管瘤

为先天性肿瘤,约占颅内肿瘤的5%。肿瘤大多位于鞍上区,可向第三脑室、下丘脑、脚间池、鞍旁、两侧颞叶、额叶底及鞍内等方向发展,压迫视神经及视交叉,阻塞脑脊液循环而导致脑积水。肿瘤大多为囊性,囊液呈黄褐色或深褐色,内含大量胆固醇晶体。瘤壁上有钙化斑块。

主要表现有视力障碍、视野缺损、尿崩、肥胖、发育延迟等。成年男性有性功能障碍,女性有月经不调。晚期可有颅内压增高。颅骨X线摄片除见蝶鞍增大变浅外,可见鞍上区有钙化。以手术切除为主。早期确诊、采用显微外科技术、争取首次手术全切除、加强激素替代治疗及术后监护等,对提高疗效有重要意义。由于肿瘤与下丘脑及周围重要神经血管粘连紧密,全切除有时困难。

【诊断】

1.颅脑CT

目前应用最广的无损伤脑成像技术。能够分辨颅内不同组织对X线吸收的细微差别,对诊断颅内肿瘤有很高的应用价值。CT诊断颅内肿瘤主要通过直接征象及间接征象来判断。肿瘤组织密度与周围正常脑组织对比有等、低、高三种密度。低密度代表脑水肿或某些病变如水瘤、上皮样囊肿等,高密度表示肿瘤出血或钙化。静脉滴注造影剂后可使颅内结构的密度反差更为明显从而增强它的分辨力,图像更清晰。由于三维CT的问世,使颅内病变定位诊断更加精准。

2.磁共振成像(MRI)

磁共振成像技术对不同神经组织和结构的细微分辨能力远胜于CT。并可用于由于碘过敏不能作CT检查及颅骨伪影所致CT检查受限者。而且其成像脉冲序列丰富可满足许多特殊组织成像扫描。磁共振血管成像技术(MRA＋MRV)因可清楚显示颅内血管血流情况,已部分地取代脑血管造影 DSA 检查。

3. 数字减影脑血管造影(DSA)

将少量造影剂注入静脉或动脉内即可显示全脑各部位的动静脉分布情况,广泛用于诊断颅内动脉瘤或动、静脉畸形(AVM)。

4. 脑电图(EEG)及脑电地形图检查(BEAM)

对于大脑半球凸面肿瘤或病灶具有较高的定位价值,但对于中线、半球深部和幕下的肿瘤诊断困难。

5. 正电子发射断层扫描(PET)

正电子发射断层扫描所提供的信息基于组织代谢变化,即关于组织和细胞的功能成像。因肿瘤组织糖酵解程度高,本技术通过测定组织的糖酵解程度可区分正常组织和肿瘤组织,从而了解肿瘤的恶性程度,选择活检或毁损靶点,评估手术、放疗、化疗的效果,动态监测肿瘤的恶变与复发。

【鉴别诊断】颅内肿瘤应当与以下几种常见而又容易混淆的疾病相鉴别。

1. 脑脓肿

体内常有各种原发感染灶,如耳源性、鼻源性、或外伤性感染灶。小儿常患有先天性心脏病。脑脓肿起病时发热,并有脑膜刺激征阳性。周围血象呈现白细胞增多。CT 图像显示典型均匀厚壁环状增强的脓肿灶,呈单个或多发。

2. 脑结核瘤

肺或身体其他部位的结核病灶有助于诊断。常为单发性,中心有干酪样坏死,CT 显示为高密度圆形或卵圆形病变,内壁粘连,厚薄不均,中心为低密度,有时与脑肿瘤鉴别诊断十分困难。

3. 慢性硬膜下血肿

此类血肿由于头外伤轻微且时日较远,易被忽略或遗忘,多见于老年人。临床表现以亚急性或慢性颅内压增高为主要特征,症状逐渐加重,少数可有局灶症状。诊断需结合年龄、头外伤史及头颅 CT 扫描确定。

4. 脑血管病

老年脑瘤患者,若肿瘤恶性程度高,生长迅速,肿瘤卒中、坏死或囊性变,可呈脑卒中样发病。鉴别诊断主要依靠基础病史如糖尿病、高血压等,起病前无神经系统症状,发病常有明显诱因。CT 扫描可鉴别肿瘤卒中与脑出血。肿瘤卒中除有高密度血肿外尚有可被造影剂增强的肿瘤阴影。

5. 良胜颅内压增高

亦称假性脑瘤。有颅内压增高、视神经乳头水肿,但神经系统无其他阳性体征。主要病因可能为颅内静脉系统阻塞、脑脊液分泌过多、神经系统中毒或过敏反应或内分泌失调等。

【治疗】

1. 降低颅内压

颅内压增高是颅内肿瘤产生临床症状并危及患者生命的重要病理生理环节。降低颅内压在颅内肿瘤治疗中处于十分重要的地位。降低颅内压的根本办法是切除肿瘤,但有些肿瘤无法全部手术切除而需行放疗、化疗。为了争取治疗时机采取降低颅内压的措施十分必要。临床上降低颅内压的方法主要有:脱水治疗、脑脊液引流及为防止颅内压增高采取的综合治疗措施。

(1)脱水治疗　药物用法见第十六章降低颅内压治疗。

(2)脑脊液体外引流　①侧脑室穿刺:为了急救和迅速降低由于脑室扩大引起的颅内压增高,通常穿刺右侧脑室额角,排放脑脊液后颅内压下降。但排放脑脊液速度不可过快,以防止颅内压骤然降低造成脑室塌陷或桥静脉撕裂而引起颅内出血。②脑脊液持续外引流:多用于开颅手术前、后暂时解除颅内压增高症状及监视颅内压变化。

(3)综合防治措施　①激素的治疗:实验研究尚有争议,临床观察到肾上腺皮质激素可改善脑血管的通透性,调节血脑屏障,增强机体对伤病的反应能力,可用于防治脑水肿。应用激素时应注意防治感染和应激性溃疡,预防水、电解质紊乱。持续用药时间不宜过久。②低温冬眠或亚低温:可降低脑组织代谢率,提高组织对缺氧的耐受能力,改善脑血管及神经细胞膜的通透性,减少脑水肿的发生。多用于严重颅脑损伤、高热、躁动并有去脑强直发作的患者。③保持呼吸道通畅:昏迷患者应及时吸痰。必要时,可行气管插管或气管切开,以保持呼吸道通畅和保障气体交换。④限制水钠输入量:应根据生理需要来补充,维持内环境稳定,防止水电解质紊乱和酸碱平衡失调。⑤合理的体位:避免胸腹部受压及颈部扭曲,条件允许时可将床头抬高 15°～30°以利于颅内静脉血回流。

2. 手术治疗

手术是治疗颅内肿瘤最直接、最有效的方法。近代显微外科、神经内镜、立体定向、神经导航等微创技术的应用,使手术治疗更加精细,效果提高。其治疗方法如下:

(1)肿瘤切除手术　手术切除原则是在保留正常脑组织功能的基础上,尽可能彻底切除肿瘤。根据肿瘤切除的范围可分作肿瘤全切除或肿瘤部分切除术。肿瘤部分切除的程度又可分为次全(90％以上)切除、大部(60％以上)切除、部分(50％以下)切除和活检。

(2)内减压手术　当肿瘤不能完全切除时,可将肿瘤周围的非功能区脑组织大块切除使颅内留出空间,降低颅内压,延长寿命。

(3)外减压手术　去除颅骨骨瓣,打开硬膜而达到降低颅内压目的。外减压手术常用于大脑深部肿瘤合并异常高颅压或预计中切除后极易早期复发而又不能再次手术者,由于不能切除或仅行活检及脑深部肿瘤放疗前,以达到减压目的。常用术式有颞肌下减压术、枕肌下减压术和去大骨瓣减压术。

(4)脑脊液分流术　为解除脑脊液梗阻而采用侧脑室-枕大池分流术,终板造瘘术及三脑室底部造瘘术,侧脑室-腹腔分流术。

3. 放射治疗

当颅内肿瘤位于重要功能区或部位深在不宜手术者,或患者全身情况不允许手术切除及对放射治疗较敏感的颅内肿瘤患者,可采用放射治疗以推迟肿瘤复发或抑制肿瘤生长,延长患者生命。放射治疗分为内照射法和外照射法。

4. 化学治疗

化学治疗在颅内肿瘤的综合治疗中已成为重要的治疗方法之一。中枢神经系统肿瘤的生长环境与生物学行为与颅外肿瘤差异较大,在化疗方面有特殊的选药和用药原则与方法。

(1)选择药物原则　①选用能通过血脑屏障、对中枢神经无毒性、在血液及脑脊液中能维持长时间的高浓度的药物。②选择脂溶性高、分子量小、非离子化的药物。③对脑转移癌患者,可参考原发肿瘤的病理类型选择药物。临床上常用的药物包括:氨甲蝶呤、顺铂、阿霉素、长春新碱等。

(2)副作用及注意事项　化疗后可出现颅内压升高,故在化疗时应辅以降颅压药物。药物治疗过程中肿瘤可能出现坏死出血而有可能需手术治疗。大多数抗肿瘤药物对骨髓造血功能有抑制作用,故应在用药后定期复查周围血象变化,必要时停止用药。

第二节　脑脓肿

脑脓肿是指化脓性细菌感染引起的化脓性脑炎、慢性肉芽肿及脑脓肿包膜形成,少部分也可是真菌及原虫侵入脑组织而致脑脓肿。脑脓肿在任何年龄均可发病,以青壮年最常见。

【病因】感染来源不同,常见的病原微生物有:链球菌、葡萄球菌、肺炎球菌、大肠杆菌、变形杆菌和绿脓杆菌等,也可为混合性感染。

【感染途径】

1.直接来自临近组织器官

由中耳炎、鼻窦炎、副鼻窦炎、颅内静脉炎以及颅骨骨髓炎等感染病灶的炎症直接侵及相邻的脑组织,所以此类脑脓肿多位于感染原发病灶的临近部位。耳源性脑脓肿最多见,约占脑脓肿的 2/3。

2.血源性感染

多由于身体其他部位感染,细菌栓子经动脉血行播散到脑内而形成脑脓肿。原发感染灶常见于肺、胸膜、支气管化脓性感染、先天性心脏病、细菌性心内膜炎、皮肤疖痈、骨髓炎、腹腔及盆腔脏器感染等。

3.外伤性脑脓肿

多继发于开放性脑损伤,尤其战时的脑穿透性伤或清创手术不彻底者。致病菌经创口直接侵入或异物、碎骨片进入颅内而形成脑脓肿。

4.隐源性脑脓肿

原发感染灶不明显或隐匿,机体抵抗力弱时,侵入脑实质内逐渐发展为脑脓肿。

【病理】分为三期:

1.急性脑膜炎期

化脓菌侵入脑实质后,患者表现为明显全身感染反应和急性局限性脑膜炎、脑炎的病理变化。脑炎中心部逐渐软化、坏死,出现很多小液化区,周围脑组织水肿。病灶部位浅表时可有脑膜炎症反应。

2.化脓期

脑炎软化灶坏死、液化,融合形成脓肿,并逐渐增大。如融合的小脓腔有间隔,则成为多房性脑脓肿,周围脑组织水肿。患者全身感染征象有所好转和稳定。

3.包膜形成期

一般经 7～14 天,脓肿外围的肉芽组织由纤维组织及神经胶质细胞的增生而初步形成脓肿包膜,3～4 周或更久脓肿包膜完全形成。包膜形成的快慢与致病菌种类和毒性及机体抵抗力与对抗生素治疗的反应有关。

【临床表现】

1.全身症状

多数患者可有畏寒、发热、头痛、呕吐,意识障碍(嗜睡、谵妄或昏迷)、脑膜刺激征等。周围血象呈现白细胞增多,中性粒细胞比例增高,血沉加快等。

2. 颅内压增高症状

颅内压增高虽然在急性脑膜炎期可出现,但是大多数患者于脓肿形成后才逐渐表现出来。表现为头痛好转后又出现,且呈持续性,阵发性加重,剧烈时伴呕吐、脉缓、血压升高等。半数患者有视乳头水肿。

3. 局灶症状

根据脑脓肿所在部位的不同而出现各种相应脑受压的症状,如颞叶脓肿常伴有感觉性或命名性失语、对侧偏盲及对侧偏瘫等。

【诊断】

1. 病史

依据患者原发化脓感染病史,开放性颅脑损伤史,随后出现急性化脓性脑膜炎、脑炎症状及定位症状,伴头痛、呕吐或视乳头水肿,应考虑脑脓肿的存在。

2. CT 及 MRI

自从 CT 及 MRI 用于临床以来,颅内疾患,尤其占位病变的诊断有了重大突破。CT 可显示脑脓肿周围高密度环形带和中心部的低密度改变。MRI 对脓肿部位、大小、形态显示的图像信号更准确。由于 MRI 不受骨伪影的影响,对幕下病变检查的准确率优于 CT。MRI 尤其能精确地显示多发性和多房性脑脓肿及脓肿周围组织情况。

3. X 线

可显示颅骨与副鼻窦、乳突的感染灶。偶见脓肿壁的钙化或钙化松果体向对侧移位。外伤性脑脓肿可见颅内碎骨片和金属异物。

4. 脑血管造影

颈动脉造影对幕上脓肿定位诊断价值较大。根据脑血管的移位及脓肿区的无血管或少血管来判断脓肿部位。

5. 超声波检查

方法简便、无痛苦。幕上脓肿可有中线波向对侧移位,幕下脓肿常可测得脑室波扩大。

【治疗】 在脓肿尚未完全局限以前,应进行积极的抗炎症和控制脑水肿治疗。脓肿形成后,手术是唯一有效的治疗方法。

1. 穿刺法

此法简单易行,对脑组织损伤小。适用于脓肿较大,脓肿壁较薄,脓肿深在或位于脑重要功能区,婴儿、年老或体衰难以忍受手术者,以及病情危急,穿刺抽脓作为紧急救治措施者。

2. 引流法

为避免重复穿刺或炎症扩散,于首次穿刺脓肿时,脓腔内留置一根内径为 3~4mm 的软橡胶管,定时抽脓、冲洗、注入抗生素或造影剂,以了解脓腔缩小情况,一般留管 7~10 天。目前 CT 立体定向下穿刺抽脓或置导管引流技术更有其优越性。

3. 脓肿切除术

最有效的手术方法。对脓肿包膜形成完好,位于非重要功能区者;多房或多发性脑脓肿;外伤性脑脓肿含有异物或碎骨片者,均适于手术切除。脑脓肿切除术的操作方法与一般脑肿瘤切除术相似,术中要尽可能避免脓肿破溃,减少脓液污染。

第三节　脑卒中的外科治疗

一、缺血性脑卒中的外科治疗

脑的供应动脉狭窄或闭塞可引起缺血性脑卒中,严重者可引起死亡。缺血性脑卒中的发病率高于出血性脑卒中,约占脑卒中总数的 60%～70%。颈内动脉和椎动脉都可出现闭塞和狭窄,年龄多在 40 岁以上,男性较女性多。

颈内动脉或椎动脉狭窄和闭塞的主要原因是动脉粥样硬化。颈椎病骨质增生或颅底陷入压迫椎动脉,也可造成椎动脉缺血。

【临床表现】根据脑动脉狭窄和闭塞后,神经功能障碍的轻重和症状持续时间,分三种类型:

1. 短暂性脑缺血发作(TIA)

颈内动脉缺血表现为突然肢体运动和感觉障碍、失语,单眼短暂失明等,少有意识障碍。椎动脉缺血表现为眩晕、耳鸣、听力障碍、复视、步态不稳和吞咽困难等。症状持续时间短,可反复发作,甚至一天数次或数十次。可自行缓解,不留后遗症。

2. 可逆性缺血性神经功能障碍(RIND)

与 TIA 基本相同,但神经功能障碍持续时间超过一天,有的患者可达数天或数十天,经及时积极治疗,最后逐渐完全恢复。脑部可有小的梗死灶,大部分为可逆性病变。

3. 完全性卒中(CS)

症状较 TIA 和 RIND 严重,脑部出现明显的梗死灶,甚至有意识障碍,如发生在功能区叫神经功能障碍,不能恢复。

【诊断】

1. 脑血管造影

显示不同部位脑动脉狭窄、闭塞或扭曲。

2. 头颈部磁共振血管造影(MRA)或高分辨磁共振成像(HRMRI)

可以显示颈动脉全程,HRMRI 对粥样斑块病理成分的分析更有助。

3. 颈动脉 B 型超声检查和经颅多普勒超声探测

无创检查,可作为诊断颈内动脉起始段和颅内动脉狭窄、闭塞的筛选手段。

【外科治疗】

1. 颈动脉内膜切除术

适用颈内动脉颅外段严重狭窄(狭窄程度超过 50%),狭窄部位在下颌角以下,手术可及者。颈内动脉完全性闭塞 24 小时以内亦可考虑手术,闭塞超过 24～48 小时,已发生脑软化者,不宜手术。

2. 颅外-颅内动脉吻合术

可选用颞浅动脉-大脑中动脉吻合、枕动脉-小脑后下动脉吻合、枕动脉-大脑后动脉吻合术等。

二、出血性脑卒中的外科治疗

出血性脑卒中多发于 50 岁以上高血压动脉硬化患者,男多于女,是高血压病死亡的主要原因。出血是因粟粒状微动脉瘤破裂所致,多位于基底节壳部,可向内扩延至内囊部。随着出血量的增多形成血肿,破坏脑组织,其周围脑组织水肿压迫邻近组织,甚至发生脑疝。出血沿神经束扩散使其分离,导致神经纤维的生理性传导中断,这种功能障碍在超早期清除血肿后可能得以恢复。脑干内出血,出血破入脑室,则病情严重。

【诊断】既往有高血压动脉硬化史,突然意识障碍和偏瘫,应及时行头颅 CT 检查,以便鉴别脑出血或脑梗死。出血性脑卒中分为三级:Ⅰ级,轻型,患者意识尚清或浅昏迷,轻偏瘫;Ⅱ级,中型,完全昏迷,完全性偏瘫,两瞳孔等大或仅轻度不等;Ⅲ型,深昏迷,完全性偏瘫及去脑强直,双瞳散大,生命体征明显紊乱。

【治疗】外科治疗手术目的在于清除血肿,解除脑疝,可降低病死率和病残率。虽有血肿,但患者神志清楚,病情无进行性恶化者,不宜手术;此外,年龄过大,有系统性疾病,如心、肺、肝、肾功能严重不全,亦不宜手术治疗。手术方法以微骨窗入路和定位穿刺血肿碎吸效果好。

第四节 脑积水

脑积水是由于脑脊液循环受阻、吸收障碍或分泌过多使脑脊液大量积聚于脑室系统或蛛网膜下腔,导致脑室或蛛网膜下腔扩大,形成的头颅扩大、颅内压增高和脑功能障碍。较大儿童和成人的脑积水则无头颅扩大表现。

【分类】分为非交通性脑积水与交通性脑积水两类。

1. 非交通性脑积水(阻塞性脑积水)

由于脑室系统有梗阻所致,梗阻部位多在脑室系统的狭窄处,如室间孔、导水管或第四脑室出口处等,梗阻以上的脑室系统可显著扩大。

2. 交通性脑积水

脑室和蛛网膜下腔之间并无梗阻,梗阻部位是在脑脊液流出脑室后的更远端,大多在基底池的部位;脑脊液可以流到枕大池和脊髓蛛网膜下腔,但不能到达幕上的蛛网膜下腔,即大脑半球表面,这样,脑脊液不能被蛛网膜颗粒吸收。一种少见的原因是脑脊液分泌过度造成的脑积水,如脉络丛乳头状瘤。更少见的原因是上矢状窦阻塞,引起脑脊液吸收障碍导致脑积水。造成婴儿脑积水的常见原因是产伤后颅内出血和新生儿或婴儿期化脓性、结核性或其他种类脑膜炎,它们容易造成脑内某些部位,如第四脑室开口、环池、中脑和小脑幕游离缘之间间隙的继发粘连,致脑脊液流通障碍;也可因大脑表面蛛网膜下腔的粘连,或上矢状窦旁的蛛网膜颗粒发生粘连,而使脑脊液回收障碍。先天畸形所致脑积水约占 1/4 病例,其中有中脑导水管狭窄、第四脑室中孔和侧孔闭锁(Dandy-Walker 畸形)和小脑扁桃体下疝畸形(Arnold-Chiari 畸形)等,后者可伴有脑积水和脊柱裂。在婴幼儿,由于肿瘤所致的脑积水较为少见,另有约 1/4 的脑积水病因不明。

【临床表现】出生 6 个月内的脑积水患儿,其颅内压增高的表现并非头痛和视乳头水肿,而是头围明显增大,额顶凸出,囟门扩大隆起,颅缝增宽,头顶扁平,头发稀少,头皮静脉怒张,面颅明显小于头颅,颅骨变薄和叩诊呈破罐音。晚期出现眶顶受压变薄和下移,使眼球受压下旋以致上部巩膜外露,呈落日状。第三脑室扩大影响中脑,引起眼球运动障碍或瞳孔反射异常。脑皮质受压变薄,患儿智力低弱,可有抽搐发作(图 18-1)。

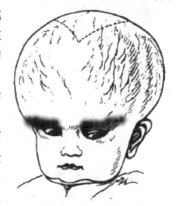

图 18-1 先天性脑积水患儿

【辅助检查】

1. X 线颅骨摄片

可显示颅腔扩大、颅骨变薄、囟门增大和骨缝分离。中脑导水管阻塞者,因常伴枕大池发育不良,后颅窝显得狭小。寰枕区的骨畸形,提示可能同时存在脑发育异常。颅底部的异常钙化影提示结核性脑膜炎的可能。

2. CT 检查

可显示脑室扩大程度和脑皮质厚度,推断梗阻的部位,同时可显示有无肿瘤等病变。CT检查用于复查或追踪脑积水的病情发展。

3. MRI 检查

能准确地显示脑室和蛛网膜下腔各部位的形态、大小和存在的狭窄,显示梗阻原因和其他合并异常情况,较 CT 敏感,还可进行脑脊液动力学检查(脑脊液电影)。

4. 放射性核素扫描(ECT)

有助于明确是否存在脑脊液吸收障碍。

【治疗】除极少数经利尿、脱水等治疗或未经治疗可缓解症状,停止发展外,绝大多数脑积水患儿需行手术治疗。目前常采用的手术有如下三种:

1. 解除梗阻的手术

对 Arnold-Chiari 畸形小脑扁桃体下疝所致枕骨大孔处的梗阻,可行后颅窝减压术解除。对 Dandy-Walker 畸形第四脑室出口的梗阻,如果蛛网膜下腔无粘连,可打开第四脑室恢复通路。

2. 建立旁路引流的手术

(1)Torkildsen 手术　置导管将侧脑室与枕大池相连通。较大儿童或成人的单纯中脑导水管梗阻,可采用此法;婴幼儿脑积水常伴有基底池粘连,不宜采用此法。

(2)终板、第三脑室造瘘术　在终板上打开一孔,使脑脊液从脑室流向交叉池;或通过脑室镜在第三脑室底部开孔,使脑脊液流入脚间池。

3. 分流术

通过改变脑脊液的循环途径,将脑脊液分流到人体体腔而吸收,达到重建脑脊液循环通路的目的。特制的脑室分流管具有单向性防逆流和控制脑脊液流量,防止颅内压过低的功能,有可按压的阀门装置供测试导管的通畅性和起冲击防堵塞的作用,以及防虹吸作用的装置等。由于阀门对流量的控制只适应在一定压力范围内,分流管按其阀门所适应的压力范围,区分为低、中、高压等类型,供临床依不同病情选择使用。婴儿脑积水因存在颅骨扩张对颅内压的缓冲作用,应选用低压分流管;较大儿童或成人的脑积水,为避免颅内压过低,应选择中压分流管。分流术有以下几种:

(1)腰脊髓蛛网膜下腔-腹腔分流术　仅适用于交通性脑积水。

(2)脑室-体腔分流术　适用于任何类型的脑积水。有多处体腔可供分流用,常用者为:①脑室-腹腔分流术:简便易行,目前最常应用。分流管的脑室端通过颞后部颅骨钻孔插入侧脑室内,导管其余部分由皮下经耳后和颈胸部引至腹部,通过剖腹将分流管的腹腔端置入腹腔内。②脑室-心房分流术:分流管的脑室端通过颞后部颅骨钻孔插入脑室内,导管其余部分由皮下经耳后引至颈部,将分流管的心房端插入颈内静脉,经上腔静脉到右心房内。

【并发症】

1.堵管

表现为术后脑积水的症状经历一段时间缓解后又加重,或术后 CT 检查脑室已经缩小复查时又扩大;按压分流管的阀门装置时感觉阻力增大难以按下,或按下后不易再充盈。常见的堵管原因:①脑脊液蛋白含量过高,若脑脊液蛋白超过 5g/L,堵管的机会明显增加。②脑室内出血,血液或血凝块可堵塞分流管的脑室端,采用脑室心房分流术者,血液逆流可堵塞分流管的心房端。③大网膜粘连包裹或挤入引流管的腹腔端内。

2.感染来源

①皮肤,如覆盖阀门的皮肤溃疡。②分流管,如灭菌不彻底,阀门等处易有细菌藏身。③手术操作污染。术后感染为棘手问题,对脑室心房分流术者后果尤为严重。临床表现可为寒战、高热等急性感染征象,也可呈持续发热、贫血、脾肿大等慢性菌血症表现,血培养阳性而脑脊液培养阴性。预防感染须极力避免在感染尚未完全控制的情况下施行分流术,注重对分流管和手术器械的高度灭菌要求,严格的无菌操作和无损伤操作;一旦感染形成,抗生素常无效,需取出分流管,才能控制感染。分流管能维持功能多久尚无确切答案。临床发现有的患儿分流管已失去其作用,脑积水也不一定复发;这是因为在分流管通畅期间,颅内可能已开放了其他流通渠道或脑积水已不再进展。暂时的脑脊液分流有时能达到持久缓解的目的。如果患儿在分流术后再次出现颅内压增高和脑室扩大表现,是施行再次分流术的指征。行再次分流术时,如果其分流管的脑室端尚通畅,可仅更换其腹腔端或心房端导管。

第五节 椎管内肿瘤

椎管内肿瘤,又称为脊髓肿瘤,是指发生于脊髓本身及椎管内与脊髓邻近的组织(脊神经根、血管、脂肪组织、硬脊膜、先天性残留组织等)的原发性肿瘤或转移性肿瘤的总称。

【分类】 根据肿瘤与硬脊膜及脊髓的关系,椎管内肿瘤一般可分为硬脊膜外、髓外硬脊膜下和髓内三大类。椎管内肿瘤以髓外良性肿瘤多见。硬脊膜外肿瘤约占椎管内肿瘤总数的 25%,病理类型有神经鞘瘤、脊膜瘤、血管瘤、皮样及上皮样囊肿、脂肪瘤及转移瘤等。髓外硬脊膜下肿瘤约占椎管内肿瘤的 65%~70%,主要病理类型是神经鞘瘤及脊膜瘤。髓内肿瘤约占椎管内肿瘤的 5%~10%,主要病理类型是室管膜瘤、星形细胞瘤及胶质母细胞瘤。

【临床表现】 由于肿瘤压迫脊髓和神经根,其临床表现分为三期:①神经根刺激期:此期最常见症状是神经根痛,沿根性分布区扩展,在躯干呈带状分布,在肢体呈线状分布,随着牵张或压迫的加重,疼痛逐渐加剧。部分患者可出现"夜间疼痛"或"平卧痛",此为椎管内肿瘤特征性表现之一。②脊髓部分受压期:随着肿瘤体积增大,压迫逐渐严重,脊髓受到挤压而逐渐出现脊髓半切综合征,表现为病变节段以下,同侧上运动神经元性瘫痪及触觉深感觉的减退,对侧病变平面 2~3 个节段以下的痛温觉丧失。③脊髓瘫痪期:脊髓半切综合征或不完全性瘫痪逐渐加重,最终至完全性瘫痪。

【诊断与鉴别诊断】

1.节段性定位

(1)颈髓 主要表现为颈枕部放射性疼痛,颈项强直,四肢痉挛性瘫痪,$C_{1\sim4}$ 以下躯体感觉障碍,膈神经受损则出现呼吸困难、呼吸肌麻痹,受刺激则引起呃逆、呕吐。颈膨大病变($C_5\sim$

T_1)可出现颈肩痛、手肌萎缩、脊髓半切征等。

(2)胸髓 根性症状表现为肋间神经痛,腹背部疼痛,有时伴有带状疱疹,部分患者表现似急腹症。感觉障碍平面位于 T_2 以下,腹股沟以上,双下肢呈痉挛性瘫痪,腱反射亢进,腹壁反射减退或消失。T_{10} 节段病变者可出现脐孔上移征。

(3)腰骶髓 ①腰上段($L_1 \sim L_2$):髋关节屈曲及股内收动作不能,膝、足趾为痉挛性瘫痪。根痛分布范围为腹股沟、臀外部、会阴或大腿内侧。下肢锥体束征阳性,膝反射亢进,提睾反射消失。②腰下段($L_3 \sim L_5$,$S_1 \sim S_2$):根性疼痛分布于大腿前外侧或小腿外侧,感觉障碍限于下肢。膝踝关节运动障碍。股二头肌反射和提睾反射正常。膝反射及踝反射消失。大小便失禁或潴留。

(4)圆锥部($S_3 \sim S_5$) 会阴部及肛门区皮肤呈马鞍状感觉减退或消失,称鞍区感觉障碍。常有膀胱直肠功能障碍,性功能减退或消失。若肿瘤压迫邻近的马尾神经,可出现根性疼痛和下肢某部位的下运动神经元性瘫痪及感觉障碍。

(5)马尾 常有马尾综合征表现,疼痛为最常见的早期症状。表现为腰骶部疼痛或坐骨神经痛,膝、踝反射消失,鞍区感觉减退,早期为单侧性,随后表现为双侧。肛门反射消失。可有下肢的下运动神经元性瘫痪,括约肌功能障碍出现较晚,足底可有营养性溃疡。

2. 髓内外病变鉴别诊断

见表 18-1。

表 18-1 髓内外病变的鉴别诊断

临床表现	髓内病变	髓外病变
根痛	少见,可晚期出现	较早出现,且顽固,有定位意义
感觉障碍	自上而下发展,可有感觉分离现象	自下而上发展,一般无感觉分离现象
脊髓半切征	少见,不典型	多见,典型
下运动神经元性瘫痪	广泛而明显,有肌萎缩	只限于病变所在节段,不明显
锥体束征	出现较晚,且不显著	早而显著
括约肌障碍	出现较早	出现较晚
椎管内梗阻	不明显	明显,造影呈杯口状
脑脊液蛋白含量	不明显增多	明显增多
腰穿放脑脊液后的反应	影响较小,症状改变不明显	常使症状加重
营养性改变	大多显著	不显著
脊柱骨质改变	一般无改变	多见

3. 腰椎穿刺

脊髓肿瘤患者的脑脊液中蛋白量增加,但细胞数正常,称蛋白细胞分离现象,是诊断椎管内肿瘤的重要依据之一。脑脊液呈黄色,蛋白含量在 500mg% 以上时,可在体外自凝称为 Froin 征。脑脊液动力学检查,椎管内有梗阻时,阻塞平面以下的脑脊液压力较正常低,压颈试验不能使脑脊液压力上升,称奎根斯德试验阳性即椎管梗阻。

4. CT

CT 平扫的诊断意义不大,静脉注射增强对比剂可清楚显示肿瘤影像(如神经纤维瘤,血管网状细胞瘤等)。

5. 椎管造影 CT 扫描

髓内肿瘤表现为脊髓增粗、蛛网膜下腔变窄;髓外硬脊膜下肿瘤显示脊髓移位、变形,蛛网膜下腔在肿瘤侧明显扩大,在肿瘤对侧变窄;硬脊膜外肿瘤显示脊髓移位、变形及双侧蛛网膜下腔变小

6. 脊髓磁共振(MRI)检查

这是最有诊断价值的辅助检查方法。能对病变定位精确,还能观察到病变与脊髓、神经、椎骨的关系。由于 MRI 的广泛应用,使椎管内肿瘤的诊断和治疗水平得到很大程度的提高。

【治疗】椎管内肿瘤有效的治疗方法是手术切除。由于 3/4 的椎管内肿瘤为良性,所以全部切除肿瘤后,预后良好。恶性肿瘤可经手术行肿瘤大部切除并作外减压,术后辅以放射治疗,能使病情得到一定程度的缓解。椎管内肿瘤除转移癌、原发病灶不能切除或已有广泛转移患者处于衰竭状态不能承受手术者,均应尽早行手术治疗。

 目标检测

一、简答题

1. 简述颅内肿瘤的症状、体征、诊断与鉴别诊断。

2. 简述脑脓肿、脑卒中、脑积水的临床表现与诊治原则。

二、病案分析

男童,12 岁,以"头疼、左侧肢体感觉障碍 1 月"入院,CT 示:右侧大脑半球占位性病变。请问可能是哪种疾病? 并提出治疗方案。

第十九章 颈部疾病

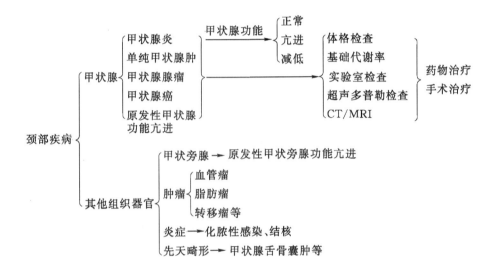

学习目标

【知识目标】

1.掌握甲状腺功能亢进的临床表现、手术适应证、手术禁忌证、术前准备、术中注意事项及术后并发症的诊治。

2.熟悉甲状腺的局部解剖和生理；甲状腺瘤和甲状腺癌的诊治原则。

3.了解甲状腺炎分类、临床表现及治疗原则。

【能力目标】能够区别甲状腺良性肿瘤及恶性肿瘤的临床特点，正确提出甲状腺功能亢进的治疗方案。

第一节 甲状腺概论

一、解剖概要

甲状腺由左右两侧叶及中间的峡部构成，位于甲状软骨下方、气管的两旁，峡部有时向上垂直伸出一个锥体叶，借肌纤维带（甲状腺提肌和纤维组织）与舌骨相连。峡部一般位于第 2、3、4 气管软骨的前面，两侧叶的上极通常平甲状软骨，下极多数位于第 5、6 气管环。但有人可达胸骨上窝甚至伸向胸骨柄后方，称胸骨后甲状腺。甲状腺由两层被膜包裹。内层被膜叫甲状腺固有被膜，很薄，紧贴腺体并形成纤维束伸入到腺实质内；外层被膜又叫甲状腺外科被膜，是由气管前筋膜延伸而成的疏松、易于剥离的假包膜，但在与气管接触处没有该层被膜。在真假两层被膜之间为疏松结缔组织结构、甲状腺的动、静脉及淋巴、神经和甲状旁腺。成人甲状腺约重 30g。正常情况下，作颈部检查时，不容易看到或摸到甲状腺。由于甲状腺借外层被膜固定于气管和环状软骨上，还借左、右两叶上极内侧的悬韧带悬吊于环状软骨上，因此，吞咽时，甲状腺亦随之而上、下移动。临床上常以此来鉴别颈部肿块是否与甲状腺有关。

甲状腺的血液供应十分丰富，主要有两对动脉，即甲状腺上、下动脉。甲状腺上动脉起自颈外动脉，向下内行，靠腺体上极时分前、后及峡部三支进入甲状腺。甲状腺下动脉起自锁骨下动脉的甲状腺颈干，向上内行，靠腺体下极后缘时，分上下两支进入甲状腺。甲状腺上、下动脉的分支之间，以及甲状腺上、下动脉分支与咽喉部、气管、食管的动脉分支之间，都有广泛的吻合、沟通，故在手术时，虽将甲状腺上、下动脉全部结扎，甲状腺残留部分仍有血液供应（图 19-1）。甲状腺有三条主要静脉即甲状腺上、中、下静脉，其中，甲状腺上静脉与甲状腺上动脉伴行，与甲状腺中静脉共同汇入颈内静脉，甲状腺下静脉汇入无名静脉。甲状腺的淋巴液流入沿颈内静脉排列的颈深淋巴结。

喉上神经起自迷走神经，与甲状腺上动脉贴近走行，分出内支（感觉支）支配喉黏膜感觉，分出外支（运动支）支配环甲肌运动，使声带紧张（图 19-2）。喉返神经自迷走神经分出后，向上行走于两侧的气管食管沟内，支配声带运动。甲状腺下动脉在分支前与喉返神经的关系密切。

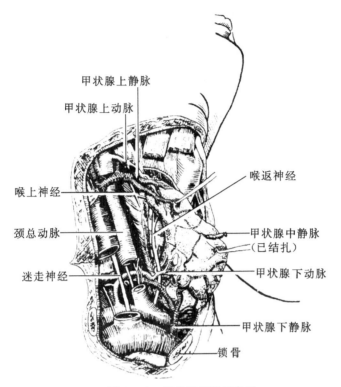

图 19-1　甲状腺解剖示意图

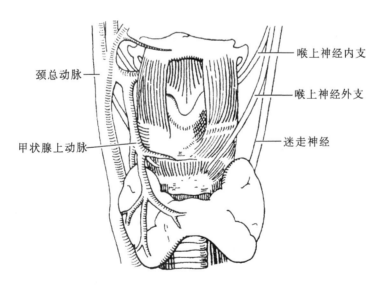

图 19-2　甲状腺上动脉与喉上神经的解剖关系

二、生理概要

甲状腺的主要功能有合成、贮存和分泌甲状腺素。甲状腺素分四碘甲状腺原氨酸（T_4）和三碘甲状腺原氨酸（T_3）两种，它们与体内的甲状腺球蛋白结合，贮存在甲状腺滤泡中。释放入血中的甲状腺素与血清蛋白结合，其中 90％为 T_4，10％为 T_3。甲状腺素的主要功能是增加全身组织细胞的氧消耗及热量产生,促进蛋白质、碳水化合物和脂肪的分解代谢,促进人体的生长发育及组织分化等。甲状腺功能与人体各器官系统的活动和外部环境互相联系。主要调节的机制包括下丘脑-垂体-甲状腺轴控制系统和甲状腺腺体内的自身调节系统。甲状腺功能调节受垂体前叶所产生的促甲状腺素(TSH)控制,TSH 的分泌又受血液中甲状腺素浓度的正反馈及负反馈影响,相互制约;当血中甲状腺素不足时,对脑垂体的抑制作用减弱,使代偿性TSH 分泌增加,当血中甲状腺素增加时,又抑制 TSH 的释放。甲状腺本身还有一个能改变甲状腺素产生和释放的内在调节系统,即甲状腺对体内碘缺乏或碘过剩的适应性调节。甲状腺通过上述调节控制体系维持正常的生长、发育与代谢功能。

第二节　单纯性甲状腺肿

【病因】单纯性甲状腺肿的发病原因主要是饮水和食物中含碘量不足。本病多发于高原和山区地带,故又称"地方性甲状腺肿"。由于碘的摄入量不足,使甲状腺素合成减少,反馈性引起垂体分泌 TSH 增高,导致甲状腺代偿性增生肿大。青春期、妊娠期的妇女对甲状腺激素的需要量增加,导致相对不足,也可有轻度甲状腺弥漫性肿大,属生理性肿大,在成年或分娩之后多能自己恢复。单纯性甲状腺肿的病因可分为三类:甲状腺素原料(碘)缺乏、甲状腺素需要量增高、甲状腺素合成和分泌障碍。

【临床表现】女性多见,甲状腺功能和基础代谢率除了结节性甲状腺肿可继发甲状腺功能亢进外,大多正常,一般无全身症状。主要表现为甲状腺有不同程度的肿大。初期甲状腺弥漫性肿大,双侧对称,表面光滑,质软,随吞咽上下移动。病程后期,在一侧或两侧腺体可发生大小不等的结节(称为结节性甲状腺肿)。病程较长,腺体巨大的甲状腺肿,可引起压迫症状:压迫气管可出现气管移位、狭窄甚至呼吸困难;压迫喉返神经可有声音嘶哑;压迫颈交感神经可出现霍纳(Horner)综合征。胸骨后甲状腺肿常可压迫颈部大静脉,出现头面颈部淤青、肿胀及浅静脉怒张。少数结节性甲状腺肿可继发甲亢或发生恶变。

【预防】推广食用碘化食盐是预防本病的有效方法。常用剂量为每 10～20kg 食盐中均匀加入碘化钾或碘化钠 1.0g。在流行地区,采用肌肉注射碘油,因其在体内吸收很慢,随身体需碘情况可自行调节,故其作用效果更好。

【治疗】

(1)生理性甲状腺肿,如青春期和妊娠期妇女,宜多食含碘丰富的食物如海带、紫菜等。

(2)小于 20 岁的弥漫性单纯性甲状腺肿的患者可口服少量甲状腺素,以抑制垂体前叶TSH 的分泌,缓解甲状腺的增生和肿大。一般剂量为 30～60mg,每日 2 次,3～6 个月为一疗程。

(3)有下列情况时应及时施行甲状腺大部分切除术:①因气管、食管或喉返神经受压引起临床症状者;②胸骨后甲状腺肿;③巨大甲状腺肿影响生活和工作者;④结节性甲状腺肿继发功能亢进者;⑤结节性甲状腺肿疑有恶变者。

第三节　甲状腺功能亢进的外科治疗

甲状腺功能亢进简称甲亢,是由于甲状腺素过度增生引起的以代谢亢进为特征的临床综合征。

【病因分类】迄今尚未完全明了。按病因可分为三类。①原发性甲亢,是最常见类型,指在甲状腺肿大的同时,出现功能亢进症状,常伴有眼球突出。多见于 20～40 岁的女性;甲状腺弥漫性、对称性肿大。目前认为是一种自身免疫性疾病。②继发性甲亢,指患者有结节性甲状腺肿多年,逐渐出现功能亢进症状。年龄在 40 岁以上,甲状腺呈结节性肿大,两侧不对称,无突眼,容易出现心肌损害。③高功能腺瘤,是甲状腺内有单发的自主性高功能结节,结节周围的甲状腺组织呈萎缩改变。患者无突眼,此种类型临床少见。

【诊断】主要依靠临床表现和特殊检查。

1. 临床表现

①情绪紧张、交感神经兴奋性增高及高代谢的症状:性情急躁、易怒、怕热、多汗、食欲亢进但消瘦、体重减轻、伸手颤动等。②脉搏快、有力,在安静情况下脉率常超过每分钟 100 次。脉压增大(主要由于收缩压升高)、内分泌紊乱(如月经失调)以及无力、易疲劳、出现肢体近端肌萎缩等。其中脉率增快及脉压增大尤为重要,常可作为判断病情程度和治疗效果的重要标志。③突眼,原发性甲亢约有 25％～50％伴突眼。

2. 特殊检查

①基础代谢率测定(BMR):可根据脉压和脉率计算,计算公式为 BMR＝(脉率＋脉压)－111。正常值为±10％;增高至＋20％～30％为轻度甲亢,＋30％～60％为中度甲亢,＋60％以上为重度甲亢。②甲状腺摄^{131}I 率:如果 2 小时内甲状腺摄^{131}I 量超过总量的 25％,或 24 小时内超过 50％,且高峰提前,均提示为甲亢。③血清 T_3、T_4 测定:甲亢时,血清 T_3、T_4 含量均可增高(分别为 4 倍和 2.5 倍)。T_3 测定对甲亢的诊断具有较高的敏感性。

【外科治疗】应用甲状腺大部分切除术治疗甲亢仍是目前常用的有效方法,其治愈率能达到 90％～95％,复发率较低。

1. 手术适应证

①中度以上的原发性甲亢;②腺体较大,伴有压迫症状或胸骨后甲状腺肿等类型甲亢;③抗甲状腺药物或^{131}I 治疗后复发或坚持长期用药有困难者;④继发性甲亢及高功能腺瘤;⑤妊娠早、中期的甲亢并具有上述指征者。

2. 手术禁忌证

①青少年患者;②症状较轻者;③老年患者或有严重器质性疾病不能耐受手术者。

3. 术前准备

甲亢患者的代谢率亢进,心、肝等重要器官常有损害,甲状腺血运丰富、组织脆弱,手术时容易出血。故充分的术前准备是保证手术顺利进行及预防术后并发症的重要措施。

(1)充分休息,对精神紧张或失眠者,应予以镇静安眠药,如口服苯巴比妥 0.03g,每日 3 次。有心力衰竭者应抗心衰治疗。

(2)术前检查　颈部 X 线摄片、喉镜检查及基础代谢率测定等。除全面体格检查、必要的化验检查肝、肾功能外,还应包括:①颈部透视或摄片,了解有无气管受压或移位;②详细检查心脏有无扩大、杂音或心律不齐等,并作心电图检查;③喉镜检查,确定声带功能;④测定基础代谢率,了解甲亢程度,选择手术时机。

(3)药物准备　应用药物使基础代谢率降低是术前准备的重要环节。常用的方法:先服硫氧嘧啶等抗甲状腺药物治疗,一般需要服用 8 周,待甲亢症状基本控制后,停服抗甲状腺药物,改服碘剂。常用的碘剂是复方碘化钾溶液,用法是每日 3 次,第一日每次 3 滴,第二日每次 4 滴,以后逐日每次增加一滴,至每次 16 滴为止,然后维持此剂量。用药时间一般是 2 周、不超过 3 周。如甲亢症状消失、体重增加、甲状腺缩小变硬、脉率在 90 次/分以下、基础代谢率正常,即可进行手术治疗。碘剂的作用是抑制蛋白水解酶,减少甲状腺球蛋白的分解,从而抑制甲状腺素释放,同时还可以减少甲状腺的血流量,减轻腺体充血,使腺体缩小变硬,便于手术。但碘剂不抑制甲状腺素的合成,如服用过久或突然停服后,可导致大量甲状腺素释放,使甲亢症状加重。因此,不准备手术的患者,不要服用碘剂。

此外,于常规应用碘剂或合并应用硫氧嘧啶类药物不能耐受或无效的患者,也可用碘剂与普萘洛尔单独或联合应用作术前准备。普萘洛尔是一种肾上腺素能受体阻滞剂,能控制甲亢的症状,缩短术前准备的时间,且用药后不引起腺体充血,有利于手术操作。剂量从每天 60mg 开始,每 6 小时给药 1 次,逐日增加,并随心率而调节,一般至每天 160mg,服药 4～7 日后,脉率降至正常水平时,便可施行手术。由于普萘洛尔在体内的有效半衰期不到 8 小时,所以最末一次口服普萘洛尔要在术前 1～2 小时,术后继续口服普萘洛尔 4～7 日。同时,术前不用阿托品,以免引起心动过速。哮喘患者及心动过缓者禁用。

4.手术注意事项和术后处理

(1)麻醉　通常可应用局部麻醉;甲状腺体巨大,尤其有压迫气管或精神异常紧张的甲亢患者,可采用气管插管全身麻醉,以保证呼吸道通畅和手术的顺利进行。

(2)手术操作应仔细,止血彻底,避免损伤喉返神经、喉上神经及甲状旁腺。通常切除腺体的 80%～90%,同时切除峡部,每侧残留如成人拇指末节大小为恰当(约 3～4g)。保留两叶腺体背面部分,以免损伤喉返神经和甲状旁腺(图 19-3)。术毕充分引流,术野可常规放置引流管 24～48 小时。

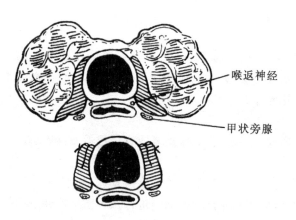

喉返神经

甲状旁腺

图 19-3　甲状腺大部切除术保留甲状腺体的背面部分

(3)术后应密切观察呼吸、体温、脉搏、血压及伤口引流情况。患者采用半卧位,以利呼吸和引流切口内积血。帮助患者及时排出痰液,保持呼吸道通畅。继续口服碘剂。预防甲亢危象发生。复方碘化钾溶液,每日 3 次,每次 10 滴,共 1 周左右;或由每日 3 次,每次 16 滴开始,逐日每次减少 1 滴。

【术后并发症】

1. 呼吸困难和窒息

呼吸困难和窒息是术后最危急的并发症,多发生于术后48小时内。如不及时发现并做适当处理,可发生窒息而危及生命。常见原因:①创口出血:因术中止血不彻底或血管结扎不牢固脱落所致。②喉头水肿:因手术刺激或气管插管所引起。轻者可予雾化吸入,严重时应及早行气管切开术。③气管软化、塌陷:较大腺体长期压迫的气管环发生软化,切除甲状腺腺体大部后软化的气管软骨环失去支撑即发生塌陷。遇此情况,应及时行气管切开术。④双侧喉返神经损伤:很少发生,损伤后声带处于内收位使声门关闭。后三种情况的患者,由于气道堵塞可出现喘鸣及急性呼吸道梗阻,临床表现为进行性呼吸困难、烦躁、发绀,甚至发生窒息。如还有颈部肿胀,切口渗出鲜血时,多为切口内出血所引起。发现上述情况时,必须立即行床旁抢救,及时剪开缝线,敞开切口,迅速除去血肿;如此时患者呼吸仍无改善,则应立即施行气管插管;情况好转后,再送手术室作进一步的检查、止血和其他处理。因此,术后应常规地在患者床旁放置无菌的气管插管和手套,以备急用。

2. 喉上神经损伤

多发生于处理甲状腺上极时,离腺体太远,分离不仔细和将神经与周围组织一同大束结扎所引起。损伤内支(感觉支)后,喉及会厌黏膜感觉障碍,吞咽时易被误入气管引起呛咳,3个月后多能恢复。损伤外支(运动支)后,环甲肌瘫痪,声带松弛,出现发音无力,音调变低。

3. 喉返神经损伤

发生率约0.5%。大多数是因手术处理甲状腺下极时,不慎将喉返神经切断、缝扎等造成永久性损伤所致,术中立即出现症状。少数也可由血肿或瘢痕组织压迫或牵拉而发生,可在术后数日才出现症状,多为暂时性损伤,一般经3~6个月可恢复。损伤的后果与损伤的性质(永久性或暂时性)和范围(单侧或双侧)密切相关。喉返神经含支配声带的运动神经纤维,一侧喉返神经损伤,可引起声嘶;双侧喉返神经损伤,可导致失音或严重的呼吸困难,甚至窒息,需作气管切开。

4. 手足抽搐

因甲状旁腺供血不足或手术中损伤甲状旁腺引起。常在术后24~72小时出现症状,多为暂时性,常在术后3个月左右代偿恢复,可考虑行甲状旁腺移植术。典型临床表现:面部、唇部或手足部的针刺样麻木感或强直感,经过2~3周后,未受损伤的甲状旁腺增大,起到代偿作用,症状便可消失。严重者可出现面肌和手足伴有疼痛的持续性痉挛,每天发作多次,每次持续10~20分钟或更长,严重者可发生喉和膈肌痉挛,引起窒息死亡。切除甲状腺时,注意保留腺体背面部分的完整。切下甲状腺标本时要立即仔细检查其背面甲状旁腺有无误切,发现时设法移植到胸锁乳突肌中等,均是避免此并发症发生的关键。

发生手足抽搐后,应限制肉类、乳品和蛋类等食品(因含磷较高,影响钙的吸收)。抽搐发作时,立即静脉注射10%葡萄糖酸钙或氯化钙10~20ml。症状轻者可口服葡萄糖酸钙或乳酸钙2~4g,每日3次;症状较重或长期不能恢复者,可加服维生素D_3,每日5万~10万U,以促进钙在肠道内的吸收。

5. 甲状腺危象

甲状腺危象是甲状腺功能亢进症状急剧加重的一种现象。多发生在术后12~36小时内,是甲亢的严重并发症。主要因术前准备不足,术中挤压甲状腺体,引起大量甲状腺素释放所致。临床表现为高热、脉搏增快、大汗、烦躁、不安、谵妄甚至昏迷、休克。

治疗：①立即吸氧，静脉输入大量葡萄糖溶液。②镇静剂及物理降温，必要时与冬眠药物结合使用。③口服碘剂，首次量为 60 滴，以后每 4～6 小时 30～40 滴；可同时给硫脲类抗甲状腺药物。病情严重者，用 10％碘化钠 5～10ml 加入 10％葡萄糖溶液 500ml 中静滴。④氢化可的松 200～600mg 溶于葡萄糖溶液中静滴。⑤抗休克、抗心衰治疗。可选用利血平 1～2mg 肌注或胍乙啶 10～20mg 口服，还可用普萘洛尔针剂 5mg 加入 5％或 10％葡萄糖溶液 100ml 中静脉滴注，或普萘洛尔片剂每次 20～80mg 口服、每 4～6 小时 1 次，以降低周围组织对肾上腺素的反应。

第四节　甲状腺炎

一、亚急性甲状腺炎

亚急性甲状腺炎又称巨细胞性甲状腺炎或 De Quervain 甲状腺炎。多发生于 30～40 岁女性患者，一般认为与病毒感染有关。病毒破坏甲状腺滤泡，释放的胶体引起甲状腺组织内排斥反应发生，在组织切片上可见到白细胞、淋巴细胞及异物巨细胞浸润，并在病变滤泡周围出现巨细胞性肉芽肿是其特征。

【临床表现】起病前 1～3 周常有上呼吸道感染症状。主要表现为甲状腺部位疼痛和压痛，可放射至下颌、耳部，可伴有发热、畏寒、乏力和食欲缺乏。体检发现甲状腺轻度肿大，质地中等，明显压痛。病程可持续数周或数月，可自行缓解，但可复发。

【诊断】根据患者有上呼吸道感染史，检查甲状腺肿大、疼痛及压痛，可初步考虑本病。甲状腺摄^{131}I 率明显降低，而基础代谢率和血清 T_3、T_4 值增高，这种分离特征对诊断本病有重要意义。

【治疗】轻症可用非甾体抗炎药对症治疗，如阿司匹林每次 0.5～1g，每日 2～3 次。症状重者可予泼尼松每次 5mg，每日 3～4 次，用药 1～2 周后逐渐减量，疗程 1～2 个月。同时加用甲状腺干制剂，效果较好。停药后如果复发，则予放射治疗，效果较持久。抗生素无效。

二、慢性淋巴细胞性甲状腺炎

慢性淋巴细胞性甲状腺炎，又称桥本甲状腺肿，是一种自身免疫性疾病，多见于中年妇女，是临床上引起甲状腺功能减退的常见原因之一，也是甲状腺肿合并甲状腺功能减退最常见的原因。由于自身抗体的损害，病变甲状腺组织被大量淋巴细胞、浆细胞和纤维化所取代。血清中可检出抗甲状腺球蛋白抗体、抗甲状腺微粒体抗体及抗甲状腺细胞表面抗体等多种抗体。组织学显示甲状腺滤泡广泛被淋巴细胞和浆细胞浸润，并形成淋巴滤泡及生发中心。

【临床表现】起病缓慢，甲状腺呈弥漫性对称性肿大为其突出表现，质地较硬，表面光滑，无压痛，常伴不同程度的甲状腺功能减退症状。基础代谢率降低。甲状腺摄^{131}I 量减少，必要时作甲状腺针刺活体组织，可明确诊断。

【治疗】常用甲状腺素片替代疗法。有压迫症状或疑有恶变者，可行手术治疗。

第五节 甲状腺肿瘤

一、甲状腺腺瘤

甲状腺腺瘤多好发于 20～40 岁女性,是最常见的甲状腺良性肿瘤。形态学上可分为滤泡状和乳头状囊性腺瘤两种。前者多见,周围有完整的包膜,后者少见,且不易与乳头状腺癌区分。

【临床表现】大部分患者无任何症状。甲状腺上可出现圆形或椭圆形肿块,多为单发,质地较硬,表面光滑,边界清楚,无压痛,随吞咽上下移动,生长缓慢。部分腺瘤可发生囊性病变,可因囊壁血管破裂致囊内出血时,肿瘤迅速增大,出现局部胀痛和压痛。甲状腺腺瘤与结节性甲状腺肿的单发结节在临床上较难区别。组织学上腺瘤有完整包膜,周围组织正常,分界明显而结节性甲状腺肿的单发结节包膜常不完整。

【治疗】甲状腺腺瘤约有 20% 继发甲亢、约有 10% 发生恶变,故应及早行包括腺瘤的患侧甲状腺大部分切除术或部分(腺瘤小)切除术,并立即行冷冻切片检查,以判定有无恶变。

二、甲状腺癌

甲状腺癌是最常见的甲状腺恶性肿瘤,占全身恶性肿瘤的 1% 左右。因病理类型不同,其恶性程度、临床表现、治疗原则及预后差别较大。主要有 4 种病理类型:

(1)乳头状腺癌 约占 70%,多见年轻女性,恶性程度较低,生长缓慢,较早有颈部淋巴结转移,但预后良好。

(2)滤泡状腺癌 约占 15%,多见中年女性,属中度恶性,生长较快,常经血行转移,亦可淋巴转移,预后较差。

(3)未分化癌 约占 5%～10%,多见老年人,恶性程度高,发展迅速,早期可侵犯气管、食管和喉返神经,并出现压迫症状,常经淋巴和血行转移,预后很差,平均存活 3～6 个月。

(4)髓样癌 少见,多见中年人,常有家族史,肿瘤属中度恶性,可有淋巴和血行转移,预后较好。

【临床表现】甲状腺内单发肿块,质硬而固定,表面高低不平,边界不清,随吞咽上下移动度差,无压痛。未分化癌肿块增大迅速,短期可侵犯周围组织,肿块固定。晚期可侵犯压迫气管、神经及周围组织,出现声音嘶哑、呼吸及吞咽困难、Horner 综合征等。颈部淋巴转移在未分化癌发生较早,有些患者甚至在甲状腺肿块未被发现时,就以颈淋巴转移病灶就诊,应引起充分注意。血行转移多见于扁骨和肺。髓样癌因肿瘤能分泌 5-羟色胺和降钙素,患者可出现腹泻、心悸及血钙降低等症状,对有家族史者应排除 Ⅱ 型多发性内分泌腺瘤综合征的可能。

【诊断】根据甲状腺肿块质地硬,表面不光滑、固定、生长迅速或有压迫症状等表现,应高度怀疑为甲状腺癌。甲状腺^{131}I 扫描、细针穿刺细胞学检查等可帮助诊断,病理活组织检查可确诊。

【治疗】除未分化癌以外,各型甲状腺癌均应手术治疗,术后辅以内分泌治疗、放射性^{131}I 治疗及外照射治疗等。

1. 手术治疗

甲状腺的切除范围目前仍有分歧,最小的为腺叶加峡部切除,最大至甲状腺全切除。近来不少学者认为年龄是划分高危、低危的重要因素,并根据高危、低危分组选择治疗原则。对低危组患者采用腺叶及峡部切除,若切缘无肿瘤,即可达到治疗目的。对高危组患者采取患侧腺叶、对侧次全切除术为宜,也可根据肿瘤的临床特点来选择手术切除范围:①腺叶次全切除术仅适用于诊断为良性疾病,手术后病理诊断为孤立性乳头状微小癌。②腺叶加峡部切除术适用于肿瘤直径 1.5cm 以内,明确局限于一叶者。③近全切除术适用于肿瘤直径大于 1.5cm,较广泛的一侧乳头状癌伴有颈淋巴结转移者。④甲状腺全切除术适用于高度侵袭性乳头状、滤泡状癌,明显多灶性,两侧颈淋巴结肿大,肿瘤侵犯周围颈部组织或有远处转移者。目前多数不主张做预防性颈淋巴结清扫。如发现肿大淋巴结,应切除后作快速病理检查,证实为淋巴结转移者,可作中央区颈淋巴结清扫或改良颈淋巴结清扫。

2. 内分泌治疗

多发甲状腺癌和滤泡状腺癌患者,术后应终身服用甲状腺素片,以预防甲状腺功能减退及抑制 TSH 分泌,TSH 能影响甲状腺癌的生长。可用甲状腺素片每天 80～120mg 或左旋甲状腺素片每天 100μg,通过定期测定血浆 T_4 和 TSH 调整用药剂量。

3. 放射性[131]I 治疗

对有多发性病灶、局部浸润明显及合并远处转移的乳头状腺癌和滤泡状腺癌患者,术后应辅以放射性[131]I 治疗。

4. 外照射治疗

主要用于未分化癌。

第六节　原发性甲状旁腺功能亢进

原发性甲状旁腺功能亢进是由甲状旁腺肿瘤或增生引起的甲状旁腺激素合成和分泌过多,通过其对骨组织作用,使血钙增高;同时抑制肾小管对无机磷再吸收作用,导致高血钙症和低磷血症。

【临床表现】本病多见成年人,起病缓慢,可表现为无症状和有症状两种类型。无症状者仅有骨质疏松及血钙增高,有症状者主要表现为以下几方面。

1. 骨骼系统症状

最为多见,最常表现为骨痛,可出现骨骼畸形、行走困难,甚至病理性骨折。

2. 血钙增高症状

中枢神经系统可出现记忆力减退、抑郁、幻觉、嗜睡甚至昏迷;神经肌肉系统可有四肢无力、肌肉萎缩等;消化系统可有食欲减退、腹胀、便秘、恶心、呕吐等。

3. 泌尿系统症状

主要表现为肾结石,可伴有不同程度的肾功能损害症状,如多尿、夜尿甚至氮质血症等。

【诊断】根据临床表现并结合实验室检查、定位检查来确定诊断。①血钙>3.0mmol/L,是诊断甲状旁腺功能亢进的首要指标;②血磷值<0.65～0.79mmol/L;③甲状旁腺素(PTH)测定值升高;④原发性甲状旁腺功能亢进时,尿中环腺苷酸(cAMP)排出量明显增高。对可疑病例,可作 B 超、核素扫描或 CT 检查,有定位及定性意义。

【治疗】外科手术是确切有效的方法。术中 B 超有助于定位诊断,术中冰冻切片检查有助于定性诊断。

(1)甲状旁腺肿瘤:应行肿瘤切除术。

(2)甲状旁腺增生者应行甲状旁腺次全切除术(即切除甲状旁腺),或切除所有 4 枚甲状旁腺,同时作甲状旁腺自体移植,并冻存部分腺体,以备必要时应用。

(3)甲状旁腺癌:应作整块切除,且应包括一定范围的周围正常组织。

术后注意喉返神经损伤、低钙血症等可能,及时处理。

第七节 颈部肿块

一、概论

颈部肿块是肿瘤、炎症、先天性畸形等疾病的共同特征,其中恶性肿瘤占有相当的比例(约 1/3)。因此,必须注意详细询问病史,仔细的体格检查,综合分析,结合必要的辅助检查,才能明确诊断。

1.肿瘤

(1)原发性肿瘤 良性肿瘤有甲状腺瘤、神经鞘瘤、血管瘤、脂肪瘤、舌下囊肿等。恶性肿瘤有甲状腺癌、恶性淋巴瘤等。

(2)转移性肿瘤 原发病灶多来源于鼻咽部、口腔、甲状腺、肺、乳房、胃肠道等。

2.炎症

急慢性淋巴结炎、淋巴结结核、软组织化脓性感染等。

3.先天性畸形

甲状腺舌骨囊肿或瘘、胸腺咽管囊肿或瘘、囊状淋巴管瘤(囊状水瘤)、颏下皮样囊肿等。

二、常见的颈部肿块

1.慢性淋巴结炎

常继发于头、面、颈、口腔的炎症病灶。肿大淋巴结散在分布于颈侧区、颌下和颏下区,质地中等,表面光滑,可推动,轻压痛或无压痛。鉴别诊断困难时,可做淋巴结切除病理检查。

2.甲状腺舌骨囊肿

胚胎发育过程中,甲状腺是由口底向颈部伸展的甲状腺舌管下端发生的。该管在胎儿 6 周左右自行退化闭锁,若甲状腺舌管退化不全,可形成甲状腺舌管囊肿,感染破溃后,可形成甲状腺舌管瘘。该病多见于 15 岁以下儿童,表现为颈前中线、舌骨下方出现圆形肿块,边界清楚,表面光滑,囊样感,随吞咽、伸舌运动而上下移动。治疗应采用手术切除,需切除一段舌骨以彻底清除囊壁或窦道,并向上分离至舌根部,以免术后复发。

3.颈淋巴结核

多见儿童和青年人,结核杆菌经扁桃体或龋齿侵入,少数继发于肺结核。表现为颈部一侧或双侧出现多个大小不等的肿大淋巴结,常位于颌下区及胸锁乳突肌的前后缘。初期淋巴结肿大,质地偏硬,无痛,可推动,以后逐渐粘连互相融合成团,不易推动。晚期形成寒性脓肿,破溃后形成经久不愈的窦道或溃疡,有豆渣样脓液流出。部分患者有低热、消瘦、食欲缺乏等结核中毒症状。

治疗包括：①休息，加强营养。②口服异烟肼等全身性抗结核药物治疗半年以上。③局部治疗：早期病变局限的可作淋巴结切除术，形成寒性脓肿时可行穿刺抽尽脓液并注入链霉素溶液，已破溃者可行病灶刮除术，术后加强换药。

4. 恶性淋巴瘤

恶性淋巴瘤是源于淋巴组织恶性增生的实体瘤，包括霍奇金病和非霍奇金病。多见于男性青壮年，肿大的淋巴结常出现于一侧或两侧颈侧区，质地较硬，无压痛，生长迅速，逐渐相互粘连成团、固定，同时有全身淋巴结及肝脾肿大，常伴发热。病理检查可明确诊断。

5. 转移性肿瘤

原发病灶大多在头颈部，如鼻咽癌、甲状腺瘤。锁骨上淋巴结转移性肿瘤的原发病灶，多在胸腹部，如肺、乳腺、胃肠道等。肿大淋巴结初起时单发，质硬，无压痛，表面不平，逐渐相互融合并固定。需全面细致的检查才可能发现原发病灶。

 目标检测

一、简答题

1. 甲状腺局部重要血管、神经解剖结构有哪些？其功能是什么？

2. 甲状腺常见肿物有哪些？其鉴别要点是什么？

3. 原发性甲状腺功能亢进的主要临床表现有哪些？术前准备有哪些？

4. 常见甲状腺炎分类如何？合并甲状腺功能低下时，如何用药物调节？

5. 颈部常见肿块有哪些？

二、病案分析

女性，34岁。4天前无意中发现颈部肿物。无多汗、饥饿、乏力、手颤等不适。既往体健。查体：T 36.5℃，P 80次/分，R 18次/分，BP 120/80mmHg。气管居中，甲状腺Ⅰ度大，左侧甲状腺可及2.0cm×1.5cm大小包块，质韧，偏硬，无压痛，活动度好，边界清晰，未及震颤及血管杂音。B超提示左叶甲状腺单发结节，长径1.8cm，低回声，内有少量钙化。请做出初步诊断，应与哪些疾病相鉴别，如何治疗？

第二十章　乳腺疾病

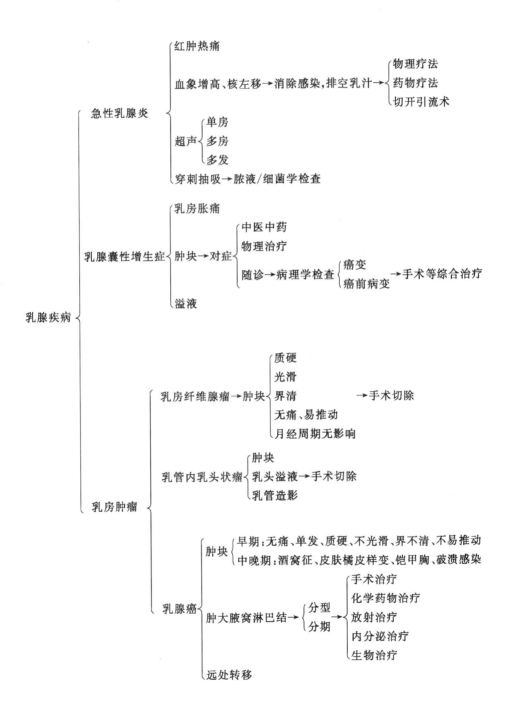

乳腺疾病
- 急性乳腺炎
  - 红肿热痛
  - 血象增高、核左移→消除感染,排空乳汁→
    - 物理疗法
    - 药物疗法
    - 切开引流术
  - 超声
    - 单房
    - 多房
    - 多发
  - 穿刺抽吸→脓液/细菌学检查
- 乳腺囊性增生症
  - 乳房胀痛
  - 肿块→对症
    - 中医中药
    - 物理治疗
    - 随诊→病理学检查
      - 癌变
      - 癌前病变
      →手术等综合治疗
  - 溢液
- 乳房肿瘤
  - 乳房纤维腺瘤→肿块
    - 质硬
    - 光滑
    - 界清
    - 无痛、易推动
    - 月经周期无影响
    →手术切除
  - 乳管内乳头状瘤
    - 肿块
    - 乳头溢液→手术切除
    - 乳管造影
  - 乳腺癌
    - 肿块
      - 早期:无痛、单发、质硬、不光滑、界不清、不易推动
      - 中晚期:酒窝征、皮肤橘皮样变、铠甲胸、破溃感染
    - 肿大腋窝淋巴结→
      - 分型
      - 分期
      →
        - 手术治疗
        - 化学药物治疗
        - 放射治疗
        - 内分泌治疗
        - 生物治疗
    - 远处转移

学习目标

【知识目标】

1. 掌握急性乳腺炎的诊断、治疗和预防。

2. 熟悉乳腺癌的诊断方法和治疗原则。

3. 了解乳腺囊性增生病的临床表现及治疗原则;了解乳腺纤维瘤、乳头状瘤的临床表现、诊断方法和治疗原则。

【能力目标】能够对常见乳房肿块做出鉴别诊断,并提出正确的治疗方案。

第一节　概　论

乳腺疾病是妇女常见病。乳腺癌的发病率占妇女恶性肿瘤的第一或第二位。

成年女性乳腺是两个半球形的性征器官,位于胸前第 2 至第 6 肋骨水平的浅筋膜浅、深层之间,外上方形成乳腺腋尾部伸向腋窝,自胸骨旁线达腋中线,其大小和外形因个体发育和不同生理阶段而有很大差异。腺体的大部分位于胸大肌之前,外下方的小部分在前锯肌的浅面。有时腺体的外上方向腋窝呈角状突出。乳头位于乳房中心,其周围有环状乳晕。

乳腺有 15~20 个腺叶,每一腺叶分成很多腺小叶,腺小叶由小乳管和腺泡组成,是乳腺的基本单位。每一腺叶有其单独的导管(乳管),腺叶和乳管均以乳头为中心呈放射状排列。小乳管汇至乳管,乳管开口于乳头,乳管靠近开口的 1/3 段略为膨大,是乳管内乳头状瘤的好发部位。腺叶、小叶和腺泡间有结缔组织间隔,腺叶间还有与皮肤垂直的纤维束,上连浅筋膜浅层,下连浅筋膜深层,称 Cooper 韧带。

乳腺是许多内分泌腺的靶器官,其生理活动受垂体前叶、卵巢及肾上腺皮质等激素影响。妊娠及哺乳期乳腺明显增生,腺管延长,腺泡分泌乳汁。哺乳期后,乳腺又处于相对静止状态。平时,育龄期妇女在月经周期的不同阶段,乳腺的生理状态在各激素影响下,呈周期性变化。绝经后腺体渐萎缩,为脂肪组织所代替。因此,患者作乳房肿块检查时间最好在月经来潮后的第 7~10 天,此时乳腺是最松弛及结节最少的时间。

乳房的淋巴管网非常丰富,淋巴液主要流经下列四个途径(图 20 - 1):①乳房大部分淋巴液经胸大肌外侧缘淋巴管流至腋窝淋巴结,再流向锁骨下淋巴结。部分乳房上部淋巴液可流向胸大、小肌间淋巴结,直接到达锁骨下淋巴结。通过锁骨下淋巴结后,淋巴液继续流向锁骨上淋巴结。这是一条主要途径。②乳房内侧的淋巴液经肋间淋巴结管注入胸骨旁淋巴结(在第 1、2、3 肋间比较恒定存在,沿胸廓内血管分布),然后注入纵隔或锁骨上淋巴结。乳房内下侧的淋巴管,穿过腹前壁上方与膈下间隙和腹部淋巴管相沟通。③乳房深部淋巴结穿过胸大肌直接注入锁骨下淋巴结,且可沿腹直肌鞘和肝镰状韧带通向肝。④乳房浅层的淋巴管与皮肤淋巴管有广泛的交通淋巴管联系,两侧可相互沟通。

习惯上以胸小肌为标志将腋淋巴结分为三组:

第Ⅰ组,即腋下(胸小肌外侧)组,在胸小肌外侧,包括乳腺外侧组、中央组、肩胛下组及腋静脉淋巴结,胸大、小肌间淋巴结也归本组;

第Ⅱ组,即腋中(胸小肌后)组,包括胸小肌深面的腋静脉淋巴结;

第Ⅲ组,即腋上(锁骨下)组,包括胸小肌内侧锁骨下静脉淋巴结。

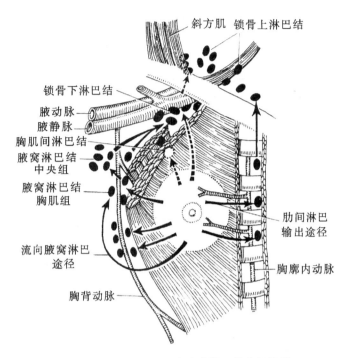

斜方肌　锁骨上淋巴结

锁骨下淋巴结

腋动脉

腋静脉

胸肌间淋巴结

腋窝淋巴结
中央组

腋窝淋巴结
胸肌组

流向腋窝淋巴
途径

胸背动脉

肋间淋巴
输出途径

胸廓内动脉

图 20-1　乳房淋巴引流及腋淋巴结分组情况

第二节　乳房检查

乳房检查需在光线较好的室内进行,患者应采用卧位或(及)坐位,两侧乳房充分暴露,以利对比。

1. 视诊

查看双侧乳房大小、形状是否对称,浅表静脉有无扩张,有无局限性凹陷或隆起,皮肤有无发红、肿胀及橘皮样改变等异常。乳头有无凹陷,乳头、乳晕有无糜烂。双侧乳头是否在同一水平。如乳头上方有肿块,乳头将被牵向上方而使两侧乳头不在同一水平。发育不良可致乳头内陷,但若单侧乳头短期内出现内陷,则有临床指导意义。

2. 触诊

患者端坐,两臂自然下垂,乳房肥大下垂明显者,可取平卧位,肩下垫小枕,使胸部隆起。检查者采用手指掌面而不是指尖进行触诊,不要用手指捏乳房组织,否则会将捏到的腺组织误诊为肿块。检查应循序进行,依次为乳房外上(包括腋尾部)、外下、内下、内上各象限及中央区。必须注意全面仔细检查,不能遗漏(包括乳晕区、腋尾部),同时注意乳头有无溢液,腋窝淋巴结有无肿大。先查健侧,后查患侧。

发现乳房肿块后,应注意其位置、大小、硬度、表面是否光滑、边界是否清楚、肿块活动度,并轻轻捻起肿块表面皮肤明确肿块是否与皮肤及深部组织粘连。若有粘连而无炎症的红肿热痛等表现,则应警惕乳腺癌的可能。通常,良性肿瘤的边界清楚、活动度大。恶性肿瘤的边界不清、质地硬、表面不光滑、活动度小。肿块较大者,还应检查肿块与深部组织的关系。此时,可让患者两手叉腰,以使胸肌保持紧张状态。若肿块活动度受限,则表示肿块已侵及深部组织。最后轻挤乳头,观察有无溢液,若有溢液,观察其颜色、性状,并依次挤压乳晕四周,记录溢液来自哪一乳管。

腋窝淋巴结有四组,应依次检查。检查者面对患者,以右手扪摸其左腋窝,左手扪摸其右腋窝。先让患者上肢外展,再以手伸入其腋顶部,手指掌面压向患者的胸壁,然后嘱咐患者放松上肢,搁置在检查者的前臂上,用轻柔的动作自腋顶部从上而下扪摸中央组淋巴结,然后将手指掌面转向腋窝前壁,在胸大肌深面扪摸胸肌组淋巴结。检查肩胛下组淋巴结时检查者应站在患者背后,触摸背阔肌前内侧。最后检查锁骨下及锁骨上淋巴结。

3. 影像学检查

(1)X线检查　常用方法是钼靶X线摄片及干板照相,对乳腺肿块早期诊断有重要价值。钼靶X线摄片的射线剂量小于0.01Gy,其致癌危险性接近自然发病率。干板照相的优点是对钙化点的分辨率较高,但X线剂量较大。乳腺癌的X线表现为密度增高的肿块,边界不规则,或呈毛刺征。有时X线片可见钙化点,颗粒细小、密集,每平方厘米超过15个钙化点时,应高度怀疑乳腺癌(图20-2)。

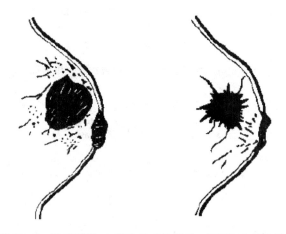

图20-2　乳房摄影,左侧为结节状肿块,右侧为毛刺状肿块

(2)超声显像　属无损伤性检查,可反复使用,主要用途是鉴别肿块是囊性还是实质性。B型超声结合彩色多普勒检查进行肿块血供情况分析,可提高其判断的敏感性,且可对肿瘤的定性诊断提供有价值的指标。B型超声波检查能发现直径在1cm左右的乳房肿块,对囊性或实质性肿块的鉴别准确率高。

4. 病理学检查

(1)脱落细胞学检查　乳头溢液涂片进行细胞学检查。

(2)活组织细针穿刺细胞学检查　目前最为常用。多数病例能获得较为肯定的细胞学诊断,但应注意其有一定的局限性。对疑为乳腺癌者,可将肿块连同周围乳腺组织一并切除,作快速病理检查,而不宜作切取活检。有乳头溢液但未扪及肿块者,可作乳腺导管内视镜检查。

(3)活组织检查　将肿块切除或部分切除作病理检查确诊。乳头糜烂疑为湿疹样乳腺癌时,可作乳头糜烂部刮片或印片细胞学检查。

此外,还有结合X线摄片、电脑计算进行立体定位空芯针穿活组织检查。此法定位准,取材多,阳性率高。但该设备昂贵。

第三节　急性乳腺炎

急性乳腺炎是乳腺的急性化脓性感染,多见于产后 3～4 周的哺乳期妇女,尤其是初产妇更多见。

【病因】致病菌大都是金黄色葡萄球菌,常见病因有:

(1)乳汁淤积　①淤积的乳汁有利于细菌的生长繁殖,多见乳头内陷或过小。②乳管阻塞,影响排乳。③哺乳时乳汁未被吸尽而残留过多。

(2)细菌侵入　①从破损或皲裂乳头沿淋巴管侵入乳腺组织。②经乳管直接侵入并上行至腺小叶引起感染。多数发生于初产妇,缺乏哺乳的经验。婴儿口腔感染、吸乳或含乳头睡眠,是感染的途径之一。也可发生于断奶时,6 个月以后的婴儿已长牙,易致乳头损伤。

【临床表现】发病初期,患侧乳房胀痛,出现有压痛的肿块,常伴有寒战、高热、脉搏加快。随着病程发展,局部皮肤发红、皮温增高,出现搏动性疼痛;常在短期内形成脓肿。患侧腋窝淋巴结肿大、压痛,白细胞计数明显增高、核左移。

局部表现可有个体差异,应用抗菌药治疗的患者,局部症状可被掩盖。

乳房脓肿可以是单房性的,也可因未及时引流而扩展为多房性的;或自外穿破皮肤,或脓肿破溃入乳管,形成乳头溢脓;同一乳房也可同时存在数个病灶而形成多个脓肿。深部脓肿除缓慢向外破溃外,也可向深部穿至乳房与胸肌间的疏松组织中,形成乳房后脓肿(图 20-3)。严重急性乳房炎可导致乳房组织大块坏死,甚至并发败血症。表浅的脓肿可触及波动,深部的脓肿需穿刺才能确定。

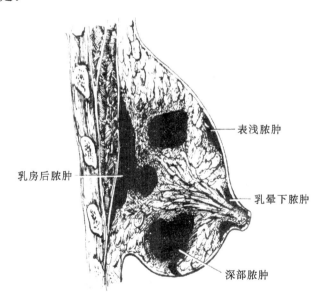

图 20-3　乳房不同部位的脓肿

【预防】预防关键在于避免乳汁淤积,防止乳头损伤,并保持其清洁。做好孕妇、产妇卫生知识宣教工作,是预防急性乳腺炎的重要措施。

(1)在妊娠后期,应每日用温水擦拭乳头;哺乳期要保持乳头清洁,经常用温水或肥皂洗净。

(2)有先天性乳头内陷的孕妇,要及时用手法或手术矫正。如有乳头破损或皲裂的产妇,应暂停哺乳,用吸乳器吸出乳汁,并及时治疗,如局部涂抗生素软膏等,待伤口愈合后再哺乳。

(3)养成定时哺乳的良好习惯,每次哺乳应使乳汁吸尽;不能吸尽时,用手按摩挤出,或用吸乳器吸尽。

(4)要养成定时哺乳、婴儿不含乳头而睡等良好习惯。注意婴儿口腔卫生。

【治疗】原则是消除感染、排空乳汁。早期呈蜂窝织炎表现时不宜手术,但脓肿形成后仍仅以抗菌药治疗,则可致更多的乳腺组织受破坏。

一般不停止哺乳,因停止哺乳不仅影响婴儿的喂养,而且增加了乳汁淤积的机会。但患侧乳房应停止哺乳,并以吸乳器吸尽乳汁,促使乳汁通畅排出,局部湿热敷以利早期炎症的消散。水肿明显者可用25%的硫酸镁湿热敷。若感染严重或脓肿引流后并发乳瘘,应停止哺乳。可口服溴隐亭1.25mg,每日2次,服用7~14日,或已烯雌酚1~2mg,每日3次,共2~3日,或肌肉注射苯甲酸雌二醇,每次2mg,每日1次,至乳汁分泌停止为止。全身应用抗生素如青霉素可获良好效果,若对青霉素过敏者,可应用红霉素或头孢菌素等。

脓肿形成后,应及时做切开引流。手术应取放射状切口,以避免损伤乳管和发生乳瘘(图20-4);乳晕部脓肿可取乳晕弧形切口;乳房深部脓肿或乳房后脓肿,可取乳房下缘弧形切口。切开脓肿后,用手指分离多房间隔,以利脓液引流;脓腔较大时,可在低位处另做一切口作对口引流。

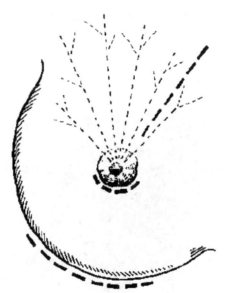

图20-4 乳房不同部位脓肿的切口

第四节 乳腺囊性增生病

乳腺囊性增生病亦称慢性囊性乳腺病,是一种常见的乳房疾病,多见于30~50岁妇女。本病是乳腺实质的良性增生,病理形态结构复杂;增生可发生在腺管周围并伴有大小不等的囊肿形成，或腺管内有不同程度的乳头状增生，伴乳管囊性扩张；也有发生于乳腺小叶实质者，主要为乳管及腺泡上皮增生。由于本病的临床表现有时与乳腺癌有所混淆，因此正确认识本病十分重要。

【病因】　主要是女性激素代谢障碍引起，尤其是雌、孕激素比例失调，一般认为是孕酮的分泌减少，雌激素分泌增多，使乳腺实质过度增生和复旧不全。部分乳腺实质成分中女性激素受体的质和量异常，使乳房各部分增生的程度参差不齐。

【临床表现】　突出的表现是乳房胀痛和肿块，特点是部分患者具有周期性。疼痛与月经周期有关系，通常在月经前加重，月经来潮后减轻或消失，有时整个月经周期都有疼痛。体格检查可发现一侧或双侧乳房内有多个大小不等、质韧、表面光滑、边界不清的结节状肿块。少数患者可有乳头溢液；溢液为浆液性、棕色或血性液体。腋窝淋巴结不大。本病病程较长，发展缓慢。

【治疗】　本病的治疗方法与原则主要是对症治疗，可用中药或中成药调理，包括疏肝理气，调和冲任及调整卵巢功能。常用如口服中药逍遥散 3～9g，每日 3 次。对局限性乳腺囊性增生病患者，应在月经后 1 周至 10 天内复查。如果肿块变软、缩小或消退，则可继续观察并中药治疗。如果肿块无明显消退，或在观察过程中怀疑局部病灶有恶性病变倾向时，应予切除并作快速病理检查。若有不典型上皮增生，则可结合其他因素决定手术范围，如果有对侧乳腺癌或有乳腺癌家族史等高危因素者，以及年龄大，肿块周围乳腺组织增生也较明显者，可作单纯乳房切除术。嘱患者每隔 2～3 个月到医院复查，如果有明显局限性乳腺增生肿块，应仔细与乳腺癌鉴别，必要时可作病理活组织检查确诊。

第五节　乳房肿瘤

女性乳房肿瘤发病率甚高，是女性最常见的肿瘤之一。其中乳腺癌最多，约占乳房肿瘤的80％；其次是纤维腺瘤，约占 10％；乳管内乳头状瘤、乳房肉瘤较少见。男性患乳房肿瘤者极少，男性乳腺癌发病率约为女性的 1％。

一、乳房纤维腺瘤

乳房纤维腺瘤多见于 20～25 岁年轻女性，其次是 15～20 岁和 25～30 岁两个阶段，约占良性肿瘤的 3/4，其发生与体内雌激素水平增高有关。而乳腺小叶内纤维细胞对雌激素的敏感性异常增高，可能与纤维细胞所含雌激素受体的量或质的异常有关。雌激素是本病发生的刺激因子，所以本病易发生于卵巢功能期。

【临床表现】　肿块多好发于乳房的外上象限，多为单发（约占 75％），少数为多发，无痛，质地坚韧，似硬橡皮球的弹性感，表面光滑，边界清楚，容易推动，生长缓慢，腋窝淋巴结不肿大，余无明显自觉异常表现。月经周期对肿块的大小并无影响，但在妊娠期或哺乳期可迅速增大。

【治疗】　乳房纤维腺瘤虽属良性肿瘤，但仍有恶变可能，所以应以手术治疗为原则。手术在局麻下进行，将肿瘤连同其包膜完整切除，以周围包裹少量正常乳腺组织为宜，切除的肿块必须常规作病理学检查。

二、乳管内乳头状瘤

乳管内乳头状瘤多见于经产妇,40～50 岁居多,75％的病例发生于近乳头的大乳管壶腹部。瘤体很小,带蒂并有绒毛,因富含薄壁血管而极易出血。发生于中小乳管的乳头状瘤多位于乳房周围区域。

【临床表现】肿瘤较小,常不易触及,偶有较大的肿块。一般无自觉症状,常因乳头溢液污染内衣而引起注意。大乳管乳头状瘤常位于乳晕区的大乳管内,直径仅数毫米,圆形质软,可推动,轻压肿块时,常有血性液体自乳头溢出,溢液也可为暗棕色或黄色液体,一般无疼痛。乳管造影检查有助于诊断。

【治疗】乳管内乳头状瘤为良性,但有恶变可能(约 6％～8％),确诊后应及早手术切除。对单发的乳管内乳头状瘤应切除病变的乳管系统。术前需正确定位,用指压确定溢液的乳管口,插入钝头细针,也可注射美蓝,沿针头或美蓝显色位置做放射状切口,切除该乳管及周围的乳腺组织。常规进行病理检查,如有恶变应施行乳腺癌根治术。对年龄较大、乳管上皮增生活跃或间变者,可行单纯乳房切除术。起源于小乳管的乳头状瘤应提高警惕,因其恶变可能性较大。

三、乳腺癌

乳腺癌是最常见的乳房疾病,是女性发病率最高的恶性肿瘤。在我国占全身恶性肿瘤的7％～10％,仅次于宫颈癌,并呈逐年增高趋势,年龄亦趋年轻。

【病因】乳腺癌的病因尚未明了。乳腺是多种人体内分泌激素的靶器官,如雌激素、孕激素及泌乳素等,其中雌酮及雌二醇与乳腺癌的发病有直接关系。主要影响因素:①年龄及性激素的变化起重要作用:本病 20 岁以前少见,20 岁以后发病率迅速上升,45～50 岁较高,绝经后发病率继续上升;绝经前后的妇女,与雌酮水平增高相关密切。②初潮年龄早、绝经期晚、不生育晚生育或生育后不哺乳等均与乳腺癌发病有关。③遗传因素:乳腺癌有家族多发性现象。一级亲属中有乳腺癌病史者,发病危险性是普通人群的 2～3 倍。④其他:营养过剩、肥胖、高脂饮食等都是乳腺癌易患因素,这些情况可加强或延长雌激素对乳腺上皮细胞的刺激,因此增加致病机会。另外,乳腺良性疾病,如乳腺囊性增生,与乳腺癌的关系尚有争论,多数认为乳腺小叶有上皮高度增生或不典型增生者可能与乳腺癌发病有关。环境因素及生活方式与乳腺癌的发病有一定关系。北美、北欧地区乳腺癌发病率约是亚、非、拉美地区的 4 倍,而低发地区居民移居至高发地区后,其第二、三代移民的发病率逐渐升高。

【病理】乳腺癌病理分型有多种方法,目前国内常采用以下分型。

(1)非浸润性癌　包括导管内癌(癌细胞未突破导管壁基底膜)、小叶原位癌(癌细胞未突破末梢乳管或腺泡基底膜)及乳头湿疹样乳腺癌(伴发浸润性癌者,不在此列)。此型属乳腺癌早期,预后较好。

(2)早期浸润性癌　包括早期浸润性导管癌(癌细胞突破管壁基底膜,开始向间质浸润)、早期浸润性小叶癌(癌细胞突破末梢乳管或腺泡基底膜,开始向间质浸润,但仍局限于小叶内)。此型亦属乳腺癌早期,预后较好。

(3)浸润性特殊癌　包括乳头状癌、髓样癌(伴大量淋巴细胞浸润)、小管癌(高分化腺癌)、腺样囊性癌、黏液腺癌、大汗腺样癌、鳞状细胞癌等。此型肿瘤一般分化较高,预后尚好。

（4）浸润性非特殊癌　浸润性小叶癌、浸润性导管癌、硬癌、髓样癌（无大量淋巴细胞浸润）、单纯癌、腺癌等。此型肿瘤一般分化低，预后较上述类型差，且是乳腺癌中最常见的类型，占 80％，但其预后判断尚需结合疾病分期等多方面因素。

（5）其他罕见癌。

【转移途径】

1. 直接浸润、局部扩展

肿瘤细胞可沿导管或筋膜间隙蔓延，继而侵及 Cooper 韧带、筋膜、胸肌和皮肤。

2. 淋巴转移

主要途径有：①肿瘤细胞经胸大肌外侧缘淋巴管侵入到同侧腋窝淋巴结，然后侵入锁骨下淋巴结以至锁骨上淋巴结，进而可经胸导管（左侧）或右淋巴管侵入静脉血流，而向远处转移。②肿瘤细胞经内侧淋巴管、沿着乳腺血管的肋间穿支引流到胸骨旁淋巴结，继而达到锁骨上淋巴结，并可通过上述同样途径侵入血流。

3. 血运转移

以往认为多发生在晚期，但这一概念已被否定。研究发现有些乳腺癌患者早期已有血运转移，乳腺癌是一种全身性疾病已得到共识。肿瘤细胞可经淋巴途径进入静脉，也可直接侵入血循环而致远处转移。最常见的远处转移依次为肺、骨、肝。

【临床表现】

1. 乳房肿块

最常见的早期表现是患侧乳房出现无痛、单发的小肿块。肿块多发生在外上象限，患者常在无意中发现，质硬，表面不光滑，边缘不整齐，与周围组织分界不清，不易被推动。随着肿块增大并浸润周围组织可引起乳房隆起等外形改变。若侵犯 Cooper 韧带，可引起其缩短而导致病变局部皮肤表面凹陷，称之为"酒窝征"。若侵犯大乳管可使之收缩、并将乳头牵向一侧，进而使其扁平、回缩或凹陷。如皮下淋巴管被肿瘤细胞堵塞，引起淋巴回流障碍而表现为淋巴水肿，皮肤呈"橘皮样"改变。癌块较大时，可见乳房局部隆起。有些患者可有血性乳头溢液。

乳腺癌晚期可侵犯胸筋膜、胸肌，使肿块固定而不易推动。如癌肿侵犯皮肤，可出现多发小结节，甚至融合、破溃，形成溃疡，表面易出血，常伴有恶臭。

2. 特殊类型乳腺癌

临床少见。①炎性乳腺癌：表现为局部皮肤呈炎症表现，开始时比较局限，不久即迅速扩展，皮肤发红、水肿、增厚、粗糙，乳房增大，表面温度升高。病程发展快，预后差。②乳头湿疹样乳腺癌（Paget）病：表现为乳头瘙痒、灼痛，乳头、乳晕区皮肤变粗糙、糜烂、结痂如湿疹样改变，继而形成溃疡，有时覆盖黄褐色鳞屑样痂皮。部分病例于乳晕区可扪及肿块。恶性程度低，发展慢，较晚发生淋巴转移。

3. 腋窝淋巴结肿大

最初淋巴结肿大质硬、无痛、可推动。以后肿大的淋巴结数目增多，相互粘连成团，并与皮肤和深部组织粘连，不易推动。累及臂丛神经时，出现上肢麻木或疼痛；堵塞腋窝主要淋巴管时，出现上肢淋巴水肿。晚期可有锁骨上淋巴结转移。

4. 转移部位症状

乳腺癌转移至肺、骨、肝时，可出现相应的症状。例如肺转移可出现胸痛、气急，骨转移可出现局部疼痛，肝转移可出现肝肿大、黄疸等。

【诊断】详细询问病史及体格检查,结合乳房 X 线干板或钼靶照射片和 B 超等辅助检查,大多数乳房肿块可得出正确诊断。但是,乳腺组织在不同年龄及月经周期中可出现多种变化,因此应当注意体格检查的方法及处于月经周期不同时间的影响。病理学诊断是最为可靠的,必不可少。

乳腺有明确的肿块时诊断一般不困难,但一些早期乳腺癌的体征却容易被忽视,如局部乳腺腺体增厚、乳头糜烂、乳头溢液、皮肤局部内陷等,同时,对有高危因素的妇女可应用一些辅助检查,以利早期明确诊断。

【鉴别诊断】应与下列疾病进行鉴别:

(1)纤维腺瘤　常见于青年妇女,肿瘤大多为圆形或椭圆形,边界清楚,活动度大,发展缓慢,40 岁以上的妇女诊断为乳腺纤维腺瘤前必须排除恶性肿瘤的可能。

(2)乳腺囊性增生病　多见于中年妇女,临床特点是乳房胀痛,肿块的出现呈周期性,与月经周期有关,与周围正常乳腺组织分界不明显。可观察一至数个月经周期,如月经来潮后肿块缩小、变软,则可继续观察,如无明显消退,则可考虑作手术切除同时做快速冰冻病理学检查,据其结果调整术式。

(3)浆细胞性乳腺炎　是乳腺组织的无菌性炎性疾病,炎性细胞中以浆细胞为主。临床上 60% 患者起病为急性炎症表现,肿块较大时皮肤可呈橘皮样改变。40% 患者起病为慢性炎症表现,包括乳晕旁边界不清的肿块,可有皮肤粘连和乳头凹陷。急性期应给予抗炎治疗,炎症消退后如果肿块仍然存在,则需手术切除,作包括周围部分正常乳腺组织的肿块切除术。

(4)乳腺结核　是由结核杆菌感染所引起的乳腺组织慢性炎症。好发于中、青年女性。一般病程较长,发展较缓慢。局部表现为质硬偏韧的乳房内肿块,部分区域可有囊性感。有时肿块边界不清晰,活动度受限。可有疼痛,但无周期性。治疗包括全身抗结核治疗及局部治疗,可作包括周围正常乳腺组织在内的乳腺区段切除术。

【临床分期】完善的诊断除确定乳腺癌的病理类型外,还需明确疾病发展的程度和范围,以便制定术后辅助治疗方案、比较疗效、判断预后。为此,需要有统一的分期方法。目前,常采用国际抗癌协会建议的 T(原发癌瘤)、N(区域淋巴结)、M(远处转移)分期法。内容如下:

T_0:原发癌瘤未查出;

Tis:原位癌(包括非浸润性癌及未查到肿块的乳头湿疹样乳腺癌);

T_1:癌瘤长径≤2cm;

T_2:癌瘤长径>2cm,≤5cm;

T_3:癌瘤长径>5cm;

T_4:癌瘤大小不计,但侵及皮肤或胸壁(肋骨、肋间肌、前锯肌),炎性乳腺癌属此型;

N_0:同侧腋窝无肿大淋巴结;

N_1:同侧腋窝有肿大淋巴结,尚可推动;

N_2:同侧腋窝肿大淋巴结彼此融合,或与周围组织粘连;

N_3:有同侧胸骨旁淋巴结转移,有同侧锁骨上淋巴结转移;

M_0:无远处转移;

M_1:有远处转移。

根据上述分类,常把乳腺癌作如下临床分期:

0 期:Tis N_0 M_0;

Ⅰ期：$T_1 N_0 M_0$；

Ⅱ期：$T_{0\sim1} N_1 M_0$，$T_2 N_{0\sim1} M_0$，$T_3 N_0 M_0$；

Ⅲ期：$T_{0\sim2} N_2 M_0$，$T_3 N_{1\sim2} M_0$，T_4 任何 $N_1 M_0$，任何 $TN_3 M_0$；

Ⅳ期：包括 M_1 的任何 TN。

上述分期以临床检查为依据，实际并不精确，具体应结合术后病理检查结果进行校正。

【预防】乳腺癌病因尚不清楚，目前尚难以提出确切的病因学预防（一级预防）。但重视乳腺癌的早期发现（二级预防），经普查检出病例，将提高乳腺癌的生存率。不过乳腺癌普查是一项复杂的工作，要有周密的设计、实施计划及随访，才能收到效果。目前一般认为乳房钼靶摄片是最有效的检出方法。

【治疗】目前认为乳腺癌是一个全身性疾病，因此对乳腺癌应采取以手术治疗为主，辅助化学药物、放射、内分泌、生物治疗等综合治疗措施。

1. 手术治疗

对病灶局限于局部及区域淋巴结的患者，手术治疗是首选。手术适应证为国际临床分期的 0、Ⅰ、Ⅱ 及部分Ⅲ期的患者。已有远处转移、全身情况差、重要脏器有严重疾病并功能障碍、年老体弱不能耐受手术者属于手术禁忌。

关于手术方式的选择目前尚有分歧，没有一个手术方式能够适合各种情况的乳腺癌。手术方式的选择应根据病理分型、临床分期及辅助治疗的条件等综合分析确定。①乳腺癌根治术：手术范围包括整个乳房、胸大肌、胸小肌、腋窝及锁骨下淋巴结等的整块切除。②乳腺癌扩大根治术：即在上述清除腋下、腋中、腋下三组淋巴结的基础上，同时切除胸廓内动、静脉及其周围的淋巴结（即胸骨旁淋巴结）。③乳腺癌改良根治术：与根治术切除范围相仿，但保留了胸大肌或同时保留胸大肌和胸小肌。根据大量临床病例观察显示，Ⅰ、Ⅱ期乳腺癌采取根治术及改良根治术的生存率无明显差异，且改良根治术保留了胸肌、术后美容外观效果较好。目前，改良根治术已成为常用的手术方式。④全乳房切除术：手术切除范围为整个乳腺，包括腋尾部及胸大肌筋膜。适合于原位癌、微小癌及年老体弱不宜作根治术者。⑤保留乳房的乳腺癌切除术：手术范围包括距肿瘤周围 1～2cm 的组织及胸大肌筋膜完整切除及腋淋巴结清扫，并确保标本的边缘无肿瘤细胞浸润。术后必须辅以放疗、化疗等。适合于临床Ⅰ期、Ⅱ期的乳腺癌患者，且乳房有适当体积，术后能保持外观效果者。多中心或多灶性病灶、肿瘤切除后切缘阳性、再次切除后切缘仍阳性者禁忌施行该手术。

对手术可切除的乳腺癌患者，手术应做到局部和区域淋巴结最大程度的清除，以提高生存率，然后再考虑外观及功能。对Ⅰ、Ⅱ期乳腺癌可采用乳腺癌改良根治术及保留乳房的乳腺癌切除术。

2. 化学药物治疗

乳腺癌是人体实体瘤中应用化疗治疗效果最有效的肿瘤之一，化疗在整个治疗中占据重要地位。由于手术尽量去除了肿瘤负荷，残存的肿瘤细胞容易被抗癌药物杀灭。大量病例观察证明浸润性乳腺癌术后应用化学药物辅助治疗，可以改善生存率。有学者认为除原位癌及微小癌（<1cm）外均应用辅助化疗。一般认为腋淋巴结阴性而有高危复发因素者，如原发肿瘤直径大于 2cm、组织学分类差、雌孕激素受体阴性、癌基因 HER2 有过度表达者，适宜应用术后辅助化疗。对腋淋巴结阴性者是否应用辅助化疗尚有争论。

一般认为辅助性化疗应于术后早期应用，联合化疗的效果优于单药化疗，辅助化疗应当达到一定剂量,治疗期不宜过长,以6个月左右为宜,能达到杀灭亚临床型转移灶的目的。

常用的有 CMF 方案(环磷酰胺、甲氨蝶呤、氟尿嘧啶),根据病情可在术后尽早(1周内)开始用药。剂量为环磷酰胺 $400mg/m^2$,甲氨蝶呤 $20mg/m^2$,氟尿嘧啶 $400mg/m^2$,均为静脉注射,在第1及第8天各用1次,为1疗程,每4周重复,6个疗程结束。因单药应用阿霉素的效果优于其他抗癌药,所以对肿瘤分化差、分期晚的病例可应用 CAF 方案(环磷酰胺、阿霉素、氟尿嘧啶)。环磷酰胺 $400mg/m^2$,静脉注射,第1及第8天各用1次,阿霉素 $40mg/m^2$,静脉注射,第1天;氟尿嘧啶 $400mg/m^2$,静脉注射,第1及第8天各用1次;每28天重复给药,共8个疗程。化疗前患者应无明显骨髓抑制,白细胞 $>4\times10^9/L$,血红蛋白 $>80g/L$,血小板 $>50\times10^9/L$。化疗期间应定期检查肝、肾功能及血细胞分析,每次化疗前要查白细胞计数,如白细胞 $<3\times10^9/L$,应暂缓进行。应用阿霉素者要注意心脏毒性。

术前化疗目前多用于Ⅲ期病例,既可探测肿瘤对药物的敏感性,又能缩小肿瘤,减轻与周围组织的粘连。药物可采用 CMF 或 CAF 方案,一般用 1~2 疗程。表阿霉素的心脏毒性和骨髓抑制作用较阿霉素低,因而其应用更较广泛。其他效果较好的有长春瑞滨、紫杉醇、多烯紫杉醇等。

3. 放射治疗

放射治疗是乳腺癌局部治疗的一种方法。在保留乳房的乳腺癌手术后,放射治疗是综合治疗的一个重要组成部分,应于肿块局部广泛切除后给予较高剂量放射治疗。单纯乳房切除术后可根据患者年龄、疾病分期分类等情况,决定是否应用放疗。多数学者认为根治术后应用放疗,对Ⅰ期病例无益,对Ⅱ期以后病例可能降低局部复发率。

4. 内分泌治疗

手术切除的标本应作雌激素受体(ER)和孕激素受体(PgR)测定,能有助于判断预后和内分泌治疗的效果。激素依赖性肿瘤,即癌肿细胞中雌激素受体(ER)含量高者,对内分泌治疗有效;而激素非依赖性肿瘤,即 ER 含量低者,对内分泌治疗效果差。前者应优先采用内分泌治疗,后者应优先应用化疗。常用的雌激素受体拮抗剂是三苯氧胺,用量为每天 20mg,一般服用5年,至少服用3年。该药安全有效,副作用有潮热、恶心、呕吐、静脉血栓形成、眼部副作用、阴道干燥或分泌物多。长期应用后少数病例可能发生子宫内膜癌,已引起关注,但后者发病率低,预后良好。故乳腺癌术后辅助应用三苯氧胺是利多弊少。新近推出的内分泌治疗药物有芳香化酶抑制剂如来曲唑,该药能抑制体内雌激素的形成,从而降低雌二醇水平,疗效优于三苯氧胺。

5. 生物治疗

近年应用转基因技术制备的曲妥珠单抗注射液,已在临床推广使用。它对 HER2 过度表达的乳腺癌患者有一定效果,资料显示用于辅助治疗可降低乳腺癌复发率,特别是对其他化疗药无效的乳腺癌患者也能收到部分疗效。

 目标检测

一、简答题

1. 为什么初产妇容易患急性乳腺炎?如何预防?

2. 简述乳房脓肿切开引流的方法及注意事项。

3. 乳房出现下列局部表现对乳腺癌诊断有何意义:①"酒窝征";②"橘皮样"改变;③乳头

凹陷;④肿块固定。

4.常见乳房肿块有哪些? 如何鉴别?

二、病案分析

女性,55 岁。1 年前无意中发现左乳一个质硬无痛性肿块,直径约 2.0cm,轻微活动。未诊治。肿块渐大、渐硬,半年前出现乳头内陷并固定。2 个月前出现左乳皮肤红、肿、热、痛,左乳头可挤出少量褐色液体。查体:慢性病容,左乳有一巨大肿块长径 20.5cm,短径 18.0cm,肿块高 3.0cm,皮温高,质硬,实感,边界不清,不活动,大片皮肤水肿"橘皮样";左乳头内陷、固定,可挤出黄褐色浑浊液体。左腋下肿大淋巴结融合成团,约 4cm×3cm×3cm 大小,质硬、界欠清、固定、无压痛。右乳未见明显异常,右腋窝未触及肿大淋巴结。未触及颈部及锁骨上淋巴结。请做出初步诊断,应行哪些相关辅助检查,与哪些疾病相鉴别,如何治疗。

第二十一章　胸部损伤

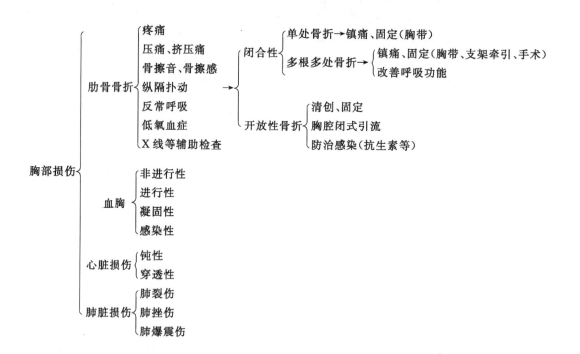

学习目标

【知识目标】

1. 掌握胸部损伤的临床表现和急救处理原则。

2. 熟悉肋骨骨折、气胸、血胸、心脏损伤的病因、病理生理。

3. 了解胸膜腔闭式引流术的使用。

【能力目标】 能正确提出胸部损伤的诊断及治疗措施;初步掌握胸膜腔闭式引流的操作技术。

第一节 概 论

胸部的骨性胸廓支撑并保护着胸内脏器,参与呼吸功能。创伤时,骨性胸廓的损伤范围与程度往往表明暴力的大小和方向。钝性暴力作用下,胸骨或肋骨骨折可破坏骨性胸廓的完整性,并使胸腔内的心、肺发生碰撞、挤压、旋转和扭曲,造成广泛组织挫伤。继发于挫伤的组织水肿可能导致器官功能障碍或衰竭。

正常情况下,双侧均衡的胸膜腔负压维持纵隔位置居中。胸骨上窝处气管的位置有助于判断纵隔移位。如果一侧胸腔积气或积液,则会引起纵隔移位,致使健侧肺受压,并影响腔静脉回流。肋间动脉起始于降主动脉,管径较大,走行于背部肋间隙中央,损伤后可发生致命性大出血。上腔静脉无静脉瓣,骤升的胸膜腔内压会使上腔静脉压力急剧升高,会引起上半身毛细血管扩张和破裂。

膈肌分隔压力不同的胸腔和腹腔,且胸腔压力低于腹腔。当膈肌破裂时,腹内脏器和腹腔积液就会疝入或流入胸腔。

【分类】 通常根据损伤是否造成胸膜腔与外界相通,将胸部损伤分为闭合性损伤和开放性损伤两类:

(1)闭合性胸部损伤 多由暴力挤压、撞击及钝器打击胸部引起。损伤较轻者仅有胸壁软组织挫伤或单处肋骨骨折;严重损伤者可常伴有胸膜腔内器官损伤,如有心肺组织广泛挫伤时可引起组织水肿,最终导致急性呼吸窘迫综合征、心力衰竭而危及生命。

(2)开放性胸部损伤 多由锐器、火器引起,可贯穿胸壁,导致气胸、血胸等,严重影响呼吸及循环功能。

闭合性或开放性胸部损伤,无论是否有膈肌破裂,都可同时合并腹部脏器的损伤,构成胸腹联合伤。

根据损伤暴力性质不同,胸部损伤还可分为钝性伤和穿透伤。前者多由减速性、挤压性、撞击性或冲击性暴力所致,损伤机制复杂,伤后早期容易误诊或漏诊,多数不需要开胸手术治疗。后者多由火器或锐器暴力所致,损伤机制较清楚,损伤范围直接与伤道有关,早期诊断较容易,器官组织裂伤所致的进行性出血是伤情进展快、患者死亡的主要原因,大部分穿透性胸部损伤患者需要开胸手术治疗。

【急救处理】 严重的胸部损伤,应争分夺秒,及时抢救患者的生命。包括入院前急救处理和入院后的急诊处理两部分。

1. 院前急救处理

包括基本生命支持与严重胸部损伤的紧急处理。其原则和措施包括:维持呼吸道通畅、吸氧,控制外出血、补充血容量、抗休克,镇痛、镇静,固定长骨骨折、保护脊柱(尤其是颈椎)稳定性,迅速转运;威胁生命的严重胸外伤需在现场立即实施特殊急救处理。张力性气胸需放置具有单向活瓣作用的胸腔穿刺针或闭式胸腔引流。开放性气胸需迅速包扎和封闭胸部伤口,留置上述穿刺针或引流管。对于大面积胸壁软化的连枷胸有呼吸困难者,给予人工辅助呼吸。

2.院内急诊处理

及时准确地识别出最直接威胁患者生命安全的紧急情况与损伤部位是至关重要的。有下列情况时应行急诊开胸探查手术:①胸膜腔内进行性出血;②严重肺裂伤或气管、支气管断裂;③心脏大血管损伤;④食管破裂;⑤胸壁有大面积缺损;⑥胸内有较大的异物;⑦胸腹联合伤。

【急诊室开胸手术】院前急救的进步使更多严重生理紊乱的创伤患者能送达医院急诊室。进入急诊室时,濒死患者的意识丧失、呼吸呈叹息样、脉搏细弱、甚至血压消失,但尚有心电活动;重度休克患者神志可未完全丧失,动脉收缩压<10.7kPa(80mmHg)。濒死与重度休克者需要进行最紧急的手术处理,才有可能挽救生命,因此出现了急诊室开胸手术。胸部穿透伤患者急诊室开胸手术的预后较好,而钝性伤患者的生存率极低。急诊室开胸探查手术指征:①穿透性胸伤重度休克者;②穿透性胸伤濒死者,且高度怀疑存在急性心脏压塞者。手术在气管插管下经前外侧开胸切口进行。手术抢救成功的关键是迅速缓解心脏压塞、控制出血、快速补充血容量和及时回收胸腔或心包内失血。

第二节 肋骨骨折

肋骨骨折在胸部损伤中最为常见。

【病因】直接暴力或钝器撞击胸部,使肋骨在直接受伤部位向内弯曲而折断。胸部前后受挤压,使肋骨向外过度弯曲折断。第1~3肋骨较短,有锁骨、肩胛骨和肌肉的保护,不易发生骨折;如果骨折,则说明致伤暴力巨大,常合并锁骨、肩胛骨骨折和颈部、腋部血管神经损伤。第8~10肋前端肋软骨形成肋弓与胸骨相连,弹性较大,第11~12肋骨前端游离不固定,均不容易骨折;如果发生骨折,应警惕腹内脏器和膈肌损伤。第4~7肋骨较长、薄且固定,最易发生骨折。肋骨骨折可为单根或多根,同一肋骨可有一处或多处骨折。

【病理生理】肋骨骨折时,如骨折断端向内移位,可刺破胸膜、肋间血管、肺组织,产生气胸、血胸、咯血或皮下气肿。发生多根多处肋骨骨折时,因失去完整肋骨的支撑,而出现局部胸壁软化。吸气时,软化胸壁向内凹陷;呼气时,软化胸壁向外突出;这种现象与正常胸壁活动相反,称为反常呼吸运动,软化的胸壁称为连枷胸(图21-1)。如果软化区范围较广泛,由于两

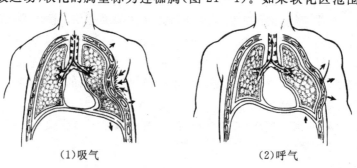

(1)吸气   (2)呼气

图21-1 胸壁软化区的反常呼吸运动

侧胸膜腔内压力不平衡,可以使纵隔随呼吸左右摆动,引起缺氧和二氧化碳潴留,静脉血液回流障碍,严重时可发生呼吸和循环衰竭。老年人肋骨骨质疏松,脆性较大,容易发生骨折。已有恶性肿瘤转移灶的肋骨,容易发生病理性骨折。

【临床表现】局部疼痛是最明显的常见症状,尤其在深呼吸、咳嗽或转动体位时疼痛加剧。胸痛使呼吸变浅、咳嗽无力,呼吸道分泌物增多、潴留,易致肺不张和肺部感染。胸壁可有畸形,挤压胸部疼痛加重,可有骨摩擦音。伤后晚期骨折断端移位发生的损伤可能造成迟发性血胸或血气胸。连枷胸时常伴有广泛肺挫伤、挫伤区域的肺间质或肺泡水肿导致氧弥散障碍,出现低氧血症。胸部 X 线照片可明确肋骨骨折的部位、移位情况及范围、有无并发气胸、血胸等,但肋软骨骨折无 X 线异常征象。

【治疗】治疗的原则是镇痛、固定胸壁、防治并发症。鼓励患者咳嗽排痰,早期下床活动,避免发生肺不张、肺炎等并发症。固定胸廓的方法因肋骨骨折的损伤程度与范围不同而异。

1.闭合性单处肋骨骨折

可口服镇静止痛药,疼痛重者,可用 1% 普鲁卡因行肋间神经阻滞或封闭骨折处。疼痛明显影响呼吸者,可用宽胶布条、多头胸带或弹性胸带固定胸廓 2 周。

2.闭合性多根多处肋骨骨折

胸壁软化范围小,可用棉垫适当加压及胸带包扎固定。胸壁软化范围大、反常呼吸运动明显者,需在伤侧胸壁作牵引支架固定,也可采用手术内固定。近年来,有术者使用电视胸腔镜直视下导入钢丝的方法固定连枷胸。对咳嗽无力、不能有效排痰或呼吸衰竭者,需作气管插管或气管切开,以利抽吸痰液、给氧和施行辅助呼吸。具备其他手术适应证而开胸手术时,在肋骨两断端分别钻孔后贯穿不锈钢丝来做固定。

3.开放性肋骨骨折

尽早行伤口彻底清创,用不锈钢丝固定肋骨断端。合并血、气胸者,需作胸膜腔闭式引流术。手术后应用抗生素预防感染。

第三节　血胸

胸部损伤导致胸膜腔内积血,称血胸,同时存在气胸则称为血气胸。

【病因】胸部损伤引起胸腔内积血的来源:①心脏或胸内大血管及其分支:出血量大而急,常在短期内引起失血性休克而死亡。②胸壁血管(如肋间动静脉、胸廓内动静脉):因压力较高,不易自行止血,常需剖胸手术止血。③肺组织:由于肺循环压力较低,出血多可自行停止。④膈肌和心包血管出血。

【病理生理】血胸发生后,不但因失血引起循环功能障碍,还可因胸腔积血,使肺受压萎陷,呼吸面积减少,纵隔向健侧移位,并影响腔静脉回流。如果出血量多而快,胸腔迅速积聚的大量血液超过心、肺和膈肌运动的去纤维蛋白作用(使血液不凝固)的能力,就会形成凝固性血胸。血块机化后会形成纤维板、限制肺与胸廓的扩张,影响呼吸功能。如胸内积血发生感染,就会形成脓胸。胸膜腔持续大量出血为进行性血胸。若肋骨断端活动刺破肋间血管或血管破裂处血凝块脱落,则会发生迟发性血胸。

【临床表现】血胸的临床表现取决于出血量、出血速度及患者体质。小量血胸(成人500ml 以下)可无明显症状,胸部 X 线显示肋膈角变钝。中量血胸(500～1000ml)和大量血胸

（1000ml 以上），患者可出现脉搏细速、血压下降、呼吸短促等低血容量休克症状；同时有肋间隙增宽、气管移向健侧、伤侧叩诊实音、呼吸音减弱或消失等胸腔积液的表现。X 线显示胸膜腔内有大量积液阴影，纵隔向健侧移位。胸膜腔穿刺抽出血性液可明确诊断。

有下列征象常提示为进行性血胸：①脉搏加快、血压降低等低血容量休克症状持续加重，或虽经补充血容量后血压仍不稳定。②血红蛋白量、红细胞计数和红细胞压积进行性降低；引流胸腔积血的血红蛋白量和红细胞计数与周围血相接近，且迅速凝固。③胸腔闭式引流量每小时超过 200ml，持续 3 小时以上。

有以下征象时应考虑感染性血胸：①畏寒、高热等感染性全身表现；②抽出胸腔积血 1ml，加入 5ml 蒸馏水，无感染者呈淡红透明状，而出现浑浊或絮状物者提示感染；③胸腔积血无感染时红细胞白细胞计数比例应与周围血相似，即 500：1，感染时白细胞计数明显增加，比例达 100：1；④积血涂片和细菌培养发现致病菌。

当闭式胸腔引流量减少，而体格检查和放射学检查有血胸持续存在的证据时，应考虑凝固性血胸。

【治疗】

1. 非进行性血胸

小量血胸，不需特殊治疗，可自行吸收。积血量较多时，应及时采用胸腔穿刺抽出积血或胸腔闭式引流术，促进肺膨胀，改善呼吸功能。术后予抗生素预防感染。

2. 进行性血胸

抗休克同时，及时剖胸探查，彻底止血。

3. 凝固性血胸

一般在伤后 2～3 天，病情稳定后行剖胸探查，清除血块，剥除胸膜表面血凝块机化所形成的纤维素包膜，使肺膨胀复张。

4. 感染性血胸

应及时改善胸腔引流，排尽感染性积血积脓。若效果不佳或肺复张不良，应尽早手术清除感染性积血，剥离脓性纤维素包膜。

近年电视胸腔镜已用于凝固性血胸、感染性血胸的处理，具有创伤小、疗效好、住院时间短、费用低等优点。

第四节　心脏损伤

心脏损伤分为钝性心脏损伤和穿透性心脏损伤。

【病因】

（1）钝性心脏损伤　多由胸前区撞击、挤压、高处坠落、冲击等暴力引起。

（2）穿透性心脏损伤　多由锐器、刃器及火器等引起。

【临床表现】

1. 钝性心脏损伤

分为心肌挫伤和心脏破裂。临床上最常见的是心肌挫伤，轻度心肌挫伤多无明显症状，中、重度挫伤可出现胸痛、心悸、气促，严重时有心绞痛症状。诊断主要靠辅助检查（包括心电图、超声心电图及心肌酶学检测等）。钝性心脏破裂患者绝大多数未能及时抢救死于事故现场。

2. 穿透性心脏损伤

临床表现取决于心包、心脏损伤程度和心包引流情况。心包及心脏裂口较小时,心包裂口容易被血凝块阻塞而引流不畅通,导致心脏压塞,表现为 Beck 三联征:①静脉压增高、颈静脉怒张;②心搏微弱、心音遥远;③脉压小、动脉压降低。心包、心脏裂口较大时,血液流入胸腔,主要表现为失血性休克和胸腔大量积血。如果是心脏贯通伤,多数患者未及抢救而死于现场。

【治疗】

1. 钝性心脏损伤

治疗原则包括休息、严密监护、吸氧、镇静止痛等。可有心律失常和心力衰竭,但常难以预测。如果患者血流动力学不稳定、心电图异常或上述心肌标志物异常,应转入 ICU 监护治疗。

2. 穿透性心脏损伤

治疗措施包括心包穿刺抽吸积血、剖胸探查、控制出血、修补术、抗休克等。已有心脏压塞或失血性休克者,应立即在急诊室施行开胸手术。心脏介入诊治过程中发生的医源性心脏损伤,多为导管尖端所致,发现后应立即终止操作、拔除导管、鱼精蛋白中和肝素抗凝作用、心包穿刺抽吸等治疗,一般可获得成功。经抢救存活者,应注意心脏内有无遗留的异物及其他病变,如创伤性室间隔缺损、瓣膜损伤、创伤性室壁瘤、心律失常、假性动脉瘤或反复发作的心包炎等。

第五节　肺脏损伤

根据损伤的组织学特点,肺损伤可分为肺裂伤、肺挫伤和肺爆震(冲击)伤。

肺裂伤可表现为血气胸或肺内血肿,其中肺内血肿主要靠胸部 X 线检查确诊,表现为肺内圆形或椭圆形、边缘清楚、密度增高的团块状阴影,常在 2 周左右自行吸收,一般不需特殊治疗。肺挫伤主要表现为呼吸困难、咯血、血性泡沫痰、肺部啰音、低氧血症等,可伴有连枷胸;X 线胸片出现斑片状浸润影,多在伤后 24～48 小时更明显,CT 检查准确率更高。肺爆震伤主要表现为胸痛、咳嗽、泡沫血性痰、口唇发绀、呼吸困难等,听诊有啰音,可合并有气胸、血胸的表现。胸部 X 线检查显示两肺内布满斑点状及斑片状阴影。

治疗措施:吸氧、保持呼吸道通畅,严重缺氧或并发呼吸窘迫症者,应作气管切开辅助呼吸;控制输液量,必要时强心、利尿,应用抗生素预防肺部感染等,治疗其他合并伤。

 知识链接

胸膜腔闭式引流术

胸膜腔闭式引流术用于排除胸腔内液体和气体,维持胸膜腔的负压,使肺脏保持在膨胀状态。

【适应证】

(1)早期脓胸,不便于反复行胸腔穿刺抽吸的小儿脓胸。

(2)胸内手术后,需引流胸腔内积气和渗出液者。

(3)张力性气胸及反复发作的气胸。

(4)中量以上血胸、血气胸。

【体位】可采取坐位或半坐卧位,躯干稍转向对侧,上肢抬高垫放于头部。

【部位】引流排出气体,通常在锁骨中线第 2 肋间,引流液体(积液、血液、脓液等)一般在腋后、中线之间第 7～8 肋间隙。

【手术步骤】

术区皮肤消毒,局部浸润麻醉,切开皮肤约 2cm,沿肋骨上缘用止血钳钝性分离胸壁肌层,用锐直钳直接刺入胸腔,用血管钳将带有侧孔的引流管远端夹住并迅速插入胸膜腔约 4～5cm。利用皮肤切口的缝线绑扎,固定引流管,以防脱出。连接引流管与水封瓶后,将血管钳放开。

【术后注意事项】

(1)保持引流通畅:术后患者血压平稳,可取半卧位,鼓励患者咳嗽、深呼吸,促使肺膨胀,防止引流管折叠、扭曲和受压;适时挤压引流管,防止管腔被引流物堵塞。经常观察水封瓶玻璃管水柱的波动情况,如波动停止,表示引流管闭塞,可用手挤压引流管或用无菌盐水冲洗;另外,通过充分引流,肺完全复张后,水柱波动常常不明显,应注意正确判断。

(2)妥善固定,防止引流管脱出。

(3)观察记录引流液的量及性质。胸腔手术后常用少量血性液体流出,正常情况下,引流液体量应逐日减少,可每隔 12 小时,标记引流液面,以便观察。

(4)每 24 小时更换水封瓶一次,并测量、记录引流量。换瓶前须用两把血管钳将引流管近端钳闭,以免空气进入胸膜腔。

(5)拔管:一般于术后 48～72 小时,如引流管无气体、液体排出,两肺呼吸音清,X 线检查肺膨胀良好,即可拔除引流管。拔管时,叮嘱患者深吸气后屏住呼吸,迅速将引流管拔除,立即用凡士林纱布和灭菌棉垫覆盖伤口,宽胶布固定。

 目标检测

一、简答题

1.简述血胸的治疗原则。

2.简述胸腔闭式引流术的操作步骤及注意事项。

二、案例分析

男性患者,26 岁,房屋倒塌,上半身被压伤,30 分钟后入院,神志清,呼吸困难,无腹痛及呕吐等症状,体格检查:T 36.5℃,P 100 次/分,BP 120/75mmHg,呼吸 30 次/分,瞳孔反射正常,睑结膜出血,颈部四肢正常,化验 Hb 12g,WBC 10×10^9/L,胸透及便常规正常,最可能的诊断是什么? 为明确诊断还需要做什么检查? 如何治疗?

第二十二章　胸壁疾病与脓胸

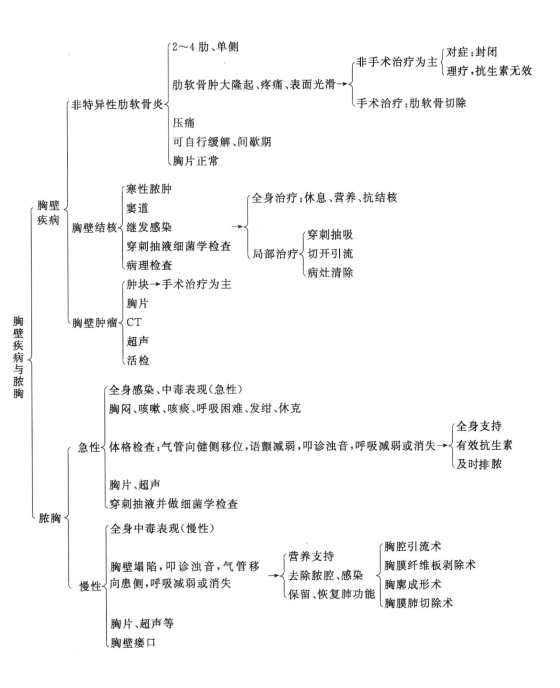

学习目标

【知识目标】
1. 掌握急性脓胸诊断依据及慢性脓胸的治疗原则。
2. 熟悉胸壁结核病因、临床表现、诊断和治疗原则。
【能力目标】能正确提出脓胸的诊断及治疗方案。

第一节 非特异性肋软骨炎

非特异性肋软骨炎是一种非化脓性肋软骨肿大,好发于青壮年,女性略多。病因不明,一般认为可能与劳损、慢性损伤、病毒感染有关。病理检测肋软骨多无异常改变。

【临床表现】多发于第 2~4 肋软骨,常为单侧。主要表现为肋软骨轻度肿大隆起、疼痛,局部压痛,表面光滑,皮肤正常。咳嗽、上肢活动或转动体位时疼痛加剧。症状时轻时重,病程长短不一,反复发作可迁延数月至数年;有的可出现肿大缩小,疼痛消退,病情自行缓解。胸部 X 线检查及实验室检查多无异常表现,但能排除胸内病变、肋骨胸壁结核及肿瘤、肋骨骨髓炎等。

【治疗】原则上以非手术治疗为主。对症治疗,如局部利多卡因加氢化可的松封闭、于肋软骨肿大处骨膜刺孔减张或有一定效果。一般对理疗和抗生素疗效不明显。若长期应用各种治疗无效,且症状较重或不能排除肿瘤可能时,可将肋软骨切除,预后良好。

第二节 胸壁结核

胸壁结核是胸壁软组织、肋骨及胸骨的结核病变,多继发于肺或胸膜的结核,主要表现为结核性寒性脓肿或慢性胸壁窦道。

【病理】原发于肺或胸膜的结核病灶,经淋巴、血行播散或经胸壁淋巴结直接蔓延至胸壁各层组织,包括骨骼系统和软组织。胸壁深处的淋巴结脓肿可穿透肋间肌在胸壁各层形成结核性脓肿,脓肿之间常有通道相连形成葫芦状;有的脓肿由于重力坠积作用,逐渐向下、向外蔓延至两侧胸壁或上腹壁;脓肿向皮肤破溃,可形成慢性窦道。

【临床表现】主要表现为胸壁囊性脓肿,局部有不红、不热、无痛的脓肿,如脓肿破溃,可排出浑浊稀薄脓液,伴有干酪样物,伤口经久不愈,形成窦道。一般无全身症状,如继发化脓性感染,可出现寒战、发热、白细胞计数升高等感染中毒症状。

【诊断】根据胸壁有慢性无痛性、有波动感的肿块,局部穿刺有稀薄脓液,并涂片及普通细菌培养阴性或抗酸杆菌阳性等,多可确定诊断。病理活组织检查可进一步明确诊断。

【治疗】胸壁结核是全身结核的一部分,因此,必须全身治疗与局部治疗相结合。全身治疗包括休息、营养及抗结核药物治疗等。在全身应用抗结核药物治疗的基础上,对较小的结核性脓肿,可穿刺抽出脓液,并注入链霉素 0.5g 等抗结核药物,并加压包扎,每隔 2 天一次;对未合并细菌感染的病灶,禁止行脓肿切开引流术。只有合并感染时,才可行脓肿切开引流并应用抗生素抗感染治疗,待感染控制后再行胸壁结核病灶清除术。若病灶范围大,药物治疗效果不佳,或已形成窦道并反复感染,应在病情稳定后再行胸壁结核病灶清除术。有活动性结核时不可立即进行手术治疗。手术治疗胸壁结核的原则要求彻底切除病变组织,包括受侵的肋骨、淋巴结和有病变的胸膜,切开所有窦道,彻底刮除坏死组织和肉芽组织,用 0.025% 碘伏反复冲洗后用肌瓣充填以消灭残腔,并撒入链霉素粉剂预防感染(注意药物过敏)。术毕加压包扎,防止血液积聚。必要时安放引流,24 小时拔除引流后再加压包扎。术后继续抗结核治疗 6~12个月。

第三节　胸壁肿瘤

胸壁肿瘤包括胸廓深部软组织、肌肉及骨骼的肿瘤,分为原发性和转移性两类。原发性肿瘤又包括良性及恶性肿瘤两类。原发性良性肿瘤常见的有脂肪瘤、纤维瘤、血管瘤、神经鞘瘤及骨纤维瘤、骨瘤、软骨瘤等。原发性恶性肿瘤多为各种肉瘤,其中软骨肉瘤占 30%~40%。胸壁转移性肿瘤是由各处恶性肿瘤转移而来,以转移至肋骨最为多见,造成肋骨破坏或病理性骨折,引起疼痛,但肿块多不明显。良性胸壁肿瘤表现为肿块生长较慢、表面光滑、边界清楚,骨组织的良性肿瘤质地坚硬。恶性肿瘤生长迅速,边界不清,可有疼痛及压痛,表面皮温升高,静脉扩张。

【诊断】主要根据症状和体征,尤其是肿块的性质。胸部 X 线、CT 及超声检查有助于诊断及鉴别诊断。必要时可作肿瘤的针刺活检或切取活检明确诊断。但取活组织检查最好与切除计划联系起来一期进行。

【治疗】胸壁原发性肿瘤不论良性或恶性,在条件许可下应以手术治疗为主。良性肿瘤应连同包膜的肿块完整切除;恶性肿瘤应作彻底的胸壁整块切除,包括肿瘤及其周围组织如肌层、骨骼、肋间组织、壁胸膜和局部淋巴结,切除后胸壁缺损面积大者宜同期做修补术。术后可辅以放疗和化疗。放疗和化疗对某些不能手术的恶性肿瘤有一定缓解作用,一般多作为综合治疗的一部分。转移性胸壁肿瘤如原发病变已经切除,也可采用手术治疗。

第四节　脓　胸

脓胸是指因化脓性感染导致脓液积聚于胸膜腔。按病程发展分为急性脓胸和慢性脓胸;也可按致病菌分为化脓性、结核性和特异病原性脓胸;按病变范围可分为局限性脓胸和全脓胸。

【病因与病理】脓胸的致病菌多来自肺内感染灶,少数来自胸内和纵隔内其他脏器或身体其他部位感染灶,直接或经淋巴侵入胸膜引起感染化脓。致病菌以肺炎球菌、链球菌多见,但因抗生素的大量应用,这些细菌所致肺炎和脓胸已较前减少,而葡萄球菌特别是耐药性金黄色葡萄球菌致病明显增多,尤以小儿更为多见,且不易控制。此外,尚有大肠杆菌、绿脓杆菌、真菌以及引起腐败性脓胸的厌氧菌等。

常见感染途径:①肺部化脓性病灶直接侵及胸膜或破溃至胸膜腔;②经淋巴途径,如膈下脓肿、肝脓肿、纵隔脓肿、化脓性心包炎等,通过淋巴管侵犯胸膜腔(也可直接侵入、破溃进入胸膜腔);③血源性播散:在全身化脓性感染如败血症、脓毒血症时,致病菌可经血液循环进入胸膜腔。④胸部开放性损伤或胸内手术污染导致胸膜腔感染。

胸膜腔感染后,胸膜充血、水肿、大量浆液性液体渗出,肺组织受压;在此期内若能排出渗液,肺易复张。随着病程进展,脓细胞和纤维蛋白增多,渗出液变为脓性,纤维蛋白沉积于肺及壁胸膜表面而形成纤维素层。初期纤维素膜附着不牢固,质软而易脱落,以后随着纤维素层的不断加厚,韧性增强而易于粘连,并有使脓液局限化的倾向。纤维素在脏胸膜附着后将使肺膨胀受到限制,但清除脓液及纤维蛋白后,肺仍可复张。以上病理变化基本属于临床的急性期。

急性脓胸如果处理不当,则逐渐转为慢性脓胸。慢性脓胸的脓液稠厚,毛细血管及炎性细胞形成肉芽组织,纤维蛋白沉着在脏、壁胸膜上,并机化形成厚层致密的纤维板,构成脓腔壁,纤维板固定紧束肺组织,牵拉胸廓内陷,纵隔向患侧移位,并限制胸廓的活动性,从而减低呼吸功能。临床上进入慢性脓胸期。脓腔不能消失。如不进行纤维板剥脱术,肺将无法复张。

一侧胸膜腔大部或全部积脓时,称为全脓胸,如纤维组织使胸膜腔壁层间或膈肌发生粘连时,脓液局限于一部分胸膜腔内,称为局限性或包裹性脓胸。若伴有气管食管瘘,则脓腔内可有气体,出现气液平面,称为脓气胸。脓胸可穿破胸壁,称为自溃性脓胸。

上述脓胸病理改变虽有不同阶段之分,但并无明确时间界限,临床表现也不一致。因此,综合判断脓胸的不同阶段,有利于确定治疗方案。

一、急性脓胸

【临床表现】常有发热、胸痛、脉快、呼吸急促、食欲缺乏、全身乏力、白细胞增高等征象。积脓较多者尚有胸闷、咳嗽、咳痰症状。严重时可出现呼吸困难、发绀、休克。查体可见患侧肋间饱满、呼吸运动减弱,气管向健侧移位,患侧语颤减弱,叩诊浊音,听诊呼吸音减弱或消失。白细胞计数增高,中性粒细胞比例增加。胸部 X 线检查显示有积液所致的致密阴影。若积液量多,则患侧呈现大片浓密阴影、纵隔向健侧移位。若脓液在下胸部,则可见由外上向内下的斜行弧线形阴影。若脓液不多者,则可同时看到肺内病变。若伴有气胸,则可见液气平面。若未经胸腔穿刺而出现液气平面者,则应高度怀疑有气管食管瘘。超声波检查能明确范围和准确定位,有助于脓胸诊断和穿刺。胸腔穿刺抽出脓液可明确诊断,首先观察脓液的外观性状、质地稀稠、有无臭味。其次要做涂片镜检、细菌培养及药物敏感试验,以指导临床用药。

【治疗】急性脓胸的治疗原则与措施:①加强全身支持治疗,如补充营养和维生素,纠正水、电解质紊乱,纠正贫血等;②根据致病菌对药物的敏感性,应用足量有效抗生素控制包括原发灶在内的感染;③及时排出积脓,使肺早日复张,如脓液量少,可反复胸腔穿刺抽出积脓,并向胸膜腔内注入有效抗生素。如脓液量较大、脓液稠厚不易抽出,或经过治疗后脓液量未减少、患者症状无明显改善,或发现胸膜腔内大量气体、可疑伴有气管食管瘘,或腐败性脓胸等,则均宜尽早行胸腔闭式引流术。

闭式引流术的方法有两种:一是经肋间插管法,另一种是经肋床插管法。后者是在脓腔相应部位切开皮肤肌肉,切除长约 3~4cm 的一段肋骨,将肋间神经血管前后端予以结扎。然后经肋床切开胸膜并剪取一条胸膜做病理检查,继而以手指探查脓腔,如有多房分隔应予穿通,以利引流。吸净脓液后置入粗大有侧孔的引流管,并以缝线将引流管妥善固定,其外端连接水封瓶闭式引流。亦可在脓腔顶部加一经肋间插管作灌注抗生素冲洗用。脓液排出后,肺将逐渐膨胀,两层胸膜靠拢,空腔逐渐闭合。若空腔闭合缓慢或不够满意,可早行胸腔扩清术和纤维膜/板剥除术。如果脓腔长期不能闭合,则将转成慢性脓胸。

二、慢性脓胸

一般急性脓胸的病程不超过 3 个月,否则即进入慢性脓胸期。慢性脓胸的特征是脏、壁胸膜纤维性增厚。由于脓腔壁坚厚,肺不能膨胀,脓腔不能缩小,感染也不能控制。壁胸膜增厚的纤维板使肋骨聚拢,肋间隙变窄,胸廓塌陷。脓腔壁收缩使纵隔向患侧移位。这些都严重影响呼吸功能。

【病因】①急性脓胸治疗不及时或处理不当,如引流太迟、引流管过细、放置不恰当、拔除时间过早致引流不畅通等;②脓腔内有异物存留,如弹片、死骨、棉球、引流管残段等,使胸膜腔内感染难以控制;③胸腔毗邻有慢性感染病灶,如膈下脓肿、肝脓肿等反复侵入,或合并支气管、食管瘘,致感染难控制,脓腔不闭合;④特殊病原菌感染,如结核菌、放线菌等慢性炎症,导致纤维层增厚,肺膨胀受限,脓腔长期不愈。

【临床表现】患者有慢性咳嗽、气促、咯脓痰、胸闷不适等症状,常伴有低热、消瘦、贫血及低蛋白血症等慢性全身中毒症状。体检发现患侧胸壁塌陷,呼吸运动度减弱,叩诊浊音,听诊呼吸音减弱或消失,气管向患侧偏移。胸部 X 线检查显示胸膜增厚、肋间变窄、纵隔向患侧移位。部分患者有杵状指(趾)。有引流手术史者胸壁可见引流口瘢痕或瘘管。根据病史、体检和 X 线胸片,诊断慢性脓胸并不困难。必要时应作 CT 及支气管镜检查。未作过引流者,需作胸腔穿刺抽出脓液化验检查,并行细菌培养、明确致病菌种,做药敏试验。已作过引流者,可行脓腔造影或瘘管造影以明确脓腔范围和部位(若怀疑有支气管胸膜瘘宜慎用或禁忌),可自瘘口内注入少量美蓝,如吐出蓝色痰液,即可证实有支气管胸膜瘘。

【治疗】治疗原则:①加强营养支持治疗,改善全身情况,消除中毒症状和营养不良,提高机体抵抗力;②彻底消灭脓腔及致病原因,清除感染;③尽量保留及恢复肺功能。

常用手术有以下几种:①改进引流;②胸膜纤维板剥除术;③胸廓成形术;④胸膜肺切除术。这几种术式各有其适应证,有时又要综合应用。

(1)改进胸腔引流术　针对引流不畅的原因,如引流管过细、引流部位过高而不在脓腔最低位等予以改进。经充分引流后,脓腔逐渐缩小,为以后进行根治手术创造有利条件,因而也可认为这是大手术前的准备措施;部分患者也可获得治愈。

(2)胸膜纤维板剥除术　剥除脓腔壁层和脏层胸膜上的纤维板,使肺能复张,消灭脓腔,改善肺功能和胸廓呼吸运动,是目前治疗慢性脓腔较为常用的方法。但手术成功的机会只在病期不长、纤维板粘连不甚紧密的患者可能性较大。而很多患者由于病程已久,厚韧的胸膜纤维板与肺组织紧密粘连融合,以致不可能剥除,即使用“十”字切口,将纤维板分块切除,有时亦未能成功。此外,肺被压缩时间过久,肺组织已纤维化不能复张,或是肺内有广泛病变、结核性空洞或支气管扩张等,均不宜行胸膜纤维板剥除术。

(3)胸廓成形术　手术目的是去除胸廓局部的坚硬组织,使胸壁内陷,以消灭两层胸膜间的死腔。手术方法是切除覆盖在脓腔上的肋骨及壁层胸膜上增厚的纤维板,保留肋骨骨膜、肋间的血管、神经和肌肉,将胸壁软组织支撑带蒂的移植组织瓣,充填脓腔和堵塞支气管胸膜瘘。若脓腔较大,还可利用背阔肌、前锯肌做带蒂肌瓣充填或再用带蒂大网膜移植堵塞、消灭脓腔。肺表面的脏层纤维板往往有肉芽组织和坏死组织,须小心剥除,不要造成肺表面漏气。术毕骨膜外放置引流,并且妥善加压包扎。如患者体质虚弱不能耐受一次广泛手术,可自上而下分期进行,间隔期约 3 周左右。适用于病程长、肺组织纤维化、肺内有活动性结核病灶或合并支气管胸膜瘘者。

(4)胸膜肺切除术　慢性脓胸合并肺内严重病变，如支气管扩张、结核性空洞、严重支气管胸膜瘘等，可做纤维板剥除加病肺切除术。此手术技术要求高、难度大、出血多、创伤大，必须严格掌握适应证并做好充分术前准备，否则手术死亡率高，并发症多。

 ## 目标检测

一、简答题

1. 胸壁结核的临床特征及治疗原则是什么？

2. 胸壁肿瘤如何分类？

3. 简述急性脓胸的临床表现。

4. 慢性脓胸的主要原因有哪些？

二、案例分析

患者男性，19岁，2个半月前因急性脓胸经多次胸腔穿刺抽脓及抗生素治疗后，仍有低热、消瘦，右胸部X片仍可见有包裹性脓腔，入院后行胸腔闭式引流术，每日引流脓液30～50ml，胸片及胸部CT显示右下胸部有一9.8cm×6.2cm的残腔，壁厚约2mm，未见钙化，肺内未见病变，请给出明确的诊断，为进一步治疗，应选择什么手术？如何操作？

第二十三章　肺部疾病

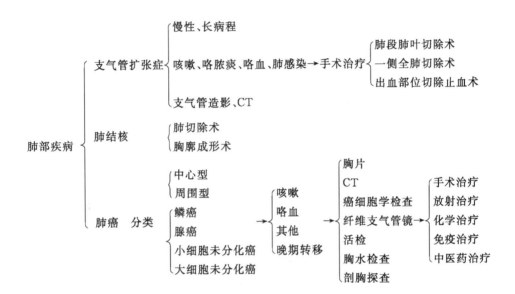

肺部疾病
- 支气管扩张症
  - 慢性、长病程
  - 咳嗽、咯脓痰、咯血、肺感染 → 手术治疗
    - 肺段肺叶切除术
    - 一侧全肺切除术
    - 出血部位切除止血术
  - 支气管造影、CT
- 肺结核
  - 肺切除术
  - 胸廓成形术
- 肺癌　分类
  - 中心型
  - 周围型
  - 鳞癌
  - 腺癌
  - 小细胞未分化癌
  - 大细胞未分化癌
  →
  - 咳嗽
  - 咯血
  - 其他
  - 晚期转移
  →
  - 胸片
  - CT
  - 癌细胞学检查
  - 纤维支气管镜
  - 活检
  - 胸水检查
  - 剖胸探查
  →
  - 手术治疗
  - 放射治疗
  - 化学治疗
  - 免疫治疗
  - 中医药治疗

🔸 学习目标

【知识目标】
1. 掌握肺癌的病理、分类、临床表现、诊断与鉴别诊断。
2. 了解支气管扩张症和肺结核外科治疗的手术适应证和手术基本原则。

【能力目标】能正确提出常见肺部疾病的外科治疗适应证及初步治疗方案。

第一节 支气管扩张症

支气管扩张症是由于支气管及其周围组织慢性炎症与支气管阻塞,导致支气管组织结构的病理性破坏、管腔扩张和变形。引起支气管阻塞的原因有淋巴结肿大、异物、稠厚分泌物脓块、肿瘤等。有先天性支气管壁软骨支持组织发育缺陷的患者,更易发生感染和支气管扩张。解剖学上可将支气管扩张分为圆柱状和囊状扩张两种,通常混合存在。前者病理改变较轻,后者多较严重。支气管扩张多发生在周围第三、四级支气管分支,下叶较上叶多见。炎症先损坏管壁纤毛柱状上皮,继而损坏管壁弹力纤维、平滑肌、软骨等。组织破坏后逐渐为纤维组织所替代,支气管遂呈柱状或囊状扩大,成为感染分泌物蓄积的管柱或囊袋。有的支气管还可因炎症瘢痕及纤维化收缩而闭塞,致肺不张。

【临床表现】主要为慢性咳嗽,咳大量脓痰、反复咯血和肺部感染。患者排痰量较多,呈黄绿色脓性黏液,甚至有恶臭。体位改变,尤其是清晨起床时可能诱发剧烈咳嗽、咳痰,这可能是由于扩张支气管内积存的脓液引流入并刺激近端气道所致。有时痰中带血或大量咯血。病程久者可能有贫血、营养不良或杵状指(趾)。支气管造影检查能确诊,并可明确支气管扩张的部位、形态、范围和程度,为外科治疗提供重要参考信息。检查前应加强体位引流和抗生素治疗。高分辨率的薄层 CT 检查有重要意义。

【手术治疗】虽然内科抗感染等治疗可使支气管和肺部炎症改善,但不能逆转支气管扩张的病理改变,故手术切除病肺组织是治疗中度以上支气管扩张的有效方法。

1. 手术适应证

一般情况较好,心、肝、肾等重要器官功能均无异常者,可按下列情况选择不同手术方式。

(1)病变局限于一段、一叶者,可做肺段或肺叶切除术。

(2)一侧多叶甚至全肺病变,但对侧肺功能良好者,可作多叶甚至一侧全肺切除术。

(3)双侧病变,若一侧肺的肺段或肺叶病变显著,而对侧病变轻微,估计痰或血主要来自病重的一侧,可作单侧肺段或肺叶切除术。

(4)双侧病变,若病变范围总肺容量不超过 50%、切除后不致严重影响呼吸功能者,可根据情况一期或分期作双侧手术。一般先进行病重的一侧。分期间隔时间至少半年。

(5)双侧病变范围广泛,一般不宜作手术治疗。但若反复大咯血不止,积极内科治疗无效,能明确出血部位,可考虑切除出血的病肺以抢救生命。

2. 手术禁忌证

①全身情况较差,心、肺、肝、肾功能不全,不能耐受手术者。②病变范围广泛,手术后可能严重影响呼吸功能者。③合并肺气肿、哮喘或肺源性心脏病者。

3. 术前准备

（1）术前检查　除按大手术常规检查外，必须近期做支气管造影，以明确手术范围和一期抑或是分期手术，但应待造影剂基本排净后进行手术。必要时可考虑作支气管镜检查以观察咯血来源，或明确有无肿瘤、异物等。心肺功能检查属必要检查项目。临床上通常按活动能力、登楼高度及运动使心跳加速后的恢复时间等粗略估计心功能，再结合心电图、超声心动图等进行综合评价分析。呼吸功能可行肺通气功能检查，如肺活量、最大通气量、时间肺活量、血液气体分析等，以明确术前并评估术后肺功能和组织供氧情况。

（2）控制感染和减少痰量　为预防术中、术后并发窒息或吸入性肺炎，应在术前根据药敏试验结果应用有效抗生素，并尽可能将痰量控制在 50ml/d 以下。积极指导患者行体位引流及作抗生素超声雾化吸入，有利于提高排痰效果。注意咯血患者不宜作体位引流术。

（3）支持疗法　由于患者耗损很大，经常合并有营养不良，故宜给予高蛋白、高维生素饮食。纠正贫血。对慢性感染病灶，适当积极给予清除，以防诱发呼吸道感染。

4. 术后处理

在完全苏醒前和苏醒后 6～12 小时应有专人护理。24～48 小时内应细致观察血压、脉搏、呼吸。详细记录胸液引流量、尿量和体温。特别注意胸膜腔引流管通畅情况、肺复张后的呼吸音和是否有缺氧现象。常规给予吸氧。术后第一个 24 小时内，胸膜腔引流液量一般约为500ml 左右。如见大量血性液体流出，每小时超过 100ml 时，应警惕有胸内活动性出血，应急诊处理，包括必要时再次开胸止血等治疗措施。

积极体位治疗和咳嗽排痰。早期雾化吸入有效抗生素和溶纤维蛋白酶，有助于痰的液化咳出。若呼吸道内有分泌物不能排出，则可插鼻导管吸痰，积极防止肺不张。若采用各种排痰方法均无效时，则可用纤维支气管镜吸除，甚至作气管切开吸痰。有严重呼吸功能不全时，可用呼吸机施行人工辅助呼吸。

支气管扩张手术切除后，疗效一般满意。症状消失或明显改善者可占 90% 左右。术后症状未完全缓解者，多有残留病变，或因术后残腔处理不当致残留的肺叶或肺段支气管发生扭曲，致支气管扩张复发。

第二节　肺结核的外科治疗

肺结核是由结核杆菌引起的肺部感染性疾病。大部分患者经内科抗结核药物治疗达到治愈，但部分患者因各种原因化疗失败，病菌持续阳性，肺部有不可逆病灶，须考虑手术治疗。应用外科治疗肺结核的先决条件是经内科治疗后并且已得到控制，不再处于活动播散期。外科治疗只是肺结核综合治疗的一个组成部分，术前术后必须配合有效的抗结核药物治疗。同时采用各种支持疗法、增强患者的抵抗力，积极防止和减少手术并发症发生和病变复发。

肺结核外科治疗最常用的手术方法之一是肺切除术，它是消灭慢性传染病源，预防复发和治疗各种严重并发症的有效手段。另一方法是胸廓成形术或称胸廓改形术，是一种萎陷疗法，即通过切除病肺相对应的部分肋骨，使胸壁内陷，病肺受压缩而萎陷，使其得以静息，有利于组织愈合和促进空洞闭合。同时，萎陷处血液和淋巴回流减缓，可减少毒素吸收，且局部相对缺氧，不利于结核菌繁殖。对于需要外科治疗而不适于施行肺切除术的患者，胸廓成形术是一种有效的手术方法。因此，两种手术既有共同的适应证，又各有特殊的适应证。

一、肺切除术

1. 适应证

(1)肺结核空洞 ①厚壁空洞,内层有较厚的结核肉芽组织,外层有坚韧的纤维组织,不易闭合;②张力空洞,支气管内有肉芽组织阻塞,引流不畅;③巨大空洞,病变广泛,肺组织破坏较多,空洞周围纤维化并与胸膜粘连固定,不易闭合;④下叶空洞,萎陷疗法不能使其闭合。

(2)直径大于 2cm 的结核性球形病灶 干酪样病灶不易愈合,有时溶解液化成为空洞。有时又难以与肺癌鉴别,或并发肺泡癌或瘢痕组织发生癌变,均应及早作手术切除。

(3)毁损肺 肺叶或一侧全肺有广泛的干酪病变、空洞、纤维化和支气管狭窄或扩张而毁损,肺功能已基本丧失,药物治疗常难以奏效,或已经成为感染源,反复发生细菌或霉菌感染。

(4)结核性支气管狭窄或支气管扩张 瘢痕狭窄可以造成肺段或肺叶不张。结核病灶及肺组织纤维化又可以造成支气管扩张,继发感染,引起反复咳痰、咯血。

(5)反复或持续咯血 经药物治疗无效,病情危急,经纤维支气管镜检查明确出血部位,可将出血病肺切除以挽救生命。

(6)其他 ①久治不愈的慢性纤维干酪型肺结核,反复发作,病灶比较集中在某一肺叶内;②胸廓成形术后仍有排菌,如情况允许可考虑切除治疗;③诊断不明确的肺部可疑块状阴影或原因不明的肺不张,不能排除肺癌者。

2. 禁忌证

(1)全身情况差,有明显心、肺、肝、肾等重要脏器功能不全者。

(2)肺结核处于活动进展期,全身症状明显,血沉等基本指标不正常,或肺内其他部位出现新的浸润性病灶。

(3)临床检查及肺功能测定提示病肺切除后将严重影响患者呼吸功能者。年龄大,不是禁忌证,应根据生命重要脏器的功能决定手术。

(4)合并肺外其他脏器结核病,经过系统的抗结核治疗,病情仍在进展或恶化者。

3. 手术方法

根据病变的性质和范围决定手术方法。原则上既要彻底切除病灶,同时尽量保留正常肺组织。包括:①肺叶切除术;②局部楔形切除或肺段切除术;③一侧全肺切除术。

4. 术前准备及术后处理

(1)参照第一节(支气管扩张症)。

(2)由于多数患者已经长期联合应用大剂量的抗结核药物治疗,因而需要详细询问、统计、分析后,定出初步手术时机和方案。有耐药性的患者,应采用新的抗结核药物作术前准备,必要时可静脉滴注。

(3)痰结核菌阳性者应作支气管镜检,如有内膜结核,则应继续抗结核治疗,直至控制稳定。

(4)术后继续抗结核治疗至少 6～12 个月。若肺切除后有胸内残腔,而余肺内尚有残留病灶,需考虑同期或分期加作胸廓成形术。

5. 术后并发症

(1)支气管胸膜瘘 结核病患者的发生率比非结核病者高。原因:①支气管残端有内膜结核,致愈合不良;②残端有感染或胸膜腔感染侵蚀支气管残端,引起炎性水肿或缝线脱落致残端裂开；③支气管残端处理不当，如残端周围组织剥离过多致供血受损，或残端缝合后未妥善覆盖有活力的带蒂软组织促进愈合；或残端过长，致分泌物潴留感染，或手术残腔未予妥善处理；或支气管残端闭合不良，致残端瘘。

若胸膜腔内有液气平面，经排液 10～14 天后仍持续存在，且患者有发热、刺激性咳嗽，健侧卧位时加剧并咳出血性痰液，应考虑并发支气管胸膜瘘。如向胸膜腔内注入美蓝液 1～2ml 后，患者咳出蓝色痰液即可确诊。

瘘的处理取决于术后发生瘘的时间。早期者，可重新手术修补瘘口，先将残端解剖游离，将支气管口上的上皮去除干净，缝合新鲜的残端，再妥善包埋在附近的组织下。较晚者，宜安置闭式引流，排空感染的胸膜腔内液体。若引流 4～6 周瘘口仍不闭合，需按慢性脓胸处理。

（2）顽固性含气残腔　一般不产生症状，此腔可保持无菌，可严密观察和采用药物治疗，数月后逐渐消失。出现呼吸困难、发热、咯血或持续肺泡漏气等征象时，则需按支气管瘘处理。

（3）脓胸　结核病肺切除术后遗留的残腔易并发感染引起脓胸，其发病率远高于非结核病者。诊治原则可参见脓胸的诊治原则。

（4）结核播散　若在术前能采用有效的抗结核药物作术前准备，严格掌握手术适应证和手术时机，特别是痰结核菌阴性者，结核播散并不多见。相反，痰菌阳性、痰量多，活动性结核未能有效控制，加上麻醉技术、术后排痰不当以及并发支气管瘘等因素，均可引起结核播散。

上述并发症常伴发而较少单独发生。因此，注意结核病治疗的整体性，方能获得较好疗效。

二、胸廓成形术

1. 适应证

（1）上叶空洞，患者一般情况差而不能耐受肺叶切除术者。

（2）上叶空洞，但中叶和下叶也有结核病灶。若作全肺切除术，则创伤太大，肺功能丧失过多；若仅作上叶切除术，术后中下肺叶可能代偿性膨胀，致残留病灶恶化。可同期或分期加作胸廓成形术。

（3）一侧广泛肺结核灶，痰菌阳性，药物治疗无效，一般情况差不能耐受全肺切除术，但支气管受累不严重者。

（4）肺结核合并脓胸或支气管胸膜瘘而不能耐受肺切除术者。

2. 禁忌证

（1）张力空洞、厚壁空洞以及位于中下叶或邻近纵隔处的空洞。

（2）结核性球形病灶或结核性支气管扩张。

（3）青少年患者，因术后可引起胸廓或脊柱明显畸形，应尽量避免施行。

3. 方法

胸廓成形术应自上而下分期切除肋骨，每次切除肋骨不超过 3～4 根，以减少反常呼吸运动。每期间隔约 3 周左右。每根肋骨切除的长度应后端包括胸椎横突，前端在第 1～3 肋时应包括肋软骨，以下逐渐依次缩短，保留前面部分肋骨。切除肋骨的总数应超过空洞以下两肋。每次手术后均应加压包扎，避免胸廓反常呼吸运动。

4. 术前准备及术后处理

基本上与肺切除术相同。

5. 缺点

胸廓成形术的主要缺点是造成胸廓及脊柱畸形。近年来由肺切除手术广泛开展,用于对肺结核手术治疗,疗效满意。故胸廓成形术已很少使用。

第三节 肺 癌

肺癌是起源于支气管黏膜上皮的恶性肿瘤,是最常见的恶性肿瘤之一。近几十年来,世界各国肺癌的发病率和死亡率都有显著增高的趋势。发病年龄多在 40 岁以上,男女之比约为 3~5∶1。肺癌已是一种严重威胁人类健康和生命的疾病。

【病因】肺癌的病因尚未明确。长期大量吸烟已公认为肺癌的重要致病因素,有资料显示,吸烟者肺癌死亡率比不吸烟者高 10~13 倍。吸烟量越多,吸烟年限越长,开始吸烟年龄越早,肺癌死亡率越高。纸烟燃烧时释放致癌物质。职业因素中,长期接触石棉、铬、镍、铜、锡、砷以及放射性物质者,肺癌发病率增高。城市中工业废气、汽车废气、烟尘等造成空气污染,资料统计,城市肺癌发病率明显高于农村,大城市又比中、小城市发病率多。另外,病毒感染、肺结核感染、机体免疫功能及家族遗传等因素对肺癌发生有一定关系。

近来,在肺癌分子生物学方面的研究表明,癌基因如 *Ras* 家族、抑癌基因如 P53 基因以及表皮生长因子及其受体转化生长因子基因等表达的变化与基因突变同肺癌的发病有密切的关系。

【病理】肺癌起源于支气管黏膜上皮。癌肿可向支气管腔内或(和)邻近的肺组织生长,并可通过淋巴、血行或经支气管转移扩散。癌肿的生长速度和转移扩散的情况与癌肿的组织学类型、分化程度等生物学特性有一定关系。肺癌分布特点是右肺多于左肺、上叶多于下叶。常用下列分类方法:

1. 按发生部位分类

(1)中心型肺癌 发生在主支气管、肺叶支气管的肺癌,位置靠近肺门者,约占 3/4。

(2)周围型肺癌 发生在肺段支气管以下的肺癌,位于肺周围部分者,约占 1/4。

2. 按组织学分类

按细胞分化程度和形态分为下列 4 种:

(1)鳞状细胞癌(鳞癌) 是最常见的类型,约占 50%,多见于 50 岁以上男性,常为中心型。生长缓慢,病程长,转移较晚,通常先经淋巴转移,后经血行转移。手术切除的机会较多,对放疗和化疗较敏感。

(2)腺癌 约占 25%,发病年龄较小,女性相对多见,常为周围型。早期一般没有明显临床症状,往往在胸部 X 线检查时发现,表现为圆形或椭圆形分叶状肿块。一般生长较慢,但有时在早期即可发生血行转移,淋巴转移较晚。

细支气管肺泡癌是腺癌的一种类型,起源于细支气管黏膜上皮或肺泡上皮,故又称为细支气管肺泡细胞癌。发病率低,女性较多见,常位于肺野周围部分。一般分化程度较高,生长较慢,癌细胞沿细支气管、肺泡管和肺泡壁生长,而不侵犯泡间隔。淋巴和血行转移发生较晚,但可侵犯胸膜或经支气管播散到其他肺叶。在 X 线形态上可分为结节型和弥漫型两类。前者可以是单个结节或多个结节,后者形态类似支气管肺炎。

(3)小细胞未分化癌(小细胞癌) 占 10%~15%,发病率比鳞癌低,多见于男性。小细胞未分化癌是肺癌中恶性程度最高的一种。发病年龄较轻,大多为中心型,生长快,细胞形态与小淋巴细胞相似,形如燕麦穗粒,因而又称为燕麦细胞癌。细胞质内含有神经内分泌颗粒。较早出现淋巴和血行转移。对放疗和化疗敏感,但在各型肺癌中预后较差。

(4)大细胞未分化癌(大细胞癌)　较少见,可为中心型或周围型。细胞大,胞浆丰富,胞核形态多样,排列不规则。细胞分化程度低,常在发生脑转移后才被发现,预后差。

此外,少数肺癌病例同时存在不同类型的癌肿组织,如腺癌内有鳞癌组织,鳞癌内有腺癌组织或鳞癌与小细胞癌并存。这一类癌肿称为混合型肺癌。

3.肺癌的扩散和转移途径

(1)直接扩散　癌肿沿支气管壁浸润生长并可向支气管腔内形成肿块,造成支气管阻塞;也可直接侵入邻近肺组织进入相邻的肺叶或胸膜,造成胸膜转移及胸膜腔播散,进而侵犯胸壁及胸内其他组织和器官。

(2)淋巴转移　癌细胞经支气管和肺血管周围淋巴管,先侵入到邻近的肺段或肺叶支气管周围淋巴结,然后到达肺门或气管隆凸下淋巴结、或侵入到纵隔和气管旁淋巴结,最后侵入到锁骨上和颈部淋巴结;纵隔和气管旁以及颈部淋巴结转移一般发生在肺癌同侧,也可以在对侧,即所谓交叉转移。肺癌侵入胸壁或膈肌后,可向腋下或上腹部主动脉旁淋巴结转移。

(3)血行转移　是肺癌的晚期表现。小细胞癌和腺癌的血行转移较鳞癌更为常见。通常癌细胞可直接侵入肺静脉,然后经左心随体循环血流而转移到全身各处器官和组织,常为肝、骨骼、脑等器官。

【临床表现】肺癌的临床表现与癌肿的部位、大小、类型、是否压迫和侵犯邻近器官以及有无并发症或转移等密切相关。早期肺癌特别是周围型肺癌往往无任何症状,大多在胸部 X 线检查时被发现。

1.咳嗽

常见的早期症状,为刺激性干咳或咳少量黏液痰。合并肺部感染时,可有脓性痰液,且痰量增多。

2.咯血

多为痰中带血点、血丝或间断小量咯血;如癌肿侵蚀大血管,可引起大咯血。

3.其他

癌肿侵犯支气管引起部分阻塞,可有局限性喘鸣;肿块及肿大的肺门淋巴结压迫支气管、主支气管引起狭窄或由于胸膜转移导致胸腔大量积液,可有胸闷、气促等。

4.晚期转移症状

肿瘤直接浸润侵犯胸膜、肋骨及胸壁,可有不同程度的胸痛,如压迫肋间神经,可引起顽固性神经痛;肿瘤压迫主支气管、气管可出现吸气性呼吸困难。同时:①压迫或侵犯膈神经,可引起同侧膈肌麻痹;②压迫或侵犯喉返神经,引起声带麻痹、声音嘶哑;③压迫上腔静脉,可引起面部、颈部、上肢和上胸部静脉怒张,皮下组织水肿,上肢静脉压升高;④侵犯胸膜,可引起胸膜腔积液,往往为血性,大量积液时可以引起气促;有时癌肿侵犯胸膜及胸壁,可以引起持续性剧烈胸痛;⑤癌肿若侵入纵隔,可压迫食管,引起吞咽困难;⑥上叶顶部肺癌,亦称 Pancoast 肿瘤,可以侵入纵隔和压迫位于胸廓上口的器官或组织,如第 1 肋骨、锁骨下动脉和静脉、臂丛神经、颈交感神经等,产生剧烈胸肩痛、上肢静脉怒张、水肿、臂痛和上肢运动障碍,同侧上眼睑下垂、瞳孔缩小、眼球内陷、面部无汗等颈交感神经综合征。肺癌血行转移至脑、骨骼、肝等器官可引起相应的不同症状。

另外,有些癌肿可产生内分泌物质,患者可出现内分泌、神经肌肉、结缔组织、血液系统等非转移性的全身异常改变,即称副癌综合征,如骨关节综合征、Cushing 综合征、抗利尿激素分泌失调综合征、高钙血症、多发性肌肉神经痛等。

【辅助检查】

1. X 线检查

X 线是诊断肺癌的最重要方法。大多数肺癌可经胸部 X 线摄片和 CT、支气管造影等检查,能明确肿块的形态、部位、范围及肺门和纵隔淋巴结肿大的情况。

中心型肺癌表现为一侧肺门类圆形阴影,边缘毛糙、分叶状;肿块侵犯、压迫气管、支气管引起阻塞时可致该肺叶不张、阻塞性肺炎等征象。癌肿发展到一定程度时,可出现肺门阴影,但因肿块阴影常被纵隔组织影掩盖,需做胸部 CT 检查才能显示清楚。肿瘤侵犯邻近的肺组织或转移到肺门及纵隔淋巴结时,可见肺门区肿块或纵隔阴影增宽,轮廓呈波浪形,形态不规则,边缘不整齐,有时呈分叶状。纵隔转移淋巴结压迫膈神经时,可见膈肌抬高,透视可见膈肌反常运动。气管隆凸下肿大的转移淋巴结,可使气管分叉角度增大,相邻的食管前壁受压。晚期病例还可看到胸膜腔积液或肋骨破坏。

周围型肺癌常表现为肺野周围孤立性圆形或类圆形阴影,直径从 1～2cm 到 5～6cm 或更大,密度不均匀,轮廓不规则,边界毛糙,常有细短毛刺影(图 23-1);如肿块中心区坏死液化,可显示为厚壁偏心性空洞,内壁不规则,可伴有液平面(图 23-2)。

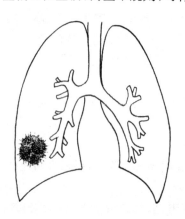
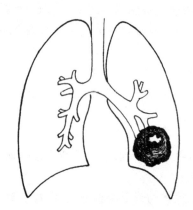

图 23-1 右下叶周围型肺癌　　　　图 23-2 左下叶癌性偏心性空洞

结节型细支气管肺泡癌 X 线表现为轮廓清楚的孤立球形阴影,与上述周围型肺癌的 X 线表现相似。弥漫型细支气管肺泡癌 X 线表现为浸润性病变,轮廓模糊,自小片到一个肺段或整个肺叶,类似于肺炎。

电子计算机体层扫描(CT)检查可显示肺部薄层横断面结构图像,且能避免病变与正常组织互相重叠,分辨率高,可发现一般 X 线检查隐藏区(如肺尖、膈上、脊椎旁、心后、纵隔等处)的早期肺癌病变,对中心型肺癌的诊断具有重要价值。CT 可显示位于纵隔内肿块阴影、支气管受侵范围、癌肿淋巴结转移状况以及侵犯肺血管和纵隔内器官组织的程度,并可作为制定中心型肺癌的手术或非手术治疗方案的重要依据。CT 还可清楚显示肺野中 1cm 以下的肿块,可以发现一般胸部 X 线平片容易遗漏的较早期周围型肺癌。对于周围型肺癌肺门及纵隔淋巴结转移的情况,是否侵犯胸膜、胸壁及其他脏器,少量的胸膜腔积液,癌肿空洞内部情况等都可提供详细的信息。因此,CT检查对周围型肺癌的诊断和治疗方案的选择也具有重要价值。

2.痰细胞学检查

肺癌表面脱落的癌细胞随痰液咯出。痰细胞学检查应连续数日重复送检。其阳性率约为80%左右,如找到癌细胞,可明确肺癌诊断,并可判断病理类型。中央型肺癌特别是伴有血痰的病例,痰细胞学检查阳性率更高。

3.纤维支气管镜检查

对中心型肺癌诊断的阳性率较高。经支气管在管腔内可直接看到肿瘤,并可取活组织病检、刷取肿瘤表面组织或吸取管腔内分泌物进行细胞学检查,对中心型肺癌的诊断率可达90%以上。

4.纵隔镜检查

可直接观察到气管前隆凸下及两侧支气管区淋巴结情况,并可采活组织作病理切片检查,明确肺癌是否转移到肺门和纵隔淋巴结。中央型肺癌,纵隔镜检查的阳性率较高。而检查阳性者,通常说明病变范围广,不适宜手术治疗。

5.正电子发射断层扫描(PET)

恶性肿瘤的糖酵解代谢高于正常细胞,肺癌PET显像时表现为局部异常浓聚。可用于肺内结节和肿块的定性诊断,并能显示纵隔淋巴结有无转移。目前,PET是肺癌定性诊断和分期的最好、最准确的无创检查。

6.经胸壁穿刺活组织检查

对周围型肺癌阳性率较高,但有气胸、出血、感染以及癌细胞沿针道播散等并发症风险,故应严格掌握检查适应证。

7.转移病灶活组织检查

晚期肺癌病例已有锁骨上、颈部、腋下等处淋巴结转移或皮下转移性结节者,可切取转移病灶组织作病理切片检查,或穿刺抽取组织作涂片检查,可明确诊断。

8.胸水检查

抽取胸水经离心处理后,取其沉淀作涂片检查,寻找癌细胞。

9.剖胸探查

肺部肿块经多种方法检查均未能确立诊断,不能排除肺癌可能性时,如患者全身情况许可,应作剖胸探查手术。术中可根据病变情况和活检结果进行相应治疗,以免延误病情。

【诊断】根据详细的询问病史、体检检查和相关的辅助检查,一般都能得以确诊。必须强调早期诊断对肺癌治疗效果的重要性,临床上约有80%的肺癌患者在明确诊断时已失去外科手术机会。因此,为提高早期诊断率,应进行肺癌防治知识的普及宣教,对肺癌高发或高危因素的人群,特别是40岁以上长期吸烟者,应定期做胸X线检查,有可疑征象时,宜进行详细的进一步检查。影像学检查是发现肺癌征象的常用而有价值的方法,细胞学和病理学检查是确诊肺癌的必要手段。

【鉴别诊断】按肿瘤发生部位、病理类型和病程早晚等不同情况,肺癌可以有多种表现,应注意与下列疾病进行鉴别。

1.肺结核

(1)肺结核球:应与周围型肺癌鉴别。多见年轻人,病程长,好发于上叶尖后段和下叶背段。在 X 线片上可见肿块影密度不均匀,边界清楚,密度高,可有钙化点。如有空洞形成多为中心性、壁薄,可见稀疏透光区。肺内常有散在性结核病灶。

(2)肺门淋巴结结核:易与中心型肺癌相混淆。多见儿童或老年,常伴有发热等全身中毒症状,很少有咯血,抗结核药物治疗有效。

(3)粟粒性肺结核:应与弥漫性细支气管肺泡癌鉴别。常见于青年,有发热等全身中毒症状,抗结核治疗效果明显。肺癌可以与肺结核合并存在。对于中年以上肺结核患者,在原有肺结核病灶附近或其他肺内出现密度较浓的块状阴影、肺叶不张、一侧肺门阴影增宽,以及在抗结核药物治疗过程中肺部病灶未见好转,反而逐渐增大等情况时,都应高度怀疑肺癌,必须进一步做痰细胞学检查和支气管镜检查。

2. 肺炎

应与中心型肺癌引起阻塞性肺炎相鉴别。肺炎起病急,有明显寒战、高热等全身感染症状,X 线片上表现为边界模糊的片状或斑点状阴影,密度不均匀,且不局限于一个肺段或肺叶。经抗生素治疗后,症状消失快,病灶吸收完全。

3. 肺脓肿

应与癌性空洞相鉴别。肺脓肿起病急,常有寒战、高热、咳大量脓痰及白细胞计数增高等表现;X 线胸片显示空洞壁薄、内壁光滑、常有液平面,脓肿周围的肺组织或胸膜常有炎性变。支气管造影空洞多可充盈,并常伴有支气管扩张。

另外,还应与肺部良性肿瘤(如错构瘤、纤维瘤等)、纵隔淋巴肉瘤、结核性胸膜炎等疾病相鉴别。

【治疗】肺癌的治疗应根据其分期和 TNM 分类,病理类型及患者的全身情况等综合分析决定,采用外科手术治疗、放射治疗、化学药物治疗、免疫治疗等综合治疗方法。一般认为,非小细胞肺癌应以手术治疗为主,并辅以放疗或化疗;小细胞癌早期多有远处转移,应以化疗和放疗为主。

1. 手术治疗

手术治疗仍然是目前治疗肺癌的最重要和最有效的手段,在尽可能彻底切除肺部原发癌肿病灶和局部及纵隔淋巴结的同时,尽可能保留健康肺组织。手术切除的范围主要取决于病变的部位和大小。周围型肺癌,可施行解剖性肺叶切除术;中心型肺癌,应行肺叶或一侧全肺切除术或支气管袖状肺叶切除术。手术禁忌证:①远处转移,如脑、骨、肝等器官转移;②心、肺、肝、肾等重要脏器功能不全,全身情况差;③广泛肺门、纵隔淋巴结转移,不能彻底清除者;④严重侵犯周围器官及组织,预期切除困难者;⑤胸外淋巴结转移,肺切除术应慎重考虑。

2. 放射治疗

放射治疗是局部消灭肺癌病灶的一种方法。小细胞肺癌对放射治疗敏感性较高,鳞癌次之,腺癌和大细胞癌敏感度最低。临床上通常采用手术后放射治疗,结合其他综合治疗,能提高肺癌治愈率。放射疗法可引起倦乏、胃纳减退、低热、骨髓抑制、放射性肺炎、肺纤维化和癌肿坏死液化空洞形成等放射反应和并发症,应及时给予相应处理。全身情况不佳、高度肺气肿、肺功能不良及全身广泛转移等均不宜放射治疗。肺癌脑转移病例若颅内病灶较局限,可采用 γ 刀放射治疗,有一定的缓解率。

3. 化学治疗

对分化程度低的肺癌,尤其是小细胞癌,疗效较好。通常配合手术、放疗等综合治疗,防止肺癌转移、复发,提高治愈率;也可单独应用于晚期肺癌患者,可缓解症状。常用于治疗肺癌的化学药物:环磷酰胺、氟尿嘧啶、丝裂霉素、阿霉素、表阿霉素、甲基苄肼、长春碱、甲氨蝶呤、洛莫司汀(环己亚硝脲)、顺铂、卡铂、紫杉醇等。应根据肺癌的类型和患者的全身情况合理选用药物,并根据单纯化疗还是辅助化疗选择给药方法、决定疗程的长短以及药物联合应用、间歇给药等问题。临床应用时,要掌握药物的性能和剂量,并密切观察副作用;出现骨髓造血功能抑制、严重胃肠道反应等情况时要及时调整药物剂量或暂缓给药。目前,根据肿瘤代谢及基因的某些靶点已有多种靶向治疗制剂用于肺癌的治疗,但疗效仍需观察。

4. 免疫治疗

实验研究和临床观察发现人体的免疫功能状态与癌肿的生长发展有一定关系。包括特异性免疫疗法和非特异性免疫疗法。前者用经过处理的自体肿瘤细胞或加用佐剂后,作皮下接种进行治疗,还包括应用各种白介素、肿瘤坏死因子、肿瘤核糖核酸等生物制品。后者常用干扰素、转移因子、左旋咪唑等,在肺癌的治疗中能增加机体人体免疫功能,提高疗效。

5. 中医药治疗

用辨证论治方法,与西药起协同作用,减少患者对放疗、化疗的副作用,提高抗病能力,促进机体功能恢复,改善症状。

 目标检测

一、简答题

1. 简述支气管扩张的临床特点。

2. 简述肺结核外科治疗的指征。

3. 简述肺癌的病理分型。

4. 如何早期诊断肺癌?

二、病案分析

男性,60 岁。2 个月前无明显诱因出现刺激性咳嗽,有少量灰白色黏痰,伴有右胸背胀痛,无发冷、发热、心悸、盗汗。期间以呼吸道感染行抗炎治疗,效果不明显。1 周前出现间断性痰中带血,有时血多痰少,但无大量咯血。无明显消瘦,近日稍感疲乏,食欲尚可,大小便正常。既往吸烟 30 余年,每日 1 包以上。查体:右上肺可闻及干啰音,左肺正常,未见杵状指及其他明显异常体征。胸部 X 线片提示右上肺前段有一个约 3cm×4cm 大小椭圆形块状阴影,边缘模糊毛糙,可见细短的毛刺影。

请给出初步诊断,需要进一步检查有哪些,可能与哪些疾病相鉴别,请提出治疗方案。

第二十四章　食管疾病

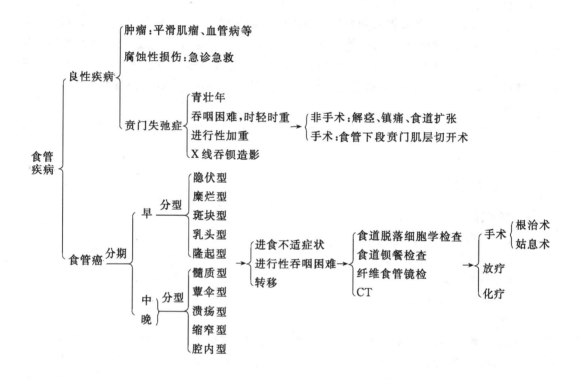

学习目标

【知识目标】

1. 掌握食管癌的临床表现、诊断和治疗原则。

2. 了解食管良性疾病的临床表现。

【能力目标】能正确提出食管癌的治疗方案。

第一节　食管良性疾病

一、食管良性肿瘤

食管良性肿瘤比较少见,包括食管平滑肌瘤、乳头状瘤、血管瘤及成肌细胞瘤等,其中食管平滑肌瘤最常见。

【分型】按其组织发生来源可分为腔内型、黏膜下型及壁间型。①腔内型:包括息肉及乳头状瘤。②黏膜下型:包括血管瘤及颗粒细胞成肌细胞瘤。③壁内型肿瘤:发生于食管肌层,最常见的是食管平滑肌瘤,后者约占食管良性肿瘤的70%。

【临床表现】食管良性肿瘤患者的症状和体征主要取决于肿瘤的解剖部位和体积大小及有无梗阻。早期无明显症状。随着肿块增长,可以出现不同程度的食管梗阻表现,如吞咽困难、呕吐、消瘦等症状。很多患者有吸入性肺炎、胸骨后压迫感或疼痛感。血管瘤患者可发生出血。

【诊断】食管良性肿瘤患者,不论有无症状,均须经X线检查和内镜检查,方可作出诊断。发病最多的食管平滑肌瘤因发生于肌层,故黏膜完整,肿瘤大小不一,呈椭圆形、生姜形或螺旋形。食管X线吞钡检查可出现充盈缺损和"半月状"压迹。食管镜检查可见肿瘤表面黏膜光滑、正常。这时,切勿进行食管黏膜活检,以免破坏黏膜完整性。

【治疗】一般而言,无论哪一类型的食管良胜肿瘤都需进行外科手术切除病变。对腔内型小而长蒂的肿瘤可经内镜摘除。对壁内型和黏膜下型肿瘤,一般需经剖胸切口,用钝性加锐性分离法切除肿瘤,同时保护黏膜防止破损。

食管良胜肿瘤的手术效果满意,预后良好,恶变者罕见。

二、腐蚀性食管损伤

腐蚀性食管损伤多因误吞强酸或强碱等化学腐蚀剂引起,长期反流性食管炎、长期服酸性药物(如阿司匹林、强力霉素等)引起食管化学性灼伤较少见。

【病理】食管腐蚀性损伤的程度,主要取决于化学腐蚀剂的类型、浓度、剂量、食管解剖特点、伴随呕吐的情况及腐蚀剂与组织接触的时间。

吞服化学腐蚀剂所致灼伤的部位不仅限于食管,常包括口咽部、喉部、胃或十二指肠部。通常腐蚀剂与食管三个生理狭窄段接触的时间最长,因此常在这些部位发生较广泛的灼伤。

根据灼伤的病理程度,可将化学性食管损伤分为Ⅲ度:Ⅰ度,伤及黏膜或黏膜下层,食管黏膜充血水肿,轻度上皮脱落,经过7~8天后表面脱屑痊愈,不留瘢痕,预后好,无后遗症;Ⅱ度,损伤超过黏膜下层并累及食管肌层,创面除充血水肿外,组织坏死形成溃疡,食管蠕动差,经

3~6周后溃疡愈合形成瘢痕,可导致食管狭窄;Ⅲ度,损伤累计食管全层及周围组织,除上述改变外,还有深度溃疡、焦痂甚至食管穿孔,可致纵隔炎或出血,愈合后多在3周左右形成瘢痕狭窄,6个月时瘢痕稳定,同时狭窄不再加重。

【临床表现】患者误服腐蚀剂后,立即出现口唇、咽部、胸骨后及上腹部剧烈疼痛,常伴反射性呕吐,呕吐物可带血性。如会厌、喉部及呼吸道受累,则会出现咳嗽、声音嘶哑、呼吸困难,严重者可出现昏迷、发热、虚脱等中毒表现。后期食管瘢痕狭窄形成后可导致不同程度的食管梗阻,表现为吞咽困难,甚至因不能进食而有全身营养不良及水电解质平衡紊乱。

X线食管碘油造影可早期明确损伤部位并排除食管穿孔,必要时可选择应用。后期行食管X线吞钡检查能明确狭窄的部位和程度、长度,表现为食管不规则细线状狭窄。

【治疗】化学性食管损伤必须立即急诊处理,措施包括:①简要采集病史,包括所服腐蚀剂的种类、时间、浓度和量,并迅速判明病情,注意生命体征的变化、呼吸系统和循环系统状况,保持呼吸道畅通,必要时气管切开,建立静脉通路。②立刻吞服植物油或蛋白水,以保护食管、胃黏膜;无条件时可吞服生理盐水或清水也可起到稀释作用;一般不用中和剂。③积极处理并发症,包括喉头水肿、休克、胃穿孔、纵隔炎等。④防止食管狭窄,早期使用肾上腺皮质激素、抗生素等,可减轻炎症反应、预防感染、减轻纤维组织增生及瘢痕形成。怀疑有食管、胃穿孔者禁用激素。腔内置管作食管腔内支架或食管加压法防止狭窄的效果尚有争议。

1. 扩张疗法

宜在伤后2~3周后急性炎症、水肿开始消退后定期重复进行食管扩张治疗。对轻度环状狭窄者可采用食管镜下探条扩张术;对长管状狭窄者宜系紧扩张子顺向或逆向作扩张术。初始时每周一次,半年后每月一次,持续半年至一年。操作时应轻柔、准确,扩张器型号逐渐扩大。

2. 手术疗法

对严重长段狭窄及扩张疗法失败者,可采用手术治疗,多在伤后6个月进行。局限性瘢痕狭窄可做成形手术,广泛性瘢痕狭窄需行食管重建。在狭窄部的上方将食管切断,根据具体情况以胃、空肠或结肠与其吻合替代食管,将狭窄段食管旷置或切除,即结肠代食管术、食管胃吻合术等。

三、贲门失弛症

贲门失弛症又称贲门痉挛,是最常见的食管功能性疾病,表现为食管体部缺乏蠕动,食管下括约肌不随吞咽相应松弛而造成吞咽困难。

【病因】尚不清楚。目前认为该病患者食管壁肌层内的神经节细胞变性、减少或消失以及副交感神经分布缺陷,致使食管蠕动消失、张力减弱,食管末端括约肌痉挛,引起食物滞留于食管内。久之,食管扩张、肥厚、伸长、屈曲、失去肌张力。食物淤滞,慢性刺激食管黏膜,致充血、发炎、甚至发生溃疡,少数患者可发生癌变。

【临床表现】本病青壮年多见,病程较长。主要症状为吞咽困难,时轻时重,与精神因素有关,情绪紧张时发作或加重。热食较冷食易于通过。开始时吞咽困难为间歇性,随病程进展可呈持续性。由于食物停滞于食管内,常伴有呕吐、溢食;溢食量大,特别是夜间睡眠时,可发生误吸,引起肺炎。部分患者有胸骨后或季肋部疼痛。

【诊断】X线食管吞钡造影检查特征为食管蠕动消失,食管下端及贲门部呈鸟嘴状改变,边缘完整,上端食管扩张明显。食管纤维镜检查可见食管扩张,有食物和液体潴留,贲门部闭合等,可排除器质性狭窄和肿瘤。

【治疗】

1.非手术治疗

早期轻症患者可服用解痉药和镇静药。药物治疗效果不佳者,可尝试食管扩张术,但需重复进行,且有并发食管穿孔、出血等危险。一般只适用于儿童或不愿手术治疗者。

2.手术治疗

中、重度患者及食管扩张治疗效果不佳的患者可行手术治疗。食管下段贲门肌层切开术(Heller 手术)是目前治疗贲门失弛症的最常用方法,可经胸或经腹进行操作。操作要点:经腹或左胸切口将一侧食管下段及贲门前壁肌层纵形切开,长约 6～7cm,头端应超过狭窄区,胃端不超过 1cm;肌层完全切开,使黏膜膨出超过食管周径的 1/2;避免切破黏膜。该手术操作简单、效果良好。远期并发症是反流性食管炎。

第二节　食管癌

食管癌是常见的消化道肿瘤,我国是世界上食管癌高发地区之一,在全国恶性肿瘤死亡总数中占 22.34%,仅次于胃癌,居第二位。发病年龄多在 40 岁以上,男性多于女性,性别比例为 3∶1。我国发病率以河南省为最高,此外,江苏、山西、河北、福建、陕西、安徽、湖北、山东、广东等省也为高发区。

【病因】食管癌的病因尚未完全明了,其人群分布与年龄、性别、职业、种族、地理、生活环境、饮食生活习惯、遗传易感性等有一定关系。目前调查资料显示与以下多种因素有关:①化学致癌物:亚硝胺,致癌性强,在食管癌高发区的饮食、水源、酸菜甚至患者唾液中,监测亚硝胺含量均较低发区高。亚硝胺可能是食管癌发生、发展的重要因素之一。②饮食习惯:长期饮烈性酒、进食过快、食物过热、口腔卫生不良,引起慢性刺激、炎症、创伤或口腔不洁、龋齿等。③生物性病因:真菌污染,肿瘤高发区的食物常被发现有真菌污染,其中某些真菌有致癌作用,并与亚硝胺的合成有密切关系,更促进癌肿的发生。④缺乏微量元素和维生素:饮食中钼、锌、铁、氟、硒等微量元素和维生素 A、B_2、C 以及动物蛋白、新鲜蔬菜、水果等摄入不足,是食管癌高发区的一个共同特点。⑤遗传易感因素。总之,引起食管癌的因素是复杂的、多方面的,尚有待继续深入研究。

【病理】食管多分为三段:①颈段:自食管起始端至胸骨柄上缘颈静脉切迹平面的胸廓入口处。②胸段:颈静脉切迹平面至膈肌食管裂孔;自胸骨柄上缘至食管胃交接部(贲门口)全长的下半,其中又以气管分叉平面(距上门齿约 24cm)、食管穿膈肌食管裂孔处食管与胃交接部(贲门口)全长的上半(其下界约距上门齿 40 厘米)分为胸上段、胸中段和胸下段。③腹段:位于食管裂孔至贲门之间。

胸中段食管癌较多见,下段次之,上段较少。组织分类中鳞癌居中,腺癌较少。

1.病理分型

食管癌在早期及中晚期有不同的大体病理形态。早期病变局限于黏膜表面或黏膜下层,可分为隐伏型、糜烂型、斑块型、乳头型、隆起型。隐伏型为原位癌,侵及上皮全层;糜烂型限于黏膜固有层;斑块型半数以上侵及黏膜肌层及黏膜下层。中晚期食管癌按病理形态可分为五型:①髓质型:为最多见的一种类型,肿瘤浸润食管壁全层,向腔内外生长,切面呈灰白色,质地均匀致密。常伴中重程度梗阻。食管造影可见充盈缺损及狭窄,可伴有肿瘤的软组织影。②蕈伞型:肿瘤向腔内生长,瘤体呈卵圆形扁平肿块状,突出如蘑菇状;隆起的边缘与其周围的黏膜境界清楚,瘤体表面多有浅表溃疡,其底部凹凸不平。梗阻症状轻。食管造影可见食管肿块上下缘圆形隆起的充盈缺损。③溃疡型:肿瘤在管壁上有大小不等的溃疡,深达肌层,并向管壁外层生长,梗阻症状轻。食管造影可见溃疡龛影。④缩窄型(又称硬化型):肿瘤呈环形狭窄,较早出现梗阻,狭窄上方食管明显扩张。⑤腔内型:少见,肿瘤呈息肉状向食管腔内突出。

2. 转移方式

①壁内扩散并直接浸润:癌肿首先侵犯至黏膜下层,并沿淋巴管向上下扩展,最后浸润全层,穿透肌层至管腔外,侵犯邻近器官。②淋巴转移:为主要转移方式。癌细胞沿黏膜下淋巴管向上、下方转移,上段食管癌转移至肺门及颈部淋巴结;中段转移至肺门、主动脉旁及纵隔淋巴结;下端转移至食管、胃贲门旁及胃左动脉淋巴结。晚期各段均可转移至颈部淋巴结和腹腔淋巴结。③血行转移:发生较晚。

【分期】目前采用1976年全国拟定的食管癌临床病理分期(表24-1)。

表24-1 食管癌临床病理分期

分期		病变长度(cm)	病变范围	转移
早期	0	无规定	限于黏膜层	(一)
	Ⅰ	<3	侵入黏膜下层	(一)
中期	Ⅱ	3~5	侵入部分肌层	(一)
	Ⅲ	>5	侵入肌层或有外侵	局部淋巴(＋)
晚期	Ⅳ	>5	明显外侵	远处淋巴结(＋)或有其他器官转移

【临床表现】早期症状多不明显,仅在吞咽粗硬食物时有不同程度的不适感觉,包括咽下食物哽噎感、胸骨后烧灼样、针刺样或牵拉摩擦样疼痛,食物通过时有异物感或停滞感。后者在吞咽水后缓解消失。症状时轻时重,进展缓慢。

中晚期食管癌的典型症状为进行性吞咽困难。初始是难咽干的食物,继而半流质,最终水和唾液也难下咽。常吐黏液样痰,此痰是咽下的唾液和食管的分泌物。患者逐渐消瘦、脱水、无力。持续胸痛或背痛表示为晚期症状,表明癌肿已侵犯食管外组织。当癌肿梗阻所引起的炎症水肿暂时消退、或部分癌肿脱落后,梗阻症状可暂时减轻,常误认为病情好转。若癌肿侵犯喉返神经,可出现声音嘶哑;若压迫颈交感神经节,可产生 Horner 综合征;若侵入气管、支气管,可形成食管、气管或支气管瘘,出现吞咽水或食物时剧烈呛咳,并发生呼吸系统反复感染。后者有时亦可因食管梗阻引起食物反流入呼吸道而引起。最后出现恶病质状态。若有肝、脑等脏器转移,可出现黄疸、腹水、昏迷等状态。锁骨上淋巴结肿大、肝肿大、胸腹水等均是晚期食管癌及远处转移的表现。

【诊断】

1. 食管脱落细胞学检查

我国创用的带网气囊食管脱落细胞检查,早期病变阳性率可达90%,是一种简单易行的普查筛选诊断方法。

2. 食管钡餐 X 线检查

早期:局限性黏膜皱襞增粗、断裂、紊乱;局限性管壁僵硬、蠕动中断;小的充盈缺损、龛形。中晚期:明显的不规则狭窄和充盈缺损、梗阻。

3. 纤维食管镜检查

早期:局部黏膜粗糙、增厚、糜烂或浅溃疡。晚期:菜花状肿物,触之易出血,黏膜破坏、中断或形成溃疡,管腔狭窄、梗阻。同时应取活组织做病理检查。

4. CT 检查

了解食管癌向腔外扩展情况,有无纵隔、腹腔内脏器或淋巴结转移。对决定治疗方法有参考价值。

【鉴别诊断】早期无咽下困难时,应与食管炎、食管憩室和胃底食管静脉曲张相鉴别。已有咽下困难时,应与食管良性肿瘤、贲门失弛症和食管良性狭窄相鉴别。

1. 胃底食管静脉曲张

有慢性肝炎、肝硬化病史、无吞咽困难表现,X 线钡餐显示食管黏膜呈串珠样改变。

2. 贲门失弛症

一般年龄较轻,病程长,吞咽困难为间歇性。X 线钡餐检查食管下段呈鸟嘴状狭窄,黏膜完整。

3. 食管良性狭窄

有化学灼烧史,X 线检查显示不规则细线状狭窄。

4. 食管良性肿瘤

一般病史较长,X 线检查显示黏膜完整,食管呈腔外压迫。可行纤维食管镜检查确诊。

【治疗】

1. 手术治疗

手术治疗食管癌仍然是目前的首选方法。若患者全身情况良好、无明显远处转移征象者,对中、下段食管癌,应采取积极手术治疗,但对上段食管癌,病变长度不应超过 3cm。一般以颈段癌长度<3cm、胸上段癌长度<4cm、胸下段癌长度<5cm 切除的机会较大。然而也有瘤体不大但已与主要器官,如主动脉、气管等紧密粘连而不能切除者。较大的鳞癌估计切除可能性不大,而患者全身情况良好者,可先采用术前放疗,待瘤体缩小后再作手术。手术禁忌证:①病变已浸润累计邻近器官组织,如声音嘶哑、呛咳,或已有远处转移者等;②有锁骨上淋巴结转移;③严重心肺功能不全或恶病质。

手术方法应根据病变部位和患者具体情况而定。行肿瘤根治性切除,切除范围应距癌肿上、下缘 5~8cm 以上,并同时清扫淋巴结。下段食管癌多采用左胸切口,切除肿瘤后近端食管和胃(或结肠、空肠)在主动脉弓上进行吻合;上、中段食管癌可经颈、胸、腹三切口,手术切口在颈部。

晚期食管癌患者如有进食困难者,不能行根治术,可行姑息性手术。包括:食管腔内置管术、食管胃转流术、胃造瘘术等。

2. 放射疗法

放射治疗主要对象是颈、上胸段食管癌和其他不宜手术的中晚期食管癌,也常用于术前、术后的辅助性治疗,以增加手术切除率,提高疗效。

3. 化学治疗

单独应用效果不佳,常作为配合手术或放疗的综合治疗手段,可以提高疗效或缓解食管癌患者的症状,延长存活期。

 目标检测

一、简答题

1. 简述食管癌的临床表现。

2. 如何早期诊断食管癌?

3. 贲门失弛症与食管癌的鉴别要点有哪些?

二、病案分析

男性,57岁。半年前无明显诱因出现进行性吞咽困难、吞咽痛,开始进干食症状明显,近1月进流食甚至喝水均有哽噎感,并伴呕吐。查体未见明显阳性体征。粪便隐血阳性。请分析患者病情并做出初步诊断及鉴别诊断,相应辅助检查有哪些? 对应情况如何治疗?

第二十五章　心脏及主动脉疾病

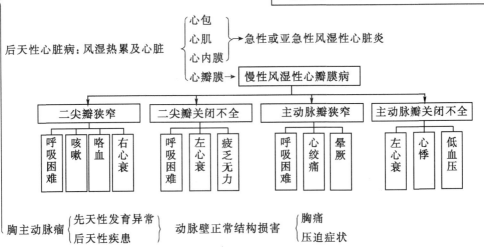

心脏及主动脉疾病

心内手术基础措施 → 体外循环 → 心内直视手术 → 心肌保护:术中心肌的保护与术后患者的疗效、安危密切相关,体外循环中心肌的保护就显得更加重要。心肌的损害大都发生在心脏循环恢复早期,又称为心肌的再灌注损伤。目前药物心停搏法是常规的心肌保护措施

先天性心脏病 { 心脏 大血管 } 胚胎发育时期异常 { 动脉导管未闭 房间隔缺损 室间隔缺损 法洛氏四联症 } → 临床表现:出生后即有呼吸困难,生后3～6月出现发绀,并逐渐加重。由于缺氧导致喂养困难和发育迟缓、体力下降。蹲距是其特征性姿态。缺氧发作时表现为骤然呼吸困难、发绀加重、昏厥甚至抽搐死亡
治疗:矫治手术疏通右室流出道、修补室间隔缺损等。姑息手术仅适用于左室容量过小、两侧肺动脉发育很差或冠状动脉畸形影响右室流出道修补的患者

后天性心脏病:风湿热累及心脏 { 心包 心肌 心内膜 } → 急性或亚急性风湿性心脏炎

心瓣膜 → 慢性风湿性心瓣膜病

二尖瓣狭窄	二尖瓣关闭不全	主动脉瓣狭窄	主动脉瓣关闭不全
呼吸困难　咳嗽　咯血　右心衰	呼吸困难　左心衰　疲乏无力	呼吸困难　心绞痛　晕厥	左心衰　心悸　低血压

胸主动脉瘤 { 先天性发育异常 后天性疾患 } 动脉壁正常结构损害 { 胸痛 压迫症状 }

学习目标

【知识目标】

1. 熟悉先天性心脏病的病理生理改变、临床表现及治疗原则；后天性心脏病的病理生理改变、临床表现及外科治疗原则。

2. 了解胸主动脉瘤的病因病理、临床表现、诊断手段和治疗方法。

【能力目标】 运用理论知识体系，根据临床心脏及主动脉常见病、多发病的疾病特征，能够提出正确的诊疗方案。

第一节 心内手术基础措施

一、体外循环

1. 概念

体外循环是将回心的静脉血从上、下腔静脉或从右心房引出体外，在人工心肺机内进行氧合和排出二氧化碳，再由血泵输回体内动脉。

2. 作用

通过体外循环，血液可不经过心肺进行气体和血液交换，在人工心肺机（即体外循环）的转流下，可阻断心脏血流，切开心脏，进行心内直视的手术操作。

3. 人工心肺机和配件

(1) 血泵（人工心）　体外循环的动力部分，可将动脉化的血液输入至机体内，呈单向向前流动，称为动脉泵。也可用于将静脉血吸出，称之为静脉泵，还有左心吸引泵及冠状动脉灌注泵等。血泵是代替心排血功能的部件，可通过控制转速来控制转流量，从而将氧合器内的氧合血输入到体内动脉进行循环。

(2) 氧合器（人工肺）　将上、下腔静脉或右心房引出的静脉血，通过氧合器进行氧合，并排出二氧化碳，代替肺的功能。目前常用的有鼓泡式氧合器和膜型氧合器。前者因血液与氧气直接接触，而易导致血液的破坏，但其具有结构简单、氧合性能良好、使用方便、价钱便宜等优点。而后者因血液和氧气是通过透析膜作用进行氧合和排出二氧化碳的，更加符合生理，其安全时限长，但价钱较贵。

(3) 变温器　用于调整血液温度的装置。体外循环中血液温度的升高或者降低在心肌及器官保护中非常重要，因为低温可降低代谢，并可减少转流量及左心引流量。

(4) 滤器　是用聚氨脂海绵片和 $40\sim120\mu m$ 微孔尼龙布或涤纶布过滤网制作而成，其主要作用为过滤血液中的血小板块、纤维素等。

4. 体外循环的过程

首先选取胸正中切口，打开胸腔，显露心脏，游离上、下腔静脉，套绕阻断带，肝素化（2～3mg/kg）主动脉，根部插供血管，经右房向上、下腔静脉插入引流管，与体外循环机连接后，即可转机，建立体外循环。转流前人工心肺机及其管道需充盈预充液或血液。预充液多采用晶体和胶体混合液，预充量以转流后红细胞压积成人＞15％，小儿＞20％为限。采用晶体和胶体混合预充液血液稀释法不仅可以节省血液,且能降低血液粘稠度,增进组织灌注,改善血液循环,减少红细胞磨损破坏等。

体外循环转流过程中多与低温结合。转流时使体循环降温至 30~25oC,一般常温下转流量为每分钟 60~100ml/kg,低温下转流量可相应减少,但一般不低于每分钟 50ml/kg,同时动脉压维持在 50mmHg 以上,维持患者生命体征与人工心肺机血液平面的动态平衡。

5. 体外循环后的生理变化

(1)代谢变化 以代谢性酸中毒较为常见,与组织的灌注不足有关。过度换气可引起呼吸性碱中毒。

(2)电解质紊乱 低钾血症最常见。

(3)血液变化 红细胞破坏,游离血红蛋白增高,纤溶酶激活,纤维蛋白原及血小板减少等。

(4)肾、肺功能减退。

二、心肌保护

心脏在人的一生中不停跳动,需要高能量、高灌注,血液供应非常丰富,静息时约每分钟 250ml/kg,相当于心输出量的 4%~5%。心肌的另一个特点是氧储备很少,仅够几秒钟之用,并且心肌的无氧代谢能力很低。所以,心肌对缺血、缺氧的耐受非常差。心内直视手术的施行需阻断心脏血流,会引起心肌缺血、缺氧。如阻断时间较长,可导致心肌损害,甚至坏死。因此,术中心肌的保护与术后患者的疗效、安危密切相关,体外循环中心肌的保护就显得更加重要。心肌的损害大都发生在心脏循环恢复早期,又称为心肌的再灌注损伤。心肌保护措施曾先后采用过缺血心停搏法、深低温心停搏法和连续冠状动脉灌血法等,而目前常规采用的是药物心停搏法。

(1)心停跳剂用以促进心脏迅速停跳,避免缺血性电机械作功,减少能量需要和耗损。其主要成分是高钾,其次是镁、普鲁卡因。钾的浓度为 20~40mmol/L。

(2)低温(0~4℃)可降低心肌的代谢和能量需要,预防心肌电活动的再生。

第二节 先天性心脏病

先天性心脏病是胚胎发育时期心脏大血管发育异常而产生的畸形性疾病,是小儿时期最常见的心脏病,发病率约 0.16%~2%。

按病理生理的血流动力学改变分为左向右、右向左与无分流三类;按临床表现分为发绀与无发绀两型;按 X 线平片肺血情况可分为肺血增多、肺血减少与肺血无明显改变三类。

一、动脉导管未闭

动脉导管(PDA)是胎儿期连接降主动脉峡部与左肺动脉根部之间的正常通道,胎儿血液由肺动脉进入主动脉。生后肺膨胀,肺循环阻力降低,右心室的血液直接进入肺循环,前列腺素 E_1、E_2 显著减少及血液氧分压增高,绝大多数正常婴儿在生后 2 个月内动脉导管闭合。

动脉导管在出生 2 个月后仍未闭合,称动脉导管未闭,是常见的单独或与其他心血管畸形并存的先天性心脏病,为无发绀型大血管水平的左向右分流先天性心脏病。占先天性心脏病的 21.1%左右,发病率女高于男,约为 3～5：1。治疗上,从最早的导管结扎术,发展到体外循环下直视闭合导管等多种手术方法,这些手术方法均收到较好的效果。非手术方法闭合动脉导管也有了一定的进展。

【病理分型】动脉导管多在出生后 2 个月内闭合。未闭的动脉导管依其长短粗细及外形分为：①管型：两端等粗。②漏斗型：主动脉端粗大。③窗型：导管极短。④瘤型：导管呈瘤状。

【病理生理】通过动脉导管的血流量取决于导管大小和肺血管与体血管床的阻力和压力差。在出生后如动脉导管未闭,由于主动脉压力的升高和肺血管阻力的下降、主动脉收缩压和舒张压均超过肺动脉压,血液持续由主动脉流入肺动脉,造成左向右分流,结果使左心负荷增加,甚至左心衰竭。

同时,由于肺血流增加、使肺循环压力升高,加重了右心负担,致右心肥大。肺动脉压因肺小动脉硬化、狭窄而极度增高到达或超过主动脉舒张压和收缩压时,分流即停止;甚至出现肺动脉血反向流入主动脉内,形成右向左分流,出现发绀,称为艾森曼格(Eisenmenger)综合征,最终导致右心衰竭,继而死亡。

【临床表现】

(1)病史及症状　易感冒或呼吸道感染,发育不良。因血液分流至肺淤血,分流量大者可出现左心衰竭;分流量少者,可终生无症状。

(2)心脏体检　典型的动脉导管未闭的心脏杂音为胸骨左缘第二肋间粗糙的连续性机器样杂音,并向左锁骨下凹或颈部传导,局部可扪及震颤。肺动脉压力明显增高的患者仅可闻及收缩期杂音,并可闻及肺动脉瓣第二音亢进。有时因分流量大,在心尖部可闻及柔和的舒张期杂音。周围血管征有脉压增大,可闻及水冲脉、枪击音等体征。

(3)心电图　因导致心脏的变化而发生变化,中度分流者有左心室肥厚,较大分流者有左、右心室肥厚,左心房肥大。

(4)X 线检查　分流量大者,因心脏负荷的变化而有一定的表现,左心缘向下向左延长。主动脉结凸出,肺动脉平直或隆出,肺血流量增多。

(5)心脏彩超　可直接发现分流的动脉导管,并可测定它的内径,初步判定其病理分型、各心腔内径,血液分流束大小,分流方向等,是目前先心病的主要诊断依据之一。

【诊断】

(1)临床表现　易感冒,发育差。

(2)心脏杂音　胸骨左缘第二肋间连续性的机械样杂音并向锁骨下或颈部传导;杂音不典型的患者要注意与室间隔缺损、主动脉窦瘤破裂鉴别,彩超和心导管检查造影可鉴别之。

(3)心电图检查、X 线表现和心脏彩超检查结果,可辅助诊断。

【治疗】

(1)手术适应证　凡经确诊的病例,除有禁忌证外均应手术治疗。手术年龄以 2～5 岁为佳。动脉导管未闭手术死亡率 0.5%～1%。婴幼儿动脉导管未闭合并重度肺动脉高压、临床有难以控制的心力衰竭或心内膜炎者也应及早考虑手术治疗。

(2)手术禁忌证　①严重肺动脉高压以右向左分流为主者。②体质虚弱,身体其他器官有严重疾病者。③合并有其他的先心病并且未闭的动脉导管有代偿功能的,也不能在根治术前先行动脉导管闭合术。

（3）手术方法（图 25-1）　①结扎或钳闭，最常用。②切断缝合，用于导管粗大、损伤出血或感染后不宜结扎或钳闭者。③内口缝合，需体外循环，适于粗短、壁脆、或瘤样改变的动脉导管，伴有肺动脉高压、感染性心内膜炎或结扎术后再通者。④导管封堵。

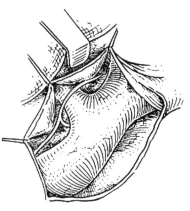

图 25-1　动脉导管未闭手术方法

二、房间隔缺损

房间隔缺损（ASD）是心房间隔先天性发育不全所致的左右心房间异常交通，分为原发孔缺损和继发孔缺损，后者多见。房间隔缺损是最常见的先天性心脏病之一，占先天性心脏病的 21.4%。男女发病比例为 1.6：1。继发孔缺损又分为中央型（卵圆孔型）、上腔型（静脉窦型）、下腔型和混合型。

【分类】房间隔缺损分为原发孔型缺损和继发孔型缺损两类。

（1）原发孔型缺损　临床上较为少见，这类缺损一般位于冠状窦的前下方，缺损的下缘为二尖瓣环或靠近二尖瓣环，多伴有二尖瓣大瓣叶裂损，称为部分性房室共同通道。

（2）继发孔型缺损　临床上较为多见，这类房间隔缺损的解剖特点为缺损位于冠状窦的后上方，即冠状窦位于缺损的前下方。根据缺损部位不同此型房间隔缺损又分为四型：①中央型：多在卵圆窝处，四周为卵圆窝边缘，有时卵圆窝处有多处小缺损，形成筛状膜称为 Chiari 网状结构，又称为筛状房间隔缺损。②上腔型：缺损位于房间隔上部，接近上腔静脉口有时伴有肺静脉畸形连接，手术中要特别注意。③下腔型：此型为房间隔下缘缺损，缺损下缘邻近下腔静脉口；此型在手术中要特别注意下腔静脉瓣特别发育者，不能将其误认为是房缺的一部分而将之修补封闭。④混合型：一般为较大的房缺。

【病理生理】左房压为 8~10mmHg，右房压为 3~5mmHg，左房压超过右房压，左房向右房分流，同时，分流量取决于缺损的大小、左右房的压力差以及左右心室的充盈阻力。婴幼儿期，两个心房的压力近似，因此，通过缺损的血流量小；随着年龄的增长，肺血管阻力及右室压力下降，左向右分流量相应增大，右室负荷及肺血流量以及其压力均随之增大。而长期的肺动脉高压，可导致肺小血管病变及肺血管阻力升高，而其阻力增高到右房压力超过左房，在心房水平发生右向左分流的患者临床上将出现发绀，为手术禁忌证，严重者出现艾森曼格综合征，最终出现右心衰竭。房缺不能自行闭合，故凡确诊为房缺者都应手术修补房缺，手术的最佳年龄为 4~6 岁。原发孔型缺损多伴有二尖瓣大瓣叶裂损，二尖瓣的反流使左向右分流量增多，肺动脉高压出现较早。

【临床表现】

1. 症状

原发孔型缺损症状出现较早，早期就可出现肺动脉高压及心力衰竭。而继发孔型缺损的患者早年多无症状，一般到生长发育期才出现临床表现，主要为劳累后心悸、气促、易呼吸道感染，有时可有右心衰竭。原发孔房间隔缺损症状出现早，表现重。

2. 体征

可见左前心区稍隆起，触及心尖搏动增强，少数可触及震颤，听诊于胸骨左缘第二肋间（肺动脉瓣区)可闻及Ⅱ～Ⅲ级收缩期杂音,伴第二音亢进、分裂。当肺动脉压力高时,肺动脉瓣区收缩期杂音减弱,而第二音更亢进、分裂。严重者出现房颤以及肝脾肿大、腹水、下肢水肿等静脉淤血症状。原发孔型缺损的患者在心尖区可闻及收缩期杂音。

3. 辅助检查

心电图示电轴右偏,右束支传导阻滞,P波高尖,右室肥大,心房纤颤等;X线示梨形心,肺充血透视下可见肺门"舞蹈"征;超声心动图可明确显示缺损位置、大小、分流情况及心房、心室扩大等改变;心脏彩超可见房间隔连续性中断,并可测得分流的血流宽度,测得肺动脉压力及各心腔的收缩期及舒张期内径等。为手术治疗的重要资料。

【诊断】 诊断不难,需与肺动脉的功能性杂音、原发性的肺动脉扩张鉴别,彩超有助于确诊。右心导管检查可发现右房的血氧含量高于上下腔静脉,导管可通过房缺进入左房。

【治疗】

(1)适应证与禁忌证 无症状,但有右心扩大者应手术治疗,适宜手术年龄为3～5岁。原发孔房间隔缺损和继发孔房间隔缺损合并肺动脉高压者应尽早手术。艾森曼格综合征者禁忌手术。

(2)方法 全麻插管经胸正中切口或右第4肋间前外侧切口进胸,体外循环下行房缺修补。

(3)经皮导管伞堵治疗。

三、室间隔缺损

室间隔缺损(VSD)心脏室间隔在胎儿期发育不全所致,分为膜周部缺损、动脉干下-漏斗部缺损和肌部缺损三型。以膜周部缺损最为多见,多位于膜部室上嵴下以及三尖瓣隔瓣后;动脉干下-漏斗部缺损少见;肌部缺损更为少见。大多数室间隔缺损为单个,有时有两个甚至两个以上缺损,临床上要特别注意。

【分型】

(1)膜周部室缺 缺损位于膜部室间隔;此型又分为三个亚型:膜周漏斗部缺损、膜周入口部缺损和膜周小梁部缺损。所有这类缺损都与三尖瓣为邻,而且缺损下缘都接近传导组织,手术治疗中要特别注意。

(2)动脉干下-漏斗部缺损 此型缺损都位于右室漏斗部。分为:①干下型缺损或肺动脉下型缺损,肺动脉瓣环构成术前的上缘,因此上缘无肌肉组织。因为缺损位置较高,通过缺损可见主动脉瓣叶。此型离传导束较远。②嵴内型动脉干漏斗部缺损,此型缺损将肺动脉瓣及三尖瓣隔叶之间的肌性组织隔开,内乳头肌位于缺损的下缘,离传导束也较远。

(3)肌型 缺损四周都是肌肉组织,位于室间隔较低的部位,相当于室间隔的光滑部或小梁部,临床上要注意的是肌部缺损有单发或多发,常与其他类型的室缺并存,传导束可能与缺损的上缘有关。

【病理生理】 左、右心室由于室间隔缺损形成异常的血流交通。左室收缩压为120mmHg,右室收缩压为30mmHg,因此,心室水平左向右分流发生在全收缩期,分流量大小及血流动力学的改变取决于缺损的大小和两心室的压力阶差。小的缺损分流量小,对心功能的影响小,大的缺损则整个心动周期都可能有分流。当因为血液的分流导致肺循环的肺血管发生痉挛或管壁增厚及阻力增高,则右室压力也相应上升,从而导致左、右心室的压力阶差缩小,左、右分流量减少,当肺小血管发生内膜及中层增厚等严重的器质性改变,肺循环阻力持续地增长,则出现双向或右向左的分流和肺动脉高压综合征的表现。最后出现艾森曼格综合征。

【临床表现】

(1)症状　轻者终生可无症状,分流量大者出生后即出现反复呼吸道感染、充血性心力衰竭、喂养困难和发育迟缓等。能渡过婴幼儿期的较大室间隔缺损患者表现为活动耐力较同龄人差,劳累后气促、心悸、甚至发绀和右心衰竭,易并发感染性心内膜炎。

(2)体征　心脏视诊可发现心前区隆起,于胸骨左缘第三、四肋间可扪及收缩期震颤,听诊于胸骨左缘第三、四肋间可闻及全收缩期Ⅲ～Ⅳ级杂音;漏斗部的高位缺损则震颤及心脏杂音位于第二肋间,均可闻及肺动脉瓣第二音亢进。随着肺小动脉的变化,肺动脉压力的增高,导致分流量减少,则心脏收缩期杂音逐渐减弱,甚至消失,同时肺动脉瓣第二音则明显增强,并出现分裂,有时甚至可闻及肺动脉瓣舒张期杂音。

(3)辅助检查　心电图示室间隔缺损小的病例,心电图正常或电轴左偏,缺损大而致分流量大的病例,随着肺动脉压力的增高表现为左室高电压、左室肥大,或左右心室均肥大,严重肺动脉高压的病例则表现为右室肥大伴心肌劳损;X线检查可因室缺所致分流,逐渐发现心影扩大,左心缘向左向下延长,肺动脉圆锥也隆起,而主动脉结变小,肺门血量增加。严重肺动脉高压的病例心影增大反而不显著,可见肺动脉粗大肺血少;心脏彩超检查可见分流束并可测得分流束的宽度从而测得缺损的大小及分流的方向、各心腔的直径等。

【诊断】根据病史、心脏体检及各种检查结果,诊断不难。心导管检查可直接通过缺损,通过各心腔压力、血氧含量的测定有诊断价值。通过右心导管检查及心脏彩超检查测得肺动脉的压力,对手术适应证的掌握有较大的指导意义。

【治疗】

(1)手术适应证　①大的室缺,大量的左、右分流或合并严重肺动脉高压、反复心力衰竭的病例应在婴幼儿期尽早手术治疗,因为只有及早手术才能防止继发肺血管的器质性改变;②有小量分流确诊的病例,虽症状不明显,仍应做手术闭合缺损;③室缺合并严重肺动脉高压、肺阻力升高,应注意手术的禁忌证。

(2)手术禁忌证　①静息时发绀;②血氧饱和度<90%;③X线、心电图以及超声检查均示右心负荷加重为主;④右心导管测得全肺阻力增高,右向左分流量大于左向右者。

(3)手术方法　全麻插管下胸正中切口进胸,建立 CPB,阻断主动脉后,目前多采用经右房途径,尤其对膜部室缺的手术显露较佳,术前检查提示为高位室缺者以经肺动脉途径为好。缺损较小、边缘有纤维组织的室缺可直接缝合;缺损>1cm,则要用自体心包片修补。修补时特别要注意心传导束的走行,避免误伤导致房室传导阻滞。

四、法洛氏四联症

法洛氏四联症是指右室流出道狭窄、室间隔缺损、主动脉骑跨和右心室肥大等联合心脏畸形。

【病理生理】肺动脉狭窄使右心排血受阻,导致右心室肥大,右室压力升高,通过室间隔缺损处向左室分流,加之主动脉骑跨于室间隔上,出现低氧血症和发绀。肺部血流骤减时可引起缺氧发作。

【临床表现】

(1)症状　出生后即有呼吸困难,生后3～6月出现发绀,并逐渐加重。由于缺氧导致喂养困难和发育迟缓、体力下降。蹲踞是其特征性姿态。缺氧发作时表现为骤然呼吸困难、发绀加重、昏厥甚至抽搐死亡。

(2)体征 生长发育迟缓,发绀和杵状指。胸骨左缘 2~4 肋间 Ⅱ~Ⅲ 级喷射性收缩期杂音,肺动脉瓣第二音减弱或者消失。严重肺动脉狭窄者可无杂音。

(3)辅助检查 心电图电轴右偏,右室肥大;X 线肺血减少,肺动脉凹陷,呈"靴型心"。超声心动图可检出室间隔的缺损、流出道狭窄及肺动脉发育情况以及主动脉大小、骑跨部位及范围;实验室检查红细胞及血红蛋白增加,动脉血氧饱和度降低,凝血功能下降等。

【治疗】

(1)矫治手术 目前应用较多,目的是疏通右室流出道、修补室间隔缺损等。必备条件是足够的左室舒张末期容量和两侧肺动脉发育良好。

(2)姑息手术 仅适用于左室容量过小、两侧肺动脉发育很差或冠状动脉畸形影响右室流出道修补的患者。其目的是增加肺血流,改善动脉血氧饱和度,促进左心室和肺动脉发育,为矫治手术创造条件。

手术禁忌为顽固性心力衰竭、呼吸衰竭、严重肝肾功能损害和重度肺动脉及其分支狭窄。

第三节 后天性心脏病的外科治疗

风湿性心脏病包括急性或亚急性风湿性心脏炎及慢性风湿性心瓣膜病。前者是风湿热累及心脏,受累部位可为心包、心肌、心内膜,但以心肌受累较重,其虽引起影像学改变,但缺乏特异性,诊断主要靠临床体检、实验室及心电图检查;后者是风湿性心瓣膜炎的后遗损害,可发生在任何瓣膜,系由于反复风湿性心脏炎发作,发生心瓣膜及其附属结构(腱索、乳头肌)病变,导致瓣膜狭窄和关闭不全的瓣膜功能异常,产生血液动力学障碍。风湿性心瓣膜病多发于 20~40 岁,女性多见。受累瓣膜以二尖瓣最常见,其次为主动脉瓣,肺动脉瓣受累最少。其中主动脉瓣常与二尖瓣同时受损称联合瓣膜病。其原因可能与两者所承受压力负荷较大有关。

一、二尖瓣狭窄

【病因】

(1)风湿热 最常见,2/3 为女性,至少 2 年形成二尖瓣狭窄。单纯二尖瓣狭窄占风心病的 25%,二尖瓣狭窄伴关闭不全占 40%,主动脉瓣可同时受累。

(2)其他 先天性畸形,老年二尖瓣退行性病变(二尖瓣环及环下区钙化)、类风湿及 SLE。

【病理生理】正常瓣口面积 $4\sim5cm^2$,当瓣口面积小于 $1.5cm^2$ 时,即可产生血流障碍。当瓣口面积为 $1cm^2$ 时,左心房压力显著增加,左房扩大,肺静脉和肺毛细血管扩张。当毛细血管压力超过血浆渗透(30mmHg)时,可发生急性肺水肿。晚期由于肺小动脉阻力增加,肺动脉压持续升高,使右心室负荷过重,最终导致右心衰竭(表 25-1)。

风湿性心内膜炎反复发作致二尖瓣膜间发生融合粘连,瓣叶与腱索增厚,以致钙化缩短,瓣叶与腱索也可发生粘连,常累及的部位:①瓣膜交界处;②瓣叶游离缘;③腱索;④以上部位的结合,使之粘连融合,导致二尖瓣瓣膜僵硬、瓣口狭窄,按病变程度风湿性二尖瓣狭窄可分为隔膜型与漏斗型。隔膜型瓣膜病变较轻,腱索病变不明显,瓣叶柔软,尚可自由活动,主要是交界处增厚粘连;漏斗型瓣膜有明显增厚和纤维化,甚至钙化,腱索与乳头肌相互粘连及缩短,瓣叶活动受限,使瓣膜呈漏斗状,瓣膜明显狭窄与关闭不全常同时存在。

表 25 - 1　二尖瓣狭窄对左房室跨瓣压差和左心房压的影响

	二尖瓣开口面积	左房室跨瓣压差	左房压
正常	4～6cm²	0(舒张期)	正常
轻度狭窄	1.5～2.0cm²	轻度升高	轻度升高
中度狭窄	1.0～1.5cm²	中度升高	中度升高
重度狭窄	<1.0cm²	>20mmHg	>25mmHg

【症状】

(1)呼吸困难　主要由于肺淤血所致的肺顺应性减低和肺毛细血管壁增厚,使换气发生障碍所致。为二尖瓣狭窄最常见和最早的症状,开始时在活动后,因回心血量增加或心动过速,肺淤血加重,发生阵发性呼吸困难,严重时可产生端坐呼吸。

(2)咳嗽　多在睡眠时或活动后加重,其原因:①肺淤血加重,引起咳嗽反射。②支气管黏膜水肿和肺淤血易于并发呼吸道感染。③左心房过大压迫支气管。

(3)咯血　①大咯血常为支气管黏膜下曲张的静脉破裂,多发生于妊娠或者体力活动后,见于严重二尖瓣狭窄的较早期。咯血后由于肺静脉压减低而自行停止。②血栓性静脉炎,房颤或血栓脱落所致肺梗塞。③肺动脉高压、肺淤血或支气管内膜血管破裂可反复痰中带血。

(4)右心衰竭表现　为长期肺动脉高压的结果,右心衰竭引起体循环淤血,有肝肿大、下肢水肿和尿少等。右心衰竭后呼吸困难常可减轻。

【体征】重度二尖瓣狭窄者——"二尖瓣面容"。

(1)二尖瓣狭窄的心脏体征　①心尖区可闻及第一心音增强,如闻及开瓣音则提示瓣膜弹性尚可;②心尖区闻及隆隆样舒张中晚期杂音,可触及舒张期震颤。

(2)肺动脉高压　肺动脉瓣区第二心音增强,肺动脉扩张:在胸骨左缘 1、2 肋间可闻及短的收缩期喷射性杂音和舒张期吹气样杂音(GrahamSteell 杂音)。右室扩大伴三尖瓣关闭不全:胸骨左缘 4、5 肋间有全收缩期吹风样杂音,吸气时增强。

【辅助检查】

(1)X 线　轻度狭窄者心影可正常。中度以上狭窄者,可见①左心房增大,肺动脉干突出。②右心室增大,与左心房增大呈双重影。③左前斜位可见食道后移有左心房压迹。④慢性肺静脉高压及肺淤血时,血管影明显,血流重新分布,肺上部血管影较下部多。食管吞钡检查可见左心房向后压迫食管,心影右缘示双心房影。肺间质水肿时在肺野下部可见横向线条状阴影,即 Kerley B 线。

(2)心电图　中度以上狭窄心电图可有电轴右偏、P 波增宽有切迹,呈双峰或电压增高,肺动脉高压可有右束支传导阻滞及右室肥大、房颤。

(3)超声心动图　能明确病变性状,对诊治有重要意义。典型的二维超声心动图所见包括:二尖瓣口狭窄,瓣叶增厚、交界粘连、活动与开放受限及瓣下结构的损害,左心房、右心室内径增大等;多普勒超声心动图可估测跨瓣压差。计划行二尖瓣狭窄球囊扩张的患者需行食道超声检查。

(4)心导管检查　右心导管检查可计算二尖瓣口面积,肺血管阻力及肺毛细血管嵌顿压。

【诊断】

(1)心尖区闻及隆隆样舒张期杂音。

(2)X 线检查示左心房大。

(3)超声心动图确诊。

【鉴别诊断】

(1)相对性二尖瓣狭窄　短促的舒张期杂音,由于经二尖瓣口血流量增加,见于严重二尖瓣关闭不全、大量左至右分流的先心病、高动力循环状态(甲亢、贫血)。

(2)Austin-Flint 杂音　见于主动脉瓣关闭不全。

(3)左房黏液瘤　产生随体位改变的舒张期杂音。

【治疗】

1. 一般治疗

预防风湿热长期应用苄星青霉素,预防感染性心内膜炎,无症状者应避免过劳、预防感染、限制钠盐以保护心功能。

2. 并发症的处理

①大量咯血取坐位、注射镇静剂、利尿剂等药物降低肺静脉压。②急性肺水肿,注意避免用扩张小动脉为主、减轻心脏后负荷的药物。应选用扩张静脉、减轻前负荷为主的硝酸酯类药物;避免使用正性肌力药物,仅在有快速房颤时注射西地兰以减慢心室率。③慢性心房颤动,病程<1 年,左房直径<60mm,无高度或完全性 AVB 及病窦者,可行药物或电复律。预防血栓形成。不宜复律而室率快者可用地高辛。④预防栓塞:应用华法林。⑤右心衰竭的治疗:限制钠盐;应用利尿剂和地高辛。

3. 介入和手术治疗

为治疗本病的有效方法(当瓣口面积<1.5cm² 有症状或症状进行性加重时应用)。根据病变类型及适应证选择相应方法。手术的目的在于扩张瓣口,改善瓣膜功能。

(1)分离术适应证　①二尖瓣病变为隔膜型,无明显二尖瓣关闭不全。②无风湿活动并存或风湿活动控制后 6 个月。③心功能Ⅱ～Ⅲ级。④年龄 20～50 岁。⑤有心房颤动及动脉栓塞但无新鲜血栓时均非禁忌。⑥合并妊娠后,若反复发生肺水肿,内科治疗效果不佳时,可考虑在妊娠 4～6 月期间行紧急手术。

(2)置换术适应证　①心功能Ⅲ级。②隔膜型二尖瓣狭窄伴有明显关闭不全;漏斗型二尖瓣狭窄;瓣膜及瓣膜下有严重粘连、钙化或缩短者。

心功能Ⅱ级以上者均应手术。直视二尖瓣分离或二尖瓣置换、闭式二尖瓣交界分离已很少进行。

二、二尖瓣关闭不全

【病因和病理】

(1)慢性二尖瓣关闭不全　风湿性心脏病是最常见的病因;二尖瓣脱垂瓣叶的海绵层有过多的黏液物质并侵犯纤维层;冠心病缺血、纤维化使乳头肌功能不全;腱索断裂原因不明;二尖瓣环和环下部钙化为退行性改变,多见老年;感染性心内膜炎,左心室显著扩大相对性二尖瓣关闭不全,还有先天性畸形、类风湿及系统性红斑狼疮。

(2)急性二尖瓣关闭不全　腱索断裂、感染性心内膜炎、急性心肌梗死(乳头肌急性缺血、坏死或断裂)、创伤损害、人工瓣膜损坏均可导致急性二尖瓣关闭不全。病理改变为瓣叶和腱索增厚、挛缩、瓣膜面积减少和活动受限、瓣环扩大等。

【病理生理】心脏收缩时,左室部分血流返流入左房,使体循环血流减少,左房压增加,左房左室扩大肥厚,二尖瓣环增大,二尖瓣关闭不全进一步加重,最终导致左心衰。同时由于左房压升高,肺静脉淤血,肺循环压力也升高,引起右心衰。

【临床表现】

(1)症状　急性轻度的二尖瓣关闭不全仅有劳力性呼吸困难,严重反流者很快发生急性左心衰竭。慢性:轻度可无症状,严重者表现疲乏无力,晚期表现为呼吸困难。①风心病:无症状期较长可超过 20 年,明显症状时多有不可逆的心功能损害。②二尖瓣脱垂:较轻,多无症状,可有胸痛、心悸、乏力、头昏、体位性晕厥等。

(2)体征　急性二尖瓣关闭不全主要表现为心尖搏动呈高动力型,肺动脉瓣区第二心音亢进,心尖部第四心音常见,有非全收缩期心脏杂音、较慢性二尖瓣关闭不全时低沉。慢性二尖瓣关闭不全主要表现为:①心尖搏动有力,向左下移位;②第一心音减弱(风心病),正常(二尖瓣脱垂、冠心病),第二心音提前且呈宽分裂;有时可有第三心音;③心脏杂音为全收缩期吹风样高调一贯性杂音,向左腋下传导(风心病);向胸骨左缘和心底部传导(后叶病变)。二尖瓣脱垂时为随喀喇音之后的收缩晚期杂音。腱索断裂时,呈海鸥鸣或音乐性。严重返流时,心尖部第三心音之后有舒张期隆隆样杂音。

【辅助检查】

(1)X 线检查　急性二尖瓣关闭不全有肺淤血、肺水肿征;慢性二尖瓣关闭不全可见左心房、左心室增大,肺淤血和间质性肺水肿征等。

(2)心电图　电轴左偏、左室左房肥大、二尖瓣型 P 波等。

(3)X 线　左心房的显著扩大是二尖瓣关闭不全的特有征象。主动脉弓缩小,肺动脉段凸出,左心房双重阴影、显著扩大,左心室向左向下扩大,肺淤血、肺动脉高压表现。食管钡餐造影示食管被扩大的左心房推向右后方。

(4)超声心动图　左心室前后径增大,左心房显著增大;二尖瓣前后瓣叶在收缩期对合错位或呈分层改变,瓣叶增厚、钙化斑块、挛缩和瓣下结构畸形,甚至可示瓣叶脱垂,腱索松弛冗长或断裂等。

(5)放射性核素心室造影　用以判定心功能。

(6)心导管检查　左心室造影评价反流的程度。

【诊断】

(1)急性二尖瓣关闭不全　①突然发生的呼吸困难;②心尖区收缩期杂音;③X 线:心影不大、肺淤血;④病因已明确。

(2)慢性二尖瓣关闭不全　①心尖区典型杂音伴左房左室增大(诊断);②超声心动图(确诊)。

【治疗】

(1)急性二尖瓣关闭不全　降低肺静脉压,增加心排血量和纠正病因。

(2)慢性二尖瓣关闭不全　主要有内科治疗和外科治疗,首先内科治疗主要为:①预防感染性心内膜炎和风湿热;②无症状、心功能正常者,定期随访;③房颤的处理同 MS;④心力衰竭的治疗:限制钠盐;应用 ACEI、利尿剂和洋地黄。

症状明显、心功能降低及心脏扩大者均应及时手术。外科治疗为根本治疗措施:①人工瓣膜置换术：早期选择为好，采用由合成材料制成的人工机械瓣膜或用生物组织制成的人工生物瓣膜替换的手术，简称换瓣。生物瓣具有良好的血流动力学特性，血栓发生率低，不必终身抗凝，但其寿命问题至今未获得满意解决，多数患者面临二次手术；机械瓣具有较高的耐力和持久性等特性，临床应用广泛，但机械瓣最大的难题是患者必须终身抗凝且潜在易发血栓栓塞和出血的可能，给患者的工作、生活带来诸多不变。故出院后患者是否能做好自我管理，对提升生活质量以及预防术后并发症有着重要的意义。②二尖瓣修补术：是利用球囊扩张的机械力量使粘连的二尖瓣叶交界处分离，以缓解瓣口狭窄程度。根据所用扩张器械的不同可分为 Inoue 球囊法、聚乙烯单球囊法、双球囊法及金属机械扩张器法。目前临床普遍应用的是 Inoue 球囊法。

三、主动脉瓣狭窄

多为风湿性病变引起。正常主动脉瓣口面积为 $3cm^2$，当减少到 $1cm^2$ 以下时，即可发生左心排血障碍。左室与主动脉收缩压力阶差反映主动脉瓣狭窄程度，$30\sim50mmHg$ 为中度；$51\sim100mmHg$ 及以上为重度。

【病因和病理】

(1)风心病　常见，几乎无单独的主动脉瓣狭窄，大多伴关闭不全和二尖瓣损害。

(2)先天性畸形　①先天性二叶瓣（发生率 1%～2%）钙化，主动脉瓣狭窄为成人孤立性主动脉瓣狭窄的常见原因。男性多于女性。由于瓣叶纤维化所致。②先天性主动脉瓣狭窄主要有先天性单叶瓣（少见）。③二叶瓣和三叶瓣出生时即有交界处融合。

(3)退行性老年钙化性主动脉瓣狭窄　65 岁以上常见。瓣叶主动脉面有钙化结节，赘生物限制瓣叶活动，常伴二尖瓣环钙化。

(4)其他少见原因　大的赘生物阻塞瓣口，如真菌性感染性心内膜炎、SLE、类风湿关节炎伴瓣叶节结性增生等。

【病理生理】正常瓣口面积：$3.0cm^2$。当瓣口面积 $\leqslant1.0cm^2$ 出现跨瓣压差。主动脉瓣狭窄代偿期，左室向心性肥厚，左室顺应性下降，左室舒张末压升高，左房后负荷升高，左房代偿性肥厚扩张，肺静脉和肺毛细血管内压力升高不明显，以维持心排血量。失代偿期，左室舒张末容量升高，室壁张力升高，心肌缺血，左室功能衰竭。

【临床表现】中重度狭窄可有乏力、眩晕、昏厥、劳累后气促、端坐呼吸及急性肺水肿表现，可并发细菌性心内膜炎或猝死。体检时胸骨右缘第二肋间能扪及收缩期震颤，主动脉瓣区有粗糙喷射样收缩期杂音，向颈部传导。重度狭窄者脉搏细小、血压降低、脉压减小。

(1)症状　出现晚，典型主动脉瓣狭窄常见的三联症：呼吸困难，心绞痛，晕厥。①呼吸困难：劳力性呼吸困难为常见首发症状，见于 90% 有症状者，进而可有端坐呼吸、夜间阵发性呼吸困难和肺水肿。②心绞痛：见于 60% 有症状者。其原因主要是心肌缺血；少数是冠状动脉栓塞（瓣膜的钙质）；部分患者同时伴有冠心病。③晕厥或接近晕厥：见于 1/3 有症状者，多发生于直立、运动中或运动后即刻发生。

(2)体征　①心音：第一心音正常，主动脉瓣区第二心音减弱或消失，第二心音常为单一性；可闻及第四心音，或第二心音逆分裂（严重狭窄）。收缩期喷射性杂音，第一心音稍后或紧缩喷射音开始，第二心音前终止。②性质：吹风样、粗糙、递增-递减型。胸骨右缘第 2 肋间、左缘第 3 肋间最响。③传导：向颈动脉、胸骨左下缘和心尖部传导，常伴有震颤。狭窄越重，杂音越长。左心衰时或心排血量下降时，杂音减弱或消失。

【辅助检查】

(1)X 线　心影正常或轻度扩大，升主动脉窄后扩张，晚期可有肺淤血征。

（2）心电图　严重狭窄者左室肥厚伴 ST-T 改变和左房大,可有房室传导阻滞,室内传导阻滞,房颤或室性心律失常。

（3）超声心动图　是诊断及判断狭窄程度的重要方法,可以探测主动脉瓣异常。显示瓣膜形态及活动度,测量瓣口大小及房、室大小。有助于确定病因。

（4）心导管检查　测量左室主动脉收缩期峰压差。根据压差可计算瓣口面积:$>1.0cm^2$ 轻度;$0.75\sim1.0cm^2$ 中度;$<0.75cm^2$ 重度,平均跨膜压差$>50mmHg$。

【诊断】

（1）典型主动脉瓣狭窄杂音。

（2）超声心动图（确诊）病因诊断,合并主动脉瓣关闭不全和二尖瓣病变,多为风心病。单纯主动脉瓣狭窄:年龄<15 岁,多为单叶瓣畸形;$16\sim65$ 岁,多为先天性二叶瓣畸形;>65 岁,多为退行性老年钙化性病变。

（3）心电图　左室肥大、劳损、T 波倒置、房室传导阻滞及房颤等。

（4）X 线　左室增大表现。

（5）超声心动图　能够显示瓣叶病变情况。

（6）心导管　可以测定左室与主动脉压力阶差以判断狭窄程度。

【治疗】临床上出现心绞痛、昏厥或心力衰竭者,病情可迅速恶化,常在 $2\sim3$ 年内死亡。故争取尽早实施手术治疗,行主动脉瓣置换或经皮穿刺球囊导管扩张分离术（后者很少用）。

1. 内科治疗

（1）治疗目的　确定狭窄程度,观察狭窄进展情况,选择合理的手术时机。

（2）治疗措施　①预防感染性心内膜炎;如为风心病,预防风湿热。②无症状者,轻度 2 年复查一次;中重度 $6\sim12$ 个月复查一次,避免过劳。③预防和及时治疗房颤;其他心律失常也应给予及时治疗。④心绞痛可用硝酸酯类药物。⑤心力衰竭的治疗:限制钠盐;可用洋地黄;小心应用利尿剂。避免用扩张小动脉的血管扩张剂,以防血压过低。

2. 外科治疗

人工瓣膜置换术为主要方法,指征:重度狭窄$<0.75cm^2$ 或平均跨膜压差$>50mmHg$,伴三大症状为手术指征。

3. 经皮球囊主动脉瓣成形术

（1）治疗对象　高龄、有心力衰竭和手术高危患者。

（2）适应证　①严重狭窄伴心源性休克;②严重狭窄伴心力衰竭;③严重狭窄的妊娠妇女;④拒绝手术治疗者。

四、主动脉瓣关闭不全

【病因和病理】由主动脉瓣及主动脉根部疾病所致。

（1）慢性主动脉瓣关闭不全　主要病因有两大类,一是主动脉瓣疾病:①风心病:占 2/3,单纯关闭不全少见,常伴有主动脉瓣狭窄及二尖瓣损害;②感染性心内膜炎:单纯性关闭不全的常见原因,分为急性、亚急性或慢性关闭不全;③先天性畸形。二是主动脉根部扩张导致瓣环扩大,引起瓣叶不能对合:①梅毒性主动脉炎,30％发生率;②Marfan 综合征:遗传性结缔组织病,主动脉中层囊性坏死所致,常累及骨、关节、眼、心脏和血管;③强直性脊柱炎导致的升主动脉扩张;④特发性升主动脉性扩张;⑤严重高血压和动脉粥样硬化。

（2）急性主动脉瓣关闭不全　主要病因：①感染性心内膜炎；②创伤；③主动脉夹层：夹层水肿，使主动脉瓣环扩大，瓣环瓣叶撕裂；④人工瓣膜破裂。

【病理生理】

（1）急性期　舒张期左室容量负荷急剧增加，左室舒张压急剧上升，左房压升高，引起肺淤血，甚至肺水肿，同时心排血量下降。

（2）慢性代偿期　①左室舒张末容量增加，左室心搏量也随之增加；②外周阻力下降，心率加快，舒张期缩短，反流减轻，使左室能较长期维持正常心排血量和肺静脉压无明显升高。

【临床表现】

（1）症状　①急性，轻者可无症状。重者可出现急性左心衰和低血压。②慢性代偿期长，多年无症状，甚至耐受运动，首先出现心悸、心前区不适，头部强烈搏动感等。晚期左心衰竭；心绞痛较主动脉瓣狭窄时少；常有体位性头晕，但晕厥罕见。

（2）体征　①急性，收缩压和舒张压及脉压正常或舒张压轻度减低。无明显周围血管征。心尖搏动正常。心动过速常见。第一心音减弱，肺动脉瓣区第二心音增强，第三心音常见。主动脉瓣舒张期杂音短而调低。②慢性，收缩压升高，舒张压下降，脉压差增大，周围血管症常见。胸骨右缘第 2、3 肋间可扪及收缩期搏动；心尖搏动向左下移位。常弥散而有力；心音：第一心音减弱，主动脉瓣区第二心音减弱或无（梅毒性主动脉炎时其亢进）。心尖部常有第三心音；心脏杂音：叹气样递减型，舒张早期杂音，坐位前倾，呼气末明显。向胸骨左缘或心尖部传导。杂音由瓣膜引起者在胸骨左中下缘明显；由升主动脉扩张引起者，胸骨右上缘明显，向左缘传导。老人杂音可于心尖部最响。呈乐音性时，见于瓣膜脱垂、撕裂、穿孔重度反流者，心尖部可闻及 Austin-Flint 杂音。

【辅助检查】

（1）X 线检查　①急性：心脏大小正常，无主动脉扩大，常有肺淤血或肺水肿征。②慢性：左室扩大，左房大。由于左室心搏量增加，使升主动脉继发性扩张，可累及整个主动脉弓。严重的瘤样扩张提示为 Marfan 综合征或中层囊性坏死。

（2）心电图　①急性：窦速和非特异性 ST-T 改变；②慢性：左心室肥厚伴劳损。

（3）超声心动图　①M 型：舒张期二尖瓣前叶或室间隔纤细扑动为 AI 可靠征象，主动脉瓣舒张期纤细扑动，瓣叶破裂。②B 型：瓣膜及主动脉根部形态改变，有助于病因确定。

（4）放射性核素心室造影　测定左室收缩、舒张末容量，射血分数，判定返流程度。

（5）磁共振显像　诊断主动脉疾病如夹层动脉瘤准确，并定量返流量和反流分数。

（6）主动脉造影　手术前选择性主动脉造影可半定量返流程度。

【诊断】典型主动脉瓣舒张期叹气样杂音，可伴周围血管征，超声心动图可明确诊断。

【治疗】

1. 急性主动脉瓣关闭不全

（1）内科治疗　内科治疗为术前准备，目的为稳定血流动力学。静滴硝普钠，以减轻肺淤血、减少反流量，增加排血量。可用利尿剂、正性肌力药。

（2）外科手术　是根本措施。血流动力学不稳定者，如严重肺水肿，应立即手术；主动脉夹层，紧急手术；活动性感染性心内膜炎者，抗炎治疗 7～10 天后手术。创伤或人工瓣膜功能障碍者，可择期手术。

2. 慢性主动脉瓣关闭不全

(1)内科治疗　①预防感染性心内膜炎；如为风心病，需预防风湿热；②梅毒性主动脉炎：青霉素治疗；③舒张压大于 90mmHg，应降压治疗；④无症状的轻或中度反流者，限制体力活动，定期随访；⑤心力衰竭：ACEI 类，洋地黄、利尿剂联合治疗；⑥心绞痛，硝酸酯类药；⑦积极纠正各种心律失常，如房颤、房室传导阻滞、窦性心动过缓等；⑧伴有感染者，积极控制感染。

(2)外科治疗　人工瓣膜置换术的指征：①有症状的左心功能不全者；②无症状伴左心功能不全者，持续或进行性左室收缩末容量增加或 EF 下降；③有症状的左心室功能正常者，如内科治疗无改善可手术。

第四节　胸主动脉瘤

胸主动脉瘤，系主动脉由于先天性发育异常或后天性疾患引起动脉壁正常结构损害，尤其是承受压力和维持大动脉功能的弹力纤维变脆弱和破坏，主动脉在血流压力的作用下逐渐膨大扩张，形成主动脉瘤。胸主动脉的各个部位，如升主动脉、主动脉弓、降主动脉均可发生主动脉瘤。约 80% 的胸主动脉瘤是继发于高血压病动脉粥样硬化，大多发生于 60 岁以后，男女之比为 10：2。总体上讲自然经过不良，已确诊胸主动脉瘤未经治疗的患者，平均破裂时间仅 2 年，生存时间少于 3 年。主动脉瘤破裂或形成主动脉夹层的平均直径约 5.9～6.1cm，未经治疗胸主动脉瘤破裂率为 42%～70%，病因不同，自然病程也有差异。经诊断后的胸主动脉瘤未手术患者 1 年、5 年生存率分别为 60%～70% 和 13%～39%。

【病因】大多数为动脉硬化，其次是动脉中层囊性坏死、黏液变性、感染、外伤、先天性发育不良及梅毒等。

(1)动脉粥样硬化　在 50 岁以上多见，是国外的首位病因。

(2)囊性中层坏死或退行性变　多见于中青年男性，好发于主动脉根部，常伴有主动脉瓣关闭不全，为国内的首位病因。

(3)创伤性动脉瘤　多见于加速伤，减速伤，近年有增加的趋势。

(4)细菌感染和真菌性动脉瘤　细菌或真菌损伤动脉中层，造成动脉壁的局部膨出。

(5)梅毒　是梅毒性动脉炎的后期并发症，常在感染后 15～20 年后产生。

(6)先天性动脉瘤　常伴有主动脉缩窄，动脉导管未闭和二瓣化畸形。

【临床表现】

1. 症状

(1)胸痛　是最常见的症状，疼痛部位主要为头颈部、胸背部、腰部，为撕裂样疼痛，也可为钝痛，呈持续性，随呼吸或活动而加剧，可向左肩胛区、上肢或颈部放射。如下肢缺血可有肢体疼痛症状。疼痛剧烈时可遵医嘱给吗啡，杜冷丁等强效止痛剂，如果剧痛反复出现，应警惕瘤体扩大或破裂。

(2)压迫症状　动脉瘤压迫气管和支气管可引起咳嗽、气急、肺炎和肺不张；压迫食管引起吞咽困难；压迫喉返神经引起声音嘶哑；压迫膈神经引起膈肌麻痹；压迫上腔静脉和头臂静脉可引起上肢及颈部、面部、上胸部水肿；压迫胸骨可引起胸痛。当瘤体破裂时，可出现食管或气管瘘，从而引起咯血或呕血。

2.体征

胸廓畸形,动脉瘤压迫上腔静脉和无名静脉导致面颈肿胀,青紫;Honor 综合征时,可出现一侧声带麻痹。

【辅助检查】

(1)X 线表现 ①纵隔阴影增宽或形成局限性块影,至少在某一个体位上,与胸主动脉某部相连而不能分开。②肿块或纵隔增宽阴影可见扩张性搏动。③瘤壁有时可有钙化。④瘤体可压迫侵蚀周围器官,例如压迫脊椎或胸骨的侵蚀性骨缺损,有助于动脉瘤的诊断。

(2)超声心动图 可见主动脉某段的梭形和囊状扩张,并可显示动脉瘤内附壁血栓的情况。

(3)CT 可显示动脉瘤的存在和瘤壁的钙化,还可测量其宽径。

(4)MRI 可显示主动脉内脏、管壁及其与周围组织的关系,直接摄取横断、冠状、矢状等任何层面图像,对立体地把握动脉瘤的形态、大小、范围以及与主要动脉分支的关系有重要意义。

(5)血管造影 以胸主动脉造影为宜,可直接显示梭形或(和)囊状动脉瘤及其部位、大小、范围以及动脉分支受累情况。

(6)实验室检查 血常规大多数患者血常规检查在正常范围;尿常规大多数在正常范围;血脂动脉粥样硬化的患者多表现为血脂和血黏度升高。

【治疗】

1.外科手术

将动脉瘤切除后人造血管重建术,创伤巨大,术后并发症发生率高,危险性大。

2.腔内微创治疗(介入治疗)

原理是不开胸,不切除病变血管,只需在腹股沟做一个 3cm 的切口,从股动脉通过一输送装置将覆膜支架推送到病变部位打开,将瘤腔隔绝,恢复胸主动脉正常的血流状态,使血液不再冲击扩张的动脉瘤壁从而避免动脉瘤破裂。

 目标检测

一、简答题

1.简述二尖瓣狭窄的病理生理改变。

2.简述二尖瓣关闭不全的临床表现。

3.诊断胸主动脉瘤需与哪些疾病相鉴别?

4.简述主动脉瓣关闭不全的治疗原则。

5.手术治疗法洛氏四联症的方法有哪些?

二、病案分析

患者,女,56 岁,50kg,因"风湿性心脏病,二尖瓣狭窄,心功能Ⅲ级,心脏扩大"入院。在全麻体外循环下行二尖瓣置换术,术后回心外 ICU 继续观察治疗,给予呼吸机辅助通气,机控 14 次/分,TV 400ml,FiO$_2$ 40％,T 36℃,P 104 次/分,BP 96/65mmHg,双肺呼吸音粗,持续心包、纵隔引流通畅,导尿通畅,术后 1.5 小时共引流出血性液体 600ml,尿量 40ml,P 124 次/分,BP 70/55mmHg,CVP 12cmH$_2$O,桡动脉、足背动脉脉搏细弱,末梢血管收缩,四肢发冷发绀。急查血气:pH 7.35,PO$_2$ 60mmHg,PaCO$_2$ 45mmHg,BE－4.5mmol/L。请问初步诊断为什么,鉴别要点有哪些,如何治疗?

第二十六章　胸膜腔与纵隔疾病

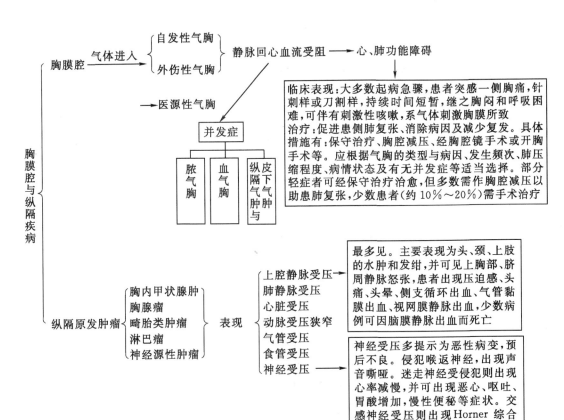

胸膜腔与纵隔疾病

胸膜腔　气体进入　{自发性气胸　外伤性气胸}　静脉回心血流受阻 —— 心、肺功能障碍

—— 医源性气胸

并发症
- 脓气胸
- 血气胸
- 纵隔气肿与皮下气肿

临床表现:大多数起病急骤,患者突感一侧胸痛,针刺样或刀割样,持续时间短暂,继之胸闷和呼吸困难,可伴有刺激性咳嗽,系气体刺激胸膜所致
治疗:促进患侧肺复张、消除病因及减少复发。具体措施有:保守治疗、胸腔减压、经胸腔镜手术或开胸手术等。应根据气胸的类型与病因、发生频次、肺压缩程度、病情状态及有无并发症等适当选择。部分轻症者可经保守治疗治愈,但多数需作胸腔减压以助患肺复张,少数患者(约 10%～20%)需手术治疗

纵隔原发肿瘤　{胸内甲状腺肿　胸腺瘤　畸胎类肿瘤　淋巴瘤　神经源性肿瘤}　表现
- 上腔静脉受压
- 肺静脉受压
- 心脏受压
- 动脉受压狭窄
- 气管受压
- 食管受压
- 神经受压

最多见。主要表现为头、颈、上肢的水肿和发绀,并可见上胸部、脐周静脉怒张,患者出现压迫感、头痛、头晕、侧支循环出血、气管黏膜出血、视网膜静脉出血,少数病例可因脑膜静脉出血而死亡

神经受压多提示为恶性病变,预后不良。侵犯喉返神经,出现声音嘶哑。迷走神经受侵犯则出现心率减慢,并可出现恶心、呕吐、胃酸增加,慢性便秘等症状。交感神经受压则出现Horner 综合征。肋间神经受压则出现放射性疼痛。膈神经受压,则出现呃逆、膈肌麻痹及矛盾运动等

学习目标

【知识目标】

1. 掌握自发性气胸的外科治疗原则。

2. 了解纵隔不同部位常见的肿瘤临床特征。

【能力目标】运用理论知识体系,根据临床胸膜腔与纵隔常见病、多发病的疾病特征,能够提出正确的诊疗方案。

第一节 气 胸

胸膜腔是不含气体的密闭的潜在性腔隙,当气体进入胸膜腔造成积气状态时,称为气胸。气胸可分成自发性、外伤性和医源性三类。①自发性气胸:又可分成原发性和继发性,前者发生在无基础肺疾病的健康人,后者常发生在有基础肺疾病的患者,如慢性阻塞性肺疾病(COPD),可引起继发性气胸;②外伤性气胸:系胸壁的直接或间接损伤引起;③医源性气胸:多由于诊断和治疗操作不当所致。

发生气胸后,胸膜腔内负压可变成正压,致使静脉回心血流受阻,产生程度不同的心、肺功能障碍。气胸是常见的内科急症,男性多于女性,原发性气胸的发病率男性为(18~28)/10万人口,女性为(1.2~6)/10万人口。

【诱因与病因】正常情况下胸膜腔内没有气体,这是因为毛细血管血中各种气体分压的总和仅为706mmHg,比大气压低54mmHg。呼吸周期胸腔内压均为负压,系胸廓向外扩张,肺向内弹性回缩对抗产生的。

(1)原发性自发性气胸 多见于瘦高体型的男性青壮年,常规X线检查,肺部无显著病变,但可有胸膜下肺大疱,多在肺尖部,此种胸膜下肺大疱的原因尚不清楚,与吸烟、身高和小气道炎症可能有关,也可能与非特异性炎症瘢痕或弹性纤维先天性发育不良有关。

(2)继发性自发性气胸 多见于有基础肺部病变者,由于病变引起细支气管不完全阻塞,形成肺大疱破裂。如肺结核、COPD、肺癌、肺脓肿、肺尘埃沉着症及淋巴管平滑肌瘤病等。

(3)月经性气胸 仅在月经来潮前后24~72小时内发生,病理机制尚不清楚,可能是胸膜上有异位子宫内膜破裂所致。

(4)妊娠期气胸 可因每次妊娠而发生,可能跟激素变化和胸廓顺应性改变有关。

(5)脏层胸膜破裂或胸膜粘连带撕裂 如其中的血管破裂可形成自发性血气胸。

【临床类型】为了便于临床观察和处理,根据临床表现把自发性气胸分成稳定型和不稳定型,符合下列所有表现者为稳定型,否则为不稳定型:①呼吸频率<24次/分。②心率60~120次/分。③血压正常。④呼吸室内空气时动脉血氧饱和度(SaO_2)>90%。⑤两次呼吸间说话成句。

【临床表现】

1.症状

起病前部分患者可能有持重物、屏气、剧烈体力活动等诱因,但多数患者在正常活动或安静休息时发生,偶有在睡眠中发病者。

(1)大多数起病急骤,患者突感一侧胸痛,针刺样或刀割样,持续时间短暂,继之胸闷和呼吸困难,可伴有刺激性咳嗽,系气体刺激胸膜所致。

(2)少数患者可发生双侧气胸,以呼吸困难为突出表现。

(3)积气量大或原已有较严重的慢性肺疾病者,呼吸困难明显,患者不能平卧。如果侧卧,则被迫使气胸侧在上,以减轻呼吸困难。

2.体征

取决于积气量的多少和是否伴有胸腔积液。

(1)少量气胸体征不明显,尤其肺气肿患者更难确定,听诊呼吸音减弱具有重要意义。

(2)大量气胸时,气管向健侧移位,患侧胸部隆起,呼吸运动与触觉语颤减弱,叩诊呈过清音或鼓音,心或肝浊音界缩小或消失,听诊呼吸音减弱或消失。

(3)左侧少量气胸或纵隔气肿时,有时可在左心缘处听到与心跳一致的气泡破裂音,称Hamman征。

(4)液气胸时,胸内有振水声。

(5)血气胸如失血量过多,可使血压下降,甚至发生失血性休克。

【影像学检查】

(1)X线　气胸的典型X线表现为:外凸弧形的细线条形阴影,称为气胸线,线外透亮度增高,无肺纹理,线内为压缩的肺组织。大量气胸时,肺脏向肺门回缩,呈圆球形阴影。大量气胸或张力性气胸常显示纵隔及心脏移向健侧。合并纵隔气肿在纵隔旁和心缘旁可见透光带。

肺结核或肺部慢性炎症使胸膜多处粘连。发生气胸时,多呈局限性包裹,有时气胸互相通连。气胸若延及下部胸腔,肋膈角变锐利。合并胸腔积液时,显示气液平面,透视下变动体位可见液面亦随之移动。局限性气胸在后前位胸片易遗漏,侧位胸片可协助诊断,或在X线透视下转动体位可发现气胸。

(2)CT　表现为胸膜腔内出现极低密度的气体影,伴有肺组织不同程度的萎缩改变。CT对于小量气胸、局限性气胸以及肺大疱与气胸的鉴别比X线胸片更敏感和准确。

【诊断】根据临床症状、体征及影像学表现,气胸的诊断通常并不困难。X线或CT显示气胸线是确诊依据,若病情十分危重无法搬动作X线检查时,应当机立断在患侧胸腔体征最明显处试验穿刺,如抽出气体,可证实气胸的诊断。

【鉴别诊断】

(1)支气管哮喘与慢性阻塞性肺疾病　两者均有不同程度的气促及呼吸困难,体征亦与自发性气胸相似,但支气管哮喘患者常有反复哮喘阵发性发作史,COPD患者的呼吸困难多呈长期缓慢进行性加重。当哮喘及COPD患者突发严重呼吸困难、冷汗、烦躁,支气管舒张剂、抗感染药物等治疗效果不好,且症状加剧,应考虑并发气胸的可能,X线检查有助鉴别。

(2)急性心肌梗死　患者亦有突然胸痛、胸闷,甚至呼吸困难、休克等临床表现,但常有高血压、冠状动脉粥样硬化性心脏病史。体征、心电图、X线检查、血清酶学检查有助于诊断。

(3)肺血栓栓塞症　大面积肺栓塞也可突发起病,呼吸困难,胸痛,烦躁不安,惊恐甚或濒死感,临床上酷似自发性气胸。但患者可有咯血、低热和晕厥,并常有下肢或盆腔血栓性静脉炎、骨折、手术后、脑卒中、心房颤动等病史,或发生于长期卧床的老年患者。体检、胸部X线检查可鉴别。

(4)肺大疱　位于肺周边的肺大疱,尤其是巨型肺大疱易被误认为气胸。肺大疱通常起病缓慢,呼吸困难并不严重,而气胸症状多突然发生。影像学上,肺大疱气腔呈圆形或卵圆形,疱内有细小的条纹理,为肺小叶或血管的残遗物。肺大疱向周围膨胀,将肺压向肺尖区、肋膈角及心膈角。而气胸则呈胸外侧的透光带,其中无肺纹理可见。从不同角度作胸部透视,可见肺大疱为圆形透光区,在大疱的边缘看不到发丝状气胸线,肺大疱内压力与大气压相仿,抽气后,大疱容积无明显改变。如误对肺大疱抽气测压,甚易引起气胸,须认真鉴别。

【治疗】治疗目的是促进患侧肺复张、消除病因及减少复发。具体措施:保守治疗、胸腔减压、经胸腔镜手术或开胸手术等。应根据气胸的类型与病因、发生频次、肺压缩程度、病情状态及有无并发症等适当选择。部分轻症者可经保守治疗治愈,但多数需作胸腔减压以助患肺复张,少数患者(约 10%～20%)需手术治疗。

1. 保守治疗

(1)适应证　主要适用于稳定型小量气胸,首次发生的症状较轻的闭合性气胸。

(2)措施　①应严格卧床休息,酌情予镇静、镇痛等药物。②由于胸腔内气体分压和肺毛细血管内气体分压存在压力差,每日可自行吸收胸腔内气体容积(胸片的气胸面积)1.25%～1.8%。③高浓度吸氧可加快胸腔内气体的吸收,经鼻导管或面罩吸入 10L/min 的氧,可达到比较满意的疗效。④保守治疗需密切监测病情改变,尤其在气胸发生后 24～48 小时内。⑤治疗肺基础疾病。如明确因肺结核并发气胸,应予抗结核药物;由肺部肿瘤所致气胸者,可先作胸腔闭式引流,待明确肿瘤的病理学类型及有无转移等情况后,再进一步作针对性治疗。COPD 合并气胸者应注意积极控制肺部感染,解除气道痉挛等。

(3)禁忌证　如患者年龄偏大,并有肺基础疾病如 COPD,其胸膜破裂口愈合慢,呼吸困难等症状严重,即使气胸量较小,原则上不主张采取保守治疗。

2. 排气疗法

(1)胸腔穿刺抽气　适应证:小量气胸,呼吸困难较轻,心肺功能尚好的闭合性气胸患者。抽气可加速肺复张,迅速缓解症状。

通常选择患侧胸部锁骨中线第 2 肋间为穿刺点,局限性气胸则要选择相应的穿刺部位。穿刺抽气方法:皮肤消毒,用气胸针或细导管直接穿刺入胸腔,随后连接于 50ml 或 100ml 注射器或气胸机抽气并测压,直到患者呼吸困难缓解为止。一次抽气量不宜超过 1000ml,每日或隔日抽气 1 次。

紧急情况抽气:张力性气胸病情危急,应迅速解除胸腔内正压以避免发生严重并发症,紧急时亦需立即胸腔穿刺排气,无其他抽气设备时,为了抢救患者生命,可用粗针头迅速刺入胸膜腔以达到暂时减压的目的,亦可用粗注射针头,在其尾部扎上橡皮指套,指套末端剪一小裂缝,插入胸腔做临时排气,高压气体从小裂缝排出,待胸腔内压减至负压时,套囊即行塌陷,小裂缝关闭,外界空气即不能进入胸膜腔。

(2)胸腔闭式引流　适用于不稳定型气胸,呼吸困难明显、肺压缩程度较重,交通性或张力性气胸。反复发生气胸的患者。无论其气胸容量多少,均应尽早行胸腔闭式引流。

①自发性气胸:插管部位一般多取锁骨中线外侧第 2 肋间,或腋前线第 4～5 肋间,如为局限性气胸或需引流胸腔积液,则应根据 X 线胸片或在 X 线透视下选择适当部位进行插管排气引流。

插管前,在选定部位先用气胸箱测压以了解气胸类型,然后在局麻下沿肋骨上缘平行作1.5～2cm 皮肤切口,用套管针穿刺进入胸膜腔,拔去针芯,通过套管将灭菌胶管插入胸腔。亦可在切开皮肤后,经钝性分离肋间组织达胸膜,再穿破胸膜将导管直接送入胸膜腔。一般选用胸腔引流专用硅胶管,或外科胸腔引流管。16～22F 导管适用于大多数患者,如有支气管胸膜瘘或机械通气的患者,应选择24～28F的大导管。连接 Heimhch 单向活瓣或水封瓶引流,导管固定后,另端可连接 Heimhch 单向活瓣,或置于水封瓶的水面下 1～2cm,使胸膜腔内压力保持在 1～2cmH₂O 以下,水封瓶应放在低于患者胸部的地方(如患者床下),以免瓶内的水反流进入胸腔(图 26-1)。应用各式插管引流排气过程中,应注意严格消毒,防止发生感染。导管持续逸出气泡,呼吸困难迅速缓解,压缩的肺可在几小时至数天内复张表示插管成功。对肺压缩严重,时间较长的患者,插管后应夹住引流管分次引流,避免胸腔内压力骤降产生肺复张后肺水肿。如未见气泡溢出 1～2 天,患者气急症状消失,经透视或摄片见肺已全部复张时,可以拔除导管。有时虽未见气泡冒出水面,但患者症状缓解不明显,应考虑为导管不通畅,或部分滑出胸膜腔,需及时更换导管或作其他处理。

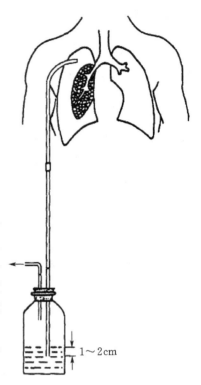

②继发性气胸胸腔闭式引流:原发性自发性气胸经导管引流后,即可使肺完全复张;而继发性者常因气胸分隔,单导管引流效果不佳,有时需在患侧胸腔插入多根导管。两侧同时发生气胸者,可在双侧胸腔作插管引流。

图 26-1 水封瓶闭式引流装置

若经水封瓶引流后未能使胸膜破口愈合,肺持久不能复张,可在引流管加用负压吸引装置。

可用低负压可调节吸引机,如吸引机形成负压过大,可用调压瓶调节,一般负压为-10～-20cmH₂O,如果负压超过设置值,则空气由压力调节管进入调压瓶,因此胸腔承受的吸引负压不会超过设置值,可避免过大的负压吸引对肺的损伤。

闭式负压吸引宜连续开动吸引机,如经 12 小时后肺仍未复张,应查找原因。如无气泡冒出,表示肺已复张,停止负压吸引,观察 2～3 天,经透视或胸片证实气胸未再复发后,即可拔除引流管,用凡士林纱布覆盖手术切口。

③化学性胸膜固定术:由于气胸复发率高,为了预防复发,可胸腔内注入硬化剂,产生无菌性胸膜炎症,使脏层和壁层胸膜粘连从而消灭胸膜腔间隙。

主要适应于不宜手术或拒绝手术的下列患者:持续性或复发性气胸;双侧气胸;合并肺大疱;肺功能不全,不能耐受手术者。

常用硬化剂有多西环素、滑石粉等,用生理盐水 60～100ml 稀释后经胸腔导管注入,夹管 1～2 小时后引流;或经胸腔镜直视下喷洒粉剂。胸腔注入硬化剂前,尽可能使肺完全复张。为避免药物引起的局部剧痛,先注入适量利多卡因,让患者转动体位,充分麻醉胸膜,15～20 分钟后注入硬化剂。若一次无效,可重复注药。观察 1～3 天,经 X 线透视或摄片证实气胸已吸收,可拔除引流管。

此法成功率高,主要不良反应为胸痛,发热,滑石粉可引起急性呼吸窘迫综合征,应用时应予注意。

3. 手术治疗

（1）适应证　经内科治疗无效的气胸可为手术的适应证，主要适应于长期气胸、血气胸、双侧气胸、复发性气胸、张力性气胸引流失败者、胸膜增厚致肺膨胀不全或影像学有多发性肺大疱者。手术治疗成功率高，复发率低。

（2）方法　①胸腔镜：直视下粘连带烙断术促使破口关闭；对肺大疱或破裂口喷涂纤维蛋白胶或医用 ZT 胶；或用 Nd-YAG 激光或二氧化碳激光烧灼＜20mm 的肺大疱。电视辅助胸腔镜手术（VATS）可行肺大疱结扎、肺段或肺叶切除，具有微创、安全等优点。②开胸手术：如无禁忌，亦可考虑开胸修补破口，肺大疱结扎，手术过程中用纱布擦拭胸腔上部壁层胸膜，有助于促进术后胸膜粘连。若肺内原有明显病变，可考虑将肺叶或肺段切除。

【并发症及其治疗】

1. 脓气胸

（1）病因　由金黄色葡萄球菌、肺炎克雷白杆菌、铜绿假单胞菌、结核分枝杆菌以及多种厌氧菌引起的坏死性肺炎、肺脓肿以及干酪样肺炎可并发脓气胸，也可因胸穿或肋间插管引流所致。

（2）临床表现　病情多危重，常有支气管胸膜瘘形成，脓液中可查到病原菌。

（3）治疗　除积极使用抗生素外，应插管引流，胸腔内生理盐水冲洗，必要时尚应根据具体情况考虑手术。

2. 血气胸

自发性气胸伴有胸膜腔内出血常与胸膜粘连带内血管断裂有关，肺完全复张后，出血多能自行停止，若继续出血不止，除抽气排液及适当输血外，应考虑开胸结扎出血的血管。

3. 纵隔气肿与皮下气肿

（1）病因　①由于肺泡破裂逸出的气体入肺间质，形成间质性肺气肿。②肺间质内的气体沿血管鞘可进入纵隔，甚至进入胸部或腹部皮下组织，导致皮下气肿。③张力性气胸抽气或闭式引流后，亦可沿针孔或切口出现胸壁皮下气肿，或全身皮下气肿及纵隔气肿。

（2）临床表现　①大多数患者并无症状，但颈部可因皮下积气而变粗。②气体积聚在纵隔间隙可压迫纵隔大血管，出现干咳、呼吸困难、呕吐及胸骨后疼痛，并向双肩或双臂放射，疼痛常因呼吸运动及吞咽动作而加剧。③患者发绀、颈静脉怒张、脉速、低血压、心浊音界缩小或消失、心音遥远、心尖部可听到清晰的与心跳同步的"咔嗒"声（Hamman 征）。

（3）X 线检查　于纵隔旁或心缘旁（主要为左心缘）可见透明带。

（4）治疗　皮下气肿及纵隔气肿随胸腔内气体排出减压而自行吸收。吸入浓度较高的氧可增加纵隔内氧浓度，有利于气肿消散。若纵隔气肿张力过高影响呼吸及循环，可作胸骨上窝切开排气。

第二节　纵隔原发肿瘤

原发性纵隔肿瘤种类繁多，大多数有其特定的发病部位，良性者居多，但恶性肿瘤也非罕见。而纵隔内最多见的还是转移性淋巴结肿大。纵隔原发肿瘤以发病率而言由高到低依次为：神经源性肿瘤、恶性淋巴瘤、胸腺瘤、畸胎瘤、胸内甲状腺肿和支气管囊肿。

【临床表现】早期多无症状。随肿瘤增大出现相应的压迫症状及内分泌症状，可表现为胸廓入口综合征、Horner 综合征和迷走神经受压的表现，隔神经麻痹，甲状腺功能亢进。

1. 肿瘤的部位

前纵隔从上到下依次易发：胸内甲状腺肿（多为增生，少数为腺瘤，偶为腺癌）、胸腺瘤（良性与侵袭性）、畸胎瘤（良、恶性）。中纵隔易发：恶性淋巴瘤，支气管囊肿。后纵隔易发：神经源性肿瘤，可见跨椎间孔存在的哑铃状肿块。部分肿瘤的发生并非完全按照上述规律。

2. 肿瘤的形态密度及与周围结构的关系

肿块形态规则边缘光整多为良性，分叶及边缘不规则多为恶性，与周围结构分界不清为恶性。瘤内可见脂肪、骨骼、牙齿者为畸胎瘤。

3. 注意区别肺内肿块与纵隔肿瘤

纵隔肿瘤的临床表现依肿瘤大小、部位、良恶性不同而异。病灶较小时多无明显症状；恶性肿瘤生长迅速，出现症状早。可表现为胸骨后隐痛及其他神经脏器的压迫或浸润症状等。部分纵隔肿瘤可出现全身症状，如淋巴瘤。不同的症状对肿瘤的定位及定性有帮助。

（1）上腔静脉受压　最多见。一般良性肿瘤较难引起上腔静脉受压，若出现多为恶性病变引起，以淋巴瘤及转移瘤多见。肿瘤生长慢则症状出现较晚而轻，若病变发展快则临床表现明显。

主要表现为头、颈、上肢的水肿和发绀，并可见上胸部、脐周静脉怒张，患者出现压迫感、头痛、头晕、侧支循环出血、气管黏膜出血、视网膜静脉出血，少数病例可因脑膜静脉出血而死亡。

（2）肺静脉受压　肺静脉受压使血液回流不畅，压力增高，可出现肺水肿表现，进一步发展为肺动脉高压后出现右心改变。

（3）心脏受压　可出现心悸、期前收缩、传导阻滞。

（4）动脉受压狭窄　心悸、气急、胸闷。

（5）气管受压　刺激性咳嗽、喘鸣、窒息。

（6）食管受压　吞咽困难。

（7）神经受压　神经受压多提示为恶性病变，预后不良。侵犯喉返神经，出现声音嘶哑。迷走神经受侵犯则出现心率减慢，并可出现恶心、呕吐、胃酸增加，慢性便秘等症状。交感神经受压则出现 Horner 综合征。肋间神经受压则出现放射性疼痛。膈神经受压，则出现呃逆、膈肌麻痹及矛盾运动等。

【影像学表现】纵隔内占位的诊断以 CT 及 MRI 为主。普通 X 线漏诊率甚高，诊断时应注意。

1. 胸内甲状腺肿

胸内甲状腺肿分为：胸骨后甲状腺肿和迷走甲状腺肿，胸骨后甲状腺肿较多见，而迷走甲状腺肿少见，且与颈甲状腺无关。

（1）病理与临床　病理可为甲状腺增生肿大、甲状腺囊肿、甲状腺瘤，大多为良性，少部分为恶性。临床上可无症状，较大时可出现邻近结构的压迫症状。

（2）影像表现　肿瘤位于气管前、侧方，X 线可见上纵隔增宽并有软组织影向肺野突出，且突出的软组织影与颈部相连，可随吞咽上下移动。气管可受压变形、移位，严重时食管亦受压。上纵隔密度增高，侧位胸片常显示胸骨后方透亮度减低，邻近结构受压移位（图 26-2）。

CT 结合冠状面重建可以直接显示其与颈部甲状腺组织的关系。病变含碘量高表现为高密度，多数尚可见其内囊变、出血、钙化等。增强检查见实质部分强化明显，可见对比剂在肿块中持续时间较长提示具有摄碘功能。

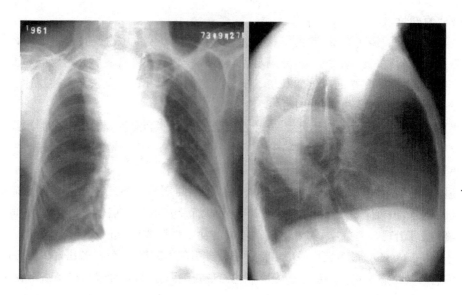

图 26-2 胸内甲状腺肿

MRI 检查,肿块呈长 T_1 长 T_2 的不均匀信号,其内可见无信号钙化影,注射钆喷酸葡胺注射液(Gd-DTPA)后明显增强,囊变与钙化区不强化。

(3)鉴别诊断 胸内甲状腺瘤多位于气管的前或侧位,多与颈部甲状腺相连,CT 和 MRI 增强检查其实质强化明显,多数病灶可随吞咽上下移动,一般诊断不难。右上纵隔的胸骨后甲状腺肿需与无名动脉扩张迂曲及无名动脉瘤相鉴别(后者有搏动)。

2. 胸腺瘤

胸腺瘤是前纵隔最常见的肿瘤,起源于未退化的胸腺组织,多为成年人。

(1)病理与临床 组织学胸腺瘤有良、恶性之分,而良恶性难以明确分界,故分为侵袭性与非侵袭性。良性特征时包膜光整,呈恶性特征时包膜不完整,侵犯邻近结构。如侵及胸膜或心包可引起积液。胸腺瘤可以完全呈囊性称胸腺囊肿,若胸腺组织中有大量脂肪组织则称为胸腺脂肪瘤。

临床表现除纵隔肿瘤的一般表现外,部分胸腺瘤出现重症肌无力为其特征。

(2)影像表现 X 线见纵隔增宽,侧位前纵隔内肿块影,透视可见病变形态随呼吸有变化(图 26-3)。CT 检查肿瘤多位于前纵隔中部,少数异位于其他部位者较难诊断。类圆形,可有分叶。大小不同,表现各异。多数肿瘤其内有不同程度的囊变,部分呈现完全囊变者称胸腺囊肿。侵袭性者向周围浸润性生长,与周围结构分界不清。强化检查实性部分均匀增强,囊变部分无增强。MRI 呈等长 T_1 等长 T_2 信号;部分液化或囊变区为典型的长 T_1 长 T_2 信号。增强检查实质部分明显强化。放疗后的鉴别诊断为增生的纤维结缔组织呈低信号而未坏死的肿瘤组织呈等高信号。

(3)鉴别诊断 主要与胸腺增生相鉴别:胸腺增生虽然体积增大,但形态正常,密度较高而均匀。

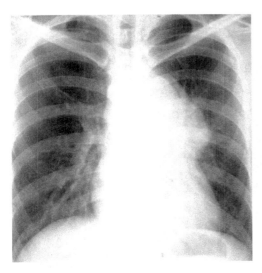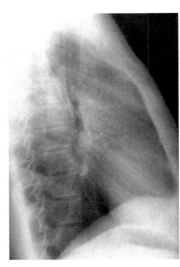

图 26-3 胸腺瘤

3. 畸胎类肿瘤

畸胎类肿瘤亦为纵隔内常见肿瘤,发病原因不明,一般认为是由于胚胎时期第 3、4 对鳃弓发育异常所致,主要为部分多潜能组织,细胞脱落,并随心血管的发育进入纵隔所致。

(1)病理与临床 病理上分为两种类型:一类是囊性畸胎瘤,即皮样囊肿,含外胚层与中胚层组织,多呈单房囊状,壁的外层为纤维组织,内层为复层鳞状上皮及脂肪、汗腺、毛发、毛囊肌肉组织,亦可有钙化、牙齿及骨骼;另一类是实性畸胎瘤,通常称为畸胎瘤,组织学上含三个胚层,结构复杂,在人体各部的组织结构中几乎均可出现。

肿瘤较小时可无任何临床症状,多在常规检查中发现,较大时可出现前述纵隔肿瘤的相应临床症状。发生支气管瘘时可出现咳嗽、咯血、典型时可咳出毛发、钙化物等。若在颈部等体表形成瘘管,可从瘘口溢出脂类物质及毛发,亦可出现胸腔积液、肺性骨关节病。根据其生物学活性分为良性与恶性,后者可发生转移。本肿瘤虽在胎儿期即存在,但多在成年后才被发现。

(2)影像表现 X 线胸片可见肿瘤多位于前纵隔,特别是心脏与大血管交界的前、中纵隔处,个别病例可以位于后纵隔,左侧多于右侧。肿瘤常呈类圆形,可有轻度分叶,大小不等。继发感染后周围粘连而呈锯齿状或形成毛刺。其内若发现骨骼影则有明确的诊断意义。

CT 是诊断畸胎瘤的最佳影像学方法。囊性畸胎瘤多为厚壁囊肿,CT 可以明确显示其壁的厚度。含有脂肪成分的畸胎瘤 CT 值为负值,多为 $-25 \sim -50$ Hu。瘤灶内的钙化或骨骼成分呈 CT 值大于 100 Hu 的高密度影。显示畸胎瘤的囊实性成分及其瘤灶与周围结构的关系。浸润生长提示恶性,增强扫描呈不均匀强化,瘤灶一过性显著强化常提示恶性。

MRI 对脂肪的显示极具特征,T_1 和 T_2 均呈高信号,但对钙化成分的识别不及 CT 检查。

(3)鉴别诊断 畸胎瘤多见于前、中纵隔,密度不均匀,瘤灶内有钙化、骨骼或牙齿及脂肪等多种组织成分,影像学表现典型,多可明确诊断。少数瘤灶呈均一软组织密度,表现不典型,尤其是位于中、后纵隔者,诊断较困难,应与纵隔内其他肿瘤鉴别。瘤灶呈浸润性生长,增强扫描又呈一过性显著强化提示为恶性。

4. 淋巴瘤

淋巴瘤(图 26-4)是全身恶性肿瘤,起源于淋巴结或结外淋巴组织。

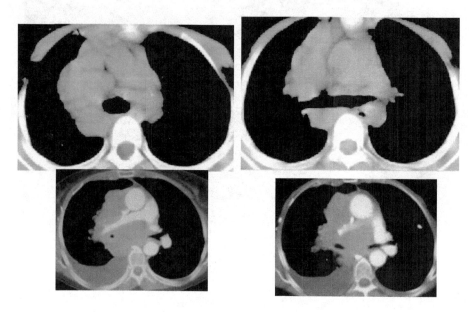

图 26-4 淋巴瘤

(1)病理与临床 病理淋巴瘤分霍奇金病(HD)和非霍奇金淋巴瘤(NHL)两大类。病理学上的特征性区别在霍奇金病中可找到 R-S 细胞,而非霍奇金淋巴瘤中则没有。临床以霍奇金病多见,并以侵犯淋巴结为主,结外少见。常从颈部淋巴结开始,向邻近淋巴结扩散。多见于青年,次为老年。而非霍奇金淋巴瘤则常呈跳跃式,就诊时病变常已广泛,结外器官多已受累。多见于青少年,其次为老年。早期常无症状,仅触及淋巴结增大。中晚期常出现发热、疲劳、消瘦等全身症状。气管、食管或上腔静脉受压则出现相应症状。

(2)影像表现 X线主要表现为纵隔影增宽,以上纵隔为主,边缘清楚,呈锯齿状。侧位胸片可见肿块但边缘欠清晰。MRI 可因流空效应分辨淋巴结与血管,因此能明确显示肿大淋巴结的分布。肿大淋巴结 T_1 呈等信号、T_2 呈高信号。

CT 显示纵隔内肿大淋巴结影,其分布以前纵隔和支气管旁组最常见,次为气管与支气管组和隆突下组。肿大淋巴结可融合成块,也可分散存在。较大时中心可发生坏死,放疗后更容易出现,并可以出现钙化。

增强检查轻度强化。淋巴瘤亦可侵犯胸膜、心包及肺组织,表现为胸腔积液、胸膜结节、心包积液、肺内浸润病灶。纵隔内结构可受压移位,腋窝可见结节影。CT 对淋巴瘤的检查应包括腹部,以了解腹部淋巴结情况。

(3)鉴别诊断 纵隔淋巴瘤的肿大淋巴结分布以前纵隔和支气管旁最常见,可融合成块,多见于青年或青少年,其次为老年,临床有发热等,他处多有淋巴结肿大,一般诊断不难。应注意与下述疾病鉴别:①结节病:临床表现轻微,且可以自愈。淋巴结肿大具有对称性且以肺门为主。②淋巴结核:淋巴结肿大多为一侧性,增强检查呈环形强化。肺内多有结核病变。③转移性淋巴结肿大:多有原发病灶,肿大淋巴结亦多为单侧性,同时引流情况与原发病灶对应,多见于老年。

5. 神经源性肿瘤

神经源性肿瘤是常见的纵隔肿瘤,约占全部纵隔肿瘤的 $14\%\sim25\%$,其中 90% 位于椎旁间隙,少部分肿瘤偏前。

(1)病理与临床　神经源性肿瘤主要分交感神经源肿瘤与周围神经源肿瘤两大类。其中节细胞神经瘤是交感系统最常见的肿瘤,节神经母细胞瘤和交感神经母细胞瘤属恶性肿瘤,较少见。周围神经源肿瘤有神经鞘瘤、神经纤维瘤和恶性神经鞘瘤。

临床上多无明显症状和体征,常偶然发现,肿瘤较大时可以出现压迫症状。副神经节发生的副神经节瘤以靠近心脏底部的前上纵隔为多,可以分泌肾上腺素,临床可出现高血压及血压波动。

(2)影像表现　平片肿瘤多位于脊柱旁,呈类圆形或哑铃状。呈哑铃状者跨椎管内外,椎间孔扩大。邻近骨质有吸收或破坏。

CT 更清楚地显示病变。大多数位于脊柱旁沟,类圆形,内部密度依肿瘤种类而定。神经鞘瘤因含较多脂肪,而总体密度比肌肉低。良性者边缘光滑锐利,可压迫邻近骨质造成骨质吸收。恶性者呈浸润性生长,边界不清楚。病变侵及椎管内外时,CT 可清楚显示病变呈哑铃状形态。

MRI 多表现为后纵隔长 T_1 长 T_2 信号肿块。瘤内囊变呈更长 T_1、更长 T_2 信号。增强后瘤体明显强化。对骨质破坏及钙化的显示 MRI 不如 CT 敏感和直观,但 MRI 对瘤体与椎管的关系及脊髓是否受压的了解则明显优于 CT。

(3)鉴别诊断　本病发病年龄常较小。瘤灶多见于后纵隔,可见椎间孔扩大、邻近椎体破坏等特点,不难作出诊断。需与其鉴别的有①椎旁脓肿:多为梭形,中心为液化区,周围为纤维组织的壁,结合椎体结核的其他特征性表现不难鉴别。②脑脊膜膨出:有先天性脊椎畸形。结合病变与脊柱之关系及其内部密度不难鉴别。

【治疗】除恶性淋巴源性肿瘤适用放射治疗外,绝大多数原发性纵隔肿瘤只要无其他禁忌证,均应外科治疗。即使良性肿瘤或囊肿虽毫无症状,由于会逐渐长大,压迫毗邻器官,甚至出现恶变或继发感染,因而均以采取手术为宜。恶性纵隔肿瘤若已侵入邻近器官无法切除或已有远处转移,则禁忌手术可根据病理性质给予放射或化学药物治疗。

 目标检测

一、简答题

1.简述自发性气胸的手术指征。

2.简述纵隔肿瘤的诊断方法。

二、病案分析

患者,男,40 岁,双侧上眼睑下垂三月余,清晨加重,到医院就诊口服溴吡斯的明后缓解,近两周来,出现双上肢肿胀,在前胸部表浅静脉怒张,胸片表现上纵隔影增宽。请列出初步诊断及诊断依据,并回答如何进一步检查。

第二十七章　腹外疝

```
              ┌ 概论      ┌ 病因      ┐
              │           │ 病理解剖  ├→ 腹壁强度降低和腹内压增加
              │           └ 临床类型  → 疝、腹外疝、腹内疝、易复性疝、难复性疝、嵌顿性疝
              │                          及绞窄性疝的概念
              │           ┌ 腹股沟管
              │ 腹股沟疝   │ 解剖      ──→ 浅环、深环及前壁、上壁和下壁
              │           │ 临床表现  ┌ 能够从发病年龄、突出途径、疝块外形、精索与疝囊
  腹          │           │          └ 的关系等方面对腹股沟斜疝与直疝进行鉴别
  外  ┤       │           └ 治疗      ── 非手术治疗：棉线束带或疝带压迫
  疝          │           ┌ 解剖概要 →  股管的解剖
              │ 股疝      │ 临床表现    腹股沟区胀痛、卵圆窝处半球形突起
              │           └ 治疗        根据病情选择术式
              │           ┌ 切口疝      切口处突出肿块，咳嗽后明显，平卧后自行消失
              └ 其他腹外疝 │ 脐疝        腹内压增高时，脐部膨胀出半球
                          └             形或圆柱状包块，能还纳
                                        手术治疗
```

学习目标

【知识目标】
1. 掌握腹外疝的临床表现和诊断。
2. 熟悉腹外疝的鉴别诊断及治疗原则。
3. 了解腹外疝发生的病因及病理解剖。
【能力目标】能够根据所学知识提出腹外疝正确的诊疗方案。

第一节　概　论

体内某个脏器或组织离开其正常解剖部位,通过先天或后天形成的薄弱点、缺损或孔隙进入另一部位,即称为疝。疝有腹外疝与腹内疝之分,而以腹外疝多见。腹腔内脏或组织连同腹膜壁层,经腹壁薄弱点和孔隙,向体表突出而形成局部肿块,称为腹外疝,如腹股沟斜疝;脏器或组织进入腹腔内的间隙囊内而形成的称为腹内疝,如网膜孔疝。

【病因】腹壁强度降低和腹内压增加是腹外疝发生的两大基本因素。

(1)腹壁强度降低　①解剖结构因素:如精索或子宫圆韧带穿过腹股沟管、股动静脉穿过股管、脐血管穿过脐环等可造成该处腹壁强度减弱;②后天获得性原因:如腹部手术切口愈合不良、腹壁外伤、腹壁神经损伤、肥胖者过多的脂肪浸润、老年人肌萎缩以及胶原代谢异常等。其中解剖结构因素是腹外疝发生的主要原因。

(2)腹内压增加　若腹壁强度存在不足,当有慢性咳嗽、慢性便秘、晚期妊娠、腹水、排尿困难、婴儿啼哭、举重及腹内肿瘤等诱发因素时,即可诱发腹外疝;若腹壁强度正常,即使有腹内压增高,也不致发生疝。

【病理解剖】典型的腹外疝由疝环、疝囊、疝内容物和疝外被盖四部分组成。

(1)疝环　即腹壁薄弱和缺损处,是疝内容物向体表突出的门户,又称疝门。腹股沟斜疝的疝环即为腹股沟管深环。

(2)疝囊　是壁腹膜的憩室样突出部,由疝囊颈和疝囊体组成。疝囊颈是疝囊比较狭窄的部分,是疝囊与腹腔间的通道。

(3)疝内容物　是进入疝囊的腹内脏器或组织。最常见的是小肠,其次是大网膜,其他少见的是盲肠、阑尾、乙状结肠、横结肠、膀胱等。

(4)疝外被盖　指疝囊以外的腹壁各层组织,通常由筋膜、肌肉、皮下组织和皮肤组成。

【临床类型】结合腹外疝的病理状态和临床特点,腹外疝有如下四种类型。

(1)易复性疝　疝内容物很容易回纳入腹腔的,称为易复性疝。患者除发现局部疝块外,可有轻度胀痛,并在疝块回纳后症状、体征消失。

(2)难复性疝　疝内容物不能或只能部分回纳入腹腔者,称难复性疝。与易复性疝一样,难复性疝的内容物并无血运障碍,也无严重的临床症状。疝内容物因反复突出,常致疝囊颈受摩擦损伤而产生粘连,导致疝内容物不易回纳。

(3)嵌顿性疝　腹内压突然增高时,疝内容物可强行扩张囊颈而进入疝囊,随后因囊颈的弹性收缩又将疝内容物卡住而不能回纳入腹腔,称嵌顿性疝或箝闭性疝。若疝内容物为肠管,因静脉回流受阻,易导致肠壁淤血和水肿,进而肠壁颜色较深,囊内淡黄色渗液积聚。嵌顿性疝与难复性疝病理表现本质不同,后者疝内容物并未受卡,更无静脉血运障碍。

(4)绞窄性疝 嵌顿如不能及时解除,致使疝内容物发生缺血坏死,称为绞窄性疝。此时肠系膜动脉搏动消失,肠壁逐渐失去其光泽、弹性和蠕动能力,终于坏死变黑。儿童疝环组织一般比较柔软,疝嵌顿后很少发生绞窄。

第二节 腹股沟疝

腹股沟疝是指腹腔内脏器通过腹股沟区的缺损向体表突出所形成的疝,是各种疝中最常见的类型。疝囊从腹股沟管深环(内环)突出,进入腹股沟管,再穿出腹股沟管浅环(皮下环),到达阴囊内或大阴唇,称为腹股沟斜疝;若疝囊经腹壁下动脉内侧的直疝三角直接由后向前突出,不经过内环,也不进入阴囊,则为腹股沟直疝。

斜疝是最常见的腹外疝,发病率约占腹外疝总数的 75%～90%,或占腹股沟疝的 85%～95%。腹股沟斜疝男性多于女性,男女发病率之比约为 15:1,右侧发病多于左侧。

【腹股沟管的解剖】腹股沟管位于腹股沟韧带的内上方,成人长约 4～5cm,起自深环,向内、下、浅部斜行而终止于浅环,大体相当于腹内斜肌、腹横肌弓状下缘与腹股沟韧带之间的空隙,男性有精索通过,女性则有子宫圆韧带通过。腹股沟管前壁有皮肤、皮下组织和腹外斜肌腱膜,外侧 1/3 尚有腹内斜肌;后壁为腹横筋膜和腹膜,其内 1/3 尚有腹股沟镰;上壁为腹内斜肌、腹横肌的弓状下缘;下壁为腹股沟韧带和腔隙韧带。

【临床表现】腹股沟区有一突出的肿块是腹股沟斜疝的基本特点。

(1)易复性斜疝 开始肿块较小,仅在站立、劳动、行走、咳嗽或婴儿啼哭时出现,多呈带蒂柄的梨形,并可降至阴囊或大阴唇,嘱患者平卧或用手向腹腔内回纳时疝块消失。回纳后,以手指通过阴囊皮肤伸入浅环,可感浅环扩大、腹壁软弱;此时嘱患者咳嗽,指尖有冲击感。如用手指紧压腹股沟管深环,然后嘱患者用力咳嗽,疝块并不出现,但一旦移去手指,则可见疝块由外上向内下鼓出。疝内容物如为肠袢,则肿块柔软、光滑,叩之呈鼓音。回纳时常先有阻力;一旦回纳,肿块即较快消失,并常在肠袢进入腹腔时发出咕噜声。若疝内容物为大网膜,则肿块坚韧,叩诊呈浊音,回纳缓慢。

(2)难复性斜疝 主要特点是疝块不能完全回纳,常伴有坠胀感。难复的滑动性疝多见于右侧,常同时伴有便秘或消化不良等症状。

(3)嵌顿性斜疝 强力活动或排便等腹内压骤增是嵌顿性斜疝的主要原因。临床上表现为疝块突然增大,并伴有明显疼痛,平卧或用手推送不能使疝块回纳。肿块紧张发硬且有明显触痛。嵌顿内容物如为肠袢,不但局部压痛明显,还可伴有阵发性腹部绞痛、恶心、呕吐、停止排便排气、腹胀等机械性肠梗阻的临床表现;如为大网膜,则局部疼痛常较轻微。疝一旦嵌顿,自行回纳的机会较少;多数患者的症状逐步加重,如不及时解除,将发展为绞窄性疝。但在肠管发生坏死、穿孔时,疼痛可因疝块压力骤减而暂时有所缓解,不可认为是病情好转。绞窄时间较长者,可发生疝外被盖的急性炎症,甚至发生脓毒症。

【诊断】

(1)多发于男性,儿童及青壮年多见。

(2)腹股沟管中有带蒂柄的梨形肿块,可降至阴囊或大阴唇。

(3)肿块回纳后压住深环,疝块不再突出。

【鉴别诊断】

1. 腹股沟直疝

腹股沟斜疝与直疝的鉴别见下表(表 27-1)。

表 27-1 腹股沟斜疝与直疝的鉴别要点

	斜疝	直疝
发病年龄	多见于儿童及青壮年	多见于老年
突出途径	经腹股沟管突出,可进阴囊	由直疝三角突出,不进阴囊
疝块外形	椭圆或梨形,上部呈蒂柄状	半球形,基底较宽
回纳疝块后压住深环	疝块不再突出	疝块仍可突出
精索与疝囊的关系	精索在疝囊后方	精索在疝囊前外方
疝囊颈与腹壁下动脉的关系	疝囊颈在腹壁下动脉外侧	疝囊颈在腹壁下动脉内侧
嵌顿机会	较多	极少

2. 睾丸鞘膜积液

肿块完全局限在阴囊内,上界可以清楚地摸到,无蒂,不能回纳;透光试验多为阳性,而疝块则不能透光。应该注意的是,幼儿的疝块,因组织菲薄,常能透光,勿与鞘膜积液混淆。腹股沟斜疝时,可在肿块后方扪及实质感的睾丸;鞘膜积液时,睾丸在积液中间,故肿块各方向均呈囊性而不能扪及实质感的睾丸。

3. 交通性鞘膜积液

肿块的外形与睾丸鞘膜积液相似。于每日起床后或站立活动时肿块缓慢地出现并增大。平卧或睡觉后肿块逐渐缩小,挤压肿块,其体积也可逐渐缩小。透光试验为阳性。

4. 精索鞘膜积液

肿块较小,在腹股沟管内,牵拉同侧睾丸可见肿块移动。

5. 隐睾

多位于腹股沟管内,肿块较小,边缘清楚,用手挤压时可出现特有的胀痛感觉。同时,患侧阴囊内睾丸缺如。

【治疗】腹股沟斜疝随着疝块逐渐增大,将加重腹壁缺损而影响劳动力,且又常可发生嵌顿或绞窄而威胁患者生命。因此,除极少数特殊情况外,一般应尽早施行手术治疗。

1. 非手术治疗

适用于:①半岁以下婴幼儿,婴幼儿成长过程中腹壁肌肉逐渐强壮,部分腹股沟斜疝有自愈可能,因此可暂不手术。可采用棉线束带或绷带压住腹股沟管深环以防疝块突出;②年老体弱或伴有其他严重疾病而禁忌手术者,可配用疝带,以疝带一端的软压垫压迫内环处,阻止疝块突出,但长期使用疝带可使疝囊颈受到摩擦变得肥厚坚韧而增高嵌顿的发病率,并有促使疝囊与疝内容物发生粘连的可能。

2. 手术治疗

手术的基本原则是关闭疝门即内环口,加强或修补腹股沟管管壁。应做好术前准备,积极治疗并发症,如糖尿病、高血压和冠心病等,特别要预先处理能引起腹内压增高的情况,如慢性咳嗽、排尿困难、便秘等,避免和减少术后复发。

(1)单纯疝囊高位结扎术 指在内环水平,显露斜疝囊颈后,予以高位结扎或贯穿缝合。术中达到内环水平时,应以腹膜外脂肪为标志。本法多适用于婴幼儿患者和绞窄性疝因肠坏死而局部感染严重者,同时也可作为疝修补术的基本内容之一。

(2)疝修补术 单纯疝囊高位结扎术不足以预防成人腹股沟斜疝的复发,而疝修补术则是在疝囊高位结扎基础上,加强或修补薄弱的腹股沟管前壁或后壁,方能达到彻底治疗的目的。常用的手术方法有传统的疝修补术、新兴的无张力疝修补术和经腹腔镜疝修补术。

1)传统的疝修补术:修补腹股沟管前壁以 Ferguson 法最常用。该法适用于腹横筋膜无显著缺损、腹股沟管后壁尚健全的病例。它是在精索的前方将腹内斜肌下缘与联合肌腱缝至腹股沟韧带上,消灭腹内斜肌下缘和腹股沟韧带之间的间隙。修补或加强腹股沟管后壁常用的有四种方法,分别是 Bassini 法、Halsted 法、McVay 法及 Shouldice 法。

2)无张力疝修补术:是利用人工合成网片材料,在无张力的情况下进行修补术,克服了传统修补术的许多弊端,同时患者下床早、恢复快。1986 年该术式正式命名为无张力疝(填充式)修补术。但该方法有潜在的排异和感染的危险,加之手术材料贵,故目前不能普遍推广应用。

3)经腹腔镜疝修补术:该法具有创伤小、痛苦少、恢复快和美观等优点,并可同时发现和处理并发疝、双侧疝。尽管经腹腔镜疝修补术在临床上的开展日益增多,但因其对技术设备要求高,需全身麻醉,手术费用高等原因,目前临床上仍未广泛应用。

3.嵌顿性疝和绞窄性疝的处理原则

应采取紧急手术治疗。手术的关键在于正确判断疝内容物的生命力,然后根据病情确定处理方法。但对于嵌顿时间在 3～4 小时以内,局部压痛不明显,没有腹部压痛和腹膜刺激症状,年老体弱或伴有其他较严重疾病而估计肠袢尚未绞窄坏死者,可以试行手法复位。如复位失败,应立即手术治疗。手术过程中,如证实肠管尚具有活力,可回纳腹腔;如肠管确已坏死,则在患者情况允许下行肠切除肠吻合术。凡施行肠切除肠吻合术的患者,只宜作疝囊高位结扎术,不宜作修补术以免因感染导致手术失败。

第三节 股 疝

股疝是指疝囊通过股环、经股管向卵圆窝突出的疝。发病率在腹股沟疝之后居腹外疝的第二位,约占腹外疝的 3%～5%,多见于 40 岁以上的妇女,偶有发生于儿童者,但极少见。

【解剖概要】股疝的发病与正常解剖结构关系密切。股管在股静脉内侧为一长约 1～1.5cm、上宽下窄而呈漏斗形的管状空隙,内含脂肪组织、疏松结缔组织和少数淋巴结。上口称股环,直径约 1.5cm,有股环隔膜覆盖;前缘为腹股沟韧带,后缘为耻骨梳韧带,内缘为腔隙韧带,外缘为股静脉;下口为卵圆窝。

【发病机制】随着腹内压增高,股管上口的腹膜由于被下推而经股环向股管突出形成股疝,最终由股管下口顶出筛状板而至皮下层。疝内容物常为大网膜或小肠。由于股环的狭小,加上股环前、后和内侧三面均为韧带结构,不易延伸,所以股疝容易发生嵌顿、绞窄。

【分型】中华医学会外科学会疝和腹壁外科学组 2003 年制定的成人腹股沟疝分型草案为:Ⅰ型:疝环缺损直径≤1.5cm(约一指尖),疝环周围腹横筋膜有张力,腹股沟管后壁完整;Ⅱ型:疝环缺损直径 1.5～3.0cm(约两指尖),疝环周围腹横筋膜存在,但薄且张力降低,腹股沟管后壁已不完整;Ⅲ型:疝环缺损直径≥3.0cm(大于两指尖),疝环周围腹横筋膜薄且无张力,或已萎缩,腹股沟管后壁缺损;Ⅳ型:复发疝。

【临床表现】腹股沟韧带下方卵圆窝处半球形突起是股疝最典型的特点。

1.症状

(1)胀痛　易复性股疝症状轻微,常不为患者所注意,尤其是肥胖病者。若股疝较大时肿块可延伸到腹股沟区,故患者可感觉腹股沟区有坠胀不适或疼痛感觉。

(2)肠梗阻表现　股疝嵌顿后,除局部疼痛外,也常伴有急性肠梗阻的表现而掩盖了股部症状,尤其是老年患者。因此,凡急腹症患者,特别是有肠梗阻表现的妇女,不仅要注意有无腹股沟疝嵌顿,更应注意有无股疝嵌顿。

2.体征

股疝体征不甚典型。部分患者可在久站或咳嗽时感到患处胀痛并可触及肿块,肿块通常不大,质地柔软且不能自行回纳。

【诊断】①多发于40岁以上中年女性。②腹股沟韧带下方卵圆窝处半球形突起,伴胀痛且自行回复。

【鉴别诊断】

1.腹股沟斜疝

腹股沟斜疝相对位置位于上内方,而股疝则位于下外方。斜疝的肿块始于腹股沟上方,只向阴囊或大阴唇扩展,不会向腹股沟下方股三角处发展,股疝肿块虽有可能达到腹股沟上方,但其下部必在腹股沟下股三角中的卵圆窝处,到达腹股沟上的部分绝不进入阴囊或大阴唇。

2.脂肪瘤

股疝疝囊外的脂肪组织在疝内容物回纳后,局部肿块不一定完全消失,有被误诊为脂肪瘤的可能。两者的不同在于脂肪瘤的基底并不固定,活动度较大并可提捏于手指之间,股疝疝囊基底固定而不能被推动,且不能被提捏于手指之间。

3.大隐静脉曲张结节样膨大

曲张静脉结节不仅在站立或咳嗽时增大,若压迫股静脉近心端则可使膨大更显著;平卧时曲张静脉多可自行消失,而股疝需用推送才能复位。此外,下肢其他部分同时有静脉曲张对鉴别诊断有重要意义。

4.髂腰部结核性脓肿

脓肿位于股动脉搏动的外侧、偏髂窝处,且有波动感,而股疝则在其内侧。

【治疗】股疝容易嵌顿,一经确诊应及时手术治疗,而且手术是唯一可考虑的治疗方法。选择何种术式,达到既安全有效、又更加微创,临床医生可根据条件自行选择,如 McVay 修补术、经腹腔镜疝修补术、无张力疝修补术等。

第四节　其他腹外疝

一、切口疝

腹壁切口疝是指发生于腹壁手术切口的疝。临床上比较多见,占腹外疝的第三位。腹部手术后,如切口获得一期愈合,切口疝的发病率通常在1%以下;但如切口发生感染,则发病率达 10％,伤口哆开者甚至高达 30％。

【病因】包括以下几个方面:

(1)切口感染 这是切口疝发生最主要的病因,约占全部病例的 50％左右,感染后切口二期愈合,疤痕组织多,腹壁有不同程度的缺损,切口部位腹壁强度明显降低。

(2)切口选择 切口疝多见于腹部手术后的纵形切口。除腹直肌外,腹壁各层肌及筋膜、鞘膜等组织的纤维均为横形走向,纵形切口势必切断上述各层组织而易发生切口裂开。

(3)手术操作 大块结扎引起的组织坏死、止血不全引起的血肿、切口缝合不规范等常是引起切口疝的原因。

(4)其他 引流物留置、创口愈合不良等也是引起切口疝的重要因素。

【临床表现】

(1)症状 腹壁切口处有肿块突出为其主要症状,咳嗽或用力时更明显,平卧后即自行回纳消失。严重者可有腹部隐痛、牵扯下坠及恶心、呕吐等不适。部分患者可伴有不完全性肠梗阻。

(2)体征 可见切口疤痕处肿块,小者直径数厘米,大者可达 10～20cm,甚至更大。有时疝内容物可达皮下。若疝内容物为肠管时,则可见到肠型或蠕动波,触之则可感到肠管的咕噜声。肿块复位后,多数可触到腹肌裂开所形成的疝环边缘,但腹壁神经损伤所致腹肌瘫痪引起切口疝时,腹壁虽有膨隆,疝块边界可能并不清楚,且无明确疝门可触及。

【诊断】①腹部有手术外伤史。②腹壁切口疤痕处有突出肿块,咳嗽或用力时更明显,平卧后即自行回纳消失。

【治疗】

1.手术治疗

切口疝是手术治疗的绝对适应证。对于较小的切口疝可做单纯缝合修补术;若切口疝较大,则可用人工高分子修补材料或自体筋膜组织修补。

2.腹腔镜修补术

随着腹腔镜技术的普及,腹腔镜下的切口疝修补也成为一种可供选择的治疗方式。具有切口小、住院时间短、并发症少、复发率低优点,但费用较高。

二、脐疝

经脐环脱出的疝称为脐疝。临床上分为小儿脐疝和成人脐疝两种,前者远较后者多见。

【病因】

1.小儿脐疝

多属先天性,系出生时脐环闭锁不全或延期闭锁所致。

2.成人脐疝

绝大多数是后天性,常继发于长时间的腹内压增高和腹壁过度牵张。

【临床表现】

1.小儿脐疝

多属易复性疝,嵌顿少见。当啼哭、站立和用劲时,脐环右上部可见半球形包块,触诊时有频频膨胀性冲击。肿物缩小或还纳后,局部留有松弛皮肤皱折。疝环大小多在 1cm 左右,很少超过 2cm。

2. 成人脐疝

多见于中年肥胖经产妇女。疝块通常在脐上或脐下,有咳嗽冲击感,常伴有消化不良、腹部不适和隐痛等,容易嵌顿。

【诊断】①有脐疝发生的病因存在,如小儿哭闹、成人肥胖及妊娠等。②可见自脐部突出半球形疝块,且有膨胀性冲击感。

【治疗】

1. 小儿脐疝

(1)非手术疗法　2岁前,绝大多数可通过脐部筋膜环的逐步收缩而自愈,除非嵌顿或穿破等紧急情况外,均可采用。方法:在疝块回纳后,用一大于脐环的、外包纱布的硬币或小木片抵住脐环,然后用胶布或绷带加以固定勿移动。6个月以内的婴儿采用此法治疗,效果较好。

(2)手术治疗　2周岁后,脐疝直径超过1.5cm,则可采用手术治疗。原则上5岁以上儿童的脐疝均应采取手术治疗。方法:切除疝囊,缝合疝环;必要时可重叠缝合疝环两旁的组织。

2. 成人脐疝

宜早施手术治疗,嵌顿时应紧急手术。

 目标检测

一、简答题

1. 简述腹股沟斜疝与直疝的区别。

2. 简述腹外疝的病理类型。

二、病案分析

患者,男,6岁,右侧阴囊内可复性肿块3年,外观呈梨形,消失与指压内环、腹压增加有关,请提出初步诊断及治疗措施。

第二十八章　腹部损伤

腹部损伤 {
　概论 {
　　病因与分类→开放伤和闭合伤
　　临床表现→腹痛、恶心呕吐、腹膜刺激征阳性、移动性浊音等
　　辅助检查→腹腔穿刺、腹腔灌洗、X线、B超及CT等
　　治疗→非手术治疗：卧床、补液、应用抗生素等；手术治疗：根据伤情选择手术
　常见腹内脏器损伤 {
　　实质脏器损伤→ 如肝、脾破裂，主要表现为内出血，甚至发生低血容量性休克
　　空腔脏器损伤→ 如小肠、胃和十二指肠及结肠损伤，表现为腹膜炎，甚至发生感染性休克
　} 诊断、治疗
}

学习目标

【知识目标】

1. 掌握腹部损伤的临床表现和诊断。

2. 熟悉腹部损伤的治疗原则。

3. 了解腹部损伤发生的病因及分类。

【能力目标】能够根据所学知识提出腹部损伤发生后的正确诊疗方案。

第一节 概 论

腹部损伤较为常见,合并严重的内脏损伤可引起大出血与休克,感染与腹膜炎,病情多危重,如不及时诊治,则危及伤员的生命。

【病因与分类】腹部伤可分为开放伤和闭合伤两大类。

(1)开放伤 多见于利器伤所致,常伴有内脏的损伤。

(2)闭合伤 系由挤压、碰撞和爆震等钝性暴力之后等原因引起,也可分为腹壁伤和腹腔内脏伤两类。与开放伤比较,闭合性损伤具有更为重要的临床意义。因为,开放性损伤即使涉及内脏,其诊断常较明确。闭合性腹部损伤,要确定有无内脏损伤,有时是很困难的。如诊断延误或处理不当,常危及生命。因此,确定有无内脏损伤是闭合性腹部损伤诊断和治疗的主要问题。

【临床表现】

1. 症状

(1)腹痛 腹部损伤除因严重脑外伤、休克者外,都具有腹痛症状。单纯性腹壁挫伤腹痛部位局限,并逐渐减轻;如受伤后有持续难以忍受的剧痛,即说明腹腔内脏有严重损伤。疼痛最明显的部位,常是脏器损伤的部位,对诊断很有帮助。

(2)恶心、呕吐 空腔脏器破裂、内出血均可刺激腹膜,引起反射性恶心、呕吐。细菌性腹膜炎发生后,呕吐是肠麻痹的表现,多为持续性。

(3)全身症状 轻者无全身症状,若伤及腹内脏器则可出现脉搏加快,血压下降或出现休克。

2. 体征

(1)视诊 腹壁可见肿胀、伤口及出血等,若并发腹膜炎产生肠麻痹,可有明显腹胀。

(2)触诊 可有腹部压痛、反跳痛和肌紧张。除单纯脾破裂对腹膜刺激轻外,其他腹内脏器伤有较明显的腹膜刺激征。压痛最明显处,往往是损伤脏器所在部位。

(3)叩诊 空腔脏器破裂,气体进入腹腔形成膈下积气,可有肝浊音界缩小或消失;伤后腹内出血或液体渗出较多可出现移动性浊音。

(4)听诊 若伤及腹内脏器导致肠麻痹,可出现肠鸣音减弱或消失。

【辅助检查】

1. 诊断性腹腔穿刺及腹腔灌洗

对诊断腹腔内脏有无损伤和哪一类脏器的损伤有很大帮助,诊断性腹腔穿刺阳性率可达90％以上。只要怀疑有腹腔内脏损伤,一般检查方法难以明确诊断的情况下均可进行此项检查。但在严重腹胀或有肠麻痹,或既往有腹腔严重感染及腹部大手术史并可疑有广泛腹腔粘连的情况应慎重。若检查结果有符合以下任何一项者,即为阳性:①肉眼见为血液、胃肠道内容物、胆汁或尿液;②显微镜下红细胞计数超过 $100\times10^9/L$ 或白细胞计数超过 $0.5\times10^9/L$;③淀粉酶含量超过 100 索氏单位;④灌洗液中发现细菌。

2. X 线检查

腹部损伤的伤员如条件允许均应行胸腹部的 X 线检查。胸部平片可观察到下位肋骨骨折。腹部平片可观察到膈下游离气体及某些脏器的大小、形态和位置的改变。这些对于腹内脏器损伤的诊断有一定帮助。如脾破裂时可见左膈升高,胃受压右移,胃结肠间距增宽,左侧下位的肋骨骨折等。有条件的地方还可行选择性动脉造影,对内脏出血的部位有一定的诊断价值;尿道膀胱造影可帮助诊断尿道膀胱损伤。

3. B 超检查

对实质脏器的外形、大小及腹腔内积液的检查有一定帮助。

4. CT 检查

针对实质脏器损伤及其范围程度具有重要的诊断价值。

此外,有条件的还可以进行选择性血管造影、放射核素扫描、腹腔镜检查、磁共振成像(MRI)检查等。

【诊断】了解受伤过程和检查体征是诊断腹部损伤的主要内容,但有时因伤情紧急,要求了解受伤史和检查体征常与一些必要的治疗措施(如止血、输液、抗休克、维持呼吸道通畅等)同时进行。腹部损伤诊断不论是开放伤或闭合伤,应确定:①有无内脏损伤;②哪类脏器损伤和严重程度;③注意有无腹部以外的对生命威胁较大的多发损伤,以便早期作出正确诊断,及时治疗。

1. 有无内脏损伤

多数伤者由于伤后临床表现比较典型,要确定内脏是否受损一般并不困难。但是不少伤者诊断却并不容易,表现在腹部损伤的早期,有时腹内脏器损伤的症状不显著或体征尚不明显。因此,进行短时间的严密观察是十分必要的。值得注意的是,有些伤者在腹部以外另有较严重的合并损伤,致使腹腔内脏器损伤的表现可能被掩盖。例如,合并颅脑损伤时,伤者可因意识障碍而无法提供腹部损伤的自觉症状;合并胸部损伤时,因明显的呼吸困难,使人们的注意力被引至胸部。所以,当腹部受伤时出现了以下情况之一者,应考虑有腹内脏器损伤:①早期出现休克征象者(尤其是出血性休克);②有持续性或进行性加重的剧烈腹痛、恶心、呕吐和腹胀等症状者;③腹膜刺激征明显者;④有移动性浊音、肝浊音界消失和肠鸣音减弱或消失等表现者;⑤有呕血、便血或尿血者;⑥直肠指诊在直肠前壁有触痛、波动或指套有血迹者;⑦受伤当时临床症状不明显,但以后逐渐加重者。

2. 什么脏器损伤

要解决这一问题,宜先确定是哪一类脏器受损,然后考虑是什么脏器的损伤。外伤后腹部都有固定压痛区,常伴有不同程度腹肌紧张,可根据压痛部位来判断什么脏器损伤。实质脏器如肝、脾、肾等的损伤,主要表现为出血,出血量多时常有腹胀和移动性浊音,甚至发生休克;单纯实质脏器损伤时,腹痛一般不重,压痛和肌紧张也不很明显,因此,必须严密观察伤情及体征的变化,定期测量脉搏、血压、血象。空腔脏器如胃、肠、胆道及膀胱等损伤,主要表现为腹膜炎,临床上出现剧烈腹痛,恶心,呕吐,全腹有明显的压痛,反跳痛和肌紧张,肝浊音界消失,肠鸣音减弱或消失,白细胞增多等征象。在检查中出现以下表现对于确定那一类脏器破裂有一定价值:①有恶心、呕吐、便血、气腹者多为胃肠道损伤,再结合暴力作用部位,腹膜刺激征最明显的部位和程度确定损伤;②有排尿困难,血尿,外阴或会阴部牵涉痛者,提示系泌尿系脏器损伤;③有肩部牵涉痛者,提示上腹部脏器损伤膈面腹膜刺激所致,其中以肝和脾的破裂多见,可伴有下位肋骨骨折。

3. 是否有多发性损伤

如有以下几种情况为多发损伤:①腹内某一脏器有多处破裂。②腹内有两个或两个以上脏器受到损伤。③除腹部损伤外,尚有腹部以外的合并损伤。④腹部以外受损累及腹内脏器。无论哪一种情况,在诊断和治疗中都应注意避免漏诊,否则必将导致严重后果。

4. 剖腹探查

用以上方法尚不能对腹腔内脏器损伤作出诊断或在观察期间出现以下情况时,应及时进行手术探查:①腹部症状和体征进行性加重者或范围扩大者;②腹胀明显或肠鸣音消失;③全身情况恶化,如患者烦躁、脉率增快,体温及白细胞计数上升者;④血红蛋白量和红细胞计数进行性下降者;⑤合并消化道大出血者;⑥积极抗休克治疗病情不见好转或继续恶化者。

【急救与后送】

1. 急救

腹部创伤伤员的急救与其他脏器伤的急救一样,应先注意检查有无立即威胁生命的情况存在,并应迅速予以处理。当发现腹部有伤口时,应立即予以包扎;对有内脏脱出者,一般不可随便回纳以免污染腹腔,可用消毒碗盖保护,防止内脏受压,外面再加以包扎。如果脱出的肠管有绞窄可能,可将伤口扩大,将内脏送回腹腔,因此时的主要矛盾是肠坏死而不是感染。

2. 后送

脱出的内脏如有破裂,为防止内容物流出,可在肠破口处用钳子暂时钳夹封闭,将钳子一并包扎在敷料内,随伤员后送。如果腹壁大块缺损,脱出脏器较多,在急救时应将内脏送回腹腔,以免因暴露而加重休克。急救处理后,在严密的观察下,尽快后送。

【治疗】

1. 非手术治疗

(1)卧床休息　患者应取半坐卧位,以利于腹腔引流。

(2)禁食和胃肠减压　对疑有内脏伤或拟行手术治疗时,一律禁食,必要时可实施胃肠减压。

(3)抗休克、补液　立即用粗针头作静脉穿刺或静脉切开,建立一条通畅的输液通路,并抽血行血型鉴定,交叉配血;立即静脉快速滴注平衡盐溶液或右旋糖酐 500～1000ml,随即输血,在多数患者血压能够回升。

(4)应用抗生素　术前使用有效的抗生素,开放性腹部外伤者,应注射破伤风抗毒素。

(5)导尿　留置导尿,记录每小时尿量。

2. 手术治疗

一般腹壁损伤的治疗,可按其他部位软组织损伤处理原则进行治疗。腹腔内脏损伤常需要进行手术治疗,手术类型可根据情况选择。在手术探查时要求动作迅速、准确、轻柔、既有重点,又要按一定次序进行以免遗漏。特别要注意探查胃后壁,贲门附近、胰腺、十二指肠和升、降结肠后壁及外侧壁、结肠肝、脾曲部位,肠系膜连接处的肠壁等损伤。术后注意体位、预防感染、加强观察、防治并发症等均是治疗的重要内容。

第二节　常见腹部内脏损伤

一、脾破裂

脾脏是腹腔内脏中最易受损伤的器官,发生率占各种腹部伤的 40％～50％。有慢性病理肿大(如血吸虫病、疟疾、黑热病、传染性单核细胞增多症、淋巴瘤等)的脾脏更易破裂。

【临床表现】

1. 病理分型

根据损伤的范围,脾破裂可分为中央型破裂(破在脾实质深部)、被膜下破裂(破在脾实质周边部分)和真性破裂(破损累及被膜)三种。前两种因被膜完整,出血量受到限制,故临床上并无明显出血征象而不易被发现。

2. 脾损伤分级

脾损伤分型和分级迄今尚无统一标准。我国(第六届全国脾脏外科学术研讨会,天津,2000 年)制定的分级法如下:

Ⅰ级:脾被膜下裂伤或被膜及实质轻度损伤,手术所见裂伤长度≤5.0cm,深度≤1.0cm。

Ⅱ级:脾裂伤总长度＞5.0cm,深度＞1.0cm,但脾门未累及,或脾段血管受累。

Ⅲ级:脾破裂伤及脾门部或脾部分离断,或脾叶血管受损。

Ⅳ级:脾广泛破裂,或脾蒂、脾动静脉主干受损。

3. 临床表现

临床所见脾破裂约 85％是真性破裂,破裂部位较多见于脾上极及膈面。破裂如发生在脏面,尤其是邻近脾门者,有撕裂脾蒂的可能,在这种情况下,出血量大,患者可迅速发生休克,甚至未及抢救已死亡。

【诊断】

(1)病史　左下胸及左上腹部外伤史。

(2)临床表现　若出血量大,多有休克、腹部移动性浊音。

(3)辅助检查　腹腔穿刺可抽出不凝固的血液;B 超、CT 检查可以确定损伤的程度及部位。

【治疗】

1. 非手术治疗

无休克或容易纠正的一过性休克,证实脾破裂比较局限、表浅,无其他腹腔脏器合并伤者,可在严密观察下行非手术治疗。

2. 手术治疗

不符合非手术治疗条件的伤员,应根据伤情尽快选择手术,如生物胶粘合止血、物理凝固止血、单纯缝合修补、脾破裂捆扎、脾动脉结扎、脾部分切除及全脾切除等。

二、肝破裂

肝外伤占各种腹部损伤的 15％～20％,有肝硬化等慢性肝病时发生率较高。

【临床表现】

1. 肝损伤分级

肝损伤的分级方法,目前尚无统一标准。1994 年由美国创伤外科协会提出。

Ⅰ级　血肿:位于被膜下,不继续扩大,小于 10％的肝表面积。裂伤:被膜撕裂,肝实质破裂,深度小于 1cm。

Ⅱ级　血肿:位于被膜下,约占肝表面积的 10％～50％;肝实质内血肿直径小于 10cm。裂伤:肝实质裂伤深度 1～3cm,长度小于 10cm。

Ⅲ级　血肿:位于被膜下,大于 50％肝表面积或继续扩大;被膜下或实质部血肿破裂;实质内血肿大于 10cm 或仍在继续扩大。裂伤:肝实质裂伤深度大于 3cm。

Ⅳ级　裂伤:肝实质破裂累及 25％～75％的肝叶或在单一肝叶内有 1～3 个 Couinaud 肝段受累。

Ⅴ级　裂伤:实质破裂超过 75％肝叶或在单一肝叶超过 3 个 Couinaud 肝段受累。血管伤:近肝静脉损伤,即肝后下腔静脉/肝静脉主支。

Ⅵ级　血管伤:肝撕脱。

以上分级如为多发性肝损伤,其损伤程度则增加Ⅰ级。

2. 临床表现

肝外伤破裂后临床以内出血征象为主,因胆汁外溢,腹膜刺激征较脾破裂明显,有时血液由于通过胆道进入十二指肠而出现黑便及呕血。

【诊断】

(1)病史　右下胸、右上腹、右腰部受伤史。

(2)临床表现　主要有内出血、右上腹痛、腹膜刺激征、移动性浊音等。

(3)辅助检查　腹腔穿刺可抽出含胆汁的不凝固血液等特点;B 超、X 线、CT 检查有助于肝破裂,尤其是对被膜下或中心型肝破裂的诊断。

【治疗】肝破裂的处理原则是彻底清创,妥善止血、消除胆汁漏、建立通畅引流。

1. 手术适应证

①失血量超过全身血容量的 40％;②生命体征经补充血容量后仍不稳定;③伴有其他脏器损伤需要手术。

2. 手术方法

外伤性肝破裂不论选择哪种手术方式,在创面或肝周围应留置引流物进行通畅引流。

(1)单纯缝合　对肝脏损伤裂口不深或在肝缘,创缘较整齐者,在清创后可将裂口直接缝合;肝被膜下破裂,可将被膜打开清除积血再缝合。缝合需深达裂口的基底部,以免留无效腔。

(2)肝动脉结扎　对裂口较大、较深,裂口内有难以控制的动脉大出血,可考虑结扎肝总动脉或其分支,结扎前先试行阻断该动脉血流,观察其止血效果,确有效时方可进行结扎。肝脏裂口在清创后进行缝合并充分引流。

(3)肝切除　严重的肝挫裂伤或呈粉碎性肝破裂,可整块切除损伤的肝组织或行肝叶切除,应彻底切除所有坏死组织,结扎损伤的血管和胆管,手术中应尽可能地保留正常的肝组织。

(4)填塞止血　对于裂口较深或肝组织大块缺损,止血不满意,病情危重又无条件施行较大手术的情况下,可在肝脏创伤内用大网膜,吸收性明胶海绵,氧化纤维堵塞后,再用长纱条顺序填入裂口以压迫止血。纱条尾端自腹壁切口或另作腹壁戳孔引出作为引流。手术后第五天起,每日抽出纱条一段,7～10 日取完,此期间必须加强抗生素治疗以防感染。

三、小肠破裂

各种外力作用所致的小肠穿孔称为小肠破裂。小肠占据着中、下腹的大部分空间,相对表浅,损伤机会多,且常同时有多处破损。

【临床表现】小肠破裂主要表现为腹痛、腹胀、发热等症状,体格检查发现腹肌紧张,全腹压痛、反跳痛、移动性浊音及肠鸣音减弱或消失等,严重者发生休克。

【诊断】

(1)病史　腹中部有外伤史。

(2)临床表现　有腹痛、腹膜刺激征、移动性浊音、肠鸣音消失等。

(3)辅助检查　腹腔穿刺能抽出稀薄的肠内容物;腹部平片可见气腹征。

【治疗】小肠破裂一旦确诊,就应迅速手术治疗。手术探查时必须彻底,遗漏小的穿孔。手术方式一般采用间断横向缝合以防修补后肠腔发生狭窄。有以下情况时,则应采用部分小肠切除吻合术:①裂口较大或裂口边缘部肠壁组织挫伤严重者;②小段肠管有多处破裂者;③肠管大部分或完全断裂者;④肠系膜损伤影响肠管血液循环者;⑤肠管严重挫伤、发生血运障碍者。

四、胃和十二指肠损伤

腹部闭合性损伤时胃很少受累,只在胃膨胀时偶可发生。若因上腹或下胸部的穿透伤则常导致胃损伤,且多伴有肝、脾、横膈及胰等损伤。十二指肠损伤是一种严重的腹内伤,因大部分位于腹膜后,损伤的发病率很低,约占腹内脏器伤的 3‰～4‰,但因与肝、胆、胰及大血管毗邻,故十二指肠损伤常合并一个或多个脏器损伤。

【临床表现】

1.胃损伤

单纯胃壁挫伤,多无明显的临床症状,或仅有上腹部的轻度疼痛。但若发生胃破裂则出现剧烈腹痛、腹胀和弥漫性腹膜刺激征及气腹征,严重者可发生休克,腹部 X 线检查可有膈下游离气体。

2.十二指肠损伤

十二指肠损伤多发生在第二、三段。若为穿透伤,肠内容物流入腹腔时,腹膜炎诊断较容易。但若为闭合伤,因早期症状、体征均不典型,识别相当困难,因此提高警惕是早期诊断的先决条件。下列情况可为诊断提供线索:右上腹或腰部持续性疼痛且进行加重,可向右肩及睾丸放射;右上腹有明确的固定压痛;右腰部(腰大肌内侧)有压痛;腹部体征相对轻微而全身情况不断恶化;血清淀粉酶升高;平片可见腰大肌轮廓模糊,有时可见腹膜后呈花斑状改变(积气)并逐渐扩展;胃管注入水溶性碘剂可见外溢;CT 显示右肾前间隙气泡更加清晰。

【诊断】

(1)病史　有上腹部外伤史。

(2)临床表现　①胃损伤:胃破裂时腹痛剧烈,腹膜刺激征典型,有气腹征。②十二指肠损伤:伤后出现右上腹或腰背部痛,放射至右肩部、睾丸,右腰部有压痛。

(3)辅助检查　胃破裂时腹腔穿刺可抽出胃内容物;十二指肠损伤时,X 线检查显示腹膜后积气、造影剂外溢等。

【治疗】

1. 胃损伤

如单纯胃壁挫伤,可经非手术治疗;若胃破裂或发生失血性休克则考虑手术治疗,具体手术方式根据伤情而定,如胃修补术、胃大部切除术等。

2. 十二指肠损伤

十二指肠破裂有时破口小不易发现,可经胃管注入亚甲蓝,挤压胃和十二指肠,在蓝染部位找到破口。手术方法很多,不管应用何种手术方式,都应附加减压手术,如置胃管、胃造口、空肠造瘘等,以保证十二指肠创伤愈合,减少术后并发症。常用的手术方式有单纯修补术、带蒂肠片修补术、损伤肠段切除吻合术等。

五、结肠破裂

外力作用致结肠穿孔称为结肠破裂。结肠损伤绝大多数为开放伤,闭合伤极少。发病率较小肠为低,对比小肠而言,结肠组织愈合能力差,腹腔污染重,术后容易形成肠瘘。

【临床表现】结肠破裂主要表现为细菌性腹膜炎,如腹痛、腹胀、腹肌紧张,全腹压痛,反跳痛,移动性浊音阳性,肠鸣音减弱或消失,严重者可伴有休克。

【诊断】

(1)病史　有引起结肠破裂的腹部外伤史,如刀刺、枪击、撞击及碾锉等。

(2)临床表现　有腹痛、腹胀等症状及腹部压痛、反跳痛、腹肌紧张、移动性浊音阳性,肠鸣音减弱或消失等体征。

(3)辅助检查　腹腔穿刺可抽出肠内容物;腹部 X 线检查可见气腹征。

【治疗】结肠破裂的治疗不同于小肠破裂,除少数裂口小、腹腔污染轻、全身情况良好的患者可以考虑一期修补或一期切除吻合(限于右半结肠)外,大部分患者均需先采用肠造口术或肠外置术处理,待 3～4 周后患者情况好转时,再行关闭瘘口。近来结肠破裂后采取一期修补或切除后吻合的日渐增多,若比较严重的损伤一期修复后,可加做近端结肠造口术,确保肠内容物不再进入远端。一期修复术的主要禁忌:①腹腔严重污染;②全身严重多发伤或腹腔内其他脏器合并伤,须尽快结束手术;③有重要基础疾病,如肝硬化、糖尿病等。失血性休克需大量输血(＞2000ml)者、高龄伤员、战时高速火器伤、手术时间已有明显延误(＞12 小时)者,选择一期手术须格外慎重,但并非绝对禁忌。

 目标检测

一、简答题

1. 简述腹腔内空腔脏器损伤、实质脏器损伤的临床表现。

2. 如何诊断肝破裂?

二、病案分析

患者,男,30 岁,被车撞伤左上腹 40 分钟入院。查体:体温 36℃,脉搏 142 次/分,呼吸 18 次/分,血压 60/40mmHg,面色苍白,意识模糊,左上腹有瘀斑,深压痛、反跳痛和腹肌紧张,腹腔穿刺抽出约 3ml 不凝血液。请提出初步诊断、完善诊断所需必要的检查及诊疗方案。

第二十九章　急性腹膜炎

急性腹膜
- 腹痛的鉴别
  - 病因 —— 炎症、肿瘤、出血、梗阻、穿孔、缺血等
  - 临床表现 —— 知识点：腹痛部位、性质、影响因素、放射等
  - 鉴别诊断辅助检查 —— 内科急症：急性胃肠炎、肠系膜淋巴结炎等；妇科急症：异位妊娠破裂、卵巢囊肿扭转等；外科急症：腹腔内出血、空腔器官梗阻等
- 急性化脓性腹膜炎
  - 病因 —— 继发性腹膜炎（多见）、原发性腹膜炎
  - 临床表现 —— 症状：腹痛、恶心呕吐、感染中毒症状；体征：主要表现为腹膜刺激征阳性
  - 辅助检查 —— 实验室检查：血常规检查；影像学检查：X线、B超、CT等；其他检查：腹腔穿刺、腹腔镜等
  - 治疗
    - 非手术治疗：卧床、补液、应用抗生素等
    - 手术治疗：根据伤情选择手术
- 腹腔脓肿
  - 膈下脓肿
  - 盆腔脓肿 —— 膈下脓肿：位于膈肌以下、横结肠及其以上盆腔脓肿：位于盆腔各间隙 —— 影像学能协助确诊；经皮穿刺置置管引流术及抗生素予以治疗

学习目标

【知识目标】

1.掌握急性腹膜炎、腹腔脓肿的临床表现和诊断。

2.熟悉腹痛的临床表现。

3.了解腹痛、腹膜炎发生的病因、分类。

【能力目标】能够根据所学知识对于急性腹膜炎提出正确的诊疗方案。

急性腹膜炎是指腹膜的壁层和(或)脏层因各种原因受到刺激或损害而发生的急性炎症反应。腹痛为其最主要的症状,而腹膜刺激征则为其标志性体征。

第一节　腹痛的鉴别

腹痛是临床上常见的症状,是由多种原因引起的腹腔内外脏器的病变,在诊断时要全面分析,注意鉴别。病因极为复杂,包括炎症、肿瘤、出血、梗阻、穿孔、缺血等。

【病因】

(1)炎症　如急性胃肠炎、急性阑尾炎、急性胆囊炎、急性胰腺炎等。

(2)肿瘤　如胃癌、肝癌、胰腺癌、结肠癌、卵巢癌等。

(3)出血　如肝破裂、脾破裂、异位妊娠破裂等。

(4)梗阻　如幽门梗阻、肠梗阻等。

(5)穿孔　如胃穿孔、肠穿孔、阑尾穿孔、胆囊穿孔等。

(6)缺血　如肠系膜动脉栓塞、脾动脉栓塞、肾动脉栓塞、肠系膜静脉血栓形成等。

(7)结石　如胆道结石、泌尿道结石、胃柿石症等。

(8)其他　如肺下叶肺炎、胸膜炎、急性心肌梗死、食管裂孔疝等。

【临床表现】

(1)腹痛的部位　腹痛的部位一般即为病变所在部位。如阑尾炎引起右下腹痛;病毒性肝炎、胆囊炎、胆石症多为右上腹部痛;胃炎、胃癌、消化性溃疡多为上腹部痛;胰腺炎、胰腺癌多为左上腹痛;急性肠炎、肠蛔虫病引起中腹部或脐周痛;膀胱炎、膀胱结石、痛经引起下腹部痛。

(2)腹痛的性质　突发的刀割样痛多见于胃十二指肠溃疡急性穿孔;钻顶样痛见于胆道蛔虫症;阵发性绞痛多见于胆道结石、泌尿道结石;持续性锐痛多见于急性腹膜炎;慢性肝炎、幽门梗阻多为胀痛。

(3)腹痛的影响因素　胆囊炎、胆石症的疼痛常因进油腻食物诱发;胃溃疡的疼痛为饭后痛,服碱性药物可缓解;十二指肠溃疡的疼痛为空腹痛或夜间痛,吃食物或服碱性药物可缓解;胃十二指肠溃疡急性穿孔、急性胰腺炎、急性胃扩张多因暴饮暴食而诱发。

(4)腹痛的放射　胆囊炎、胆石症的腹痛可向右肩部放射;肾及输尿管结石引起的侧腹痛可向大腿内侧及会阴部放射;胰腺炎的腹痛可向左腰背部放射;子宫、输卵管及直肠病变可向腰骶部放射。

(5)腹痛的急缓　根据起病情况,临床上通常将腹痛分为急性和慢性。能引起急性腹痛的常见疾病有:急性胃肠穿孔、肠梗阻、急性阑尾炎、肝破裂、脾破裂、异位妊娠破裂等。能引起慢性腹痛的常见疾病有：慢性胃炎、胃十二指肠溃疡、慢性病毒性肝炎、肝脓肿、慢性胆囊炎等。

（6）腹痛的伴随症状　腹痛伴呕吐，见于肠梗阻、幽门梗阻等；腹痛伴血便，见于肠套叠、结肠癌等；腹痛伴血尿，见于尿路结石、急性膀胱炎等；腹痛伴休克见于肝破裂、脾破裂、异位妊娠破裂、急性胃肠穿孔等；腹痛伴发热、寒战见于急性胆道感染、肝脓肿等。

【鉴别诊断】

1. 内科急症

很多内科急症能引起腹痛，治疗时无需手术。

（1）急性胃炎　是由多种病因引起的胃黏膜的急性炎症，主要表现为腹痛、恶心、呕吐，部分患者可出现呕血和黑便等症状，确诊需结合胃镜检查。

（2）急性肠系膜淋巴结炎　小儿和青年多见。多发于回肠末段。发病前常有呼吸道感染史，消化道症状不明显，开始即有体温升高，右下腹压痛较广泛，压痛区有向左上斜行伸展的倾向。白细胞计数升高不明显。

（3）腹型紫癜　多见于儿童和青少年，多有过敏史。临床有阵发性腹部绞痛，疼痛剧烈，位置常不固定，多在两侧下腹部及脐周围，也可以是全腹，伴有恶心、呕吐及腹泻，偶有血便。

（4）急性心肌梗死　偶可牵涉上腹部痛，急性心肌梗死多见于老年人，病情危重，而腹部体征与病情并不吻合。心电图检查可助鉴别。

2. 妇科急症

女性患者应除外妇科情况，必要时请妇科医生会诊。

（1）异位妊娠破裂　异位妊娠破裂后，大量血液溢入腹腔而产生急性腹痛。患者多有急性失血征，近期阴道有不规则出血史。腹腔穿刺或后穹隆穿刺抽出不凝固血液。

（2）卵巢滤泡破裂或黄体破裂　滤泡破裂多见于青年未婚女性，发生于月经后 12～14 日。黄体破裂多见于已婚妇女，发生于月经后 18～20 日之间，尤多见于妊娠早期。腹痛开始于右侧或左侧下腹部，比较剧烈，但有逐渐减轻趋势，患者常有腹部下坠感，体温及白细胞计数轻度升高，腹部压痛广泛，位置较低，腹肌紧张及反跳痛存在，但不严重。肠鸣音较活跃。

（3）卵巢囊肿扭转　发病急，一侧下腹突然发生剧烈持续疼痛，可伴有恶心、呕吐，早期全身症状不明显。有时下腹部可触及压痛包块，但阴道指诊多可摸到压痛的圆形肿物。

3. 外科急症

外科急症很多，其中最常见的依次为急性阑尾炎、急性肠梗阻、急性胆囊炎或胆总管炎、溃疡病急性穿孔、急性胰腺炎。

（1）感染和炎症　在外科疾病中是引起腹痛最常见原因。除了前述的常见病因外，肝脓肿、急性坏死性肠炎、结肠癌等均可引起腹痛。

（2）腹腔内出血　腹腔内大量积血刺激腹膜，可引起急性腹膜炎。虽无急性感染症状，但有大失血症状。因此，有腹部外伤史的患者突然出现剧烈腹痛应警惕肝、脾破裂。

（3）空腔器官梗阻　急性肠梗阻最常见。因此，若 2 岁以下小儿突然出现阵发性哭闹伴有呕吐应想到肠套叠；有腹部手术史的患者出现的腹痛，应考虑到粘连性肠梗阻。

（4）器官缺血　引起缺血的原因有两种，一种是血管闭塞，如肠系膜动脉栓塞、脾动脉栓塞等；另一种是内脏急性扭转所致缺血，如小肠或乙状结肠扭转等。因此，老年人如出现不明原因剧烈腹痛应警惕肠系膜动脉栓塞；青年人若饱食后剧烈活动时出现剧烈腹痛应想到小肠扭转。

第二节　急性化脓性腹膜炎

急性化脓性腹膜炎是指由于化脓性细菌感染所引起的腹膜腔急性感染。绝大多数为继发性腹膜炎。

【病因】

1. 继发性腹膜炎

继发性化脓性腹膜炎是临床最常见的腹膜炎。腹腔内空腔脏器穿孔、外伤引起的腹壁或内脏破裂是急性继发性化脓性腹膜炎最常见的原因,如胃十二指肠溃疡急性穿孔、急性胆囊炎胆囊壁穿孔、腹外伤后造成的肠管破裂、膀胱破裂等均可形成腹膜炎。腹腔内脏器炎症扩散也是急性继发性腹膜炎的常见原因,如急性阑尾炎、急性胰腺炎、女性生殖器官化脓性感染等也可在腹腔内扩散引起腹膜炎。其他如腹部手术中的腹腔污染,胃肠道、胆管、胰腺吻合口渗漏;腹前、后壁的严重感染也可引起腹膜炎(图 29-1)。致病菌主要是胃肠道内的常驻菌群,其中以大肠埃希菌最为多见;其次为厌氧拟杆菌、链球菌、变形杆菌等。一般都是混合性感染,故毒性较强。

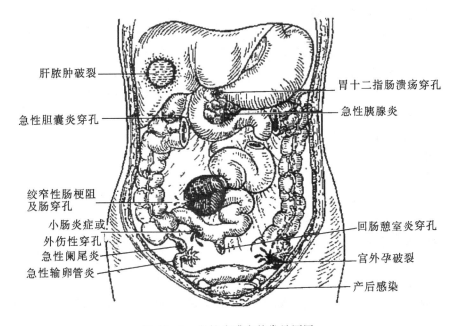

图 29-1　急性腹膜炎的常见原因

2. 原发性腹膜炎

又称自发性腹膜炎。指腹腔内无原发疾病或感染病灶存在而发生的腹膜炎。该病可通过血行播散、上行性感染、直接扩散、透壁性感染而致。致病菌多为溶血性链球菌、肺炎双球菌或大肠埃希菌。原发性腹膜炎感染范围很大,与脓液的性质和细菌的种类有关。

【病理】当发生腹膜炎后,腹膜受到刺激而充血水肿、失去光泽,并且产生大量的渗出液以稀释腹腔内毒素,同时因大量巨噬细胞、中性粒细胞的出现,可以导致两种结局。一种是炎症局限或痊愈,一种是感染扩散而形成弥漫性腹膜炎,严重者可引起感染性休克。

【临床表现】

1. 症状

(1)腹痛 是最主要的症状。疼痛的程度与发病的原因、炎症的轻重、身体素质等有关。多先由原发病变部位开始,逐渐扩散而延及全腹,但仍以原发病变部位较为显著。腹痛剧烈,呈持续性,深呼吸、咳嗽或变动体位时疼痛加剧,故患者常平卧或蜷曲侧卧,不愿改变体位。

(2)恶心、呕吐 为较早出现的症状。早期为反射性呕吐,呕吐物为胃内容物,是腹膜受到刺激所致。晚期如呕吐物为黄绿色、含胆汁,甚至棕褐色粪水样,则提示麻痹性肠梗阻。

(3)感染中毒症状 患者可表现为高热、大汗、口渴、脉速、呼吸浅快等中毒症状。后期可出现面色苍白、四肢厥冷、皮肤干燥、眼窝凹陷、呼吸急促、血压下降、神志不清、脉细微弱等重度脱水、代谢性酸中毒和感染性休克等症状。

2. 体征

主要表现为腹膜刺激征,即腹部压痛、反跳痛和腹肌紧张同时存在。

(1)视诊 腹部膨隆,腹式呼吸减弱或消失。腹胀加重是病情恶化的征象之一。麻痹性肠梗阻时全腹膨隆。

(2)触诊 腹部压痛、反跳痛和腹肌紧张是腹膜炎的标志性体征,称腹膜刺激征。弥漫性腹膜炎时,全腹肌紧张、压痛和反跳痛持续存在,但以原发病灶部位最为显著,并且腹肌紧张程度与病因和患者全身情况有关,如血液性刺激时腹肌紧张度较轻;而化学性刺激(如胃液、胆汁)时则腹肌紧张明显,可呈木板样强直,临床上称为"板状腹"。幼儿、老人或极度衰弱的患者腹肌紧张不明显,易被忽视。

(3)叩诊 腹部叩诊呈鼓音。胃肠道穿孔时肝浊音界可能缩小或消失;腹腔内积液较多时,可有移动性浊音。

(4)听诊 肠鸣音减弱或消失。

【辅助检查】

1. 实验室检查

白细胞计数和中性粒细胞比例显著增高,但病情危重或机体抵抗力低下时,白细胞计数可不增高,仅有中性粒细胞比例增高,并有中毒颗粒。

2. 影像学检查

(1)X线检查 腹部立位平片在肠麻痹时,可见小肠普遍胀气并有多个小液平面;在胃肠穿孔时多可见膈下游离气体。

(2)B超检查 可显示腹腔积液及原发病灶,但不能鉴别液体的性质。另外,也可在B超引导下腹腔穿刺抽液或腹腔灌洗帮助诊断。

(3)CT检查 对诊断腹腔内实质性脏器病变和腹腔内渗液的评估帮助较大,还可在CT引导下,作经皮肤穿刺脓肿引流。

(4)磁共振成像(MRI)检查 可用于腹腔内脓肿诊断,但清晰度不如CT,对腹膜后病变检查效果较好。

3. 腹腔穿刺

穿刺物对诊断意义很大。如上消化道穿孔抽出物为黄绿色浑浊液,含有胃液、胆汁;急性阑尾炎穿孔为稀薄带有臭味的脓液;绞窄性肠梗阻肠坏死可抽出血性有异臭的液体;急性出血坏死性胰腺炎可抽出血性液,而且胰淀粉酶含量高;如抽出液为不凝血,应想到腹腔内出血。

另外,抽出液还可作涂片镜检及细菌培养。

4. 腹腔镜的应用

非典型腹膜炎诊断困难时,可考虑用腹腔镜协助诊断。必要时,尚可处理腹腔病灶,清洗和引流腹腔。

5. 其他

直肠指检发现直肠前壁饱满、触痛,提示盆腔已有感染或形成脓肿。已婚女性患者可作经阴道检查或经后穹窿穿刺检查。

【诊断】

1. 病史

腹腔内脏器穿孔、破裂、炎症或手术污染而引起腹痛、发热、呕吐,出现明显的腹膜刺激征时首先考虑继发性腹膜炎;儿童在上呼吸道感染期间突然发生腹痛、呕吐,出现明显的腹膜刺激征时要想到原发性腹膜炎的可能。

2. 临床表现

有腹痛、恶心、呕吐和高热等症状以及腹部压痛、反跳痛和腹肌紧张的典型体征。

3. 辅助检查

白细胞计数及中性粒细胞比例,腹部 X 线检查、B 超检查、CT 检查、MRI 检查以及腹腔镜应用等辅助检查对诊断急性腹膜炎均有一定的价值。

【鉴别诊断】

1. 急性胃肠炎

该病多有明确的致病因素,如不洁饮食史、服药史、酗酒或急性应激状态等。表现为腹部不适、疼痛甚至剧痛,可伴有恶心、呕吐、畏食及水样稀便等。腹部压痛较轻且部位不固定,有肠鸣音亢进,但无反跳痛和腹肌紧张。

2. 急性肠系膜淋巴结炎

儿童多见,先有上呼吸道感染史,先发热后腹痛;腹部压痛部位偏向内侧,压痛范围大而不固定,并可随体位变更。

【治疗】原发性腹膜炎应针对革兰染色阴性球菌给予相应的抗生素治疗。继发性腹膜炎则可分非手术治疗和手术治疗,绝大多数需通过手术治疗。

1. 非手术治疗

对于病情较轻,或病程较长超过 24 小时,且腹部体征已减轻或有减轻趋势者,或伴有严重心肺等脏器疾患不能耐受手术者,可行非手术治疗。非手术治疗也可作为手术前的准备工作。

(1)体位　一般取半卧位,鼓励患者经常活动双腿,不时改变受压部位,以防下肢静脉血栓形成和褥疮发生。休克患者取平卧位或头、躯干和下肢各抬高约 20°的体位。

(2)禁食、胃肠减压　胃肠道穿孔的患者必须绝对禁食、禁口服药物,并采用胃肠减压抽吸肠内积气、积液,以减轻腹胀,促进胃肠道恢复蠕动。

(3)补液、输血　通过补液纠正缺水、电解质失调和酸碱平衡失调,病情严重的应多输血浆、白蛋白或全血,以补充因腹腔内渗出大量血浆引起的低蛋白血症和贫血。注意监测脉搏、血压、尿量、中心静脉压、心电图、血细胞比容、肌酐以及血气分析等,以调整输液的成分和速度,维持每小时尿量 30～50ml。并补充热量和营养,在输入葡萄糖供给热量的同时也可根据病情输入氨基酸和脂肪乳。

（4）控制感染　继发性腹膜炎大多为混合性感染,在选择抗生素时,应考虑致病菌的种类。根据细菌培养的菌种及药敏结果选用抗生素是比较合理的。过去多主张大剂量联合应用抗生素,现在认为单一广谱抗生素治疗大肠埃希菌的效果可能更好。第三代头孢菌素足以杀死大肠埃希菌而无耐药性。需要强调的是,抗生素治疗不能替代手术治疗,有些病例单独通过手术就可获得痊愈。

（5）镇静、止痛、吸氧　已经确诊、治疗方案已确定的及手术后的患者,可用哌替啶类止痛剂。而诊断不清或需进行观察的患者,暂不用止痛剂,以免掩盖病情。

2. 手术治疗

通常适用于病情严重或非手术治疗无效者。

（1）适应证　①腹腔内原发病灶严重者,如坏疽性阑尾炎穿孔、绞窄性肠梗阻肠坏死;②弥漫性腹膜炎较重而无局限趋势者;③患者一般情况较差,腹腔积液多,肠麻痹严重,或中毒症状明显,尤其是有休克者;④经保守治疗6～12小时后,症状、体征不缓解反而加重者。

（2）手术方法　①处理原发病,如坏疽性阑尾炎行阑尾切除术、肠破裂行肠修补术、胃十二指肠溃疡穿孔行胃大部切除术或穿孔修补术等;②清理腹腔,消除病因后,尽可能吸尽腹腔内脓液,去除腹腔内异物,可用甲硝唑及生理盐水冲洗腹腔至清洁;③充分引流,防止腹腔感染和术后发生腹腔脓肿。应用引流管时,须放在病灶附近及最低位,防止折曲,并且其腹腔内段需剪多个侧孔,大小应与引流管内径接近,必要时要放两根以上引流管。

（3）术后处理　继续禁食、胃肠减压、补液、应用抗生素和营养支持治疗,保证引流管通畅。根据脓液的细菌培养和药物敏感试验结果,选用有效的抗生素。待患者全身情况改善,临床感染消失后,可停用抗生素。一般待引流量小于每日10ml、非脓性,也无发热、无腹胀等,表示腹膜炎已经控制,可拔除引流管。

第三节　腹腔脓肿

腹腔脓肿是指脓液在腹腔内积聚,被肠管、内脏、网膜或肠系膜等包裹,形成局限性脓肿。引起继发性腹膜炎的各种疾病、腹部手术和外伤均可成为腹腔脓肿的原因。

【临床表现】

1. 膈下脓肿

是指脓肿位于膈肌下与横结肠及其系膜的间隙内。

（1）症状　①发热,开始为弛张热,渐变为稽留热;②局部疼痛,多位于上腹部或下胸部,可牵涉肩背部或后腰部;③胸膜反应,如咳嗽、胸痛、气短等;④呃逆。

（2）体征　上腹部有压痛及腹肌紧张,右膈下脓肿有肝浊音区扩大,患侧胸部下方呼吸音减弱或消失。

2. 盆腔脓肿

是指脓肿位于盆腔各间隙。由于盆腔腹膜吸收毒素的能力较小,炎症范围局限,故全身感染中毒症状较轻,腹部体征也不明显。一般表现为下腹部有下坠不适感,若直肠受到刺激,则出现里急后重、大便频而量少、黏液便等。

【辅助检查】

1. 血常规检查

白细胞计数及中性粒细胞比例可以升高。

2. 影像学检查

(1)X线摄片　有助于确定脓肿的部位。

(2)B超检查　不仅有助于诊断,还可在超声引导下进行穿刺、冲洗等。

(3)CT检查　诊断意义更大,但价格偏高仍无法作为常规应用于临床。

3. 脓肿穿刺

有利于脓肿诊断和治疗。

【诊断】

(1)病史　有引起腹腔脓肿的病史,如阑尾炎、胃穿孔、腹部手术史等。

(2)临床表现　①膈下脓肿:上腹部或下胸部疼痛,病情好转后又逐渐出现发热,上腹部有压痛及腹肌紧张;②盆腔脓肿:下腰部有下坠不适感,直肠或膀胱刺激症状等。

(3)辅助检查　影像学检查及脓肿穿刺可以协助确诊。

【治疗】

1. 非手术治疗

主要包括补液、输血、应用抗生素及加强营养支持等。

2. 手术治疗

(1)经皮穿刺置管引流术　具有创伤小、无污染游离腹腔、引流效果好的优点,是治疗膈下脓肿的主要方法,如盆腔脓肿局限且为单房,并与腹壁贴靠,也可选用此法。部分患者经一次抽脓后,脓腔即可闭合,因此为目前临床所公认。

(2)切开引流术　根据脓肿部位选择切口,术后继续应用抗生素控制感染。

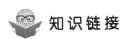 **知识链接**

腹腔穿刺术和腹腔灌洗术

腹腔穿刺术是借助穿刺针直接从腹前壁刺入腹膜腔的一项诊疗技术,腹腔灌洗术是经腹腔穿刺置入的塑料管向腹腔内缓慢灌入无菌生理盐水,然后借虹吸作用使灌洗液流回输液瓶中借以诊断疾病的方法。两者在腹部疾病的诊断中具有非常重要的价值,临床应当予以重视。

【适应证】①诊断性穿刺,以明确腹腔积液的性质;②大量腹水引起难以忍受的呼吸困难及腹胀者;③腹腔内注入药物治疗;④协助形成人工气腹用于诊断和治疗疾病;⑤施行腹水浓缩回输术。

【禁忌证】①腹腔内有广泛腹膜粘连者;②有肝性脑病先兆、包虫病及巨大卵巢囊肿者;③大量腹水伴有严重电解质紊乱者;④精神异常或不能配合者;⑤晚期妊娠;⑥严重凝血机制不良者。

【术前准备】

(1)物品准备　弯盘、治疗碗、止血钳、组织镊、5ml注射器、6号及7号针头、腹腔穿刺针、洞巾、纱布、培养瓶、持针器、无菌手套、50ml注射器、缝针、缝线、无菌手术剪、刀、1%～2%利多卡因等。

（2）患者准备　腹腔穿刺前需排净尿液，以免损伤充盈的膀胱。向患者说明穿刺的目的和注意事项，解除患者的顾虑，取得其合作。协助患者解开上衣，松开腰带，暴露腹部，背部铺好腹带。

【操作步骤】

（1）体位选择　根据病情，选择适当的体位，如坐位、半卧位或侧卧位。

（2）穿刺点选择　①脐与髂前上棘连线中、外 1/3 交点；②脐水平线与腋前线交点；③脐与耻骨联合连线中点上方 1.0cm、偏左或偏右 1.5cm；④包裹性分隔积液，需在 B 超指导下定位穿刺。

（3）皮肤准备　自穿刺点由内向外常规消毒，戴无菌手套，铺消毒洞巾，以 2％的利多卡因自皮肤逐层向下浸润麻醉直到腹膜壁层。

（4）腹腔放液　①腹腔穿刺：用穿刺针自局麻点刺入皮下，徐徐刺入腹腔后，先用注射器抽取少许腹水，留取标本作常规检查及培养；②腹腔灌洗：选择脐与耻骨联合连线上方处穿刺点，用带针芯套管针刺入腹腔，将有侧孔的塑料管置入腹腔，塑料管尾端连接无菌输液瓶，将 500～1000ml 的生理盐水缓缓注入腹腔后，借助虹吸作用使灌洗液流回输液瓶。

（5）腹部包扎　放液后拔出穿刺针，覆盖消毒纱布，以手指压迫数分钟，再用胶布固定。

【注意事项】

①严格执行无菌技术操作规程，防止感染；②放液不宜过快、过多，初次放液通常不超过 3000ml；③勿在腹部手术瘢痕部位或肠襻明显处穿刺，妊娠时应在距子宫外缘 1cm 处穿刺；④若腹水流出不畅，可将穿刺针稍作移动或稍变换体位；⑤少量腹水进行诊断性穿刺时，穿刺前宜令患者先侧卧于拟穿刺侧 3～5 分钟；⑥大量放液者，应卧床休息 8～12 小时，并密切观察病情变化。

 目标检测

一、简答题

1.简述急性腹膜炎非手术疗法的处理原则。

2.简述盆腔脓肿的诊断要点。

二、病案分析

患者，男，40 岁，长期饮食不规律，有进餐后上腹痛，胃镜诊断为"胃溃疡"。近日患者自觉上腹痛明显加重，伴反酸、嗳气。今日进餐后突然出现上腹剧痛，迅速转为全腹痛，伴恶心、呕吐。查体：T38℃，P102 次/分，R22 次/分，BP110/70mmHg，腹部触诊腹肌紧张，全腹压痛、反跳痛，听诊肠鸣音减弱，X 线示膈下游离气体。

（1）写出本病的诊断及诊断依据。

（2）提出治疗措施。

第三十章 胃、十二指肠外科疾病

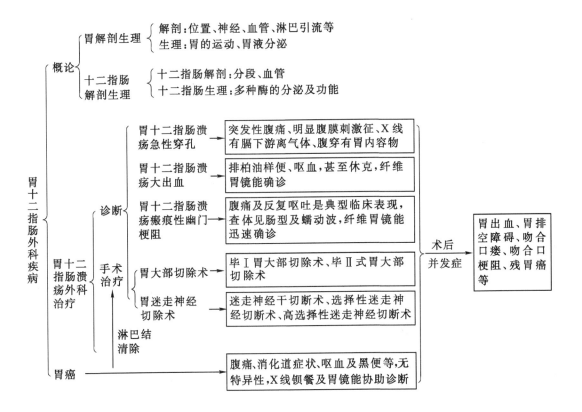

学习目标

【知识目标】

1. 掌握胃十二指肠溃疡急性穿孔、胃十二指肠溃疡大出血、胃十二指肠溃疡瘢痕性幽门梗阻的临床表现和诊断。

2. 熟悉胃十二指肠溃疡的手术方式及术后并发症。

3. 了解胃十二指肠的解剖生理特点。

【能力目标】 运用理论知识体系,根据所学的疾病特征,能够提出正确的诊疗方案。

第一节 概 论

胃是消化道各部中最膨大的部分,除能储存、混合、研磨内容物外,还有分泌功能。因此,应当了解其自身的解剖生理特点。

【胃的解剖生理】

1. 胃的解剖

(1)胃的位置和分区 胃大部分位于左季肋区,小部分位于上腹区。胃上 1/3 为贲门胃底部 U 区、中 1/3 为胃体部 M 区、下 1/3 为幽门部 L 区。幽门部环状肌增厚,浆膜面可见一环形浅沟,幽门前静脉沿此沟的腹侧面下行,是术中区分胃幽门与十二指肠的解剖标志。

(2)胃的毗邻 胃右上前面为肝左叶覆盖,左前面为膈肌覆盖。后面与胰腺、左肾、脾及横结肠系膜等毗邻,当胃大弯发生胃癌而累及横结肠及系膜时,需将其一并切除。

(3)胃的血管 胃动脉主要起源于腹腔动脉干,由此分出胃左动脉、肝总动脉、脾动脉。胃左动脉和胃右动脉形成胃小弯动脉弓供血胃小弯;大弯侧的胃网膜左动脉和胃网膜右动脉构成胃大弯动脉弓供血胃大弯;胃底部的血液主要来自胃短动脉。由胃大、小弯两个动脉弓发出许多小分支至胃前、后壁,在胃壁内互相吻合,形成非常丰富的动脉网。因此,当胃癌仅侵及黏膜下层时亦可引起大出血;作胃大部切除时,仅保留胃短动脉,亦很少引起胃壁坏死。胃静脉在胃壁内与动脉一样,形成广泛的吻合,最后汇入门静脉,因此,胃癌晚期常伴有肝脏转移。

(4)胃的淋巴引流 胃的淋巴引流对胃癌的转移有重要的临床意义。胃的淋巴管和淋巴结基本上是伴随腹腔动脉的主要分支并排列分布。胃淋巴流向分四个区:①胃小弯上部淋巴液引流到腹腔淋巴结群;②胃小弯下部淋巴液引流到幽门上淋巴结群;③胃大弯右侧淋巴液引流到幽门下淋巴结群;④胃大弯上部淋巴液引流到胰脾淋巴结群。因此,手术时必须注意淋巴引流方向和可能转移的部位。

(5)胃的神经 胃的神经调节属自主神经系统,包括交感神经与副交感神经两部分。胃交感神经的作用是抑制胃分泌及运动;副交感神经来自迷走神经,促进胃分泌和运动功能。两者的神经纤维共同在肌层和黏膜下层构成神经网,协调胃的分泌和运动功能。

(6)胃壁的结构 胃壁有 4 层结构,由内向外分为黏膜层、黏膜下层、肌层、浆膜层。黏膜层有丰富的腺体分泌胃液;黏膜下层为疏松结缔组织,有丰富的血管、淋巴及神经丛,胃癌和炎症容易在此层内扩散;肌层在贲门和幽门处均有调节胃内容物流入和流出的括约肌;浆膜层在胃大、小弯处融合为韧带与邻近器官相连,计有胃膈韧带、胃脾韧带、肝胃韧带、胃结肠韧带和胃胰韧带等。

2. 胃的生理

(1)胃的运动　胃有较厚的肌层,具有强有力的收缩功能,使食物与胃液在胃内充分混合、研磨,最终成半流质状食糜而推入十二指肠。胃的排空视食物的性状而异,一般混合性食物完全排空约需 4～6 小时。

(2)胃液分泌　胃液分泌可分为基础分泌(或消化期间分泌)和餐后分泌(即消化期分泌)。基础分泌是指不受食物刺激时的自然胃液分泌,量较小。餐后分泌在整个消化过程中有三个时相:①头相:食物经视觉、嗅觉、听觉等刺激兴奋神经中枢,以刺激胃酸、胃蛋白酶原和黏液的分泌;迷走神经兴奋使 G 细胞分泌胃泌素,进一步作用于壁细胞使胃酸分泌增加,故当迷走神经切断后,这种头期引起的胃液分泌即消失。②胃相:食物进入胃内,通过物理性或化学性刺激,使 G 细胞大量释放胃泌素,作用于壁细胞分泌胃酸。③肠相:食物进入十二指肠和空肠近端后,也能刺激肠壁释放促胃泌素引起胃液分泌。

【十二指肠的解剖生理】

1. 十二指肠的解剖

十二指肠始于胃幽门,与空肠相接,长约 25～30cm。

(1)十二指肠的分段　①球部:长约 4～5cm,是十二指肠溃疡好发部位,体表投影相当于剑突和脐连线的中点偏右,胆总管、胃十二指肠动脉和门静脉在球部后方通过。②降部:长约 7.5～10cm,内侧与胰头紧密相连,胆总管下端和胰腺导管开口位于其内侧壁十二指肠乳头处。③水平部:长约 10cm,水平方向至第三腰椎左侧,上方为胰头,肠系膜上动静脉于水平部前下降进入肠系膜根部。④升部:长约 3～5cm,水平部向左上斜升,到达第二腰椎左侧折转向下前和左侧形成十二指肠空肠曲,由十二指肠悬韧带(Treitz 韧带)固定于后腹壁,此韧带是十二指肠空肠分界的解剖标志。

(2)十二指肠的血管　十二指肠的血供主要来自胰十二指肠上动脉和胰十二指肠下动脉。胰十二指肠上动脉是胃十二指肠的分支,胰十二指肠下动脉起源于肠系膜上动脉。胰十二指肠上、下动脉的分支在胰腺前后吻合成动脉弓。

2. 十二指肠的生理

十二指肠黏膜内含 Brunner 腺,分泌的碱性液内含多种消化酶,如蛋白酶、脂肪酶、蔗糖酶等,能保护十二指肠黏膜上皮不被胃酸侵蚀。十二指肠黏膜上皮还有许多不同的内分泌细胞,能够分泌多种肠道激素,如胃泌素、抑胃肽、胆囊收缩素等以调节消化、分泌和运动功能。

第二节　胃十二指肠溃疡的外科治疗

胃、十二指肠局限性圆形或椭圆形的全层黏膜缺损,称为胃十二指肠溃疡。近年来,尽管溃疡病的诊断和治疗有了很大进展,但因溃疡病的急性并发症需入院急症手术的病例并没有明显减少,因而外科手术治疗溃疡病仍占重要地位。

一、胃十二指肠溃疡急性穿孔

胃十二指肠溃疡急性穿孔是指溃疡穿透胃或十二指肠前壁,与腹腔沟通,胃与十二指肠内容物流入腹腔的病理现象。该病因起病急、病情重、变化快,若诊治不当则可危及患者生命。十二指肠溃疡穿孔男性患者较多,胃溃疡穿孔则多见于老年妇女。

【病因与病理】胃十二指肠溃疡穿孔可分为游离穿孔与包裹性穿孔。游离穿孔时,胃与十二指肠的内容物进入腹膜腔引起弥漫性腹膜炎;包裹性穿孔是指溃疡孔洞为邻近脏器或大网膜封闭包盖,阻止了消化道内容物进入腹膜腔。如十二指肠后壁溃疡穿入胰腺,为胰腺组织所包裹,即所谓慢性穿透性溃疡。绝大多数的穿孔只有一处,90%的十二指肠溃疡穿孔发生在球部前壁,而胃溃疡穿孔60%发生在胃小弯,40%分布于胃窦及其他各部,穿孔直径一般在0.5cm左右。穿孔发生后,食物、胃酸、十二指肠液、胆汁、胰液等溢入腹腔,引起化学性腹膜炎。约经6～8小时后,转变为化脓性腹膜炎,甚至发生感染性休克。病原菌以大肠埃希菌、链球菌为多见。

【临床表现】多数患者既往有溃疡病史,穿孔前数日溃疡病症状加剧。精神过度紧张、过于劳累、饮食过饱、嗜酒吸烟和长期服用损害胃黏膜药物(阿司匹林、水杨酸制剂、糖皮质激素药物等)等常为诱发因素。

1. 症状

(1)腹痛　穿孔多在夜间空腹或饱食后突然发生,表现为上腹部或右上腹部突发性刀割样或烧灼样剧烈疼痛,难以忍受,迅速波及全腹。疼痛呈持续性或阵发性加剧。若胃内容物沿右结肠旁沟向下流注时,可出现右下腹痛。偶有溃疡穿孔与溃疡出血同时发生。

(2)恶心、呕吐　多数患者有此症状。早期为反射性的,后期为肠麻痹所致,可同时伴有腹胀、便秘等症状。

(3)休克　早期可因剧烈腹痛而出现轻度休克症状,如表情淡漠、面色苍白、出汗、肢冷、脉速而弱、血压下降等。穿孔3～5小时后腹痛减轻,休克症状可自行好转。如病情进一步发展可出现感染性休克征象。

(4)发热　穿孔初期体温多正常,6小时以内很少超过38℃,6～12小时以后体温明显升高。

2. 体征

(1)视诊　早期可出现舟状腹,腹式呼吸减弱或消失。

(2)触诊　穿孔后全腹压痛、反跳痛、腹肌紧张呈"板样"强直,尤以右上腹部最为明显。

(3)叩诊　叩诊肝浊音界缩小或消失。腹腔内积液可出现移动性浊音。

(4)听诊　肠鸣音明显减弱或消失。

【辅助检查】

(1)实验室检查　可有白细胞计数和中性粒细胞比例明显升高;血清淀粉酶轻度升高。

(2)X线检查　站立位检查时,80%的患者可见膈下新月状游离气体影。

(3)腹腔穿刺　可抽得浑浊液体,呈酸性反应,内有胆汁或食物残渣。

【诊断】

(1)病史　患者既往有消化性溃疡病史。

(2)临床表现　突发上腹部剧烈疼痛并迅速扩展为全腹疼痛且伴有腹膜刺激征等上消化道穿孔的特征性临床表现,特别是肝浊音界缩小或消失。

(3)辅助检查　腹部X线检查有膈下新月状游离气体,腹腔穿刺可抽出胃内容物。

【鉴别诊断】

1. 急性胆囊炎

①右上腹绞痛或持续性疼痛伴阵发性加剧,痛时向右肩放射,伴畏寒发热;②查体有局限性的右上腹压痛及反跳痛,墨菲氏征阳性;③X线检查无膈下游离气体,B超提示胆囊炎或胆囊结石。

2. 急性胰腺炎

①多有胆石病病史;②腹痛发作一般不如溃疡急性穿孔者急骤,且腹痛多自左上腹开始,放射至左肩、左腰背部;③血清、尿液和腹腔穿刺液淀粉酶明显升高;④X线检查无膈下游离气体,CT、B超提示胰腺肿胀。

3. 急性阑尾炎穿孔

①阑尾炎一般症状较轻,体征局限于右下腹,无板状腹;②腹腔穿刺液内无胆汁或食物残渣;③X线检查无膈下游离气体。

【治疗】

1. 非手术治疗

对于一般情况良好,症状体征较轻的空腹小穿孔;穿孔超过 24 小时,腹膜炎已局限者;或是经水溶性造影剂行胃十二指肠造影检查证实已封闭的患者先行非手术治疗。治疗期间需严密观察病情变化,如治疗 6～8 小时后病情仍继续加重,应立即转行手术治疗。非手术治疗不适用于伴有出血、幽门梗阻、疑有癌变等情况的穿孔患者。

(1)禁食、持续胃肠减压　减少胃肠内容物继续外漏,利于穿孔的闭合和腹膜炎消退。

(2)输液　通过输液维持水、电解质平衡并给予营养支持。

(3)全身应用抗生素控制感染　选择抗生素时,应考虑致病菌的种类。根据细菌培养的菌种及药敏结果选用抗生素是比较合理的。

(4)静脉给予 H_2 受体阻断剂或质子泵拮抗剂等制酸药物　该类药物能中和胃酸、缓解疼痛和促进溃疡愈合。

(5)中药　恢复期以大柴胡汤加减。

2. 手术治疗

仍为胃十二指肠溃疡急性穿孔的主要疗法。可根据患者情况结合手术条件选择单纯穿孔缝合术或彻底性溃疡手术。

(1)单纯穿孔缝合术　该方法的优点是操作简便,手术时间短,安全性高。适用于:①穿孔时间超出 8 小时,腹腔内感染及炎症水肿严重,有大量脓性渗出液;②以往无溃疡病史,或有溃疡病史未经正规内科药物治疗,无出血、梗阻并发症,特别是十二指肠溃疡患者;③有其他系统器质性疾病不能耐受急诊彻底性溃疡手术者。需要注意的是,对于所有的胃溃疡穿孔患者,需作活检或手术中快速病理检查,除外胃癌后方可进行修补。若为恶性病变,应行根治性手术。

通常采用经腹手术,穿孔处以丝线间断横向缝合,再用大网膜覆盖,或用网膜补片修补。此外,尚有经电视腹腔镜行大网膜覆盖穿孔修补术,有条件医院可谨慎选择病例采用。需要注意的是,单纯穿孔缝合术术后溃疡病仍需内科治疗,部分患者因溃疡未愈仍需行彻底性溃疡手术。

(2)彻底性溃疡手术　优点是一次手术同时解决了穿孔和溃疡两个问题。适用于:①患者一般情况良好,胃、十二指肠溃疡穿孔在 8 小时内,或超过 8 小时,腹腔污染不严重;②慢性溃疡病特别是胃溃疡患者,曾行内科药物治疗,或药物治疗期间穿孔;③十二指肠溃疡穿孔修补术后再穿孔,有幽门梗阻、出血史者。

除胃大部切除术外,对十二指肠溃疡穿孔可采用选择性迷走神经切断术加胃窦部切除术或穿孔缝合术加高选择性迷走神经切断术。由于操作复杂耗时,手术风险增大,对于有休克、化脓性腹膜炎或合并有其他严重疾病者不宜选用。

二、胃十二指肠溃疡大出血

胃十二指肠溃疡大出血是指有明显胃肠道出血症状,即大量呕血和便血,引起红细胞、血红蛋白和血细胞比容明显下降,出现血压下降甚或休克。胃十二指肠溃疡出血是消化道大出血最常见的原因,约占 50％ 以上。

【病因与病理】溃疡病大出血多数为动脉出血。溃疡一般位于胃小弯或十二指肠后壁。胃小弯溃疡出血常来自胃左、右动脉及其分支,而十二指肠溃疡出血则多来自胰十二指肠上动脉或胃十二指肠动脉及其分支。十二指肠前壁附近无大血管,故此处的溃疡常无大出血。

【临床表现】

1. 症状

(1)排柏油样便和呕血　是胃十二指肠溃疡大出血最主要症状。多数溃疡大出血病例发病突然,出血前大多先感觉恶心、眩晕及上腹部不适,随即呕血或排柏油样便,或两者同时发生,多数患者只有黑便而无呕血。如突然大呕血,并不混有黑色血块,多为胃溃疡出血,而仅有柏油样便多为十二指肠溃疡出血。

(2)休克　当短期失血超过 800ml,可出现烦躁不安、四肢厥冷、脉搏细速、呼吸浅促、血压下降等休克症状。

2. 体征

(1)腹部体征　不甚明显,可有上腹部轻度压痛,肠鸣音亢进。

(2)休克体征　如贫血貌、面色苍白、脉搏增快等。

【辅助检查】

(1)纤维胃镜检查　能迅速发现出血部位和病因,出血 24 小时以内阳性率可达 70％～80％,超过 48 小时则阳性率下降。

(2)选择性腹腔动脉或肠系膜上动脉造影　可见造影剂从溃疡的出血点处溢入消化道。

【诊断】

(1)病史　典型溃疡病史,有能引起溃疡大出血的病因,如近期服用阿司匹林或 NASID 药物等。

(2)临床表现　有排柏油样便和呕血等表现,严重者可发生休克。

(3)辅助检查　纤维胃镜检查能迅速发现出血部位。

【鉴别诊断】

1. 应激性溃疡

是指休克、创伤、大手术后、严重全身性感染或处于其他严重情况时发生的一种胃黏膜急性表浅性糜烂或溃疡,主要表现上消化道出血,出血与原已存在的危重状态关系密切,情况越重,发生越早,出血往往也越重。

2.食管静脉曲张破裂出血

是门静脉高压症的主要临床表现中之一,而门脉高压症主要是由肝硬化引起。除有失血表现外,尚有肝功能的异常,纤维胃镜能迅速确诊。

3.胃癌出血

是胃癌的常见并发症。除出血以外,尚有腹痛、呕吐,晚期可出现恶病质,纤维胃镜也能迅速确诊。

【治疗】治疗原则是迅速补充血容量,明确出血部位并有效止血。

1.补充血容量

迅速建立畅通的静脉通道,密切观察血压、脉搏、尿量及周围循环状况。根据情况选择液体性质,如平衡液、羟乙基淀粉、全血等,必要时应用血管活性药物。

2.有效止血

是治疗胃十二指肠溃疡大出血的最基本原则。

(1)药物止血 ①局部止血:去甲肾上腺素8mg加入200ml生理盐水经胃管注入,每4～6小时一次;②抑制胃酸分泌:如质子泵抑制剂(如奥美拉唑、泮托拉唑等)、H_2受体阻断剂(如西咪替丁、雷尼替丁及法莫替丁等)。

(2)内镜止血 包括局部喷洒给药、高频电凝、微波及激光疗法等。

(3)手术止血 多数胃十二指肠溃疡大出血患者经非手术治疗可以止血,若效果不理想应立即转入手术。手术指征:①经非手术治疗24～48小时症状未改善或恶化者;②出血速度快,短期内发生休克者(经6～8小时输血800ml,血压不能维持,且红细胞比容急骤下降);③近期发生过类似的大出血或合并穿孔或幽门梗阻;④疑有癌变者;⑤年龄在60岁以上或有动脉硬化症者。

三、胃十二指肠溃疡瘢痕性幽门梗阻

胃十二指肠溃疡愈合过程中产生的瘢痕,使幽门狭窄,合并幽门痉挛水肿,称为瘢痕性幽门梗阻。另外,幽门括约肌的痉挛、炎症水肿均可引起幽门梗阻,但只是暂时性,故应与瘢痕性幽门梗阻区分。

【病因与病理】瘢痕性幽门梗阻常见于十二指肠球部溃疡与Ⅱ、Ⅲ型胃溃疡。瘢痕造成的梗阻是永久性的,若长期存在可致患者出现贫血、营养障碍等。

【临床表现】

1.症状

腹痛与反复发作的呕吐为主要症状。

(1)腹痛 呈阵发性胃收缩痛,伴有饱胀不适感及嗳气等。

(2)呕吐 多发生于下午或夜间,呕吐量大,呕吐物呈腐败酸臭味,不含胆汁。吐后自觉胃部舒服,故患者常自行设法诱吐。

2.体征

(1)腹部体征 上腹部可见胃型及蠕动波,有振水音。

(2)缺水体征 如消瘦、皮肤干燥、眼窝凹陷、精神萎靡等。

【辅助检查】

(1)纤维胃镜检查 能迅速发现梗阻并明确病因。

(2)X线钡餐检查 有胃扩大,胃排空迟缓。

【诊断】

(1)病史 典型溃疡病史。

(2)临床表现 有腹痛、特征性呕吐及胃型、蠕动波。

(3)辅助检查 纤维胃镜检查能迅速确诊。

【鉴别诊断】

1.痉挛水肿性幽门梗阻

梗阻为间隙性,经胃肠减压和解痉制酸药物治疗后,腹痛和梗阻症状即可缓解。

2.胃窦癌

本病也可出现腹痛及呕吐。因系恶性肿瘤,可以出现呕血、消瘦、乏力,胃镜及钡餐可资确诊。

3.良性十二指肠淤滞症

该病呈间歇性发作,多在餐后数小时出现呕吐,呕吐物为胃内容物,取俯卧位、胸膝位或呕吐后可使症状缓解,钡餐可资鉴别。

【治疗】

1.基础疗法

包括禁食、留置胃肠减压管以温盐水洗胃、纠正贫血及低蛋白血症等。

2.手术治疗

瘢痕性幽门梗阻是外科手术治疗的绝对适应证。手术方式以胃大部切除术为主,也可行迷走神经干切断术加胃窦部切除术。如老年患者、全身情况极差或合并其他严重内科疾病者可行胃空肠吻合术加迷走神经切断术治疗。

四、胃十二指肠溃疡的手术方式及注意事项

胃大部切除术与迷走神经切断术是目前治疗胃十二指肠溃疡最常用的两种手术方式。

1.胃大部切除术

多年来临床经验证明疗效比较满意,目前在我国仍是治疗胃十二指肠溃疡首选手术方式,包括胃切除及胃肠道重建两大部分,基本要求如下:

(1)基本原则 ①切除范围:胃的远侧的2/3～3/4,包括胃体大部、整个胃窦部、幽门及十二指肠球部的近胃部分,解剖标志是从胃小弯胃左动脉第一降支的右侧到胃大弯胃网膜左动脉最下第一个垂直分支左侧的连线,按此连线大致可切除胃的60%(图30-1);②溃疡病灶的处理:胃溃疡病灶应尽量予以切除,十二指肠溃疡病灶如无法切除则可改用溃疡旷置术(Bancroft术式);③吻合口位置与大小:胃肠吻合口可置于横结肠前或横结肠后,吻合口的大小以3～4cm(2横指)为宜;④近端空肠的长度:从 Treitz 韧带至吻合口近端的长度要求一般结肠前术式为 8～10cm,结肠后术式为 6～8cm,具体选择哪种,从疗效来看,无甚差异。

(2)手术方式 ①毕(Billroth)Ⅰ式胃大部切除术:此术式多用于胃溃疡,是在胃大部切除后将残胃与十二指肠吻合(图30-2);②毕(Billroth)Ⅱ式胃大部切除术:是在胃大部切除后,将十二指肠残端闭合,而将残胃与上端空肠端侧吻合(图30-3);③胃大部切除术后胃空肠 Roux-en-Y 吻合:远端胃大部切除后,将十二指肠残端关闭,在距十二指肠悬韧带 10～15cm 处切断空肠,残胃

和远端空肠吻合,距此吻合口以下 45～60cm 处,空肠与空肠近侧断端吻合(图 30-4)。

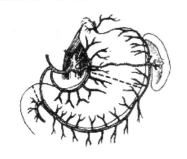

图 30-1　胃大部切除范围

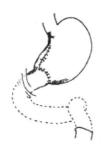

图 30-2　毕 I 式胃大部切除术

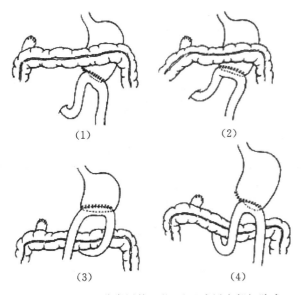

(1)　　　　　　　(2)

(3)　　　　　　　(4)

图 30-3　几种常用的 Billroth II 式胃大部切除术

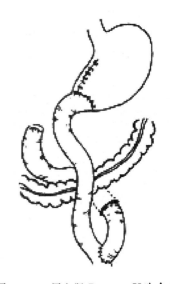

图 30-4　胃空肠 Roux-en-Y 吻合术

2. 胃迷走神经切断术

迷走神经切断术治疗十二指肠溃疡在国外曾广泛应用。按照阻断水平不同,可分为三种类型。

(1)迷走神经干切断术　是最早提出来的术式。在食管裂孔水平,将左右二支腹迷走神经干切断。迷走神经干切断术因缺点多,目前临床上很少应用。

(2)选择性迷走神经切断术　将胃左迷走神经分离清楚在肝支下切断,同样在胃右迷走神经分离出腹腔支下加以切断,从而避免发生肝、胆、胰、小肠等器官功能紊乱。

(3)高选择性胃迷走神经切断术　此法仅切断支配胃近端、胃体、胃底的壁细胞的迷走神经,而保留支配胃窦部与远端肠道的迷走神经,因而也称为胃壁细胞迷走神经切断术或近端胃迷走神经切断术。

上述三种手术类型中,前两种能引起术后胃蠕动减退,且需同时加做幽门成形术、胃空肠吻合术、胃窦切除等胃引流术,所以术后效果不理想;高选择性胃迷走神经切断术既保留了幽门括约肌的功能,又保留了胃的正常容量,所以是治疗十二指肠溃疡较为理想的手术。

五、胃十二指肠溃疡手术术后并发症

胃大部切除术与迷走神经切断术目前是治疗胃、十二指肠溃疡较为普及的手术,且效果良好,但仍有少数发生了并发症,所以临床仍需更严格掌握手术指征,提高手术治疗效果,谨防并发症的发生。

1. 术后胃出血

手术后 24 小时内可从胃管抽出少许暗红色或咖啡色胃液,一般不超过 300ml。如 24 小时后仍未停止,则为术后出血,多为术中止血不彻底造成;若术后 4~6 日发生出血,常为吻合口黏膜坏死脱落而致;若术后 10~20 日发生出血,常为吻合口缝线处感染,黏膜下脓肿腐蚀血管所致;部分病例可因旷置的溃疡出血或是术中探查遗漏病变引起出血。多数患者可用非手术疗法止血;若无效,应及时再次手术止血。

2. 胃排空障碍

胃切除术后排空障碍属动力性障碍,发病机制尚不完全明了。术后拔除胃管后,患者出现上腹持续性饱胀、钝痛,并呕吐带有食物和胆汁的胃液。X 线上消化道造影检查,见残胃扩张、无张力,蠕动波少而弱,胃肠吻合口通过欠佳。多数患者经保守治疗,禁食、胃肠减压、营养支持、给予胃动力促进剂等能好转,若无改善应当考虑合并机械性梗阻因素的可能。

3. 胃壁缺血坏死、吻合口破裂或瘘

因缝合处张力过大或吻合口缝合不当,也可能因严重贫血、低蛋白血症、组织水肿等而发生。缺血坏死多局限于小弯黏膜层,发生较早的吻合口破裂有明显腹膜炎,发生较晚则可形成局限性脓肿。处理时可先禁食、胃肠减压、抗感染等,并严密观察,必要时应再次手术。

4. 十二指肠残端破裂

原因与十二指肠残端处理不当以及胃空肠吻合口输入襻梗阻引起十二指肠腔内压力升高有关。表现为突发性上腹部剧痛,发热、腹膜刺激征以及白细胞计数增加,腹腔穿刺可有胆汁样液体。一旦确诊应立即手术。术中尽量妥善关闭十二指肠残端,行十二指肠造瘘与腹腔引流。术后给予肠内或肠外营养支持,全身应用抗生素。

5. 吻合口梗阻

原因为吻合口太小或胃肠壁内翻过多,表现为食后上腹饱胀、呕吐、呕吐物为食物,多无胆汁。若经保守治疗仍无改善,可手术解除梗阻。

6. 空肠输入襻梗阻

有急、慢性两种类型。急性输入襻梗阻多因输出襻系膜悬吊过紧压迫输入襻,或是输入襻过长穿入输出襻与横结肠系膜的间隙孔形成内疝所致。临床表现为上腹部剧烈疼痛、呕吐伴上腹部压痛,呕吐物量少,多不含胆汁,上腹部有时可扪及包块。急性完全性输入襻梗阻属闭襻性肠梗阻,易发生肠绞窄,病情不缓解者应行手术解除梗阻。慢性不全性输入襻梗阻产生的原因是输入襻过长扭曲,或输入襻受牵拉在吻合口处呈锐角影响到肠道排空。表现为餐后半小时左右上腹胀痛或绞痛伴大量呕吐,呕吐物为胆汁,几乎不含食物,呕吐后症状缓解消失。处理时先采用禁食、胃肠减压、营养支持等治疗,若无缓解,可行空肠输出、入襻间的侧侧吻合或改行 Roux-en-Y 型胃肠吻合解除梗阻。

7. 空肠输出襻梗阻

多系术后粘连、大网膜水肿、炎症水肿块压迫形成梗阻,或是结肠后空肠胃吻合,将横结肠

系膜裂口固定在小肠侧,引起缩窄或压迫导致梗阻。临床表现为上腹部饱胀,呕吐含胆汁的胃内容物。钡餐检查可以明确梗阻部位。若非手术治疗无效,应手术解除病因。

8. 碱性反流性胃炎

常始于术后 1～2 年,因手术丧失幽门功能,胆汁反流入胃、破坏胃黏膜屏障所致。临床表现为典型三联征:①剑突下持续烧灼痛,食后加重,抗酸剂无效;②胆汁性呕吐;③体重减轻。胃镜检查示胃黏膜充血、水肿、糜烂、炎症、易出血。活检示慢性萎缩性胃炎。治疗可服用胃黏膜保护剂、胃动力药及胆汁酸结合药物考来烯胺(考来烯胺)。症状严重者可行手术治疗,一般采用改行 Roux-en-Y 型胃肠吻合。

9. 倾倒综合征

原因是手术丧失了幽门功能,加上部分患者胃肠吻合口过大,导致胃排空过速所产生的一系列综合征。表现为进食,特别是甜流质后 10～20 分钟,自觉剑突下不适、心悸、乏力、出汗、头晕、恶心、呕吐以致虚脱,并有肠鸣和腹泻等,平卧几分钟后可缓解。治疗应少食多餐,避免过甜食物,食后平卧 10～15 分钟,多数患者在 1 年内症状消失。如经 2 年以上仍未改善,可手术将毕 II 式改为 I 式或改作 Roux-en-Y 吻合。

10. 残胃癌

胃十二指肠溃疡患者行胃大部切除术后五年以上,残余胃发生的原发癌称残胃癌。大多在手术后 20～25 年出现。表现为上腹疼痛不适、进食后饱胀、消瘦、贫血等症状,胃镜及活检可以确诊。一旦确诊应采用手术治疗。

第三节　胃　癌

胃癌是最常见的恶性肿瘤之一,男多于女,好发年龄在 50 岁以上,男女比例约为 2:1。

【病因与病理】

1. 病因

胃癌的病因,尚未确定,与多种因素有关。

(1)癌前病变　胃溃疡、胃息肉、慢性萎缩性胃炎、胃黏膜上皮异形增生等均可恶变致癌。

(2)饮食生活因素　胃癌与饮食因素、亚硝酸胺类化合物、长期吸烟等均有一定关系。

(3)幽门螺杆菌感染　目前是引发胃癌的主要因素之一,能促进亚硝酸盐、亚硝胺等转化而致癌。

(4)遗传因素　胃癌在少数家族中具有聚集性,许多证据表明胃癌的发生与遗传有关。

2. 病理

(1)病理类型　①大体分型:胃癌分为早期胃癌和进展期胃癌,早期胃癌指胃癌仅限于黏膜或黏膜下层者,不论病灶大小或有无淋巴结转移;进展期胃癌包括中、晚期胃癌两种,若癌组织超出黏膜下层侵入胃壁肌层为中期胃癌,病变达浆膜下层或超出浆膜向外浸润至邻近脏器或有转移为晚期胃癌。②组织学分型:从组织学来看,胃癌绝大多数为腺癌,而腺鳞癌、鳞状细胞癌、类癌、未分化癌等较少见。

(2)转移途径　①直接浸润:向四周及深部组织浸润,如网膜、结肠、肝、脾、胰腺等;②淋巴转移:是胃癌主要转移途径,淋巴结转移多按淋巴引流的顺序进行,但少数情况下也可有跳跃式转移;③血行转移:多发生在癌肿晚期,肝转移最常见,其次是肺;④种植转移:癌肿侵至浆膜外面后,癌细胞可脱落种植于腹膜、网膜。

【临床表现】胃癌最多见于胃窦部,其次为胃底贲门部,胃体较少。

1. 症状

早期多数患者无明显症状,少数出现恶心、呕吐等上消化道症状,但无特异性。

(1)上腹痛 最常见,初起时仅感上腹不适、隐痛。部分患者可出现类似溃疡病的规律性疼痛。一旦合并穿孔,则疼痛突然加重。

(2)消化道症状 ①食欲减退、消瘦、乏力等症状常见而非特异,若伴有上腹痛以及体重下降,尤应予以重视。②梗阻症状,若癌肿阻塞幽门可出现呕吐,吐出物多为食物和胃液;若发生贲门梗阻,可有进食哽噎感,逐渐发生吞咽困难。

(3)呕血、黑便 胃癌多有溃疡,故早期可出现呕血、便血,大量出血可出现呕咖啡样物和排柏油样便。

2. 体征

胃癌早期无明显体征,部分患者上腹部有深压痛。若出现上腹部肿块、腹水、左锁骨上淋巴结肿大等,提示胃癌晚期。

【辅助检查】

(1)X线钡餐检查 常规的钡餐检查对中晚期胃癌诊断率较高,但对早期胃癌的诊断还有困难,近年来采用双重对比造影方法,能提高早期胃癌的诊断率。

(2)纤维胃镜检查 能直接观察胃的黏膜变化,并可在直接观察下取活组织做病理检查,是诊断早期胃癌和癌前病变的一项重要检查方法。

(3)腹部超声 主要用于观察邻近脏器浸润及淋巴结转移情况。

(4)螺旋CT与正电子发射成像检查 是新型无创伤检查手段,准确性较高。

【诊断】

(1)病史 有胃溃疡、胃息肉、慢性萎缩性胃炎等胃病史或长期吸烟、接触亚硝酸胺类化合物等化学物质病史。

(2)临床表现 有腹痛、恶心、呕吐、便血及腹部肿块等表现。

(3)辅助检查 X线钡餐检查、纤维胃镜能协助确诊。

【鉴别诊断】

1. 胃溃疡

可有上腹部疼痛、恶心、呕吐、呕血等特点,但腹痛有节律性、周期性特点,纤维胃镜检查可资确诊。

2. 胃间质瘤

临床发病少见,能引起上腹痛、出血、幽门梗阻,纤维胃镜及免疫组化检测能进行鉴别。

【治疗】

1. 手术治疗

外科手术是治疗胃癌的主要方法,也是目前能治愈胃癌的唯一方法。彻底切除原发病灶、转移淋巴结及受浸润组织是手术治疗的基本要求。在力争治愈的前提下,实施微创及保存功能的个体化手术治疗方案,是当前肿瘤外科发展的趋势。

(1)根治性切除术 除了某些早期胃癌可做内镜下黏膜切除外,尚有改良根治术、扩大的根治术及腹腔镜下操作等。

（2）姑息性切除术　包括不切除原发病灶的各种短路手术及切除原发病灶的姑息性手术。如胃空肠吻合术、空肠造口术等。

2.化学药物治疗

单纯的手术治疗效果欠佳，可配以化学药物治疗，但应注意药物的不良反应。

（1）给药途径　有口服给药、静脉、动脉插管区域灌注给药、腹膜腔给药等。

（2）化疗药物　常用口服化疗药有希罗达（卡培他滨片）、替加氟（喃氟啶）、氟铁龙（去氧氟尿苷）、优福定（复方喃呋啶）等。常用的静脉化疗药有 5-氟尿嘧啶（5-FU）、顺铂（CDDP）、丝裂霉素（MMC）、依托泊苷（VP-6）、阿霉素（ADM）、亚叶酸钙（CF）等。

（3）化疗方案　①MFV（丝裂霉素、5-FU、长春新碱）方案：丝裂霉素 6mg，静脉滴入；5-氟尿嘧啶 750mg，静脉滴入；长春新碱 2mg，静脉滴入。每周一次，连用 3 周，休息一周，再连用 3 周为一疗程。第一疗程结束后 6～8 周，再开始第二疗程。②MFA 方案（丝裂霉素、5-FU、阿霉素）方案：上述丝裂霉素、5-氟尿嘧啶同第一方案，阿霉素 40mg，于疗程的第 1、29 天用，其他用法同第一方案。

3.其他治疗

包括放疗、免疫治疗、中医中药治疗等。胃癌的免疫治疗包括非特异性生物反应调节剂如卡介苗、短小棒状杆菌等；细胞因子如白介素、干扰素、肿瘤坏死因子等。据报道半枝莲、白花蛇舌草、藤梨根等对胃癌可能有一定的抑制作用。因胃癌细胞对放射治疗并不很敏感，故放疗不多应用。

 目标检测

一、简答题

1.如何诊断胃十二指肠溃疡急性穿孔？

2.简述胃十二指肠溃疡手术后并发症。

二、病案分析

患者，男，40 岁，患十二指肠球部溃疡 10 年。近 1 个月来，食后出现上腹部胀满、呕吐宿食，内无胆汁，吐后症状减轻。查体：消瘦、脱水面容，可见胃型，有振水音。请写出初步诊断并提出诊疗方案。

第三十一章　肠疾病

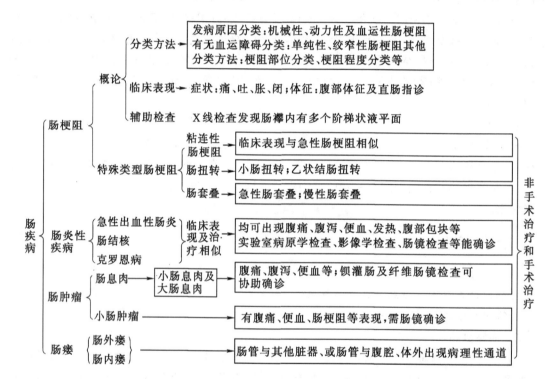

学习目标

【知识目标】
1. 掌握肠梗阻、肠炎性疾病、肠肿瘤、肠瘘的临床表现和诊断。
2. 熟悉肠梗阻、肠炎性疾病、肠肿瘤、肠瘘的病理特点。
3. 了解肠梗阻、肠炎性疾病、肠肿瘤、肠瘘发生的病因。

【能力目标】运用理论知识体系,根据临床特征,能够对肠梗阻、肠炎性疾病、肠肿瘤、肠瘘提出正确的诊疗方案。

第一节　肠梗阻

肠梗阻是指肠腔内容物不能正常运行或顺利通过肠道,是外科常见的急腹症之一,发病率仅次于急性阑尾炎和胆道疾病。临床病象复杂多变,发展迅速,若处理不及时,可危及生命。

一、概论

【病因与分类】

1. 按肠梗阻原因分类

(1)机械性肠梗阻　最为常见。是由各种原因引起肠腔变狭小,致使肠腔内容物通过发生障碍。①肠腔堵塞,如大胆石、粪块、寄生虫、异物等;②肠壁病变,如肠套叠、炎症性狭窄、肿瘤、先天性肠道畸形等;③肠管受压,如腹腔内手术或炎症后产生的粘连带压迫或内疝形成、肠管扭转、受肿瘤压迫等。

(2)动力性肠梗阻　肠道本身无器质性病变,是由于神经反射或毒素刺激引起肠管麻痹或痉挛,以致肠内容物不能正常运行。①麻痹性肠梗阻,多由急性弥漫性腹膜炎、腹部大手术、腹膜后血肿或感染引起的;②痉挛性肠梗阻,可见于慢性铅中毒,但甚少见。

(3)血运性肠梗阻　是由于肠系膜动脉或静脉栓塞或血栓形成,使肠管血运障碍,继而发生肠麻痹使肠内容物不能运行。随着人口老龄化,动脉硬化等疾病增多,该病已不属少见。

2. 按肠壁有无血运障碍分类

(1)单纯性肠梗阻　仅肠内容物通过受阻,而肠管并无血运障碍。

(2)绞窄性肠梗阻　是指梗阻并伴有肠壁血运障碍者,可因肠系膜血管受压、血栓形成或栓塞等引起。

3. 其他分类方法

根据梗阻的部位分为高位梗阻(如空肠上段梗阻)和低位梗阻(如回肠末段和结肠梗阻);根据梗阻的程度可分为完全性和不完全性肠梗阻;根据发展过程的快慢可分为急性和慢性肠梗阻。若一段肠管两端均受压且不通畅者称闭袢性肠梗阻,易发生肠坏死和穿孔。

【病理】

1. 局部改变

急性完全性肠梗阻时,肠管高度膨胀,肠壁变薄,腔内压不断升高,最终可出现静脉回流受阻,同时由于缺氧和毛细血管通透性增加,可导致肠壁水肿,肠腔和腹腔内渗出液增多。随着血运障碍的发展继而出现动脉血运受阻,最后肠管因缺血而坏死。

2.全身改变

急性肠梗阻时,除了引起肠管本身的改变外,尚可引起全身病理生理改变。

(1)体液改变 肠梗阻发生后,使体液大量丢失,造成严重的缺水,并导致电解质紊乱和酸碱失衡。如有肠绞窄存在,则可丢失大量血液。

(2)感染和中毒 梗阻以上的肠腔内细菌大量繁殖而产生多种毒素,同时由于肠壁的血运障碍和失去活力,肠道细菌移位,细菌和毒素渗透至腹腔或肠壁血管内引起严重的腹膜炎和中毒。

(3)休克 严重的缺水、血容量减少、电解质紊乱、酸碱平衡失调、细菌感染、中毒等均可引起严重休克。当肠壁坏死穿孔时,全身中毒尤为严重。

(4)呼吸和循环功能障碍 肠管膨胀,使腹内压增加,膈肌上升,腹式呼吸减弱,影响肺内气体交换,同时由于下腔静脉回流受阻而致呼吸、循环功能障碍。

【临床表现】

1.症状

肠梗阻共同表现为腹痛、呕吐、腹胀及肛门停止排便排气。可概括为"痛"、"吐"、"胀"、"闭"。

(1)腹痛 机械性肠梗阻时,一般表现为梗阻部位以上的阵发性绞痛,疼痛呈波浪式由轻而重,然后又减轻,缓解一段时间后再次发作;绞窄性肠梗阻为持续性腹痛伴有阵发性加剧;麻痹性肠梗阻多为持续性胀痛。

(2)呕吐 早期常为反射性呕吐,后期多为反流性。呕吐物的性质和量与梗阻的部位有关。高位肠梗阻时呕吐出现早而频繁,呕吐物主要为胃内容物;低位肠梗阻时,呕吐出现晚而少,呕吐物可以呈粪样。结肠梗阻到晚期才出现呕吐。闭袢性肠梗阻虽容易发生绞窄,但呕吐并不严重。绞窄性肠梗阻的呕吐物呈血性或咖啡样。麻痹性肠梗阻时,呕吐常为溢出性。

(3)腹胀 是肠梗阻的后期症状,其程度与梗阻部位和梗阻程度有关。如高位肠梗阻时,腹胀较轻;低位肠梗阻时,腹胀显著,遍及全腹,呈均匀性隆起。结肠梗阻时,如果回盲瓣关闭良好,梗阻以上结肠可成闭袢,则腹周膨胀显著。腹部隆起不均匀对称,是肠扭转等闭袢性肠梗阻的特点。

(4)肛门停止排气排便 急性完全性肠梗阻者,患者多不再排气排便,该症状多具有诊断价值;但在梗阻早期,尤其是高位肠梗阻,因梗阻以下肠内尚残存的少量粪便和气体,故仍可有少量的排气排便,不能因此而否定肠梗阻的存在。

2.体征

早期一般无明显全身症状,但随病情进展可出现脱水、电解质紊乱和酸碱平衡失调。发生绞窄时则情况更严重,可导致休克。

(1)腹部体征 ①视诊:机械性肠梗阻常可见到肠型和蠕动波。麻痹性肠梗阻腹胀多均匀对称,而肠扭转时腹部呈不对称隆起。此外,可见腹式呼吸减弱或消失。②触诊:单纯性肠梗阻可有轻度压痛而无反跳痛和肌紧张;绞窄性肠梗阻可有明显压痛、反跳痛和肌紧张。触及腹部包块对某些疾病也有重要意义,如触及条索状团块,可考虑蛔虫性肠梗阻;"腊肠样"包块多提示肠套叠;扪及痛性包块且有固定压痛和腹膜刺激征时应考虑绞窄性肠梗阻。③叩诊:多为鼓音。绞窄性肠梗阻时可有移动性浊音。④听诊:机械性肠梗阻时肠鸣音亢进,有气过水声或金属音;麻痹性肠梗阻时肠鸣音减弱或消失。

(2)直肠指诊　正常时直肠是空虚的。检查时,如触及肿块,应考虑直肠肿瘤或低位肠腔外肿瘤;若指套染血,则可能为直肠肿瘤、肠绞窄或肠系膜血管栓塞等。

【辅助检查】

1.实验室检查

实验室检查有助于评估病情和术前准备。血液浓缩时,血红蛋白和红细胞比容明显升高;绞窄性肠梗阻时,白细胞计数和中性粒细胞明显增加。血气分析和血电解质、肌酐、尿素氮检测,可显示不同程度的酸碱失衡、电解质紊乱和肾功能异常。

2.影像学检查

影像学检查在肠梗阻的诊断中具有较大的价值。如肠梗阻发生后 4～6 小时,X 线检查可见肠襻内多个阶梯状的液平面。但若无上述征象,也不能排除肠梗阻的可能。当怀疑肠套叠、乙状结肠扭转或结肠肿瘤时,可作钡灌肠或 CT 检查以助诊断。

【诊断】

1.病史

有便秘、便血或腹痛等病史。

2.临床表现

具有腹痛、呕吐、腹胀、肛门停止排气排便四大症状;腹部可见肠型及蠕动波,触及条索状或"腊肠样"包块等,肠鸣音亢进、减弱或消失。

3.辅助检查

X 线检查显示肠管扩张、有多个气液平面。

【鉴别诊断】

1.胆道感染与胆石病

①以中、右上腹部疼痛为主,呈剧烈绞痛,并伴右肩背部放射;②中、右上腹压痛,腹肌紧张,可伴有发热、黄疸等;③B超检查可协助诊断。

2.肾及输尿管结石

①以腰腹部阵发性剧烈绞痛为主,疼痛可向外生殖器放射;②腹部无肯定的压痛区,腰部叩击痛明显,或沿输尿管有轻压痛;③尿内有红细胞、白细胞。

【治疗】肠梗阻的治疗原则是矫正因肠梗阻所引起的全身生理紊乱和解除梗阻。具体的治疗方法要根据肠梗阻的类型、部位和患者的全身情况而定。西医治疗主要包括基础治疗和解除梗阻;中医治疗则可辨证施治。

1.基础治疗

不论采用非手术或手术治疗均需应用的基本处理。

(1)胃肠减压　是治疗肠梗阻的重要方法。胃肠减压能减轻腹胀,减少肠腔内的细菌及毒素,改善局部和全身情况。

(2)液体疗法　是治疗肠梗阻的重要一环。所补液体的量和性质应当根据病情而定,并结合血清钾、钠、氯和血气分析等监测结果而定。

(3)防止感染和中毒　除早期单纯性肠梗阻外,均宜早期应用抗肠道细菌,包括抗厌氧菌的抗生素,特别是绞窄性肠梗阻以及手术治疗的患者。

(4)对症治疗　单纯性肠梗阻的患者可经过胃管注入液状石蜡或通便泻下的中药,疼痛剧烈的患者可应用镇痛、止痉的药物,但必须遵循急腹症治疗的用药原则。

2. 解除梗阻

解除梗阻可有手术治疗和非手术治疗两大类。

(1)手术治疗 绞窄性肠梗阻、肿瘤及先天性肠道畸形引起的肠梗阻,以及非手术治疗无效的患者,均应手术治疗。手术可归纳为以下四种:①消除梗阻原因:如粘连松解术、肠内异物切开取出术、肠套叠或肠扭转复位术等。②肠切除肠吻合术:如切除肠管肿瘤、炎症性狭窄或局部已经坏死失活的肠袢等。③短路手术:当梗阻原因既不能简单解除,又不能切除时,可作梗阻近端与远端肠袢的短路手术。④肠造口或肠外置术:主要适合于患者病情危重或局部病变所限不能耐受复杂手术者。

(2)非手术治疗 主要适用于单纯性(特别是不完全性)肠梗阻、麻痹性或痉挛性肠梗阻、蛔虫或粪块堵塞引起的肠梗阻、肠结核等炎症引起的不完全性肠梗阻、肠套叠早期等。除前述基础疗法外,还包括中医中药治疗、口服或胃肠道灌注生植物油、针刺疗法,以及根据不同病因采用低压空气或钡灌肠,经乙状结肠镜插管,颠簸疗法等各种复位方法。

手术过程中判断肠管已无生机的指标:①肠壁呈黑色并塌陷。②肠壁已失去张力和蠕动能力,肠管呈麻痹、扩大、对刺激无收缩反应。③相应的肠系膜终末小动脉无搏动。

二、粘连性肠梗阻

粘连性肠梗阻是指肠粘连或腹腔内粘连带所致的肠梗阻,临床较为常见。

【病因与病理】

1. 病因

粘连性肠梗阻的直接原因是腹腔内粘连的存在,仅有粘连,梗阻并不一定就会发生,而肠功能紊乱、暴饮暴食、体位的突然改变往往是引起肠梗阻的诱因。

(1)先天性因素 少见,主要因发育异常或胎粪性腹膜炎所致。

(2)后天性因素 多见,常由于腹腔内手术、炎症、创伤、出血、异物等引起。临床上以手术后所致的粘连性肠梗阻为最多。

2. 病理

肠粘连必须在一定的条件下才会引起肠梗阻。如因肠袢间紧密粘连成团或固定于腹壁,使肠腔变窄;因肠管牵扯扭曲成角;粘连带压迫肠管(图 31-1);肠袢套粘连带形成内疝;或因肠袢以粘连处为支点发生扭转等。

【临床表现】急性粘连性肠梗阻主要是小肠机械性肠梗阻的表现,如腹痛、腹胀、呕吐等,查体有肠型、肠蠕动波、肠鸣音亢进等。粘连性肠梗阻多为单纯性不完全性梗阻,若突然出现急性梗阻症状,腹痛较重,并有腹部局部压痛,甚至腹肌紧张者,即应考虑是粘连带等引起的绞窄性肠梗阻。

【辅助检查】

1. 实验室检查

若血液浓缩时,血红蛋白和红细胞比容明显升高。

2. 影像学检查

X 线检查肠腔内可见阶梯状的液平面及胀气肠袢。

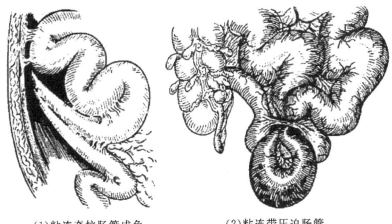

(1)粘连牵拉肠管成角　　　　　(2)粘连带压迫肠管

图 31-1　粘连性肠梗阻

【诊断】

1.病史

多有腹腔手术、创伤或感染的病史。

2.临床表现

典型的机械性肠梗阻的表现。

3.辅助检查

腹部 X 线检查肠腔内可见多个液平面。

【治疗】

1.非手术治疗

目前认为非手术治疗是治疗粘连性肠梗阻的首选方法。因多为单纯性肠梗阻,一般采用禁食、胃肠减压、输液、应用抗生素,必要时应用中医中药、口服或灌注生植物油、肥皂水灌肠等方法多能解除梗阻。

2.手术治疗

(1)适应证　①粘连性肠梗阻如经非手术治疗不见好转甚至病情加重者。②绞窄性肠梗阻。③反复发作的粘连性肠梗阻。

(2)手术方法　①粘连带和小片粘连可施行简单的切断和分离。②广泛粘连但并未引起梗阻的肠管不分离;广泛粘连而屡次引起梗阻者,采用折叠排列术。③若一组肠管紧密粘连成团引起梗阻,可将此段肠管切除行肠吻合术,若无法切除则将梗阻近、远端肠管行侧侧吻合。

三、肠扭转

肠扭转是指一段肠袢沿其系膜长轴旋转而造成的闭袢型肠梗阻。常见的肠扭转有部分小肠、全部小肠和乙状结肠扭转。

【病因与病理】肠袢过长而其系膜根部缩窄是引起肠扭转的解剖基础。肠内容物骤增、肠管蠕动异常、体位的突然改变等是肠扭转的常见诱因。肠扭转以顺时针方向旋转多见,扭转程度轻者在 360°以下,严重的可达 2～3 圈。由于系膜血管受压而使肠壁坏死,所以肠扭转多属于绞窄性肠梗阻。

【临床表现】

1. 小肠扭转

①多见于青壮年,常在饱食后立即进行剧烈活动时发病。②表现为突然发作的脐周剧烈绞痛,常为持续性疼痛伴阵发性加重,可牵涉到腰背部。③患者呕吐频繁,腹胀不显著或者某一部位特别明显,有时可扪及压痛的扩张肠袢,可以没有高亢的肠鸣音。④严重者有明显的腹膜刺激征、移动性浊音、肠鸣音消失,甚至发生休克。

2. 乙状结肠扭转

①多见于男性老年人,常有便秘习惯,或以往有多次腹痛发作经排便、排气后缓解的病史。②临床表现主要为腹部绞痛和高度腹胀,呕吐一般不明显。③如作盐水低压灌肠,灌入量往往不足 500ml 便不能再灌入。

【辅助检查】

1. 实验室检查

血气分析和血电解质、肌酐、尿素氮检测,可显示不同程度的酸碱失衡、电解质紊乱和肾功能异常,以便指导治疗。

2. 影像学检查

(1)小肠扭转 腹部 X 线平片常显示有假肿瘤征、咖啡豆征和腹腔内积液等绞窄性肠梗阻的征象,定位检查可见空肠和回肠换位,或排列成多种形态的小跨度蜷曲肠袢等特有的征象。

(2)乙状结肠扭转 腹部 X 线平片则显示马蹄状巨大的双腔充气肠袢,圆顶向上,两肢向下;立位可见两个液平面。钡剂灌肠 X 线检查见扭转部位钡剂受阻,钡影尖端呈"鸟嘴状"阴影。

【治疗】肠扭转是一种严重的机械性肠梗阻,可在短时间内发生肠绞窄、坏死,一般应及时手术治疗,仅少数患者可先试行非手术疗法。

1. 手术治疗

(1)扭转复位术 将扭转的肠袢按其扭转的相反方向回转复位。复位后若肠系膜血运恢复良好,肠管未失去生机,则尚需解决预防复发的问题,如为移动性盲肠引起的盲肠扭转,可将其固定于侧腹壁;过长的乙状结肠可将其平行折叠,固定于降结肠内侧,也可行二期手术将过长的乙状结肠切除吻合。

(2)肠切除术 小肠坏死可行一期切除吻合。乙状结肠坏死一般切除坏死肠段后行肠造口术,二期手术再行肠吻合术。

2. 非手术治疗

早期乙状结肠扭转,可在乙状结肠镜明视下,将肛管插过扭转部位以上扩张肠管进行减压,如有气体及粪便排出,症状迅速好转,可望肠管自行复位。但应用该法,必须在严密的观察下进行,一旦怀疑有肠绞窄,必须及时改行手术治疗。

四、肠套叠

一段肠管套入其相连的肠管腔内称为肠套叠。本病多发生于小儿,偶可见于成年人。

【病因与病理】

1. 病因

急性肠套叠绝大多数发生于婴幼儿,一般认为与小儿肠功能紊乱有关;慢性肠套叠多见于成人,常继发于肠道器质性病变,如肠道息肉、肠肿瘤等。

2. 病理

肠套叠有三层肠壁构成,外层称鞘部,内二层称套入部,多数为近端肠管套入远端肠管。按照肠套叠部位不同,肠套叠可分为多种类型(图 31-2),如回盲部肠套叠(回肠套入结肠)、小肠套叠(小肠套入小肠)与结肠套叠(结肠套入结肠)等型,临床上最多见的是回肠末端套入结肠。肠套叠发生后,不仅造成肠腔梗阻,而且使套入肠管出现血运障碍,从而发生肠坏死,故肠套叠属绞窄性肠梗阻。

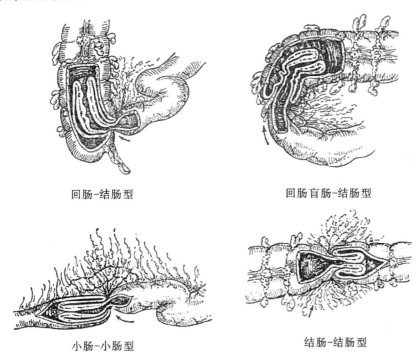

回肠-结肠型　　　　　　　　　回肠盲肠-结肠型

小肠-小肠型　　　　　　　　　结肠-结肠型

图 31-2 肠套叠的类型

【临床表现】

1. 急性肠套叠

急性肠套叠以腹痛、呕吐、排黏液血便及腹部包块四大特点为主要表现。

(1)腹痛 为突然发作的剧烈的阵发性腹痛。发作时患儿哭闹不安、面色苍白、出汗,可持续数分钟,间歇期又安静如常,也可表现为精神萎靡。

(2)呕吐 早期呕吐较频繁,呕吐物为胃内容物,患儿常拒乳或拒食。后期发展为完全性肠梗阻时,呕吐物可为带有臭味的粪样物。

(3)黏液血便 起病 4～12 小时后即可排出果酱样黏液血便,直肠指诊指套上可染有血迹。

(4)腹部包块 患儿入睡时于腹部可扪及"腊肠样"肿块,表面光滑、质地较软,稍可活动。

腹痛发作时,肿块明显,肠鸣音亢进,右下腹有"空虚感"。

2. 慢性肠套叠

慢性肠套叠多呈反复发作的不完全性肠梗阻。表现为阵发性腹痛发作,症状较轻,便血较少见,常伴有可消散的腹部痛性包块。套叠可自行复位而症状消失。

【辅助检查】

1. 实验室检查

大便镜检可发现红细胞。

2. 影像学检查

急性肠套叠行空气或钡剂灌肠 X 线检查,可见空气或钡剂在结肠受阻,阻端钡剂呈"杯口状"阴影,甚至呈"弹簧状"阴影;慢性肠套叠钡剂灌肠或纤维结肠镜检查可发现套叠部位或肠道病变存在。

【诊断】

1. 病史

急性肠套叠多发于小儿,慢性肠套叠多见于成人。

2. 临床表现

有腹痛、呕吐、便血及腹部包块等特点。

3. 辅助检查

空气或钡剂灌肠 X 线检查见空气或钡剂在结肠受阻,阻端钡剂呈"杯口状"阴影,甚至呈"弹簧状"阴影。

【鉴别诊断】

1. 急性出血性肠炎

夏秋季节多发,可有不洁饮食史,儿童及青少年居多。表现为急性腹痛,多由脐周或上中腹开始,疼痛性质为阵发性绞痛,或者呈持续性疼痛伴阵发性加剧。腹部检查有不同程度的腹胀、腹肌紧张、压痛,不能扪及"腊肠样"肿块,肠鸣音一般减弱。腹部平片可有肠间隙增宽、肠黏膜粗乱等。

2. 细菌性痢疾

本病亦多发于夏秋季节,多有不洁饮食史。开始也有呕吐及血便,但腹痛不剧烈、体温较高、大便化验以脓细胞为主。

【治疗】

1. 急性肠套叠

(1)低压灌肠或钡剂灌肠　疗效可达90%以上。一般空气压力先用 8.0kPa(60mmHg) 左右,经肛管灌入结肠内,在 X 线透视下明确诊断后,继续加压至 10.0kPa 左右,直至套叠复位,一旦复位即有大量气体和粪便喷射而出,患儿情况好转、安静入睡。

(2)手术治疗　①手术复位:开腹找到肠套叠后,将套入部肠管挤出,然后将其固定缝合在侧腹壁或附近的盲肠壁上。②肠切除吻合术:对已发生坏死的套叠肠管行肠切除一期吻合术;如患儿全身情况不良,则先行坏死近端肠管外置,以后择期行二期肠吻合术。

2. 慢性肠套叠

慢性肠套叠因多继发于肠道器质性疾病,故以手术治疗为主。对无坏死的肠套叠,先行手术复位后,检查如无器质性病变,可将复位后肠段靠拢缝合固定或固定在侧腹壁;如套叠肠段有器质性病变,或已发生坏死者,应一期切除作肠吻合术。

第二节　肠炎性疾病

肠炎性疾病是几种临床表现和治疗相似的疾病的总称,包括急性出血性肠炎、肠结核、克罗恩病等。

一、急性出血性肠炎

急性出血性肠炎是一种好发于小肠的病因尚不明确的肠管急性炎症病变。腹痛为其主要表现,重症者可出现休克。

【病因与病理】

1. 病因

尚不明确,可能与细菌感染或过敏及 C 型 Welch 杆菌的 β 毒素等有关。

2. 病理

病变主要发生在空肠或回肠,甚至整个小肠,偶尔也可累及结肠或胃。病变肠段以出血、坏死为特征。

【临床表现】夏秋季多见,可有不洁饮食史,以儿童和青少年居多。

1. 症状

急性腹痛为主要表现,多由脐周或上中腹开始,呈阵发性绞痛或者持续性疼痛伴有阵发性加剧。其次有恶心、呕吐、腹泻等。

2. 体征

腹部检查有腹胀、腹肌紧张、压痛,肠鸣音一般减弱等。

【辅助检查】

1. 实验室检查

血常规检查有白细胞计数升高;大便镜检有大量红细胞或大便隐血试验阳性。

2. 影像学检查

X 线平片显示小肠扩张积气,空肠黏膜皱襞粗糙,肠间隙增宽,立位片可见液平面,肠段坏死时显示不规则的致密阴影团。

【诊断】

1. 病史

常发病于夏秋季,可有不洁饮食史。

2. 临床表现

有急性腹痛、血便、发热、腹肌紧张、压痛等特点。

3. 辅助检查

大便镜检有大量红细胞,肠段坏死时 X 线平片显示不规则的致密阴影团。

【鉴别诊断】

1. 急性肠套叠

多发生于 2 岁以内的男性健壮儿童,有腹痛、呕吐、便血及腹部包块等特点,钡剂灌肠检查能协助诊断。

2. 急性肠梗阻

发病与季节、饮食无相关性,以腹痛、呕吐、腹胀及肛门停止排便排气为特征,腹部 X 线检查可帮助鉴别诊断。

【治疗】

1. 非手术治疗

非手术治疗是主要治疗方法,包括禁食、胃肠减压、加强肠外营养、应用广谱抗生素、甲硝唑和抗休克治疗。

2. 手术治疗

(1)手术适应证　①有明显腹膜炎表现,或腹腔穿刺有脓性或血性渗液,怀疑有肠坏死或穿孔;②不能控制的肠道大出血;③有肠梗阻表现经非手术治疗不能缓解,反而加重;④经非手术治疗,全身中毒症状无好转,局部体征持续加重。

(2)手术方式　根据病情选择手术方式。如病变局限可行肠管部分切除肠吻合术;若病变广泛,可将穿孔、坏死部切除,远近两端肠管外置造口,以后再行二期手术。

二、肠结核

肠结核是临床上较为常见的肺外结核病,是结核杆菌侵犯肠管引起的慢性特异性感染。发病人群多为青壮年,女性略多于男性。

【病因与病理】

1. 病因

临床以继发性肠结核多见。病原菌是人型结核杆菌,肺结核是最常见的一个感染途径,特别是开放性肺结核。

2. 病理

好发部位为末端回肠及盲肠。在病理形态上可表现为溃疡型和增生型两类,也可以两种病变并存。①溃疡型肠结核:在末端回肠多见,溃疡呈环形、多发性;②增生型肠结核:病变多局限在盲肠,特点是黏膜下层大量结核性肉芽肿和纤维组织增生,容易导致肠腔狭窄和梗阻。

【临床表现】 溃疡型肠结核常有午后低热、盗汗、乏力、消瘦、贫血、营养不良性水肿等症状和体征,增生型肠结核多无结核中毒症状,病程较长,全身情况较好。

1. 症状

①腹痛:疼痛常位于右下腹或脐周,呈慢性隐痛或痉挛性绞痛,进食后加重,排便后减轻,若并发肠梗阻时并有肠梗阻的相应症状;②腹泻与便秘:腹泻是溃疡型肠结核的主要症状之一,排便一般每日 2~4 次,严重者每日多达 10 余次,血便少见。

2. 体征

①压痛:右下腹轻度压痛;②腹部肿块:主要见于增生型肠结核,肠壁局部增厚形成肿块。

【辅助检查】

1. 实验室检查

血常规检查发现轻、中度贫血,白细胞计数一般正常;血沉往往增快。

2. 影像学检查

胃肠钡餐造影或钡剂灌肠对肠结核的诊断具有重要意义。主要表现为黏膜皱襞粗乱、增厚,溃疡形成。

3. 纤维结肠镜检查

病变多见于回盲部,活检如能找到干酪样坏死性肉芽肿或抗酸杆菌有确诊意义。

【诊断】

1. 病史

有结核接触史,特别是开放性肺结核。

2. 临床表现

除结核一般中毒症状外,有腹痛、腹泻及腹部肿块等表现。

3. 辅助检查

①肠系膜淋巴结活检:可确诊有结核病变;②病理学检查:证实有结核结节及干酪样变化;③结核杆菌检查:粪便浓缩找到结核杆菌即可确诊。

【鉴别诊断】

1. 溃疡性结肠炎

多累及乙状结肠和直肠,临床上有持续性或反复发作的黏液血便、腹痛伴有不同程度的全身症状。纤维结肠镜见结肠黏膜有多发性浅溃疡,伴充血、水肿,病变大多从直肠开始,且呈弥漫性分布。

2. 盲肠癌

盲肠癌是结肠癌的特殊类型,早期症状是排便次数较多,便意频数,大便带血,血色鲜红或暗红,量不多。纤维结肠镜检查可直接取病变组织做活检确诊。

【治疗】

1. 非手术治疗

肠结核主要采用内科抗结核治疗和支持疗法。对于有空洞肠结核的治疗与肺结核一样,均应强调早期、联合、适量及全程用药。

2. 手术治疗

除急诊情况外,手术前原则上应先进行一段抗结核治疗和支持疗法,特别是有活动性肺结核或其他肠外结核的患者,需经治疗并待病情稳定后再行外科治疗。

(1)适应证 并发肠梗阻;急性肠穿孔;慢性肠穿孔形成局限性脓肿或肠外瘘;不能控制的肠道大出血。

(2)手术方法 手术方法有很多,如小肠结核应切除病变肠段作端端肠吻合术、回盲部结核应做右半结肠切除及回肠结肠端端吻合术等。

三、克罗恩病

克罗恩病(Crohn 病)是一种以消化道表现为主的全身性疾病,多见于中青年人,女性略多于男性。

【病因与病理】

1. 病因

克罗恩病于 1932 年由 Crohn 等首先提出,但病因至今尚不清楚,可能与感染、免疫、遗传甚至心理因素等有关,但均没有得到证实。

2. 病理

克罗恩病可累及消化道任何部位,其中以末段回肠最为常见,可同时累及小肠、结肠。病变呈节段性分布,有跳跃式病变之特征。肠壁深裂沟状溃疡、全层肠壁纤维化和肉芽肿形成是克罗恩病的主要病理特征。少数患者还可累及皮肤、眼部及关节等部位。

【临床表现】 克罗恩病起病隐袭、缓慢、病程长,早期常无症状或症状轻微,容易被忽略。

1. 症状

慢性腹泻是其主要症状。除此以外,还有腹痛、发热、体重下降等症状。

2. 体征

腹部检查有局部压痛,可触及增厚或胀气的肠管。若慢性溃疡穿透则有时能触及炎性包块。

【辅助检查】

1. 实验室检查

可见贫血、低蛋白血症、红细胞沉降率增快、γ球蛋白升高等,但均无特异性。

2. 影像学检查

消化道钡餐和钡灌肠对诊断甚有价值。若发现浅形溃疡、肠黏膜呈鹅卵石样、病变呈跳跃式,有多处狭窄,近端肠管扩张,而狭窄部呈线状征,即可提示克罗恩病。

3. 纤维结肠镜检查

可发现浅形溃疡、鹅卵石样肠黏膜,尤其是病变间发现正常的黏膜。

【诊断】

1. 病史

中青年发病多见,有感染病史或是过敏体质。

2. 临床表现

有腹泻、低热、腹痛和体重下降等特点。

3. 辅助检查

纤维结肠镜检查及消化道钡剂检查可协助确诊。

【鉴别诊断】

1. 溃疡性结肠炎

尽管都有腹痛、腹泻及便血等症。但也有可鉴别之处,如小肠受累呈节段性,无论结肠是否受累,均属克罗恩病;克罗恩病可有肠内、外瘘,而溃疡性结肠炎则无肠内、外瘘。除此以外,纤维结肠镜可以进一步帮助鉴别。

2. 急性阑尾炎

尽管两者都可出现右下腹痛及压痛,但也有不同之处。如克罗恩病主要表现为慢性腹泻及腹痛,而急性阑尾炎则是以转移性右下腹痛为主要特点,B超可进行鉴别诊断。

【治疗】 克罗恩病治疗至今仍无特效方法,无并发症时以内科药物治疗为主,若出现并发症时则给予外科手术治疗。

1. 非手术治疗

药物控制为主,包括糖皮质激素、水杨酸制剂、免疫抑制剂、抗生素及生物制剂等。除此以外,营养支持治疗在克罗恩病整体治疗中的作用非常重要,不但能够治疗和预防克罗恩病所造成的营养不良,改善生活质量,减少并发症和降低病死率,而且还能诱导和维持疾病缓解。

2. 手术治疗

若药物治疗无效、合并消化道梗阻、穿孔、消化道瘘、腹腔脓肿、难以控制的消化道出血,则应选择外科手术治疗。手术方式主要有肠短路手术及旷置术、肠管部分切除及吻合术等。近年来腹腔镜手术、内镜下的止血等微创治疗已经部分替代了传统的剖腹手术,日益受到临床患者的青睐。

第三节　肠肿瘤

发生于肠管的肿瘤分为良性和恶性肿瘤两类,临床表现因肿瘤的性质和发生部位而异,但均可出现大便的异常,如排便习惯的改变、大便性状的改变等。

一、肠息肉

息肉是一形态学名词,泛指一切空腔脏器向腔内突出和隆起的病变。肠息肉泛指从黏膜表面向肠腔内突出的隆起性病变。肠息肉病则是指肠道广泛出现数目多于 100 颗的息肉。

【病因与病理】

1. 病因

病因不明确。可能与情绪、饮食、炎症、感染、免疫能力下降、遗传等因素有关。

2. 病理

①腺瘤性息肉:包括管状、绒毛状和管状绒毛状腺瘤;②炎性息肉:黏膜炎性增生或血吸虫卵性以及良性淋巴样息肉;③错构瘤:幼年性息肉及色素沉着息肉综合征(Peutz-Jeghers 综合征);④其他:化生性息肉及黏膜肥大赘生物。数目多于 100 颗的多发性腺瘤称之为腺瘤病。

【临床表现】肠息肉可以发生在肠道的任何部位,息肉可单发或多发,可有蒂或无蒂,直径可从数毫米到数厘米。

1. 小肠息肉

多发于空回肠。症状常不明显,有反复发作的腹痛、便血或黑粪,部分可继发慢性肠梗阻。多发息肉伴有口唇、口腔黏膜及指、趾皮肤色素沉着者,称黏膜皮肤色素沉着综合征。

2. 大肠息肉

多见于直肠和乙状结肠。①便血:最常见,出血多分布于粪便表面,出血量一般不多;②肠道刺激征:出现腹痛、腹泻、排便不尽感等;③肠梗阻:若结肠内有蒂腺瘤较大可引起肠套叠、腹部绞痛,若直肠内的有蒂腺瘤较大还可虽排便脱出肛门外。

【辅助检查】

1. 钡灌肠

X 线钡灌肠虽能通过钡剂的充盈缺损敏感地发现大肠息肉,但不能确定病变性质。

2. 纤维结肠镜检查

不仅可在直视下观察大肠黏膜的微细病变,而且可通过组织活检确定病变的性质,因此纤维结肠镜检查是发现和确诊大肠息肉的最重要手段。

【诊断】

1. 病史

询问家族中有无肠息肉患者。

2. 临床表现

有腹痛、便血、腹泻、大便异常等症。

3. 辅助检查

纤维结肠镜检查能发现息肉并作活检。

【鉴别诊断】

1. 小肠平滑肌瘤

是小肠最常见的良性肿瘤,有消化道出血、腹痛、腹块、肠梗阻等症,与肠息肉容易混淆。纤维小肠镜检查是区别的关键。

2. 结肠癌

有排便习惯、粪便性状改变,腹痛、腹部包块及肠梗阻之特点,与肠息肉的鉴别仍需依靠纤维结肠镜检查。

【治疗】内镜下肠息肉切除是目前治疗肠息肉的常规方法,除了极少部分直径过大、内镜下形态明显恶变或数目过多者外,一般均可在内镜下将肠息肉完整切除。具体方法可根据息肉的形态、大小、数量及蒂的有无、长短粗细而分别采用不同的手术方法。如有蒂息肉可取高频电凝圈套切除法、多发半球状小息肉可取高频电凝灼除法等。如怀疑癌变,则应根据癌变范围选择手术。

二、小肠肿瘤

小肠肿瘤是指从十二指肠起到回盲瓣止的小肠肠管所发生的肿瘤。小肠虽占胃肠道总长度的 70%~80%,然而小肠肿瘤的发病率较胃肠道其他部位为低,占胃肠道肿瘤的 2% 左右,小肠恶性肿瘤则更为少见,约占胃肠道恶性肿瘤的 1%。小肠肿瘤发生在中年人者偏多,性别无明显区别。

【病因与病理】

1. 病因

小肠肿瘤的确切病因目前尚不清楚。可能与某些致癌物质、机体免疫功能的减退、遗传因素等有关。

2. 病理

小肠肿瘤有良性及恶性两类。良性肿瘤较常见的有腺瘤、平滑肌瘤,其他如脂肪瘤、纤维瘤、血管瘤等。恶性肿瘤以恶性淋巴瘤、腺癌、平滑肌肉瘤、类癌等比较多见。良性肿瘤中以腺瘤与平滑肌瘤为主,恶性肿瘤中以腺癌最常见。此外,小肠还有转移性肿瘤,可由胰、结肠和胃癌直接蔓延,也可从远处经淋巴管或血行播散而来,如卵巢癌、黑色素瘤等。

【临床表现】临床表现很不典型,将近 1/3 的小肠肿瘤不产生症状,仅在体检或某些手术行剖腹探查时发现。

1. 症状

①腹痛:最常见,可为隐痛、胀痛乃至剧烈绞痛;②排柏油样便或血便:提示肠道出血;③肠梗阻:多由继发性肠套叠或肠扭转所致。

2. 体征

①腹内肿块:肿块活动度一般较大且位置多不固定;②腹膜刺激征:多见于小肠恶性肿瘤所致的肠穿孔或肠瘘。

【辅助检查】

1. 影像学检查

(1)X线钡餐检查 对疑有十二指肠肿瘤的患者,采用弛张性十二指肠钡剂造影。

(2)选择性肠系膜血管造影 对血管丰富或有出血的病变可以显示出来。

2. 纤维十二指肠镜、纤维小肠镜及胶囊内镜检查

纤维十二指肠镜、纤维小肠镜及胶囊内镜检查可以发现病灶,提高小肠肿瘤的诊断率。

【诊断】

1. 病史

中年人发病居多。

2. 临床表现

有腹痛、便血、腹部包块等特点。

3. 辅助检查

纤维十二指肠镜、纤维小肠镜及胶囊内镜检查可发现病灶。

【治疗】早期外科手术切除是治疗小肠肿瘤的理想方法。小的或带蒂的良性肿瘤可连同肠壁周围组织一起作局部切除;较大者作部分肠切除吻合术。恶性肿瘤则需连同肠系膜及区域淋巴结作根治性切除术,术后联用放疗或化疗。

第四节 肠 瘘

肠瘘是指肠管与其他脏器,或者肠管与腹腔、体外出现病理性通道,造成肠内容物流出肠腔,引起感染、体液丢失、营养不良和器官功能障碍等一系列病理生理改变。肠瘘可分外瘘和内瘘两类。

一、肠外瘘

肠外瘘是指肠壁上有异常通道,致肠内容物溢至腹腔或溢出至腹腔外。

【病因与病理】

1. 病因

肠外瘘多继发于手术、创伤、炎症、感染、肿瘤等,其中手术是造成肠外瘘的主要原因。

2. 病理

经过四个病理阶段:①肠瘘造成肠内容物外溢至腹腔引起腹膜炎;②腹膜炎症反应将渗漏液局限、包裹形成局限性脓肿;③脓肿破溃使脓腔通向体表或周围器官形成瘘管;④治疗后瘘管闭合。

【临床表现】

1. 症状

肠外瘘发生后,若肠液不能及时引流至腹腔外,将发生急性弥漫性或局限性腹膜炎,出现如剧烈腹痛、恶心、呕吐、高热等症状,感染严重时可继发全身性感染或多器官功能障碍综合征(MODS)。

2. 体征

(1)腹壁瘘口 ①管状瘘:指肠壁瘘口与腹壁破口之间有一段距离或已有周围组织包裹形

成管状;②唇状瘘:指肠壁瘘口与腹壁瘘口紧贴在一起,可见外口有外翻的肠黏膜形成唇状。管状瘘可以自愈,但易有腹腔内感染;唇状瘘腹腔内感染轻,但不能自愈。瘘口周围皮肤因长期受到消化液的刺激,易发生糜烂和出血。

(2)营养缺乏体征 若疾病长期不愈,可出现消瘦、皮下脂肪与肢体肌肉减少,甚至出现营养不良。

【辅助检查】

1. 实验室检查

肠外瘘急性感染期血常规检查有白细胞计数升高。

2. 影像学检查

(1)瘘管造影 简单而有效。从瘘口直接注入造影剂,既可观察造影剂进入肠管的情况,又可显示肠壁瘘口与腹壁瘘口间有无脓腔、瘘管是否完整等。

(2)X线钡餐检查 既能判断瘘所在的位置,又能清楚瘘上下端肠管的通畅情况。

3. 腹腔穿刺

腹腔穿刺能抽出肠内容物,仅能协助判断有无肠瘘,但不能确定肠瘘具体位置。

【诊断】

1. 病史

近期有腹部手术、创伤、炎症、感染、肿瘤等病史。

2. 临床表现

肠壁瘘口溢出消化液、有腹痛及营养不良等症。

3. 辅助检查

瘘管造影可以确诊。

【治疗】

1. 非手术治疗

(1)控制感染 感染是目前肠外瘘治疗失败的主要原因。因此,当发现肠外瘘时应立即选择有效抗生素以预防或控制感染。

(2)充分引流 若肠内容物溢入腹腔,应迅速设法引流到体外,如双套管负压引流。

(3)处理瘘口 若瘘口无明显感染迹象可进行瘘口的封堵,如选择纤维蛋白胶堵塞、硅胶片堵塞等。

(4)营养支持 营养支持是治疗肠瘘的一个重点,营养支持的方法可根据病情与病程而定。多数肠外瘘常需肠外营养支持与肠内营养支持分阶段应用,或是两者联用。

2. 手术治疗

手术应选择在感染已控制、患者全身情况良好时进行,一般在瘘管发生后3~6个月或更长一些时间,但不要拘泥于这一期限,可根据患者的整体情况与腹部炎症控制的情况提前或拖后手术的时间。手术方式有瘘口局部肠袢楔形切除缝合术、肠段部分切除吻合术、肠瘘部外置造口术等。

二、肠内瘘

肠壁上有异常通道,致肠内容物穿入另一肠袢或其他空腔脏器中称肠内瘘。肠内瘘的发病多由损伤、感染和肿瘤浸润等所致。临床表现可因肠内容物流入所累及的空腔脏器不同而有所不同。如肠管之间的内瘘有时可毫无症状,有时却出现如腹泻、急性感染、营养障碍等症状;肠管与胆管之间的内瘘,可引起发作性胆绞痛、寒战、高热,甚至黄疸和感染性休克。确定内瘘的位置可依靠纤维肠镜或X线钡餐检查,有的病例甚至需经剖腹探查才能确定。手术治疗是肠内瘘的绝对适应证,原则是切除瘘管和肠道病变,缝闭肠腔与其他脏器相通的瘘孔。

 目标检测

一、简答题

1.如何诊断绞窄性肠梗阻?

2.简述急性出血性肠炎的临床表现。

3.如何诊断小肠肿瘤?

4.简述肠外瘘的临床表现。

二、病案分析

患者,男,55岁,阵发性腹痛、腹胀、呕吐、肛门停止排便排气3天。2年前因"急性胃穿孔"行胃大部切除术,2年来时有上述症状发生,非手术治疗后缓解。查体:急性病容,神志清楚,精神萎靡,眼窝凹陷,腹部膨隆,有肠型及蠕动波,腹软,无压痛,肠鸣音亢进。X线腹透肠腔有多个液平面。请作出初步诊断并提出治疗原则。

第三十二章　阑尾疾病

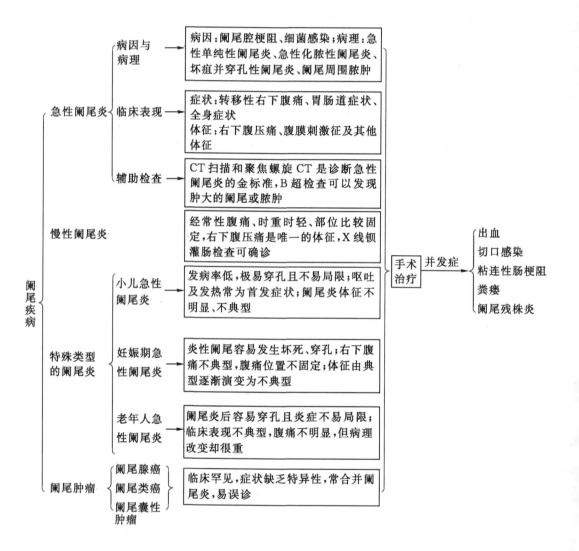

阑尾疾病

- 急性阑尾炎
  - 病因与病理 → 病因：阑尾腔梗阻、细菌感染；病理：急性单纯性阑尾炎、急性化脓性阑尾炎、坏疽并穿孔性阑尾炎、阑尾周围脓肿
  - 临床表现 → 症状：转移性右下腹痛、胃肠道症状、全身症状；体征：右下腹压痛、腹膜刺激征及其他体征
  - 辅助检查 → CT扫描和聚焦螺旋CT是诊断急性阑尾炎的金标准，B超检查可以发现肿大的阑尾或脓肿
- 慢性阑尾炎 → 经常性腹痛、时重时轻、部位比较固定，右下腹压痛是唯一的体征，X线钡灌肠检查可确诊
- 特殊类型的阑尾炎
  - 小儿急性阑尾炎 → 发病率低，极易穿孔且不易局限；呕吐及发热常为首发症状；阑尾炎体征不明显、不典型
  - 妊娠期急性阑尾炎 → 炎性阑尾容易发生坏死、穿孔；右下腹痛不典型，腹痛位置不固定；体征由典型逐渐演变为不典型
  - 老年人急性阑尾炎 → 阑尾炎后容易穿孔且炎症不易局限；临床表现不典型，腹痛不明显，但病理改变却很重
- 阑尾肿瘤
  - 阑尾腺癌 / 阑尾类癌 / 阑尾囊性肿瘤 → 临床罕见，症状缺乏特异性，常合并阑尾炎，易误诊

手术治疗 — 并发症 → 出血、切口感染、粘连性肠梗阻、粪瘘、阑尾残株炎

🔵 学习目标

【知识目标】

1. 掌握急性阑尾炎的临床表现和诊断。

2. 熟悉特殊类型阑尾炎的临床表现。

3. 了解急性阑尾炎、阑尾肿瘤的病因。

【能力目标】运用理论知识体系,根据急性阑尾炎特征,能够提出正确的诊疗方案。

第一节　概　述

阑尾位于右髂窝部,起于盲肠根部,附于盲肠后内侧壁,沿三条结肠带向顶端追踪可寻到阑尾基底部。阑尾尖端指向有六种类型(图32-1):①回肠前位,相当于0~3点位,尖端指向左上;②盆位,相当于3~6点位,尖端指向盆腔;③盲肠后位,相当于9~12点,在盲肠后方、髂棘前,尖端向上,位于腹膜后;④盲肠下位,相当于6~9点位,尖端向下;⑤盲肠外侧位,相当于9~10点,位于腹腔内,盲肠外侧;⑥回肠后位,相当于0~3点,但在回肠后方。

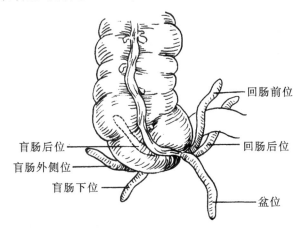

图32-1　阑尾的解剖位置

阑尾动脉系回结肠动脉的分支,是一种无侧支的终末动脉,当血运障碍时,易导致阑尾坏死。阑尾静脉与阑尾动脉伴行,最终回流入门静脉。阑尾的淋巴管与系膜内血管伴行,引流到回结肠淋巴结。阑尾的神经由交感神经腹腔丛和内脏小神经传入,由于其传入的脊髓节段在第10、11胸节,所以当急性阑尾炎发病开始时,常表现为脐周的牵涉痛,属内脏性疼痛。

第二节　急性阑尾炎

急性阑尾炎是最常见的外科急腹症,是由多种原因引起的阑尾急性化脓性感染,以青壮年多见。

【病因与病理】

1. 病因

(1)阑尾管腔梗阻　是引起急性阑尾炎的最常见病因,而淋巴滤泡的明显增生则是阑尾管腔梗阻的最常见原因。除此以外,粪石、异物、炎性狭窄、食物残渣、蛔虫、肿瘤等则是较少见的病因。

(2)细菌感染　致病菌多为革兰染色阴性杆菌和厌氧菌。阑尾腔发生梗阻后,细菌繁殖,产生内毒素和外毒素,损伤黏膜,加重感染。

2. 病理

(1)急性单纯性阑尾炎　属轻型阑尾炎或病变早期。病变局限于黏膜或黏膜下层。阑尾轻度肿胀,表面充血,附有少量纤维素性渗出物,腔内少量渗液。临床症状和体征均较轻。体温和白细胞总数轻度升高。

(2)急性化脓性阑尾炎　亦称急性蜂窝织炎性阑尾炎。病变扩展到肌层及浆膜层,阑尾肿胀明显,浆膜高度充血,表面附有纤维素性渗出物,腔内有积脓。临床症状和体征较重。体温和白细胞总数明显升高。

(3)坏疽性及穿孔性阑尾炎　是重型阑尾炎,病情进一步发展而致阑尾管壁坏死或部分坏死,呈紫色或紫黑色,可合并穿孔而引起弥漫性腹膜炎,穿孔部位多在阑尾根部和尖端。此期症状和体征明显加重。体温和白细胞总数显著升高。

(4)阑尾周围脓肿　急性阑尾炎化脓坏疽或穿孔后,可被大网膜和周围肠管包裹粘连形成阑尾周围脓肿。

【临床表现】

1. 症状

(1)腹痛　转移性右下腹痛是急性阑尾炎的最主要症状。70%～80%的患者具有这种特点。典型的过程是腹痛开始部位多在中上腹或脐周围,往往突然发生,呈阵发性,逐渐加重且移向脐部,数小时(6～8 小时)后转移并局限在右下腹。不同类型的阑尾炎其腹痛性质也有差异,单纯性阑尾炎表现为轻度隐痛,化脓性阑尾炎呈阵发性胀痛和剧痛,坏疽性阑尾炎呈持续性剧烈腹痛,穿孔性阑尾炎腹痛可暂时减轻,但出现腹膜炎后,腹痛又会持续加剧。

(2)胃肠道症状　早期可能有恶心、呕吐,但程度较轻,呕吐均发生在腹痛后。盆腔位阑尾炎,炎症刺激直肠和膀胱,引起排便、里急后重症状。弥漫性腹膜炎时可以引起麻痹性肠梗阻。

(3)全身症状　早期一般无明显的全身症状,部分患者可以有乏力、轻度头痛及咽痛等。炎症重时出现中毒症状,如心率增快、发热等。若发生门静脉炎时可出现寒战、高热和轻度黄疸。

2. 体征

(1)右下腹压痛　右下腹固定而明显的局限性压痛是急性阑尾炎最常见的重要体征,尤其当腹痛尚未转移至右下腹以前,压痛已固定在右下腹,这在诊断上具有重要意义。压痛点通常位于麦氏点(McBurney 点),即脐与右髂前上棘连线的中外 1/3 交界处,该点是阑尾切除术时手术切口的标记点。压痛的程度与病变的程度有关。

(2)腹膜刺激征象　若出现局部反跳痛,提示炎症已波及壁腹膜,见于化脓性、坏疽性或穿孔性阑尾炎,除上述体征外可以有腹肌紧张、肠鸣音减弱或消失等。但在小儿、老人、孕妇、肥胖、虚弱者或盲肠后位阑尾炎时腹膜刺激征可不明显。

(3)右下腹包块　如体检发现右下腹饱满,有压痛性包块,边界不清,固定应考虑阑尾周围脓肿的诊断。

(4)其他体征 ①结肠充气试验(Rovsing 征):患者仰卧位,检查者先以右手压降结肠,再用左手反复按压其近侧,引起右下腹痛为阳性;②腰大肌试验(Psoas 征):患者左侧卧位,右大腿向后伸,引起右下腹痛者为阳性,表明阑尾位于腰大肌前方,盲肠后位或腹膜后位;③闭孔内肌试验(Obturator 征):患者仰卧位,右髋、膝关节前屈并被动内旋,引起右下腹痛者为阳性,提示阑尾靠近闭孔内肌;④经肛门直肠指检:常在直肠右前方压痛,有盆腔脓肿时,可触及痛性包块;⑤阑尾穴压痛试验:该穴位在足三里下 2～4cm 处。左右侧穴位均可以出现压痛,但以右侧明显而多见。

【辅助检查】

1.实验室检查

大多数急性阑尾炎患者有不同程度的白细胞计数和中性粒细胞比例增高。白细胞计数升高到(10～20)×10⁹/L,可发生核左移。尿液检查一般无阳性发现,如尿中出现少数红细胞,说明炎性阑尾与输尿管或膀胱相靠近。生育期有闭经史的妇女,应测定血清人绒毛膜促性腺激素(β - HCG)以排除异位妊娠所致的腹痛。

2.影像学检查

(1)X 线腹部平片 在无并发症的急性阑尾炎,腹部平片可能完全正常而无诊断意义,但并发腹膜炎时,可见盲肠扩张和液平面,偶尔可见钙化的粪石。

(2)B 超检查 可以发现肿大的阑尾或脓肿。

(3)X 线钡剂灌肠 显示阑尾充盈状况可以协助诊断。

(4)CT 扫描和聚焦螺旋 CT 是诊断急性阑尾炎的金标准,尤其是对阑尾周围脓肿的诊断非常有帮助。但是必须强调这些特殊检查在急性阑尾炎的诊断中并不是必需的,当诊断不肯定时可选择应用。在有条件的医院,腹腔镜也可用于诊断阑尾炎并同时做阑尾切除术。

【诊断】

1.临床表现

有转移性右下腹痛、右下腹明显的局限性压痛点等表现。

2.辅助检查

B 超检查、CT 扫描均可以发现肿大的阑尾或脓肿。

【鉴别诊断】

1.胃十二指肠溃疡穿孔

①患者多有消化性溃疡的病史;②表现为突然发生的上腹痛,呈持续性,伴阵发性加剧;③上腹有明显的压痛、反跳痛和腹肌紧张,可以出现板状腹,叩诊肝脏浊音界缩小或消失;④腹部 X 线检查可以发现膈下游离气体影。

2.右侧输尿管结石

①多为突然发生的右下腹阵发性的绞痛,疼痛向会阴部、大腿内侧或外生殖器放射;②尿液检查可以有多量红细胞;③B 超或 X 线摄片可以发现结石阴影。

3.妇产科疾病

在育龄妇女中特别要注意。异位妊娠破裂表现为突然下腹痛,常有急性失血症状和腹腔内出血的体征,有停经史及阴道不规则出血史;检查时宫颈举痛、附件肿块,阴道后穹隆穿刺有血等。卵巢滤泡或黄体囊肿破裂的临床表现与异位妊娠相似,但病情较轻,多发病于排卵期或月经中期以后。急性输卵管炎和急性盆腔炎,下腹痛逐渐发生,可伴有腰痛;腹部压痛点较低,直肠指诊盆腔有对称性牙痛;伴发热及白细胞计数升高,常有脓性白带,阴道后穹隆穿刺可获脓液,涂片检查细菌阳性。卵巢囊肿蒂扭转有明显而剧烈腹痛,腹部或盆腔检查中可扪及有压痛肿块。B超检查均有助于诊断。

4.急性肠系膜淋巴结炎

多见于儿童。往往先有上呼吸道感染史,腹部压痛部位偏内侧,范围不太固定且较广,并可随体位变更。

5.其他

急性肠胃炎时,恶心、呕吐和腹泻等消化道症状较重,无右下腹固定压痛和腹膜刺激体征。胆道系统感染性疾病,易与高位阑尾炎相混淆,但有明显绞痛、高热,甚至出现黄疸,常有反复右上腹痛史。右侧肺炎、腹膜炎时可出现反射性右下腹痛,但有呼吸系统的症状和体征。此外,回盲部肿瘤、局限性回肠炎、美克耳(Meckel)憩室炎或穿孔、小儿肠套叠等,亦需要进行临床鉴别。

上述疾病有其各自特点,应仔细鉴别。如患者有持续性右下腹痛,不能用其他诊断解释以排除急性阑尾炎炎时,应密切观察或根据病情及时手术探查。

【治疗】

1.非手术治疗

(1)适应证　适用于单纯性阑尾炎及急性阑尾炎早期,患者不接受手术治疗或客观条件不允许,或伴存其他严重器质性疾病有手术禁忌者。

(2)抗生素选择　关于抗生素的选择与用量,应视情况而定。以往采用氨苄西林、庆大霉素与甲硝唑联合应用,效果满意。目前常采用头孢菌素或其他新型β-内酰胺类抗生素与甲硝唑联合应用。

(3)中药治疗　根据病情选择。如大黄牡丹皮汤、阑尾化瘀汤、阑尾清化汤等。

2.手术治疗

急性阑尾炎在诊断明确后绝大多数应及早(于24小时内)行阑尾切除术。尽管手术比较简单,但术后仍可出现下列并发症。

(1)出血　术后24小时内的出血为原发性出血,多因阑尾系膜止血不完善所致。主要表现为腹腔内出血的症状,如腹痛、腹胀、休克和贫血等,一旦发生,应立即输血补液,紧急再次手术止血。

(2)切口感染　是术后最常见的并发症。在化脓性或穿孔性阑尾炎中多见,多发生在术后2~3天,也有在两周后才出现。主要表现为切口跳痛,局部红肿伴压痛,体温再度上升。应立即拆线,引流伤口,清除坏死组织,定期换药,或待伤口内肉芽新鲜时二期缝合。

(3)粘连性肠梗阻　是阑尾切除术后较常见的并发症,与局部炎症重、手术损伤,术后卧床等多种原因有关。一般先行综合的保守治疗,无效时手术治疗。

(4)粪瘘　很少见。产生的原因有多种,如阑尾残端单纯结扎,结扎线脱落;盲肠原为结核、癌症等;盲肠组织水肿,术中损伤附近肠管等。主要表现为伤口感染久治不愈,并有粪便和气体溢出。粪瘘发生时多已局限化,不致发生弥漫性腹膜炎。可先行保守治疗,多数患者粪瘘可自行愈合。

(5)阑尾残株炎　阑尾残端保留过长超过1cm时,或粪石残留致炎症复发,仍表现为阑尾炎症状。X线钡餐灌肠检查对明确诊断有一定价值,症状较重时应再次手术切除阑尾残株。

3. 腹腔镜阑尾切除术

近年来,应用腹腔镜行阑尾切除日益增多,其具有住院时间短、术后恢复快、并发症少等优点,但因费用偏高,尚未能普及。

第三节 慢性阑尾炎

慢性阑尾炎相对少见,是指阑尾急性炎症消退后而遗留的阑尾慢性炎症病变。

【病因与病理】

1. 病因

多由于急性阑尾炎发作时病灶未能彻底清除、残留感染、病情迁延不愈所致。

2. 病理

阑尾壁纤维化增生肥厚、阑尾粗短坚韧、阑尾系膜增厚变硬及阑尾管腔狭窄或闭塞等。

【临床表现】

1. 症状

(1)腹痛 主要位于右下腹部,间歇性反复发作,呈间断性隐痛或胀痛,部位比较固定。饱餐、剧烈运动和长期站立能诱发腹痛。

(2)消化道症状 发作时常有反射性胃部不适、腹胀、恶心等症状。病程较长者可出现消瘦、体重下降,老年患者常有便秘。

2. 体征

右下腹压痛仍是主要的体征,范围较小,位置恒定,重压时才能出现。无肌紧张和反跳痛,但有时右下腹可触到条索状阑尾。

【辅助检查】

1. X线钡灌肠检查

可见阑尾显影有中断、扭曲、排空迟缓。若72小时后透视复查阑尾腔内仍有钡剂残留,即可确诊慢性阑尾炎。

2. B超检查

用以排除最易与慢性阑尾炎相混淆的慢性胆囊炎、女性的慢性附件炎及慢性泌尿系感染等。

【诊断】

1. 病史

多有急性阑尾炎反复发作史。

2. 临床表现

经常性右下腹疼痛发作且部位比较固定,查体右下腹压痛。

3. 辅助检查

X线钡灌肠检查可确诊慢性阑尾炎。

【鉴别诊断】

1. 慢性结肠炎

有慢性反复发作的腹痛,多在左下腹及左侧腹部,呈阵发、短暂、轻微的腹痛,腹泻发作时腹痛显著,有腹痛-便意-排便后减轻的规律。纤维结肠镜检查可以确诊。

2. 慢性附件炎

有腹痛、白带增多等症状,查体时在附件区有压痛和增厚。B超检查可以协助诊断。

【治疗】手术切除阑尾是目前治疗慢性阑尾炎的主要方法,术后应送病理检查以明确诊断。对诊断可疑的患者或有严重并存病的高龄患者,可暂行非手术治疗。

第四节　特殊类型的阑尾炎

小儿、老年人及妊娠期妇女急性阑尾炎的诊断和治疗与成年人典型急性阑尾炎有所差异,所以应倍加注意。

1. 小儿急性阑尾炎

①小儿阑尾炎发病率低,发生炎症后极易穿孔且不易局限;②病情发展快,呕吐及发热常为首发症状;③小儿盲肠多不固定,右下腹压痛范围较大,故阑尾炎体征不明显、不典型;④治疗原则是及时手术,术后应用广谱抗生素。

2. 老年人急性阑尾炎

随着我国人口的老龄化,老年人急性阑尾炎的发病率也相应升高。因老年人对疼痛感觉迟钝、腹肌薄弱、防御功能减退,故临床表现有不同之处。①感染发展快且坏疽穿孔率高;②临床表现不典型,腹痛不明显,但病理改变却很重,体温和白细胞升高均不明显;③一旦确诊,有手术指征者应尽早手术治疗。

3. 妊娠期急性阑尾炎

随着妊娠子宫的增大,急性阑尾炎临床表现、治疗原则均有特别之处。①妊娠期炎症易于扩散,炎性阑尾容易发生坏死、穿孔;②右下腹痛不典型,腹痛可上移、向右侧或外侧偏移,甚至右腰部疼痛可能重于腹痛;③体征逐渐演变为不典型,如压痛点可由右下腹转至右腰部或右侧腹部,局部反跳痛和肌紧张也可消失;④治疗原则是及时手术,术后尽量不放腹腔引流,谨慎选择广谱抗生素。

第五节　阑尾肿瘤

原发性阑尾肿瘤非常罕见,临床表现缺乏特异性,且常合并阑尾炎,因此极易误诊。

1. 阑尾类癌

阑尾类癌是胃肠道类癌中最常见的一种,发病部位多位于阑尾远端,与急性阑尾炎难以区分,多数患者是因阑尾炎手术而意外发现。阑尾肿瘤需通过病理确诊。若肿块小、无转移,单纯切除阑尾即可达到治疗目的;若有恶性肿瘤的生物学特性,则应采用右半结肠切除术。

2. 阑尾腺癌

阑尾腺癌临床发病罕见,发病年龄为50岁左右,在临床诊断中有一定的意义。病理分型有结肠型腺癌和黏液型腺癌两种,前者相对多见。阑尾腺癌临床表现无特异性,与急、慢性阑尾炎相似,多数在术中或术后发现,且多已属晚期。B超或CT检查能发现占位病变,钡灌肠显示盲肠外肿物。治疗原则是尽早手术切除,手术方式是以右半结肠切除为主,术后辅助化疗。黏液型腺癌预后优于结肠型腺癌。

3.阑尾囊性肿瘤

阑尾囊性肿瘤包括阑尾黏液囊肿及阑尾假性黏液瘤两种。

（1）阑尾黏液囊肿　是一种潴留性囊肿，并非实际肿瘤。因阑尾根部梗阻，黏液潴留在腔内而形成黏液囊肿。若无合并感染，临床表现与慢性阑尾炎相似；若合并急性感染，则与急性阑尾炎临床表现相似。B超或钡灌肠对诊断阑尾黏液囊肿价值较大。完整手术切除是治疗阑尾黏液囊肿的主要方法。

（2）阑尾假性黏液瘤　是阑尾的真性肿瘤，具有恶性肿瘤的特点，容易发生腹腔内种植，可造成粘连性肠梗阻和肠瘘，但不转移至肝或淋巴结。主张彻底手术切除或反复多次手术处理，腹腔药物灌注目前效果也比较好。

 目标检测

一、简答题

1.简述急性阑尾炎的病理分型。

2.简述小儿急性阑尾炎的临床表现。

3.简述急性阑尾炎术后并发症。

二、病案分析

患者，女，28岁。已婚，突发脐周隐痛，呈进行性加重，6小时后局限于右下腹，伴恶心呕吐2次，呕吐物为胃内容物。查体：体温38℃，脉搏90次/分，呼吸20次/分，血压100/75mmHg，右下腹压痛、腹肌紧张，结肠充气试验阳性，移动性浊音阴性，肠鸣音正常。月经过期5天。实验室检查：白细胞$1.1×10^9$/L，中性粒细胞0.85。请作出初步诊断，提出治疗原则。

第三十三章 结、直肠和肛管疾病

先天性疾病 { 先天性巨结肠症 / 先天性直肠肛管畸形 } 临床表现、辅助检查 手术治疗

良性病变 {
直肠肛管周围脓肿：手术治疗（为主）和非手术治疗

直肠息肉

痔、肛瘘、肛裂 →
}

结直肠和肛管疾病 {

> 痔：分内痔、外痔、混合痔
> 治疗的三个原则：
> ①无症状的痔无需治疗
> ②有症状的痔重在减轻、消除症状，而非根治
> ③以保守治疗为主
> 肛瘘：必须手术治疗。治疗原则是将瘘管切开，形成敞开的创面，促使愈合。手术的关键是尽量减少肛门括约肌的损伤，防止肛门失禁，同时避免瘘的复发
> 肛裂：三联征即肛裂、"前哨痔"、乳头肥大

恶性肿瘤 { 直肠癌 / 结肠癌 } 病因、分型及分期、临床表现、诊断 治疗 {

肿块型、浸润型、溃疡型 Dukes4 期

根据临床表现，X 线钡剂灌肠或气钡双重对比造影，结肠镜，B 超，CT，肿瘤标志物等

饮食、遗传易感性、癌前病变

直肠癌：
直肠刺激症状，肠腔狭窄症状，癌肿破溃感染症状
结肠癌：
排便习惯即排便性状的改变，腹痛，腹部肿块，肠梗阻症状，全身症状

手术：直肠癌（局部切除、Miles 术、Dixon 术、Hartmann 术）；结肠癌（右半、左半、横结肠切除术）
放射及化学治疗
其他：基因治疗
}
}

学习目标

【知识目标】

1. 掌握结、直肠癌的临床表现、诊断、鉴别诊断及治疗原则。

2. 熟悉直肠肛管周围脓肿、肛瘘、肛裂、痔的诊断和治疗。

3. 了解结、直肠和肛管的解剖结构和检查方法；直肠息肉的临床表现、诊断和治疗。

【能力目标】运用理论知识体系，根据结、直肠常见病、多发病的疾病特征，能够提出正确的诊疗方案。

第一节　概　论

一、结、直肠和肛管解剖

1. 结肠

结肠包括盲肠、升结肠、横结肠、降结肠和乙状结肠。结肠有三个解剖标志，即结肠袋、肠脂垂和结肠带。盲肠以回盲瓣为界与末端回肠相连接。升结肠与横结肠延续段称为结肠肝曲，横结肠与降结肠延续段称为结肠脾曲。

2. 直肠

直肠平第三骶椎处上接乙状结肠，长度约 12～15cm，分为上段直肠和下段直肠。以腹膜返折为界，上段直肠的前面和两侧有腹膜覆盖，前面的腹膜返折成直肠膀胱陷凹或直肠子宫陷凹。下段直肠全部位于腹膜外。直肠的肌层与结肠相同。直肠环肌在直肠下端增厚而成为肛管内括约肌，属不随意肌，受自主神经支配，有协助排便的功能。

直肠黏膜在直肠壶腹部有三个半月形的直肠横襞，称为直肠瓣。直肠下端与肛管相接。直肠黏膜呈现 8～10 个隆起的纵形皱襞，称为肛柱。肛柱基底之间有半月形皱襞，称为肛瓣。肛瓣与肛柱下端共同围成的小隐窝，称肛窦。肛瓣边缘和肛柱下端共同在直肠和肛管交界处形成一锯齿状的环形线，称齿状线(图 33－1)。

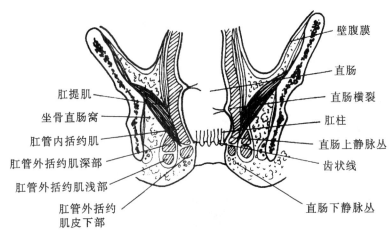

左侧标注（从上到下）：肛提肌、坐骨直肠窝、肛管内括约肌、肛管外括约肌深部、肛管外括约肌浅部、肛管外括约肌皮下部

右侧标注（从上到下）：壁腹膜、直肠、直肠横襞、肛柱、直肠上静脉丛、齿状线、直肠下静脉丛

图 33－1　直肠肛管纵剖面图

肛垫位于直肠、肛管结合处,为一环状、约 1.5cm 宽的海绵状组织带,富含血管、结缔组织、弹性组织及与平滑肌纤维相混合的纤维肌性组织。

3. 肛管

肛管上自齿状线,下至肛门缘,长约 1.5~2cm。肛管为肛管内、外括约肌所环绕,平时呈环状收缩封闭肛门。

齿状线是直肠与肛管的交界线。齿状线上、下的血管、神经及淋巴来源都不同,是重要的解剖标志。其区别主要有如下几个方面:①齿状线以上是黏膜,受自主神经支配,无痛感;齿状线以下为皮肤,受阴部内神经支配,痛感敏锐。②齿状线以上由直肠上、下动脉供应,齿状线以下属肛管动脉供应。③齿状线以上是直肠上静脉丛通过直肠上静脉再流至门静脉;齿状线以下为直肠下静脉丛通过肛管静脉回流至腔静脉。④齿状线以上的淋巴引流主要入腹主动脉旁或髂内淋巴结;齿状线以下的淋巴引流主要入腹股沟淋巴结及髂外淋巴结。

4. 直肠肛管肌

肛管内括约肌为肠壁环肌增厚而成,属不随意肌。肛管外括约肌是围绕肛管的环形横纹肌,属随意肌,分为皮下部、浅部和深部。肛管外括约肌组成三个肌环:深部为上环,收缩时将肛管向上提举;外括约肌浅部肌环为中环,收缩时向后牵拉;皮下部为下环,收缩时向前下牵拉。三个环同时收缩将肛管向不同方向牵拉,加强肛管括约肌的功能,使肛管紧闭。

肛提肌是位于直肠周围并与尾骨肌共同形成盆膈的一层宽薄的肌,对于承托盆腔内脏、帮助排粪、括约肛管有重要作用。

肛管直肠环由肛管内括约肌、直肠壁纵肌的下部、肛管外括约肌的深部和邻近的部分肛提肌纤维共同组成肌环,绕过肛管和直肠分界处。此环是括约肛管的重要结构,如手术时不慎完全切断,可引起大便失禁。

5. 直肠肛管周围间隙

在直肠与肛管周围有数个间隙,是感染的常见部位。间隙内充满脂肪结缔组织,其内神经分布少、感觉迟钝,故发生感染时一般无剧烈疼痛。在肛提肌以上的间隙有:①骨盆直肠间隙;②直肠后间隙。在肛提肌以下的间隙有:①坐骨肛管间隙;②肛门周围间隙(图 33-2)。

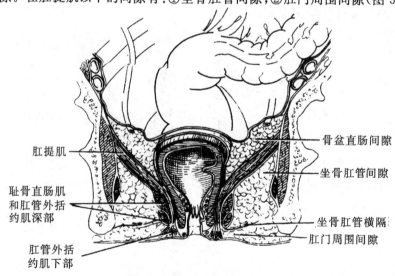

肛提肌

耻骨直肠肌和肛管外括约肌深部

肛管外括约肌下部

骨盆直肠间隙

坐骨肛管间隙

坐骨肛管横隔

肛门周围间隙

图 33-2　直肠肛管周围间隙

6.结肠的血管、淋巴和神经

(1)动脉 右半结肠由肠系膜上动脉供应,分出回结肠动脉、右结肠和中结肠动脉;左半结肠是由肠系膜下动脉供应,分出左结肠动脉和数支乙状结肠动脉。

(2)静脉 静脉与动脉相似,分别经肠系膜上静脉和肠系膜下静脉而汇入门静脉。

(3)淋巴 结肠的淋巴结分为结肠上淋巴结、结肠旁淋巴结、中间淋巴结和中央淋巴结四组。

(4)神经 支配结肠的副交感神经左、右侧各不同,迷走神经支配右半结肠,盆腔神经支配左半结肠。交感神经纤维则分别来自肠系膜上和肠系膜下神经丛。

7.直肠肛管的血管、淋巴和神经

(1)动脉 齿状线以上的供应动脉主要来自肠系膜下动脉的终末支——直肠上动脉,其次为来自髂内动脉的直肠下动脉和骶正中动脉。齿状线以下的血液供应为肛管动脉。

(2)静脉 直肠肛管有两个静脉丛。直肠上静脉丛位于齿状线上方的黏膜下层,汇集成数支小静脉,穿过直肠肌层汇成为直肠上静脉,经肠系膜下静脉回流入门静脉。直肠下静脉丛位于齿状线下方,在直肠、肛管的外侧汇集成直肠下静脉和肛管静脉,分别通过髂内静脉和阴部内静脉回流到下腔静脉。

(3)淋巴 直肠肛管的淋巴引流亦是以齿状线为界,分上、下两组(图 33-3)。上组在齿状线以上,有三个引流方向。向上沿直肠上动脉到肠系膜下动脉旁淋巴结,这是直肠最主要的淋巴引流途径;向两侧经直肠下动脉旁淋巴结引流到盆腔侧壁的髂内淋巴结;向下穿过肛提肌至坐骨肛管间隙,沿肛管动脉、阴部内动脉旁淋巴结到达髂内淋巴结。下组在齿状线以下,有两个引流方向。向下外经会阴及大腿内侧皮下注入腹股沟浅淋巴结,然后到髂外淋巴结;向周围穿过坐骨直肠间隙沿闭孔动脉旁引流到髂内淋巴结。上、下组淋巴结网有吻合支,彼此相通,因此,直肠癌有时可转移到腹股沟淋巴结。

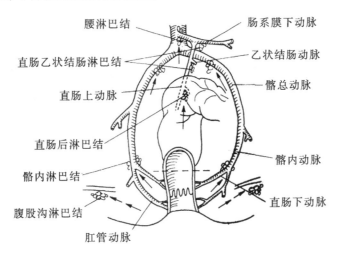

图 33-3 直肠肛管淋巴引流

(4)神经 齿状线为界,齿状线以上由交感神经和副交感神经支配。交感神经主要来自骶前神经丛。直肠的副交感神经对直肠功能的调节起主要作用。

二、结、直肠与肛管的生理功能

结肠的主要功能是吸收水分、储存和转运粪便,也能吸收葡萄糖、电解质和部分胆汁酸。吸收功能主要发生于右侧结肠。此外,结肠能分泌碱性的黏液以润滑黏膜,也分泌数种胃肠系激素。直肠有排便、吸收和分泌功能。可吸收少量的水、盐、葡萄糖和一部分药物;也能分泌黏液以利排便。肛管的主要功能是排泄粪便。直肠下端是排便反射的主要发生部位,是排便功能中的重要环节,在直肠手术时应予以重视。

第二节 结肠、直肠和肛管疾病的检查方法

一、结肠检查方法

1. 纤维结肠镜检查

目前临床上应用较广。直肠疾病如肿瘤等常规要求检查全部结肠。纤维结肠镜不仅能观察到直肠结肠的病变,同时还能进行大肠息肉的电灼摘除、出血点的止血、大肠吻合口良性狭窄的扩张等治疗。

2. 乙状结肠镜检查

常见的有硬管乙状结肠镜和纤维乙状结肠镜。检查前为便于观察应予灌肠。按肛门镜插入方法,缓慢插入 10cm 后,取出镜芯,在光源直视下看见肠腔再推进,切忌暴力,必要时可注气扩充肠管后再推进。肠镜全部进入后,缓慢退出,边退出边观察,并可进行活组织检查。乙状结肠镜检查有一定的并发症,如出血、穿孔等。

二、直肠肛管疾病检查

1. 检查体位

患者的体位对疾病的检查很重要,应根据患者的身体情况和检查目的的具体要求,选择不同的体位。①左侧卧位和膝胸位,是检查直肠肛管的最常用体位,肛门部显露清楚,亦是前列腺按摩的常规体位。②截石位是直肠肛管手术的常用体位。③蹲位时直肠肛管承受压力最大,可使直肠下降 1~2cm,因而可见到内痔和脱肛最严重的情况。④弯腰前俯位是肛门视诊最常见的体位(图 33-4)。

2. 肛门视诊

常用体位有左侧卧位、膝胸位、弯腰前俯位和截石位。用双手拇指或示、中、环三指分开臀沟,观察肛门外有无红肿、血、脓、粪便、黏液、瘘口等,以便分析判断病变性质(图 33-5)。

3. 直肠指检

直肠指检是简单而重要的临床检查方法。对及早发现肛管、直肠癌意义重大。直肠指检可发现以下一些病变,如痔、肛瘘、直肠息肉、肛管癌、直肠癌等,还可发现直肠肛管外的一些常见疾病,如前列腺炎、盆腔脓肿、骶前肿瘤。

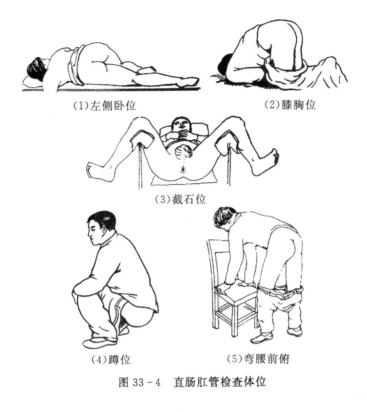

(1)左侧卧位　　　　　(2)膝胸位

(3)截石位

(4)蹲位　　　　(5)弯腰前俯

图 33-4　直肠肛管检查体位

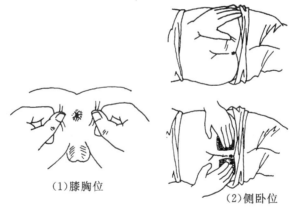

(1)膝胸位　　　　(2)侧卧位

图 33-5　肛门视诊

4.肛门镜检查

肛门镜检查时多选膝胸位。肛门镜检查之前应先作肛门视诊和直肠指检,如有局部炎症、肛裂、妇女月经期或指检时患者已感到剧烈疼痛,应暂缓肛门镜检查。肛门镜检查的同时还可进行简单的诊疗,如取活组织检查等。

肛门周围病变的记录方法:视诊、直肠指检和肛门镜检查发现的病变部位,一般用时钟定位记录,并标明体位。如检查时取膝胸位,则以肛门后方中点为 12 点,前方中点为 6 点;截石位则记录方法相反(图 33-6)。

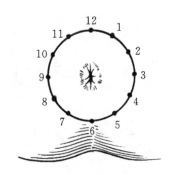

图 33 - 6　肛门检查的时钟定位法

5. 影像学检查

①X 线检查对直肠内肿瘤、直肠黏膜脱垂等病变有重要诊断价值。②腔内超声检查,可以观察直肠壁厚度及各层结构。③CT 检查对直肠癌的诊断、分期、有无淋巴转移以及肠外侵犯的判断有重要意义。④MRI 在判断直肠肛管癌浸润扩散范围、正确分期以及术后复发的鉴别诊断方面较 CT 优越。

第三节　结肠、直肠和肛管先天性疾病

一、先天性巨结肠

先天性巨结肠是小儿外科最常见的消化道畸形之一,以便秘为特点,病变肠段神经节细胞缺失,男稍高于女,有家族性发病倾向。

【病因】目前相关的病因学研究尚无明确的定论,近年的病因学研究在基因学方面取得了一定的成果,此外,空气污染、有害食品添加剂、宫内病毒感染等可能的病因除微观方面可能的病因分析已经引起了重视。

【临床表现】典型的临床表现为间断或进行性腹胀、排便困难,严重时出现不全性肠梗阻的表现,长时间不能正常进食可导致水电解质失衡,合并肠炎后会发生局部及全身感染中毒性症状,甚至出现巨结肠危象,延误治疗可以因剧烈腹胀造成肠穿孔、腹膜炎、败血症,病情迅速恶化,危及生命。

【辅助检查】

1. 腹部 X 线立位平片

常规检查,可以初步判断病变的部位、病变的严重程度及可能的预后状况。

2. 下消化道钡剂造影检查

有可能造成射线伤害的检查手段,临床上仍在广泛使用,目前也是最重要、最准确的检查手段之一。造影检查可以明确诊断病变的部位和范围,肠管扩张及排钡的情况,同时有助于相关的鉴别诊断。

3. 腹部超声检查

近年来发展迅速,由于超声检查方法简单,设备要求低,客观性强。

4. 直肠测压检查

在国外及港台地区使用较为普遍,测压内容为内括约肌松弛反射及肛管各部的压力变化,该方法安全简便,但需要大型昂贵的医疗器械,由于受操作人员主观判断方面的影响,检查结果客观性不强,有一定的误差率,尤其新生儿及婴幼儿准确性欠佳。

5. 直肠黏膜活检及酶学检查

临床常用的物理检查及放射学检查手段,对不能准确判断病因者可以考虑进行直肠黏膜活检及酶学检查,该方法准确、客观,诊断可靠,但属有创检查方式,所以在临床工作中常常最后采用。

【诊断】

1. 病史及临床表现

根据病史及临床表现诊断并不困难。婴儿和儿童巨结肠多有典型病史及顽固性便秘和逐渐加重的腹胀,表现为慢性不全性结肠梗阻。

2. 辅助检查

(1)腹部 X 线检查 可见扩张充气的结肠影,或表现为结肠梗阻。

(2)钡灌肠 少量钡剂灌肠,以了解痉挛段的长度和排钡功能;钡剂 24 小时后仍有残留是巨结肠的佐证。

(3)直肠测压 是检查先天性巨结肠有效的方法,以了解肛管有无正常松弛反射。

(4)直肠黏膜组织化学检查 直肠黏膜下固有层进行组化染色可见乙酰胆碱阳性染色的神经纤维。

(5)活体组织检查 取黏膜下及肌层组织病理检查以确定有无神经节细胞存在。

【治疗】巨结肠诊断一经确立,应在保证安全的情况下择期手术,否则可使病变肠段所累及的正常肠管发生代偿性病理改变,手术中可能被迫切除而不能再生,此外,延迟手术也必然造成患儿的生长发育明显甚至严重滞后于正常同龄儿童。部分短段和超短段患者可以采用保守治疗的方式。

国内外常用的手术方式、方法很多,但最终的目的都是切除病变痉挛肠段,恢复局部正常肠蠕动,消除腹胀,能够自主排便。结合国内的具体情况,手术原则为尽可能一次性手术根治。

改良 Soave 术(经肛门巨结肠根治术):近十年来,该手术方式已经在全世界普及,由于手术设计更加符合病理生理解剖,手术方法愈发简单安全,术后并发症及后遗症明显减少,使得 Soave 术式被广泛的接受。术中经肛门拖出并切除病变肠管,同时适当切除近端严重扩张、肥厚的"正常"结肠,将结肠断端与齿状线上肛管切缘缝合固定以恢复肠道的通畅性。

一期肠造瘘术:合并巨结肠危象、部分长段型巨结肠、其他原因无法耐受一次性手术根治的患者应分期手术,先行肠造瘘术,造瘘位置应选择扩张肠段处,通常造瘘术后 2 月后再行手术根治。

经腹或经腹腔镜微创方法辅助巨结肠根治术:如遇病变痉挛肠管较长或肠管局部粘连严重、结肠系膜较短张力较高等情况,术中肠管继续拖出有困难,可以经腹或腹腔镜辅助结扎切断结肠系膜二级血管以方便肠管拖出根治。

【预后】多数患者预后满意,经过较短时间的恢复,可以正常进奶,腹胀消失,能够自主排便,体重增长,生长发育可达正常同龄儿水平。少数患者可能出现术后齿线上吻合口狭窄、直肠黏膜脱垂、间断及反复的肠炎、排便障碍等,严重的并发症有术后腹腔盆腔出血、肌鞘内感染、拖出肠管盆腔内扭转等。部分患者术后肠功能恢复较慢,术后容易便频、便稀,完全恢复至少需要1~2月。较少患者术后症状改善不明显,甚至反复出现肠炎合并腹胀等,需采取相应措施对症处理,必要时住院治疗。

二、先天性直肠肛管畸形

先天性直肠肛管畸形是胚胎时期后肠发育障碍所致的消化道畸形,是小儿肛肠外科的常见病,占先天性消化道畸形的首位。发病率 1∶1500～5000,男女发病无差异。约有 50％以上的先天性直肠肛管畸形伴有直肠与泌尿生殖系之间的瘘管形成。

【临床表现】绝大多数直肠肛管畸形患儿,在正常位置没有肛门,易于发现。不伴有瘘管的直肠肛管畸形在出生后不久即表现为无胎粪排出,腹胀,呕吐;瘘口狭小不能排出胎粪或仅能排出少量胎粪,患儿喂奶后呕吐,以后可吐粪样物,逐渐腹胀;瘘口较大,在生后一段时间可不出现肠梗阻症状,而在几周至数年逐渐出现排便困难。

高位直肠闭锁,肛门、肛管正常的患儿表现为无胎粪排出,或从尿道排出浑浊液体,直肠指检可以发现直肠闭锁。女孩往往伴有阴道瘘。泌尿系瘘几乎都见于男孩。从尿道口排气和胎粪是直肠泌尿系瘘的主要症状。

【诊断】诊断多无困难。生后无胎粪排出,检查无肛门,诊断即可成立。直肠闭锁肛管正常时,直肠指检亦可确定。阴道流粪,表明有阴道瘘;尿道口不随排尿动作而排气、排粪为尿道瘘;全程排尿均有胎粪,尿液呈绿色为膀胱瘘。辅以影像学检查多可明确直肠肛管畸形的类型。

影像学检查:先天性直肠肛管畸形的诊断并无困难,但要确定直肠闭锁的高度、直肠末端与耻骨直肠肌的关系以及有无泌尿系瘘还需影像学检查。

X 线倒置位摄片法可以了解直肠末端气体阴影位置,判断畸形位置。瘘管造影可显示瘘管的方向、长短与粗细。直肠盲端穿刺造影可显示直肠盲端的形态及与会阴皮肤间的距离。B 超检查对直肠末端的定位较 X 线更准确。

磁共振成像检查也逐渐在临床应用,准确可靠,但价格较高。

【治疗】根据直肠肛管畸形的类型不同,治疗方法亦不同,但都必须手术治疗。肛管直肠闭锁则应在出生后立即手术。

低位畸形手术较为简单,多经会阴入路可完成手术。单纯肛膜闭锁,仅需切除肛膜,直肠黏膜与肛门皮肤缝合。肛管闭锁可游离直肠盲端,经肛门拖出,与肛门皮肤缝合,行肛管成形术。

高位畸形需经腹、会阴部或后矢状切口入路行肛管直肠成形术。手术原则:①游离直肠盲端;②合并瘘管者,切除瘘管并修复;③肛门直肠成形。一般情况下,先行结肠造口,6～12 个月后再行二期手术。

第四节　结肠癌

结肠癌(colon cancer)是胃肠道中常见的恶性肿瘤,以 41～51 岁发病率高。从病因看 50％以上来自腺瘤癌变,从形态学上可见到增生、腺瘤及癌变各阶段以及相应的染色体改变。

【病因】结肠癌病因虽未明确,但与其相关的高危因素逐渐被认识,如过多的动物脂肪及动物蛋白饮食,缺乏新鲜蔬菜及纤维素食品;缺乏适度的体力活动。遗传易感性在结肠癌的发病中也具有重要地位。如家族性肠息肉病,已被公认为癌前期疾病;结肠腺瘤、溃疡性结肠炎以及结肠血吸虫病肉芽肿,与结肠癌的发生有较密切的关系。

【病理与分型】根据肿瘤的大体形态可区分为:

(1)肿块型　肿瘤向肠腔内生长,好发于右侧结肠,特别是盲肠。

(2)浸润型　沿肠壁浸润,容易引起肠腔狭窄和肠梗阻,多发生于左侧结肠。

(3)溃疡型　其特点是向肠壁深层生长并向周围浸润,是结肠癌常见类型。

显微镜下组织学分类较常见的为:

(1)腺癌　占结肠癌的大多数。

(2)黏液癌　预后较腺癌差。

(3)未分化癌　易侵入小血管和淋巴管,预后最差。

【临床病理分期】分期的目的在于了解肿瘤发展过程,指导拟定治疗方案及估计预后。国际上一般仍沿用改良的 Dukes 分期。

根据我国对 Dukes 法的补充分为:癌仅限于肠壁内者为 Dukes A 期。穿透肠壁侵入浆膜或浆膜外,但无淋巴结转移者为 B 期。有淋巴结转移者为 C 期,其中淋巴结转移仅限于癌肿附近和结肠壁及结肠旁淋巴结者为 C_1 期;转移至系膜和系膜根部淋巴结者为 C_2 期。已有远处转移或腹腔转移,或广泛侵及邻近脏器无法切除者为 D 期。

结肠癌主要经淋巴转移,首先到结肠壁和结肠旁淋巴结,再到肠系膜血管周围和肠系膜血管根部淋巴结。血行转移多见于肝,其次为肺、骨等。结肠癌也可直接浸润到邻近器官。如乙状结肠癌常侵犯膀胱、子宫、输尿管。横结肠癌可侵犯胃壁,甚至形成内瘘。脱落的癌细胞也可以腹膜种植转移。

【临床表现】结肠癌早期常无特殊症状,发展后主要有下列症状:

(1)腹痛　也是早期症状之一,常为定位不确切的持续性隐痛,或仅为腹部不适或腹胀感,出现肠梗阻时则腹痛加重或为阵发性绞痛。

(2)排便习惯与粪便性状的改变　常为最早出现的症状。多表现为排便次数增加、腹泻、便秘、粪便中带血、脓或黏液。

(3)腹部肿块　多为瘤体本身,有时可能为梗阻近侧肠腔内的积粪。肿块大多坚硬,呈结节状。如为横结肠和乙状结肠癌可有一定活动度。如癌肿穿透并发感染时,肿块固定,且有明显压痛。

(4)肠梗阻症状　一般属结肠癌的晚期症状,多表现为慢性低位不完全肠梗阻,主要为腹胀和便秘。腹部胀痛或阵发性绞痛。

(5)全身症状　由于慢性失血、癌肿溃烂、感染、毒素吸收等,患者可出现贫血、消瘦、乏力、低热等。病情晚期可出现肝大、黄疸、水肿、腹水、直肠前凹肿块、锁骨上淋巴结肿大及恶病质等。

由于癌肿病理类型和部位的不同,临床表现也有区别。一般右侧结肠癌以全身症状、贫血、腹部肿块为主要表现,左侧结肠癌是以肠梗阻、便秘、腹泻、便血等症状为显著。

【诊断】结肠癌早期症状多不明显,易被忽视。凡 40 岁以上有以下任一表现者应列为高危人群:①Ⅰ级亲属有结直肠癌史者;②有癌症史、肠道腺瘤或息肉史;③大便隐血试验阳性者;④以下五种表现具两项以上者:黏液血便、慢性腹泻、慢性便秘、慢性阑尾炎史及精神创伤史。对此组高危人群或对疑为结肠癌时,行 X 线钡剂灌肠或气钡双重对比造影检查,以及纤维结肠镜检查,不难明确诊断。B 型超声和 CT 扫描检查对了解腹部肿块和肿大淋巴结,发现肝内有无转移等均有帮助。血清癌胚抗原(CEA)值约 60％的结肠癌患者高于正常,但特异性不高,用于术后判断预后和复发,有一定帮助。

【治疗】原则是以手术切除为主的综合治疗。

1.结肠癌根治性手术

切除范围须包括癌肿所在肠袢及其系膜和区域淋巴结。

(1)右半结肠切除术 适用于盲肠、升结肠、结肠肝曲的癌肿。对于盲肠和升结肠癌,切除范围包括右半横结肠、升结肠、盲肠,包括长约 15～20cm 的回肠末段,作回肠与横结肠端端或端侧吻合。对于结肠肝曲的癌肿,除上述范围外,须切除横结肠和胃网膜右动脉组的淋巴结(图 33－7)。

(2)横结肠切除术 适用于横结肠癌。切除包括肝曲或脾曲的整个横结肠以及胃结肠韧带的淋巴结组,行升结肠和降结肠端端吻合(图 33－8)。倘若因两端张力大而不能吻合,对偏左侧的横结肠癌,可切除降结肠,行升结肠、乙状结肠吻合术。

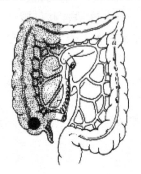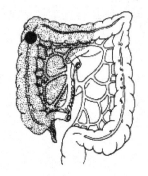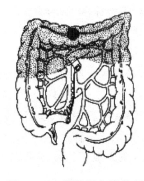

图 33－7 右半结肠切除范围   图 33－8 横结肠切除范围

(3)左半结肠切除术 适用于结肠脾曲和降结肠癌。切除范围包括横结肠左半、降结肠,并根据降结肠癌位置的高低切除部分或全部乙状结肠(图 33－9),然后作结肠间或结肠与直肠端端吻合术。

(4)乙状结肠癌的根治切除术 要根据乙状结肠的长短和癌肿所在的部位,分别采用切除整个乙状结肠和全部降结肠,或切除整个乙状结肠、部分降结肠和部分直肠,作结肠直肠吻合术(图 33－10)。

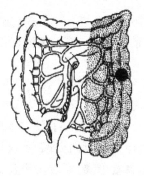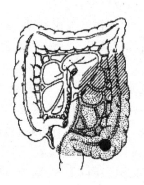

图 33－9 左半结肠切除范围   图 33－10 乙状结肠切除范围

2.结肠癌并发急性肠梗阻的手术

在进行胃肠减压,纠正水和电解质紊乱以及酸碱失衡等后,早期施行手术。右侧结肠癌做右半结肠切除一期回肠结肠吻合术。左侧结肠癌并发急性肠梗阻时,一般应在梗阻部位的近侧作横结肠造口,在肠道充分准备的条件下,再二期手术行根治性切除。对肿瘤不能切除者,则行姑息性结肠造口。

结肠癌手术的术前准备十分重要,常用的办法有口服肠道抗菌药物、泻剂及多次灌肠等。①全肠道灌洗法:于术前口服 37℃ 左右等渗平衡电解质液,引起容量性腹泻,以达到彻底清洗肠道的目的。②于术前 2 日进流质饮食,口服肠道抗菌药物和泻剂,术前晚清洁灌肠。③口服甘露醇法:较前法简便。但因甘露醇在肠道内被细菌酵解,可产生因术中使用电刀而易引发爆炸的气体,应予注意,对年迈体弱,心功能差者,也应慎用。

3.化学药物治疗

化学药物治疗不论辅助化疗或肿瘤化疗均以 5-FU 为基础用药。辅助化疗适用于根治术后,Dukes B 及 C 期患者。结肠癌的预后较好,经根治手术治疗后,Dukes A、B 及 C 期的 5 年生存率约分别可达 80%、65% 及 30%。

4.化学预防

大肠癌由于存在息肉-腺瘤-腺癌的演进序列,历时长,因而为预防提供了可能。目前常用的药物有非甾体消炎药(NSAIDs)、舒林酸(sulindac),此外,维生素 E、C、A 可抑制直肠腺瘤上皮增生。钙剂、大豆、蔬菜等均为有益饮食、健康食品,有防护作用。

第五节　直肠息肉

肠息肉(polyps)是指从黏膜表面突出到肠腔内的隆起状病变。从病理上可分为:①腺瘤性息肉:包括管状、绒毛状及管状绒毛状腺瘤;②炎性息肉;③错构瘤性;④其他:化生性息肉及黏膜肥大赘生物。

直肠息肉(rectal polyp)泛指自直肠黏膜突向肠腔的隆起性病变。除幼年性息肉多发生于 5~10 岁小儿外,其他直肠息肉多发生在 40 岁以上,年龄越大,发生率越高。直肠是息肉的多发部位,常常合并有结肠息肉。

【病理】病理上常将息肉分为肿瘤性息肉和非肿瘤性息肉。肿瘤性息肉可分为管状腺瘤、绒毛状腺瘤和混合性腺瘤,有恶变倾向。非肿瘤性息肉包括增生性(化生性)息肉、炎性息肉、幼年性息肉等。

【临床表现】小息肉很少引起症状,息肉增大后最常见的症状为直肠内出血,多发生在排便后,为鲜红血液,不与粪便相混。多为间歇性出血,且出血量较少,很少引起贫血。直肠下端的息肉可在排便时脱出肛门外,呈鲜红色,樱桃状,便后自行缩回。直肠息肉并发感染时,可出现黏液脓血便。

【诊断】诊断主要靠直肠指检和直肠、乙肠结肠镜或纤维结肠镜检查。指检时在直肠内可触到质软、有或无蒂、活动、外表光滑的球形肿物。直肠、乙状结肠镜可直接观察到息肉形态。因息肉经常是多发性的,见到息肉应进一步行纤维结肠镜检查,同时镜下取活组织做病理检查,以确定息肉性质,决定治疗方式。

【治疗】

1. 电灼切除

息肉位置较高,无法自肛门切除者,通过直肠镜、乙状结肠镜或纤维结肠镜显露息肉,有蒂息肉用圈套器套住蒂部电灼切除。广基息肉电灼不安全。

2. 经肛门切除

适用于直肠下段息肉。在骶麻下进行,扩张肛门后,用组织钳将息肉拉出,对带蒂的良性息肉,结扎蒂部,切除息肉;对广基息肉,应切除包括息肉四周的部分黏膜,缝合创面;若属绒毛状腺瘤,切线距肉眼所见腺瘤缘不少于 1cm。

3. 肛门镜下显微手术切除

适用于直肠上段的腺瘤和早期直肠癌的局部切除术。麻醉后,经肛插入显微手术用肛门镜,通过电视屏幕,放大手术视野,镜下切除息肉。与电灼切除相比较,优点是切除后创面可缝合,避免了术后出血、穿孔等并发症。

4. 开腹手术

适用于内镜下难以彻底切除、位置较高的癌变息肉,或直径大于 2cm 的广基息肉。开腹作局部切除时,若发现腺瘤已癌变,应按直肠癌手术原则处理。家族性息肉病迟早将发展为癌,必须接受根治性手术,应根据直肠息肉的分布决定是否保留直肠;可行直肠切除或直肠黏膜剥除,经直肠肌鞘行回肠 J 形贮袋肛管吻合术等。

5. 其他

炎性息肉以治疗原发肠病为主;增生性息肉,症状不明显,不需特殊治疗。

第六节　直肠癌

直肠癌是乙状结肠直肠交界处至齿状线之间的癌,是消化道常见的恶性肿瘤,占消化道癌的第二位。中国人直肠癌与西方人比较,有三个流行病学特点:①直肠癌比结肠癌发生率高;②低位直肠癌所占的比例高;③青年人(<30 岁)直肠癌比例高。直肠癌根治性切除术后总的 5 年生存率在 60% 左右,早期直肠癌术后的 5 年生存率为 80%～90%。

【病因与病理】

1. 病因

直肠癌的发病原因尚不清楚,其可能的相关因素包括:饮食及致癌物质,直肠慢性炎症,遗传易感性,以及癌前期疾病如家族性肠息肉病、直肠腺病,尤其是绒毛状腺瘤。

2. 大体分型

(1)溃疡型　多见,形状为圆形或卵圆形,中心陷凹,边缘凸,向肠壁深层生长并向周围浸润。早期可有溃疡,易出血,此型分化程度较低,转移较早。

(2)肿块型　亦称髓样癌、菜花型癌。向肠腔内突出,肿块增大时表面可产生溃疡,向周围浸润少,预后较好。

(3)浸润型癌　亦称硬癌或狭窄型癌。癌肿沿肠壁浸润,使肠腔狭窄,分化程度低,转移早而预后差。

3. 组织学分类

(1)腺癌　主要为管状腺癌和乳头状腺癌,其次为黏液腺癌。①管状腺癌:根据其分化程度可分为高、中和低分化腺癌。②乳头状腺癌:癌细胞排列组成粗细不等的乳头状结构,乳头中心索为少量血管间质。③黏液腺癌:由分泌黏液的癌细胞构成,癌组织内有大量黏液为其特征,恶性度较高。④印戒细胞癌:肿瘤由弥漫成片的印戒细胞构成,胞核深染,偏于胞浆一侧,似戒指样,恶性程度高,预后差。⑤未分化癌:癌细胞弥漫呈片或呈团状,不形成腺管状结构,细胞排列无规律,癌细胞较小,形态较一致,预后差。

(2)腺鳞癌　亦称腺棘细胞癌,肿瘤由腺癌细胞和鳞癌细胞构成。其分化多为中度至低度。腺鳞癌和鳞癌主要见于直肠下段和肛管,较少见。

4.临床病理分期

见本章第四节。

5.扩散与转移

(1)直接浸润　癌肿首先直接向肠管周围及向肠壁深层浸润性生长,向肠壁纵轴浸润发生较晚。直接浸润可穿透浆膜层侵入邻近脏器如子宫、膀胱等,下段直肠癌由于缺乏浆膜层的屏障作用,易向四周浸润,侵入附近脏器如前列腺、精囊腺、阴道、输尿管等。

(2)淋巴转移　是主要的转移途径。上段直肠癌向上沿直肠上动脉、肠系膜下动脉及腹主动脉周围淋巴结转移。发生逆行性转移的现象非常少见。下段直肠癌(以腹膜返折为界)向上方和侧方转移为主。淋巴转移途径是决定直肠癌手术方式的依据。

(3)血行转移　癌肿侵入静脉后沿门静脉转移至肝;也可由髂静脉转移至肺、骨和脑等。直肠癌致肠梗阻和手术时挤压,易造成血行转移。

(4)种植转移　直肠癌种植转移的机会较少,上段直肠癌偶有种植转移发生。

【临床表现】直肠癌早期无明显症状,癌肿破溃形成溃疡或感染时才出现症状。

(1)直肠刺激症状　便意频繁,排便习惯改变;便前肛门有下坠感、里急后重、排便不尽感,晚期有下腹痛。

(2)肠腔狭窄症状　癌肿侵犯致肠管狭窄,初时大便变形、变细,当造成肠管部分梗阻后,有腹痛、腹胀、肠鸣音亢进等不全性肠梗阻表现。

(3)癌肿破溃感染症状　大便表面带血及黏液,甚至脓血便。症状出现的频率依次为便血、便频、便细、黏液便、肛门痛、里急后重、便秘。

癌肿侵犯前列腺、膀胱,可出现尿频、尿痛、血尿。侵犯骶前神经可出现骶尾部剧烈持续疼痛。晚期出现肝转移时可有腹水、肝大、黄疸、贫血、消瘦、恶病质等。

【诊断】直肠癌的诊断根据病史、体检、影像学和内镜检查不难作出临床诊断,准确率亦可达95%以上。但多数病例常有不同程度的延误诊断,其中有患者对便血、大便习惯改变等症状不够重视,亦有医生警惕性不高的原因。

直肠癌的检查应遵循由简到繁的步骤进行。常用的检查方法有以下几项:

1.大便潜血检查

大规模普查时或对一定年龄组高危人群作为结、直肠癌的初筛手段。阳性者再作进一步检查。无症状阳性者的癌肿发现率在1%以上。

2.直肠指检

直肠指检是诊断直肠癌最重要的方法,由于国人直肠癌近75%以上为低位直肠癌,能在直肠指检时触及。因此凡遇患者有便血、大便习惯改变、大便变形等症状,均应行直肠指检。

3. 内镜检查

内镜检查包括直肠镜、乙状结肠镜和纤维结肠镜检查。门诊常规检查时可用直肠镜或乙状结肠镜检查，操作方便、不需肠道准备，但在明确直肠癌诊断需手术治疗时应行纤维结肠镜检查。内镜检查不仅可在直视下肉眼作出诊断，而且可取活组织进行病理检查。

4. 影像学检查

（1）钡剂灌肠检查　是结肠癌的重要检查方法，对直肠癌的诊断意义不大，用以排除结、直肠多发癌和息肉病。

（2）腔内 B 超检查　用腔内探头可检测癌肿浸润肠壁的深度及有无侵犯邻近脏器，可在术前对直肠癌的局部浸润程度进行评估。

（3）CT 检查　可以了解直肠癌盆腔内扩散情况，有无侵犯膀胱、子宫及盆壁，是术前常用的检查方法。腹部 CT 可扫描有无肝转移癌。

（4）腹部 B 超检查　由于结、直肠癌手术时约有 10%～15% 同时存在肝转移，所以腹部 B 超或 CT 检查应列为常规。

5. 肿瘤标记物

目前公认的在大肠癌诊断、预测预后和监测恢复发的肿瘤标记物是癌胚抗原（CEA）。但认为 CEA 作为早期结、直肠癌的诊断尚缺乏价值。

6. 其他检查

低位直肠癌伴有腹股沟淋巴结肿大时，应行淋巴结活检。癌肿位于直肠前壁的女性患者应做阴道检查及双合诊检查。男性患者有泌尿系症状时应行膀胱镜检查。

【治疗】手术切除仍然是直肠癌的主要治疗方法。术前的放疗和化疗可一定程度地提高手术疗效。从外科治疗的角度，临床上将直肠癌分为低位直肠癌（距齿状线 5cm 以内）；中位直肠癌（距齿状线 5～10cm）；高位直肠癌（距齿状线 10cm 以上）。这种分类对直肠癌根治手术方式的选择有重要的参考价值。而解剖学分类是根据血供、淋巴回流、有无浆膜等因素区分，仍将直肠分为上段直肠和下段直肠，这两种分类有所不同。

1. 手术治疗

凡能切除的直肠癌如无手术禁忌证，都应尽早施行直肠癌根治术，切除的范围包括癌肿、足够的两端肠段、已侵犯的邻近器官的全部或部分、四周可能被浸润的组织及全直肠系膜和淋巴结。如不能进行根治性切除时，亦应进行姑息性切除，使症状得到缓解。如伴发的肝转移癌能切除时，应同时切除肝转移癌。

手术方式的选择根据癌肿所在部位、大小、活动度、细胞分化程度以及术前的排便控制能力等因素综合判断。最近大量的临床病理学研究提示，直肠癌向远端肠壁浸润的范围较结肠癌小，只有不到 3% 的直肠癌向远端浸润超过 2cm。这是手术方式选择的重要依据。

（1）局部切除术　适用于早期瘤体小、局限于黏膜或黏膜下层、分化程度高的直肠癌。手术方式主要有：①经肛局部切除术；②骶后径路局部切除术。

（2）腹会阴联合直肠癌根治术（Miles 手术）　原则上适用于腹膜返折以下的直肠癌。切除范围包括乙状结肠远端、全部直肠、肠系膜下动脉及其区域淋巴结、全直肠系膜、肛提肌、坐骨直肠窝内脂肪、肛管及肛门周围约 3～5cm 的皮肤、皮下组织及全部肛门括约肌（图 33 - 11），于左下腹行永久性乙状结肠单腔造口。Miles 手术也有人用股薄肌或臀大肌代替括约肌行原位肛门成形术，但疗效尚待肯定。

(3)经腹直肠癌切除术(直肠低位前切除术,Dixon手术) 是目前应用最多的直肠癌根治术(图33-12),适用于距齿状线5cm以上的直肠癌,亦有更近距离的直肠癌行Dixon手术的报道。但原则上是以根治性切除为前提,要求远端切缘距癌肿下缘3cm以上。由于吻合口位于齿状线附近,在术后的一段时期内患者出现便次增多,排便控制功能较差。

(4)经腹直肠癌切除、近端造口、远端封闭手术(Hartmann手术) 适用于因全身一般情况很差,不能耐受Miles手术或急性梗阻不宜行Dixon手术的直肠癌患者(图33-13)。

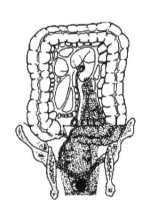 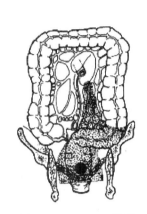 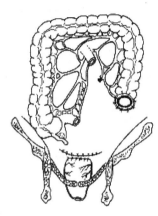

图33-11 Miles手术　　　图33-12 Dixon手术　　　图33-13 Hartmann手术

直肠癌根治术有多种手术方式,但经典的术式仍然是Miles手术和Dixon手术。腹腔镜下施行Miles和Dixon手术具有创伤小、恢复快的优点,但对淋巴结清扫、周围被侵犯脏器的处理尚有争议。

直肠癌侵犯子宫时,可一并切除子宫,称之为后盆腔脏器清扫;直肠癌侵犯膀胱,行直肠和膀胱(男性)或直肠、子宫和膀胱切除时,称之为全盆腔清扫。

施行直肠癌根治术的同时,要充分考虑患者的生活质量,术中尽量保护排尿功能和性功能。晚期直肠癌,当患者发生排便困难或肠梗阻时,可行乙状结肠双腔造口。

2. 放射治疗

放射治疗作为手术切除的辅助疗法有提高疗效的作用。术前的放疗可以提高手术切除率,降低患者的术后复发率。术后放疗仅适用于晚期患者、手术未达到根治或术后局部复发的患者。

3. 化疗

化疗亦是作为根治性手术的辅助治疗可提高5年生存率,给药途径有动脉灌注、门静脉给药、静脉给药、术后腹腔置管灌注给药及温热灌注化疗等。化疗时机、如何联合用药和剂量等依患者的情况、个人的治疗经验有所不同。Dukes A期行根治性切除术后可不追加化疗。

4. 其他治疗

目前对直肠癌的治疗正进行着非常广泛的研究,如基因治疗、导向治疗、免疫治疗等,但尚处在摸索阶段,疗效尚待评价。

第七节 直肠肛管周围脓肿

直肠肛管周围脓肿是指直肠肛管周围软组织内或其周围间隙发生的急性化脓性感染,并形成脓肿。脓肿破溃或切开后常形成肛瘘。脓肿是肛管直肠周围炎症的急性期表现,而肛瘘则为其慢性期。

【病因与病理】绝大部分直肠肛管周围脓肿由肛腺感染引起。肛腺开口于肛窦,多位于内外括约肌之间。因肛窦开口向上,腹泻、便秘时易引发肛窦炎,感染延及肛腺后首先易发生括约肌间感染。直肠肛管周围间隙为疏松的脂肪结缔组织,感染极易蔓延、扩散,感染向上可达直肠周围形成高位肌间脓肿或骨盆直肠间隙脓肿;向下达肛周皮下,形成肛门周围脓肿;向外穿过括约肌,形成坐骨肛管间隙脓肿;向后可形成肛管后间隙脓肿或直肠后间隙脓肿。以肛提肌为界将直肠肛管周围脓肿分为肛提肌下部脓肿和肛提肌上部脓肿:前者包括肛门周围脓肿、坐骨直肠间隙脓肿;后者包括骨盆直肠间隙脓肿、直肠后间隙脓肿、高位肌间脓肿。

直肠肛管周围脓肿也可继发于肛周皮肤感染、损伤、肛裂、内痔、药物注射、骶尾骨骨髓炎等。Crohn病、溃疡性结肠炎及血液病患者易并发直肠肛管周围脓肿。

【临床表现】

1.肛门周围脓肿

肛门周围皮下脓肿最常见,主要症状为肛周持续性跳动性疼痛,行动不便,坐卧不安,全身感染性症状不明显。病变处明显红肿,有硬结和压痛,脓肿形成可有波动感,穿刺时抽出脓液。

2.坐骨肛管间隙脓肿

坐骨肛管间隙脓肿又称坐骨直肠窝脓肿,也比较常见。多由肛腺感染经外括约肌向外扩散到坐骨直肠间隙而形成,也可由肛管直肠周围脓肿扩散而成。发病时患侧出现持续性胀痛,逐渐加重,继而为持续性跳痛,坐立不安,排便或行走时疼痛加剧,可有排尿困难和里急后重;全身感染症状明显,如头痛、乏力、发热、食欲缺乏等。早期局部体征不明显,以后出现肛门患侧红肿,双臀不对称;局部触诊或直肠指检时患侧有深压痛,甚至波动感。如不及时切开,脓肿多向下穿入肛管周围间隙,再由皮肤穿出,形成肛瘘。

3.骨盆直肠间隙脓肿

骨盆直肠间隙脓肿又称骨盆直肠窝脓肿,较为少见。多由肛腺脓肿或坐骨直肠间隙脓肿向上穿破肛提肌进入骨盆直肠间隙引起,也可由直肠炎、直肠溃疡、直肠外伤所引起。由于此间隙位置较深,空间较大,引起的全身症状较重而局部症状不明显。早期就有全身中毒症状,如发热、寒战、全身疲倦不适。局部表现为直肠坠胀感,便意不尽,排便时尤感不适,常伴排尿困难。直肠指检可在直肠壁上触及肿块隆起,有压痛和波动感。诊断主要靠穿刺抽脓,经直肠以手指定位,从肛门周围皮肤进针。必要时做肛管超声检查或 CT 检查证实。

4.其他

其他有肛门括约肌间隙脓肿、直肠后间隙脓肿、高位肌间脓肿、直肠壁内脓肿(黏膜下脓肿)。由于位置较深,局部症状大多不明显,主要表现为会阴、直肠部坠胀感,排便时疼痛加重,患者同时有不同程度的全身感染症状。直肠指检可触及痛性包块。

【治疗】

1. 非手术治疗

①抗生素治疗：选用对革兰阴性杆菌有效的抗生素。②温水坐浴。③局部理疗。④口服缓泻剂或液状石蜡以减轻排便时疼痛。

2. 手术治疗

脓肿切开引流是治疗直肠肛管周围脓肿的主要方法，一旦诊断明确，即应切开引流。手术方式因脓肿的部位不同而异。肛门周围脓肿在局麻下就可进行，在波动最明显的部位作"十"字形切口，剪去周围皮肤使切口呈椭圆形，无须填塞以保证引流通畅。坐骨肛管间隙脓肿要在腰麻或骶管麻醉下进行，在压痛明显处用粗针头先做穿刺，抽出脓液后，在该处作一平行于肛缘的弧形切口，切口要够长，可用手指探查脓腔。切口应距离肛缘 3～5cm，以免损伤括约肌。应置管或放置油纱布条引流。

第八节　痔

痔是最常见的肛肠疾病。任何年龄都可发病，但随年龄增长，发病率增高。内痔由直肠上静脉丛形成，位于齿状线上方，表面为直肠黏膜所覆盖，临床上最为多见。多痔由直肠下静脉丛形成，位于齿状线下方，表面为肛管皮肤所覆盖。混合痔是由于直肠上、下静脉丛相互吻合，静脉曲张时相互影响，使上下静脉丛均发生曲张。混合痔位于齿状线上下，表面为直肠黏膜和肛管皮肤覆盖。

【病因】病因尚未完全明确，可能与多种因素有关，目前主要有以下学说。

1. 肛垫下移学说

肛垫下移学说认为在肛管的黏膜下有一层特殊的组织，在胎儿时形成，位于肛管的左侧、右前、右后三个区域，突向肛管内；由静脉（或称静脉窦）、平滑肌、弹性组织和结缔组织组成，称为肛管血管垫，简称肛垫。正常情况下，肛垫疏松地附着在肛管肌壁上，排便时主要受到向下的压力被推向下，排便后借其自身的收缩作用，缩回到肛管内。弹性回缩作用减弱后，肛垫则充血、下移形成痔。

2. 静脉曲张学说

静脉曲张学说认为痔的形成主要由静脉扩张淤血所致。在解剖上，门静脉系统及其分支直肠静脉都无静脉瓣；直肠上下静脉丛管壁薄、位置浅；末端直肠黏膜下组织松弛；以上因素都容易出现血液淤积和静脉扩张。静脉丛是形成肛垫的主要结构，痔的形成与静脉丛的病理性扩张、血栓形成有必然的联系。直肠肛管位于腹腔最下部，可引起直肠静脉回流受阻的因素很多，如长期的坐立、便秘、妊娠、前列腺肥大、盆腔巨大肿瘤等，发生血液回流障碍的直肠静脉淤血扩张形成痔。

另外，长期饮酒和进食大量刺激性食物可使局部充血；肛周感染可引起静脉周围炎，使静脉失去弹性而扩张；营养不良可使局部组织萎缩无力。以上因素都可诱发痔的发生。

【分类与临床表现】痔根据其所在部位不同分为三类（图 33 - 14）。

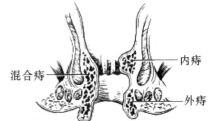

图 33 - 14　痔的分类

1. 内痔

(1)临床表现 内痔的主要临床表现是出血和脱出。无痛性间歇性便后出鲜血是内痔的常见症状。未发生血栓、嵌顿、感染时单纯性内痔无疼痛,部分患者可伴有排便困难,内痔的好发部位为截石位 3、7、11 点。

(2)分度 Ⅰ度:便时带血、滴血或喷射状出血,便后出血可自行停止,无痔脱出;Ⅱ度:常有便血,排便时有痔脱出,便后可自行还纳;Ⅲ度:偶有便血,排便或久站、咳嗽、劳累、负重时痔脱出,需用手还纳;Ⅳ度:偶有便血,痔脱出不能还纳或还纳后又脱出。

2. 外痔

主要临床表现是肛门不适、潮湿不洁,有时有瘙痒。如发生血栓形成及皮下血肿则有剧痛。

3. 混合痔

表现为内痔和外痔的症状可同时存在。内痔发展到Ⅲ度以上时多形成混合痔。混合痔逐渐加重,呈环状脱出肛门外,脱出的痔块在肛周呈梅花状时,称为环状痔。脱出痔块若被痉挛的括约肌嵌顿,以至水肿、淤血甚至坏死,临床上称为嵌顿性痔或绞窄性痔。

【诊断】主要靠肛门直肠检查。首先做肛门视诊,内痔除Ⅰ度外,其他三度都可在肛门视诊下见到。直肠指检可了解直肠内有无其他病变,如直肠癌、直肠息肉等。最后作肛门镜检查,不仅可见到痔块的情况,还可观察到直肠黏膜有无充血、水肿、溃疡、肿块等。

【鉴别诊断】痔的诊断不难,但应与下列疾病鉴别。

1. 直肠癌

临床上常将直肠癌误诊为痔而延误治疗,主要原因是仅凭症状及大便化验而诊断,未进行直肠指检和直肠镜检查。直肠癌在直肠指检时可扪到高低不平的硬块;而痔为暗红色圆形柔软的血管团。

2. 直肠息肉

低位带蒂息肉脱出肛门外易误诊为痔脱出。但息肉为圆形、实质性、有蒂、可活动,多见于儿童。

3. 直肠脱垂

直肠脱垂易误诊为环状痔,但直肠脱垂黏膜呈环形,表面平滑,括约肌松弛;而后者黏膜呈梅花瓣状,括约肌不松弛。

【治疗】治疗应遵循三个原则:①无症状的痔无需治疗;②有症状的痔重在减轻、消除症状,而非根治;③以保守治疗为主。

1. 一般治疗

在痔的初期和无症状静止期的痔,只需增加纤维性食物,改变不良的大便习惯,保持大便通畅,不需特殊治疗。热水坐浴可改善局部血液循环。血栓性外痔有时经局部热敷,外敷消炎止痛药物后,疼痛可缓解而不需手术。嵌顿痔初期也采用一般治疗,用手轻轻将脱出的痔块推回肛门内,阻止再脱出。

2. 注射疗法

治疗Ⅰ、Ⅱ度出血性内痔的效果较好。注射硬化剂的作用是使痔和痔块周围产生无菌性炎症反应,黏膜下组织纤维化,致使痔块萎缩。

注射方法为肛周局麻下使肛门括约肌松弛,插入肛门镜,观察痔核部位,主要在齿状线上直肠壁左侧、右前和右后,向痔核上方 0.5cm 处黏膜下层内注入硬化剂 2~3ml,注射后轻轻按摩注射部位(图 33-15)。当硬化剂注入黏膜层时,黏膜立即变白,应将针进一步插深,但应避免进入肌层,回抽无血后注入硬化剂。如果一次注射效果不够理想,可在 1 个月后重复一次。如果痔块较多,也可分 2~3 次注射。

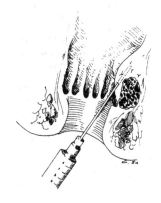

图 33-15　内痔注射法

3. 胶圈套扎疗法

胶圈套扎疗法可用于治疗Ⅰ、Ⅱ、Ⅲ度内痔。原理是将特制的胶圈套入到内痔的根部,利用胶圈的弹性阻断痔的血运,使痔缺血、坏死、脱落而愈合。

4. 手术疗法

(1)痔单纯切除术　主要用于Ⅱ、Ⅲ度内痔和混合痔的治疗。可取侧卧位、截石位或俯卧位,骶管麻醉或局麻后,先扩肛至 4~6 指,显露痔块,在痔块基底部两侧皮肤上作Ⅴ形切口,分离曲张静脉团,直至显露肛管外括约肌。用止血钳于底部钳夹,贯穿缝扎后,切除结扎线远端痔核。齿状线以上黏膜用可吸收线予以缝合;齿状线以下的皮肤切口不予缝合,创面用凡士林纱布填塞。嵌顿痔可用同样方法急诊切除。

(2)吻合器痔上黏膜环切除术(procedure for prolapse and hemorrhoids,PPH)　主要适用于Ⅱ、Ⅲ度内痔、环状痔和部分Ⅳ度内痔。其方法是环行切除齿状线上 2cm 以上的直肠黏膜 2~3cm,使下移的肛垫上移固定。

(3)血栓外痔剥离术　用于治疗血栓性外痔。在局麻下将痔表面的皮肤梭形切除,摘除血栓,伤口内填入油纱,不缝合创面。

痔的治疗方法很多,由于非手术疗法对大部分痔的治疗效果良好,注射疗法和胶圈套扎疗法成为痔的主要治疗方法。手术治疗只限于保守治疗失败或不适宜保守治疗的患者。

第九节　肛　瘘

肛瘘是指肛门周围的肉芽肿性管道,由内口、瘘管、外口三部分组成。内口常位于直肠下部或肛管,多为一个;外口在肛周皮肤上,可为一个或多个,经久不愈或间歇性反复发作,是常见的直肠肛管疾病之一,任何年龄都可发病,多见于青壮年男性。

【病因与病理】大部分肛瘘由直肠肛管周围脓肿引起,因此内口多在齿状线上肛窦处,脓肿自行破溃或切开引流形成外口,位于肛周皮肤上。由于外口生长较快,脓肿常假性愈合,导致脓肿反复发作破溃或切开,形成多个瘘管和外口,使单纯性肛瘘成为复杂性肛瘘。结核、溃疡性结肠炎、Crohn 病等特异性炎症、恶性肿瘤、肛管外伤感染也可引起肛瘘,但较为少见。

【分类】肛瘘的分类方法很多。

1. 按瘘管位置高低分类

(1)低位肛瘘　瘘管位于外括约肌深部以下。可分为低位单纯性肛瘘(只有一个瘘管)和低位复杂性肛瘘(有多个瘘口和瘘管)。

(2)高位肛瘘　瘘管位于外括约肌深部以上。可分为高位单纯性肛瘘(只有一个瘘管)和高位复杂性肛瘘(有多个瘘口和瘘管)。此种分类方法,临床较为常用。

2. 按瘘管与括约肌的关系分类

（1）肛管括约肌间型　约占肛瘘的 70%，多因肛管周围脓肿引起。

（2）经肛管括约肌型　约占 25%，多因坐骨肛管间隙脓肿引起。

（3）肛管括约肌上型　为高位肛瘘，较为少见。

（4）肛管括约肌外型　最少见，这类肛瘘常因外伤、肠道恶性肿瘤、Crohn 病引起，治疗较为困难（图 33-16）。

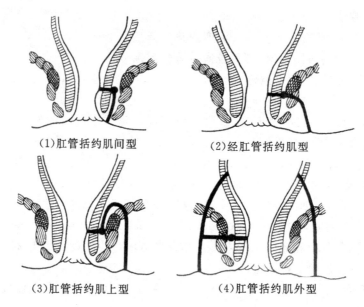

(1)肛管括约肌间型　　　　(2)经肛管括约肌型

(3)肛管括约肌上型　　　　(4)肛管括约肌外型

图 33-16　肛瘘的四种解剖类型

【临床表现】肛瘘外口流出少量脓性、血性、黏液性分泌物为主要症状。较大的高位肛瘘，因瘘管位于括约肌外，不受括约肌控制，常有粪便及气体排出。当外口愈合，瘘管中有脓肿形成时，可感到明显疼痛，同时可伴有发热、寒战、乏力等全身感染症状，脓肿穿破或切开引流后，症状缓解。上述症状的反复发作是肛瘘的临床特点。

检查时在肛周皮肤上可见到单个或多个外口，呈红色乳头状隆起，挤压时有脓液或脓血性分泌物排出。外口的数目及与肛门的位置关系对诊断肛瘘很有帮助：外口数目越多，距离肛缘越远，肛瘘越复杂。

确定内口位置对明确肛瘘诊断非常重要。直肠指检时在内口处有轻度压痛，有时可扪到硬结样内口及索样瘘管。肛门镜下有时发现内口。以上方法不能肯定内口时，还可自外口注入亚甲蓝溶液 1~2ml，观察填入肛管及直肠下端的白湿纱布条的染色部位，以判断内口位置；碘油瘘管造影是临床常规检查方法。

【治疗】肛瘘不能自愈。直肠肛管周围脓肿不治疗会反复发作，因此必须手术治疗。治疗原则是将瘘管切开，形成敞开的创面，促使愈合。手术方式很多，手术应根据内口位置的高低、瘘管与肛门括约肌的关系来选择。手术的关键是尽量减少肛门括约肌的损伤，防止肛门失禁，同时避免瘘的复发。

1. 瘘管切开术

瘘管切开术是将瘘管全部切开开放，靠肉芽组织生长使伤口愈合的方法。适用于低位肛瘘,因瘘管在外括约肌深部以下,切开后只损伤外括约肌皮下部和浅部,不会出现术后肛门失禁。

2.挂线疗法

挂线疗法是利用橡皮筋或有腐蚀作用的药线的机械性压迫作用,缓慢切开肛瘘的方法。适用于距肛门3~5cm内,有内外口的低位或高位单纯性肛瘘,或作为复杂性肛瘘切开、切除的辅助治疗。它的最大优点是不会造成肛门失禁。挂线同时亦能引流瘘管,排出瘘管内的渗液,防止急性感染的发生。此法还具有操作简单、出血少、换药方便,在橡皮筋脱落前不会发生皮肤切口黏合等优点。

手术在骶管麻醉或局麻下进行,将探针自外口插入后,循瘘管走向由内口穿出,在内口处探针上缚一消毒的橡皮筋或粗丝线,引导穿过整个瘘管(图33-17),将内外口之间的皮肤切开后扎紧挂线。术后要每日坐浴及便后坐浴使局部清洁。若结扎组织较多,在3~5天后再次扎紧挂线。一般术后10~14天被扎组织自行断裂。

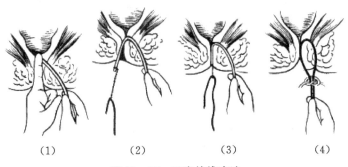

(1) (2) (3) (4)

图33-17 肛瘘挂线疗法

3.肛瘘切除术

切开瘘管并将瘘管壁全部切除至健康组织,创面不予缝合;若创面较大,可部分缝合,部分敞开,填入油纱,使创面由底向外生长至愈合。适用于低位单纯性肛瘘。

第十节 肛 裂

肛裂是齿状线下肛管皮肤层裂伤后形成的小溃疡。方向与肛管纵轴平行,长约0.5~1.0cm,呈梭形或椭圆形,常引起肛周剧痛。多见于青中年人,绝大多数肛裂位于肛管的后正中线上,也可在前正中线上,侧方出现肛裂极少。

【病因与病理】肛裂的病因尚不清楚,可能与多种因素有关。长期便秘、粪便干结引起的排便时机械性创伤是大多数肛裂形成的直接原因。肛管外括约肌浅部在肛管后方形成的肛尾韧带伸缩性差、较坚硬,此区域血供亦差;肛管与直肠成角相延续,排便时,肛管后壁承受压力最大,故后正中线处易受损伤。

急性肛裂可见裂口边缘整齐,底浅,呈红色并有弹性,无瘢痕形成。慢性肛裂因反复发作,底深而不整齐,质硬,边缘增厚纤维化,肉芽灰白。裂口上端的肛门瓣和肛乳头水肿,形成肥大乳头;下端皮肤因炎症、水肿及静脉、淋巴回流受阻,形成袋状皮垂向下突出于肛门外,称"前哨痔"(图33-18)。因肛裂、"前哨痔"、乳头肥大常同时存在,故称为肛裂"三联征"。

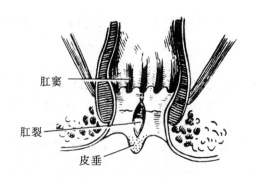

肛窦

肛裂

皮垂

图 33-18　肛裂

【临床表现】肛裂患者有典型的临床表现,即疼痛、便秘和出血。疼痛多剧烈,有典型的周期性:排便时由于肛裂内神经末梢受刺激,立刻感到肛门烧灼样或刀割疼痛,称为排便时疼痛;便后数分钟可缓解,称为间歇期;随后因肛门括约肌收缩痉挛,再次剧痛,此期可持续半小时到数小时,临床称为括约肌挛缩痛。直至括约肌疲劳、松弛后疼痛缓解,但再次排便时又发生疼痛。以上称为肛裂疼痛周期。排便时常在粪便表面或便纸上见到少量血迹,或滴鲜血,大量出血少见。

【诊断与鉴别诊断】依据典型的临床病史、肛门检查时发现的肛裂"三联征",不难作出诊断。应注意与其他疾病引起的肛管溃疡相鉴别,如 Crohn 病、溃疡性结肠炎、结核、肛周肿瘤、梅毒、软下疳等引起的肛周溃疡相鉴别,必要时可取活组织做病理检查以明确诊断。肛裂行肛门检查时,常会引起剧烈疼痛,有时需在局麻下进行。

【治疗】急性或初发的肛裂可用坐浴和润便的方法治疗;慢性肛裂可用坐浴、润便加以扩肛的方法;经久不愈、保守治疗无效、且症状较重者可采用手术治疗。

1. 非手术治疗

原则是解除括约肌痉挛,止痛,帮助排便,促使局部愈合。具体措施如下:①排便后用 1:5000 高锰酸钾温水坐浴,保持局部清洁。②口服缓泻剂或液状石蜡,使大便松软、润滑;增加饮水和多纤维食物,以纠正便秘,保持大便通畅。③肛裂局部麻醉后,患者侧卧位,先用示指扩肛后,逐渐伸入两中指,维持扩张 5 分钟。扩张后可解除括约肌痉挛,扩大创面,促进裂口愈合。

2. 手术疗法

(1)肛裂切除术　即切除全部增殖的裂缘、"前哨痔"、肥大的肛乳头、发炎的隐窝和深部不健康的组织直至暴露肛管括约肌,可同时切断部分外括约肌皮下部或内括约肌,创面敞开引流。缺点为愈合较慢。

(2)肛管内括约肌切断术　肛管内括约肌为环形的不随意肌,它的痉挛收缩是引起肛裂疼痛的主要原因。手术方法是在肛管一侧距肛缘 1～1.5cm 作小切口达内括约肌下缘,确定括约肌间沟后分离内括约肌至齿状线,剪断内括约肌,然后扩张至 4 指,电灼或压迫止血后缝合切口,可一并切除肥大乳头、前哨痔,肛裂在数周后自行愈合。该方法治愈率高,但手术不当可导致肛门失禁。

目标检测

一、简答题

1. 简述齿状线上、下的血管、神经及淋巴的来源。

2. 根据结直肠癌的肿物大体形态结直肠癌可区分为哪几种类型？

3. 结直肠癌的常见诊断方法有哪些？

4. 结直肠癌常见手术方式有哪些？

二、病案分析

患者，女，60岁，间断便血7个月，血色鲜红，偶伴脓血便，自觉进食辛辣等刺激食物后明显，患者有轻度贫血貌，体重减轻约5kg，请作出初步诊断，为明确诊断，还需做哪些必要的辅助检查？同时指出该病应与哪些疾病相鉴别，治疗原则是什么。

第三十四章 肝脏疾病

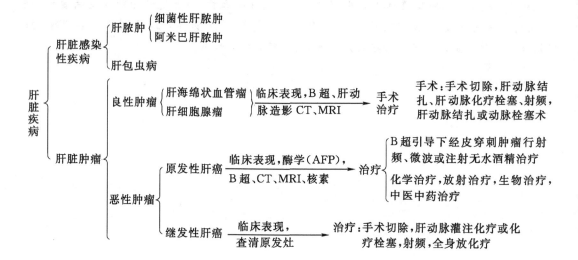

学习目标

【知识目标】

1. 掌握原发性肝癌的临床表现、诊断方法和治疗原则。

2. 熟悉肝脓肿的病因、诊断、鉴别诊断和治疗。

3. 了解继发性肝癌、肝良性肿瘤的诊断。

【能力目标】运用理论知识体系，根据临床肝脏常见病、多发病的疾病特征，能够提出正确的诊疗方案。

第一节　概　论

肝是人体内最大的实质性脏器，它大部位于右上腹部，其左外叶横过腹中线而达左上腹。右肝的下缘齐右肋缘；左肝的下缘可在剑突下扪到，但一般在腹中线处不超过剑突与脐连线的中点。肝的膈面和前面分别有左、右三角韧带、冠状韧带、镰状韧带和肝圆韧带，使其与膈肌及前腹壁固定(图 34-1)。在肝的脏面还有肝胃韧带和肝十二指肠韧带，后者包含有门静脉、肝动脉、淋巴管、淋巴结和神经，又称肝蒂。门静脉、肝动脉和肝总管在肝脏面横沟各自分出左、右干进入肝实质内，称第一肝门。在肝实质内，由于门静脉、肝动脉和肝胆管的管道分布大体上相一致，且共同被包裹在 Glisson 纤维鞘内，因此可以由门静脉的分布来代表，称为门静脉系统。肝静脉系统是肝血液的流出管道，其分布与门静脉系统不相一致。三条主要的肝静脉在肝后上方的静脉窝进入下腔静脉，称第二肝门。肝还有小部分血液经数支肝短静脉流入肝后方的下腔静脉，又称第三肝门。

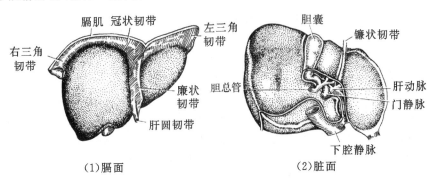

图 34-1　肝脏外观

(1)膈面　　　(2)脏面

通过对肝内血管、胆管的分布规律的研究，看到肝内有若干平面缺少管道的分布，这些平面是肝内分区的自然界面，称为肝裂。以起自胆囊窝中部、向后上方抵于下腔静脉左壁的这一稍斜的正中裂为界，将肝分为左、右两半。左、右半肝又以叶间裂为界分成左外叶、左内叶、右前叶、右后叶和尾状叶；左外叶和右后叶又以段间裂分成上、下两段，尾状叶也分成左、右两段(图 34-2)。

此外，临床上还常用以肝裂及肝静脉在肝内分布为基础的 Couinaud 分段法，将肝分为 8 段：相当于尾状叶为Ⅰ段，左外叶为Ⅱ、Ⅲ段，左内叶为Ⅳ段，右前叶为Ⅴ、Ⅷ段，右后叶为Ⅵ、Ⅷ段(图 34-3)。

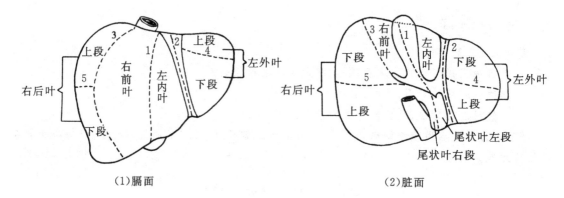

图 34-2　肝的分区

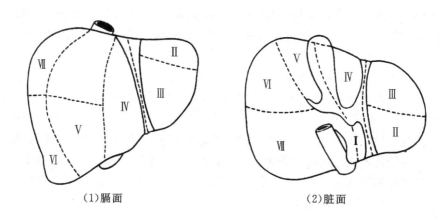

图 34-3　肝脏 Couinaud 分段法

肝的显微结构表现为肝小叶，小叶中央是中央静脉，围绕该静脉为放射状排列的单层肝细胞索，肝细胞索之间为肝窦；肝窦的壁上附有 Kupffer 细胞，它有吞噬能力，属于单核-吞噬细胞系统。

肝的血液供应 25％～30％来自肝动脉，70％～75％来自门静脉。但由于肝动脉压力大，其血液的含氧量高，所以它供给肝所需氧量的 40％～60％。门静脉汇集来自肠道的血液，供给肝营养。肝的总血流量约占心排出量的 1/4，正常可达到 1500ml/min。

肝担负着重要而复杂的生理功能，其中已明确并有临床意义的是：

（1）分泌胆汁　每日持续不断地分泌胆汁约 600～1000ml，经胆管流入十二指肠，帮助脂肪消化以及脂溶性维生素 A、D、E、K 的吸收。胆汁排入肠道，参与肝肠循环。

（2）代谢功能　食物消化后由肠道吸收的营养物质经门静脉系统进入肝。肝能将碳水化合物、蛋白质和脂肪转化为糖原，储存于肝内。在蛋白质代谢过程中，肝主要起合成、脱氨和转氨三个作用。肝在脂肪代谢中起重要作用，并能维持体内各种脂质（包括磷脂和胆固醇）的恒定性，使之保持一定浓度和比例。肝也参与多种维生素代谢。肝内胡萝卜素酶能将胡萝卜素转化为维生素 A，并加以储存。肝还储存维生素 B 族、维生素 C、D、E 和维生素 K。在激素代谢方面，肝对雌激素、垂体后叶分泌的抗利尿激素具有灭能作用。

（3）凝血功能　肝除合成纤维蛋白原、凝血酶原外，还产生凝血因子 Ⅴ、Ⅵ、Ⅶ、Ⅸ、Ⅹ、Ⅺ和

Ⅻ。另外,储存在肝内的维生素 K 对凝血酶原和凝血因子Ⅶ、Ⅸ、Ⅹ的合成是不可缺少的。

此外,肝还具有解毒作用、吞噬或免疫作用。由于肝内有铁、铜、维生素 B_{12}、叶酸等造血因素,故间接参与造血。肝又储藏大量血液,当急性失血时,有一定调节血液循环的作用。

肝的再生能力和潜力很大。因此,当肝有局限性病变时,可施行肝段、肝叶乃至更大范围(如右三叶)肝切除术。另一方面。肝对缺氧非常敏感,故在肝外科临床实践中,常温下一次阻断注入肝的血流一般以不超过 $15\sim20$ 分钟为宜。

第二节　肝脓肿

肝受感染后,因未及时或正确处理而形成脓肿。常见的肝脓肿有细菌性和阿米巴性两种。在临床上都有发热、肝区疼痛和肝肿大,但二者在病因、病程、临床表现及治疗上均各有特点。

一、细菌性肝脓肿

【病因与病理】全身细菌性感染,特别是腹腔内感染时,细菌侵入肝,如患者抵抗力弱,可发生肝脓肿。细菌可经下列途径侵入肝:①胆道:胆道蛔虫症、胆管结石等并发化脓性胆管炎时,细菌沿着胆管上行,是引起细菌性肝脓肿的主要原因;②肝动脉:体内任何部位的化脓性病变,如化脓性骨髓炎、中耳炎、痈等并发生菌血症时,细菌可经肝动脉侵入肝;③门静脉:已较少见,如坏疽性阑尾炎、痔核感染、菌痢等,细菌可经门静脉入肝内。

此外,肝毗邻感染病灶的细菌可循淋巴系统侵入。开放性肝损伤时,则细菌可直接经伤口进入肝,引起感染而形成脓肿。

细菌性肝脓肿的致病菌多为大肠杆菌、金黄色葡萄球菌、厌氧链球菌、类杆菌属等。

【临床表现】通常继发于某种感染性先驱疾病,起病较急,主要症状是寒战、高热、肝区疼痛和肝肿大。体温常可高达 $39\sim40℃$,多表现为弛张热,伴有大量出汗、恶心、呕吐、食欲缺乏和周身乏力。肝区钝痛或胀痛多属持续性,有的可伴右肩牵涉痛,右下胸及肝区叩击痛,肿大的肝有压痛。

实验室检查白细胞计数增高,明显左移;有时出现贫血。X 线胸腹部检查:右叶脓肿可使右膈肌升高;肝阴影增大或有局限性隆起;有时出现右侧反应性胸膜炎或胸腔积液。左叶脓肿,X 线钡餐检查有时可见胃小弯受压、推移现象。B 型超声检查可明确其部位和大小,其阳性诊断率可达 96％以上,为首选的检查方法。必要时可作 CT 检查。

肝右叶脓肿可穿破而形成膈下脓肿,也可向右胸穿破,左叶脓肿则偶可穿入心包;脓肿如向腹腔穿破,则发生急性腹膜炎。少数情况下,胆管性肝脓肿穿破血管壁,引起大量出血,从胆道排出。在临床上表现为上消化道出血。

【诊断】根据病史,临床上的寒战高热、肝区疼痛、肝肿大,以及 B 型超声和 X 线检查的结果,即可诊断本病。必要时可在肝区压痛最剧处或超声探测导引下施行诊断性穿刺,抽出脓液即可证实本病。

【鉴别诊断】

1.阿米巴肝脓肿

此病起病较缓慢,大便或乙状结肠镜检查可发现阿米巴滋养体或包裹,多在右叶,单发,在 B 超引导下穿刺为棕褐色无臭脓液。如合并感染,鉴别较难,可先按细菌性肝脓肿治疗。

2.原发性肝癌

当肝癌合并组织坏死、液化,可类似肝脓肿表现,但肝癌患者有乙肝病史、甲胎蛋白升高、B超、CT检查肝肿物血供丰富可作出鉴别。

3.胆道感染

胆囊肿大、Murphy征阳性,或主要表现为 Charcot 三联征,作B超检查可见胆管结石、无肿物影像而鉴别。

4.右膈下脓肿

一般继发于腹腔内感染或腹部大手术后,可有右上腹疼痛、发热、右肩放射痛等表现,但全身症状不如肝脓肿严重,用力吸气可加剧肩痛,X线检查可见膈下有液气平面,B超检查可分出病变在肝内或是膈下。

【治疗】细菌性肝脓肿是一种严重的疾病,必须早期诊断,积极治疗。

1.全身支持疗法

给予充分营养,纠正水和电解质平衡失调,必要时多次小量输血和血浆等以纠正低蛋白血症,增强机体抵抗能力。

2.抗生素治疗

应使用较大剂量。由于肝脓肿的致病菌以大肠杆菌、金黄色葡萄球菌、厌氧性细菌为常见,在未确定病原菌以前,可首选对此类细菌有作用的抗生素,如青霉素、氨苄西林加氨基糖苷类抗生素,或头孢菌素类、甲硝唑等药物。然后根据细菌培养和抗生素敏感试验结果选用有效抗生素。

3.经皮肝穿刺脓肿置管引流术

适用于单个较大的脓肿。在B型超声引导下在穿刺点作一小的皮肤切口,行此引流术。置管引流术后的第二或数日起,即可用等渗盐水(或加抗菌药物)缓慢冲洗脓腔和注入抗菌药物。待治疗到冲洗出液体变清澈,B型超声检查脓腔直径约小于2cm,即可拔管。

4.切开引流

适用于较大脓肿,估计有穿破可能,或已穿破胸腔或腹腔;胆源性肝脓肿;位于肝左外叶脓肿,穿刺易污染腹腔;以及慢性肝脓肿,常用的手术途径为:

(1)经腹腔切开引流 适用于多数患者,但手术中应注意用纱布妥善隔离保护腹腔和周围脏器,避免脓液污染。脓腔内安置多孔橡胶管引流。

(2)经腹膜外切开引流 主要适用于肝右叶后侧脓肿。可经右侧第12肋骨床切口,在腹膜外用手指钝性分离至脓腔,行切开引流。

手术治疗中,必须注意:①脓肿已向胸腔穿破者,应同时引流胸腔;②胆道感染引起的肝脓肿,应同时引流胆道;③血源性肝脓肿,应积极治疗原发感染灶。

病期长的慢性局限性的厚壁脓肿,也可行肝叶切除。多发性细菌性肝脓肿一般不适于手术治疗。

5.中医中药治疗

多与抗生素和手术治疗配合应用,以清热解毒为主,可根据病情选用五味消毒饮或柴胡解毒汤(柴胡、黄芩、金银花、连翘、紫花地丁、赤芍、丹皮、白芍、甘草)等方剂加减。

二、阿米巴性肝脓肿

阿米巴性肝脓肿是肠道阿米巴感染的并发症,绝大多数是单发的,主要应与细菌性肝脓肿鉴别。

阿米巴性肝脓肿首先应考虑非手术治疗,以抗阿米巴药物(甲硝唑、氯喹、依米丁)治疗和必要时反复穿刺吸脓以及支持疗法为主。大多数患者可获得良好疗效。

手术治疗:

(1)经皮肝穿刺置管闭式引流术 适用于病情较重,脓肿较大,有穿破危险者,或经抗阿米巴治疗,同时行多次穿刺吸脓,而脓腔未见缩小者。应在严格无菌操作下,行套管针穿刺置管闭式引流术。

(2)切开引流 适用于:①经抗阿米巴治疗及穿刺吸脓,而脓肿未见缩小,高热不退者;②脓肿伴继发细菌感染,经综合治疗不能控制者;③脓肿已穿破入胸腹腔或邻近器官;④脓肿位于左外叶,有穿破入心包的危险,穿刺抽脓又易误伤腹腔脏器或污染腹腔者。切开引流后也应采用闭式引流。

第三节 肝棘球蚴病

肝棘球蚴病又称肝包虫病。本病是流行于畜牧区的一种常见的寄生虫病,绝大多数是细粒棘球绦虫(犬绦虫)的蚴侵入人体肝内所致;少数由泡状棘球绦虫的蚴所致。多见于我国西北和西南牧区。

【病因】犬绦虫最主要的终宿主为狗,中间宿主主要为羊、牛、马,人也可作为中间宿主。犬绦虫寄生在狗的小肠内。虫卵随粪便排出,常黏附在狗、羊的毛上。当人吃了被虫卵污染的饮水或食物,即被感染。吞食的虫卵在肠内经消化液的作用,蚴即脱壳而出,穿过肠黏膜进入门静脉系统,大部分蚴被阻而留在肝内(约75%),少数可通过肝随血流而到肺(约15%),甚至散布到全身各处(如脑、眼眶、脾、肾、肌肉等)。蚴在体内便发育为包虫囊。

【病理】进入肝内的棘球蚴,先发育为小的空囊,即初期的包虫囊肿,其中不含头节;随着囊体逐渐增大,形成包虫囊肿,亦即内囊。内囊又可分为内、外两层,外层为多层的角皮层,有弹性,如粉皮样,呈白色半透明;内层为生发层,很薄,实际上是包虫的本体,能产生很多头节和生发囊。生发囊脱落后,形成与母囊结构相同的子囊;子囊又可产生孙囊。头节绝大部分附着于囊壁或沉积在囊底形成"包虫囊沙"。在包虫囊肿生长过程中,在其周围形成一层纤维性包膜,称为外囊;其厚度约为3～5mm左右,可发生钙化。

包虫囊肿多为单发性,约有1/4为多发性。囊肿生长缓慢,小者如葡萄大小,大者囊内容积可达10000ml。包虫囊液透明,含有大量头节和子囊。少量囊液渗至囊壁外,为人体吸收而致敏,如囊肿破入体腔,大量囊液被吸收,可产生过敏性反应或休克,甚至造成死亡。囊内生发层、子囊和头节除因营养不足可变质死亡外,也可由于囊壁发生破隙,胆液内侵或合并细菌感染后而失去生机,使囊液和生发层变成黄色。囊壁也可发生钙化。

【临床表现】患者常具有多年病史,初期症状不明显,可因偶尔发现上腹部肿块始引起注意。发展至一定阶段时,可出现上腹部胀满感、轻微疼痛或压迫邻近器官所引起的症状。如肿块压迫胃肠道时,可有上腹不适、食欲减退、恶心、呕吐和腹胀等;压迫胆道,引起阻塞性黄疸;压迫门静脉可有脾肿大、腹水。

在病程经过中,常有过敏反应史,如皮肤瘙痒、荨麻疹等。

腹部检查时,往往可看到右肋缘略鼓出或上腹有局限性隆起。囊肿位于肝上部,可将肝向下推移；囊肿如在肝下缘，则可扪及与肝相连的肿块；呈半球形，表面光滑，边缘清楚，一般无压痛，可随呼吸而上下移动。

肝包虫病主要的并发症是囊肿破裂，其次是继发细菌感染。

包虫囊肿如因外伤或误行局部穿刺而破入腹腔，便突然发生腹部剧烈疼痛，腹部肿块骤然缩小或消失，伴有皮肤瘙痒、荨麻疹、胸闷、恶心、腹泻等过敏反应，甚至出现休克。溢入腹腔内的生发层、头节、子囊经数月后，又逐渐发育成多发性包虫囊肿。如果原来囊肿已合并细菌感染或与胆管想通，则穿破后引起严重的腹膜炎。

囊肿破入肝内胆管，产生与胆石症相似的临床表现，但程度较轻。由于破碎囊膜或子囊阻塞胆道、合并感染，可反复出现寒热、黄疸和右上腹绞痛等症状。有时粪便内可找到染黄的囊膜和子囊。

继发性细菌感染时临床表现为细菌性肝脓肿的症状，但因有厚韧的外囊，故中毒症状一般较轻。

囊肿也可以破入胸腔，但较少见。

【诊断】早期临床表现不明显，往往不易发觉。在询问病史时应了解患者居住地区，是否有与狗、羊等接触史。除注意上述临床表现外，可进行以下检查：①包虫囊液皮内试验（Casoni试验）：其阳性率可达 90％～95％。②补体结合试验：其阳性率可达 70％～90％。此法的诊断价值虽较小，但有助于判断疗效。如手术一年后补体结合试验仍呈阳性，提示体内仍有包虫囊肿存留。③间接血凝法试验：特异性较高，阳性率可达 80％。④X 线检查：有时显示圆形、密度均匀、边缘整齐的阴影，或有弧形钙化囊壁影。⑤B 型超声检查：能显示囊肿的大小和所在部位。

需要指出，疑有包虫囊肿的可能时，严禁作诊断性穿刺，以免囊液外漏。

肝包虫囊肿诊断确定后，应检查身体其他部位特别是肺部有无包虫囊肿存在。肝包虫囊肿应与右侧肾盂积水、胆囊积水等鉴别。并发感染后，常被误诊为细菌性肝脓肿。囊肿破入肝内胆管，应与胆道结石病鉴别。

【治疗】根据囊肿有无并发症而采用不同的手术方法。为了预防万一在手术时囊肿破裂，囊液溢入腹腔引起过敏性休克，可在术前静脉滴注氢化可的松 100mg。

（1）包虫囊肿内囊摘除术 最常用，适用于无继发感染者。显露包虫囊肿后，用厚纱布垫严密保护切口与周围器官，以免囊内容物污染腹腔。用粗针穿刺并尽量吸除内容物后，在无胆瘘的情况下，向囊内注入适量 30％氯化钠溶液，等待 5 分钟以杀死头节，如此反复 2～3 次，再用吸引器将囊内容物吸尽，使内囊塌陷，易与外囊分离。

（2）包虫囊肿合并感染后，子囊和头节均死亡，可切开外囊壁，清除所有内容物，摘除内囊后用双套管负压吸引引流，术后配合抗生素治疗。

在下列情况下：手术后囊腔长期不闭合或残留胆瘘；多个囊肿局限于肝的一叶或巨大囊肿已将该叶肝组织严重破坏；病变局限、囊壁坚厚或钙化而不易塌陷的较大囊肿，或囊肿继发感染形成慢性厚壁肝脓肿等，可考虑作肝部分切除术或肝叶切除术。

对不能外科手术治疗或经多次手术后复发不能根治者，可用阿苯达唑或甲苯咪唑治疗。也可在手术前应用，以防止播散和复发。

另一种少见的、由泡状棘球绦虫引起的肝泡球蚴病，肝明显肿大，表面呈葡萄状凹凸不平，极难与肝癌相鉴别，应予注意。病变局限者，可考虑行肝切除术。

第四节　肝肿瘤

肝肿瘤分良性和恶性两种。良性肿瘤少见。恶性肿瘤常见的是肝癌。它又分为原发性和继发性（即转移性）两种。

一、肝的良性肿瘤

临床上少见。其中比较常见的是海绵状血管瘤。

肝海绵状血管瘤常见于中年患者，多为单发，也可多发；左、右肝的发生率大致相等。肿瘤生长缓慢，病程常达数年以上。瘤体较小时无任何临床症状。增大后主要表现为肝肿大或压迫胃、十二指肠等邻近器官，引起上腹部不适、腹胀、嗳气、腹痛等症状。体格检查：腹部肿块与肝相连，表现光滑，质地柔软，有囊性感及不同程度的压缩感，有时可呈分叶状。根据临床表现，B型超声、肝动脉造影、CT、MRI或放射性核素扫描，特别是肝血池扫描等检查，不难诊断。

手术切除是治疗肝海绵状血管瘤最有效的方法。但小的、无症状的肝海绵状血管瘤不需治疗，可每隔3～6个月做B超检查，以动态观察其变化。一般对肿瘤直径>8cm或有症状者，则可根据病变范围作肝部分切除或肝叶切除术。对直径小于15cm者，也可采用血管瘤捆扎术。病变广泛不能切除者，可行肝动脉结扎术。我国手术切除的最大的一例肝海绵状血管瘤的体积为63cm×48.5cm×40cm，重达18kg。

肝海绵状血管瘤最危险的并发症是肿瘤破裂引起腹腔急性大出血，常可导致死亡。

其他肝的良性肿瘤及恶性肿瘤，如肝细胞腺瘤、肝肉瘤等，均少见。

二、原发性肝癌

原发性肝癌是我国常见的恶性肿瘤之一，高发于东南沿海地区。我国肝癌患者的中位年龄为40～50岁，男性比女性多见。近年来其发病率有增高趋势。根据1995年卫生部的统计，我国肝癌年死亡率占肿瘤死亡率的第二位。

【病因与病理】原发性肝癌的病因和发病机制尚未确定。目前认为与肝硬化、病毒性肝炎、黄曲霉素等某些化学致癌物质和水土因素有关。

原发性肝癌的大体病理形态可分三型：结节型、巨块型和弥漫型。按肿瘤大小，传统分为小肝癌（直径<5cm）和大肝癌（直径>5cm）。现在新的分类为微小肝癌（直径≤2cm），小肝癌（2cm≤直径≤5cm），大肝癌（5cm≤直径≤10cm）和巨大肝癌（直径>10cm）。

从病理组织上可分为三类：肝细胞型、胆管细胞型和二者同时出现的混合型。我国绝大多数原发性肝癌是肝细胞癌（91.5%）。

原发性肝癌极易侵犯门静脉分支，癌栓经门静脉系统形成肝内播散，甚至阻塞门静脉主干引起门静脉高压的临床表现；肝外血行转移最多见于肺，其次为骨、脑等。淋巴转移至肝门淋巴结最多，其次为胰周、腹膜后、主动脉旁及锁骨上淋巴结。此外，向横膈及附近脏器直接蔓延和腹腔种植性转移也不少见。

【临床表现】原发性肝癌早期缺乏典型症状，常见的临床表现为：

1. 肝区疼痛

有半数以上患者以此为首发症状，多为持续性钝痛、刺痛或胀痛。主要是由于肿瘤迅速生长,使肝包膜张力增加所致。位于肝右叶顶部的癌肿累及横膈,则疼痛可牵涉至右肩背部。当肝癌结节发生坏死、破裂,引起腹腔内出血时,则表现为突然引起右上腹剧痛和压痛,出现腹膜刺激征等急腹症表现。

2. 全身和消化症症状

早期常不易引起注意,主要表现为乏力、消瘦、食欲减退、腹胀等。部分患者可伴有恶心、呕吐、发热、腹泻等症状。晚期则出现贫血、黄疸、腹水、下肢水肿、皮下出血及恶病质等。

3. 肝肿大

为中、晚期肝癌最常见的主要体征。肝肿大呈进行性,质地坚硬,边缘不规则,表面凹凸不平呈大小结节或巨块。癌肿位于肝右叶顶部者可使膈肌抬高,肝浊音界上升。在不少情况下,肝肿大或肝区肿块是患者自己偶然扪及而成为肝癌的首发症状的。肝肿大显著者可充满整个右上腹或上腹,右季肋部明显隆起。

此外,如发生肺、骨、脑等处转移,可产生相应症状。少数患者还可有低血糖症、红细胞增多症、高血钙和高胆固醇血症等特殊表现。

原发性肝癌的并发症主要有肝性昏迷、上消化道出血、癌肿破裂出血及继发感染。

【诊断与鉴别诊断】肝癌出现了典型症状,诊断并不困难,但往往已非早期。所以,凡是中年以上,特别是有肝病史的患者,如有原因不明的肝区疼痛、消瘦、进行性肝肿大者,应及时作详细检查,采用甲胎蛋白(AFP)检测和 B 型超声等现代影像学检查,有助于早期发现,甚至可检出无症状、体征的极早期小肝癌病例。

1. 肝癌血清标志物检测

(1)血清甲胎蛋白(AFP)测定　本法对诊断肝细胞癌有相对的专一性。放射免疫法测定持续血清 AFP≥400μg/L,并能排除妊娠、活动性肝病、生殖腺胚胎源性肿瘤等,即可考虑肝癌的诊断。AFP 低度升高者,应作动态观察,并结合肝功能变化或其他血液酶学等改变及影像学检查加以综合分析判断。临床上约 30% 的肝癌患者 AFP 为阴性。如同时检测 AFP 异质体,可使肝癌的阳性率明显提高。

(2)血液酶学及其他肿瘤标记物检查　肝癌患者血清中异常凝血酶原、α_1-抗胰蛋白酶、α-L-岩藻糖苷酶、酸性同工铁蛋白、碱性磷酸酶和乳酸脱氢酶同工酶等可高于正常。但由于缺乏特异性,多作为辅助诊断,用于与 AFP、AFP 异质体等联合检测,结合 AFP 分析,有助于提高肝癌的确诊率。

2. 影像学检查

(1)超声检查　采用分辨率高的 B 型超声显像仪检查,可显示肿瘤的大小、形态、所在部位以及肝静脉或门静脉内有无癌栓等,其诊断符合率可达 90% 左右,能发现直径<2cm 的微小癌灶。是目前有较好诊断价值的非侵入性检查方法,并可用作高发人群中的普查工具。另外,用 B 型超声显像同时能提取超声多普勒血流频谱信号的双功仪及彩色多普勒血流成像与双功仪综合组成的三功仪检查,可提高肝癌的确诊率,并有助于与转移性肝癌、肝血管瘤等的鉴别。

(2)CT 检查　CT 具有较高分辨率。应用动态增强扫描可提高分辨率,有助于鉴别血管瘤。应用 CT 动态扫描与动脉造影相结合的 CT 血管造影(CTA),可提高小肝癌的检出率。多层螺旋 CT、三维 CT 成像更提高了分辨率和定位的精确性。

(3)磁共振成像(MRI)　诊断价值与 CT 相仿,对良、恶性肝内占位病变,特别与血管瘤的鉴别优于 CT,且可进行肝静脉、门静脉、下腔静脉和胆道重建成像,可显示这些管腔内有无癌栓。

（4）选择性腹腔动脉或肝动脉造影检查　对血管丰富的癌肿,其分辨率低限约 1cm,对<2.0cm 的小肝癌其阳性率可达 90％。由于属于创伤性检查,当上述检查不易确诊,必要时才考虑采用。

（5）放射性核素肝扫描　应用^{198}金、^{99m}锝、^{131}碘玫瑰红、^{113m}铟等进行肝扫描,有助于诊断大肝癌。但不易发现直径小于 3cm 的肿瘤。采用放射性核素发射计算机体层扫描（ECT）则可提高诊断符合率,能分辨 1～2cm 病变。

（6）X 线检查　腹部平片可见肝阴影扩大。肝右叶的癌肿常见右侧膈肌升高或呈局限性凸起。位于肝左叶或巨大的肝癌,X 线钡餐检查可见胃和横结肠被推压现象。

肝穿刺行针吸细胞学检查有确定诊断意义,目前多采用在 B 型超声导引下行细针穿刺,有助于提高阳性率。适用于经过各种检查仍不能确诊,但又高度怀疑或已定性诊断为肝癌的患者,必要时应做剖腹探查。

原发性肝癌主要应与肝硬化、继发性肝癌、肝良性肿瘤、肝脓肿、肝包虫病,以及与肝毗邻器官,如右肾、结肠肝曲、胃、胰腺等处的肿瘤相鉴别。

【治疗】早期诊断,早期治疗,根据不同病情进行综合治疗,是提高疗效的关键;而早期施行手术切除仍是目前首选的、最有效的治疗方法。

1. 手术治疗

（1）手术切除　手术适应证（中华外科学会肝外科学组,2000 年）如下:

1）患者一般情况:①较好,无明显心、肺、肾等重要脏器器质性病变。②肝功能正常,或仅有轻度损害,按肝功能分级属 A 级;或属 B 级,经短期护肝治疗后,肝功能恢复到 A 级。③无广泛肝外转移性肿瘤。

2）下述情况可作根治性肝切除:①单发的微小肝癌。②单发的小肝癌。③单发的向肝外生长的大肝癌或巨大肝癌,表面较光滑,周围界限较清楚,受肿瘤破坏的肝组织少于 30％。④多发性肿瘤,肿瘤结节少于 3 个,且局限在肝的一段或一叶内。

3）下述情况仅可作姑息性肝切除:①3～5 个多发性肿瘤,局限于相邻 2～3 个肝段或半肝内,影像学显示无瘤肝组织明显代偿性增大,达全肝的 50％以上;如超越半肝范围,可分别作局限性切除。②左半肝或右半肝的大肝癌或巨大肝癌,边界较清楚,第一、二肝门未受侵犯,影像学显示无瘤侧肝明显代偿性增大,达全肝组织的 50％以上。③位于肝中央区（肝中叶,或Ⅳ、Ⅴ、Ⅷ段）的大肝癌,无瘤肝组织明显代偿性增大,达全肝的 50％以上。④Ⅰ或Ⅷ段的大肝癌或巨大肝癌。⑤肝门部有淋巴结转移者,如原先肝肿瘤可切除,应作肿瘤切除,同时进行肝门部淋巴结清扫;淋巴结难以清扫者,术后可进行放射治疗。⑥周围脏器（结肠、胃、膈肌或右肾上腺等）受侵犯,如原发肿瘤可切除,应连同受侵犯脏器一并切除。远处脏器单发转移性肿瘤（如单发肺转移）,可同时作原发肝癌切除和转移瘤切除术。

（2）对不能切除的肝癌的外科治疗　可根据具体情况,术中采用肝动脉结扎、肝动脉化疗栓塞、射频、冷冻、激光、微波等治疗,都有一定的疗效。

（3）根治性切除术后复发肝癌的再手术治疗　对根治性切除术后患者进行定期随诊,监测甲胎蛋白和 B 型超声等影像学检查,早期发现复发,如一般情况良好、肝功能正常,病灶局限允许切除,可施行再次切除。

(4)肝癌破裂出血的患者,可行肝动脉结扎或动脉栓塞术,也可作射频或冷冻治疗,情况差者或仅作填塞止血。如全身情况较好、病变局限,在技术条件具备的情况下,可行急诊肝叶切除术治疗。对出血量较少,血压、脉搏等生命体征尚稳定,估计肿瘤又不可切除者,也可在严密观察下进行输血,应用止血剂等非手术治疗。

原发性肝癌也是行肝移植手术的指征之一,但远期疗效尚欠理想,主要问题还是肝癌复发。

近年来,有经腹腔镜切除位于边缘部位的微小或小肝癌的报告,其实用性及疗效有待进一步观察。

2. 化学药物治疗

原则上作全身化疗。经剖腹探查发现癌肿不能切除;或作为肿瘤姑息切除的后续治疗者,可采用肝动脉和(或)门静脉置泵(皮下埋藏式灌注装置)作区域化疗栓塞;对未经手术而估计不能切除者,也可行放射介入治疗,即经股动脉作超选择性插管至肝动脉,注入栓塞剂(常用如碘化油)和抗癌药行化疗栓塞,常用化疗药物为氟尿嘧啶、丝裂霉素、顺铂、卡铂、表柔比星、阿霉素等,有一定姑息性治疗疗效,常可使肿瘤缩小,部分患者可因此获得手术切除的机会。

3. 放射治疗

对一般情况较好,肝功能尚好,不伴有肝硬化,无黄疸、腹水,无脾功能亢进和食管静脉曲张,癌肿较局限,尚无远处转移而又不适于手术切除或手术后复发者,可采用放射为主的综合治疗。

4. 生物治疗

主要是免疫治疗。常用的有卡介苗、自体或异体瘤苗、免疫核糖核酸、转移因子、干扰素、白细胞介素-2、左旋咪唑、胸腺肽、肿瘤坏死因子等,可与化疗等联合应用。还有应用淋巴因子激活的杀伤细胞(LAK)、肿瘤浸润淋巴细胞(TIL)等免疫活性细胞,行过继性免疫治疗等,但多在探索之中。

5. 中医中药治疗

多根据不同病情采取辨证施治、攻补兼施的方法,常与其他疗法配合应用。以提高机体抗病力,改善全身状况和症状,减轻化疗、放射不良反应等。

6. 其他

在B超引导下经皮穿刺肿瘤行射频、微波或注射无水酒精治疗,以及体外高能超声聚焦疗法等。这些方法适用于瘤体较小而又不能或不宜手术切除者,特别是肝切除术后早期肿瘤复发者。它们的优点是安全、简便、创伤小,有些患者可获得较好的治疗效果。

以上各种治疗方法,多以综合应用效果为好。

随着原发性肝癌早期诊断、早期治疗和肝外科的进展,我国的肝癌手术切除率已大大提高,手术死亡率大大降低,总体疗效显著提高。小肝癌的手术切除率高达80%以上,手术死亡率低于2%,术后5年生存率达60%～70%。有资料表明,肝癌直径<3cm者,术后5年生存率高达85.3%;肝癌直径<5cm者,术后5年生存率高达79.8%;不能切除的肝癌经综合治疗肿瘤缩小后行二期切除,5年生存率达61.5%的。但总体上讲,肝癌即使获得根治性切除,5年内仍有60%～70%的患者出现转移复发,故肝癌患者治疗后应坚持随诊,术后用AFP检测及超声波检查定期观察,以早期发现转移复发患者。有资料表明,根治性切除后复发性肝癌再切除术后5年生存率有达53.2%的。

三、继发性肝癌

继发性肝癌又称转移性肝癌。许多脏器的癌肿均可转移到肝,尤以腹部内脏的癌肿如胃癌、结肠癌、胆囊癌、胰腺癌、子宫癌和卵巢癌等较为多见。此外,乳腺、肺、肾、鼻咽等部位的癌肿也可转移到肝。

继发性肝癌常以肝外原发性癌肿所引起的症状为主要表现。但也有部分患者在出现了如消瘦、乏力、肝区疼痛、肝区结节性肿块,甚至腹水、黄疸等继发性肝癌的症状以后,其原发癌灶仍不易被查出。因此,有时与原发性肝癌难以鉴别。一般,继发性肝癌的临床表现常较轻,病程发展较缓慢。诊断的关键在于查清原发癌灶。血清 AFP 测定多为阴性。

继发性肝癌可能为单个结节,但多数为多发结节,且病变既已转移到肝,说明原发癌肿已属晚期,预后较差。如肝仅为孤立的转移性癌结节或癌结节仅局限于一叶,而原发癌灶又可以切除时,则肝继发性癌可与原发癌同期或二期手术切除。如原发性癌已切除一定时期后才出现肝内转移癌,局部病灶符合切除条件,又无其他部位转移表现者,也适宜手术切除。对不能切除的继发性肝癌,可根据患者情况及原发癌的病理性质,选用肝动脉插管或安置皮下埋藏式灌注装置行肝动脉灌注化疗或化疗栓塞,B 型超声引导下肿瘤内注射无水酒精或抗癌药或冷冻、射频、微波治疗,全身化疗,放射治疗,中医中药治疗等。

 目标检测

一、简答题

1. 细菌性肝脓肿应与哪些疾病相鉴别?
2. 简述原发性肝癌的大体分类。
3. 原发性肝癌诊断方法有哪些?

二、病案分析

患者,男,40 岁,乙肝病史 5 年,肝病面容,近 3 个月持续右上腹疼痛,阵发性加重,同时伴后背部疼痛,食欲不佳,间断有恶心呕吐,体重消瘦近 10kg。请问为明确诊断,还需做哪些必要的检查化验? 同时指出应与哪些疾病相鉴别,如何治疗。

第三十五章　消化道大出血

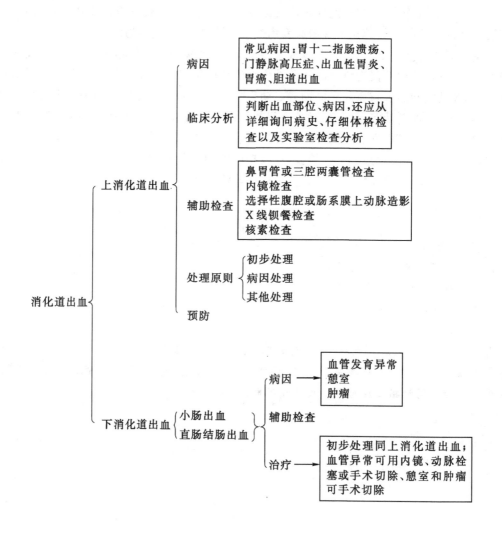

消化道出血
- 上消化道出血
  - 病因：常见病因：胃十二指肠溃疡、门静脉高压症、出血性胃炎、胃癌、胆道出血
  - 临床分析：判断出血部位、病因，还应从详细询问病史、仔细体格检查以及实验室检查分析
  - 辅助检查：鼻胃管或三腔两囊管检查；内镜检查；选择性腹腔或肠系膜上动脉造影；X线钡餐检查；核素检查
  - 处理原则：初步处理；病因处理；其他处理
  - 预防
- 下消化道出血
  - 小肠出血
  - 直肠结肠出血
    - 病因：血管发育异常；憩室；肿瘤
    - 辅助检查
    - 治疗：初步处理同上消化道出血；血管异常可用内镜、动脉栓塞或手术切除、憩室和肿瘤可手术切除

学习目标

【知识目标】

1. 掌握消化道出血的临床判断和治疗原则。

2. 熟悉消化道出血的病因、辅助检查。

3. 了解消化道出血的预防。

【能力目标】根据临床消化道出血常见病疾病特征,能够通过临床分析及时、正确的判断出血的部位和病因,并提出合理的处理原则。

第一节　上消化道大出血

上消化道包括食管、胃、十二指肠、空肠上段和胆道。但临床所见的出血大部分都发生在十二指肠悬韧带的近端,很少来自空肠上段。呕血和黑便是上消化道大出血的临床特征。在成年人,如果一次出血量在 800ml 以上,占总循环血量的 20%,即可出现休克体征。

【病因】消化道大出血的病因,在不同的国家,甚至同一国家的不同地区报道都有差异。

根据国内的一些资料,引起上消化道大出血有以下常见的病因:

(1)胃十二指肠溃疡　约占 50%,其中 3/4 是十二指肠溃疡。一般位于十二指肠球部后壁或胃小弯。出血的严重程度,取决于被腐蚀的血管:静脉出血较为缓慢;动脉出血则呈搏动性喷射。

(2)门静脉高压症　约占 30%,是危及生命的上消化道大出血最常见的病因。食管、胃底的黏膜因静脉曲张而变薄,易被粗糙食物损伤,也易被反流的胃液所腐蚀,加之门静脉系统内压力增高,导致曲张静脉破裂,发生难以自止的大出血。出血常很突然,多表现为大量呕吐鲜血。

(3)出血性胃炎　又称糜烂性胃炎或应激性溃疡,约占 5%。患者多有酗酒,服用非甾体类抗炎药物如吲哚美辛(消炎痛)、阿司匹林等,或肾上腺皮质激素药物史;也可以发生在休克、脓毒症、烧伤、大手术和中枢神经系统的损伤后。

(4)胃癌　约占 2%～4%。癌组织缺血坏死,表面发生糜烂或溃疡,侵蚀血管时可引起大出血。

(5)胆道出血　最常见的病因是肝外伤,其他原因有肝血管瘤、肝肿瘤,肝脓肿,以及胆管结石、胆道蛔虫症等引起的胆道感染。

【临床分析】上消化道大出血的临床表现主要取决于出血的速度和出血量的多少,如果出血很急、量很多,则既有呕血,也有便血;由于血液在胃肠内停滞的时间很短,呕的血多为鲜血;由于肠蠕动过速,便出的血也相当鲜红。反之,出血不很急,量也不很多,则常为便血,较少为呕血;由于血液在胃肠道内停滞时间较长,经胃肠液的作用,呕出的血多呈棕褐色,便出的血多呈柏油样或紫黑色。

不同部位出血有其不同的特点:①食管或胃底出血(曲张静脉破裂),一般很急、猛,一次出血量常达 500～1000ml,常可引起休克。临床主要表现是呕血,单纯便血的较少。虽经积极采用非手术治疗,但短期内仍可反复呕血。②胃和十二指肠球部出血,虽也很急,但一次出血量一般不超过 500ml,并发休克的较少。临床上可以呕血为主,也可以便血为主。经过积极的非手术疗法多能止血,但日后可再发。③十二指肠球部以下出血(胆道出血),出血量一般不多,一次为 200～300ml,很少引起休克。临床上表现以便血为主。采用积极的非手术疗法后,出血可暂时停止,但常复发。

必须重视的是,单从上消化道出血时的情况来判断出血的部位和病因是不够的,还必须从患者的病史、体检、实验室检查等各方面进行分析,从而得出正确的诊断。

首先,应详细追问病史。消化性溃疡患者进食和服用制酸药可缓解上腹部疼痛,或过去曾经内镜或 X 线检查证明有胃十二指肠溃疡;肝硬化、门静脉高压症患者常有大量嗜酒、肝炎或血吸虫病史,或过去曾经 X 线或内镜检查有食管静脉曲张;进行性体重下隆和厌食应考虑消化道肿瘤;出血性胃炎常有服用破坏胃黏膜屏障和损伤胃黏膜的药物,如阿司匹林等非甾体类和固醇类药物史,也易发生在严重创伤、大手术、重度感染和休克等应激状态时。

这些患者如果发生上消化道大出血,诊断上一般没有困难。但有些患者在出血前没有任何症状;有门静脉高压症和上消化道出血的患者,约 1/4 的出血原因并非是曲张的静脉破裂,而可能是溃疡病或门静脉高压性胃病等;许多肝内胆道出血的患者没有肝内感染的病史;以往出血病因虽已得到确诊,也不能断定一定是这次出血的病因。因此,要明确出血的部位和病因,就必须依靠客观的检查材料。

体检时应包括仔细地检查鼻咽部,以排除来自鼻咽部咽下的血液。如果发现有蜘蛛痣、肝掌、腹壁皮下静脉曲张、肝脾肿大、腹水、巩膜黄染等,多可诊断为食管、胃底曲张静脉破裂出血。但在没有腹水、肝脾肿大也不很明显的患者,尤其在大出血后,门静脉系统内血量减少,脾可能暂时缩小、不易扪及,常能增加诊断上的困难。肝内胆道出血多有类似胆绞痛的剧烈上腹部疼痛的前驱症状,右上腹多有不同程度的压痛,甚至可触及肿大的胆囊。感染性胆道出血,同时伴有寒战、高热,并出现黄疸,这些症状综合在一起,就能明确诊断。

实验室检查方面需做血红蛋白、红细胞计数、血细胞比容、嗜中性粒细胞计数;肝功能检测;凝血功能;血液生化。由于消化道出血丧失的是全血,在呕血和黑便后,没有充分时间使血浆容量平衡,血红蛋白浓度、血细胞比容、红细胞计数的变化不会立即反映出来。75% 的上消化道大出血患者,数小时后血中尿素氮正常或升高 >11.9mmol/L,可能与血液在消化道中分解产物吸收和低血压引起尿素氮清除率下降有关。氮质血症不仅与上消化道出血量有关,也与肾功能损害严重程度有关。如果尿素氮迟迟不能恢复正常,提示肾功能持续受损伤,继续有活动性出血,或血液循环量不足。

经过以上的临床分析判断,如果仍不能确定大出血的病因,再考虑一些少见的外科疾病如贲门黏膜撕裂综合征、食管裂孔疝、胃壁动脉瘤、胃息肉等,尽管如此消化道出血仍应主要在上述的五种常见病因中考虑。

【辅助检查】

1. 鼻胃管或三腔管检查

鼻胃管吸引常可诊断上消化道出血的部位,判定出血的速度。如鼻胃管放至贲门处(约距门齿 40cm),经管注入少量等渗盐水,轻轻抽吸,如有血液,说明出血来自食管或胃;如导管进入胃中,抽出清亮胃液,表明出血位于胃以下的消化道;如抽出清亮的胆汁,可以排除出血在十二指肠的近端。鼻胃管吸引简单、安全,但并非完全可靠,约 10% 的上消化道出血患者,鼻胃管吸引呈阴性。三腔管放入胃内后,将胃气囊和食气囊充气压迫胃底和食管下段,用等渗盐水经第三腔将胃内存血冲洗干净。如果没有再出血,则可认为是食管、胃底曲张静脉破裂出血;

如果吸出的胃液仍含血液,则以胃十二指肠溃疡或出血性胃炎出血可能较大。肝硬化患者即使已有食管或胃底静脉曲张,也不能排除溃疡出血的可能。对这种患者用三腔管检查来明确出血部位,更有实际意义。这种检查虽较简单易行,但需要患者的配合。

2. 内镜检查

早期内镜检查是大多数上消化道出血诊断的首选方法。如果没有严重的伴发疾病,病情相对稳定,上消化道出血患者收住院后应立即行纤维胃十二指肠镜检查、内镜检查可确切地区别出真正的出血部位。

3. 选择性腹腔动脉或肠系膜上动脉造影

内镜检查如未能发现出血病因,尤其是胃内有大量积血和血块影响内镜视野时,如果出血速度每分钟大于 0.5ml,可作选择性腹腔动脉或肠系膜上动脉造影。对于手术前定位诊断很有意义,也可以经动脉导管栓塞止血。

4. X 线钡餐检查

对于没有内镜检查条件、内镜检查未发现或不能确定出血病变时,应在出血停止后 36～48 小时进行 X 线钡餐检查。气钡对比检查可发现较大的病变如食管静脉曲张、大的溃疡和肿瘤,但较难发现表浅较小的病变、血管发育异常或贲门黏膜撕裂综合征。

【处理原则】

1. 初步处理

临床表现有低血容量休克时,应迅速建立两条静脉通道,先输平衡盐溶液及血浆代用品,同时进行血型鉴定、交叉配血,备够可能需要的全血或袋装红细胞。留置导尿管观察每小时尿量。每 15～30 分钟测定生命体征,结合对出血量和出血特点以及尿量的观察,可作为补液、输血速度和量较可靠的指标。如果在 45～60 分钟内输入平衡盐液 1500～2000ml 后血压、脉率仍不稳定,说明失血量很大或继续出血。此时,除继续用电解质溶液外,还应输入胶体溶液。

2. 病因处理

(1)治疗消化性溃疡出血的抑酸药物包括 H_2 受体拮抗剂(西咪替丁、雷尼替丁、法莫替丁)和质子泵抑制剂(奥美拉唑、兰索拉唑、泮托拉唑)等。也可以用冷盐水反复洗胃,将血块和胃液洗净,再用去甲肾上腺素 2～4mg 加生理盐水 100ml 灌洗,也可注入凝血酶等止血药物。对于中等量的消化性溃疡出血,在内镜检查时,对看到的活动性出血部位,或在溃疡基底的血管,可经内镜用电凝、激光和微波治疗,利用其不同形式的高强热能,使小血管闭塞而达到止血目的。出血的动脉血管直径大于 4mm 时,不宜采用内镜治疗。如果患者年龄在 45 岁以上,病史较长,多系慢性溃疡,这种出血很难自止。经过初步处理,待血压、脉率有所恢复后,应早期手术(胃大部切除术)。切除了出血的溃疡是防止再出血的最可靠方法。出血点缝扎、迷走神经切断加幽门成形术,创伤程度比胃大部切除术小,适用于年老体弱或有重要器官功能不全的患者。倘若十二指肠溃疡位置很低,靠近胆总管已穿透入胰头,或溃疡周围有严重炎症、瘢痕,常使切除有困难,可切开十二指肠球部前壁,用丝线缝扎溃疡面的出血点,并在十二指肠上、下缘结扎胃十二指肠动脉和胰十二指肠动脉,再做溃疡旷置的胃大部切除术。

(2)对由于门静脉高压症引起的食管、胃底曲张静脉破裂的大出血,应视肝功能的情况来决定处理方法。生长抑素收缩内脏血管,减少门静脉血流,用于控制食管胃底曲张静脉破裂出血有效。血管加压素可使内脏小动脉收缩,门静脉血流量减少,与硝酸甘油联合应用治疗曲张静脉破裂出血,可以减少血管加压素的副作用。酌情补充维生素 K_1、凝血酶原复合物等。急诊行硬化治疗,用内镜将凝血酶、鱼肝油酸钠或十四烷基硫酸钠直接注入曲张静脉以止血,74%~91%的患者出血得以控制,但不适宜用于贲门下 2cm 以远的胃底曲张静脉出血。近些年来,由于经内镜做曲张静脉结扎术的并发症少,应用已日趋增多。气囊压迫止血的有效率仅42%~55%。对肝功能较好、没有黄疸、没有严重腹水的患者,则应积极采取手术治疗。手术分断流术和分流术两类。急诊分流手术止血率高,但并发症发生率和死亡率也高。贲门周围血管离断术适用于大部分门静脉高压有食管静脉曲张的患者,能够达到立即而确切的止血,且操作易于掌握,可在基层医院中推广采用。

(3)绝大多数出血性胃炎可由非手术治疗止血。药物治疗与治疗消化性溃疡出血大致相同。介入治疗是将导管尽可能选择性插入出血的动脉,持续滴注血管加压素,速度为每分钟0.2~0.4U,持续 12~24 小时。如果仍然不能止血,可采用胃大部切除术,或加行选择性迷走神经切断术。由于胃癌引起的大出血,则应根据局部情况行根治性胃大部或全胃切除术。

(4)胆道出血的量一般不大,多可经非手术疗法,包括抗感染和止血药物的应用而自行停止。如果出血不能停止,肝动脉造影明确出血灶后,用吸收性明胶海绵、钢圈等栓塞材料作选择性肝动脉栓塞,约 50%的病例可望止血成功。必要时进行胆道探查,主要目的是明确诊断,术中行胆道镜检查或术中胆道造影,都有助于确定出血病灶的部位。肝叶切除既能控制出血,又可清除病灶,适用于其他方法难以止血,且明确病灶局限于一侧肝内者。

由于各种止血方法的不断改进,约 80%的上消化道出血患者可经非手术疗法达到止血目的。对部位不明的上消化道大出血,经过积极的初步处理后,急性出血仍不能得到有效控制,且血压、脉率不稳定,应早期进行剖腹探查。急诊手术的首要目标是止血,若条件允许,可对原发病做治愈性手术。

【预防】颅脑损伤,体表烧伤面积>30%,呼吸衰竭需要机械辅助呼吸或凝血障碍的患者,经鼻胃管灌注抗酸药或保护胃肠黏膜药物,静脉滴注 H_2 受体拮抗剂对预防上消化道出血有效。奥美拉唑能预防和治疗长期服用非甾体抗炎药物引起的胃、十二指肠溃疡出血。门静脉高压症没有出血史者,一般不主张分流手术。食管静脉曲张严重,有出血危险者,口服普萘洛尔可减缓心率,对预防出血有一定效果。为了预防门静脉高压症食管和胃底静脉再出血,可酌情选用经内镜结扎曲张静脉、分流术或断流术等方法。

第二节　下消化道大出血

下消化道大出血多数出血相对缓慢,或呈间歇性,约80%的出血能自行停止。

一、小肠出血

小肠出血并不常见,可为无痛性,定位有一定难度。

【病因】①血管发育异常:可发生在胃、十二指肠、小肠和结肠。出血的特点常呈急性,且反复发作。②憩室:当小动脉破入憩室时,引起憩室出血。经直肠排出较为鲜红或栗色血液,可能伴有直立体位低血压。憩室出血很少,表现为缓慢出血或仅为大便潜血。出血可自行停止,但再出血率也可达 25%左右。③良性肿瘤:比较少见,有临床症状的仅占 6%,以出血为主要表现得更罕见。术前确诊率很低。

【辅助检查】选择性肠系膜上动脉造影、CT 及术中内镜检查,可能对小肠出血病变做出定位诊断。X 线钡餐检查对定位诊断也有一定帮助。另外,经口吞入末端系适当重物的细塑胶管,导管随胃肠蠕动逐步向小肠推进。一旦自塑胶管抽得血液,即可经塑胶管注入造影剂作小肠造影,有助于出血病变定位。

【治疗】初步处理同上消化道大出血。对于血管发育异常,可选用内镜治疗、动脉栓塞或手术切除。憩室和肿瘤出血则宜选择手术切除术。

二、结肠直肠出血

结肠直肠出血约占消化道出血的 10％～20％,多为中、老年患者。

【病因】最常见的病因是癌和血管发育异常,其次为憩室病,以及溃疡性结肠炎、痔、Crohn 病和感染性大肠炎等。

【临床表现】结肠直肠出血可能突然发生,通常表现为鲜血便,可伴血块或栗色血液。右半结肠的小量出血也可有黑粪症。

【辅助检查】如果出血为持续活动性,肠系膜动脉造影检查常可发现出血来自结肠憩室,或其他出血性疾病,此时可同时行靶血管栓塞治疗。在出血间歇期,纤维结肠镜检查诊断符合率有的可达 70％,也可同时经内镜治疗。但当结肠有活动性出血时,影响结肠镜的视野,因此内镜检查无诊断价值。钡剂灌肠检查对憩室病、肿瘤的诊断有重要意义。

【治疗】初期处理应扩容、纠正血容量不足。选择性动脉插管滴注血管加压素,或栓塞靶血管有止血效果。经内镜电凝可治疗血管发育异常等。

 目标检测

一、简答题

1.上消化道出血的常见病因有哪些?

2.上消化道出血的临床分析是什么?

3.简述上消化道出血的常用检查方法。

4.简述上消化道出血的处理原则。

二、病案分析

患者,男,65 岁。常年口服去痛片(具体剂量不详),间断出现上腹部疼痛不适,呕血 3 次(具体量不详)急入院。请作出初步诊断,指出与哪些疾病相鉴别,如何治疗。

第三十六章　门静脉高压症

门静脉高压症
- 脾肿大→血细胞减少
- 交通支扩张
  - 胃底-食管下段交通支→呕血、黑便
  - 直肠下端-肛管交通支
  - 前腹壁交通支
  - 腹膜后交通支
- 腹水

病史、体征、辅助检查、肝功能分级

- 非手术治疗
  - 扩充血容量
  - 药物止血
  - 内镜止血
  - 压迫止血
  - TIPS
- 手术治疗
  - 分流术
  - 断流术
  - 脾切除术
  - 肝移植

学习目标

【知识目标】

1. 掌握门脉高压症的临床表现和诊断。

2. 熟悉门脉高压症发生的病理生理。

3. 了解门脉高压症的病因、分类和治疗原则。

【能力目标】运用理论知识体系,根据临床门脉高压症的疾病特征,能够提出正确的诊疗方案。

门静脉的血流受阻、血液淤滞时,则引起门静脉系统压力的增高。临床上表现有脾肿大、脾功能亢进、食管胃底静脉曲张、腹水及并发呕血、黑便等。具有这些症状的疾病称为门静脉高压症。

【解剖概要】门静脉主干是由肠系膜上、下静脉和脾静脉汇合而成,经肝静脉汇入下腔静脉。门静脉系位于两个毛细血管网之间,一端是胃、肠、脾、胰等腹部内脏的毛细血管网,另一端是肝小叶内的肝窦。

门静脉系与腔静脉系之间存在有四个交通支:胃底-食管下段交通支、直肠下端-肛管交通支、前腹壁交通支、腹膜后交通支。在这四个交通支中,胃底-食管下段交通支是门静脉高压症引起上消化道出现的主要血管。

【病因】门静脉高压症的病因可分为肝内型和肝外型:①肝内型可分为肝窦型、窦前型、和窦后型。在我国最常见的为肝炎后肝硬化引起的肝窦和窦后阻塞性门静脉高压症;窦前型常见的病因是血吸虫病。②肝外型中,肝前型门静脉高压症的常见病因是肝外门静脉血栓形成(脐炎、腹腔内感染如急性阑尾炎和胰腺炎、创伤等)、先天性畸形(闭锁、狭窄或海绵样变等)和外在压迫(转移癌、胰腺炎等);肝后型门静脉高压症的常见病因包括 Budd-Chiari 综合征(Budd-Chiari syndrome)、缩窄性心包炎、严重右心衰竭等。

【病理生理】门静脉无瓣膜,其压力通过流入的血量和流出阻力形成并维持,门静脉的正常压力为 $1.27\sim2.35kPa(13\sim24cmH_2O)$,平均值为 $1.76kPa(18cmH_2O)$,高于此压力则为门静脉高压。门静脉高压症形成后,可以发生下列病理变化:

1. 脾肿大、脾功能亢进

门静脉血流受阻后,可出现充血性脾肿大,脾窦扩张,脾内纤维组织增生,单核-吞噬细胞增生和吞噬红细胞现象。临床上除有脾肿大外,还有外周血细胞减少,最常见的是白细胞和血小板减少,称为脾功能亢进。

2. 交通支扩张

在扩张的交通支中最有临床意义的是在食管下段-胃底形成的曲张静脉。肝硬化患者常有胃酸反流,腐蚀食管下段黏膜引起反流性食管炎,或因坚硬粗糙食物的机械性损伤,以及咳嗽、呕吐、用力排便、重负等使腹腔内压突然升高,可引起曲张静脉的破裂,导致致命性的大出血。其他交通支也可以发生扩张,如直肠上、下静脉丛扩张可以引起继发性痔;脐旁静脉与腹上、下深静脉交通支扩张,可以引起前腹壁静脉曲张;腹膜后的小静脉也明显扩张、充血。

3. 腹水

主要由于:①门静脉压力升高,使门静脉系统毛细血管床的滤过压增加;②肝硬化引起的低蛋白血症,使血浆胶体渗透压下降及淋巴液生成增加,促使液体从肝表面、肠浆膜面漏入腹腔而形成腹水;③继发刺激醛固酮分泌过多,导致钠、水潴留而加剧腹水形成。

【临床表现】本病多见于中年男性。可有血吸虫或肝炎病史。症状因病因不同而有所差异,但主要是脾肿大、脾功能亢进、呕血或黑便、腹水或非特异性全身症状(如疲乏、嗜睡、厌食)。曲张的食管下段、胃底静脉一旦破裂,立刻发生急性大出血,呕吐鲜红色血液。由于出血引起肝组织灌注不良,严重缺氧,容易导致肝性脑病。

体检时如果能触到质地较硬、边缘较钝而不规整的肝,肝硬化的诊断即能成立,但有时肝硬化缩小而难以触到。如能触及脾,就可能提示有门静脉高压。如有黄疸、腹水和前腹壁静脉曲张等体征,表示门静脉高压严重。还可有慢性肝病的其他征象如蜘蛛痣、肝掌、男性乳房发育、睾丸萎缩等。

【诊断】主要根据肝炎和血吸虫病等肝病病史和脾肿大、脾功能亢进、呕血或黑便、腹水等临床表现,一般诊断并不困难。

下列辅助检验有助于诊断:

(1)血象 脾功能亢进时,血细胞计数减少,以白细胞计数降至 $3 \times 10^9/L$ 以下和血小板计数减少至 $(70 \sim 80) \times 10^9/L$ 以下最为明显。

(2)肝功能检查 常反映在血浆白蛋白降低而球蛋白增高、白、球蛋白比例倒置、凝血酶原时间可以延长。乙型肝炎病原免疫学和甲胎蛋白检查有助于诊断。肝功能分级(表 36-1)。按照分值相加,5~6 分为 A 级,7~9 分为 B 级,10~15 分为 C 级。

表 36-1 Child 肝功能分级

检查项目	分级标准		
	A	B	C
血清胆红素(μmol/L)	<34.2	34.2~51.3	>51.3
血浆白蛋白(g/L)	>35	30~35	<35
腹水	无	易控制	难控制
肝性脑病	无	轻	重、昏迷
营养状态	优	良	差、消耗性

(3)影像学检查 ①B 超和多普勒超声检查可以显示腹水、肝密度及质地异常、门静脉扩张、血管开放情况以及测定门静脉血流量等。门静脉高压症时门静脉内径≥1.3cm;②食管吞钡 X 线检查可显示曲张的静脉呈虫蚀改变、蚯蚓样或串珠状负影;③CT、MRI 检查可以较清楚的显示门静脉高压的病因、程度及重建门静脉系统的三维影像;④腹腔动脉造影的静脉相或直接肝静脉造影,可以使门静脉系统和肝静脉显影,确定静脉受阻部位及侧支回流情况,还可为手术方式提供参考资料。

(4)内镜检查 可以直接观察食管、胃底静脉曲张的程度,并可进行硬化剂注射、曲张静脉套扎等治疗。

【治疗】外科治疗门静脉高压症主要是预防和控制食管-胃底曲张静脉破裂出血。

(一)食管胃底曲张静脉破裂出血

在抢救治疗中必须分别对待下列两类不同的大出血患者。

1. 有黄疸、大量腹水、肝功能严重受损的患者(Child C 级)

对于有黄疸、大量腹水、肝功能严重受损的患者(Child C 级)发生大出血，如果进行外科手术，死亡率可高达 60%～70%。对这类患者应尽量采用非手术疗法，重点是输血、注射垂体加压素以及应用三腔管压迫止血。

(1)初步处理　建立有效的静脉通道，扩充血容量，采取措施监测患者生命体征。但应避免过量扩容，应根据呼吸、脉搏、血压、尿量、中心静脉压、血红蛋白和血细胞比容等，以调整输液速度和量，防止门静脉压力反跳性增加而引起再出血。

(2)药物止血　主要应用内脏血管收缩剂，常用药物有垂体后叶素、三甘氨酰赖氨酸加压素和生长抑素类药物。血管加压素一般剂量为 20U 溶于 5% 葡萄糖 200ml 内，20 分钟内静脉滴注完毕。合用酚妥拉明或硝酸酯类药物可提高疗效，还可预防缩血管药物的不良反应。生长抑素类(如施他宁)目前认为是首选药物，首次剂量 $25\mu g$ 静脉冲击注射，以后每小时 $250\mu g$ 静脉滴注维持，连续 3～5 天。其他的药物如氨甲苯酸、维生素 K、维生素 C、云南白药等均可以应用。

(3)内镜治疗　经内镜将硬化剂(国内多选用鱼肝油酸钠)直接注射到曲张静脉腔内(EVS)，使曲张静脉闭塞，其黏膜下组织硬化，以治疗食管静脉曲张出血和预防再出血。内镜治疗的并发症是食管溃疡、狭窄、穿孔和再出血等。食管穿孔是最严重的并发症，虽然发生率仅 1%，但死亡率却高达 50%。比硬化剂注射疗法(EVS)操作相对简单和安全的是经内镜食管曲张静脉套扎术(EVL)。方法是经内镜将要结扎的曲张静脉吸入到结扎器中，用橡皮圈套扎在曲张静脉基底部。硬化剂注射疗法和套扎术对胃底曲张静脉破裂出血无效。

(4)三腔管压迫止血　原理是利用充气的气囊分别压迫胃底和食管下段的曲张静脉，以达止血目的。通常用于对血管加压素或内镜治疗食管胃底静脉曲张出血无效的患者。该管(图 36-1)有三腔，一通圆形气囊，充气后压迫胃底；一通椭圆形气囊，充气后压迫食管下段；一通胃腔，经此腔可行吸引、冲洗和注入止血药。Minnesota 管还有第四个腔，用以吸引充气气囊以上口咽部的分泌物。

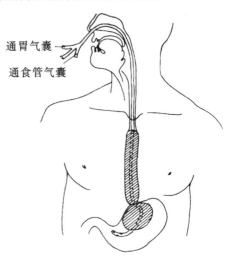

通胃气囊

通食管气囊

图 36-1　三腔管压迫止血法

用法：先向两个气囊各充气约 150ml，气囊充盈后，应是膨胀均匀，弹性良好。将气囊置于水下，证实无漏气后，即抽空气囊，涂上浸状石蜡，从患者鼻孔缓慢地把管送入胃内；边插边让患者做吞咽动作，直至管已插入 50～60cm，抽得无内容为止。先向胃气囊充气 150～200ml 后，将管向外拉提，感到管子不能再被拉出并有轻度弹力予以固定，或利用滑车装置，在管端悬以重量约 0.25～0.5kg 的物品，作牵引压迫。接着观察止血效果，如仍有出血，再向食管气囊注气 100～150ml(压力 10～40mmHg)。放置三腔管后，应抽除胃内容，并用生理盐水反复灌洗，观察胃内有无鲜血吸出。如无鲜血，同时脉搏、血压渐趋稳定，说明出血已基本控制。三腔管一般放置 24 小时，如出血停止，可先排空食管气囊，后排空胃气囊，再观察 12～24 小时，如确已止血，再将管慢慢拉出。放置三腔管的时间不宜持续超过 3～5 天，否则，可使食管或胃底黏膜因受压迫太久而发生溃烂、坏死、食管破裂。因此,每隔 12 小时,应将气囊放空 10～20 分钟;如有出血即再充气压迫。

(5)经颈静脉肝内门体分流术(TIPS) 是采用介入放射方法,经颈静脉途径在肝内肝静脉与门静脉主要分支间建立通道,置入支架以实现门体分流,TIPS 可明显降低门静脉压力,一般可降低至原来压力的一半,能治疗急性出血和预防复发出血。目前 TIPS 主要用于药物和内镜治疗无效、肝功能差的曲张静脉破裂出血患者和用于等待行肝移植的患者。但其主要问题是支撑管进行性狭窄和并发肝功能衰竭(5%～10%),肝性脑病(20%～40%)。

2. 没有黄疸、没有明显腹水的患者(Child A、B 级)

对于没有黄疸、没有明显腹水的患者(Child A、B 级)发生大出血,应争取即时或经短时间准备后即行手术。急诊手术的适应证:①患者以往有大出血的病史,或本次出血来势凶猛,出血量大,或经短期积极止血治疗,仍有反复出血者,应考虑急诊手术止血。②经过严格的内科治疗 48 小时内仍不能控制出血,或短暂止血后再次复发出血,应积极行急诊手术止血。手术不但可防止再出血,而且是预防发生肝性脑病的有效措施。但因病情严重、多合并休克,所以急诊手术病死率高,应尽量避免。Child C 级患者不宜行急诊手术。手术治疗主要分为两类:一类是通过各种不同的分流手术,来降低门静脉压力;另一类是阻断门奇静脉间的反常血流,达到止血的目的。

(1)门体分流术 见图 36 - 2,可分为非选择性分流、选择性分流(包括限制性分流)两类。

①非选择性门体分流术:是将入肝的门静脉血完全转流入体循环,代表术式是门静脉与下腔静脉端侧分流术[图 36 - 2(1)],非选择性门体分流术还包括门静脉与下腔静脉侧侧分流术[图 36 - 2(2)]、肠系膜上静脉与下腔静脉"桥式"(H 形)分流术[图 36 - 2(3)]和中心性脾肾静脉分流术(切除脾,将脾静脉近端与左肾静脉端侧吻合)[图 36 - 2(4)]。

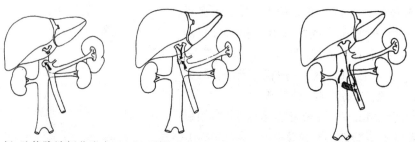

(1)门-腔静脉端侧分流术 (2)门-腔静脉侧侧分流术 (3)肠系膜上-下腔静脉"桥式"分流术

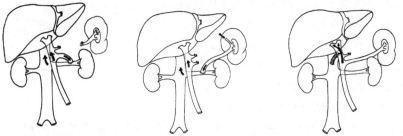

(4)中心性脾-肾静脉分流术 (5)远端脾-肾静脉分流术 (6)限制性门-腔静脉"桥式"分流术

图 36 - 2 门体分流术

②选择性门体分流术:旨在保存门静脉的入肝血流,同时降低食管胃底曲张静脉的压力。代表术式是远端脾-肾静脉分流术[图 36 - 2(5)]。

限制性门体分流的代表术式是限制性门-腔静脉分流［侧侧吻合口控制在 10mm,图 36-2(6)］和门-腔静脉"桥式"(H 形)分流(桥式人造血管口径为 8～10mm)。

(2)断流手术 即脾切除,同时手术阻断门奇静脉间的反常血流,以达到止血的目的。断流手术中以脾切除加贲门周围血管离断术最为有效,不仅离断了食管胃底的静脉侧支,还保存了门静脉入肝血流。这一术式还适合于门静脉循环中没有可供与体静脉吻合的通畅静脉,肝功能差(Child C 级),既往分流手术和其他非手术疗法失败而又不适合分流手术的患者。

3.是否有必要行预防性手术

有食管胃底静脉曲张、但没有出血的患者,尤其是对没有食管胃底静脉曲张者,是否应进行预防性手术治疗,值得探讨。近年来资料表明,倾向不作预防性手术,对这类患者重点应行内科护肝治疗。但是如果有重度食管胃底静脉曲张,特别是镜下见曲张静脉表面有"红色征",为了预防首次急性大出血,可酌情考虑行预防性手术,主要是行断流术。

(二)严重脾肿大,合并明显的脾功能亢进

最多见于晚期血吸虫病,也见于脾静脉栓塞引起的左侧门静脉高压症。对于这类患者单纯行脾切除术效果良好。

(三)肝硬化引起的顽固性腹水

有效的治疗方法是肝移植。其他疗法包括 TIPS 和腹腔-上腔静脉转流术。尽管放置腹腔-静脉转流管并不复杂,然而有报道术后死亡率高达 20%。腹腔-静脉转流后,如出现弥散性血管内凝血、食管胃底曲张静脉破裂出血或肝功能衰竭,就应停止转流。

 目标检测

一、简答题

1.简述门静脉高压症的病理改变。

2.简述门静脉高压症的临床表现。

3.简述食管胃底曲张静脉破裂出血的治疗原则。

二、病案分析

患者,男,50 岁。乙型肝炎病史 2 年,间断呕血 2 天,黑便 1 次,请作出初步诊断,指出与哪些疾病相鉴别,如何治疗。

第三十七章　胆道疾病

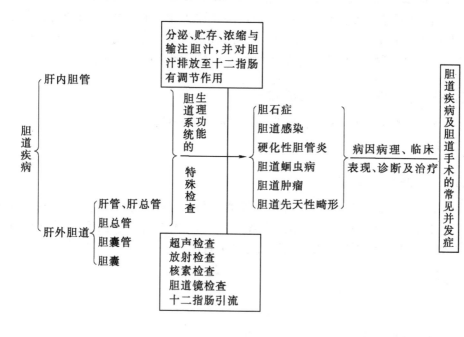

学习目标

【知识目标】

1. 掌握胆道结石、胆道感染及胆道肿瘤的临床表现、诊断和鉴别诊断及相应的治疗。

2. 熟悉胆道系统解剖、胆道系统疾病的常用检查方法。

3. 了解的胆道系统的生理功能,先天性胆道疾病。

【能力目标】运用完善的理论知识体系,根据临床胆道系统常见病、多发病的疾病特征,能够提出精准的治疗方案。

第一节 概 论

一、胆道系统的解剖特点

胆道系统包括肝内、肝外胆管、胆囊及 Oddi 括约肌等部分。它起于毛细胆管,其终末端与胰管汇合,开口于十二指肠乳头,外有 Oddi 括约肌围绕。

1. 肝内胆管

起自毛细胞管,继而汇集成小叶间胆管,肝段、肝叶胆管及肝内部分的左右肝管。肝内胆管和肝内肝动脉、门静脉及其各级分支的分布和走行大体一致,三者同为一结缔组织鞘(Glisson 鞘)所包裹。

2. 肝外胆道(图 37-1)

(1)左、右肝管和肝总管 左、右肝管出肝后,在肝门部汇合形成肝总管。肝总管直径为 0.4～0.6cm,长约 3cm,其下端与胆囊管汇合形成胆总管。有时肝总管前方有肝固有动脉发出的肝右动脉或胆囊动脉越过;有时除左、右肝管外,还有副肝管,胆道手术时应予注意。

(2)胆总管 肝总管与胆囊管汇合形成胆总管。胆总管长约 7～9cm,直径 0.6～0.8cm。若直径超过 1cm,应视为病理情况。胆总管分为四段:①十二指肠上段:始于肝总管与胆囊汇合处,止于十二指肠上缘。②十二指肠后段:行经十二指肠第一段后方。其后方为下腔静脉,左侧有门静脉和胃十二指肠动脉。③胰腺段:在胰头后方的胆管沟内或实质内下行。④十二指肠壁内段:胰腺段胆总管下行至十二指肠降部中段后,斜行进入肠管后内侧壁。85％人的胆总管与主胰管在肠壁内汇合形成一共同通道,并膨大形成胆胰壶腹,亦称乏特(Vater)壶腹。壶腹周围有括约肌(称 Oddi 括约肌)使十二指肠黏膜隆起形成皱襞。壶腹末端通常开口于十二指肠降部下 1/3 或中 1/3 处的十二指肠大乳头。Oddi 括约肌主要包括胆管括约肌、胰管括约肌和壶腹括约肌,它具有控制和调节胆总管和胰管的排放,以及防止十二指肠内容物反流的重要作用(图 37-2)。

(3)胆囊 为囊性器官,呈梨形,位于肝脏脏面的胆囊窝内。长 8～12cm,宽 3～5cm,容积 40～60ml。胆囊分为底、体、颈三部,三者间无明显界线。颈上部呈囊性扩大,称 Hartmann 袋,胆囊结石常滞留于此处。

(4)胆囊管 由胆囊颈延伸而成,胆囊起始部内壁黏膜形成螺旋状皱襞,称 Heister 瓣。胆囊管大多呈锐角汇入肝总管右侧壁,但常有变异。了解变异对防止对手术中胆管损伤有重要意义。

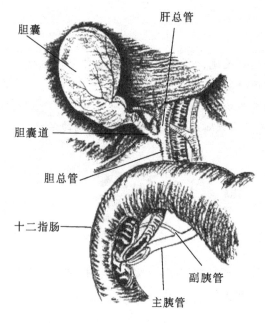

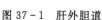

图 37-1 肝外胆道

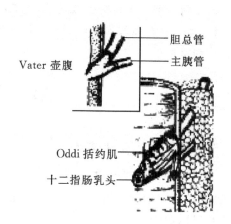

图 37-2 胆总管下段胰管汇合处

胆囊三角(Calot 三角)是由胆囊管、肝总管、肝脏下缘所构成的三角区。胆囊动脉肝右动脉、副右肝管在此区穿过,是胆道手术极易发生误伤的区域。胆囊淋巴结位于胆囊管与肝总管相汇处夹角的上方,可作为手术寻找胆囊动脉和胆囊管的重要标志。

胆总管的血液供应主要来自胃十二指肠动脉、肝总动脉和肝右动脉,这些动脉的分支在胆总管相互吻合成丛状。胆囊动脉正常时源自肝右动脉(约占 90%),少数可能起自肝固有动脉,或肝左动脉,或胃十二指肠动脉。胆囊静脉和肝外胆道静脉血流直接汇入门静脉。

胆囊的淋巴引流入胆囊淋巴结和胆总管周围淋巴结,并与肝组织内的淋巴管有吻合。肝外胆管的淋巴引流入于肝总管和胆总管后方的淋巴结。

二、胆道系统的生理功能

胆道系统具有分泌、贮存、浓缩与输送胆汁的功能,对胆汁排放入十二指肠起着重要的调节作用。

1.胆汁的生成、分泌和代谢

(1)胆汁的分泌成分和功能　成人每日由肝细胞、胆管细胞分泌胆汁约 800~1200ml。胆汁主要由肝细胞分泌,约占胆汁分泌量的 3/4;胆管细胞分泌的胆汁,约占 1/4。胆汁中 97% 是水,其他成分主要有胆汁酸与胆盐、胆固醇、磷脂酰胆碱(卵磷脂)、胆色素、脂肪酸、氨基酸、酶类、无机盐、刺激因子等。

胆汁呈中性或弱碱性,其主要生理功能是:①乳化脂肪,胆盐随胆汁进入肠道后与食物中的脂肪结合使之形成能溶于水的脂肪微粒而被黏膜吸收,并参刺激胰脂肪酶的分泌,促使脂肪、胆固醇和脂溶性素生素的吸收;②胆盐有抑制肠内致病菌生长繁殖和内毒素形成的作用;③刺激肠蠕动;④中和胃酸等。

（2）胆汁分泌的调节　胆汁分泌受神经内分泌的调节。迷走神经兴奋胆汁分泌增加,交感神经兴奋胆汁分泌减少。促胰液素可促进胆汁分泌。胃酸、脂肪和蛋白质的分解产物可刺激十二指肠黏膜分泌促胰液素和促胆囊收缩素(CCK),两者均可引起胆囊平滑肌收缩和 Oddi 括约肌松弛,以及胰液的分泌。

（3）胆汁的代谢　胆固醇不溶于水而溶于胆汁。因为胆汁中的胆盐和磷脂酰胆碱形成的微胶粒将胆固醇包裹于其中,而使其溶解。当胆盐与磷脂酰胆碱的比例为(2～3)：1时,胆固醇的溶解度最大。再者,胆汁中的 Zeta 电位越高,微胶粒的稳定性越大。在胆汁中还存在着一种由磷脂酰胆碱和胆固醇按同等比例组成的球泡,亦称胆固醇磷脂泡,其中无胆盐。球泡溶解胆固醇的能力比微胶粒大 10～20 倍,可溶解 80% 以上的肝胆汁内的胆固醇。但球泡的数量随胆盐浓度的增加而减少,当胆汁中胆盐浓度超过 40mmol/L 时,球泡消失。胆汁中球泡愈少,胆固醇愈不稳定,易于析出形成结石。

胆汁酸(盐)由胆固醇在肝内合成后随胆汁分泌至胆囊内储存并浓缩。进食时,胆盐随胆汁排至肠道,其中 95% 的胆盐能被肠道(主要在回肠)吸收入肝,以保持胆盐池的稳定,称为肠肝循环。当胆盐的肝肠循环被破坏,胆汁中胆盐减少,或胆固醇增加,则胆固醇易于析出形成结石。

胆红素在肝内与葡萄糖醛酸结合,结合胆红素为可溶性,随胆汁排入肠道后不被重吸收,形成胆色素的肠肝循环。如胆色素在肝内未与葡萄糖醛酸相结合,或当胆道感染时,大肠杆菌所产生的 β-葡萄糖醛酸酶将结合性胆红素水解成为非结合性胆红素,易聚结析出与钙结合形成胆红素钙,促发胆色素结石形成。

2. 胆囊、胆管的生理功能

胆管的主要生理功能是输送胆汁至胆囊和十二指肠,但胆管还可分泌胆汁。毛细胆管在调节胆汁流量和成分方面起着关键作用。

一般认为,当胆管梗阻,胆管内压力超过胆汁分泌压时即可抑制胆汁分泌和发生胆血反流。近来认为,1.96kPa(20cmH$_2$O)的压力即有可能导致胆血反流,因为毛细胆管直接与肝窦相通。因此,在行 T 管造影或胆道冲洗时,注入压力不宜过高。

3. 胆囊的生理功能

胆囊通过吸收分泌和运动而发挥浓缩、储存和排出胆汁的作用。其主要功能有：

（1）浓缩储存胆汁　胆囊容积仅为 40～60ml,但 24 小时内能接纳约 500ml 胆汁,胆囊黏膜有很强的吸收水和电解质的功能。进入胆囊的胆汁,90% 的水分被胆囊黏膜吸收。

（2）排出胆汁　胆汁的分泌是持续的,而胆汁的排放则随进食而断续进行,通过胆囊平滑肌收缩和 Oddi 括约肌松弛来实现,受神经系统和体液因素(胃肠道激素、代谢产物、药物等)的调节。

（3）分泌功能　胆囊黏膜每天分泌约 20ml 黏液性物质,主要是黏蛋白,有润滑和保护胆囊黏膜的作用。胆囊管梗阻,胆汁中胆红素被吸收,胆囊黏膜分泌黏液增加,胆囊内积存的液体呈无色透明,称"白胆汁"。积存"白胆汁"的胆囊称胆囊积水。

第二节　胆道疾病的检查

20 世纪 70 年代以来,随着现代影像学的发展,胆道疾病的诊断有了明显改善。目前常用的特殊检查主要有以下几种。

1. 超声检查

(1)诊断胆道结石 B超检查是一种安全、快速、简便、经济而准确的检查方法,是诊断胆道疾病的首选方法。能检测出2mm以上大小的结石,诊断准确率达95%以上。肝外胆管结石诊断准确率为80%左右。胆总管下端因常受胃肠道气体干扰,其检查准确率降低,如采用饮水充盈胃肠道或采用膝胸位检查,可提高准确率达70%左右。肝内胆管结石诊断准确率高者可达90%左右。但需与肝内钙化灶相鉴别,后者无远端胆管扩张。

(2)鉴别黄疸原因 根据胆管有无扩张、扩张部位和程度,可对黄疸进行定位和定性诊断,其准确率为93%~96%。肝内胆管正常时B超不能显示,如肝内胆管显示,肝外胆管上段直径>5mm,中下段胆管>10mm,即表示胆管扩张。胆总管及以上胆管扩张,提示胆总管下端或壶腹部梗阻。如肝内外胆管均未扩张,表示为非梗阻性黄疸。根据梗阻部位病变的回声影像可判别梗阻原因,结石呈强光团伴声影;肿瘤呈不均匀增强回声或低回声,不伴声影。

(3)诊断其他胆道疾病 B超还可诊断胆囊炎、胆囊及胆管肿瘤、胆道蛔虫、先天性胆道畸形等。还可在B超引导下,行经皮肝胆管穿刺造影、引流和取石等。

(4)手术中B超检查 现已有报道,在腹腔镜手术中利用特制探头行超声检查的。

2. 放射学检查

(1)腹部平片 15%的胆囊结石可在腹部平片上显示。瓷化胆囊可显示整个或大部分胆囊钙化。

(2)口服法胆囊造影 口服碘番酸吸收后随胆汁排至胆囊,经胆囊浓缩后可显示胆囊影像。但因准确性受多种因素影响,现已渐为超声检查替代。

(3)静脉法胆道造影 缓慢静脉注射30%胆影葡胺20ml;或将30%胆影葡胺20ml溶于10%葡萄糖水250ml缓慢静脉滴注。可观察胆管有无狭窄、扩张、充盈缺损等病理改变。本法显影常不清晰,且受多种因素影响,现已为核素胆道造影、经皮肝穿刺胆管造影、内镜逆行性胰胆管造影、磁共振胆胰管造影所取代。

(4)经皮肝穿刺胆管造影(PTC) 是在X线电视或B超监视下,利用特制穿刺针经皮穿入肝内胆管,再将造影剂直接注入胆道而使肝内外胆管迅速显影的一种顺行性胆道直接造影方法。本法可清楚地显示肝内外胆管的情况、病变部位、范围、程度和性质等,有助于胆道疾病,特别是黄疸的诊断和鉴别诊断。本法操作简便,成功率高,对有胆管扩张者更易成功,结果不受肝功能和血胆红素浓度的影响。但本法为有创性检查,有可能发生胆汁漏、出血、胆道感染等并发症,术前应检查凝血功能及注射维生素K2~3天;必要时应用抗生素,特别是有感染症状者,并应作好剖腹探查前的各种准备工作,以备及时处理胆汁性腹膜炎、出血等紧急并发症。另外,必要时,可通过造影管行胆管引流(PTCD)或置放胆管内支架用作治疗。

(5)内镜逆行胰胆管造影(ERCP) 是在纤维十二指肠镜直视下通过十二指肠乳突将导管插入胆管和(或)胰管内进行造影。本法:①可直接观察十二指肠及乳头部的情况和病变,对可疑病变可直接取材作活检;②可收集十二指肠液、胆汁、胰液行理化及细胞学检查;③通过造影可显示胆道系统和胰腺导管的解剖和病变。对胆道疾病,特别是黄疸的鉴别诊断有较大价值。但因ERCP可诱发急性胰腺炎和胆管炎等原因,ERCP用于诊断现已部分被磁共振胰胆管造影所替代。

(6)CT、MRI或磁共振胆胰管造影(MRCP) 能清楚显示肝内外胆管扩张的范围和程度,结石的分布,肿瘤的部位、大小,胆管梗阻的水平,以及胆囊病变等。主要适用于 B 超检查诊断不清而又怀疑为肿瘤的患者。MRCP 不同于 ERCP,仅作诊断用。

(7)术中及术后胆管造影　手术时可经胆囊管插管、胆总管穿刺或置管行胆道造影,可了解有无胆管狭窄、结石残留及胆总管下端通畅情况,有助于确定是否需行胆总管探查及手术方式。凡行胆总管 T 管引流或其他胆管置管引流者,拔管前应常规经 T 管或置管行胆道造影。

3. 核素扫描检查

静脉注射^{99m}Tc 标记的二乙基亚氨二醋酸(^{99m}Tc-EHIDA),可被肝细胞清除并分泌,与胆汁一起经胆道排泄至肠道,其在胆道系统流过径路的图像,可用 γ 相机或单光子束发射计算机断层扫描仪(SPECT)定时记录行动态观察。正常时,3～5 分钟肝影清晰,10 分钟左右胆管、十二指肠相继显影,胆囊多在 15～30 分钟内显影,且均不应迟于 60 分钟。胆道梗阻时显像时间的延迟和延长,有助于黄疸的鉴别诊断。胆囊管梗阻时胆囊不显影。本法突出优点是在肝功能损伤,血清胆红素中度升高时亦可应用。

4. 胆道镜检查

(1)术中胆道镜检查　可经胆总管切开处,采用纤维胆道镜或硬质胆道镜进行检查。适用于:①疑有胆管内结石残留;②疑有胆管内肿瘤;③疑有胆总管下端及肝内胆管主要分支开口狭窄。术中可通过胆道镜利用网篮、冲洗等取出结石,还可行活体组织检查。

(2)术后胆道镜检查　可经 T 管瘘道或皮下空肠盲袢插入纤维胆道镜行胆管检查,取石、取虫、冲洗、灌注抗生素及溶石药物。有胆管或胆肠吻合狭窄者可置入气囊行扩张治疗。胆道出血时,可在胆道镜下定位后,采用电凝和(或)局部用药止血。还可经胆道镜采用特制器械行 Oddi 括约肌切开术。

第三节　胆石病

胆石病包括发生在胆囊和胆管的结石,是常见病、多发病。

胆石按其化学组成成分的不同分为三类:

(1)胆固醇结石　组成成分以胆固醇为主,含量占 80% 以上。呈白黄、灰黄或黄色,形状和大小不一,小者如砂粒,大者直径达数厘米,呈多面体,圆形或椭圆形。质硬表面多光滑,剖面呈放射性条纹状。X 线检查多不显影。80% 胆固醇结石位于胆囊内。

(2)胆色素结石　含胆色素为主,呈棕黑或棕褐色,形状大小不一,质松软,易碎,一般为多发。剖面呈层状,可有或无核心。松软不成形的胆色素结石,形似泥砂,又称泥砂样结石,主要发生于胆管内,常与胆道感染有关。另有一种黑色素性结石,呈黑色或棕黑化,质硬,由不溶性的黑色胆色素多聚体、各种钙盐和黏液糖蛋白组成,几乎均发生于胆囊内,常见于肝硬化和溶血病患者。

(3)混合性结石　由胆红素、胆固醇、钙盐等多种成分混合组成。根据其所含成分的比例不同而呈现不同的形状和颜色。因含钙盐较多,X 线检查常可显影。

一、胆囊结石

胆囊结石主要为胆固醇性结石或以胆固醇为主的混合性结石。本病主要见于成年人,女性常见,但随着年龄增长其性别差异减少。

【病因】胆囊结石的成因十分复杂，是多种因素所致。目前认为其基本因素是使胆汁的成分和理化性质发生了改变，导致胆汁中的胆固醇呈过饱和状态，易于沉淀析出和结晶而形成结石。另外，胆囊结石患者的胆汁中可能存在一种促成核因子，可分泌大量的黏液糖蛋白促使成核和结石形成。此外，胆囊收缩能力减低，胆囊内胆汁淤滞也有利于结石形成。

【临床表现】一部分胆囊结石患者可终生无症状，而在其他检查、手术或尸体解剖时被偶然发现，称为静止性胆囊结石。也可以表现为胆绞痛或急、慢性胆囊炎。有症状型胆囊结石的主要临床表现为：

(1)上腹部隐痛症状　大多数患者仅在进食后，特别是进油腻食物后，出现上腹部或右上腹隐痛不适、饱胀，伴嗳气、呃逆等，常被误诊为"胃病"。

(2)胆绞痛　典型发作的表现为当饱餐、进食油腻食物后胆囊收缩，或睡眠时体位改变，结石移位并嵌顿于胆囊壶腹部或颈部，胆汁排空受阻，胆囊内压力升高并强力收缩而发生绞痛。疼痛位于上腹部或右上腹部，呈阵发性，可向肩胛部和背部放射，多伴恶心、呕吐。

(3)Mirizzi综合征　持续嵌顿和压迫胆囊壶腹部和颈部的较大结石，可引起肝总管狭窄或胆囊胆管瘘，以及反复发作的胆囊炎、胆管炎及梗阻性黄疸，称Mirizzi综合征。解剖学变异，尤其是胆囊管与肝总管平行是发生本病的重要条件。

(4)胆囊积液　胆囊结石长期嵌顿但未合并感染时，胆囊黏膜吸收胆汁中的胆色素，并分泌黏液性物质，而致胆囊积液。积液呈透明无色，称为"白胆汁"。

(5)其他　①小的结石可通过胆囊管进入并停留于胆总管内形成胆管结石；②进入胆总管的结石可通过Oddi括约肌引起损伤或嵌顿于壶腹部引起胰腺炎，称为胆源性胰腺炎；③结石压迫致胆囊十二指肠瘘后排至小肠引起肠梗阻，称胆石性肠梗阻；④结石及炎症的反复刺激可诱发胆囊癌变。⑤很少引起黄疸，即使引起黄疸症状也较轻。

【诊断】临床病史和体检可为诊断提供有益线索，但确诊需依靠影像学检查。B超检查发现胆囊结石即可确诊，正确诊断率在96%以上，是首选方法。CT、MRI虽也可显示胆囊结石，但价格昂贵，不宜常规采用。

【治疗】对于有症状和(或)并发症的胆囊结石，腹腔镜胆囊切除为首选。对于无症状的胆囊结石，一般认为不需立即行胆囊切除，只需观察和随诊，但有下列情况时，应及时考虑手术治疗：①合并需要开腹的手术；②结石直径超过3cm；③合并瓷化胆囊；④合并糖尿病者在糖尿病已控制时；⑤胆囊息肉直径超过1cm；⑥儿童胆囊结石；⑦发现结石10年以上；⑧长期野外工作；⑨心肺功能障碍。

行胆囊切除时，如有下列情况应同时行胆总管探查术：①术前已证实或高度怀疑有胆总管结石，包括有梗阻性黄疸的临床表现或病史；反复发作胆绞痛、胆管炎；有胰腺炎病史；术中胆道造影证实有结石，胆道梗阻或胆管扩张。②手术中扪及胆总管内有结石、蛔虫或肿块；或发现胆总管扩张，直径1cm以上，管壁明显增厚；或胆囊结石小，可通过胆囊管进入胆总管；或发现有胰腺炎表现；或行胆管穿刺抽出脓性、血性胆汁或泥砂样胆色素颗粒。因胆总管探查后需作T管引流，且有一定的并发症率。

二、肝外胆管结石

【病理】肝外胆管结石指发生于左、右肝管汇合部以下的胆管结石，其病理变化主要有：①胆管梗阻：一般为不完全性，梗阻近侧胆管有不同程度扩张和管壁增厚，常伴有胆汁淤滞，易致继发感染。②继发感染：感染后，胆管组织充血、水肿，可加重胆管梗阻程度，使不完全性梗阻变为完全性梗阻，可导致梗阻性化脓性胆管炎；胆管内压力进一步增高，脓性胆汁（包括细菌和毒素）可经毛细胆管逆流入血，而发生脓毒症。亦可致胆管壁糜烂、溃破，甚至形成胆管、肝动脉或门静脉瘘，导致胆道大出血。③梗阻并发感染可引起肝细胞损害，甚至可发生肝细胞坏死及形成胆源性肝脓肿；胆管炎症的反复发作还可致胆汁性肝硬化。④胆石嵌顿于壶腹时可引起胰腺的急性和（或）慢性炎症，称胆源性胰腺炎。

【临床表现】临床表现取决于有无感染及梗阻。一般平时可无症状，当结石阻塞胆管并继发感染时，典型的临床表现为 Charcot 三联症，即腹痛，寒战高热和黄疸。

（1）腹痛　发生在剑突下及右上腹部，多为绞痛，呈阵发性发作，或为持续性疼痛阵发性加剧，可向右肩背部放射，常伴恶心、呕吐。这是由于结石下移嵌顿于胆总管下端或壶腹部，引起胆管梗阻，胆总管平滑肌及 Oddi 括约肌痉挛所致。

（2）寒战高热　胆管梗阻继发感染后，胆管内压升高，感染循胆管逆行扩散，细菌及毒素经毛细胆管入肝窦至肝静脉，再进入体循环而引起全身性感染。约 2/3 的患者可在病程中出现寒战高热，一般表现为弛张热，体温高者可达 39～40℃。

（3）黄疸　胆管梗阻后即可出现黄疸，其轻重程度、发生和持续时间取决于胆管梗阻的程度，是否并发感染，有无胆囊等因素。如梗阻为部分或间歇性，黄疸程度较轻且呈波动性；完全性梗阻，特别是合并感染时，则黄疸明显，且可呈进行性加深。黄疸时常有尿色变深，粪色变浅；有的可出现皮肤瘙痒。胆石梗阻所致黄疸多呈间歇性和波动性。

体格检查：剑突下和右上腹部可仅有深压痛。如胆管内压过高，感染严重可发生胆管内胆汁外渗，甚至有发生胆总管壁坏死者，此时则可出现不同程度和不同范围的腹膜刺激征象，并可出现肝区叩痛。胆囊可肿大可被触及，有触痛。

实验室检查：可有白细胞计数及中性粒细胞升高；血清总胆红素及结合胆红素升高，血清转氨酶和（或）碱性磷酸酶升高；尿中胆红素升高，尿胆原降低或消失；粪中尿胆原减少。

影像学检查：B超检查可发现胆管内结石及胆管扩张影像。一般首选 B 超检查，必要时可加行 MR－CP 或 ERCP 或 PTC。CT 一般只在上述检查结果有疑问或不成功时才考虑使用。

【诊断】有典型 Charcot 三联症者诊断不难，但如仅有三联症中 1～2 项表现，则需借助实验室和影像学检查以明确诊断，并须注意与下列疾病鉴别：

（1）肾绞痛　始发于腰或胁腹部，可向股内侧或外生殖器放射。伴血尿，无发热，腹软，无腹膜刺激征，肾区叩痛明显。腹部平片多可显示肾、输尿管区结石。

（2）肠绞痛　以脐周为主。如为机械性肠梗阻，则伴有恶心、呕吐、腹胀，不排气排便。腹部可见肠型，肠鸣音增多，并有高音调；可有不同程度和范围的压痛和（或）腹膜刺激征。腹部平片显示有阶梯状液气面。

（3）壶腹癌和胰头癌　起病缓慢，腹痛轻或仅有上腹部不适。黄疸呈进行性加深，且较重。一般不伴寒战高热，腹软无腹膜刺激征，肝大，常可扪及肿大胆囊；晚期可有腹水及恶病质表现。ERCP 或 MRCP 和 CT 检查有助于诊断。

【治疗】肝外胆管结石现仍以手术治疗为主。手术治疗的原则是：①术中尽可能取尽结石；②解除胆道狭窄和梗阻，去除感染病灶；③术后保持胆汁引流通畅，预防胆石再发。常用手术方法有以下几种：

（1）胆总管切开取石加 T 管引流术　可采用开腹手术或腹腔镜手术。适用于单纯胆管结石,胆管上、下端通畅通,无狭窄或其他病变者。若伴有胆囊结石和胆囊炎,可同时行胆囊切除术。有条件者可采用术中胆管造影、B超检查或纤维胆道镜检查,有助于减少胆石残留率。手术时应将T管妥善固定,防止受压、扭曲或脱落。术后观察每日胆汁的量、颜色、性质及有无沉淀物并记录。T管引流胆汁量平均每天200~400ml,如超过此量,表示胆总管下端有梗阻。如胆汁正常且流量逐渐减少,手术后10天左右,经夹管2~3天,患者无不适可先行经T管胆道造影,如无异常发现,造影24小时后,可再次夹管2~3天,仍无症状可予拔管。需注意:①拔除T管前应常规行T管造影。②造影后应开放T管引流24小时以上。③硅胶管对周围组织刺激小,T管周围瘘管形成时间长,因此需推迟拔管时间。如按常规时间拔管,则有可能发生胆汁漏入腹腔,故宜采用胶质T管,尽量不用硅胶T管。④对长期使用激素,低蛋白血症及营养不良,老年人或一般情况较差者,T管周围瘘管形成时间亦较长,应推迟拔管时间。⑤拔管时切忌使用暴力,以防撕裂胆管及瘘管。⑥如造影发现结石残留,则需保留T管6周以上,待纤维窦道形成坚固后,再拔除T管经窦道行纤维胆道镜取石。如非手术疗法不成功,症状反复发作或加重,则需手术治疗。

(2)胆肠吻合术　亦称胆肠内引流术。适用于:①胆总管扩张≥2.5cm,下端有炎性狭窄等梗阻性病变,且难以用手术方法解除者,但上段胆管必须通畅无狭窄;②结石呈泥沙样不易取尽,有结石残留或结石复发者。常用的是胆管空肠Roux-en-Y吻合术。无论胆囊有无病变,行胆肠内引流手术时,必须同时切除胆囊。

(3)Oddi括约肌成形术　适应证同胆肠吻合术,特别是胆总管扩张程度较轻而且不适于行胆肠吻合术者。

(4)经内镜下括约肌切开取石术　适用于胆石嵌顿于壶腹部和胆总管下端良性狭窄,尤其是已行胆囊切除的患者。但要严格掌握其禁忌证为:①已行Billroth Ⅱ式胃空肠吻合术者;②有出血倾向和凝血功能障碍者;③近期内发作过胰腺炎者;④乳头区及附近有十二指肠憩室者。

三、肝内胆管结石

【病因与病理】肝内胆管结石病因复杂,但与肝内感染、胆汁淤滞、胆道蛔虫等多种因素有关。肝内胆管结石左叶明显多于右叶,与左叶肝管较长、呈水平方向行走,与肝总管成角为锐角,且与胆汁易潴留有关;右叶则以右后叶多见,与该处胆管弯曲度大,易致胆汁引流相对不畅有关。肝内胆管结石常合并肝外胆管结石,除具有肝外胆管结石的病理改变外,还有:①肝内胆管狭窄:肝总管上段及1~2级肝管狭窄常见,狭窄近端胆管可呈囊状、圆筒状、纺锤状,甚至呈哑铃状扩张,其内充满色素性结石及胆泥;②胆管炎:主要表现为慢性增生性或慢性肉芽肿性胆管炎,在此基础上易并发急性感染而发生急性化脓性胆管炎;③肝胆管癌:胆管长期受结石、炎症及胆汁中致癌物质的刺激,可发生癌变。

【临床表现】合并肝外胆管结石时,其临床表现与肝外胆管结石相似。未合并肝外胆管结石者,可多年无症状或仅有肝区和胸背部胀痛不适。如发生梗阻和继发感染则出现寒战或高热,甚至出现急性梗阻性化脓性胆管炎表现。除非双侧胆管均有梗阻或胆汁性肝硬化晚期,肝内胆管结石一般不会发生黄疸。肝内胆管结石并发感染时易引起胆源性肝脓肿,肝脓肿可向膈下穿破,并可进一步穿破膈肌和肺形成胆管支气管瘘,咳吐黄色味苦的胆汁样痰液。晚期发生胆汁性肝硬化,可引起门静脉高压症。对病史较长,近期内频繁发作胆管炎,伴进行性黄疸,及发热难以控制,以及消瘦等症状者,特别是年龄在 50 岁以上者,应怀疑合并肝胆管癌的可能。

【诊断】影像学检查有助于诊断及鉴别诊断。B 超、PTC 检查可显示肝内胆管结石的分布和肝胆管的狭窄和扩张情况,对确定诊断和指导治疗有重要意义。CT、MRCP 也有重要诊断价值,特别是对于并发胆汁性肝硬化和癌变者。

【治疗】肝内胆管结石的治疗宜采用以手术方法为主的综合治疗。

1. 手术治疗

原则为尽可能取净结石,解除胆道狭窄及梗阻,去除肝内感染性病灶,建立和恢复通畅的胆汁引流和预防复发。其中解除狭窄是手术治疗的关键。手术方法是:

(1)胆管切开及取石 沿胆总管纵向切口向上作肝总管及左右肝管的 Y 形切开,广泛切开肝胆管,显露 1～2 级肝管,以便在直视下切开矫正肝胆管狭窄及取出结石。对病损严重的肝段,可予以切除,切除后可经肝断面胆管开口与肝门区胆管切口会师取石。对远离肝门部的可在肝表面触及的浅表性肝内胆管结石,可直接经肝实质切开肝管取石。如为泥砂样结石,可于肝断面胆管开口部或肝实质切开胆管处置管冲洗。

(2)胆肠吻合术 高位肝胆管切开取石,整形后,多需作肝管或肝(胆)总管空肠 Roux-en-Y 胆肠内引流手术。因为:①肝胆管狭窄切开整形后,原位缝合将再度狭窄,胆肠吻合可预防狭窄;②肝内胆管多发性结石,特别是泥砂样结石难以一次取净,胆肠吻合后的通畅胆汁引流有利于残留结石的排出及预防结石复发。对于左、右肝管狭窄段较长,且管壁增厚者,胆肠吻合后易再发狭窄,应行一侧或双侧 U 管支撑约 1 年,可望使病变稳定。必须注意,应确保在胆肠吻合口上方无狭窄、梗阻及肿瘤存在,否则易发生肝内感染,结石再生,并使再次手术处理困难。胆肠内引流术决不能代替对胆管狭窄、结石等病灶的有效手术处理。

(3)去除肝内感染性病灶 肝内胆管结石反复并发感染,可引起肝局部的纤维化、萎缩和失功能,常见于左外叶和右后叶。切除病变肝叶(段)不仅清除了病灶,去除了结石的再生源地,并可防止病变段肝的癌变。

2. 中西结合治疗

在手术和其他综合治疗的同时,可配合针灸和服用消炎利胆类中药,对控制炎症,排出结石有一定作用。

3. 残石的处理

术后 T 管造影发现胆道残留结石时,可拔除 T 管经其窦道插入纤维胆道镜,用取石钳、网篮等直视下取石。如结石过大可采用激光碎石、微爆破碎石或其他方法将残石碎裂成小块后分别取出。也可通过 T 管注入接触性溶石药物。溶石疗法可有一定效果,但长期疗效不肯定,且有一定的不良反应。还可尝试中西医结合的治疗方法。

第四节 胆道感染

胆道感染临床常见,按发病部位分为胆囊炎和胆管炎。按发病急缓和病程经过分为急性、亚急性和慢性炎症。胆道感染的反复发作又是胆石形成的重要致病因素和促发因素。

一、急性胆囊炎

急性胆囊炎是胆囊发生的急性化学性和(或)细菌性炎症。约 95% 的患者合并有胆囊结石,称结石性胆囊炎;5%的患者未合并胆囊结石,称非结石性胆囊炎。

(一)急性结石性胆囊炎

【病因】急性结石性胆囊炎的主要病因为:①胆囊管梗阻:结石可突然阻塞或嵌顿于胆囊管或胆囊颈,嵌顿的结石也直接损伤受压部位的黏膜引起炎症,以致胆汁排出受阻,胆汁滞留,胆汁浓缩。高浓度的胆汁盐具有细胞毒性,能溶解细胞膜中的脂类,引起细胞损害,加重黏膜的炎症,水肿,甚至坏死。②细菌感染:多为继发性感染,致病菌可通过胆道逆行侵入胆囊,或经血循环或淋巴途径进入胆囊。致病菌主要为革兰阴性杆菌,其中以大肠杆菌最常见,其他有肠球菌、绿脓杆菌等。厌氧菌感染亦较常见。最近有人报告在30%胆囊结石患者胆汁中检测出幽门螺杆菌。

【病理】病变开始时胆囊管梗阻,胆囊肿大,压力升高,黏膜充血水肿,渗出增加,称为急性单纯胆囊炎。若此时梗阻未解除或炎症未控制,病变波及胆囊壁全层,出现囊壁增厚,血管扩张,甚至浆膜面也有纤维素和脓性渗出物,成为急性化脓性胆囊炎。如胆囊梗阻仍未解除,胆囊内压力继续升高,胆囊壁张力增高,血管受压导致血供障碍,引起胆囊缺血坏疽,则成为坏疽性胆囊炎。坏疽胆囊常发生穿孔,穿孔多发生在胆囊底部及颈部。若病变过程中胆囊管梗阻解除,炎症可逐渐消退,大部分组织恢复原来结构。如反复发作,胆囊壁纤维组织增生、瘢痕化,胆囊黏膜消失,呈慢性胆囊炎改变,甚至萎缩。急性胆囊炎时胆囊内脓液可进入胆管和胰管,引起胆管炎或胰腺炎。急性胆囊炎因胆石压迫和炎症浸润,也可穿破至十二指肠等周围器官形成胆囊胃肠道内瘘,而使急性炎症症状迅速消退。

【临床表现】女性多见,男女发病率随着年龄变化,50岁前男女之比为1:3,50岁后为1:1.5。多数患者发作前曾有胆囊疾病的表现。急性发作的典型发病过程表现为突发右上腹阵发性绞痛,常在饱餐、进油腻食物后,或在夜间发作。疼痛常放射至右肩部、肩胛部或背部。伴恶心、呕吐、厌食等消化道症状。如病变发展,疼痛可转为持续性并阵发性加剧。患者常有轻度发热,通常无畏寒,如出现明显寒战高热,表示病情加重或已发生并发症,如胆囊积脓、穿孔等,或合并有急性胆管炎。10%～25%的患者可出现轻度黄疸,可能是胆色素通过受损的胆囊黏膜进入循环,或邻近炎症引起Oddi括约肌痉挛所致。若黄疸较重且持续,表示有胆总管结石并梗阻可能。

体格检查:右上腹可有不同程度、不同范围的压痛、反跳痛及肌紧张,Murphy征阳性。有的患者可扪及肿大而有触痛的胆囊。如胆囊病变发展较慢,大网膜可粘连包裹胆囊,形成边界不清、固定的压痛性包块;如病变发展快,胆囊发生坏死、穿孔,可出现弥漫性腹膜炎表现。

实验室检查:大部分的患者有轻度白细胞升高。血清转氨酶升高,AKP升高较常见,1/2患者有血清胆红素升高,1/3患者血清淀粉酶升高。

影像学检查:B超检查,可显示胆囊增大,囊壁增厚甚至有"双边"征,以及胆囊内结石光团,其对急性胆囊炎诊断的准确率为85%～90%。此外,如^{99m}Tc-EHIDA检查,急性胆囊炎由于胆囊管梗阻,胆囊不显影,其敏感性几乎达100%;反之,如有胆囊显影,95%的患者可排除急性胆囊炎。

【诊断与鉴别诊断】根据典型的临床表现,结合实验室及影像学检查,诊断一般无困难,但应注意与消化性溃疡穿孔、急性胰腺炎、高位阑尾炎、肝脓肿、结肠肝曲癌或憩室穿孔,以及右侧肺炎、胸膜炎和肝炎等疾病鉴别。

【治疗】急性结石性胆囊炎的最终治疗是手术治疗。手术时机及手术方法的选择应根据患者的具体情况而定。腹腔镜胆囊切除术为首选,还可以选择开腹胆囊切除或胆囊造瘘术。

1. 非手术疗法

包括禁食,输液,纠正水、电解质及酸碱代谢失衡,全身支持疗法;选用广谱抗生素或联合用药。使用维生素 K、解痉止痛等对症处理。因老年人发病率较高,应注意及时发现和处理心、肺、肾等器官的并存病,维护重要脏器功能。非手术疗法既可作为治疗,也可作为术前准备。

2. 手术治疗

(1)手术时机的选择　急诊手术适用于:①发病在 48～72 小时以内者;②经非手术治疗无效且病情恶化者;③有胆囊穿孔、弥漫性腹膜炎、急性化脓性胆管炎、急性坏死性胰腺炎等并发症者。其他患者,特别是年老体弱的高危患者,应争取在患者情况处于最佳状态时行择期性手术。

(2)手术方法的选择　如患者的全身情况和胆囊局部及周围组织的病理改变允许,应行胆囊切除术,以根除病变。但对高危患者,或局部炎症水肿、粘连重,解剖关系不清者,特别是在急症情况下,应选用胆囊造口术作为减压引流,3 个月后病情稳定后再行胆囊切除术。

(二)急性非结石性胆囊炎

急性非结石性胆囊炎是指胆囊有明显的急性炎症而其内无结石存在。临床少见,发病率约占急性胆囊炎的 4%～8%。近年来,其发现率有所增高。

【病因】可能为多种因素所致。本病易发生在严重创伤、烧伤或手术后;也易在危重患者中发生;也可由恶性肿瘤等非结石性因素压迫导致胆囊管梗阻引起。长时间的 TPN 易并发本病。本病的病理与急性结石性胆囊炎相同。本病如未经及时治疗,则病情发展迅速,且胆囊坏死和穿孔的发生率较高,可能与本病的固有特征或延误诊断和治疗有关。

【临床表现与诊断】本病男性多见,临床表现与急性结石性胆囊炎相似,但疼痛等症状体征常为原发疾病、手术后疼痛或使用镇痛剂所掩盖,因而极易造成误诊治延误治疗。

提高对本病的认识和警惕是早期诊断本病的关键。凡急危患者,严重创伤、手术后及较长时间使用 TPN 的患者,出现右上腹疼痛或不明原因发热时应考虑本病。若右上腹有压痛及腹膜刺激征,或扪及肿大胆囊时,有助于早期诊断。B 超、核素肝胆系统扫描及 CT 检查对早期诊断有帮助。

【治疗】本病一经诊断,应及早手术治疗,根据患者情况可选用胆囊切除或胆囊造口术。对病情严重难以耐受手术治疗的患者可采用经皮胆囊穿刺造口引流手术。

二、慢性胆囊炎

慢性胆囊炎是急性胆囊炎反复发作的结果,约 90% 的患者合并胆囊结石。

【病理】胆囊壁有不同程度的炎性细胞浸润,纤维组织增生,囊壁增厚,与周围组织粘连等慢性炎症表现。病变严重者,胆囊壁瘢痕形成,可发生不同程度的萎缩,与肝床紧贴,甚至完全失去功能。

【临床表现】常不典型,多数患者有胆绞痛病史,有厌油脂食、腹胀、嗳气等消化道症状,出现右上腹部和肩背部隐痛,但较少有畏寒、高热和黄疸。体格检查时右上腹胆囊区有轻压痛和不适感,Murphy 征可呈阳性。

【诊断】B 超检查可显示胆囊缩小,胆囊壁增厚。如显出结石影更有助于诊断。口服胆囊造影逐渐被 B 超检查取代。如双剂量法胆囊造影仍不显影,则可明确诊断。但需与消化性溃疡、胃炎等鉴别,纤维胃镜检查、上消化道钡餐检查有助于鉴别诊断。

【治疗】对伴有胆石者均应行胆囊切除术。首选腹腔镜胆囊切除术。对未伴结石、症状较轻,影像学检查显示胆囊无胆显萎缩并具有一定功能者,手术治疗应慎重,特别是年轻女性患者,可先行消炎利胆及制酸等非手术治疗。对年老体弱不能耐受手术者可采用非手术治疗,包括低脂饮食,服用消炎利胆药、胆盐等中西医结合治疗。

三、急性梗阻性化脓性胆管炎

急性梗阻化脓性胆管炎（AOSC）是急性胆管炎的严重阶段,也称为急性重症型胆管炎（ACST）。目前在国内书刊上 AOSC 与 ACST 是互为通用的。

【病因】在我国引起急性梗阻性化脓性胆管炎的最常见原因是胆管结石,其次为胆道蛔虫和胆管狭窄,胆管、壶腹部肿瘤,原发性硬化性胆管炎,胆肠吻合术后,经 T 管造影或 PTC 术后亦可引起。

【病理】本病的基本病理改变是胆管完全性梗阻和胆管内化脓性感染。正常情况下,由肠道经门静脉系进入肝的少量细菌可被肝的单核-吞噬细胞系统所吞噬。偶尔,由于正常的防御机制未能防止细菌进入胆汁,或细菌由肠道逆流进入胆道,如胆道系统完整无损,胆汁流畅足以清除胆汁中的细菌。反之,当胆管梗阻时,胆汁中的细菌则会繁殖而导致胆管炎。

胆道梗阻后,胆管内压升高,梗阻以上胆管扩张,管壁增厚,胆管黏膜充血水肿,炎性细胞浸润,黏膜上皮糜烂脱落,形成溃疡。肝充血肿大。光镜下见肝细胞肿胀、变性,汇管区炎性细胞浸润,胆小管内胆汁淤积。病变晚期肝细胞发生大片坏死,胆小管可破裂形成胆小管门静脉瘘,可在肝内形成多发性脓肿并引起胆道出血。

细菌进入血流与胆道内压力有关。当胆道内压力超过 1.96kPa（20cmH$_2$O）时,就有发生胆血反流的可能;当超过 2.45kPa（25cmH$_2$O）时,血培养阳性率明显高于胆压较低者。将放射性物标记的细菌注入胆道后,当胆管内压稍微超过肝胆汁分泌压时,细菌便可在外周血中出现。血液中的细菌主要为革兰阴性细菌（大肠杆菌、克雷伯菌、变形杆菌、假单孢菌）和革兰阳性菌（粪链球菌、肠球菌）;合并厌氧菌感染者常见。

【临床表现】患者以往多有胆道疾病发作史和胆道手术史。本病发病急骤,病情进展快,除具有一般胆道感染的 Charcot 三联症（腹痛、寒战高热、黄疸）外,还可出现休克、中枢神经系统受抑制的表现,即 Reynolds 五联征。

起病初期即出现畏寒发热,严重时明显寒战,体温持续升高。疼痛依梗阻部位而异,肝外梗阻者明显,肝内梗阻者较轻。绝大多数患者可出现较明显黄疸,但如仅为一侧肝胆管梗阻可不出现黄疸;行胆肠内引流术后的患者黄疸较轻。神经系统症状主要表现为神情淡漠、嗜睡、神志不清,甚至昏迷;合并休克时也可表现为躁动、谵妄等。体格检查时患者体温常持续升高达 39～40℃或更高。脉搏快而弱,达 120 次/分以上,血压降低,呈急性重病容,可出现皮下瘀斑或全身发绀。剑突下及右上腹部有不同范围和不同程度的压痛或腹膜刺激征;可有肝肿大及肝区叩痛;有时可扪及肿大的胆囊。

实验室检查:白细胞计数升高,多大于 20×10⁹/L,中性粒细胞升高,胞浆内可出现中毒颗粒。血小板计数降低,最低可达(10～20)×10^9/L,表示预后严重。凝血酶原时间延长,肝功能有不同程度受损。肾功能受损、低氧血症、失水、酸中毒、电解质紊乱也较常见,特别是在老年人和合并休克者。

影像学检查:以 B 超最为实用,可在床旁进行,对诊断很有帮助。如患者情况允许,必要时可行 CT、MRCP 检查。

【诊断】结合临床典型的五联征表现、实验室及影像检查常可作出诊断。对于不具备典型五联征者,当其体温持续在 39℃ 以上,脉搏＞120 次/分,白细胞＞20×10^9/L,血小板降低时,即应考虑为急性梗阻性化脓性胆管炎。

【治疗】原则是紧急手术解除胆道梗阻并引流,及早而有效地降低胆管内压力。只有解除胆管梗阻,才能控制胆道感染,制止病情进展。

1. 非手术治疗

既是治疗手段,又可作为术前准备。主要包括:①联合使用足量有效的广谱抗生素。②纠正水、电解质紊乱。③恢复血容量,改善和保证组织器官的良好灌流和氧供:包括纠正休克,使用肾上腺皮质激素、维生素,必要时使用血管活性药物;改善通气功能,纠正低氧血症等。非手术时间一般应控制在 6 小时内。④对症治疗:包括降温、支持治疗、吸氧等。⑤患者上述治疗未见明显缓解可抗休克的同时行急诊行胆道切开引流。

2. 手术治疗

首要目的在于抢救患者生命,手术应力求简单有效。通常采用的是胆总管切开减压、T 管引流。但要注意肝内胆管引流通畅,因为有的胆管梗阻是多层面的。多发性肝脓肿是本病严重而常见的并发症,应注意发现和同时处理。胆囊造口术常难以达到有效的胆道引流,一般不宜采用。

3. 非手术方法置管减压引流

常用方法有 PTCD 和经内镜鼻胆管引流术(ENAD)。如经 PTCD 或 ENAD 治疗,病情无改善,应及时改行手术治疗。

第五节 胆道肿瘤

一、胆囊息肉和良性肿瘤

(一)胆囊息肉

胆囊息肉是形态学的名称,泛指向胆囊腔内突出或隆起的病变,可以是球形或半球形,有蒂或无蒂,多为良性。病理上可分为:①肿瘤性息肉,包括腺瘤和腺癌,其他少见的还有血管瘤、脂肪瘤、平滑肌瘤、神经纤维瘤等。②非肿瘤性息肉,如胆固醇息肉、炎性息肉、腺肌增生等,尚有很少见的如腺瘤样增生、黄色肉芽肿、异位胃黏膜或胰腺组织等。由于胆囊息肉术前难以确诊性质,故笼统称为"胆囊息肉样病变"或"胆囊隆起性病变"。胆固醇息肉是胆囊黏膜面的胆固醇结晶沉积;炎性息肉是胆囊黏膜的增生,呈多发,直径常小于 1cm,多同时合并胆囊结石和胆囊炎;胆囊腺肌增生是胆囊的增生性改变,如为局限型则类似肿瘤,但呈良性经过。对有明显症状的患者,在排除胃十二指肠和其他胆道疾病后,即行手术治疗。对无症状患者,有以下情况仍考虑手术:直径超过 1cm 的单个病变,年龄超过 50 岁,连续 B 超检查发现增大,腺瘤样息肉或基底宽大,合并胆囊结石或胆囊壁增厚。患者如无以上情况,不宜急于手术,应每 6 个月 B 超复查一次。直径小于 2cm 的胆囊息肉,可行腹腔镜胆囊切除;超过 2cm 高度怀疑恶变时,应剖腹手术,以便于行根治切除。

(二)胆囊腺瘤

胆囊腺瘤是胆囊常见的良性肿瘤,多见于中、老年女性。可单发或多发,直径 0.5~2.0cm,甚至可充满胆囊。腺瘤表面可溃破出血、坏死、感染。一直被认为是胆囊癌的癌前病变,一旦确诊,宜手术切除。如发现癌变需按胆囊癌原则处理。如胆囊肿物合并出血、坏死、感染,也宜尽早手术治疗。

二、胆囊癌

胆囊癌是胆道最常见的恶性病变,国内统计约占肝外胆道癌的 25%。

【病因】无明确病因,但是流行病学显示,70% 的患者与胆结石存在有关,胆囊癌的发生是胆囊结石长期的物理刺激,加上黏膜的慢性炎症、感染细菌的产物中有致癌物质等因素综合作用的结果。此外,可能的致癌因素还有:多年以前的胆囊空肠吻合,完全钙化的"瓷化"胆囊,胆囊腺瘤,胆胰管结合部异常,溃疡性结肠炎等。

【病理】胆囊癌多发生在胆囊体部和底部。腺癌占 82%,包括硬癌、乳头状癌、黏液癌,其次为未分化癌占 7%,鳞状细胞癌占 3%,混合性癌占 1%;其他少见的还有淋巴肉瘤、横纹肌肉瘤、网状组织细胞肉瘤、纤维肉瘤、类癌、癌肉瘤等。胆囊癌可经淋巴、静脉、神经、胆管腔内转移、腹腔内种植和直接侵犯。沿淋巴引流方向转移较多见,尤其是靠近胆囊床的体部肿瘤,常由直接侵犯或淋巴管转移。

按病变侵犯范围,Nevin 将胆囊癌分为五期:Ⅰ期:黏膜内原位癌;Ⅱ期:侵犯黏膜和肌层;Ⅲ期:侵犯胆囊壁全层;Ⅳ期:侵犯胆囊壁全层及周围淋巴结;Ⅴ期:侵犯或转移至肝及其他脏器。国际抗癌联盟(UICC)按照 TNM 分期把胆囊癌分为四期:Ⅰ期:侵犯黏膜和肌层(T_1NoMo);Ⅱ期:侵犯囊壁全层(T_2NoMo);Ⅲ期:侵犯肝 < 2cm,区域淋巴结转移(T_3N_1Mo);ⅣA 期:侵犯肝 > 2cm(T_4NoMo,TxN_1Mo);ⅣB 期:远处淋巴或脏器转移(TxN_2Mo,TxN_0M_1)。

【临床表现】根据病变的部位和深度可有不同的症状。早期无特异性症状,如原有的慢性胆囊炎或胆囊结石引起的腹痛、恶心呕吐、腹部压痛等,部分患者因胆囊切除手术后意外发现胆囊癌。当肿瘤侵犯至浆膜或胆囊床,则出现定位症状,最常见为右上腹痛,可放射至肩背部,食欲可下降,胆囊管受阻时可触及肿大的胆囊。能触及右上腹肿物时往往已到晚期,常伴有腹胀、体重减轻或消瘦、食欲差、贫血、肝大,甚至出现黄疸、腹水、全身衰竭。少数肿瘤穿透浆膜,发生胆囊急性穿孔、腹膜炎,或慢性穿透至其他脏器形成内瘘;还可引起胆道出血、肝弥漫性转移引起肝衰竭等。

实验室检查:CEA、CA19-9、CA125 等均可以升高,其中以 CA19-9 较为敏感,但无特异性。细针穿刺胆囊胆汁行肿瘤标志物检查更有诊断意义。

影像学检查:B 超、CT 检查对胆囊癌的诊断率为 75%~88%,均可显示胆囊壁增厚不均匀,腔内有位置及形态固定的肿物,或能发现肝转移或淋巴结肿大;B 超检查回声不均匀、不伴声影。CT 或 MRI 除能较清楚显示胆囊肿块外,还可见较丰富血供。

胆囊癌合并坏死、感染需要与胆囊炎或胆囊坏疽形成的脓肿鉴别,但胆囊癌血供丰富,CA19-9 升高。为避免腹腔镜或剖腹探查作诊断,可考虑作 B 超导引下的细针抽吸活检,有助于获得诊断。

【治疗】治疗胆囊癌首选手术切除。化学治疗或放射治疗效果均不理想。根据病变的程度选择手术方法。

1. 单纯胆囊切除术

适用于 NevinI 期及 UICC I 期病变。这些病变一般因胆囊结石、胆囊炎行胆囊切除后病理检查发现胆囊癌,如局限于胆囊黏膜层,不必再行手术。如病理检查切缘浆膜阳性,应行再次手术切除浆膜和清除局部淋巴结。

2. 胆囊癌根治性切除术

适用于 Nevin Ⅱ、Ⅲ、Ⅳ 和 UICC Ⅱ 期病变,切除范围除胆囊外还包括距胆囊床 2cm 以远的肝楔形切除及胆囊引流区域的淋巴结清扫术,但切除肝Ⅳb 段(方叶)和Ⅴ段更合理和符合解剖。

3. 胆囊癌扩大根治术

对 Nevin Ⅲ、Ⅳ 和 UICC Ⅲ、ⅣA 期病变,国内、外均有越来越多成功手术治疗的报告,除根治性切除外,切除范围还包括右半肝或右三叶肝切除、胰十二指肠切除、肝动脉或(和)门静脉重建术,但手术创伤大。

4. 姑息性手术

适用于晚期胆囊癌(NevinⅤ期、UICC Ⅳ期)引起其他并发症如梗阻性黄疸、十二指肠梗阻等,以缓解症状。引流胆道可行肝总管空肠吻合、经圆韧带入路的左肝管空肠吻合术或切开胆管行 U 形管外引流手术;不能手术的患者可经皮、肝穿刺或经内镜在狭窄部位放置内支撑管引流。有十二指肠梗阻者可行胃空肠吻合术。

【预防】胆囊结石引起胆囊癌的发生率虽相当低,但胆囊癌即使手术治疗,预后也差,故预防其发生甚为重要。胆囊息肉多为胆固醇息肉、直径＜1cm、常多发,对无症状的胆囊结石或小的息肉不需要行预防性胆囊切除。对有症状的患者,胆囊结石直径＞3cm,胆囊息肉单发、直径＞1cm 或广基息肉,或临床诊断为腺瘤样息肉,或"瓷化"胆囊才应行胆囊切除。

三、胆管癌

胆管癌是指发生在肝外胆管的恶性肿瘤。

【病因】本病可能与下列因素有关:①肝胆管结石,约 1/3 的胆管癌合并胆管结石,而胆管结石 5％～10％发生胆管癌;②原发性硬化性胆管炎;③先天性胆管囊性扩张症,特别是胆管囊肿空肠吻合术后;④肝吸虫感染,慢性伤寒带菌者,溃疡性结肠炎等;⑤乙型肝炎、丙型肝炎感染与胆管癌的发生可能有关。

根据肿瘤生长的部位,胆管癌分为上段、中段、下段胆管癌,上段胆管癌又称肝门部胆管癌,位于左右肝管至胆囊管开口以上部位,占 50％～70％;中段胆管癌位于胆囊管开口至十二指肠上缘,占 10％～25％;下段胆管癌位于十二指肠上缘至十二指肠乳头,占 10％～20％。不同部位的胆管癌治疗方法有较大的差异。

【病理】大体形态:①乳头状癌:好发于胆管下段,呈息肉状突入腔内,有时为多发且有大量的黏液分泌物;②结节状癌:是小而且局限的肿瘤,可表现为硬化型或结节型,硬化型多在上段,结节型多在中段向管腔内突出;③弥漫性癌:胆管壁广泛增厚、管腔狭窄,向肝十二指肠韧带浸润,难与硬化性胆管炎鉴别。组织学类型95%以上为腺癌,其他罕见的有鳞状上皮癌、腺鳞癌、类癌等,其中主要是高分化腺癌,低分化、未分化癌较少见且多发生在上段胆管。癌肿生长缓慢,极少发生远处转移。其扩散方式有局部浸润以及淋巴转移、腹腔种植等。浸润主要沿胆管壁向上、向下以及横向侵犯周围组织、肝、血管、神经束膜,淋巴转移途径是沿肝动脉周围淋巴结分别至肝总动脉、腹腔动脉、胰上缘、十二指肠后、腹膜后淋巴结。

【临床表现与诊断】

(1)黄疸 90%~98%患者出现,逐渐加深,大便灰白,可伴有厌食、乏力、贫血。半数患者伴皮肤瘙痒和体重减轻。少数无黄疸者主要有上腹部疼痛,晚期可触及腹部肿块。

(2)胆囊肿大 病变在中、下段的可触及肿大的胆囊,Murphy征可能阴性,而上段胆管癌胆囊不可触及。

(3)肝大 肋缘下可触及肝脏,黄疸时间较长可出现腹水或双下肢水肿。肿瘤侵犯或压迫门静脉,可造成门静脉高压致上消化道出血;晚期患者可并发肝肾综合征,出现尿少、无尿。

(4)胆道感染 出现典型的胆管炎表现:右上腹疼痛、寒战高热、黄疸,甚至出现休克;感染细菌最常见为大肠杆菌、粪链球菌及厌氧性细菌。内镜或介入放射性检查可能诱发或加重感染。

(5)实验室检查 血清总胆红素、直接胆红素、ALP和 γ-GT 均显著升高,而 ALT 和 AST 轻度异常。胆道梗阻致维生素 K 吸收障碍,肝合成凝血因子受阻,凝血酶原时间延长。血清肿瘤标记物 CEA、AFP 及 CA19-9 可能正常。

(6)影像学检查 ①首选B超检查,可见肝内胆管扩张或胆管肿物;彩色多普勒超声检查可了解门静脉及肝动脉有无受侵犯;内镜超声探头频率高且能避免肠气的干扰,检查中、下段和肝门部胆管癌浸润深度的准确性分别达到 82.8% 和 85%。在超声导引下还可行 PTC 检查,穿刺抽取胆汁作 CEA、CA19-9、胆汁细胞学检查和直接穿刺肿瘤活检。②ERCP 仅对下段胆管癌诊断有帮助,或术前放置内支架引流用。③CT、MRI 能显示胆道梗阻的部位、病变性质等,其中三维螺旋 CT 胆道成像和磁共振胆胰管成像(MRCP)将逐渐代替 PTC 及 ERCP 等侵入性检查。④核素显影扫描、血管造影有助于了解癌肿与血管的关系。

【治疗】胆管癌化学治疗和放射治疗效果不肯定,主要采取手术治疗,各个部位的手术切除方法不尽相同。

1. 胆管癌切除手术

应争取作根治性切除,即使姑息性切除也比单纯引流疗效好。

(1)上段胆管癌 根据 Bimuth-Corlett 分型,上段胆管癌分为四型,其中第Ⅲ型又分为a、b亚型。各型采用不同的切除手术,同时必须清除肝十二指肠韧带内除肝动脉、门静脉以外的所有淋巴结及结缔组织(肝十二指肠韧带"脉络化")。Ⅰ型,肿瘤位于肝总管,未侵犯左右肝管汇合部;Ⅱ型,肿瘤侵犯汇合部,未侵犯左或右肝管;Ⅲa型,已侵犯右肝管;Ⅲb型,已侵犯左肝管;Ⅳ型,同时侵犯左、右肝管。其中Ⅰ、Ⅱ型可行肝门胆管、胆囊、肝外胆管切除、胆管空肠吻合手术;Ⅲa型和Ⅲb可分别行胆管癌切除加同侧肝切除、对侧胆管空肠吻合术;Ⅳ型偶尔可行肝门胆管切除手术,但多数癌肿不能切除,仅能作胆道引流手术。

(2)中段胆管癌 切除肿瘤及距肿瘤边缘 0.5cm 以上的胆管,肝十二指肠韧带"脉络化",肝总管-空肠吻合术。

（3）下段胆管癌　需行胰十二指肠切除术。如幽门上、下组淋巴结无转移,可行保留幽门的胰十二指肠切除,以便保留胃的贮存和消化功能。

2. 扩大根治术

除切除胆管癌外,还包括切除其他脏器,如有三叶肝、胰十二指肠、全胰腺切除、肝动脉或（和）门静脉的切除吻合或血管移植,但手术的并发症和死亡率较高。适用于能根治切除,仅有区域淋巴结侵犯转移、无远处转移的胆管癌。

3. 减黄手术

为解除胆道梗阻,可行各种肝管空肠吻合术,如切除部分肝的 Longmire 手术或圆韧带入路的左肝管-空肠吻合术,U 形管引流术;中下段癌可行肝总管空肠吻合术。

4. 胃空肠吻合术

胆管癌可侵犯或压迫十二指肠,造成消化道梗阻,可行胃空肠吻合术恢复消化道通畅。

5. 非手术胆道引流

经皮肝穿刺胆道造影并引流（PTCD）或放置内支架、经内镜鼻胆管引流或放置内支架,均可达到引流胆道的目的,但放置支架的内引流比置管外引流的患者生活质量为高。

第六节　先天性胆道疾病

一、先天性胆道闭锁

先天性胆道闭锁是先天性发育障碍所致的胆道梗阻,是新生儿期长时间梗阻性黄疸的常见原因。病变可累及整个胆道,亦可仅累及肝内或肝外的部分胆管,其中以肝外胆道闭锁常见。发病率女性高于男性。

【病因】其病因尚未完全了解,主要有两种学说:①先天性发育畸形学说:胚胎早期,原始胆管已形成,后为增殖的上皮细胞填塞,随后上皮细胞发生空泡化并相互融贯通而形成胆道系统。若胚胎期 2～3 个月时发育障碍,胆管无空泡化或空泡化不完全,则形成胆道全部或部分闭锁。胆道闭锁常合并下腔静脉缺如、门静脉异位、内脏易位等畸形。②病毒感染学说:近来的研究认为,该病可能是获得性疾病。胚胎后期或出生早期患病毒性感染,引起胆管上皮毁损、胆管周围炎及纤维性变而引起胆道部分或完全闭锁。还有人认为新生儿肝炎波及肝外胆管而导致胆道闭锁。此外,有人提出本病与自身免疫、胆管缺血有关。还有人发现胆道闭锁与硬化性胆管炎有相似的炎症过程。

【病理】胆道先天性发育畸形大多为胆道闭锁,仅极少数呈狭窄改变。胆管闭锁所致梗阻性黄疸,可致肝细胞损害,肝脏因淤胆而显著肿大、变硬,呈暗绿或褐绿色,肝功能异常。若胆道梗阻不能及时解除,则可发展为胆汁性肝硬化,晚期为不可逆性改变。

大体类型主要分为三型:Ⅰ型,完全性胆管闭锁;Ⅱ型,近端胆管闭锁,远端胆管通畅;Ⅲ型,近端胆管通畅,远端胆管纤维化。以Ⅰ、Ⅱ型常见（图 37-3）。

【临床表现】

（1）黄疸　梗阻性黄疸是本病突出表现。一般出生时并无黄疸,1～2 周后出现,呈进行性加深。巩膜和皮肤由金黄变为绿褐或暗绿色,大便渐为陶土色,尿色随黄疸加深而呈浓茶样,尿布染黄。皮肤有瘙痒抓痕。2～3 个月后可发生出血倾向及凝血功能障碍。

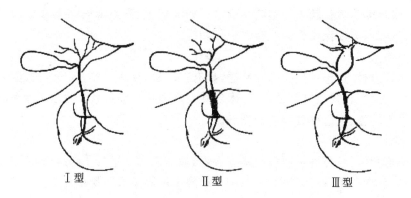

Ⅰ型　　　　Ⅱ型　　　　Ⅲ型

图 37 - 3　先天性胆道闭锁的分型

(2)营养及发育不良　初期患儿情况良好,营养发育正常,表现与黄疸深度不相符。随后一般情况逐渐恶化,至 3~4 个月时出现营养不良、贫血、发育迟缓、反应迟钝等。

(3)肝脾肿大　是本病特点。出生时肝脏正常,随病情发展而呈进行性肿大,2~3 个月即可发展为胆汁性肝硬化及门静脉高压症。最终常因感染、出血、肝衰竭、肝性脑病,于生后 1 年内死亡。

【诊断】凡出生后 1~2 个月出现持续性黄疸,陶土色大便,伴肝肿大者均应怀疑本病。下列各点有助于确诊:①黄疸超过 3~4 周仍呈进行性加重,对利胆药物治疗无效;对苯巴比妥和激素治疗试验无反应;血清胆红素动态观测呈持续上升,且以直接胆红素升高为主;②十二指肠引流液内无胆汁;③B 超检查显示肝外胆管和胆囊发育不良或缺如;④99mTc-EHIDA 扫描肠内无核素显示;⑤ERCP 和 MRCP。有关报道 ERCP 的正确诊断率为 87%~90%,并能显示胆管闭锁的长度。

本病需与新生儿胆汁浓缩相鉴别,后者常见于新生儿肝炎、溶血病、药物(维生素 K)和严重脱水等引起胆汁浓缩、排出不畅而致暂时性梗阻性黄疸。一般经 1~2 个月利胆或激素治疗后黄疸逐渐减轻至消退。B 超、MRCP 或 ERCP 检查对鉴别诊断有帮助。

【治疗】手术治疗是唯一有效方法。手术宜在出生后 2 个月进行。若手术过晚,患儿已发生胆汁性肝硬化,则愈后极差。

1.手术方式选择

①尚有部分肝外胆管通畅,胆囊大小正常者,可用胆囊或肝外胆管与空肠行 Roux-en-Y 型吻合。②肝外胆管完全闭锁,肝内仍有胆管腔者可采用 Kasai 肝门空肠吻合术。方法是在肝十二指肠韧带上方肝门前作一横切口,分离肝右动脉、门静脉前方之纤维组织束直达肝门并切断,将空肠与肝门处纤维束行 Roux-en-Y 吻合,以期有通畅的胆管排出胆汁。为防止术后胆道逆行感染,可在废用空肠袢上加作一 Y 型吻合,末端在腹壁上造口。③肝移植:适于肝内肝外胆道完全闭锁、已发生肝硬化和施行 Kasai 手术后无效的患儿。胆道闭锁是儿童肝移植的主要是适应证。

2.围术期处理

术前准备要充分,宜 3~5 天内完成。重点是改善营养状态和肝功能,控制感染和纠正出血倾向。术后应密切观察生命体征,防治水、电解质代谢及酸碱平衡紊乱,加强支持治疗及营养治疗。使用广谱抗生素防治感染;及时发现和治疗各种并发症。

二、先天性胆管扩张症

先天性胆道扩张症可发生于肝内、肝外胆管的任何部分,因好发于胆总管,曾称之为先天性胆总管囊肿。根据其病变特点,近年来认为应称为胆管扩张症。本病女性多见。约80％病例在儿童期发病。

【病因】未完全明了。胆管壁先天性发育不良及胆管末端狭窄或闭锁是发生本病的基本因素,其可能原因有:①先天性胰胆管合流异常:胚胎期胆总管、胰管末端分开,或胆总管以直角进入胰管,或胰管在壶腹上方汇入胆管,胰液易反流入胆管,致胆管内膜受损,发生纤维性变,导致胆总管囊性扩张;②先天性胆道发育不良:胚胎期,原始胆管增殖为索状,以后再空泡化贯通,如胆管上皮过度空泡化,可致胆管壁薄弱而发生囊性扩张;③遗传因素:本病女性发病率明显高于男性,有人认为与性染色体有关。

【病理】根据胆管扩张的剖位、范围和形态,分为五种类型。

Ⅰ型:囊性扩张。临床上最常见,约占90％。可累及肝总管、胆总管的全部或部分肝管。胆管呈球状或葫芦状扩张,直径最大者可达25cm,扩张部远端胆管严重狭窄。胆囊管一般汇入囊肿内,其左右肝管及肝内胆管正常。

Ⅱ型:憩室样扩张。为胆总管壁侧方局限性扩张呈憩室样膨出,临床少见。

Ⅲ型:胆总管开口部囊性脱垂。胆总管末端十二指肠开口附近的局限性囊性扩张,脱垂坠入十二指肠腔内,常可致胆管部分梗阻。

Ⅳ型:肝内外胆管扩张。肝内胆管有大小不一的多发性囊性扩张,肝外胆管亦呈囊性扩张。

Ⅴ型:肝内胆管扩张。肝内胆管多发性囊性扩张伴肝纤维化,肝外胆管无扩张。

扩张的囊壁常因炎症、胆汁潴留以致发生溃疡,甚至癌变,其癌变率为10％,成人接近20％,较正常人群高出10～20倍。囊性扩张的胆管腔内也可有胆石形成,成年人中合并胆石者可高达50％。

【临床表现】典型临床表现为腹痛、腹部包块和黄疸三联症。症状多呈间歇性发作。腹痛位于右上腹部,可为持续性钝痛;黄疸呈间歇性;80％以上患者右上腹部可扪及表面光滑的囊性肿块。合并感染时,可出现黄疸持续加深,腹痛加重,肿块有触痛,并有畏寒、发热等表现。晚期可出现胆汁性肝硬化和门静脉高压症的临床表现。囊肿破裂可导致胆汁性腹膜炎。

【诊断】对于有典型"三联症"及反复发作胆管炎者诊断不难。但"三联症"俱全者仅占20％～30％,多数患者仅有其中1～2个症状,故对怀疑本病者需借助其他检查方法确诊。绝大多数囊肿可被B超检查或放射性核素扫描检出,PTC、ERCP、MRCP胆管造影等检查对确诊有帮助。

【治疗】本病一经确诊应尽早手术,否则可因反复发作胆管炎导致肝硬化、癌变或囊肿破裂等严重并发症。完全切除囊肿和胆肠Roux-en-Y吻合是本病的主要治疗手段。切除囊肿时仅需将囊肿黏膜在囊内黏膜下完整剥离,而无需切除囊肿壁。对于并发严重感染或穿孔等病情危重者,可先采用囊肿造瘘外引流术,待症状控制,黄疸消退,一般情况改善后再行二期囊肿切除和胆肠内引流术。对于合并局限性肝内胆管扩张者,可同时行病变段肝切除术。如肝内胆管扩张病变累及全肝或已并发肝硬化,可考虑施行肝移植手术。

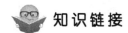

合理应用胆道疾病的诊断方法

胆道疾病是腹部外科的常见疾病,对胆道疾病的诊断方法有很多。尤其是对胆道急腹症的患者,如何做出合理的选择以缩短诊断的时间和更简捷地获得正确的诊断是非常重要的。

1.胆道疾病的一般诊断方法

(1)病史　任何疾病的诊断均应重视患者的叙述。胆道疾病的主要症状是腹痛、黄疸。没有明显原因的寒战高热,也需要考虑胆道疾病的可能。这些症状可能是患者就诊的主要原因,也可能是患者过去病史的重要部分。

(2)体格检查　准确的体格检查是疾病诊断的基础,如 Murphy 征的正确检查方法以及判断阳性的标准尽管简单,但是还是很容易遗忘。对于胆道急症的患者,需要说服患者配合检查。一般生命体征的检查是不能忽略的。

(3)实验室检查　①常规检查:血常规检查能反映出胆道是否是感染性疾病。如是胆道疾病合并门静脉高压,白细胞或血小板均有不同程度的变化。粪便的性状也是对疾病的反应,白陶土色粪便常是对胆道系统梗阻的提示,茶色尿反映可能患有胆道系统疾病。②血清学检查:胆道疾病容易导致水电解质紊乱及酸碱失衡,因此血浆电解质的测定是必需的。肝功能是通过各种酶的检查来证实,丙氨酸氨基转移酶及碱性磷酸酶尤为重要。凝血功能也能检查反映肝功能的情况。

2.特殊的检查方法

(1)筛选的检查　超声检查是一种安全、快速、简便、经济而准确的检查方法,是诊断胆道疾病的首选方法。能检测出 2mm 以上大小的结石,诊断准确率达 95% 以上。肝外胆管结石诊断准确率为 80% 左右。

(2)无损伤的检查　CT、MRI 或磁共振胆胰管造影(MRCP)能在无损伤的情况下清楚显示肝内外胆管扩张的范围和程度,结石的分布,肿瘤的部位、大小,胆管梗阻的水平,以及胆囊病变等。

(3)侵入性检查　PTC 可清楚地显示肝内外胆管的情况、病变部位、范围、程度和性质等,有助于胆道疾病,特别是黄疸的诊断和鉴别诊断。本法对有胆管扩张者更易成功,结果不受肝功能和血胆红素浓度的影响。但本法为有创性检查,有可能发生胆汁漏、出血、胆道感染等并发症。ERCP 对胆道疾病,特别是黄疸的鉴别诊断有较大价值。但因 ERCP 可诱发急性胰腺炎和胆管炎等,ERCP 现已部分被磁共振胰胆管造影所替代。

(4)手术中检查　术中为确定诊断及病变部位,可在术中行超声检查(用特殊探头),有条件者可用胆道镜。术中切开胆管放置引流管或经胆囊管插入导管,注入造影剂作胆道造影也能协助诊断。

(5)术后检查　T 管或胆道引流管造影检查、胆道镜有助于了解胆道的通畅情况及是否遗留手术未处理的病变。

3.各种检查的合理应用

首先,需要判断患者是否患有胆道疾病,经过详细询问病史、细致的体格检查,可作出初步判断。此时,选择一般常规检查和针对性强的特殊检查是必不可少的。特殊检查首选 B 超检查,应结合临床情况作出合理的诊断。作为手术前的诊断,应尽可能诊断出病变的部位。MRCP 无损伤,应首先选择。如胆管扩张也可选用 PTC。胆管不扩张可选用 ERCP 检查。凡是术后胆道引流的均应该行胆道造影检查。

 目标检测

一、简答题

1.胆道疾病的常用辅助检查方法有哪些?

2.简述胆道结石的病因、病理、临床表现、鉴别诊断及治疗。

3.简述胆道感染的病因、病理、临床表现、鉴别诊断及治疗。

4.简述胆道肿瘤的病因、病理、临床表现、鉴别诊断及治疗。

5.简述先天性胆道疾病的分型及治疗。

二、病案分析

患者,女,55 岁。间断出现右上腹部疼痛不适,伴有右侧肩背部疼痛,进食油腻食物时明显。右上腹压痛,Murphy'S 征(+)。请作出初步诊断,指出与哪些疾病相鉴别,如何治疗。

第三十八章　胰腺疾病

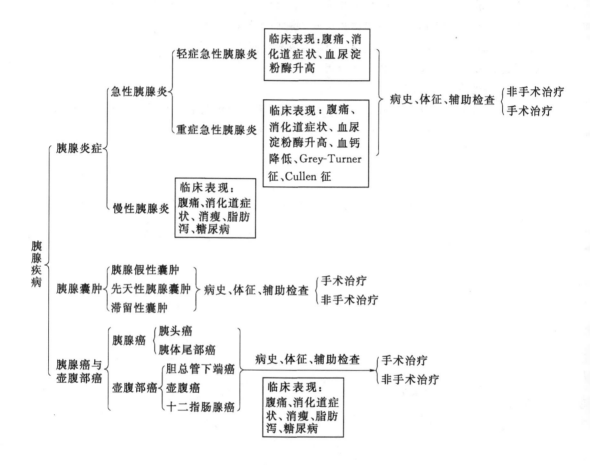

学习目标

【知识目标】

1.掌握胰腺炎、胰腺囊肿、胰腺癌及壶腹部癌的临床表现和诊断。

2.熟悉胰腺疾病发生的病理生理。

3.了解胰腺疾病发生的病因、分类和治疗原则。

【能力目标】运用理论知识体系,根据临床胰腺疾病的疾病特征,能够提出正确的诊疗方案。

第一节　概　论

胰腺位于上腹中部腹膜后位,斜向左上方紧贴于第1～2腰椎体前面。长17～20cm,宽3～5cm,厚1.5～2.5cm,重82～117g,分为胰头、颈、体、尾4部分,各部相互移行,无明显界限。胰头较为膨大,嵌入十二指肠环内,其下份向左突出并绕至肠系膜上动、静脉后方的部分称钩突,此处常有2～5支小静脉汇入肠系膜上静脉。肠系膜上静脉前方的部分为胰颈。胰颈和胰尾之间为胰体,占胰的大部分,其后紧贴腰椎体,胰尾是胰左端的狭细部分,行向左上方抵达脾门。

胰腺的血供丰富。胰头血供来源于胃十二指肠动脉和肠系膜上动脉的胰十二指肠前、后动脉弓。胰体尾部血供来自于脾动脉的胰背动脉和胰大动脉。通过胰横动脉构成胰腺内动脉网(图38-1)。胰的静脉多与同名动脉伴行,最后汇入门静脉。

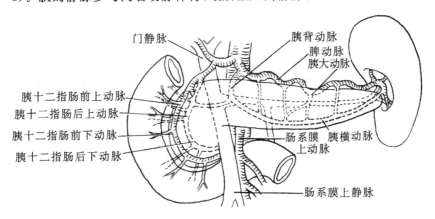

图 38-1　胰腺的血液供应

胰腺的淋巴也很丰富,起自腺泡周围的毛细淋巴管,在小叶间汇成稍大的淋巴管,沿血管达胰表面,注入胰上、下淋巴结与脾淋巴结,然后注入腹腔淋巴结。胰腺的多个淋巴结群与幽门上下、肝门、横结肠系膜及腹主动脉等处淋巴结相连通。

胰腺受交感神经和副交感神经的双重支配,交感神经是胰腺疼痛的主要通路,副交感神经支配胰岛、腺泡和导管,调节胰腺的分泌。

胰管(Wirsung管)也称主胰管,直径约2～3cm,横贯胰腺全长,约85％的人胰管与胆总管汇合形成"共同通道",下端膨大部分称Vater壶腹,开口于十二指肠大乳头,其内有Oddi括约肌:一部分虽有共同开口,但两者之间有分隔;少数人两者分别开口于十二指肠。在胰头部胰管上方有副胰管(Santorini管),通常与胰管相连,收纳胰头前上部的胰液,开口于十二指肠小乳头。

胰腺具有外分泌和内分泌两种功能。胰腺的外分泌为胰液,是一种透明的等渗液体,pH值为7.4~8.4,每日分泌约750~1500ml。其主要成分为各种消化酶、水和碳酸氢盐。胰消化酶主要包括胰淀粉酶、胰蛋白酶、糜蛋白酶、弹性蛋白酶、胶原酶、羧基肽酶、核糖核酸酶、脱氧核糖核酸酶、胰脂肪酶、胰磷脂酶等。胰液的分泌受迷走神经和体液的双重控制,但以体液调节为主。胰脾的内分泌来源于胰岛。胰岛是大小不等、形状不定的细胞集团,散布于腺泡之间。胰腺约有100万个胰岛,主要分布于胰体尾。胰岛有多种细胞,以β(B)细胞为主,分泌胰岛素;其次是α(A)细胞分泌胰高糖素,以及δ(D)细胞分泌生长抑素;还有少数PP细胞分泌胰多肽、G细胞分泌促胃液素(胃泌素)和DI细胞分泌血管活性肠肽(VIP)等。

第二节　胰腺炎

一、急性胰腺炎

急性胰腺炎是一种常见的急腹症。急性胰腺炎是多种原因引起的消化酶被激活后对胰腺和周围组织自身消化导致的急性炎症。按病理分类可分为急性水肿性胰腺炎和急性出血坏死性胰腺炎。急性水肿性胰腺炎病情轻,预后好;而急性出血坏死性胰腺炎则病情险恶,不仅表现为胰腺的局部炎症,而且常常涉及到全身的多个脏器,死亡率高。

【病因】急性胰腺炎有多种致病危险因素,在我国,以胆道疾病为主,称胆源性胰腺炎。在西方国家,主要与过量饮酒有关。

(1)胆道疾病　胆道结石可阻塞胆总管末端Vater壶腹部,导致胆汁经"共同通道"反流入胰管,胆汁酸一方面可损伤胰腺,另一方面可将胰液中的磷脂酶原A激活成为磷脂酶A,从而引起胰腺组织坏死,产生急性胰腺炎。造成Vater壶腹阻塞的原因还有胆道蛔虫以及因炎症或手术器械引起的十二指肠乳头水肿或狭窄、Oddi括约肌痉挛等。

(2)过量饮酒　在美国过量饮酒是急性胰腺炎的主要致病危险因素。酒精除了能直接损伤胰腺,尚能间接刺激胰液分泌,并可引起十二指肠乳头水肿和Oddi括约肌痉挛,造成胰管内压力增高,细小胰管破裂,胰液进入胰腺组织间隙。此时胰蛋白酶原被胶原酶激活成胰蛋白酶,后者又激活磷脂酶A、弹力蛋白酶、糜蛋白酶和胰舒血管素等对胰腺进行"自我消化"而发生急性胰腺炎。

(3)十二指肠液反流　当十二指肠内压力增高,十二指肠液可向胰管内反流,其中的肠激酶等物质可激活胰液中各种分解蛋白的酶和磷脂酶A,从而导致急性胰腺炎的发生。

(4)胰管阻塞　胰管结石或蛔虫、胰管狭窄、肿瘤等异常可引起胰管梗阻,胰液分泌受阻可导致胰腺炎。

(5)创伤因素　上腹部钝器伤、穿通伤、手术操作,特别是经Vater壶腹的操作,如内镜逆行胰胆管造影(ERCP)和内镜经Vater壶腹胆管取石术等可引起急性胰腺炎。

(6)胰腺血循环障碍　低血压、心肺旁路、动脉栓塞、血管炎以及血液黏滞度增高等因素均可造成胰腺血循环障碍而发生胰腺炎。

（7）其他因素　饮食因素、感染因素、药物因素以及与高脂血症、高血钙、妊娠有关的代谢、内分泌和遗传因素等均为胰腺炎的致病危险因素。

除上述病因外，少数急性胰腺炎找不到原因，称为特发性胰腺炎。

【发病机制】在正常情况下，胰液中的酶原不具活性，只有在十二指肠内被激活后方有消化功能。在上述致病因素存在时，各种胰酶将通过不同途径相继提前在胰管或腺泡内被激活，这些具有活性的胰酶将产生局部和全身损害。胰液中的各种酶被激活后发挥作用的共同结果是胰腺和胰周组织广泛充血、水肿甚至出血、坏死，并在腹腔和腹膜后渗出大量的液体。患者在早期可出现休克。到了疾病后期所产生的坏死组织又因为细菌移位而继发感染，在腹膜后、网膜囊或游离腹腔形成脓肿。

大量胰酶及有毒物质被腹膜吸收入血可导致心、脑、肺、肝、肾等器官的损害，引起多器官功能障碍综合征。细菌内毒素入血后可触发体内的单核巨噬细胞、中性粒细胞和淋巴细胞产生并释放大量内源性介质，这将加重全身损害和多器官功能障碍。

【病理】急性胰腺炎的基本病理改变是胰腺呈不同程度的水肿、充血、出血和坏死。

1. 急性水肿性胰腺炎

胰腺肿胀变硬，充血，被膜紧张，其下可有积液。腹水为淡黄色，镜下见间质充血、水肿并有炎性细胞浸润。有时可发生局限性脂肪坏死。

2. 急性出血坏死性胰腺炎

病变以胰腺实质出血、坏死为特征。胰腺肿胀，呈暗紫色，分叶结构模糊，坏死灶呈灰黑色，严重者腹膜后有咖啡或暗红色血性液体或血性浑浊渗液。镜下可见脂肪坏死和腺泡破坏，腺泡小叶结构模糊不清。间质小血管壁也有坏死，呈现片状出血，炎细胞浸润。晚期坏死组织合并感染形成胰腺或胰周脓肿。

【临床表现】由于急性胰腺炎的病变程度不同，患者的临床表现也存在一定差异。

（1）腹痛　是主要的临床症状。常突然发作，腹痛剧烈，多位于左上腹，向左肩及左腰背部放射。胆源性胰腺炎者腹痛多始发于右上腹，逐渐向左侧转移。病变累及全胰腺时，疼痛范围较宽并呈束带状向腰背部放射。

（2）腹胀　腹胀多与腹痛同时存在。早期为反射性，继发感染后则由腹膜后的炎症刺激所致。

（3）恶心、呕吐　该症状早期即可出现，常与腹痛伴发。特点为呕吐后腹痛不缓解。

（4）其他　较轻的急性水肿性胰腺炎可不发热或轻度发热。合并胆道感染者常伴有寒战、高热。胰腺坏死伴感染时，持续性高热为主要症状之一。若有结石嵌顿或胰头肿大压迫胆总管可出现黄疸。坏死性胰腺炎患者出现脉搏细速、血压下降，乃至休克。伴急性肺功能衰竭时可有呼吸困难和发绀。有胰性脑病者可引起中枢神经系统症状，可出现感觉迟钝、意识模糊乃至昏迷等精神症状。腹膜后坏死组织感染可出现腰部皮肤水肿、发红和压痛。胃肠出血时可发生呕血和便血。血钙降低时，可出现手足抽搐。严重者可有 DIC 表现。

【诊断】

1. 病史

有胆道结石、大量饮酒或暴饮暴食者，应考虑急性胰腺炎可能。

2. 体征

急性水肿性胰腺炎时压痛多只限于上腹部，常无明显肌紧张。急性出血坏死性胰腺炎压痛明显,并有肌紧张和反跳痛,范围较广或延及全腹。移动性浊音多为阳性。肠鸣音减弱或消失。少数严重胰腺炎患者可因外溢的胰液经腹膜后途径渗入皮下溶解脂肪造成出血,在腰部、季肋部和腹部皮肤出现大片青紫色瘀斑,称 Grey-Tumer 征;若出现在脐周,称 Cullen 征。

3. 实验室检查

(1)淀粉酶测定　血清、尿淀粉酶测定是最常用的诊断方法。血清淀粉酶在发病数小时开始升高,24 小时达高峰,4～5 天后逐渐降至正常;尿淀粉酶在 24 小时才开始升高,48 小时到高峰,缓慢下降,1～2 周恢复正常。血清淀粉酶值超过 500U/dl(正常值 40～180 U/dl,Somogyl 法),尿淀粉酶也明显升高(正常值 80～300U/dl,Somogyl 法),有诊断价值。淀粉酶值愈高诊断正确率也越大。但淀粉酶值升高的幅度并不能反映疾病的严重程度。

(2)其他胰酶　血清脂肪酶明显升高(正常值 23～300U/L)也是比较客观的诊断指标。

(3)其他项目　包括白细胞增高、高血糖、肝功能异常、低血钙、血气分析及 DIC 指标异常等。诊断性腹腔穿刺若抽出血性渗出液,所含淀粉酶值高对诊断很有帮助。

4. 影像学诊断

(1)腹部 B 超　为首选的诊断方法,可发现胰腺肿大和胰周液体积聚。胰腺水肿时显示为均匀低回声,出现粗大的强回声提示有出血、坏死的可能。还可检查胆道有无结石,胆管有无扩张。不足之处为易受腹腔内气体干扰。

(2)胸、腹部 X 线片　胸片可显示左肺下叶不张,左侧膈肌抬高,左侧胸腔积液等征象;腹部平片可见十二指肠环扩大、充气明显以及出现前哨肠襻和结肠中断征等。

(3)增强 CT 扫描　不仅能诊断急性胰腺炎,而且对鉴别水肿性和出血坏死性提供很有价值的依据。

(4)MRI　可提供与 CT 相同的诊断信息。

【临床分型】

(1)轻型急性胰腺炎　或称水肿性胰腺炎,主要表现为上腹痛、恶心、呕吐;腹膜炎限于上腹,体征轻;血、尿淀粉酶增高;经及时的液体治疗短期内可好转,死亡率很低。

(2)重症急性胰腺炎　或称出血坏死性胰腺炎,除上述症状外,腹膜炎范围宽,体征重,腹胀明显,肠鸣音减弱或消失,可有腹部包块,偶见腰胁部或脐周皮下瘀斑征。腹水呈血性或脓性。可伴休克,也可并发脏器功能障碍和严重的代谢障碍。实验室检查:白细胞增多($\geqslant 16 \times 10^9$/L),血糖升高(>11.1mmol/L),血钙降低(<1.87mmol/L),血尿素氮或肌酐增高,酸中毒;PaO_2下降<8kPa(<60mmHg),应考虑 ARDS;甚至出现 DIC、急性肾衰竭等。死亡率高。早期合并多器官功能障碍的特重型胰腺炎称暴发性胰腺炎,死亡率很高。

针对重症急性胰腺炎国际上有许多评定标准。如 Ranson 预后判断标准、急性生理学和慢性健康评分标准 APACHE Ⅱ,对病情及预后估计很有帮助,但是较为繁琐。

【并发症】急性胰腺炎并发症较多,且不尽相同。

(1)胰腺及胰周组织坏死　指胰腺实质的弥漫性或局灶性坏死,胰周(包括腹膜后间隙)脂肪坏死。根据有无感染又分为感染性和无菌性胰腺坏死。

(2)胰腺及胰周脓肿　指胰腺和(或)胰腺周围的包裹性积脓,由胰腺组织和(或)胰周组织坏死液化继发感染所致,脓液培养有细菌或真菌生长。

(3)急性胰腺假性囊肿　胰腺周围液体积聚,被纤维组织包裹形成假性囊肿。

(4)胃肠道瘘　胰液的消化和感染的腐蚀均可使胃肠道壁坏死、穿孔而发生瘘。

【治疗】根据急性胰腺炎的分型、分期和病因选择恰当的治疗方法。

1. 非手术治疗

急性胰腺炎全身炎症反应期、水肿性胰腺炎等轻症胰腺炎及尚无感染的出血坏死性胰腺炎均应采用非手术治疗。

(1)禁食、胃肠减压　可防止呕吐、减轻腹胀、增加回心血量,减少胰酶和胰液的分泌。

(2)补液、防治休克　根据出入量及热量需求,静脉输液,补充电解质,纠正酸中毒,预防治疗低血压,维持水、电解质和酸碱平衡。

(3)镇痛解痉　诊断明确的情况下给予止痛药物,同时给予解痉药(山莨菪碱、阿托品)。禁用吗啡,以免引起 Oddi 括约肌痉挛。

(4)抑制胰腺分泌及胰酶抑制剂　抗胆碱药物(山莨菪碱、阿托品)、H_2 受体阻滞剂(如西咪替丁)、质子泵抑制剂(如奥美拉唑)等可间接抑制胰腺分泌;生长抑素能较好的抑制胰腺分泌及胃肠液分泌;胰蛋白酶抑制剂如抑肽酶、加贝酯等具有一定的抑制胰蛋白酶的作用。

(5)营养支持　早期禁食,主要靠完全肠外营养(TPN)。当血清淀粉酶恢复正常,症状、体征消失后可逐渐恢复饮食。

(6)抗生素的应用　抗生素宜早应用。选择针对革兰阴性杆菌的药物,如喹诺酮类、头孢他啶、亚胺培南、甲硝唑等。常见致病菌有大肠杆菌、绿脓杆菌、克雷白杆菌和变形杆菌等。

(7)中药治疗　经胃管注入中药,常用复方清胰汤加减:银花、连翘、黄连、黄芩、厚朴、枳壳、木香、红花、生大黄(后下)。酌情每天 3～6 次。注入后夹管 2 小时。呕吐不易控制者也可用药物灌肠。

(8)腹腔灌洗　可以将富含胰酶和多种有害物质的腹腔渗出液移出体外,减少由它们所造成的局部和全身损害。

2. 手术治疗

(1)适应证　①不能排除其他急腹症时;②胰腺和胰周坏死组织继发感染;③虽经合理支持治疗,而临床症状继续恶化;④暴发性胰腺炎经过短期(24 小时)非手术治疗多器官功能障碍仍不能得到纠正;⑤胆源性胰腺炎;⑥病程后期合并肠瘘或胰腺假性囊肿。

(2)手术方式　最常用的是坏死组织清除加引流术。同时行胃造瘘、空肠造瘘(肠内营养通道)及胆道引流术。若继发肠瘘,可将瘘口外置或行近端造瘘术。形成假性囊肿者,可酌情行内、外引流术,或经皮穿刺置管引流术。

(3)胆源性胰腺炎的处理　伴有胆道下端梗阻或胆道感染的重症患者,应该急诊或早期(72 小时内)手术。取出结石,解除梗阻,畅通引流,并按上述方法清除坏死组织作广泛引流。若有条件可经纤维十二指肠镜行 Oddi 括约肌切开、取石及鼻胆管引流术。如果患者经非手术治疗后病情缓解,可在急性胰腺炎治愈后 2～4 周作胆道手术。

二、慢性胰腺炎

慢性胰腺炎是各种原因所致的胰实质和胰管的不可逆慢性炎症,其特征是反复发作的上腹部疼痛伴不同程度的胰腺内、外分泌功能减退或丧失。

【病因】慢性胰腺炎是一个多因素的疾病,我国最常见的病因为胆道疾病,西方最常见的病因为酗酒。甲状旁腺功能亢进的高钙血症和胰管内蛋白凝聚沉淀均可形成胰腺结石,从而导致慢性胰腺炎。此外,高脂血症、营养不良、血管因素、遗传因素、先天性胰腺分离畸形以及急性胰腺炎造成的胰管狭窄等均与本病的发生有关。

【病理】典型的病变是胰腺缩小,呈不规则结节样变硬。胰管狭窄伴节段性扩张,其内可有胰石或囊肿形成。显微镜下可见大量纤维组织增生,腺泡细胞缺失,胞体皱缩,钙化和导管狭窄。电子显微镜下可见致密的胶原和成纤维细胞增生并将胰岛细胞分隔。

【临床表现】

(1)腹痛 是慢性胰腺炎最常见的症状。疼痛位于上腹部剑突下或偏左,常放射到腰背部,呈束腰带状。疼痛持续的时间较长。

(2)消瘦 消瘦程度与疾病的发作次数和持续时间有关。

(3)脂肪泻 为胰腺外分泌减少所致。腹泻的特征为排便次数增多,粪不成形,恶臭,粪便有油光。镜下可见脂肪球。

(4)糖尿病 为疾病晚期表现,为胰腺遭受破坏,胰岛素分泌减少所致。

(5)恶心呕吐 多为腹痛的伴随症状。

(6)其他 胰腺纤维增生或钙化压迫胆总管可出现黄疸。

【诊断】依据反复发作性腹痛,体重减轻,胰腺内外分泌功能不足等典型临床表现,应考虑慢性胰腺炎的可能。粪便检查可发现脂肪滴。B超可见胰腺局限性结节,胰管扩张,囊肿形成,胰肿大或纤维化。腹部X线平片可显示胰腺钙化或胰石影。CT扫描可见胰实质钙化,结节状,密度不均,胰管扩张或囊肿形成等。ERCP可见胰管扩张或不规则呈串珠状,可见钙化或结石影,也可见囊肿。

【治疗】

1. 非手术治疗

目的是控制腹痛,治疗胰腺内分泌及外分泌功能不全。

(1)病因治疗 治疗胆道疾病,戒酒。

(2)镇痛 可用长效抗胆碱能药物,也可用一般止痛药,要防止药物成瘾,必要时行腹腔神经丛封闭。

(3)饮食疗法 宜少食多餐,高蛋白、高维生素、低脂饮食,按糖尿病的要求控制糖的摄入。

(4)补充胰酶 对消化不良、脂肪泻患者,大量外源性胰酶制剂有一定治疗效果。

(5)控制糖尿病 控制饮食并采用胰岛素替代疗法。

(6)营养支持 长期慢性胰腺炎多伴有营养不良,除饮食疗法外,可有计划地给予肠外和(或)肠内营养支持。

2. 手术治疗

目的主要在于减轻疼痛,解除胰管梗阻,处理胆道疾病,延缓疾病的进展。

(1)治疗原发疾病 若并存胆石症应行手术取出胆石,去除病因。

(2)胰管引流术 ①经十二指肠行Oddi括约肌切开术或成形术:可解除括约肌狭窄,使胰管得到引流;也可经ERCP行此手术。②胰管空肠侧侧吻合术:全程切开胰管,取除结石,与空肠作侧侧吻合。

(3)胰腺切除术 有严重胰腺纤维化而无胰管扩张者可根据病变范围选用下列手术:①胰体尾部切除术:适用于胰体尾部病变。②胰腺次全切除术:胰远侧切除达胆总管水平,适用于严重的弥漫性胰实质病变。③胰头十二指肠切除术(Whipple手术):适宜于胰头肿块的患者。④保留幽门的胰头十二指肠切除术(PPPD):由于保留了幽门,较前者更为优越。⑤保留十二指肠的胰头切除术：残留胰腺与空肠施 Roux-en-Y 吻合术，与 PPPD 效果相似。⑥全胰切除术：适用于顽固性疼痛患者。

（4）内脏神经破坏术　对顽固性剧烈疼痛，其他方法缓解无效时，可施行内脏神经切断术或用无水乙醇等药物注射于内脏神经节周围，以控制疼痛。

第三节　假性胰腺囊肿

一、胰腺假性囊肿

胰腺假性囊肿是急、慢性胰腺炎的并发症，也可由外伤引起。胰腺假性囊肿的形成是由于胰管破裂，胰液流出积聚在网膜囊内，刺激周围组织及器官的浆膜形成纤维包膜，但囊内壁无上皮细胞，故称为假性囊肿。囊肿多位于胰体尾部。

【临床表现】

（1）假性囊肿本身所引起的症状　囊肿占位引起上腹胀满或囊内炎症可引起上腹部持续性疼痛，可常累及季肋部、腰部和背部。

（2）囊肿压迫周围脏器引起的症状　压迫消化道可引起上腹部不适、恶心、呕吐，压迫胆总管下端可引起黄疸。

（3）消耗性症状　急慢性胰腺炎所致的消耗可使患者明显消瘦，体重下降。胰腺内外分泌不足可引起消化吸收不良。

【诊断】多有胰腺炎或上腹部外伤病史，表现为上腹逐渐膨隆，腹胀，压迫胃、十二指肠引起恶心、呕吐，影响进食。在上腹部触及半球形、光滑、不移动有囊性感的肿物。合并感染时可有触痛。B 超检查可确定囊肿的部位和大小。X 线钡餐检查可发现胃、十二指肠和结肠受压移位。CT 检查可显示囊肿与胰腺的关系，并可鉴别是否为肿瘤性囊肿。

【治疗】手术治疗指征：①持续腹痛不能忍受；②囊肿增大（≥6cm）出现压迫症状；③合并感染或出血等并发症。常用手术方法有：①内引流术：囊壁成熟后（6 周以上）可作内引流术。常用囊肿空肠 Roux-en-Y 吻合术，若囊肿位于胃后壁，可直接将囊肿与胃后壁吻合。近年来有人用腹腔镜或胃镜完成内引流术。②外引流术：适用于有明显感染、囊肿时间短、壁薄不能作内引流者，也可经皮穿刺置管行外引流术。外引流可致外瘘，常可自行闭合，持久不闭者需手术处理。

二、先天性胰腺囊肿

先天性胰腺囊肿罕见。常为多发性，合并肝、肾先天性囊肿，是胰管发育异常的结果。其内壁衬覆扁平或低柱状上皮，有时上皮可完全萎缩。囊内有浆液、黏液或感染出血而形成的浑浊液体。根据病变部位和范围选择手术方式。

三、滞留性囊肿

滞留性囊肿是胰管阻塞的结果。多位于腹尾部，直径为 1～20cm 左右。其内衬覆一般的导管上皮，但由于伴发炎症、出血，可无上皮，囊内可含多种胰酶。与胰腺假囊肿不易区分。治疗方法同胰腺假性囊肿。

另外还有寄生虫囊肿和表皮样囊肿等。

第四节　胰腺癌与壶腹周围癌

一、胰腺癌

胰腺癌是一种较常见的恶性肿瘤,其发病率有明显增高的趋势。40岁以上男性好发。癌肿好发于胰头部,恶性程度高,不易早期发现,预后差。

【病理】胰腺癌包括胰头癌、胰体尾部癌。组织分类常见的为导管细胞腺癌、黏液性囊腺癌和腺泡细胞癌。本节段主要介绍胰头癌。

胰头癌约占胰腺癌的70%~80%。具有早期向周围神经和血管浸润并易经血运和淋巴转移的生物学行为等特点。最多见的为直接浸润和淋巴转移:①淋巴转移:多见于胰头前后、幽门上下、肝十二指肠韧带内、肝总动脉、肠系膜根部及腹主动脉旁的淋巴结,晚期可转移至锁骨上淋巴结。②直接浸润:癌肿常浸润邻接脏器,如胆总管的胰内段、胃、十二指肠、肠系膜根部、胰周腹膜、神经丛、门静脉、肠系膜上动、静脉,甚至下腔静脉及腹主动脉。还可发生癌肿远端的胰管内转移和腹腔种植。血行转移可至肝、肺、骨、脑等。

【临床表现】最常见的临床表现为腹痛、黄疸和消瘦。

(1)上腹部疼痛、饱胀不适　是常见的首发症状。早期可无疼痛或因胰管梗阻致管腔内压增高,出现上腹不适,或隐痛、钝痛、胀痛。中晚期肿瘤侵及腹腔神经丛,出现持续性剧烈腹痛,向腰背部放射。

(2)黄疸　是胰头癌的最主要特征,呈进行性加重,可伴皮肤瘙痒,久之可有出血倾向。小便深黄,大便呈陶土色。

(3)消化道症状　如食欲缺乏、腹胀、消化不良、腹泻或便秘。部分患者可有恶心、呕吐。

(4)消瘦和乏力　患者因饮食减少、消化不良、睡眠不足和癌肿消耗等造成消瘦、乏力、体重下降,晚期可出现恶病质。

(5)其他　胰头癌致胆道梗阻一般无胆道感染,若合并胆道感染易与胆石症相混淆。少数患者有轻度糖尿病表现。晚期偶可扪及上腹肿块、质硬、固定、腹水征阳性。少数患者可发现左锁骨上淋巴结转移和直肠指诊扪及盆腔转移。

【诊断】胰腺癌早期无特异症状。原因不明的上腹及腰背部疼痛、消瘦乏力,体重减轻,恶心呕吐等消化道症状,或用胰腺炎不能解释的胰腺酶类变化者,需进一步检查。

1. 实验室检查

(1)血清生化学检查　可有血、尿淀粉酶的一过性升高,空腹或餐后血糖升高,糖耐量试验有异常曲线,黄疸时,血清总胆红素和直接胆红素升高,碱性磷酸酶、转氨酶也可轻度升高,尿胆红素阳性。

(2)肿瘤标志物检查　癌胚抗原(CEA)、胰胚抗原(POA)、胰腺癌特异抗原(PaA)、胰腺癌相关抗原(PCAA)及糖类抗原19~9(CA19~9)等可有升高。

2. 影像学检查

(1)B超　为诊断胰腺癌的首选方法。能显示肝内、外胆管扩张,胆囊胀大,胰管扩张(正常直径≤3mm),胰头部占位病变。

（2）内镜超声　优于普通 B 超。

（3）胃肠钡餐造影　在胰头癌肿块较大者可显示十二指肠曲扩大和反 3 字征。低张力造影可提高阳性发现率。

（4）CT　诊断效果优于 B 超,且不受肠道气体的影响,并可观察有无肝转移和淋巴结转移。对判定肿瘤可切除性也具有重要意义。

（5）ERCP　可显示胆管和胰管近壶腹侧影像或肿瘤以远的胆、胰管扩张的影像。

（6）经皮肝穿刺胆道造影(PTC)　可显示梗阻上方肝内、外胆管扩张情况,对判定梗阻部位,胆管扩张程度具有重要价值。在作 PTC 的同时行胆管内置管引流(PTCD)可减轻黄疸和防止胆漏。

（7）MRI 或磁共振胆胰管造影(MRCP)　MRCP 能显示胰、胆管梗阻的部位、扩张程度,具有重要的诊断价值,具有无创性,多角度成像,定位准确,无并发症等优点。

（8）选择性动脉造影　对胰头癌的诊断价值不大,但对显示肿瘤与邻近血管的关系以估计根治手术的可行性有一定意义。

（9）经皮细针穿刺细胞学检查　在 B 超或 CT 引导下穿刺肿瘤做细胞学检查阳性率可达 80% 左右。

【治疗】胰腺癌的治疗原则是早期手术治疗。

1. 根治性手术

（1）胰头十二指肠切除术(Wipple 手术)　切除范围包括胰头(含钩突)、远端胃、十二指肠、上段空肠、胆囊和胆总管(图 38-2)。

（2）保留幽门的胰头十二指肠切除术(PPPD)　该术式适用于幽门上下淋巴结无转移,十二指肠切缘无癌细胞残留者。

（3）胰体尾切除术　该术式适用于胰体尾部癌。

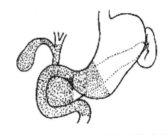

图 38-2　胰十二指肠切除范围

2. 姑息性手术

适用于高龄、已有肝转移、肿瘤已不能切除或合并明显心肺功能障碍不能耐受较大手术的患者。包括①用胆肠吻合术解除胆道梗阻;②用胃空肠吻合术解除或预防十二指肠梗阻;③为减轻疼痛,可在术中行内脏神经节周围注射无水乙醇的化学性内脏神经切断术或行腹腔神经结节切除术。

3. 辅助治疗

术后可采用以 5-FU 和丝裂霉素为主的化疗,也有主张以放射治疗为基本疗法的综合性治疗。

二、壶腹周围癌

壶腹周围癌主要包括壶腹癌、胆总管下端癌和十二指肠癌。壶腹周围癌的恶性程度较胰头癌低,所以手术切除率和 5 年生存率较胰头癌要高。

【病理】壶腹周围癌大体可分为息肉型、结节型、肿块型和溃疡型,组织类型主要是腺癌,其次为乳头状癌、黏液癌等。多数有淋巴结转移,十二指肠周围淋巴结通常最先受累。远处转移以肝脏转移为常见,其次是肺脏转移。

【临床表现】常见临床症状为黄疸、上腹痛、身体消瘦和肝、胆囊肿大,与胰头癌的临床表现易于混淆。壶腹周围癌三种类型之间也不易鉴别,经内镜逆行胰胆管造影(ERCP)、经皮肝穿刺胆管造影(PTC)等检查在诊断和鉴别诊断上有重要价值。

(1)壶腹癌 黄疸出现早,可呈波动性,与肿瘤坏死脱落有关。常合并胆管感染类似胆总管结石。并多有胰管扩张,大便潜血可为阳性。ERCP 可见十二指肠乳头隆起的菜花样肿物。胆管与胰管于汇合处中断,其上方胆胰管扩张。

(2)胆总管下端癌 恶性程度较高。胆管壁增厚或呈肿物样,致胆总管闭塞,黄疸出现早,进行性加重,出现陶土色大便。多无胆道感染。胰管末端受累时可伴胰管扩张,多较壶腹癌出现晚。ERCP 胆管不显影或梗阻上方胆管扩张,其下端中断,胰管可显影正常。MRCP 也具有重要的诊断价值。

(3)十二指肠腺癌 位于十二指肠乳头附近,来源于十二指肠黏膜上皮。胆道梗阻不完全,黄疸出现较晚,黄疸不深,进展较慢。表现可类似幽门梗阻,由于肿瘤出血,大便潜血可为阳性,患者常有轻度贫血。胃镜及上消化道钡餐造影有诊断意义。

【治疗】针对壶腹周围癌目前认为手术是最有效的治疗方法。如果没有门静脉及肠系膜上血管的侵犯多选择胰十二指肠切除术(Whipple 术),其切除范围包括胃 1/2 远侧部分、全十二指肠、胰头部空肠近端约 10cm 以及胆管十二指肠球后段以下部分,而后进行各种方式的消化道重建。还可以进行保留幽门的胰十二指肠切除术(PPPD 手术),是改良的 Whipple 手术。由于手术切除范围大,吻合多,所以并发症发生率较高,有报道称达 50% 左右。远处转移、腹膜转移、大血管受累、肝功能损害严重均为手术根治的禁忌证。对于不能承担根治手术的患者可行胆肠吻合以降低黄疸。PTCD 可作为术前减黄的手段,也可以用于晚期不能切除的患者。对于壶腹周围癌的辅助放化疗尚有争议。

 目标检测

一、简答题

1. 简述急性胰腺炎的病因。
2. 简述急性胰腺炎的临床表现。
3. 简述胰腺囊肿的分类及病因。
4. 简述胰腺癌与壶腹癌的鉴别。
5. 简述急慢性胰腺炎的治疗措施。

二、病案分析

患者,男,40 岁。5 小时前大量饮酒后出现上腹部疼痛不适,并伴有腹胀、恶心呕吐,无力,请作出初步诊断,指出与哪些疾病相鉴别,如何治疗。

第三十九章　脾疾病

脾切除的适应证
- 外伤性脾破裂
- 血液系统疾病
  - 遗传性球形红细胞增多症
  - 遗传性椭圆形红细胞增多症
  - 珠蛋白生成障碍性贫血
  - 自体免疫性溶血性贫血
  - 免疫性血小板减少性紫癜
- 脾功能亢进
- 造血系统疾病
  - 慢性粒细胞白血病
  - 多毛细胞白血病
  - 霍奇金病
  - 戈谢病（Gaucher 病）
- 脾本身疾病
  - 游走脾
  - 脾囊肿
  - 脾肿瘤
  - 脾动脉瘤
  - 脾脓肿

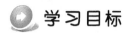 学习目标

【知识目标】

1. 熟悉脾切除的适应证及术后常见并发症。

2. 了解脾的生理功能。

【能力目标】运用理论知识体系,根据临床脾原发性及继发性常见病、多发病的疾病特征,能够提出正确的诊疗方案。

脾有极丰富的血液循环,实际上是脾动脉与脾静脉间的一个血窦。脾又是体内最大的淋巴器官,约占全身淋巴组织总量的 25%,内含大量的淋巴细胞和巨噬细胞,其功能与结构上又与淋巴结有许多相似之处,故脾又是一个重要的免疫器官。

脾原发性疾病,如脾肿瘤、脾囊肿等较少,多见为继发性病变,或脾的病变仅是其他疾病病理改变的一部分,如门静脉高压症和某些造血系统疾病的继发性脾功能亢进等。外科治疗主要采用脾切除术。

一、脾切除的适应证及其疗效

脾切除的主要适应证为外伤性脾破裂、门静脉高压症脾功能亢进、脾原发性疾病及占位性病变,其次为造血系统疾病等。

(一)外伤性脾破裂

外伤性脾破裂参见第二十八章。

(二)门静脉高压症

门静脉高压症参见第三十六章。

(三)脾原发性疾病及占位性病变

下列疾病都需行脾切除或部分脾切除。

1. 游走脾

多为脾蒂和韧带先天性过长或缺失,脾沿左腹侧向下移动可至盆腔。主要表现为腹部可推动的肿块和压迫邻近脏器所引起的症状。约 20% 的游走脾并发脾蒂扭转,使脾充血肿大,以致急性坏死。临床表现为急性剧烈腹痛,可伴休克。

2. 脾囊肿

可分为真性和假性两种。真性囊肿有皮样囊肿、淋巴管囊肿或寄生虫性囊肿等,其中以包虫病囊肿较为常见。假性囊肿可为损伤后陈旧性血肿或脾梗死后局限性液化而成等,多位于脾被膜下。小的非寄生虫性、非肿瘤性脾囊肿不需治疗。

3. 脾肿瘤

良性肿瘤多为血管瘤、内皮瘤。肿瘤小者多无明显症状,大者表现为脾肿大及压迫邻近器官等相关症状。良性肿瘤行手术切除效果好。恶性肿瘤多为肉瘤。肉瘤发展迅速,如未扩散,首选脾切除加放射治疗或化学疗法。

4. 脾动脉瘤

是内脏动脉中最常见的动脉瘤,多发生于女性,特别是曾有多次妊娠史者。瘤壁呈囊状扩张,并常钙化。超声波、CT 检查有助于确定诊断。最危险的并发症是急性破裂,死亡率高。

5. 脾脓肿

多来自血行感染,为全身感染疾病的并发症。脾中央破裂有时可继发感染,形成脾脓肿。临床表现为寒战、发热、左上腹或左胸疼痛,左上腹触痛、脾区叩击痛。超声波、CT 检查可确定诊断。脾脓肿除抗生素治疗外,如脾已与腹壁粘连,可在 B 超或 CT 监视引导下行穿刺抽脓或置管引流术,也可行脾切除治疗。

(四)造血系统疾病

1. 遗传性球形红细胞增多症

由于其球形红细胞胞膜的内在缺陷,导致其过早衰老,易在脾内滞留、破坏。临床表现贫血、黄疸和脾肿大,多于幼年时即出现,病情缓慢。但伴有急性发作时,可出现溶血危象。脾切除可获明显疗效,术后黄疸和贫血多在短期内消失,贫血可获完全、持久纠正。但血液中球形红细胞仍然存在。由于幼儿脾切除后易发生感染,故一般在 4 岁以下的儿童不宜施行脾切除。

2. 遗传性椭圆形红细胞增多症

血液中出现大量以椭圆形细胞为主的异形红细胞。有溶血性贫血和黄疸者,可施行脾切除,对消除贫血和黄疸有效,但血液中椭圆形红细胞依然增多。但一般在 4 岁以下儿童不宜行脾切除。

3. 丙酮酸激酶缺乏

由于红细胞内缺乏丙酮酸激酶,其生存期缩短,在脾中破坏增多。此病在新生儿期即出现症状,黄疸和贫血都较重。脾切除虽不能纠正贫血,但有助于减少输血量。

4. 珠蛋白生成障碍性贫血

本病多见于儿童。重型者出现黄疸,肝脾肿大,脾切除主要是减少红细胞在脾中的破坏,对减轻溶血或减少输血量有帮助。一般适用于贫血严重需长期反复输血,或巨脾并有脾功能亢进的重症患者。但多数主张也应在 4 岁以后手术为宜。

5. 自体免疫性溶血性贫血

为一种后天获得性溶血性贫血,系体内产生自体抗体,附有抗体的红细胞在脾和肝中被巨噬细胞所吞噬、破坏。多见于中青年女性,起病缓慢,有轻度黄疸、脾肿大。治疗以输血、应用肾上腺皮质激素和免疫抑制药为主;如激素治疗无效,或须长期应用较大剂量激素才能控制溶血时,可施行脾切除。约 50% 患者可获得较好疗效。

6. 免疫性血小板减少性紫癜

本病的发生与自体免疫有关,血小板上均吸附有一种抗体,使血小板寿命缩短,在脾及肝内被破坏。临床上可分为急性和慢性两种:急性型多见于儿童,常在发病前有感染病史。全身皮肤出现瘀斑,牙龈、口腔、鼻腔黏膜出血,胃肠道也可出血,发病数周或数月后常得到缓解。慢性型多见于青年女性,出血为持续性或反复发作,有的妇女主要表现为月经过多。血小板计数常在 $50 \times 10^9 / L$ 以下,脾一般轻度肿大。

脾切除适用于:①严重出血不能控制,危及生命,特别是有发生颅内出血可能者。②经肾上腺皮质激素治疗 6 个月以上无效;或治疗后缓解期较短,仍多次反复发作者。③大剂量激素治疗虽能暂时缓解症状,但鉴于激素治疗的副作用,而剂量又不能减少者。④激素应用禁忌者。脾切除后约80％患者获得满意效果,出血迅速停止,血小板计数在几天内即迅速上升。

7. 慢性粒细胞白血病

病情缓慢,约有70％可出现急变的表现。约90％患者脾肿大。脾切除对有明显脾功能亢进,尤其是伴有血小板减少者,或巨脾引起明显症状或因脾梗死引起脾区剧痛者,能缓解病情,但不能延缓其急变发生和延长生存。

8. 慢性淋巴细胞白血病

部分患者并发进行性血小板减少或溶血性贫血,同时脾肿大显著,而采用肾上腺皮质激素治疗效果不明显者,可行脾切除术。术后血红蛋白和血小板计数常能上升,在一定程度上缓解病情。

9. 多毛细胞白血病

多毛细胞白血病是一种少见的慢性白血病。有明显脾肿大,大多数患者全血细胞减少。α-干扰素和去氧助间型霉素治疗最有效。但若全血细胞减少,反复出血或感染,以及巨脾,脾切除可使血象迅速改善,生存期延长。

10. 霍奇金(Hodgkin)病

诊断性剖腹探查及脾切除,可确切地决定霍奇金病分期和治疗方案。切除脾后不需再行脾区放疗,缩小了放射范围,且患者全身症状和血象都有改善,进而增强对化疗及放疗的耐受性。近年来,由于CT、腹腔镜等无创和微创诊断手段的发展;放疗、联合化疗显著提高了疗效,因而剖腹探查进行分期及脾切除已较少应用。

二、脾切除术后常见并发症

除了一般腹部手术术后并发症外,尤需注意下列并发症:

1. 腹腔内大出血

一般发生在术后24～48小时内。常见原因是脾窝创面严重渗血,脾蒂结扎线脱落,或术中遗漏结扎的血管出血。短时间内大量出血并出现低血压甚至休克者,应迅速再次剖腹止血。术前注意纠正可能存在的凝血障碍,术中严格止血是防止此类并发症的关键。

2. 膈下感染

临床表现为术后高热,左季肋部叩击痛。超声波或CT检查有助确诊。术中严格止血,避免损伤胰尾,术后膈下置管有效引流,是有效的预防措施。治疗除应用抗生素外,一旦形成膈下脓肿,需在超声波导引下穿刺置管引流或行切开引流。

3. 血栓栓塞性并发症

并不多见,但如发生在视网膜动脉、肠系膜静脉、门静脉主干等,会造成严重后果。一般认为其发生与脾切除术后血小板骤升有关,故多主张术后血小板计数＞1000×10^9/L时应用肝素等抗凝剂预防治疗。

4. 脾切除术后凶险性感染(OPSI)

是脾切除术后远期的一个特殊问题。脾切除后机体免疫功能削弱和抗感染能力下降,不仅易感性增高,而且可发生OPSI,主要是婴幼儿。其临床特点是起病隐匿,开始可能有轻度感冒样症状。发病突然,来势凶猛,骤起寒战高热、头痛、恶心、呕吐、腹泻,乃至昏迷、休克,常并发弥散性血管内凝血等。OPSI发病率虽不高,但死亡率高。50％患者的致病菌为肺炎球菌。

治疗应及早应用大剂量抗生素,维护重要脏器功能等。

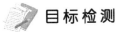 **目标检测**

一、简答题

1.脾切除的主要适应证有哪些?

2.脾切除术后常见的并发症有哪些?

二、病案分析

患者,男,50岁。3小时前车祸外伤后出现左上腹部疼痛不适,并伴有腹胀、头晕,无力,请作出初步诊断,指出进一步的检查措施,如何治疗。

第四十章　周围血管和淋巴管疾病

周围血管疾病
- 动脉疾病
  - 动脉硬化性闭塞症
  - 血栓闭塞性脉管炎（患肢中小动脉多节段狭窄或闭塞）
  - 动脉栓塞（5P：疼痛、感觉异常、麻痹、无脉、苍白）
  - 多发性大动脉炎
  - 雷诺综合征（典型症状：顺序出现苍白、青紫和潮红）
  - 临床表现、体征、辅助检查
    - 非手术治疗
    - 手术治疗
- 静脉疾病
  - 原发性下肢静脉曲张（静脉壁软弱、静脉瓣膜缺陷、浅静脉内压力升高）
  - 原发性下肢深静脉瓣膜功能不全
  - 深静脉血栓形成（静脉损伤、血流缓慢、血液高凝状态）
  - 临床表现、体征、辅助检查
    - 手术治疗
    - 非手术治疗
- 动静脉瘘
  - 先天性动静脉瘘
  - 损伤性动静脉瘘
  - 临床表现、体征、辅助检查
    - 手术治疗
    - 非手术治疗

学习目标

【知识目标】

1. 掌握下肢动脉硬化性闭塞症、原发性下肢静脉曲张和动静脉瘘的临床表现和诊断。

2. 了解周围血管和淋巴管疾病发生的病因、分类和治疗原则。

【能力目标】运用理论知识体系,根据临床周围血管和淋巴管常见病、多发病的疾病特征,能够提出正确的诊疗方案。

第一节　概　述

周围血管和淋巴管疾病种类繁多,但是主要的病理改变是狭窄、闭塞、扩张、破裂及静脉瓣膜关闭不全等。临床表现各有异同,现将常见的症状体征归纳如下。

一、疼痛

肢体疼痛是常见的症状,通常分为间歇性和持续性两类。

1. 间歇性疼痛

间歇性疼痛与下列三种因素有关。

(1)肢体活动　慢性动脉阻塞或静脉功能不全时,步行时可以出现小腿疼痛,迫使患者止步,休息片刻后疼痛缓解。疼痛程度不一,表现为沉重、乏力、胀痛、钝痛、痉挛痛或锐痛。如行走速度恒定,跛行时间和距离愈短,提示血管阻塞的程度愈严重。

(2)肢体体位　肢体所处的体位与心脏平面的关系,可以影响血流状况。动脉阻塞性疾病时,抬高患肢因供血减少而加重症状,伴有肢体远端皮肤苍白;患肢下垂则可增加血供而缓解疼痛,但浅静脉充盈延迟。相反,静脉病变时,抬高患肢有利于静脉回流而减轻症状;患肢下垂则因加重淤血而诱发或加重胀痛。

(3)温度变化　疼痛与环境温度相关。动脉阻塞性疾病时,热环境能舒张血管并促进组织代谢,减轻症状;如果后者超过了血管舒张所能提供的血液循环,则疼痛加剧。血管痉挛性疾病,在热环境下血管舒张、疼痛减轻,寒冷刺激则使血管痉挛及疼痛加重;血管扩张性疾病则在热环境下症状加重。

2. 持续性疼痛

严重的血管病变,在静息状态下仍有持续疼痛,又称静息痛。

(1)动脉性静息痛　无论急性或慢性动脉阻塞,都可因组织缺血及缺血性神经炎引起持续性疼痛。急性病变,如动脉栓塞可引起急骤而严重的持续性疼痛。由慢性动脉阻塞引起者,症状常于夜间加重,患者不能入睡,常取抱膝端坐体位,以求减轻症状。

(2)静脉性静息痛　急性主干静脉阻塞时,肢体远侧因严重淤血而有持续性胀痛,伴有静脉回流障碍的其他表现,如肢体肿胀及静脉曲张等,抬高患肢可减轻症状。

(3)炎症及缺血坏死性静息痛　动脉、静脉或淋巴管的急性炎症,局部有持续性疼痛。由动脉阻塞造成组织缺血坏死,或静脉性溃疡周围炎,因激惹邻近的感觉神经引起持续性疼痛。由缺血性神经炎引起的持续性疼痛,常伴有间歇性剧痛及感觉异常。

二、水肿

静脉或淋巴回流障碍时,组织液积聚于组织间隙,引起肢体水肿。

1. 静脉性水肿

下肢深静脉回流障碍或有逆流病变时,因下肢静脉高压使血清蛋白渗入并积聚于组织间隙,引起水肿。其特点是水肿呈凹陷性,以踝部与小腿最明显,但不累及足。除浅静脉曲张外,常伴有小腿胀痛、色素沉着或足靴区溃疡等表现。抬高患肢,水肿可以明显或完全消退。

2. 淋巴水肿

淋巴管阻塞时,富有蛋白质的淋巴液积聚在组织间隙内,形成肢体水肿,呈凹陷性或坚实,但具海绵状特性,即加压后凹陷,解除压迫后恢复原状。以足及踝部明显,逐渐向近侧扩展,形成范围广泛的水肿,抬高患肢无明显改善。皮肤增厚且粗糙,后期形成典型的"象皮肿"。

三、感觉异常

主要有肢体沉重,浅感觉异常或感觉丧失等表现。

1. 沉重

行走不久,肢体出现沉重、疲倦,休息片刻可消失,提示早期动脉供血不足。静脉病变时,常于久站、久走后出现倦怠,平卧或抬高患肢后消失。

2. 感觉异常

动脉缺血影响神经干时,可有麻木、麻痹、针刺或蚁行等异样感觉。小动脉栓塞时,麻木可以成为主症,慢性静脉功能不全而肿胀时间较久者,皮肤感觉往往减退。

3. 感觉丧失

严重的动脉狭窄继发血栓形成,或急性动脉阻塞时,缺血肢体远侧浅感觉减退或丧失。如病情进展,深感觉随之丧失,足(腕)下垂及主动活动不能。

四、皮肤温度改变

皮肤温度与通过肢体的血流量相关,动脉阻塞性病变时,血流量减少,皮温降低;静脉阻塞性病变时,由于血液淤积,皮温高于正常;动静脉瘘时,局部血流量增多,皮温明显升高。皮肤温度的改变除患者能自我察觉外,可作皮肤测温检查。用指背比较肢体两侧对称部位,可以感觉出皮温的差别,或在同一肢体的不同部位可以查出皮温改变的平面。亦可利用测温计测试,在恒温环境下,对比测试双侧肢体对应部位的皮温,如相差 2℃ 以上有临床意义。

五、色泽改变

皮肤色泽能反映肢体的循环状况。

1. 正常和异常色泽

正常皮肤温暖,呈淡红色。皮色呈苍白色或发绀,伴有皮温降低,提示动脉供血不足。皮色暗红,伴有皮温轻度升高,是静脉淤血的征象。

2. 指压性色泽改变

如以手指重压皮肤数秒钟后骤然放开,正常者受压时因血液排入周围和深部组织而呈苍白色,放开后迅速复原。动脉缺血时,复原时间延缓。在发绀区指压后不出现色泽改变,提示局部组织已发生不可逆性坏死。

3. 运动性色泽改变

静息时正常,但在运动后肢体远侧皮肤呈苍白色者,提示动脉供血不足。这是由于原已减少的皮肤供血,选择性分流入运动的肌肉所成。

4. 体位性色泽改变

又称 Buerger 试验:先抬高下肢 70°～80°,或高举上肢过头,持续 60 秒,肢体远端皮肤保持淡红色或稍微发白,如呈苍白或蜡白色,提示动脉供血不足;再将下肢下垂于床沿或上肢下垂于身旁,正常人皮肤色泽可在 10 秒内恢复,如恢复时间超过 45 秒,且色泽不均匀者,进一步提示动脉供血液障碍。肢体持续下垂,正常人至多仅有轻度潮红,凡出现明显潮红或发绀者,提示为静脉逆流或回流障碍性疾病。

六、形态改变

动脉和静脉都可以出现扩张或狭窄性形态改变,并引起临床症状。

1. 动脉形态改变

有下列三方面征象:①动脉搏动减弱或消失:见于管腔狭窄或闭塞性改变。②杂音:动脉狭窄或局限性扩张,或在动静脉间存在异常交通,血液流速骤然改变,在体表位置听到杂音,扪到震颤。③形态和质地:正常动脉富有弹性,当动脉有粥样硬化或炎症病变后,扪触动脉时,可以发现呈屈曲状、增硬或结节等变化。

2. 静脉形态改变

主要表现为静脉曲张。肢体出现浅静脉曲张时,往往是静脉瓣膜破坏或回流障碍。如果曲张的原因为动静脉瘘,常常伴有皮肤温度升高,伴有杂音及震颤。曲张静脉炎症时,局部出现硬结、压痛,并与皮肤粘连。

七、肿块

由血管病变引起的肿块,可以分为搏动性和无搏动性两类。

1. 搏动性肿块

单个、边界清楚、表面光滑的膨胀性搏动性肿块,提示动脉瘤或假性动脉瘤,可以伴有震颤和血管杂音。肿块边界不甚清楚,或范围较大,可能为蔓状血管瘤。与动脉走向一致,范围较大的管状搏动性肿块,多由动脉扩张所致,最常见于颈动脉。

2. 无搏动性肿块

浅表静脉的局限性扩张,透过皮肤可见蓝色肿块,常见于颈外静脉、肢体浅静脉及浅表的海绵状血管瘤。深部海绵状血管瘤及颈内静脉扩张,肿块部位深在,边界不清。静脉性肿块具有质地柔软,压迫后可缩小的特点。淋巴管瘤呈囊性,色白透亮。

八、营养性改变

主要有皮肤营养障碍性变化,溃疡或坏疽,增生性改变等三类。

1. 皮肤营养障碍性改变

由动脉缺血引起的营养障碍性变化表现为皮肤松弛,汗毛脱落,趾(指)甲生长缓慢、变形发脆。较长时间的慢性动脉缺血,可引起肌萎缩。静脉瘀血性改变好发于小腿足靴区,表现为皮肤光薄,色素沉着,伴有皮炎、湿疹、皮下脂质硬化及皮肤萎缩。淋巴回流障碍时,皮肤和皮下组织纤维化,汗腺、皮脂腺均遭破坏,皮肤干燥、粗糙,出现疣状增生。后期,呈典型的"象皮腿"。

2.溃疡或坏疽

动脉缺血或静脉淤血都可以并发溃疡。动脉性溃疡好发于肢体远侧,趾(指)端或足跟。溃疡边缘常呈锯齿状,底为灰白色肉芽组织,挤压时不易出血。由于溃疡底部及其周围神经纤维缺血,因而有剧烈疼痛。静脉性溃疡好发于足靴区,即小腿下1/3,尤以内侧多见。初期溃疡浅,类圆形,以后可以较大且不规则。底部常为湿润的肉芽组织覆盖,易出血,周围有皮炎、水肿和色素沉着等,愈合缓慢且易复发。肢体出现坏疽性病灶,提示动脉供血已不能满足静息时组织代谢的需要,以致发生不可逆转性变化。初为干性坏疽,继发感染后可转变为湿性坏疽。

3.肢体增长变粗

在先天性动静脉瘘的患者,肢体出现增长、软组织肥厚的改变,并伴有骨骼增长肥大。

第二节　动脉疾病

动脉是供血的通道,无论是器质性改变(如狭窄或闭塞)还是功能性疾病(动脉痉挛),都将造成动脉血供不足而引起缺血性临床表现。病程往往呈进展性,后果严重。

一、动脉硬化闭塞症

动脉硬化性闭塞症(ASO)是一种全身性疾患,可以发生在全身大、中动脉,但以腹主动脉远侧及髂-股-腘动脉最为多见,后期可累及腘动脉远侧的主干动脉。由于动脉腔狭窄或闭塞,引起下肢慢性缺血的临床表现。本病多见于男性,发病年龄多在45岁以上。随着老龄人口逐渐增多,本病发生率有增高趋势。

【病因与病理】发病原因和机制尚不完全清楚。高脂血症、高血压、吸烟、糖尿病、肥胖和高密度脂蛋白低下等均是高危因素。发病机制主要有以下几种学说:①内膜损伤及平滑肌细胞增殖,细胞生长因子释放,导致内膜增厚及细胞外基质和脂质积聚。②动脉壁脂代谢紊乱,脂质浸润并在动脉壁积聚。③血流冲击在动脉分叉部位造成的剪切力,或某些特殊的解剖部位(如股动脉的内收肌管裂口处),可对动脉壁造成慢性机械性损伤。主要病理表现为内膜出现粥样硬化斑块,中膜变性或钙化,腔内有继发血栓形成,最终使管腔狭窄,甚至完全闭塞。闭塞病变大致可分为:主-髂型,股-腘型,以及累及主-髂动脉及其远侧动脉的多节段型。患肢发生缺血性病变,严重时可引起肢端坏死。

【临床表现】症状和轻重与病变进展的速度、侧支循环的多寡有密切关系。早期症状为间歇性跛行,远侧动脉搏动减弱或消失。如病变位于腹主-髂动脉者,疼痛在下腰、臀、髂、大腿后侧或小腿腓肠肌部位,有时伴阳痿;病变在股-腘动脉者,疼痛发生于小腿肌群。肢体慢性缺血时,皮肤萎缩变薄、发亮、骨质疏松、肌萎缩、毛发脱落、趾甲增厚和变形。后期可出现静息痛,皮肤温度明显减低、发绀,肢体远端坏疽和溃疡。

【诊断】鉴于本症为全身性疾病,所有患者均需作详细检查:①一般检查:血脂测定、心电图、心功能以及眼底检查等。②无创伤性血管检查:超声多普勒血流检查及节段动脉压测定、电阻抗容积描述或光电容积描记等检查可了解患肢的血流状况。双功彩色超声多普勒可以显示血管腔形态及血流状况。③X线平片：有时可见病变动脉段有不规则钙化，患肢远侧段有骨质疏松等退行性变化。④动脉造影：能准确显示示病变的部位、范围、程度、侧支和闭塞远侧动脉主干的情况，对确定诊断及选择术式有重要意义。磁共振血管造影（MRA）和数字减影血管造影（DSA）都能达到诊断和指导治疗的目的。

【治疗】对本症的易患因素加以控制和处理，具有积极的预防作用。症状明显影响生活和工作者，可考虑手术治疗。

1. 非手术治疗

主要目的为降低血脂和血压，改善血液高凝状态，促进侧支循环形成。处理方法有：肥胖者减轻体重，严格禁烟和适当活动；常用药物有阿司匹林、双嘧达莫（潘生丁）、烟酸肌醇、前列腺素和妥拉唑啉等。

2. 手术治疗

（1）经皮腔内血管成形术（PTA）　单个或多处短段狭窄者，可经皮穿刺插入球囊导管至动脉狭窄段，以适当压力使球囊膨胀，扩大病变管腔，恢复血流。如能结合血管内支架的应用，可以提高远期通畅率。

（2）内膜剥脱术　主要适用于短段的主-髂动脉闭塞病变者。剥除病变段动脉增厚的内膜、粥样斑块及继发血栓，不需要植入人工血管且无感染危险。

（3）旁路转流术　采用自体静脉或人造血管，于闭塞段近、远端之间作搭桥转流。主-髂动脉闭塞，可采用主-髂或股动脉旁路术。对全身情况不良者，则可采用较为安全的解剖外旁路术，如腋-股动脉旁路术。如果患侧髂动脉闭塞，对侧髂动脉通畅时，可作双侧股动脉旁路术。股-腘动脉闭塞者，可用自体大隐静脉或人工血管作股-腘（胫）动脉旁路术，远端吻合口可以作在膝上腘动脉、膝下腘动脉或胫动脉，或在踝部胫后动脉，应根据动脉造影提供的依据作出选择。施行旁路转流术时，应具备通畅通的动脉流入道和流出道，吻合口应有适当口径，尽可能远离动脉粥样硬化病灶。

二、血栓闭塞性脉管炎

血栓闭塞性脉管炎是一种累及血管的炎症性、节段性和周期发作的慢性闭塞性疾病。主要侵袭四肢中小动静脉，尤其是下肢血管。好发于男性青壮年。

【病因】本病的确切病因尚未明确，相关因素可归纳为两方面：①外来因素，主要有吸烟、寒冷与潮湿的生活环境，慢性损伤和感染。②内在因素，自身免疫功能紊乱，性激素和前列腺素失调以及遗传因素。

【病理】本病的病理进展过程有如下特征：①通常始于动脉，然后累及静脉，由远端向近端进展。②病变呈节段性分布，两段之间血管比较正常。③活动期为血管全层非化脓性炎症，有内皮细胞和成纤维细胞增生；淋巴细胞浸润，中性粒细胞浸润较少，偶见巨细胞；管腔被血栓堵塞。④后期，炎症消退，血栓机化，新生毛细血管形成。动脉周围广泛纤维组织形成，常包埋静脉和神经。⑤虽有侧支循环逐渐建立，但不足以代偿，因而神经、肌和骨骼等均可出现缺血性改变。受累静脉的病理变化与动脉大体相同。

【临床表现】本病起病隐匿，进展缓慢，常呈周期性发作，经过较长时间后症状逐渐明显和加重。主要临床表现：①患肢怕冷，皮肤温度降低。②皮肤色泽苍白或发绀。③感觉异常。④患肢疼痛，早期起因于血管壁炎症刺激末梢神经，后因动脉阻塞造成缺血性疼痛，即间歇性跛行或静息痛。⑤长期慢性缺血导致组织营养障碍改变。严重缺血者,患肢末端出现缺血性溃疡或坏疽。⑥患肢的远侧动脉搏动减弱或消失。⑦患肢在发病前或发病过程中出现复发性游走性浅静脉炎。

【诊断】临床诊断要点:①大多数患者为青壮年男性,多数有吸烟嗜好;②患肢有不同程度的缺血性症状;③有游走性浅静脉炎病史;④患肢足背动脉或胫后动脉搏动减弱或消失;⑤一般无高血压、高脂血症、糖尿病等易致动脉硬化的因素。下列检查有助于确定诊断,观察闭塞的部位,性质和程度。

1. 一般检查

①记录跛行距离和跛行时间。②皮肤温度测定。双侧肢体对应部位皮肤温度相差 2℃ 以上,提示皮温降低侧有动脉血流减少。③患肢远侧动脉搏动减弱或不能扪及。④肢体抬高试验(Buerger 试验)。试验阳性者,提示患肢有严重供血不足。

2. 特殊检查

(1)肢体血流图　利用容积描记仪测定并记录搏动血流量;血流波形平坦或消失,表示血流量明显减少,动脉严重狭窄。

(2)超声多普勒检查　应用多普勒听诊器,根据动脉间的强弱,判断动脉血流的强弱。超声多普勒血流仪可以记录动脉血流波形,波形幅度降低或呈直线状,表示动脉血流减少,或动脉已闭塞。

(3)动脉造影　可以明确患肢动脉阻塞的部位,程度,范围及侧支循环建立情况。

【鉴别诊断】

(1)动脉粥样硬化性闭塞　发病年龄多数在 45 岁以上;常伴有冠状动脉粥样硬化、高血压、高脂血症或糖尿病;病变常位于大、中动脉,X 线检查可显示动脉壁有钙化斑块。

(2)多发性大动脉炎　多见于青年女性;活动期常有红细胞沉降率增速,免疫球蛋白升高;动脉造影可见主动脉及其主要分支开口处狭窄或阻塞。

(3)糖尿病足　由糖尿病造成的肢体坏疽,都有糖尿病史及其临床表现,且有尿糖阳性,血糖升高等实验室检查的阳性发现。

【治疗】处理原则应该着重于防止病变进展,改善和增进下肢血液循环。

1. 一般疗法

严格戒烟、防止受冷、受潮和外伤,但不应使用热疗,以免组织需氧量增加而使症状加重。疼痛严重者,可用止痛剂及镇静剂,慎用易成瘾的药物。患肢应进行适度锻炼,以利促使侧支循环建立。

2. 药物治疗

(1)中医中药　根据辨证论治的原则进行治疗:①阴寒型,宜温经散寒,活血通络,以阳和汤加减。②血瘀型,宜活血化瘀,以活血通脉饮,血府逐瘀汤治疗。③湿热型或热毒型,以清热利湿治之,常用四妙勇安汤加减。④气血两亏型,多属久病不愈,体质已虚者,以补气养血辅以活血化瘀,常用顾步汤加减。

(2)药物　扩张血管及抑制血小板聚集的药物。

(3)抗生素　并发溃疡感染者,应选用广谱抗生素,或根据细菌培养及药物敏感试验,选用有效抗生效。

3. 高压氧疗法

在高压氧仓内,通过血氧量的提高,增加肢体的血氧弥散,改善组织的缺氧状况。

4. 手术疗法

目的是增加肢体血供和重建动脉血流通道,改善缺血引起的后果。

(1)腰交感神经切除术 适用于腘动脉远侧动脉狭窄的患者。

(2)动脉重建术 手术方法有两种:①旁路转流术,适用于主干动脉闭塞,但在闭塞动脉的近侧和远侧仍有通畅的动脉通道者。②血栓内膜剥脱术,适用于短段的动脉阻塞。

5. 创面处理

干性坏疽创面,应予消毒包扎,预防继发感染。感染创面可作湿敷处理。组织坏死已有明确界限者,或严重感染引起毒血症的,需作截肢(趾、指)术。

三、雷诺综合征

雷诺综合征(Raynaud's syndrome)是指小动脉阵发性痉挛,受累部位程序性出现苍白及发冷、青紫及疼痛、潮红后复原的典型症状。常于寒冷刺激或情绪波动时发病。

【病因与病理】发病的确切原因虽未完全明确,但与下列因素有关:寒冷刺激、情绪波动、精神紧张、感染、疲劳等。由于多见于女性,而且病情常在月经期加重,因此可能与性腺功能有关。

【临床表现】多见于青壮年女性,好发于手指,常为双侧性,偶可累及趾、面颊及外耳。典型的临床表现是顺序出现苍白、青紫和潮红。在疾病的早期,多在寒冷季节发病,一次发作的延续时间为数分钟至几十分钟。随着病情进展,不仅发作频繁,症状持续时间延长,即使在气温较高的季节遇冷刺激也可发病。发作时,往往伴有极不舒适的麻木,但很少剧痛。指尖溃疡很少见到。发作间歇期,除手指皮温稍低外,无其他症状。桡动脉(或足背动脉)搏动正常。

【诊断】根据发作时的典型症状即可作出诊断。手浸泡于冰水 20 秒后测定手指皮温,显示复温时间延长(正常约 15 分钟左右)。此外,尚应根据病史提供的相关疾病,进行相应的临床和实验室检查,以利作出病因诊断,指导临床正确治疗。

【治疗】疾病初期,症状轻而发作不频繁者,采用保暖措施,往往就能达到治疗要求;吸烟者应戒烟。药物治疗方面,首选能够削弱交感神经肌肉接触传导类药物,如胍乙啶,可与酚苄明(氧苯苄胺)合用,也可用妥拉唑啉或利血平。利血平尚可作肱动脉直接注射(0.5mg 溶于 2～5ml 等渗盐水中)。尚可应用前列腺素 E_1(PGE$_1$),具有扩张血管并抑制血小板聚集的作用。有自身免疫性疾病或其他系统性疾病,应同时进行治疗。

大多数患者经药物治疗后症状缓解或停止发展。长期内科治疗无效的患者,可以考虑手术治疗。区域性交感神经切除如上胸交感神经切除,由于不一定能中断指动脉的交感神经支配,现已较少采用。交感神经末梢切除术,即将指动脉周围的交感神经纤维连同外膜一并去除一小段,近期效果较好。

第三节　静脉疾病

静脉疾病比动脉疾病更为常见,好发于下肢。主要分为两类:下肢静脉逆流性疾病,如下肢慢性静脉功能不全,包括原发性下肢静脉曲张和原发性下肢深静脉瓣膜功能不全;下肢静脉回流障碍性疾病,如下肢深静脉血栓形成。静脉的解剖与血流动力学具有不同于动脉的特性,在静脉疾病的发病机制中起着重要影响。

一、原发性下肢静脉曲张

原发性下肢静脉曲张系指单纯涉及隐静脉,浅静脉伸长、迂曲而呈曲张状态,多发生于从事持久站立工作、体力活动强度高,或久坐少动的人。

【病因】静脉壁软、静脉瓣膜缺陷以及浅静脉内压力升高,是引起浅静脉曲张的主要原因。静脉壁薄弱和静脉瓣膜缺陷,与遗传因素有关。任何增加血柱重力的后天性因素,如长期站立、重体力劳动、妊娠、慢性咳嗽、习惯性便秘等,使瓣膜承受过度的压力,逐渐松弛,不能紧密关闭。循环血量经常超负荷,亦可造成压力升高,静脉扩张,从而形成相对性瓣膜关闭不全。

【病理生理】当隐-股或隐-腘静脉连接处的瓣膜遭到破坏而关闭不全后,就可影响远侧和交通静脉的瓣膜。由于离心愈远的静脉承受的静脉压愈高,因此曲张静脉在小腿部远比大腿部明显。而且病情的远期进展比开始阶段迅速。

【临床表现】原发性下肢静脉曲张以大隐静脉曲张为多见,单独的小隐静脉曲张较为少见;以左下肢多见,但双侧下肢可先后发病。主要临床表现为下肢浅静脉扩张、伸长、迂曲。如病程继续进展,当交通静脉瓣膜破坏后,可出现踝部轻度肿胀和足靴区皮肤营养性变化,包括皮肤萎缩、脱屑、瘙痒、色素沉着、皮肤和皮下组织硬结、湿疹和溃疡形成。

【诊断】根据下肢静脉典张的临床表现,诊断并不困难。下列检查有助于诊断:①大隐静脉瓣膜功能试验(Trendelenburg 试验):患者平卧,抬高下肢使静脉排空,在大腿根部扎止血带,阻断大隐静脉,然后让患者站立,10 秒钟内释放止血带,如出现自上而下的静脉逆向充盈,提示瓣膜功能不全。应用同样原理,在腘窝部扎止血带,可以检测小隐静脉瓣膜的功能。如在未放开止血带前,止血带下方的静脉在 30 秒内已充盈,则表明有交通静脉瓣膜关闭不全。②深静脉通畅试验(Perthes 试验):用止血带阻断大腿浅静脉主干,嘱患者用力踢腿或作下蹬活动连续 10 余次。此时,由于小腿肌泵收缩迫使静脉血液向深静脉回流,使曲张静脉排空。如在活动后浅静脉曲张更为明显,张力增高,甚至有胀痛,则表明深静脉不通畅。③交通静脉瓣膜功能试验(Pratt 试验):患者仰卧,抬高受检下肢,在大腿根部扎止血带。然后从足趾向上至腘窝缚缠第一根弹力绷带,再自止血带处向下,缠绕第二根弹力绷带,如果在二根绷带之间的间隙内出现曲张静脉,即意味着该处有功能不全的交通静脉。必要时选用超声多普勒、容积描记、下肢静脉压测定和静脉造影检查等,可以更准确地判断病变性质。

【鉴别诊断】

(1)原发性下肢深静脉瓣膜功能不全 症状相对严重,作下肢活动静脉测压试验时,站立活动后压力不能降至正常。最可靠的检查方法是下肢静脉造影,能够观察到深静脉瓣膜关闭不全的特殊征象。

(2)下肢深静脉血栓形成后遗综合征 在深静脉血栓形成的早期,浅静脉扩张属于代偿性表现,伴有肢体明显肿胀。在深静脉血栓形成的再通过程中,由于瓣膜遭破坏,静脉血液逆流及静脉压升高导致浅静脉曲张,并伴有活动后肢体肿胀。如鉴别诊断仍有困难,应作双功彩色超声多普勒和下肢静脉造影检查。

(3)动静脉瘘 患肢皮肤温度升高,局部有时可扪及震颤或有血管杂音,浅静脉压力明显上升,静脉血的含氧量增高。在先天性动静脉瘘,患肢常比健肢长且增粗。

【治疗】

1. 非手术疗法

主要包括患肢穿弹力袜或用弹力绷带,借助远侧高而近侧低的压力差,以利回流,使曲张静脉处于萎瘪状态。此外,还应避免久站、久坐,间歇抬高患肢。非手术疗法仅能改善症状,适用于:①病变局限,症状轻微又不愿手术者;②妊娠期发病,鉴于分娩后症状有可能消失,可暂行非手术疗法;③症状虽然明显,但手术耐受力极差者。

2. 硬化剂注射和压迫疗法

利用硬化剂注入曲张静脉后引起的炎症反应使之闭塞。适用于少量、局限的病变,或作为手术的辅助疗法,处理残留的曲张静脉。

3. 手术疗法

手术是根本的治疗方法。凡有症状且无禁忌证者(如手术耐受力极差等)都应手术治疗。手术包括:大隐或小隐静脉高位结扎及主干与曲张静脉剥脱术。已确定交通静脉功能不全的,可选择筋膜外、筋膜下或借助内镜作交通静脉结扎术。

【并发症及其处理】病程进展中可能出现下列并发症:

(1)血栓性浅静脉炎　曲张静脉内血流缓慢,容易引起血栓形成,并伴有感染性静脉炎及曲张静脉周围炎,可用抗生素及局部热敷治疗。炎症消退后,常遗有局部硬结与皮肤粘连。症状消退后,应施行静脉曲张的手术治疗。

(2)溃疡形成　踝上足靴区是承受压力较高的部位,又有恒定的交通静脉,一旦瓣膜功能破坏,皮肤发生营养性改变,易在皮肤损伤溃破后引起经久不愈的溃疡,大都并发感染,愈合后常复发。处理方法:创面湿敷,抬高患肢以利回流,较浅的溃疡一般都能愈合,接着应采取手术治疗。较大或较深的溃疡,经上述处理后溃疡缩小,周围炎症消退,创面清洁后也应作手术治疗,同时作清创植皮,可以缩短创面愈合期。

(3)曲张静脉破裂出血　大多发生于足靴区及踝部。可以表现为皮下淤血,或皮肤破溃时外出血,因静脉压力高而出血速度快。抬高患肢和局部加压包扎,一般均能止血,必要时可以缝扎止血,以后再作手术治疗。

二、原发性下肢深静脉瓣膜关闭不全

原发性下肢深静脉瓣膜功能不全是指深静脉瓣膜不能紧密关闭,引起血液逆流,但无先天性或继发性原因,有别于深静脉血栓形成后瓣膜功能不全及原发性下肢静脉曲张。

【病因】原发性下肢深静脉瓣膜关闭不全的发病原因至今尚未明确,可能的发病因素有:①瓣膜结构薄弱,在持久的逆向血流及血柱重力作用下,瓣膜游离缘松弛,因而不能紧密闭合,造成静脉血经瓣叶间的裂隙向远侧逆流。②由于持久的超负荷回心血量,导致静脉管腔扩大,以致造成瓣膜相对短小而关闭不全,故又称"相对性下肢深静脉瓣膜关闭不全"。③如果深静脉瓣膜发育异常,仅有单叶,或虽有三叶但不在同一平面,或瓣膜缺如,必然失去正常的瓣膜关闭功能。④小腿肌肉泵软弱,泵血无力,引起静脉血液积聚,导致静脉高压和瓣膜关闭不全。

【病理生理】当仅有股浅静脉第一对瓣膜关闭不全时,引起轻度静脉血液向远侧逆流,但受阻于第二对瓣膜,尚不致产生明显症状。随着病程进展,将顺序影响远侧瓣膜关闭功能,静脉血液的逆流量随之加重。当瓣膜破坏一旦累及腘静脉甚至小腿深静脉瓣膜破坏后,小腿肌泵收缩时,血液向心回流的同时也向远侧深静脉及浅静脉逆流,从而出现明显的症状。来自近侧髂股静脉的血柱重力,还同时作用于在隐静脉和股深静脉的瓣膜。大隐静脉瓣膜比较薄弱,位置较浅而缺乏肌保护,所以当股浅静脉瓣膜破坏时,大隐静脉瓣膜多已失去功能,因而两者往往同时存在。股深静脉开口比较斜向外方,受血柱重力的影响较小,受累及可能较迟。

【临床表现】根据临床表现的轻重程度不同,可分为:①轻度:久站后下肢沉重不适,浅静脉扩张或曲张,踝部轻度水肿。②中度:浅静脉明显曲张,伴有轻度皮肤色素沉着及皮下组织纤维化,下肢沉重感明显,踝部中度肿胀。③重度:短时间活动后即出现小腿胀痛或沉重感,水肿明显并累及小腿,浅静脉明显曲张,伴有广泛色素沉着、湿疹或溃疡(已愈合或活动期)。

【诊断】鉴于浅静脉曲张是深静脉瓣膜关闭不全的主要症状之一,因此凡是表现为浅静脉曲张的患者都需作深静脉瓣膜功能方面的检查方能明确诊断。

(1)静脉造影　下肢静脉顺行造影显示下列特点:深静脉全程通畅,明显扩张;瓣膜影模糊或消失,失去正常的竹节状形态而呈直筒状;Valsalva屏气试验时,可见含有造影剂的静脉血自瓣膜近心端向瓣膜远侧逆流。在下肢静脉逆行造影中,根据造影剂向远侧逆流的范围,分为如下五级:0级,无造影剂向远侧泄漏;Ⅰ级,有造影剂逆流,不超过大腿近端;Ⅱ级,造影剂逆流不超过膝关节平面;Ⅲ级,造影剂逆流超过膝关节平面;Ⅳ级,造影剂向远侧逆流至小腿深静脉,甚至达踝部。0级,示瓣膜关闭功能正常;Ⅰ～Ⅱ级逆流,应结合临床表现加以判断;Ⅲ～Ⅳ级,表示瓣膜关闭功能明显损害。

(2)下肢活动静脉压测定　可间接地了解瓣膜功能,常作为筛选检查。正常时,站立位活动后足背浅静脉压平均为10～30mmHg,原发性下肢静脉曲张为25～40mmHg。深静脉瓣膜关闭不全时,高达55～85mmHg。

(3)无损伤血管检查　如超声多普勒血流仪和光电容积描记仪检查,也能诊断静脉有无逆流。超声多普勒显像仪,可以观察瓣膜关闭活动及有无逆向血流。

【治疗】凡诊断明确,瓣膜功能不全Ⅱ级以上者,结合临床表现的严重度,应考虑施行深静脉瓣膜重建术。主要方法有:①股浅静脉腔内瓣膜成形术:通过缝线,将松弛的瓣膜游离缘予以缩短,使之能合拢关闭。②股浅静脉腔外瓣膜成形术:通过静脉壁的缝线,使两个瓣叶附着线形成的夹角,由钝角回复至正常的锐角,恢复闭合功能。③股静脉壁环形缩窄术:在正常情况下,瓣窦宽径大于非瓣窦部位静脉宽径,因而利用缝线、组织片或人工织物包绕于静脉外,缩小其管径,恢复瓣窦与静脉的管径比例,瓣膜关闭功能随之恢复。④带瓣膜静脉段移植术:在股浅静脉近侧植入一段带有正常瓣膜的静脉,借以阻止血液逆流。⑤半腱肌-股二头肌袢腘静脉瓣膜代替术:手术原理是构建半腱肌-股二头肌U形腿袢,置于腘动静脉之间,利用肌袢间歇收缩与放松,使腘静脉获得瓣膜样功能。由于深静脉瓣膜关闭不全同时伴有浅静脉曲张,因此需要同时作大隐静脉高位结扎、曲张静脉剥脱,已有足靴区色素沉着或溃疡者,尚需作交通静脉结扎术。

三、下肢深静脉血栓形成

下肢深静脉血栓形成是指血液在下肢深静脉腔内不正常凝结,阻塞静脉腔,导致静脉回流障碍,如未予及时治疗,将造成慢性深静脉功能不全,影响生活和工作能力,甚至致残。

【病因】1946年,Virchow提出:静脉壁损伤,血流缓慢和血液高凝状态是造成深静脉血栓形成的三大因素。静脉壁直接损伤时,内膜下层及胶原裸露,或创伤造成静脉内皮及其功能损害,均可引起多种具有生物活性物质释放,启动内源性凝血系统,同时静脉壁电荷改变,导致血小板聚集、黏附，形成血栓。造成血流缓慢的外因有：久病卧床，术中、术后以及肢体固定等制动状态及久坐不动等。此时，因静脉血流缓慢，在瓣窦内形成涡流，使瓣膜局部缺氧，引起白细胞黏附分子表达，白细胞黏附及迁移，促成血栓形成。血液高凝状态见于：妊娠、产后或术后、创伤、长期服用避孕药、肿瘤组织裂解产物等，使血小板数增高，凝血因子含量增加而抗凝血因子活性降低，导致血管内异常凝结形成血栓。典型的血栓包括：头部为白血栓，颈部为混合血栓，尾部为红血栓（图 40-1）。

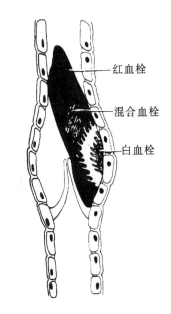

图 40-1　一个典型血栓形成的病理解剖

（红血栓／混合血栓／白血栓）

【病理生理】血栓形成后可向主干静脉的近端和远端滋长蔓延。其后，在纤溶酶的作用下，血栓可溶解消散，有时崩解断裂的血栓可成为栓子，随血流进入肺动脉引起肺栓塞。但血栓形成后常激发静脉壁和静脉周围组织的炎症反应，使血栓与静脉壁粘连，并逐渐纤维机化，最终形成边缘毛糙管径粗细不一的再通静脉。同时，静脉瓣膜被破坏，以至造成继发性下肢深静脉瓣膜功能不全。

【临床表现与分型】根据发病部位及病程，可作如下分型。

（1）根据急性期血栓形成的解剖部位分型　①中央型，即髂-股静脉血栓形成。主要临床特征为起病急骤，全下肢明显肿胀，患侧髂窝、股三角区有疼痛和压痛，浅静脉扩张，患肢皮温及体温均升高。左侧发病多于右侧。②周围型，包括股静脉血栓形成及小腿深静脉血栓形成。局限于股静脉的血栓形成，主要临床特征为大腿肿痛，由于髂-股静脉通畅，故下肢肿胀往往并不严重。局限在小腿部的深静脉血栓形成，临床特点为突然出现小腿剧痛，患足不能着地踏平，行走时症状加重；小腿肿胀且有深压痛，作踝关节过度背屈试验可导致小腿剧痛（Homans征阳性）。③混合型，即全下肢深静脉血栓形成。主要临床表现为全下肢明显肿胀、剧痛，股三角区、腘窝、小腿肌层都可有压痛，常伴有体温升高和脉率加速（股白肿）。如病程继续进展，肢体极度肿胀，对下肢动脉造成压迫以及动脉痉挛，导致下肢动脉血供障碍，出现足背动脉和胫后动脉搏动消失，进而小腿和足背往往出现水泡，皮肤温度明显降低并呈青紫色（股青肿），如不及时处理，可发生静脉搏性坏疽。

（2）根据临床病程演变分型　下肢深静脉血栓形成后，随着病程的延长，从急性期逐渐进入慢性期。根据病程可以分成以下四型：①闭塞型。疾病早期，主要特征：深静脉腔内阻塞，以严重的下肢肿胀和胀痛为特点，伴有广泛的浅静脉扩张，一般无小腿营养障碍性改变。②部分再通型。病程中期，主要特征：深静脉以闭塞为主，伴有早期再通。此时，肢体肿胀与胀痛减轻，但浅静脉扩张更明显，或呈曲张，可有小腿远端色素沉着出现。③再通型。病程后期，主要特征：深静脉大部分或完全再通，下肢肿胀减轻但在活动后加重，明显的浅静脉曲张、小腿出现广泛色素沉着和慢性复发性溃疡。④再发型。主要特征为在已经再通的深静脉腔内，再次急性深静脉血栓形成。

【诊断】一侧肢体突然发生的肿胀，伴有胀痛、浅静脉扩张，都应疑及下肢深静脉血栓形成。根据不同部位深静脉血栓形成的临床表现,一般不难作出临床诊断。下列检查有助于确诊和了解病变的范围。

(1)超声多普勒检查 采用超声多普勒检测仪,利用压力袖阻断肢体静脉,放开后记录静脉最大流出率,可以判断下肢主干静脉是否有阻塞。双功彩色超声多普勒可显示静脉腔内强回声、静脉不能压缩,或无血流等血栓形成的征象。

(2)放射性核素检查 静脉注射^{125}碘纤维蛋白原,能被新鲜血栓摄取,含量超过等量血液摄取量的 5 倍,因而能检出早期的血栓形成,可用于高危患者的筛选检查。

(3)下肢静脉顺行造影 能直接显示静脉形态作出确定诊断。主要的 X 线征象为:①闭塞或中断:深静脉主干被血栓完全堵塞而不显影,或出现造影剂在静脉某一平面突然受阻的征象。一般说来,见于血栓形成的急性期。②充盈缺损:主干静脉腔内持久的、长短不一的圆柱状或类圆柱状造影剂密度降低区域,即充盈缺损影,是静脉血栓的直接征象,为急性深静脉血栓形成的诊断依据。③再通:静脉管腔呈不规则狭窄或细小多枝状,部分可显示扩张,甚至扩张扭曲状。上述征象见于血栓形成的中、后期。④侧支循环形成:邻近阻塞静脉的周围,有排列不规则的侧支静脉显影。

【治疗】

1. 非手术疗法

非手术疗法包括一般处理、溶栓、抗凝和祛聚疗法。

(1)一般处理 卧床休息,抬高患肢,适当使用利尿剂,以减轻肢体肿胀。当全身症状和局部压痛缓解后,即可进行轻便活动。起床活动时,应穿弹力袜或用弹力绷带。

(2)溶栓疗法 病程不超过 72 小时的患者,可给予溶栓治疗。常用药物为尿激酶,剂量一般为每次 8 万 U,溶于 5%葡萄糖溶液 250~500ml 中静脉滴注,每日 2 次,共 7~10 日。必要时,可根据纤维蛋白原和优球蛋白溶解时间测定,调节用量或停止用药。

(3)抗凝疗法 抗凝剂有肝素和香豆素衍化物。一般是以前者开始,接着使用后者。肝素可以静脉持续滴注或间歇注射,也可皮下注射,以维持凝血时间超过正常值约 2 倍为标准。香豆素衍化物中,可选用华法林,成人剂量,第一日为 10~15mg,第二日为 5mg,维持量为2.5mg左右。以使凝血酶原值保持在 30%左右为标准,一般维持 2 个月。溶栓与抗凝药物的严重并发症是出血,且剂量的个体差异很大,应在严密监护下使用。

(4)祛聚疗法 祛聚药物包括右旋糖酐、阿司匹林、双嘧达莫(潘生丁)和丹参等,能扩充血容量、稀释血液、降低黏稠度,又能防止血小板凝聚,因而常作为为辅助疗法。

2. 手术疗法

最常用于下肢深静脉血栓形成,尤其是髂-股静脉血栓形成而病期不超过 48 小时者。对于病情继续加重,或已出现股青肿征象者,即使病期较长,也应采用手术取栓力求挽救肢体。手术方法主要是采用 Fogarty 导管取栓术(图 40-2),术后辅用抗凝、祛聚疗法 2 个月,防止再发。

【并发症与后遗症】深静脉血栓如脱落进入肺动脉,可引起肺栓塞,大块肺栓塞可以致死,应十分重视。经外周静脉途径,利用特制的传送装置将带有滤网的金属支架放入下腔静脉,可以阻止下肢深静脉内脱落的血栓进入下腔静脉,防止肺栓塞的发生。

深静脉血栓形成后,随着血栓机化及再通过程的进展,静脉腔经历闭塞—一部分再通—完全再通的逐渐演变过程。与此同时,静脉回流障碍的症状逐渐减轻,而因深静脉瓣膜破坏造成的静脉逆流症状逐渐加重,后遗深静脉血栓形成后综合征,使下肢处于病废状态,对此,处理方法根据病

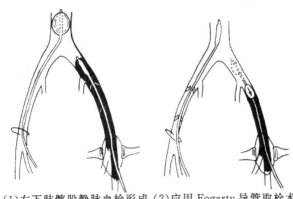

(1)左下肢髂股静脉血栓形成 (2)应用 Fogarty 导管取栓术

图 40-2 手术疗法

变类型而异。闭塞为主者,以前述非手术疗法为主。髂-股静脉闭塞而股静脉通畅者,在病情稳定后可作耻骨上大隐静脉交叉转流术,使患肢远侧的高压静脉血,通过转流的大隐静脉向健侧股静脉回流。局限于股静脉阻塞者,可作同侧大隐静脉股-腘(胫)静脉旁路术。已完全再通者,因深静脉瓣膜破坏,静脉逆流已成为主要病变,可采用原发性深静脉瓣膜关闭不全所介绍的手术方法治疗。凡有浅静脉曲张及足靴区溃疡者,应作曲张静脉剥脱和交通静脉结扎术。

第四节 淋巴水肿

　　淋巴水肿是一种慢性进展性疾病,由淋巴循环障碍及富含蛋白质的组织间液持续积聚引起。好发于四肢,下肢更为常见。

　　【病因与分类】淋巴水肿可按病因学(原发或继发)、遗传学(家族性或单纯性)及病发时间(先天性及迟发性)加以分类。目前较为常用的是将淋巴水肿分为两类。

　　(1)原发性淋巴水肿 又分为:①先天性,1岁前即起病,有家族史的称 Milroy 病;②早发性,于1~35岁间发病,有家族史者称 Meige 病;③迟发性,35岁后发病。发病原因至今尚未明确,可能与淋巴管纤维性阻塞、扩张及收缩排空功能障碍有关。

　　(2)继发性淋巴水肿 起因为淋巴管病理性阻塞,常见的原因有:淋巴结切除术,放疗后纤维化,肿瘤浸润淋巴结或肿瘤细胞阻塞淋巴管及炎症后纤维化等。

　　【病理生理】淋巴管是组织间液回流通道,淋巴结具有过滤与诱发免疫保护功能。平卧位时,动脉端毛细血管压为 32mmHg,胶体渗透压-22mmHg,组织间隙压-3mmHg,因而滤过压为 7mmHg;而静脉端毛细血管压为 20mmHg,因此滤过压为-5mmHg。上述压力差,使毛细动、静脉与组织间液得以交换、循环。正常情况下自血管渗出的液体量,超过静脉端回吸收量,依靠淋巴回流(2~4L/d)维持平衡,尤其是组织间液中的大分子物质(蛋白质),不能通过毛细血管内皮间隙,主要依赖淋巴管重吸收。在病理状态下,如果静脉高压、低蛋白血症等,自血管渗出液增加、回吸收减少;淋巴系统本身疾病,直接影响淋巴的吸收与循环功能,组织间液积聚引起水肿。

　　【临床表现】先天性淋巴水肿以男性多见,常为双侧性累及整个下肢;早发性则女性多见,单侧下肢发病,通常不超越膝平面;迟发性,半数患者发病前有感染或创伤史。有家族史者,水肿可累及生殖器及内脏。主要临床表现:①水肿,自肢体远端向近侧扩展的慢性进展性无痛性浮肿。②皮肤改变,色泽微红,皮温略高;皮肤日益增厚,苔藓状或橘皮样变;疣状增生;后期呈"象皮腿"。③继发感染,多数为β型溶血型链球菌感染引起蜂窝织炎或淋巴管炎,出现局部红肿热痛及全身感染症状。④溃疡,轻微皮肤损伤后出现难以愈合的溃疡。⑤恶变,少数病例可恶变成淋巴管肉瘤。

按照病程进展,可以分为:潜伏期,组织间液积聚,淋巴管周围纤维化,尚无明显肢体水肿。Ⅰ期,呈凹陷性水肿,抬高肢体可大部分或完全缓解,无明显皮肤改变。Ⅱ期,非凹陷性水肿,抬高肢体不能缓解,皮肤明显纤维化。Ⅲ期,肢体不可逆性水肿,反复感染,皮肤及皮下组织纤维化和硬化,呈典型"象皮腿"外观。

【诊断】根据病史及体检不难作出临床诊断。原发性淋巴水肿以慢性进展性无痛性肢体水肿为特点,依据发病年龄及是否有家族史可予分类;继发性淋巴水肿都有起病原因;晚期病例出现"象皮腿"。进一步检查的目的是确定淋巴阻塞的类型、部位及原因,主要方法:①淋巴核素扫描显像检查(lymphoscintigraphy)。②CT与MRI检查。③淋巴造影。

【治疗】

1. 非手术治疗

包括:①抬高患肢,护理局部皮肤及避免外伤,适当选用利尿剂,穿着具有压力梯度的弹性长袜。②利用套筒式气体加压装置包裹患肢,自水肿肢体远侧向近侧程序加压,促进淋巴回流。③手法按摩疗法,自水肿的近心端开始,经轻柔手法按摩水肿消退后,程序向远侧扩展按摩范围。④烘绑压迫疗法,利用电辐射热治疗机(60~80℃)的热效应,促进淋巴回流与淋巴管再生和复通。治疗后用弹性绷带加压包扎。

2. 手术治疗

主要有三种方法:①切除纤维化皮下组织后植皮术。②重建淋巴循环,应用显微手术技术作淋巴管-静脉吻合术、淋巴结-静脉吻合术,或取用正常淋巴管静脉,直接植入或旁路移植,重建淋巴回流通路。③带蒂组织移植术,如大网膜、去表皮组织,移植至患肢深筋膜浅面,建立侧支回流通路。

 目标检测

一、简答题

1. 深静脉血栓形成的主要因素有哪些?

2. 简述原发性下肢静脉曲张的检查方法。

3. 简述急性动脉栓塞的临床表现。

4. 简述原发性下肢静脉曲张的并发症及其处理。

二、病案分析

患者,男,45岁,左侧下肢浅静脉扩张、迂曲1年余,伴有下肢沉重、乏力感,请指出需与哪些疾病相鉴别,进一步检查方案,如何治疗。

第四十一章 泌尿、男生殖系统外科检查和诊断

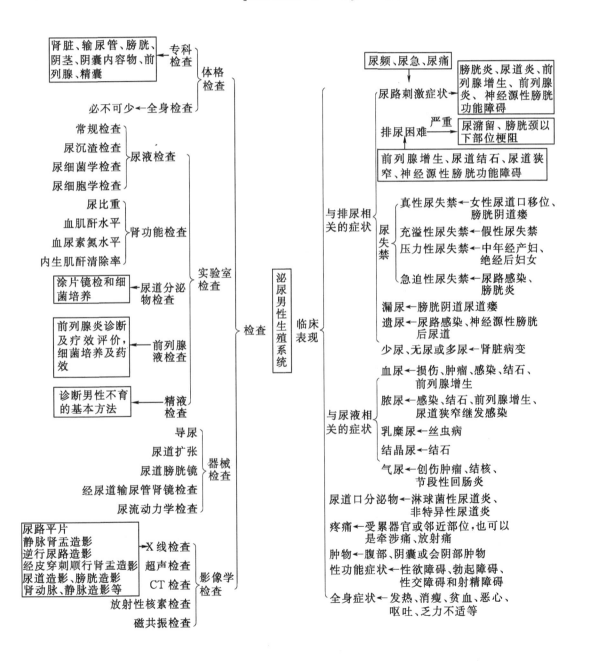

学习目标

【知识目标】

1. 掌握泌尿、男生殖系统外科疾病的主要临床表现。

2. 熟悉泌尿、男生殖系统体格检查。

3. 了解泌尿、男生殖系统的器械检查。

【能力目标】能够进行泌尿、男生殖系统外科疾病的体格检查；根据泌尿、男生殖系统外科疾病的主要临床表现能够做出正确的诊断。

第一节　泌尿、男生殖系统外科疾病主要症状

一、与排尿相关的症状

1. 尿频

尿频是泌尿系统最常见的症状，正常人 24h 尿量为 1000～2000ml，白天排尿 4～5 次，夜间排尿 0～1 次，每次尿量约 300ml，排尿次数明显增加则称为尿频。尿频可表现为两种情况：①排尿次数明显增多但每日排尿总量正常，常见于尿路感染、膀胱结石、肿瘤、前列腺增生等；②排尿次数增加而每次排尿量正常，常见于生理性饮水过多、食用利尿药物、尿崩症、糖尿病、急性肾衰竭多尿期等。

2. 尿急

尿急是指患者突然有尿意，却不能自控而排尿，常与尿频伴发。多见于膀胱炎、尿道炎、前列腺增生、前列腺炎和神经源性膀胱等疾病。

3. 尿痛

尿痛是指患者排尿时感到尿道或膀胱区疼痛，可在尿初、尿中、尿后发生，疼痛可呈烧灼样，甚至刀割样，患者往往因疼痛而害怕排尿。常见于尿道炎、膀胱炎、前列腺炎、膀胱结核和膀胱癌晚期等疾病。尿频、尿急、尿痛常同时存在，三者合称为尿路刺激征。

4. 排尿困难

排尿踌躇费力、排尿不尽感、尿线无力、射程短、分叉、变细、滴沥等情况均称为排尿困难。通常是膀胱颈以下部位梗阻或膀胱逼尿肌功能障碍所致，常见于前列腺增生、尿道结石、尿道狭窄、神经源性膀胱或急性前列腺炎等疾病。

5. 尿潴留

由于膀胱颈以下部位严重梗阻而突然不能排尿，称为急性尿潴留，患者膀胱胀痛症状较为严重。而由于下尿路的不完全梗阻或神经源性膀胱所致的最终不能排尿称为慢性尿潴留，多起病缓慢，因时间较长，患者多无明显痛苦，长期尿潴留可导致肾盂输尿管扩张，致使肾脏功能受到影响。

6. 尿失禁

尿液不能自主控制而自行排出称为尿失禁。尿失禁通常分为四种类型：

(1)真性尿失禁　由于膀胱颈和尿道括约肌损伤，膀胱尿道完全失去控尿能力，尿液连续从膀胱、尿道中流出，膀胱空虚，常见于女性尿道口移位、膀胱阴道瘘等。

（2）充溢性尿失禁　又称假性尿失禁,由于慢性尿潴留或残余尿较多,引起膀胱过度充盈,膀胱内压超过尿道阻力时,尿液持续或间断溢出。

（3）压力性尿失禁　当咳嗽、大笑或打喷嚏等腹内压突然增高时,尿液不随意而流出,常见于中年以上经产妇或绝经后妇女,是膀胱颈和尿道周围支持不足,尿道变形所致。

（4）急迫性尿失禁　患者有强烈尿意并不能控制而排出,常见于尿路感染、间质性膀胱炎和神经源性膀胱等疾病,精神焦虑或紧张也可引起急迫性尿失禁。

7. 漏尿

尿液不经过尿道口流出,而经阴道漏尿的患者,因不能区分阴道和尿道,常自称尿失禁,应予以鉴别,漏尿常见于膀胱或尿道阴道瘘。

8. 遗尿

遗尿是指睡眠时出现的无意识的排尿,3 岁以前的新生儿、婴幼儿发生的多为生理性遗尿,3 岁以上发生的遗尿应考虑有无神经源性膀胱、尿路感染或后尿道瓣膜等病理性因素的存在。

9. 少尿、无尿和多尿

24 小时尿量少于 400ml 称为少尿,24 小时尿量少于 100ml 则称为无尿,多为肾脏病变或肾前性肾排出量减少的因素所致。24 小时排尿多于 2500ml 称为多尿。患者每日尿量可达3000～5000ml,可见于尿崩症等疾病。

二、与尿液相关的症状

1. 血尿

尿液中含有血液被称为血尿,可分为肉眼血尿和镜下血尿。眼睛能辨认的血性尿液称为肉眼血尿,一般 1000ml 尿液中含有 1ml 血液,即可呈肉眼血尿;新鲜尿液离心后,在显微镜下能发现尿中红细胞大于等于 3 个/高倍视野,则称为镜下血尿。泌尿系统损伤、肿瘤、感染、结石及前列腺增生等均可造成血尿,血尿是泌尿系统疾病的重要症状之一。发现血尿后,应首先明确病因:

（1）区分是肉眼血尿还是镜下血尿　一般来说,一个高倍视野内每 10 个红细胞计为（＋）,20 个计为（＋＋）,40 个计为（＋＋＋＋）。（＋＋＋＋）以下的血尿,一般肉眼观察不能发现,为镜下血尿,（＋＋＋＋）以上,肉眼即能看到尿呈红色,经显微镜检查红细胞数超过 40 个,为肉眼血尿。从严重程度上讲,肉眼血尿要比镜下血尿严重,对镜下血尿,也不要不以为然,疏忽大意,以致延误诊断和治疗。

（2）有无血块及血块的形态　血块提示血尿的严重程度,来源于下尿路的血块多为不规则状,细长条状血块多提示出血来源于上尿路。

（3）血尿发生在排尿过程的哪个阶段　由此可以进一步区分血尿来源于泌尿系统的哪一部位,初始血尿通常来自于尿道或膀胱颈部,终末血尿病变多位于后尿道、膀胱三角区和膀胱颈部,全程血尿的病变部位可能在膀胱和上尿路。

（4）有无伴随症状　伴有尿频、尿急和尿痛等症状的血尿多提示尿路感染,伴肾绞痛的血尿是肾、输尿管结石的特征,老年男性血尿如伴有排尿困难,则可能是前列腺增生引起,更多的血尿是无症状血尿,如中年以上者出现无痛性肉眼血尿须特别警惕有无泌尿系肿瘤的可能。

（5）某些内科性疾病也可引起血尿　如肾小球肾炎和 IgA 肾病,但多伴有蛋白尿,尿红细胞形态亦有助于鉴别;血液系统疾病或抗凝药物所致凝血功能障碍也可导致血尿。

(6)血尿需与以下假性血尿相鉴别 ①服用利福平、酚红或嘌呤类等药物可使尿液呈红色;②溶血性疾病引起尿液中含有大量血红蛋白或肌红蛋白;③尿道病变,血液从尿道口流出,为尿道溢血,而并非血尿。

2. 脓尿

脓尿是指尿中含有大量白细胞,离心尿每高倍视野白细胞数大于等于 10 个,称为脓尿。肾盂肾炎、膀胱炎、尿道炎、前列腺炎等感染性疾病,由于机体的免疫反应,尿中出现白细胞。此外,泌尿系肿瘤、结石、前列腺增生或尿道狭窄等继发感染也可引起脓尿。

3. 乳糜尿

乳糜尿是小便浑浊如乳汁,或似泔水、豆浆,是指尿中含乳糜或淋巴液,也可混有大量蛋白或血液。若乳糜尿中含有血液,尿液会呈酱油色,则称为乳糜血尿。引起乳糜尿的最常见原因是丝虫病。

4. 结晶尿

尿液内含有的盐类物质在饱和状态下发生沉淀、结晶,形成晶体尿,晶体以草酸盐和尿酸盐多见。晶体尿可能与结石形成有关。

5. 气尿

气尿是指排尿同时有气体与尿液一起排出。提示有泌尿道-肠道瘘存在,或有泌尿道的产气细菌感染。

三、尿道口分泌物

病理性尿道口分泌物可为脓性分泌物、水样分泌物、黏液样分泌物、血性分泌物等。脓性分泌物多提示有严重的尿道感染,最常见于淋球菌性尿道炎;水样分泌物多见于非特异性尿道炎;慢性前列腺炎患者常在晨尿时自尿道口分泌少量黏液样分泌物;血性分泌物常见于尿道恶性肿瘤或前列腺癌。此外,血精是指精液中带血,多见于精囊炎和精囊肿瘤。需要注意的是,尿道分泌物的性质与伴发的相关症状与性行为常有关。

四、疼痛

泌尿和男性生殖系统疾病时,可出现腰部、腹部、会阴、腹股沟、腰骶部或阴囊等部位的疼痛。疼痛性质有绞痛、钝痛或刺痛。疼痛既可以仅限于受累器官本身或邻近部位,也可以是牵涉痛、放射痛而出现在受累器官以外部位。

1. 肾脏疼痛

肾脏疼痛常为钝痛和绞痛,可呈持续性或间歇性疼痛,部位多在肋脊角,骶脊肌外和 12 肋以下,并可能向脐或下腹部扩散。钝痛多发生在肾脏疾病引起肾包膜张力增大的情况,急性肾盂肾炎或肾肿瘤突然出血等可出现这种疼痛。肾盂输尿管连接处或输尿管急性完全梗阻时,可发生肾绞痛,疼痛剧烈,伴恶心呕吐,并向下腹、股内侧及会阴等部位放射。但多数肾疾病由于肾包膜张力增大是个缓慢过程,故较少出现肾脏疼痛。

2. 输尿管疼痛

结石、血凝块或肿瘤组织引起输尿管急性梗阻,引起平滑肌痉挛或压力增加,可出现沿输尿管走行或肾脏的绞痛,男性可放射至膀胱、阴囊或睾丸,女性可放射至外阴。输尿管上段结石可引起同侧睾丸疼痛。右侧中下段输尿管结石可牵涉引起右下腹麦氏点疼痛,类似阑尾炎的症状。

下段结石可引起同侧阴囊壁疼痛。末段输尿管或输尿管开口处急性结石梗阻可出现尿频、尿急和尿痛等尿路刺激症状。先天性输尿管狭窄等所致的输尿管慢性梗阻多不伴疼痛症状。

3. 膀胱疼痛

急性尿潴留时,耻骨上区会出现胀痛,慢性尿潴留则多无膀胱疼痛症状,间质性膀胱炎或结核性膀胱炎当膀胱充盈时可引起疼痛。膀胱感染时膀胱本身疼痛不明显,常在排尿时疼痛。

4. 男性生殖系疼痛

急性前列腺炎可引起会阴或直肠区域胀痛不适,慢性前列腺炎常伴腰骶部牵涉痛,急性附睾炎是引起生殖系疼痛的最主要原因。睾丸外伤、感染和精索扭转可引起睾丸局部疼痛,精索静脉曲张也可出现睾丸胀痛。尿路结石和腹股沟疝则可引起睾丸牵涉痛。

五、肿物

腹部、阴囊或会阴部肿物常是泌尿、男性生殖系统疾病的重要表现。上腹部肿物主要见于肾脏肿瘤、肾积水和肾囊肿,小儿腹部肿物以肾母细胞瘤为多。下腹部肿物往往可能是膀胱肿瘤、盆腔肿瘤和隐睾恶变,但应与充盈膀胱相区别,后者排尿或导尿后,肿物消失。腹股沟肿物多见于腹股沟疝、隐睾及肿大淋巴结。阴囊内肿物以斜疝、睾丸鞘膜积液和精索静脉曲张为多,偶有精液囊肿、附睾结核、附睾炎和睾丸肿瘤。阴茎部肿物多为阴茎癌和阴茎尖锐湿疣。前列腺肿物多见于前列腺癌。

六、性功能症状

男性的性功能是一个复杂的生理过程,性功能障碍是指不能进行正常的性行为,或在正常的性行为中不能获得满足。按过程大致可分为性欲障碍、勃起障碍、性交障碍和射精障碍四个阶段性障碍。常见原因有:心理因素、血管病变、神经病变、内分泌病变及药物因素等。性功能障碍大多由后天因素导致,没有器质性病变,心理因素成为主要的致病因素。

七、全身症状

泌尿和男生殖系统疾病除局部症状外,也可伴有发热、消瘦、恶心、呕吐、乏力等全身症状,感染性疾病、急性肾盂肾炎和急性前列腺炎常发生高热,体温可高达 40℃ 以上,同时还可出现寒战,肾癌有时也可发生癌性发热。恶性肿瘤晚期或肾脏功能衰竭,患者多有消瘦、贫血等恶病质的表现。尿路结石引起肾绞痛时,可伴有恶心、呕吐等消化道症状。乏力不适多与肿瘤、慢性肾盂肾炎、慢性前列腺炎或肾衰竭有关。

第二节　泌尿、男生殖系统外科检查

一、体格检查

(一)泌尿系统专科检查

1. 肾脏

(1)望诊　观察肋脊角、腰部或上腹部有无隆起,脊柱有无弯曲。

(2)触诊　让患者取平卧位,左手于肋脊角处向上托起,右手置于前腹壁肋缘下。右肾较左肾稍低,儿童或较瘦者有时可在吸气末触及,左肾通常不能触及。怀疑肾下垂时,应取立位或坐位触诊。

(3)叩诊　左手掌平放于背部肾区,右手握拳轻叩,如肾脏或肾周感染、肾脏积水或结石等疾病时,可有叩击痛。

(4)听诊　肾动脉狭窄、肾动静脉瘘或动脉瘤时,于上腹部或侧腹部可听到血管杂音。

2. 输尿管

正常情况下,输尿管不易触及,输尿管结石患者,局部可有叩压痛。

3. 膀胱

(1)望诊　平卧位,观察下腹部有无隆起。

(2)触诊　膀胱空虚时,不能触及,当膀胱内尿量大于 500ml,或膀胱内有巨大肿瘤时,可在下腹部发现有一包块。

(3)叩诊　充盈膀胱叩诊呈浊音,借此可判断膀胱边界。

4. 阴茎

(1)望诊　首先注意阴茎大小,有无包皮过长或包茎,包皮过长者,应上翻包皮,充分暴露尿道外口和龟头,检查龟头有无红肿、糜烂、溃疡、分泌物和肿块,阴茎癌多发生于包茎患者,如怀疑有阴茎肿瘤者,需行包皮背侧切开或包皮环切术以进一步检查;其次检查尿道口有无狭窄和异位、是否红肿及有无分泌物,尿道口位于阴茎腹侧,则为尿道下裂,如尿道口有分泌物,应行涂片检查。

(2)触诊　检查阴茎海绵体有无硬结,尿道有无压痛及结石。

5. 阴囊和内容物

(1)望诊　全面观察阴囊发育情况,双侧隐睾及两性畸形时,阴囊多不发育;注意阴囊皮肤有无红肿、肿块,程度较重的精索静脉曲张可见阴囊表面增粗迂曲的静脉,多发生于左侧。

(2)触诊　睾丸通常表面光滑,卵圆形,若睾丸内触及无压痛的质地较硬肿物常提示睾丸肿瘤;睾丸扭转时,睾丸肿大压痛,托起睾丸,疼痛多加重;而睾丸炎时,睾丸也肿大压痛,但托起睾丸后,疼痛不加重或减轻。如一侧睾丸缺如,则可能为隐睾。附睾应注意其大小、硬度、有无结节或压痛。附睾肿物多为良性,炎症也是引起附睾异常的主要原因。检查精索有无增粗、结节或压痛。发现阴囊肿物后,应行透光试验,有助于鞘膜积液、腹股沟疝及肿瘤的鉴别。

6. 前列腺和精囊

通过直肠指诊可检查和了解前列腺和精囊的情况。患者多取站立弯腰位或膝胸卧位,年老体弱或重病者宜取仰卧或侧卧位。检查前列腺大小、质地、活动度、表面是否光滑、有无结节和压痛。正常前列腺如栗子大小,边缘清楚,表面光滑,质韧、两侧对称、中央沟稍凹陷。前列腺增生时,可触及腺体增大,中央沟变浅或消失,但质地无明显变化。前列腺癌时可扪及硬结或质地变硬。急性前列腺炎患者,前列腺体积亦增大,压痛明显。前列腺按摩时,自前列腺两侧叶向中央沟,自上而下挤压数次,再按摩中央沟一次,可将前列腺液挤出尿道口,收集后送检。急性前列腺炎时,禁忌行前列腺按摩,以防止感染扩散。精囊一般不易触及,但急性精囊炎时,可触及并有压痛。

(二)全身检查

全面系统的体格检查是必不可少的检查项目,同时还要注意全身症状,出现恶病质的患者可能是晚期肿瘤的表现,肾上腺疾病可引起肥胖、皮肤紫纹或色素沉着,腹股沟淋巴结肿大提示阴茎或尿道肿瘤,下肢水肿可能是肾功能受损的表现。

二、实验室检查

(一)尿液检查

泌尿系统疾病能引起尿液量、成分和性状的改变,尿液检查对于泌尿系统疾病的正确诊断具有重要意义。

一般晨尿是尿液检查的理想标本,留取尿液前应清洁外阴和尿道口,并留取中段尿液送检,以免受尿路外细菌污染。

1. 尿常规检查

正常尿液淡黄、透明,比重 $1.010\sim1.030$。肉眼血尿、乳糜尿或脓尿等外观易于判断。对尿液进行化学分析可测定尿液中的 pH 值、蛋白、糖、尿胆红素等指标。显微镜下没有白细胞或偶有 $1\sim2$ 个/高倍视野的尿液属正常尿液,若大于等于 5 个/高倍视野,为脓尿,多提示有尿路感染;若尿液中红细胞大于等于 3 个/高倍视野,为血尿,多提示泌尿系统损伤、肿瘤、感染、结石和前列腺增生等。有时在尿中可发现管型、细菌和结晶,与肾实质病变、感染或结石等疾病有关。

2. 尿三杯试验

将最初 $10\sim20ml$ 尿液留于第 1 杯,中间 $30\sim40ml$ 留于第 2 杯,终末 10ml 留在第 3 杯,通过检查可初步判断血尿或脓尿的来源部位。第 1 杯尿异常提示病变可能在前尿道,第 3 杯尿异常提示病变在膀胱颈或后尿道,如三杯均异常则病变可能在膀胱颈以上部位。

3. 尿细菌学检查

尿液涂片经革兰氏染色或抗酸染色可初步提供病原菌的大致类型,为抗生素的治疗提供前期的依据,继而细菌培养,进行抗生素敏感试验,为后续治疗提供可靠的依据。取清洁中段尿行细菌培养时,如细菌数大于 $10^4/ml$ 提示有尿路感染,细菌数 $10^4\sim10^5/ml$,为可疑感染,细菌数小于 $10^4/ml$,则可能是外尿道污染所致。

4. 尿细胞学检查

留取新鲜尿液,经离心取沉渣染色后进行显微镜检查。该方法主要用于尿路肿瘤的筛查和术后随访。

(二)肾功能检查

尿比重如固定或接近于 1.010,提示肾浓缩功能差。酚红试验可反映肾小管功能。血肌酐和血尿素氮水平均反映肾脏功能,血肌酐受饮食和代谢水平影响较小,相对更精确一些。其他方法还有内生肌酐清除率、尿浓缩稀释试验等。

(三)尿道分泌物检查

尿道分泌物是泌尿、男性生殖系疾病的临床表现之一,获取尿道分泌物后,主要行涂片镜检和细菌培养检查。淋球菌性尿道炎的分泌物呈淡黄脓性,经涂片染色后,可见大量的白细胞,白细胞内有革兰氏阴性双球菌。非特异性尿道感染尿道口分泌物镜检可见大量白细胞。

收集尿道口分泌物行细菌培养有助于明确诊断及指导治疗药物的选择。

(四)前列腺液检查

经直肠行前列腺按摩获取前列腺液,如前列腺液未滴出,亦可留取按摩后初段尿液镜检,以间接反映前列腺炎症情况。正常前列腺液呈淡乳白色液体,显微镜下,卵磷脂小体分布均匀,几乎满视野,白细胞每高倍视野小于 10 个,红细胞少见。前列腺液检查是诊断前列腺炎和评估前列腺炎疗效的重要方法。急性前列腺炎时禁忌按摩,慢性前列腺炎的典型表现是卵磷脂小体减少,白细胞每高倍视野多于 10 个,有时可见巨噬细胞。前列腺液除镜检外,还可行细菌培养,药物敏感试验及细胞学检查。

(五)精液检查

精液检查是诊断男性不育的基本方法。采集精液前 3~5 天避免性生活,用手淫或体外排精法将所有精液收集于容器内,获得精液后应于 1 小时内送检并注意保温。正常精液为灰白色,每次精液量约 2~6ml,刚射出的精液呈胶冻状,一般于 30 分钟内液化。pH 值为 7.2~7.8,精子密度应大于 $2×10^7/ml$,第 1 小时精子存活率大于 65%,精子活动能力好,正常形态精子≥60%。不育症患者精液的总量、液化时间、精子密度、形态或活动力均可能有异常表现。

三、器械检查

泌尿外科器械检查是诊断泌尿系统疾病的常用方法,必须严格选择适应证,保证严格的无菌技术。

(一)导尿

用不同型号尿管导尿可以了解尿道的狭窄及梗阻情况;也可通过尿管留取无污染的尿液标本进行检查;排尿后导尿可以准确测定膀胱残余尿量;注入造影剂可以行造影检查。导尿或留置尿管更主要的作用还在于治疗,如解除尿潴留、经尿管向膀胱内灌注药物治疗,膀胱或前列腺手术后留置尿管引流尿液等。

(二)尿道扩张

多采用金属尿道扩张器,一方面探查尿道有无狭窄及狭窄的部位和程度,也可了解尿道及膀胱内有无结石或异物,另一方面可以扩张尿道治疗尿道狭窄。一般先选择 18~20F 的尿道扩张器,扩张器过细容易造成尿道损伤或假道形成。

(三)尿道膀胱镜检查

尿道膀胱镜是泌尿外科的特有设备。硬性尿道膀胱镜由镜鞘、观察镜和操作器等组成,是目前应用最多的泌尿腔内镜技术,软性尿道膀胱镜由光导纤维构成,但还不普及。对于经一般检查及各种影像学检查仍不能明确诊断的膀胱、尿道及部分上尿路疾病,均可行尿道膀胱镜检查,如明确尿道或膀胱血尿的原因,肿瘤的部位、大小及形态,确诊膀胱内有无异物或结石。此外,还可通过尿道膀胱镜行尿道或膀胱肿瘤及其他病变组织活检,异物或结石的取出,或行肾盂输尿管逆行造影。如有尿道狭窄、膀胱容量过小、尿路急性炎症期或全身出血性疾病等情况,则应避免行该项检查。

(四)经尿道输尿管肾镜检查

硬性或软性输尿管肾镜可通过尿道、膀胱进入输尿管和肾盂,对输尿管和肾盂进行直视下检查。输尿管肾盂占位病变需明确性质,输尿管梗阻原因不明,上尿路血尿或找到瘤细胞而造影未显示病变者,可行输尿管肾镜检查。同时亦可直视下行肾盂输尿管取石、碎石或组织活检。

(五)尿流动力学检查

通过流体力学、电生理及影像学方法研究尿液流动、贮存和排出的功能情况。尿流动力学检查主要用于排尿障碍的诊断及疗效判定。根据检查部位,分为上尿路尿流动力学检查和下尿路尿流动力学检查,下尿路尿流动力学检查在临床上较为常用。主要内容包括:①尿流率测定,重要参数有最大尿流率、平均尿流率、排尿时间和尿量,其中以最大尿流率意义最大;②各种压力测定,动态测定膀胱充盈期和排尿期膀胱内压力,膀胱容量,直肠内压、逼尿肌压力及尿道压力;③肌电图测定。

四、影像学检查

(一)超声检查

临床常用的超声检查方法主要是 B 型超声和多普勒超声。超声检查操作简单、诊断快速、无侵入性,已广泛应用于泌尿系统疾病的诊断。B 超检查可以较准确地了解泌尿系肿瘤或囊肿的位置、大小、与周围关系及内部结构等情况。B 超对于尿路积水、结石的诊断具有重要意义,还能发现 X 线不显影阴性的结石。通过 B 超可以估测前列腺体积和残余尿量。肾穿刺活检、前列腺活检及肾盂穿刺可在 B 超引导下进行。经直肠 B 超和经尿道 B 超已用于临床,显像更清晰准确。多普勒超声可显示组织器官内血流状况,对于肾动脉狭窄、血管瘤、睾丸扭转和血管性勃起功能障碍等疾病的诊断具有指导意义。

(二)X 线检查

泌尿外科常用的 X 线检查方法有:尿路平片(KUB)、排泄性尿路造影(IVU)、逆行肾盂造影、经皮穿刺顺行肾盂造影和膀胱尿道造影。

1. 腹部平片检查

范围应包括两侧肾脏、输尿管、膀胱和后尿道。肾钙化和尿路结石可直接依据平片得以诊断。

2. 静脉尿路造影

静脉尿路造影也称静脉肾盂造影,是诊断泌尿系统疾病常用而有效的方法。做好肠道准备和碘过敏试验后,静脉注射 76% 的有机碘 20ml 后分别于 5、15、30、45 分钟摄片,如有肾功能受损需延长摄片时间。正常情况下,5 分钟后,肾盂输尿管即可显影。静脉尿路造影可以显示泌尿系统先天性畸形、尿路肿瘤、尿路结石、尿路结核、肾脏积水和输尿管扩张等疾病的形态改变,同时也可分别反映两个肾脏功能情况。对于常规静脉尿路造影显示不满意者,行延迟摄片、大剂量造影剂静脉滴注造影,有时可获得较清晰图像。

3. 逆行尿路造影

静脉尿路造影不显示或显示不清者,可考虑行逆行尿路造影。经膀胱镜自输尿管口插入输尿管导管,输尿管导管插至肾盂,注入 12.5％碘化钠或 10％～15％有机碘造影剂 8～10ml。但此方法患者有一定痛苦,且有继发感染的可能,所以选择时应慎重。尿道狭窄及尿路感染者不宜行此项检查。

4. 经皮穿刺顺行肾盂造影

静脉尿路造影显示不清及因尿路梗阻不能行逆行尿路造影的患者可行经皮穿刺顺行肾盂造影。在 B 超引导下,进行肾盂穿刺,注入造影剂后显影摄片,亦可依据 X 线所示肾脏位置进行肾盂穿刺。

5. 尿道造影和膀胱造影

经导尿管注入 6％碘化钠或 12.5％有机碘 150～200ml 后,在排尿的同时拍摄 X 线片,从而显示尿道和膀胱情况,同时也可检查有无膀胱输尿管反流情况。尿道造影多用于尿道狭窄的诊断。

除上述方法外,其他 X 线检查方法还有:肾动脉造影(适用于肾动脉狭窄、动脉瘤、肾肿瘤和肾畸形等的诊断),肾静脉造影(适用于肾静脉栓塞和肾癌静脉侵犯的诊断),淋巴造影(适用于了解睾丸、前列腺、膀胱和阴茎恶性肿瘤的腹膜后淋巴结转移情况),精囊造影和阴茎海绵体造影等。

(三)CT 检查

CT 检查是通过躯体横断面显示病变及病变周围情况。它对于肾实质病变和囊性疾病的诊断有很大的帮助,可以显示肿瘤的位置、大小、周围侵犯及淋巴结是否转移等情况。很多肿瘤通过 CT 检查可以得到早期的诊断。

(四)放射性核素检查

放射性核素检查可以反映器官的形态情况,同时还能反映脏器的功能情况。该检查核素用量少,对人体不造成放射性损害,为泌尿系统检查常用的方法,最常用的是肾图和肾显像。

1. 肾图

常用于检查肾功能和尿路通畅情况,在体外测定肾脏对核素的吸收、分泌和排泄过程,并绘制成曲线图。有时为鉴别尿路梗阻的性质,可行利尿肾图,即注射呋塞米后,若排泄曲线呈陡坡状下降,提示为功能性梗阻或仍具代偿功能。如注射后无反应,则提示为机械性梗阻或已失代偿。

2. 肾显像

静脉注射核素后,在体外进行静态或动态肾显像,可以了解肾脏的形态、功能和尿路排泄情况,适用于肾肿瘤、肾异位、尿路梗阻和肾血管性病变的诊断。

其他核素检查方法还有肾上腺皮质和髓质核素显像,多用于肾上腺疾病的诊断。同时可行骨显像以了解恶性肿瘤有无骨转移的发生。

(五)磁共振检查(MRI)

磁共振显像因无 X 线辐射、无造影剂,安全性高,组织分辨率比其他影像学方法高,且可多方向多层面成像,并能提供立体重建影像。该方法可清晰显示肾上腺、肾脏、前列腺等器官的结构及与邻近器官的关系,对泌尿男性生殖系肿瘤的诊断及分期有很大的帮助。

 目标检测

一、简答题

1.什么是尿路刺激征? 常见于哪些疾病?

2.简述血尿分类及原因。

3.泌尿、男生殖系统外科常用的检查有哪些?

二、病案分析

患者,男,62岁,平素健康,1周来出现无痛性全程肉眼血尿,并有细长条状血块,无尿频、尿急和排尿困难,近期无服药史,超声提示膀胱左侧壁有一乳头状高密度影。该患者初步诊断为何种疾病? 为进一步明确诊断还应做哪些检查?

第四十二章　泌尿系统损伤

不会独立存在,以男性尿道损伤最多见,主要表现为出血和尿外渗,出血多可引起血肿、休克,尿外渗可继发感染,严重可导致脓毒血症、周围脓肿、尿瘘或尿道狭窄

肾损伤

- 分类
  - 病因:开放性损伤、闭合性损伤、肾本身病变、医源性损伤
  - 病理分类:挫伤、部分裂伤、全层裂伤、肾蒂损伤
- 临床表现　疼痛、休克、腹部肿块、血尿、继发感染的表现/腹膜刺激征的表现
- 辅助检查　尿液检查:血尿、乳酸脱氢酶↑;血液检查:血红蛋白与血细胞比容持续性降低
- 诊断
- 治疗　紧急处理、非手术治疗/手术治疗
  - 绝对卧床,密切观察病情,止血镇静,镇痛,补充血容量,维持水电解质平衡,抗感染
  - 手术探查、清创、缝合、引流,严重肾损伤切除肾脏;非手术期间出现如下:有内出血、血尿加重、肿块增大,合并有其他脏器损伤

输尿管损伤

- 分类　外伤性、腔内器械、放射性、开放手术损伤
- 临床表现　血尿与严重程度与输尿管损伤程度不一致;尿外渗与尿瘘及梗阻
- 诊断　临床表现、静脉注射靛胭脂、B超下行肾盂造影、排泄性尿路造影、CT、MRU检查可诊断,早诊断早处理
- 治疗　早期处理:修复,保证尿流通畅,保护肾功能);引流外渗尿、抗感染;小的损伤可不处理;手术治疗;造瘘,后期修复

膀胱损伤

- 病因　开放性损伤、闭合性损伤、医源性损伤;膀胱挫伤、膀胱破裂
- 临床表现　休克、绞痛、血尿和排尿困难、尿瘘
- 诊断　外伤病史、临床表现、导尿检查和膀胱造影可进一步明确诊断
- 治疗　紧急处理:输液、输血、镇痛、抗休克、抗感染;保守治疗、留置导尿　手术治疗;并发症的处理

尿道损伤

- 前尿道损伤
  - 病因病理　骑跨伤、尿道病变梗阻、器械使用不当、球部操作最常见;挫伤最常见,挫伤裂伤完全断裂
  - 临床表现　疼痛、局部血肿及瘀斑、尿道出血、排尿困难、尿外渗
  - 诊断　病史与临床表现、辅助检查:诊断性导尿、直肠指诊或X线检查
  - 治疗　紧急处理:抗休克、止血、尽早手术;挫伤轻者可自愈,多饮水、抗感染、留置导尿管;手术治疗
- 后尿道损伤
  - 病因病理　骨盆骨折引起尿道膜部撕裂或断裂;血肿、尿潴留、尿外渗
  - 临床表现　休克、疼痛、尿道出血、排尿困难、尿外渗及血肿
  - 诊断　确定尿道损伤的部位;估计尿道损伤的程度;有无合并其他脏器损伤;根据病史及临床表现;骨盆X线、尿道造影可明确诊断
  - 治疗　紧急处理:平卧、止血、抗休克;手术治疗;并发症处理

学习目标

【知识目标】

1. 掌握肾损伤、前后尿道损伤的病因与病理、临床表现、诊断和治疗。

2. 熟悉膀胱损伤的临床表现、诊断和治疗。

3. 了解输尿管损伤的临床表现和治疗。

【能力目标】能对泌尿系损伤患者作出正确诊断,并能做出正确的治疗。

泌尿系统损伤约占全部急症损伤的 10%,往往不会独立存在,大多伴有胸、腹、腰部或骨盆等严重损伤,检查时要引起重视。泌尿系统损伤以男性尿道损伤最为多见,肾、膀胱次之,输尿管损伤最少见。泌尿系统损伤的主要表现为出血和尿外渗。出血多可引起血肿、休克,尿外渗可继发感染,严重时可导致脓毒血症、周围脓肿、尿瘘或尿道狭窄。尽早明确诊断,正确处理,对泌尿系统损伤的预后极为重要。

第一节　肾损伤

肾脏深藏于肾窝内,并有一定的活动度,在周围组织器官的包裹下,不易受到损伤。但肾脏本身质地脆、包膜薄弱,在突发事故、竞技比赛或受到暴力打击时仍然可以造成损伤。肾损伤多见于成年男子,往往是多发性损伤的一部分。近年来肾损伤的发生有所增加。

【病因】

(1)开放性损伤　弹片、刀刃等锐器直接穿破所致,常合并胸、腹部等其他组织器官的损伤,损伤往往比较严重,情况也相对复杂。

(2)闭合性损伤　撞击、跌打、挤压、肋骨或横突骨折等直接暴力或对冲伤、突然暴力扭转等间接暴力所致。

(3)肾本身病变　肾积水、肾肿瘤、肾结核或肾囊性疾病等病理性肾脏,易出现可逆转或不可逆转的肾损伤,有时在极轻微外力作用下,就可能造成严重的"自发性"肾破裂。

(4)医源性损伤　在诊疗操作中如肾穿刺、腔内泌尿外科检查或微创治疗中,亦可能发生肾损伤。

【病理】临床上最多见为闭合性肾损伤,根据损伤的程度可分为以下病理类型(图 42-1)。

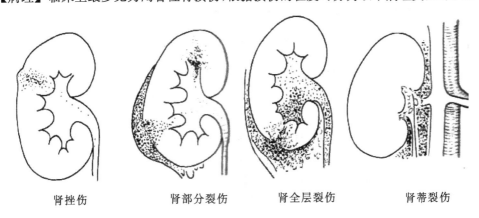

肾挫伤　　　　肾部分裂伤　　　　肾全层裂伤　　　　肾蒂裂伤

图 42-1　肾损伤类型

(1)肾挫伤 肾实质局部形成淤斑,包膜下有小的血肿,肾包膜及肾盂、肾盏黏膜完整,症状较轻微,可不治而愈。

(2)肾部分裂伤 肾包膜破裂伴肾实质部分裂伤,可致肾周血肿和尿外渗,血肿、尿外渗时间较久可引起组织纤维化,压迫肾动脉可引起肾血管性高血压,压迫肾盂输尿管交界处则可引起肾积水;肾盂、肾盏黏膜破裂,有明显的血尿。大多数肾部分裂伤能自行愈合,可不行手术治疗。在病情较重,不易愈合的情况下须经手术治疗。

(3)肾全层裂伤 是贯穿肾包膜、肾实质、肾盂、肾盏黏膜的重度裂伤,可有明显血尿和肾周血肿与尿外渗,时间持久的尿外渗可形成尿性囊肿。肾横断或碎裂时,肾实质破碎成多块,可导致部分肾组织缺血、坏死,病情危重,须急诊手术。

(4)肾蒂损伤 指肾动、静脉主干或分支血管部分或全部撕裂,可发生大出血和休克,甚至死亡。血管内膜损伤形成血栓可使肾功能丧失,动静脉瘘形成或假性肾动脉瘤。此类损伤较少见,且多发生于右肾。

【临床表现】

(1)疼痛 肾包膜下血肿、肾周围软组织损伤、出血,尿液外渗均可引起患侧腰、腹部疼痛。血液、尿液渗入腹腔或合并腹内脏器损伤时,出现腹膜刺激症状。血块通过输尿管时可发生肾绞痛。

(2)休克 严重肾裂伤、肾蒂裂伤或合并其他脏器损伤时,往往因为损伤和失血发生休克,甚至危及生命。

(3)腹部肿块 血液、尿液渗入肾周围组织可使局部肿胀,形成肿块,查体可出现明显的压痛、反跳痛和肌紧张的腹膜刺激征。

(4)血尿 肾损伤患者大多出现血尿的症状,血尿的严重程度与肾损伤的严重程度不完全一致。肾挫伤或轻微肾裂伤时可出现少量血尿,严重肾裂伤则出现大量肉眼血尿,一旦出现血块阻塞输尿管,可无血尿。肾蒂血管断裂,肾动脉血栓形成。肾盂、输尿管断裂的情况下,也可无血尿。部分患者的血尿可延续很长时间,常与继发感染或活动过多有关。

(5)继发感染的表现 血液、尿液外渗可导致肾周脓肿或继发性腹膜炎的发生。

【实验室检查】

(1)尿液检查 血尿为诊断肾损伤的重要依据之一,尿中乳酸脱氢酶可增高。

(2)血常规检查 血红蛋白与血细胞比容持续性降低提示有活动性出血。

【影像学检查】早期辅助检查可以帮助发现肾损伤部位、程度、有无尿液外渗、肾血管有无损伤以及对侧肾脏的情况。

(1)B超检查 此检查能提示肾损伤的程度、包膜下和肾周组织损伤程度,有无尿外渗情况的发生,同时进一步了解对侧肾脏的情况。

(2)CT 和 MRI 检查 它们均可清晰显示肾皮质裂伤、尿外渗和血肿范围,并可了解与周围组织和腹腔内其他脏器的关系。

(3)排泄性尿路造影 使用大剂量造影剂做静脉推注造影,可发现造影剂排泄减少,肾、腰大肌影消失,脊柱侧突以及造影剂外渗等。

(4)动脉造影 此检查适宜于尿路造影未能提供肾损伤的部位和程度时,选择性肾动脉造影可显示肾动脉和肾实质损伤情况。动脉造影是有创的检查手段,选用时需慎重。

【诊断】

(1)病史与临床表现　有典型病史及腰、腹部疼痛;肿块,血尿等临床表现者均要考虑有肾损伤的可能,但要特别注重临床思维,因为肾损伤的严重程度往往与症状并不一致。任何腹部、背部、下胸部外伤或受对冲力损伤的患者,无论有无典型肾损伤的表现,均要考虑是否有肾损伤的发生。

(2)实验室检查　尿中含较多红细胞,血红蛋白、红细胞计数、血细胞比容持续下降,提示有活动性出血。

(3)其他辅助检查　CT 和 MRI 为首选检查,可清晰显示肾皮质裂伤、尿外渗和血肿范围,显示无活力的肾组织,对诊断肾损伤的敏感性与特异性较高。B 型超声能提示肾损伤的部位和程度,有无包膜下或肾周血肿。排泄性尿路造影可了解双肾功能,显示肾裂伤时造影剂外渗和损伤程度。动脉造影能显示肾动脉和肾实质损伤情况,检查的同时可行超选择性肾动脉栓塞,以控制严重的肾出血。

【治疗】

(1)紧急处理　纠正大出血和休克,对有大出血、休克的患者需迅速抢救,进行输血、复苏处理,同时明确有无合并其他脏器损伤,并做好手术探查的准备工作。

(2)非手术治疗　轻度肾损伤以及未合并胸、腹脏器损伤的患者,宜采用非手术治疗,包括①绝对卧床休息 2～4 周,待病情平稳、尿检正常后方可允许患者离床活动,恢复 2～3 个月后能参加体力劳动。②密切观察病情:定期检测血红蛋白、血细胞比容和尿液检查,密切监测生命体征,检查伤侧局部情况,关注腰、腹部肿块范围情况,准确测量并记录。③止血、镇静和镇痛:使用止血药、镇痛和镇静剂。④补充血容量,维持水、电解质平衡,维持足够尿量。⑤应用广谱抗生素以预防感染。

(3)手术治疗　几乎所有开放性肾损伤均需要手术探查,经腹部切口进行手术,清创、缝合及引流并探查腹腔其他脏器有无损伤情况的发生。严重肾裂伤、肾粉碎伤及肾蒂损伤需尽早经腹腔入路手术探查,必要时切除肾脏。非手术治疗期间出现如下指征,也需紧急手术探查:①经积极止血、抗休克治疗后生命体征仍未见改善,怀疑有内出血可能者;②血尿逐渐加重,血红蛋白和血细胞比容持续降低者;③腰、腹部肿块呈明显增大者;④疑有腹腔内其他脏器损伤者。

(4)并发症及其处理　血或尿外渗以及继发性感染常引起腹膜后尿性囊肿或肾周脓肿,应切开引流。输尿管狭窄、肾积水需施行成形术或肾切除术。持久性血尿可施行选择性肾动脉造影、超选择性肾动脉栓塞术治疗。肾性高血压必要时行血管修复甚至肾切除术。

【预后】大多数肾损伤预后良好。随访可早期发现并发症如肾积水和肾性高血压。肾损伤的死亡率为 1.6%～4.8%,其中肾蒂损伤所导致的大出血是死亡的主要原因。

第二节　输尿管损伤

输尿管损伤大多为医源性损伤,外界暴力所致的比较少见。损伤隐匿,往往容易被忽视,延误诊治。

【病因】

(1)外伤性损伤　多见于枪击伤所致,偶见于锐器刺伤及交通事故,大多数是贯穿性损伤。

(2)腔内器械损伤 在进行输尿管逆行插管、输尿管镜检查、腔内泌尿外科操作时损伤所致。

(3)放射性损伤 多见于宫颈癌、前列腺癌等肿瘤的放射治疗后发生。

(4)开放性手术损伤 常发生在骨盆、后腹膜广泛解剖的手术,如结肠、直肠、子宫切除和大血管等手术,在大块钳夹、结扎时误伤输尿管,没能及时发现和治疗,术后发生漏尿或无尿方察觉输尿管的损伤。

【病理】根据输尿管损伤的类型和处理时间不同,可分为挫伤、穿孔、钳夹、切断、切开、结扎、撕裂、扭曲、外膜剥离后缺血、坏死等。输尿管轻微的挫伤大多无明显的病理表现,其他情况的输尿管损伤相应地可发生腹膜后尿外渗、尿性腹膜炎、肾积水、尿瘘、输尿管缺血性坏死、肾萎缩等不同的病理变化。

【临床表现】

(1)血尿 有无血尿或严重程度,通常与输尿管损伤程度并不一致。器械损伤输尿管黏膜,可出现明显血尿,一般会不治而愈,血尿会自行缓解和消失。输尿管完全离断者,病情较重,但却不一定有血尿的出现。

(2)尿外渗与尿瘘 多于损伤后数日发现,尿液由输尿管损伤处渗入腹膜后间隙,随着外渗液的增加,可引起局部肿胀、包块,并出现腰痛、腹痛、腹胀及局部触痛。若腹膜破裂,尿液漏入腹腔,可引起尿液性腹膜炎,产生腹膜刺激症状。若尿液与腹壁创口或与阴道、肠道创口相通,则形成尿瘘,久治不愈。尿外渗与尿瘘一旦继发感染,会出现寒战、高热等脓毒血症的表现。

(3)梗阻症状 输尿管误被缝扎、结扎后可引起完全性梗阻,输尿管狭窄者可致不完全性梗阻。梗阻造成肾盂压力增高,可出现患侧腰部胀痛、腰肌紧张、肾区叩痛及发热等表现。双侧输尿管完全性梗阻,则可发生无尿。

【实验室与特殊检查】

(1)静脉注射靛胭脂 术中若怀疑输尿管有损伤时,由静脉注射靛胭脂,蓝色尿液会从输尿管裂口处流出。术中或术后为明确输尿管损伤,也可作膀胱镜检查,由静脉注射靛胭脂,可见健侧输尿管口有蓝色尿液喷出,伤侧则无蓝色尿液喷出,继而诊断输尿管的损伤。

(2)B超检查 可发现尿外渗或梗阻所致的肾积水。

(3)逆行肾盂造影 输尿管插管至损伤部位受阻时,可逆行肾盂造影显示梗阻部位或造影剂有外溢。

(4)排泄性尿路造影 可显示输尿管损伤处的尿外渗、尿瘘或梗阻,进一步明确诊断。

(5)CT、MRU 可显示尿液囊肿、肾积水及尿瘘的发生。其中磁共振尿路水成像(MRU)有更好的特异性。

【诊断】输尿管损伤的早期诊断十分重要。通过静脉注射靛胭脂的方法,术后B超、逆行肾盂造影、排泄性尿路造影和CT、MRU可及时明确诊断。处理外伤或施行盆腔手术时,应常规注意检查有无尿液外溢、外伤创口是否行经输尿管、手术野有无渗尿,或可见到输尿管直接损伤的情况,早诊断、早处理。

【治疗】

(1)早期处理。只要病情允许,输尿管损伤应尽早修复,保证尿流通畅,保护肾功能。当有尿外渗的情况,应引流,使用抗生素避免继发感染。

（2）输尿管轻微挫伤和小穿刺伤可不作特殊处理，能自行愈合。

（3）钳夹伤或小穿孔宜从输尿管切口插入双"J"形输尿管支架引流管（F6），留置 7～10 天后，经膀胱镜拔除。

（4）误被结扎的输尿管，应立即去除结扎线，为避免结扎部位后期缺血坏死的发生，需切除该处缺血段输尿管，作断端吻合，并留置输尿管支架引流管 3～4 周。

（5）输尿管离断、部分缺损或断离部位较高的输尿管损伤患者，可施行对端吻合术。输尿管下 1/3 段损伤，部分缺损宜作输尿管膀胱再吻合或膀胱壁瓣输尿管下段成形术。对输尿管中段或下段部分缺损难以施行上述手术者，也可将断离的输尿管与对侧输尿管作端侧吻合。若输尿管缺损过多，按具体情况作输尿管皮肤造口术、自体肾移植术或回肠代输尿管术。

（6）晚期并发症处理。①对输尿管损伤所致完全性梗阻暂不能解除时，可先行肾造瘘术，1～2个月后再行输尿管修复。②输尿管狭窄可试行输尿管插管、扩张或留置双J形输尿管支架引流管（F6），依不同情况决定留置时间长短。狭窄严重或置管不成功，可进行输尿管周围粘连松解术或狭窄段切除术。③输尿管皮肤瘘或输尿管阴道瘘发生后 3 个月左右，进行输尿管修复。④对损伤性输尿管狭窄所致严重肾积水或感染，肾功能重度损害或丧失者，若对侧肾正常，可行肾切除术。

第三节　膀胱损伤

膀胱损伤大多数发生在膀胱充盈时，此时膀胱壁紧张，膀胱体积增大且高出于耻骨联合而处于下腹部，易遭受暴力损伤。膀胱空虚时位于骨盆深处，受到周围肌肉、筋膜、骨盆及其他软组织的保护，除贯通伤或骨盆骨折外，很少损伤。

【病因】

（1）开放性损伤　下腹部弹片、锐器等贯通伤会导致膀胱的损伤，常同时存在直肠、阴道等其他脏器的损伤。

（2）闭合性损伤　当膀胱充盈时，下腹部遭受撞击、挤压或骨盆骨折的骨片损伤膀胱壁；孕产妇产程过长，膀胱壁被压在胎头与耻骨联合之间，引起缺血性坏死，严重者亦可造成膀胱损伤形成膀胱阴道瘘。

（3）医源性损伤　见于膀胱镜检查或微创或开放手术治疗等均可伤及膀胱，造成医源性膀胱损伤。

【病理】

（1）膀胱挫伤　仅伤及膀胱黏膜或肌层，局部出血或形成血肿，无尿外渗，可有血尿。

（2）膀胱破裂　①腹膜外型：多见于膀胱前壁伴骨盆骨折的损伤，膀胱壁破裂，但腹膜完整，尿外渗至耻骨后间隙及膀胱周围。②腹膜内型：多见于膀胱后壁和顶部的损伤，膀胱壁破裂合并有腹膜破裂，尿液流入腹腔，引起尿液性腹膜炎（图 42-2）。

【临床表现】膀胱挫伤症状不明显，会出现下腹疼痛不适和轻微血尿的表现；膀胱破裂时症状明显，大多表现为：

（1）休克　骨盆骨折时，骨片刺破膀胱，剧烈的疼痛、大出血、尿外渗、尿液性腹膜炎等伤势严重时可发生休克，患者皮肤湿冷，面色苍白；脉搏细弱而快速，呼吸急促，血压下降。

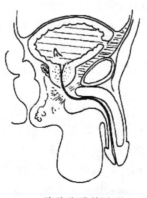 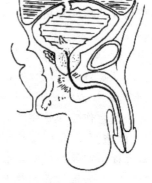

膀胱腹膜外破裂　　　　　膀胱腹膜内破裂

图 42-2　膀胱破裂类型

(2)腹痛　腹膜外破裂时,下腹部疼痛,肌紧张,直肠指检可触及有压痛的包块;腹膜内破裂时,可引起尿液性腹膜炎,出现腹膜刺激征的表现,大量尿液流入腹膜腔,可有移动性浊音的临床表现。

(3)血尿和排尿困难　膀胱破裂时,尿外渗到膀胱周围、腹膜内,有尿意但不能排尿或仅排出少量血尿甚至无尿液排出。

(4)尿瘘　闭合性损伤在尿外渗感染后可破溃,形成尿瘘;与直肠、阴道贯通的开放性损伤可出现膀胱直肠瘘或者膀胱阴道瘘,沿肛门或阴道漏尿。

【实验室与特殊检查】

(1)导尿检查　膀胱损伤时,导尿管可顺利插入膀胱,仅流出少量血尿或无尿流出。经导尿管注入 200～300ml 灭菌生理盐水,稍后吸出。若液体进出量差异很大,提示膀胱破裂。

(2)膀胱造影　自导尿管注入造影剂,拍摄前后位片,可发现造影剂漏至膀胱外,排液后的照片更能显示遗留于膀胱外的造影剂。腹膜内膀胱破裂时,可见造影剂衬托的肠袢。自导尿管注入空气,膈下可见到游离气体,提示腹膜内膀胱破裂。

【诊断】

(1)病史和临床表现　下腹部或骨盆遭受暴力打击的病史,出现腹痛、血尿及排尿困难的症状,腹膜外膀胱破裂时,体检可有耻骨上区压痛,直肠指检触及直肠前壁饱满感;腹膜内膀胱破裂时,则有全腹剧痛,腹膜刺激征阳性,伴有移动性浊音。

(2)导尿检查或膀胱造影可进一步明确诊断。

【治疗】

(1)紧急处理。输液、输血、镇痛及抗休克治疗,尽早使用广谱抗生素以预防感染。

(2)膀胱挫伤或破裂口较小的腹膜外损伤可保守治疗,留置导尿管,持续引流 7～10 天,保持导尿管通畅,使用抗生素,预防感染,破裂口大多可自愈。

(3)膀胱破裂伴出血、尿外渗且有其他脏器损伤的患者,须尽早施行手术治疗。膀胱破裂的处理原则:①完全的尿流改道;②充分引流外渗尿液;③修复缺损的膀胱壁。值得注意的是,若发生膀胱颈撕裂,一定要避免术后发生尿失禁,需用可吸收线进行修复。

(4)并发症的处理。盆腔血肿宜尽量避免切开,以免发生大出血;若出血不止,用纱布填塞止血,24 小时后再取出。出血难以控制时可行选择性盆腔血管栓塞术。

第四节　尿道损伤

尿道损伤是泌尿系统最常见的损伤,多见于青壮年男性。以尿生殖膈为界,将男性尿道分为前、后两段。前尿道包括阴茎部和球部,后尿道包括膜部和前列腺部。最多见的损伤是较为固定的球部和膜部。

通常尿道损伤分为两类:由锐器、弹片所致,贯通阴囊、阴茎、会阴部的称为开放性损伤;会阴骑跨伤、骨盆骨折、医源性腔内器械操作引起的挫伤、撕裂伤称为闭合性损伤。尿道损伤的处理原则应为恢复尿道连续性、解除尿潴留、引流外渗尿液及血肿、预防感染、防止尿道狭窄的发生。临床上闭合性损伤较为多见,若早期处理不当,会产生感染、尿道狭窄、尿瘘、尿失禁、性功能障碍等并发症。

一、前尿道损伤

【病因】前尿道损伤多因会阴骑跨时尿道被挤于耻骨联合下方与硬物之间,引起尿道挫伤、裂伤或完全断裂;尿道有病变特别是有梗阻时,腔内器械使用不当,同样容易发生尿道损伤;前尿道损伤部位以球部最常见。

【病理】损伤可有挫伤、裂伤或完全断裂。尿道挫伤时仅有水肿和出血,病情不重,大多可以不治而愈;尿道裂伤则引起尿道周围血肿和尿外渗,愈合后可引起瘢痕性尿道狭窄;尿道完全断裂断端退缩、分离,血肿、尿外渗明显,伴有尿潴留。如阴茎深筋膜完整,尿外渗只局限在阴茎本身,表现为阴茎肿胀;尿道球部损伤时,如阴茎深筋膜已破而会阴浅筋膜完整,尿外渗积聚在阴囊,可造成阴茎、阴囊和会阴全部肿胀,甚至向上蔓延至腹壁(图 42-3)。

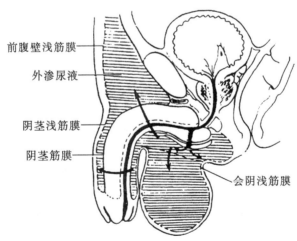

图 42-3　尿道球部破裂的尿外渗

【临床表现】

(1)疼痛　受伤局部疼痛,疼痛以排尿时为剧烈,有时可放射到尿道外口、阴茎头和会阴部。

(2)局部血肿及瘀斑　尿道骑跨伤可见会阴部皮下血肿及瘀斑,使阴囊、会阴部皮肤肿胀呈青紫色。

(3)尿道出血 外伤后可见尿道外口有鲜血滴出或排出血尿。

(4)排尿困难 尿道挫裂伤时因疼痛而致括约肌痉挛,发生排尿困难。尿道完全断裂时,则可发生尿潴留。

(5)尿外渗 尿道裂伤、断裂后,用力排尿时,尿液可从裂口处渗入周围组织,形成尿外渗。外渗的尿液、血液很容易并发感染,出现脓毒血症。

【实验室与特殊检查】

(1)X线检查 尿道造影可显示尿道损伤部位及程度,尿道挫伤无尿外渗征象,尿道破裂、断裂时可有造影剂外渗的影像学表现。

(2)诊断性导尿 严格无菌操作下轻柔地插入导尿管,试插成功说明尿道损伤不重,可保留导尿管,不要任意拔除,作为后续支撑尿道、引流尿液的治疗措施。若一次插入失败,在高度怀疑尿道破裂或断裂的前提下,不应尝试再一次试插,以避免加重损伤和导致感染的可能。

(3)直肠指诊 凡疑有骑跨伤和骨盆骨折导致尿道损伤的可能者,可进行直肠指诊。

【诊断】

(1)病史及临床表现 大多有会阴部骑跨伤史或医源性尿道器械检查致损伤者。根据典型疼痛、尿道出血或血尿、排尿困难、血肿、尿外渗分布情况,可作出初步诊断。

(2)辅助检查 诊断性导尿、直肠指诊或X线检查可进一步明确诊断。

【治疗】

1. 紧急处理

骑跨伤往往不会大出血,一旦尿道球海绵体出血严重者,可导致休克,应立即压迫会阴部止血,采取抗休克治疗,并安排尽早手术。

2. 尿道挫伤

症状较轻,尿道连续性完好,损伤处可不治而愈。注意多饮水,应用抗生素预防感染,必要时留置导尿1周。

3. 尿道裂伤

试插导尿管成功后,留置引流1周。如导尿失败,应立即行经会阴尿道修补术,需留置导尿管2~3周。病情严重者,应行耻骨上膀胱造瘘术。

4. 尿道断裂

行尿外渗引流,清除血肿,应急诊行尿道修补术,并留置导尿管2~3周。尿道断裂严重者,会阴或阴囊形成大血肿,可做膀胱造瘘术。也可经会阴切口清除血肿,再做尿道断端吻合术。

5. 并发症处理

(1)尿外渗 在尿外渗区做多个皮肤切口引流外渗尿液,并做耻骨上膀胱造瘘。3个月后再修补尿道。

(2)尿道狭窄及尿瘘 尿道损伤患者拔除导尿管后,需定期行尿道扩张术。对晚期发生的尿道狭窄,可行尿道内冷刀切开或切除狭窄部的瘢痕组织,必要时经会阴部切口行尿道吻合术。对于尿瘘的治疗,可行瘘管搔刮术或切除修补术。

二、后尿道损伤

【病因】交通事故、工伤事故、自然灾害或暴力袭击时的骨盆骨折,几乎都可发生后尿道的损伤,骨折引起的尿道撕裂(断)伤,少数是因为骨折断端刺伤尿道,后尿道损伤以膜部损伤最为多见。由于耻骨前列腺韧带固定于耻骨联合后下方,膜部尿道穿过尿生殖膈被耻骨前列腺韧带固定,当骨盆骨折时,耻骨前列腺韧带受到急剧的牵拉以及前列腺的突然移位,致使前列腺尿道与膜部尿道交界处撕裂或断裂;或因骨折致尿生殖膈撕裂,致使穿过其中的膜部尿道被撕裂或断裂。后尿道损伤可与膀胱损伤同时发生。

【病理】　后尿道破裂时,破裂常在三角韧带以上,骨盆骨折及盆腔血管丛损伤引起大量出血,在膀胱和前列腺周围形成大的血肿;膜部尿道断裂时近端尿道向后上退缩移位,发生尿潴留,如用力排尿则发生尿外渗,尿液外渗至前列腺尖部、尿生殖膈和膀胱周围,并向腹膜外和腹膜后扩散(图42-4)。

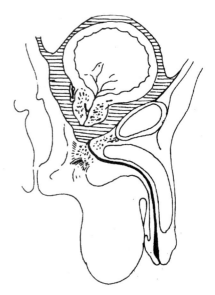

图 42-4　后尿道损伤尿外渗

【临床表现】

(1)休克　骨盆骨折所致后尿道损伤,常因合并大出血,引起创伤性、失血性休克。

(2)疼痛　血肿及尿外渗可引起直肠刺激征及下腹部腹膜刺激征,出现下腹部痛,有压痛并有局部肌紧张。

(3)尿道出血　后尿道损伤尿道口仅有少量血液流出或无出血。

(4)排尿困难　损伤严重者出现排尿困难,可发生急性尿潴留。

(5)尿外渗及血肿　尿生殖膈撕裂时,会阴、阴囊部出现血肿及尿外渗。尿外渗如未及时处理或继发感染,可导致组织坏死、化脓,严重者可出现全身中毒症状,局部的感染或坏死可形成尿瘘。

【实验室与特殊检查】

(1)X线检查　骨盆前后位片,检查是否有骨盆骨折的发生。

(2)直肠指诊　前列腺向上移位,可向上推动,有浮动感,提示后尿道断裂;指套染有血迹或有血性尿液溢出时,说明直肠也有损伤,或膀胱、尿道直肠间有贯通伤。

(3)尿道造影　可出现造影剂外渗。

【诊断】　尿道损伤的诊断应着重解决以下问题:①确定尿道损伤的部位。②估计尿道损伤的程度。③有无合并其他脏器的损伤,对严重创伤所致骨盆骨折后尿道损伤的患者,特别是休克患者更应注意检查有无合并其他脏器损伤,以免遗漏重要组织器官损伤,危及生命。

(1)病史及临床表现　骨盆外伤史,疼痛、尿潴留、尿道有或无出血,直肠指检可触及有柔软、压痛的血肿,前列腺尖端可浮动。若指套染有血液,提示合并直肠损伤,应考虑后尿道损伤的初步诊断。

(2)辅助检查　骨盆的X线正后位片和尿道造影,可明确诊断。

【治疗】

1.紧急处理

骨盆骨折患者需严格平卧,勿随意搬动,以免加重损伤。损伤严重伴出血性、创伤性休克患者,需止血、纠正休克治疗。对尿潴留者,大多不宜插入导尿管导尿,以避免加重局部损伤及血肿,可行耻骨上膀胱穿刺,引流膀胱内尿液。进行有效的抗感染治疗。

2. 手术治疗

对于尿道损伤的早期手术处理应选择在病情稳定后,前期有尿潴留的患者做耻骨上高位膀胱造瘘。3 周后夹管试排尿,若排尿通畅,明确尿道无狭窄及尿外渗后可拔除膀胱造瘘管;若不能排尿,则提示尿道狭窄或闭锁,需在 3 个月后再行二期尿道手术,行尿道瘢痕切除及尿道端端吻合术。为早期恢复尿道连续性,避免尿道断端远离形成瘢痕假道,也可在早期采用尿道会师术。选用以利于愈合牵引前列腺的技术,使尿道断端靠拢,尿道会师复位,术后应留置导尿管 3~4 周,如顺利可避免第二期的尿道吻合术。

3. 并发症处理

狭窄、阳痿和尿失禁是后尿道前列腺膜部损伤最严重的并发症。为预防术后尿道狭窄,拔除导尿管后仍需定期施行尿道扩张术。对严重狭窄者可行经尿道冷刀切开或切除狭窄部的瘢痕组织手术,或于受伤后 3 个月经会阴部切口切除尿道瘢痕组织,做尿道端端吻合术。对后尿道损伤合并直肠损伤可做暂时性结肠造瘘。尿道直肠瘘等待 3~6 月后再实施修补术。据统计,一期修补及吻合后出现的狭窄可见于半数病例。若先行耻骨上膀胱造瘘而稍后行修补术,狭窄的发生率可减少 5%,一期修补术后 30%~80% 的患者出现阳痿。而推迟做尿道重建仅先行耻骨上引流,可使阳痿发生率减少 10%~15%。一期行重建吻合术者约 1/3 出现尿失禁,推迟重建术使之减少到 5% 以下。

 目标检测

一、简答题

1. 简述闭合性肾损伤的分类及诊断。

2. 肾损伤患者的非手术治疗措施有哪些?

3. 简述肾损伤手术治疗的指征。

4. 简述尿道损伤最常见的部位、诊断及治疗原则。

二、病案分析

患者,青年男性,自高处跌下,致骨盆骨折,发生排尿困难,尿潴留,会阴部肿胀,导尿管不能插入膀胱。该患者初步诊断为何种疾病?为进一步明确诊断还应做哪些检查?如何处理?

第四十三章　泌尿、男生殖系统感染

发病率仅次于呼吸道感染，解剖结构间相互传播，2岁以下男婴多见，此后，女性的发病率↑。泌尿男性生殖系统结核是全身结核的一部分，未能长期坚持正规抗结核治疗，耐药菌株逐渐↑，成为常见疾病

泌尿男生殖系统感染与结核

上尿路感染

急性肾盂肾炎　80％致病菌为大肠杆菌，突然发热、寒战、单侧或双侧腰痛，尿路刺激症状，心率快，体温高，白细胞↑，卧位休息，营养充分，补液，抗菌药物

慢性肾盂肾炎　急性肾盂肾炎治疗不当而转入慢性阶段，有肾区不适或轻微的尿路刺激症状，发作时，肾区疼痛，发热，寒战，严重尿路刺激症状，肾功能失代偿时，高血压、贫血等

肾脓肿　革兰阳性菌为主，血运播散途径为主，发热、寒战和腰部疼痛，伴恶心、呕吐和乏力，脊肋角区痛、肾区叩痛

肾周围炎及肾周围脓肿　下尿路逆行感染多见，以革兰氏阴性菌为主。发热、腰痛和尿路刺激症状、白细胞↑，但尿常规及尿细菌培养多阴性，患侧肋脊角压痛和肾区叩击痛

85％主要是大肠杆菌，革兰阳性球菌可引起 —— **病原体**

逆行感染是最常见的感染途径，血行播散、淋巴管及周围感染灶少见 —— **感染途径**

上尿路感染、下尿路感染、男生殖系感染，泌尿系统结核，男生殖系统结核 —— **临床类型**

尿液分析和尿细菌培养是重要依据；B超、X线、CT、MRI有助于结核的诊断，核素肾图、膀胱镜等其他检查 —— **诊断原则**

预防：多饮水、良好卫生状况，严格无菌操作、纠正糖尿病及其他疾病。治疗：全身支持治疗，抗生素治疗，对症治疗，原发病灶及并发症的治疗 —— **预防治疗**

下尿路感染

急性细菌性膀胱炎　逆行感染为主，血尿，感染少见，常伴尿道炎，发病突然，尿频，尿急，尿痛，尿浑浊，可伴有血尿，耻骨上区轻压痛，多无全身症状，发热少见

慢性细菌性膀胱炎　继发上尿路慢性感染，革兰氏阴性杆菌为主，仅有尿路刺激症状，病程长者，可出现消瘦，乏力等全身症状

急性尿道炎　多见，大肠杆菌和淋球菌多见，排尿时，尿道烧灼痛，伴尿频、尿急症状，全身症状少见

泌尿、男生殖系感染

前列腺炎　可分为Ⅰ型前列腺炎、Ⅱ型前列腺炎、Ⅲa和Ⅲb型前列腺炎、Ⅳ型前列腺炎

精囊炎　病因、感染途径、临床表现与前列腺炎基本相同，大多与前列腺炎同时存在

附睾炎
睾丸炎　有前列腺炎、留置导尿或前列腺手术病史者，附睾肿胀、触痛或触及结节可作出诊断

泌尿、男生殖系统结核

是全身结核的一部分，原发病灶多为肺结核，也可为骨结核或肠结核，血性播散至肾脏，然后蔓延至输尿管、膀胱、尿道和对侧肾，也可向男生殖系统蔓延。有病理性肾结核、临床肾结核和结核性脓肾。临床表现为尿频、尿急、尿痛、血尿、有钝痛或绞痛，晚期有全身中毒症状，根据病史、实验室检查、X线、膀胱镜检可作出诊断。治疗原则去除病灶、尽可能保护肾功能

学习目标

【知识目标】

1. 掌握抗生素治疗上、下尿路感染的原则。

2. 熟悉泌尿、男性生殖系统感染的辅助检查手段、诊断和治疗。

3. 了解泌尿、男性生殖系统感染的分类、病因及病理。

【能力目标】 能对泌尿、男性生殖系统感染患者作出正确的诊断和治疗。

第一节 概 述

从解剖结构看,男性后尿道、女性尿道口与生殖系统有共同的通道或相邻近,尿道口与外界相通,两者易相互传播或同时引起感染。病菌侵入泌尿、男性生殖系统的任何部位繁殖而引起的炎症称为泌尿、男性生殖系统感染,而泌尿系统的感染又称尿路感染。不同性别、不同年龄人群泌尿、男生殖系统感染的发病率有所不同。单就尿路感染的发病率而言,也有明显的年龄和性别特点:2岁以下男婴的尿路感染发病率高于女婴,且多伴有尿路畸形,病情严重。此后,随着年龄的增长,青春期至生育期时,女性尿路感染的发病率显著增高,老年期男性的发病率则再次上升。

【临床类型】 根据感染部位的不同,泌尿、男性生殖系统感染分为:①上尿路感染:是指发生在肾及输尿管的炎症,肾盂肾炎、输尿管炎均为上尿路感染。②下尿路感染:是指发生在膀胱和尿道的炎症,膀胱炎、尿道炎为下尿路感染。通常情况下,上尿路感染常并发下尿路的炎症,下尿路感染却可以单独存在。③男性生殖系统感染:包括急、慢性前列腺炎和附睾炎等。

【病因】

1. 致病细菌

尿道周围的正常菌群可以抑制病原体的附着与繁殖,致病菌在正常情况下也不易停留、繁殖,往往不引起感染。但是,一旦泌尿、男性生殖系统内环境发生病理改变,机体的防御功能被破坏,致病菌则乘虚而入,从而诱发感染。病原菌所具有的毒力因素可使其在尿路繁殖并避开宿主的防御反应。大部分非特异性感染由革兰阴性杆菌引起,大肠杆菌约占85%;金黄色葡萄球菌、肠球菌等革兰阳性球菌也可以引起尿路感染;克雷伯菌、变形杆菌、萘瑟球菌、真菌、沙眼衣原体、支原体和病毒等少见的病原体也可导致感染的发生。

2. 诱发感染的因素

(1)梗阻 结石、肿瘤、狭窄、前列腺增生、神经源性膀胱和先天性泌尿生殖道畸形等引起尿液滞留,降低尿路及生殖道上皮防御细菌的能力。

(2)机体抵抗力减弱 正常尿液的pH值、高渗透压、高尿素和高有机酸均不利于细菌繁殖。高血压、糖尿病、肾实质病变、慢性肝病、先天性免疫缺陷或长期应用免疫抑制剂治疗等,改变了尿道周边的生理环境,患者容易发生泌尿、生殖系统感染。

(3)医源性因素 留置导尿、造瘘、尿道扩张、膀胱镜检查、前列腺穿刺活检等侵入性泌尿系器械操作,也易诱发感染。

(4)生理因素 女性尿道较短,尿道口临近阴道口和肛门,卫生条件差的情况下容易发生逆行感染,经期、性交、更年期时女性尿道口pH值或雌激素水平的改变及抗生素的使用均可能影响正常菌群的状态,从而有利于致病菌的入侵,导致感染的发生。

3. 感染途径

细菌进入泌尿系统的途径有:①逆行感染:无论男性或女性,通过尿道沿膀胱、输尿管及肾盂上行是最常见的感染途径。由于女性尿道与阴道、肛门相邻,一些肠道细菌易在会阴部繁殖,女性的感染发生率会更高。②血源播散感染:全身任何部位感染灶的致病菌均可通过血液循环侵入泌尿生殖系统,在新生儿尿路感染中,最重要的病原体来源于血行播散感染。③直接扩散感染:通过淋巴管及周围感染灶直接传播感染是很少见的感染途径。

【诊断】尿液分析及尿液细菌培养是诊断尿路感染的重要依据。泌尿、生殖系统感染一般都有比较典型的临床表现,尤其是急性期,诊断比较容易。慢性感染的诊断不仅应明确病原体和感染部位,同时还应了解病变的严重程度、范围,对病原体和病变程度要有精确的估计。

1. 尿标本的采集

收集尿液标本时一定要避免污染。男性包皮过长者,应上翻包皮,清洁尿道口后留取尿液。依次留取初段尿(反映尿道情况)、中段尿(反映膀胱情况),必要时按摩前列腺,留取前列腺液。女性应分开阴唇,清洗尿道口,留取中段尿液,也可用导尿的方式取得尿液标本。新生儿和截瘫患者采取耻骨上膀胱穿刺的方式取得标本,采用此方法做尿液细菌培养和药物敏感试验也是最为可靠的。

2. 尿液镜检

尿标本一般应立即进行涂片检查,显微镜下观察可以看到革兰阴性杆菌或革兰阳性球菌。

3. 细菌培养和菌落计数

它是诊断尿路感染的主要依据。如菌落计数多于 $10^5/ml$ 应认为有感染,少于 $10^4/ml$ 可能为污染,应重复培养,$10^4/ml \sim 10^5/ml$ 之间为可疑。但必须与临床表现结合起来分析,才能做出诊断。

4. 定位检查

根据典型的表现、尿液镜检、尿培养、尿荧光免疫反应、尿酶测定以及膀胱镜检查等,进一步确定上尿路、下尿路和生殖系统感染。

5. 影像学检查

包括 B 型超声、尿路平片、排泄性尿路造影、X 线静脉肾盂造影(IVP)、膀胱或尿道造影、CT、放射性核素和磁共振成像(MRI)等。以上检查在慢性泌尿系统感染和久治不愈的患者中有重要意义。

【预防与治疗原则】

1. 预防

尿路感染的预防措施主要有:①养成多饮水的生活习惯,以保证有充足的尿量;②勤洗澡、勤换衣,保持肛周、会阴和尿道外口等部位良好的卫生状况,并注意经期卫生;③在尿路侵入性检查或治疗时,应严格消毒,操作规范,必须留置尿管或造瘘管时,应定期更换尿管或造瘘管,并严格执行密闭式引流系统;④积极治疗糖尿病、高血压和其他部位的感染性疾病,纠正尿路解剖或功能异常。

2. 治疗

总的治疗原则是全身支持治疗、抗生素治疗、对症治疗及原发病灶和并发症的治疗。

抗生素的治疗在整个治疗中具有重要地位,应选择敏感性好,尿路中药物浓度高的抗生素,可联合应用2种或2种以上的抗生素。要做到早期用药,恰当用药及满疗程用药。在尚无细菌培养结果时,可根据尿沉渣涂片革兰染色情况对致病菌进行初步估计并选择药物及早用药,待尿液或血液细菌培养明确后,再根据药物敏感结果调整抗生素的种类。原则上,抗生素的使用应持续至患者体温正常、全身症状消失及细菌培养阴性后2周。

泌尿、男生殖系统感染如已有脓肿形成的患者,应适时行穿刺或手术切开引流,如同时有尿路结石或梗阻因素存在,亦应手术予以去除或解除梗阻。

3.疗效

尿路感染疗效的评定标准:①见效:治疗后复查尿细菌阴性;②治愈:完成抗菌药物治疗后尿细菌镜检阴性,在停止抗菌药物一周后和一个月追查为无细菌尿,则认为原来的尿路感染已治愈;③治疗失败:在治疗后持续有细菌尿或复发。

第二节　上尿路感染

一、急性肾盂肾炎

【病因与发病机制】急性肾盂肾炎是肾间质和肾盂的细菌感染,80%的病原菌是大肠杆菌,其他细菌有变形杆菌、克雷伯菌和假单胞菌等,偶见肠球菌和金黄色葡萄球菌,主要通过下尿路逆行感染。血源传播主要见于葡萄球菌感染,常伴发肾脓肿,临床症状较重。

【临床表现】典型症状有突然发热、寒战,单侧或双侧腰痛,常伴有尿路刺激症状,尿频、尿急、尿痛,有时伴恶心、呕吐。心率快、体温高、呼吸和脉搏次数相应增加,肋脊角及附近部位触痛或叩痛,偶有患者会出现肠麻痹的表现。

【诊断】急性肾盂肾炎时,血白细胞计数显著增多,中性粒细胞比例增大。尿液分析可以发现大量白细胞,可有细菌、蛋白及不同程度的红细胞。尿液涂片检查可见细菌,尿液细菌培养阳性。若同时存在输尿管梗阻时,尿液检查可为阴性。约1/3患者同时有菌血症,所以血培养也有助于诊断。

急性肾盂肾炎肾脏的影像学检查多无特异性体征,但可以帮助于确定有无尿路梗阻和其他并发的泌尿系统疾病。

【治疗】急性肾盂肾炎患者需卧床休息,营养应充分,补充液体,每天保持尿量在1500ml以上,尿路刺激症状明显者,可给予黄酮哌酯类药物治疗。

急性肾盂肾炎需早期应用抗菌药物治疗,一般选用喹诺酮类、头孢菌素类或半合成青霉素等肾脏毒性小的广谱抗菌药,对于病情较重者,可采用两种以上的抗菌药联合应用。如肾功能不全者,一定要慎用氨基糖苷类药物。待尿液细菌培养结果明确后,根据致病菌种类及其对抗菌药敏感程度选用合适的抗生素静脉给药。当全身症状缓解后,可改用口服抗生素治疗,直至患者体温正常,全身症状消失,尿液细菌培养阴性后2周,可停止用药。

【预后】急性肾盂肾炎若诊治及时,多数预后良好,如治疗不当也有少数患者转为慢性肾盂肾炎、肾萎缩,甚至发展成慢性肾衰竭。

二、慢性肾盂肾炎

【病因与发病机制】慢性肾盂肾炎多为急性肾盂肾炎治疗不当而转入慢性感染所致,长期反复感染导致肾实质瘢痕形成或肾萎缩，并有可能出现肾功能不全。膀胱憩室、神经源性膀胱、尿路结石和尿路先天性畸形等尿路结构或功能异常往往是慢性肾盂肾炎的内在原因。

【病理】慢性肾盂肾炎时，肾脏包膜苍白，表面不平，肾实质萎缩，瘢痕形成，与髓质界限不清，肾盏纤维化。光镜下，肾实质浆细胞和淋巴细胞浸润，肾小球萎缩、纤维化，叶状动脉和弓状动脉管壁增厚，管腔狭窄。

【临床表现】在炎症的静止期，临床症状并不明显，偶尔会有肾区不适感或轻度的尿路刺激症状；当慢性肾炎急性发作时，会出现发热、寒战、肾区疼痛或严重的尿路刺激症状；当出现肾脏功能失代偿时，会有高血压、水肿、恶心、贫血等临床表现。

【诊断】当炎症活动期时，尿常规检查可见尿中有白细胞、尿细菌培养阳性，如肾小球受损，尿中可检出蛋白。肾功能受损时，血清肌酐和尿素氮水平升高。

X线平片显示患肾体积变小，轮廓不规则。静脉肾盂造影（IVP）通常表现为患肾显影不良或显影延迟，如单纯一侧肾脏患病，对侧正常肾脏可代偿性增大。同时还可能发现肾盂或输尿管结石，上尿路扩张或反流。

【治疗】慢性肾盂肾炎造成的肾组织改变和肾功能损害多不可逆转，所以预防慢性肾盂肾炎就显得尤为重要。首先需及时纠正引发慢性肾盂肾炎的各种解剖和功能异常，去除尿路结石（尤其是感染性结石），解除梗阻。对于反复发生的慢性肾盂肾炎，应用敏感抗生素，也可长期给予低剂量抗生素预防。如一侧肾萎缩或肾功能丧失，同时并发肾感染结石或肾素相关高血压，可考虑患侧肾切除。

三、肾脓肿

【病因与发病机制】病原菌多为革兰氏阴性细菌，主要通过下尿路逆行感染，肾皮质脓肿可以源于血液途径，肾髓质脓肿则多为尿路细菌逆行感染所致。存在糖尿病、长期透析、尿路结石及膀胱输尿管反流等患者是肾脓肿的易发人群。

【临床表现】肾脓肿的典型症状有发热、寒战和腰部疼痛，常伴有恶心、呕吐和乏力，可伴有尿路刺激症状，体格检查有患侧肋脊角压痛或肾区叩击痛。

【诊断】

(1)临床表现　肾脓肿的典型症状和体征，结合易发人群的特征，大多可以做出初步的诊断。

(2)血细胞计数　显示白细胞增多，中性粒细胞和不成熟白细胞比例增多，血细菌培养可为阳性。

(3)尿液检查　可表现为脓尿和菌尿，但尿液检查正常者亦不能排除肾脓肿的可能，血源性感染的肾皮质脓肿往往不会出现尿液检查的阳性结果。

(4)肾脏CT和B超检查　早期肾脓肿的CT检查表现为肾扫描可见肾脏增大，肾内局灶性低密度影。当脓肿成熟时，CT检查表现可见分界清楚的液性暗区，周围组织造影剂增强，出现典型的"戒指"征。B超检查可见不规则的脓肿轮廓，脓肿为低回声区。肾脏CT和B超检查对于肾脓肿的诊断和鉴别诊断有很重要的临床意义。

【治疗】

(1)应先针对不同的病因使用敏感抗生素治疗：①怀疑革兰阳性菌感染，可选用半合成青霉素类抗生素，对青霉素过敏者，可使用头孢类抗生素。②当与下尿路感染有关时，则选用喹诺酮类或第三代头孢类抗生素。

（2）如肾脓肿形成,抗生素疗效不佳时,可通过 CT 或 B 超引导行脓肿穿刺引流。对于严重感染者,可开放引流,甚至患侧脓肾切除。

四、肾周围炎和肾周围脓肿

【病因与发病机制】发生于肾包膜与肾周围筋膜之间脂肪组织的感染称为肾周围炎,如感染未及时控制而进一步发展,形成多个小脓肿,称为肾疖,多个小脓肿相互融合形成肾痈。穿破肾包膜侵入肾周围脂肪组织的感染则称为肾周围脓肿。致病菌常来源于肾脓肿、慢性或复发性肾盂肾炎等肾脏感染性疾病,以革兰氏阴性细菌为主;通过血运、淋巴管或肾脏邻近感染灶传播者,以革兰阳性菌或金黄色葡萄球菌多见。

【临床表现】肾周围炎和肾周围脓肿患者常有发热、腰痛、腰背肌紧张、肾区皮肤水肿和尿路刺激症状,有时出现腹痛,如脓肿侵及膈肌,可有胸痛。

查体可见腰背部表面皮肤红肿,腰区可触及肿块,肋脊角压痛,部分患者腹部有压痛、肌紧张或触及肿块。膈肌受累时可抬高或固定,甚至可出现反应性胸腔积液。

【诊断】

（1）临床表现　相对应的典型症状和体征。

（2）实验室检查　大多数患者血白细胞计数增多,只有部分患者血细菌培养、尿液常规和尿细菌培养阳性。经 CT 或 B 超引导穿刺获取脓液培养可明确致病菌。

（3）辅助检查　CT 扫描显示受累组织界限及肾周脓肿部位,肾周筋膜增厚。B 超检查显示肾周围有低回声区域。

【治疗】早期确诊肾周围炎后,应及时采用敏感抗生素治疗。一旦形成肾周围脓肿,敏感抗生素治疗外,必须穿刺引流或切开引流。如肾周围脓肿继发于尿路结石或重度肾积水,肾功能已丧失,则应考虑患侧肾切除术。

【并发症】肾周围脓肿如不及时治疗或治疗不当,脓肿可向上发展,突破膈肌,进入胸腔形成支气管瘘,向下可侵犯至髂嵴或腹股沟处。脓肿压迫输尿管或脓肿愈合后形成的纤维组织包绕输尿管,可继发引起输尿管梗阻。

第三节　下尿路感染

一、急性细菌性膀胱炎

【病因与发病机制】发生在膀胱或尿道的感染统称为下尿路感染。膀胱正常情况下,具有防御细菌侵入的功能,在膀胱内有结石、异物、肿瘤、神经源性疾病或留置尿管时,或者存在膀胱出口梗阻,排尿困难时,容易造成细菌侵入膀胱而感染。急性细菌性膀胱炎以逆行感染为主,也可继发于肾脏感染,血行播散感染少见。急性膀胱炎发病率女性远高于男性,且多同时伴发尿道炎,病原菌以大肠杆菌最常见,其次是葡萄球菌。

急性膀胱炎的病理表现为膀胱黏膜弥漫性充血、水肿,黏膜下层多发性点状出血,尤以膀胱三角区病变为重。

【临床表现】急性膀胱炎发病突然,多无全身症状,发热少见,常有腰骶部或耻骨上区疼痛不适。表现为突然的尿路刺激征,在排尿终末时加重尿频、尿急和尿痛症状,有时可伴有遗尿,尿浑浊不清,有脓细胞,有时出现血尿,常在终末期明显。查体,除少数患者耻骨上区轻压痛外,一般无特异性的阳性体征。

【诊断与鉴别诊断】

(1)临床表现　突然发生的尿路刺激征,耻骨上区轻压痛。

(2)实验室检查　取无污染的中段尿液检查,尿中有白细胞和红细胞,尿液沉渣涂片可初步判定是球菌或杆菌,有助于提示早期治疗抗生素的选择。可同时行尿液细菌培养和药物敏感试验,为后续治疗提供依据。

(3)鉴别诊断　急性膀胱炎的诊断之前,应排除急性肾盂肾炎,后者除尿路刺激症状外,往往还有寒战、高热和肾区疼痛等表现。抗生素治疗效果差或反复发生慢性膀胱炎的症状时,应考虑有无尿路结核的可能,尿液中找抗酸杆菌,行尿路造影等也有助于鉴别诊断。间质性膀胱炎和腺性膀胱炎的症状与急性膀胱炎相似,间质性膀胱炎尿液中白细胞数正常,细菌培养亦为阴性,而腺性膀胱炎可通过膀胱镜检和活检以明确诊断。需注意的是,无论是哪种感染,在急性感染期,禁忌行膀胱镜检查。

【治疗】

(1)充分休息,多饮水,避免刺激性食物。

(2)解除痉挛,减轻尿路刺激症状,服用碳酸氢钠或枸橼酸钾等碱性药物,能降低尿液酸度,缓解膀胱痉挛,黄酮哌酯盐类药物(泌尿灵)可解除痉挛,减轻尿路刺激症状。

(3)选择敏感抗菌药,可根据细菌培养、药物敏感试验结果选用有效的抗菌药物。治疗剂量要足、疗程要长,一般要应用至症状消退、尿常规正常后继续使用1~2周。同时还要在治疗过程中进行尿细菌培养及治疗药物敏感试验,随时调整对细菌敏感的抗菌药物,以早日康复,预防复发。

(4)久治不愈或反复发生者,应考虑细菌耐药或其他并发疾病存在的可能,及时调整用药或解除病因、控制原发病。

二、慢性细菌性膀胱炎

【病因与发病机制】慢性细菌性膀胱炎多由上尿路感染所致,发病率女性明显高于男性。女性多为上行感染,在男性可继发于前列腺炎、前列腺增生、尿道狭窄、膀胱及上尿路结石等疾病,致病菌多以革兰阴性杆菌为主。

长期慢性膀胱感染可导致膀胱黏膜苍白,变薄,严重者侵犯肌层使其纤维化,导致膀胱容量变小。

【临床表现】呈持续性或反复性尿急、尿频、尿痛等尿路刺激症状,病程长者可出现消瘦、乏力等全身症状。有耻骨上膀胱区不适,膀胱充盈时疼痛较为明显。体格检查有耻骨上区轻压痛。

【诊断】

(1)临床表现　持续性或反复性尿急、尿频、尿痛等尿路刺激症状;查体时耻骨上区轻压痛。

(2)实验室检查　尿液中白细胞增多,也可有红细胞。尿细菌培养、菌落计数和药物敏感试验,典型病例常获得阳性结果。

（3）男性直肠指检　了解前列腺有无病变,并作阴囊、阴茎、尿道口检查,排除生殖道炎症、尿道炎症或结石等。

（4）女性妇科检查　了解尿道外口、处女膜有无畸形,有无宫颈炎、阴道炎或前庭腺炎等。

（5）其他　注意糖尿病、免疫功能低下等疾病的检查。

【治疗】除了敏感抗生素治疗、全身支持治疗、多饮水外,还应积极注意上尿路感染、前列腺增生、尿道狭窄和尿道口处女膜畸形等原发病的治疗。

第四节　男生殖系统感染

男性生殖系统包括前列腺、精囊、输精管、附睾和睾丸,各器官间解剖位置相邻或相通,并通过尿道与泌尿系统密切相关,任何一个器官、系统的感染就有可能扩散至另一器官和系统。通常将男性生殖系统的感染分为前列腺炎、精囊炎、附睾炎和睾丸炎。

一、前列腺炎

传统的前列腺炎分类法将前列腺炎分为:①急性细菌性前列腺炎,血白细胞计数升高,可有脓尿和血尿,尿液细菌培养阳性;②慢性前列腺炎,前列腺液中白细胞数增多,细菌培养阳性;③慢性非细菌性前列腺炎,前列腺液中无致病细菌,但白细胞数增多;④前列腺痛,有与前列腺相关的疼痛或排尿症状,前列腺液检查正常。

1995 年,美国 NIH 提出了新的前列腺炎分类法:Ⅰ型前列腺炎:相当于传统的急性细菌性前列腺炎;Ⅱ型前列腺炎:相当于传统的慢性细菌性前列腺炎;Ⅲ型前列腺炎:指有泌尿生殖系疼痛,但尿路致病细菌检查阴性,并进一步细分:Ⅲa 型为炎症性慢性前列腺炎/慢性盆腔疼痛综合征(CP/CPPS),其前列腺液(EPS)、前列腺按摩后尿液或精液中有大量白细胞;Ⅲb 型非炎症性慢性前列腺炎,其 EPS、前列腺按摩后尿液或精液中无白细胞;Ⅳ型为无症状性前列腺炎:EPS、前列腺按摩后尿液、精液和前列腺活检标本有白细胞和致病菌,但无前列腺炎症状。

(一)Ⅰ型前列腺炎

【病因与发病机制】　Ⅰ型前列腺炎病原体常通过尿道上行性感染、随逆流尿液进入前列腺、直肠。细菌直接扩散或通过淋巴管进入前列腺或通过血液扩散侵入前列腺。大肠杆菌是最常见的Ⅰ型前列腺炎致病菌,多单一,好发于青年和中年男性。

【临床表现】　起病突然,发热、寒战、耻骨上不适、会阴部疼痛,并常有尿频、尿急、尿痛伴排尿困难等症状,甚至可以发生急性尿潴留。直肠指诊时伴有会阴疼痛和括约肌痉挛,前列腺发热,肿大并有触痛。

【诊断】　主要根据临床症状,血白细胞计数升高,尿液白细胞计数结果阳性,可有脓尿和血尿,尿液细菌培养阳性。值得注意的是,急性前列腺炎发病期间不得做按摩前列腺取前列腺液的检查,避免逆行感染扩散。

【治疗】　Ⅰ型前列腺炎明确诊断后,即应迅速给予磺胺类和喹诺酮类等前列腺组织中浓度较高的药物,针对革兰阴性杆菌的广谱抗菌药,在细菌培养和药物敏感试验结果后调整选用合适的抗菌药。发热、血白细胞计数升高者,需静脉途径给药,体温正常后可改为口服。抗菌药治疗一般需 4~6 周,坚持满疗程用药。同时给予全身支持治疗,补液、利尿、退热、镇痛、卧床休息以及增加营养等。急性尿潴留时,应采用耻骨上膀胱穿刺造瘘,避免导尿或留置尿管逆行感染。

【并发症】如果治疗不及时或治疗不当,可发展为前列腺脓肿,如有免疫缺陷、糖尿病、尿毒症或长期留置尿管,则更易发生前列腺脓肿。

(二)Ⅱ型前列腺炎

【病因与发病机制】Ⅱ型前列腺炎是泌尿外科最常见的疾病,大多数病因不清楚,治疗效果也不甚理想。分析病因及发病机制如下:①部分Ⅱ型前列腺炎与大肠杆菌、变形杆菌、克雷白杆菌、假单胞菌、霉菌、肠球菌、金黄色葡萄球菌等致病菌感染有关;②很多临床上不能明确病原菌的患者,可能与沙眼衣原体、生殖支原体、阴道滴虫、病毒感染有关;③排尿障碍、神经源性疼痛、自身免疫因素、局部细胞因子的升高、间质性膀胱炎样病、前列腺结石和精神障碍等均有可能引起前列腺炎。

【临床表现】

(1)疼痛症状 会阴、肛周、耻骨上下、腰骶部、腹股沟、阴囊、睾丸及尿道不适或疼痛。

(2)排尿障碍 尿频、尿急、尿痛等尿路刺激症状和排尿困难。

(3)其他症状 全身表现有乏力,还会出现性功能障碍,尿道口有白色液体流出。

(4)直肠指检 无特征性表现,多数前列腺大小与质地正常,也可有轻度增大,可有压痛。

(5)精神症状 Ⅱ型前列腺炎迁延不愈,多数患者会产生自卑心理,多伴有抑郁和焦虑情绪。

【诊断】

(1)临床表现 疼痛、排尿障碍及其他表现。

(2)分段尿及前列腺液培养检查 取初段尿10ml,代表尿道来源标本(VB_1);再留取中段尿10ml,代表膀胱来源标本(VB_2);然后进行前列腺按摩,获取前列腺液(EPS);最后留取按摩后尿液10ml(VB_3)。尿液前列腺液离心后取沉淀,行镜检及细菌培养。VB_1、VB_2检查结果阴性,VB_3细菌培养阳性,前列腺液常规镜检:每高倍镜下白细胞计数大于10个,并可见卵磷脂小体减少,结合临床即可诊断为Ⅱ型前列腺炎。

【治疗】很多Ⅱ型前列腺炎的病因不清,再加上由于前列腺组织结构的特点,抗菌药物难以渗透进入前列腺组织从而难以达到有效的治疗目的,所以Ⅱ型前列腺炎的治疗比较困难,多强调综合治疗。

(1)一般治疗 禁忌酒类和辛辣等刺激性食物,避免久坐并保持规律的性生活,注意情绪调节,树立战胜疾病的信心。

(2)抗生素的选择与应用 Ⅱ型前列腺炎需选用脂溶性高、分子量小、蛋白结合率低、血清半衰期长、穿透前列腺组织与排泌到腺管能力强的抗菌药物,常用喹诺酮类和大环内酯类等药物,抗菌药疗程多主张持续8~12周。

(3)其他辅助治疗 注重前列腺按摩、热水坐浴和理疗等可以缓解前列腺炎症状的辅助治疗措施。α-受体阻滞剂、镇痛剂、非甾体类抗炎药、Cox-2阻滞剂、某些植物制剂和中成药也有一定作用。

(4)心理疏导 慢性前列腺炎患者约有半数以上合并不同程度的精神症状,精神痛苦有时超过疾病本身的影响,因此,医患之间的深入交流,心理疏导十分重要,严重精神负担的患者可适当配合抗抑郁、抗焦虑治疗。

(5)前列腺手术治疗　对药物治疗无效,临床症状严重者,也可采用前列腺手术治疗,但疗效不确定,需慎重。

(三)Ⅲ型前列腺炎和Ⅳ型无症状性前列腺炎

慢性疼痛是指至少持续 3 个月的疼痛,它与中枢神经系统的改变有关。中枢神经系统的改变可能影响了机体对刺激的感受,致使机体产生对非疼痛刺激感到疼痛的痛觉异常和对疼痛刺激感到超常疼痛的痛觉过敏现象,相继盆腔肌群等一些核心肌群出现痛觉过敏并伴随多个触点,其他器官也可能出现感觉过敏。

前列腺疼痛综合征(PPS)是含在慢性盆腔疼痛综合征中的一个分支,是持续或反复的周期性发作的前列腺疼痛,与泌尿道和(或)性功能障碍有关,无感染或其他明显的病原学证据,该定义是在美国国立卫生研究院(NIH)达成一致的定义基础上改编而来,并包含了慢性盆腔疼痛综合征所描述的症状,根据 NIH 的分类系统,前列腺疼痛综合征分为 A 型(炎症性)和 B 型(非炎症性),即我们前面分类中的Ⅲa 型和Ⅲb 型。

由于炎症性和非炎症性的分类并不影响该病在临床上的诊断和治疗,所以可以看成是一个整体。前列腺疼痛综合征是指盆腔区域持续的不适合疼痛至少 3 个月,两杯法或四杯法在前列腺特异性标本(精液、尿液和前列腺液)检查中伴或不伴白细胞计数的显著升高,PPS 的诊断可成立,膀胱镜检和活体组织病理可进一步鉴别诊断。

PPS 的病因不清,临床上治疗 PPS 并没有统一的方法,多数是针对主要症状和并发症,α-受体阻滞剂、抗菌治疗、阿片类、非甾体类抗炎药、$5-\alpha$ 还原酶抑制剂及生物反馈、植物疗法和心理疏导等多方面的治疗有效。

(四)Ⅳ型前列腺炎

临床上存在一种无症状性前列腺炎,这种前列腺炎多在前列腺癌术后标本病理检查或前列腺活检时发现,我们称这种特殊类型的前列腺炎为Ⅳ型前列腺炎。

二、精囊炎

【病因】精囊炎常继发于生殖系统其他部位的感染,在病因、感染途径、临床表现上与前列腺炎基本相同,且与前列腺炎往往同时存在。

【临床表现】精囊炎表现为会阴部胀痛,有向腹股沟和下腹部、腰背部的放射痛,有时可伴有精液潴留,还可能引起血精,临床上大多患者也是在出现血精时就诊。

【诊断】根据临床表现、肉眼血精的情况,结合镜检有红细胞、白细胞和脓细胞,精液培养可有细菌生长,大多可作出正确的诊断。

【治疗】卧床休息,合理选择敏感抗菌药物,温水坐浴。有节律的性生活,避免辛辣刺激食物。

三、附睾炎

【病因与发病机制】附睾炎可分为急性和慢性附睾炎。急性附睾炎大多因前列腺炎或长期留置导尿管,细菌经射精管逆行蔓延到附睾。在耻骨上经膀胱前列腺切除术或经尿道前列腺电切术后,由于排尿压力增高,使射精管口敞开,细菌进入而感染,亦可能尿液经输精管逆流,导致细菌侵入输精管引起附睾炎。严重急性附睾炎治疗不当,可转为慢性附睾炎。

【临床表现】急性附睾炎患者常突发阴囊疼痛,在夜间睡眠时多发,疼痛集中于受累附睾,并向患侧腹股沟和腰区放射,附睾迅速增大,有时可伴有体温升高,多合并有尿道炎、膀胱炎或前列腺炎症。查体可见阴囊增大,表面皮肤红肿,早期附睾尚可与睾丸分开,数小时后即与睾丸形成一硬块,附睾明显压痛,精索水肿增粗,有轻压痛。慢性附睾炎整个附睾纤维增生,附睾管闭塞呈瘢痕化,临床可有附睾发红、肿胀,全身可有高热,血白细胞计数增多。尿道分泌物细菌涂片有助于初步判定附睾炎病原菌。

【诊断】有前列腺炎、留置导尿管过久或前列腺手术病史,附睾肿胀、触痛,慢性附睾炎时可触及结节,结合实验室检查,可作出附睾炎的诊断。需鉴别:①精索睾丸扭转,患者多有剧烈活动史,睾丸位置多上移,附睾移位至睾丸前侧方或上方,托起阴囊后疼痛并不减轻,反而加重,多普勒超声显示睾丸附睾内血流减少或无血流;②附睾结核,病程进展较慢,疼痛多不明显,输精管有串珠样改变,血白细胞计数多不高,有时尿液检查可查到抗酸杆菌;③睾丸肿瘤,无疼痛症状,触诊肿块易与附睾区分,尿常规检查正常,超声检查、血 AFP、CEA、HCG 水平测定有助于诊断。

【治疗】急性发病时需卧床休息,托起阴囊,注意止痛,暂停性生活,保持大便通畅,可进行精索封闭,选择敏感抗生素,治疗初始多采用静脉给药,待症状缓解后,改用口服抗生素,疗程多需持续 4～6 周,以防转为慢性附睾炎。如有脓肿形成,应及时切开引流。如并发睾丸坏死,则行睾丸切除。慢性附睾炎长期反复发作,经抗菌药物久治不愈并伴有剧烈疼痛者,可考虑手术切除,但不主张附睾切除,采取的术式需慎重。

四、睾丸炎

睾丸炎根据致病菌不同,分急性非特异性睾丸炎和急性腮腺炎睾丸炎。

【病因】急性非特异性睾丸炎因尿道炎、膀胱炎、前列腺炎或长期留置导尿管,感染从尿道至输精管扩散至睾丸,也可随血循环播散至睾丸所致。常见的致病菌为大肠杆菌、变形杆菌、肠球菌等。急性腮腺炎睾丸炎多见于青春期后期的男性,在发生流行性腮腺炎后的 3～4 天期间出现睾丸肿大。

【临床表现】急性非特异性睾丸炎有高热、寒战、恶心、呕吐、睾丸疼痛,睾丸有时会表现为剧痛,并向腹股沟放射。急性腮腺炎并发睾丸炎则表现为高达 40℃ 的高热,有时甚至虚脱,睾丸肿大、触痛明显,阴囊皮肤红肿,实验室检查见血白细胞计数增高。

【诊断】根据各自的临床表现及实验室检查可以做出相应的诊断,注意与睾丸鞘膜积液及睾丸肿瘤相鉴别。鞘膜积液透光试验阳性,而睾丸肿瘤疼痛主要是附睾胀痛,睾丸逐渐增大,且无全身表现。

【治疗】卧床休息,托起阴囊及睾丸,局部冷敷或 50％ 硫酸镁湿敷,以减轻疼痛和消肿;应用抗生素,高热时应服用退热药物或采取物理降温。

第五节　泌尿、男生殖系统结核

泌尿及男生殖系统结核是全身结核病的一部分,大多原发病灶为肺结核,少数起源于骨、关节结核或消化道结核。结核杆菌可通过血行播散途径最先到达肾脏,引起肾结核,然后随尿液下行播散到输尿管、膀胱、尿道而引起泌尿系统结核。同时含有结核杆菌的尿液还可进入生殖系统,引起精囊、输精管、附睾和睾丸等生殖系统结核。随着人民生活和健康水平的提高,对肺结核的积极防治及各种有效的抗结核药物的使用,结核的发病率正逐年减少。但科技的发展就像一把双刃剑,常用抗结核药物的普遍使用,耐药株也在逐渐增加,而且泌尿及男性生殖系结核病多在肺结核发生或恢复 3～10 年或更长时间后才出现症状,同时存在部分结核病患者未能长期坚持正规抗结核治疗,致使泌尿及男性生殖系结核病仍是目前泌尿外科常见的疾病之一。本节内容重点讲述肾结核,肾结核多见于青、壮年,在小儿及老人较少见,20～40 岁的患者占 2/3 左右,男性患者与女性患者比大约为 2∶1。

【病理】结核杆菌到达肾脏后,首先侵犯双侧肾脏皮质肾小球的毛细血管丛及附近的血管。若机体抵抗力较强,结核病灶大多能自行愈合,形成多发性的微小瘢痕病灶,临床不出现症状,但往往在尿液中可以找到结核杆菌,称病理型肾结核。若细菌量大、毒性强、机体抵抗力低的情况下,病灶可抵达肾髓质层,继而侵犯肾乳头、肾盏、肾盂,形成多发性结核结节和溃疡,并出现临床症状,称为临床型肾结核。随着病灶的进一步扩大、融合,中心发生坏死,形成干酪样坏死组织,坏死组织脱落可排入肾盂形成空洞,一旦空洞形成,多不易愈合并逐渐扩大,相互融合后形成结核性脓肾。一方面结核杆菌可随尿液流经输尿管、膀胱引起输尿管和膀胱结核;另一方面也可在肾内经淋巴、血行或直接蔓延,从肾的一部分扩散到另一部分,最后形成多发空洞、脓肾,使整个肾脏遭到破坏。肾结核破坏严重时,突破肾组织可累及至肾周围组织,形成肾周围结核性脓肿,并于腰部溃破形成窦道。肾脏受结核杆菌侵犯后,可引起广泛的纤维组织增生和钙盐沉着(图 43-1)。肾结核愈合过程中的纤维化,引起不同程度的梗阻,梗阻继而加重原有结核病变的发展。

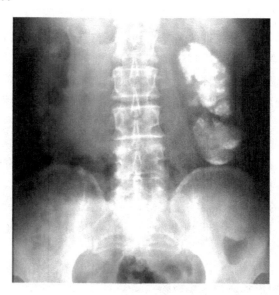

图 43-1　肾结核纤维组织增生和钙盐沉着

病变进一步扩展至输尿管和膀胱,输尿管结核表现为黏膜结核结节和溃疡,管壁纤维化,输尿管增粗变厚,成为僵硬的条索,致使管腔呈节段性狭窄,输尿管上段肾盂积水,进一步加重了肾脏的破坏,肾功能逐渐丧失。少数患者输尿管完全闭塞,全肾广泛钙化,结核杆菌不能随尿液流入膀胱,膀胱的继发结核病变反而得到好转,症状消失,这种情况称之为"肾自截"。

膀胱结核继发于肾结核,从患侧输尿管开口周围发生病变,以后可扩展至膀胱各处。最初表现为膀胱黏膜充血、水肿、散在浅黄色粟粒样结核结节形成,继而成片状溃疡、肉芽肿、纤维化,可以导致患侧输尿管开口狭窄或呈"洞状",引起上尿路积水或反流;有时病变深达肌层发生严重纤维组织增生和瘢痕收缩,使膀胱容量减少,膀胱挛缩。

膀胱结核继续蔓延而引起尿道结核,亦可因前列腺精囊结核形成空洞破坏前列腺尿道所致。尿道结核纤维化导致尿道狭窄、排尿困难,从而进一步加剧了肾功能的损伤。前列腺、精囊、附睾等生殖系统均可发生结核,常继发于肾结核,呈结节、溃疡、脓肿等病理改变。

肾结核的钙化并不代表病变已完全愈合,病灶内往往仍存在活的结核杆菌,因此不能因症状不明显而延误治疗。

【临床表现】肾结核的临床表现取决于肾脏病变的范围以及输尿管、膀胱继发结核的严重程度。病理型肾结核并没有明显的临床症状,大多可自行愈合,尿液检查可以发现结核杆菌,影像学检查多没有改变。

(1)尿路刺激征 尿频、尿急、尿痛是肾结核的典型症状之一。以夜尿增多最为明显的尿频往往最早出现,最初尿频的产生是由于从患侧排出的带有结核杆菌和脓液的尿液刺激膀胱引起,后期则因为结核性膀胱炎,膀胱内广泛的黏膜溃疡或膀胱挛缩所造成的膀胱容量减少。同时可伴发尿频、尿急的症状,严重者可出现急迫性尿失禁。患者排尿时尿道常伴有灼热感或疼痛,有的患者在排尿后有淋漓不净的感觉。

(2)血尿 是肾结核的另一重要症状,多数在尿频、尿急和尿痛等膀胱刺激症状发生后出现,但偶有以血尿为初发症状者。血尿大多因结核性膀胱炎黏膜溃疡出血所致,在排尿终末膀胱收缩时出现,常称"终末血尿"。有时亦可表现为全程血尿,因肾脏结核性病变出血所致的全程血尿,严重者可因血块通过输尿管而引起患者腹部绞痛。

(3)脓尿 患肾不断排出干酪样坏死物质,致使尿液浑浊如米汤样,如伴有出血,使尿液呈脓血尿。尿液在显微镜下检查,脓细胞常见。

(4)腰痛 久治未愈的肾结核患者可有腰痛,可由于肾积脓肿大引起患肾疼痛,而健侧腰痛则因为肾代偿性肥大或继发性肾积水所致,故患者主诉腰痛,腰痛部位不一定是患侧,要引起注意。

(5)全身症状 患者有食欲减退、体重下降、消瘦、乏力、低热、盗汗等结核病中毒症状,肾功能受损后,会出现贫血、水肿、恶心、呕吐、少尿或无尿等肾功能不全的表现,也可伴有精神症状,由于精神高度紧张,部分患者可有高血压的表现。

(6)体格检查 无特异性表现,肾脏破坏严重或有梗阻时,可有患肾或对侧肾触痛,肋脊角处常有叩击痛。

值得注意的是,近年来肾结核的临床症状并不典型,患者大多因为尿路刺激症状就诊,不能忽视患有肾结核的可能。

【诊断】

(1)病史及临床表现 根据患者的病史和临床表现大多可作出诊断,有如下情况:①有慢性的膀胱刺激症状,经抗菌药物治疗无明显改善者;②尿液常规检查呈持续性酸性反应,有脓细胞,但是普通细菌培养阴性者;③有肺结核或其他肾外结核病史,尿液出现少量蛋白,并伴有镜下血尿者;④附睾、精囊、精索或前列腺发现有硬结,阴囊慢性窦道形成者,需进一步检查以明确诊断。

（2）实验室检查　症状轻的肾结核患者，尿液肉眼检查可无明显异常。典型的肾结核患者，尿液呈米汤样浑浊，可有血尿。尿常规检查，尿蛋白阳性，有较多白细胞和红细胞。尿的细菌学检查，三次晨尿尿沉渣涂片进行抗酸染色结果阳性，尿结核杆菌培养阳性，对于诊断肾结核具有决定性的意义。用放射免疫测定法或酶联免疫吸附试验等免疫学方法，测定血清和尿中结核杆菌的抗原与抗体，对诊断肾结核有重要意义。聚合酶链反应技术作为泌尿系统结核的诊断方法已逐渐推广应用。

（3）B超检查　超声检查简单易行，可以初步确定病变部位，有无并发症。结核病患者的肾脏可出现结构紊乱，出现有强回声的钙化灶，也可以发现有无对侧肾积水的情况。

（4）X线检查　泌尿系统平片可以了解肾轮廓，并可能见到患侧肾钙化灶，肾排泄性造影的早期表现为肾盂边缘不整齐，呈虫蛀样改变；肾盂扩大，模糊变形或使一个或几个肾盂消失，有时可变成空洞，甚至肾功能丧失而不显影（图43-2）。输尿管可僵硬、狭窄或节段性边缘不整。由此判断病变肾及其损害程度，有利于确定肾结核的治疗方案，通过胸片明确肺部有无结核病灶，进一步确诊肾结核。

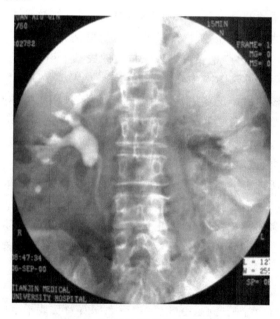

图43-2　肾功能丧失而不显影

（5）CT和MRI检查　通常情况下不作为肾结核的常规检查，在泌尿系统造影图像显示不清，或需与其他疾病进行鉴别诊断时可考虑行CT和MRI检查，磁共振水成像（MRU）对诊断肾结核对侧肾积水有特殊敏感性。

（6）核素肾图检查　对肾结核早期诊断意义不大。肾中等度破坏时，可出现供血不足或分泌、排泄曲线延长。肾严重破坏时，出现肾无功能的低水平曲线。对侧肾积水，则会出现梗阻的积水曲线，成对角线上升。

（7）OT试验、血液结核抗体等检测　以了解有无结核感染史，查血沉了解结核的活动性。查血电解质、尿素氮和肌酐，可了解肾功能。

(8)膀胱镜检查 肾结核累及输尿管、膀胱时,膀胱黏膜早期可见充血、水肿、浅黄色粟粒样结核结节,尤以膀胱三角区患侧输尿管口为甚。晚期炎症可累及整个膀胱,膀胱黏膜严重水肿,失去光泽,极易出血,输尿管口也难于窥见,患侧输尿管口呈洞穴状,边缘不光滑,有时可见脓尿喷出。必要时可取病变侧输尿管开口附近膀胱黏膜组织活检。病变严重的患者,膀胱出现挛缩,膀胱容量小于 50ml 时,不宜做膀胱镜检查。

肾结核需与慢性肾盂肾炎、急性膀胱炎、肾脏肿瘤和泌尿系统结石相鉴别,临床表现和辅助检查有助于诊断。

【治疗】泌尿系结核的治疗主要是肾结核的治疗,治疗原则是去除病灶、最大限度地保护肾功能。近年来由于抗结核药的规范使用,不仅使一些早期的肾结核病变获得痊愈,而且可使不少患者免于手术治疗,或缩小了手术治疗范围,但药物治疗尚不能取代手术治疗。

1. 全身支持治疗

肾结核患者应得到充分的营养支持和休息,可适当作些户外活动,避免劳累。

2. 药物治疗

药物治疗的基本条件为患肾功能尚好和尿液引流无梗阻。其适应证为:①临床前期肾结核;②单侧或双侧肾结核属小病灶者;③身体其他部位有活动性结核暂不宜手术者;④双侧或孤立肾结核,属于晚期不宜手术者;⑤患者同时患有其他严重疾病暂不宜手术者;⑥配合手术治疗,在手术前 2 周抗结核药物治疗,手术后仍需三疗程的抗结核治疗。抗结核首选药物为异烟肼、利福平、吡嗪酰胺、链霉素等杀菌药物,其他药物乙胺丁醇、环丝氨酸、乙硫异烟胺等抑菌药物。上述口服药物多数有肝毒性,服药期间必须定期监测肝功能,必要时配合保肝药物。肾功能有严重损害时,患肾内药物达不到足够有效浓度,导致排出减少而发生血液内药物蓄积,继而毒性反应加重影响治疗效果。

3. 手术治疗

肾结核的手术,无论是哪种手术方式,都要以药物治疗为基础,控制结核活动性后才能手术。非活动性结核,手术前至少应进行 2 周的抗结核治疗,手术后仍需三个疗程 6 个月的抗结核治疗。手术适应证:①肾结核破坏严重,对侧肾功能正常。②保留肾组织的肾结核手术,前提是所保留的肾组织基本是健康的,输尿管和膀胱功能良好,可采用肾部分切除或病灶切除术,现已少用。③挛缩膀胱的患者往往双肾均有结核或一侧肾结核对侧肾积水,必须在患肾切除和抗结核治疗 6 个月后,待膀胱结核愈合,无尿道结核狭窄的患者行肠代膀胱扩大术。男性患者多合并有前列腺结核,并可能有尿路梗阻、尿道狭窄,故不宜行肠代膀胱扩大术,而应考虑行尿流改道术。④肾结核继发对侧肾积水、肾功能代偿不良者,治疗的核心是保存和恢复已有积水的肾脏功能,先行积水肾造瘘术,待积水肾功能恢复后,再行患肾切除术。

 目标检测

一、问答题

1.泌尿系统、男性生殖系统感染的分类、临床表现、治疗和预防措施有哪些?

2.急性肾盂肾炎的常见症状及主要治疗措施有哪些?

3.急性膀胱炎的临床表现及治疗措施有哪些?

4.肾结核的临床表现、诊断和治疗措施有哪些?

二、病例分析

1. 患者,女,32岁,突然出现寒战、高热,伴腰痛、尿急、尿频、尿痛 3 天。尿常规:尿蛋白(+),镜检:白细胞满视野,每高倍视野白细胞管型 0~2 个。体格检查:肾区叩击痛。请作出初步诊断和简述治疗原则。

2. 患者,女,32岁,进行性膀胱刺激症状,经抗生素治疗不见好转,且伴有右侧腰部胀痛及午后潮热。请问为进一步明确诊断,了解患肾功能及形态的病理改变,还需要做什么检查以及拟定治疗方案。

第四十四章　尿石症

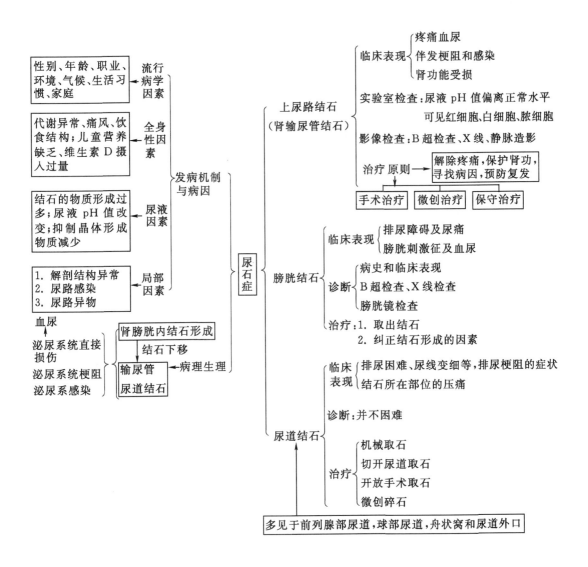

临床表现 — 疼痛血尿，伴发梗阻和感染，肾功能受损

上尿路结石（肾输尿管结石）

实验室检查：尿液 pH 值偏离正常水平，可见红细胞、白细胞、脓细胞

影像检查：B 超检查、X 线、静脉造影

治疗原则 → 解除疼痛，保护肾功，寻找病因，预防复发
手术治疗　微创治疗　保守治疗

发病机制与病因

流行病学因素 ← 性别、年龄、职业、环境、气候、生活习惯、家庭

全身性因素 ← 代谢异常、痛风、饮食结构；儿童营养缺乏；维生素 D 摄入过量

尿液因素 ← 结石的物质形成过多；尿液 pH 值改变；抑制晶体形成物质减少

局部因素 ← 1. 解剖结构异常　2. 尿路感染　3. 尿路异物

尿石症

膀胱结石

临床表现 — 排尿障碍及尿痛，膀胱刺激征及血尿

诊断 — 病史和临床表现，B 超检查、X 线检查，膀胱镜检查

治疗：1. 取出结石　2. 纠正结石形成的因素

病理生理

血尿
泌尿系统直接损伤
泌尿系统梗阻
泌尿系感染

肾膀胱内结石形成 ↓ 结石下移 → 输尿管尿道结石 ← 病理生理

尿道结石

临床表现 — 排尿困难、尿线变细等，排尿梗阻的症状，结石所在部位的压痛

诊断：并不困难

治疗 — 机械取石，切开尿道取石，开放手术取石，微创碎石

多见于前列腺部尿道，球部尿道，舟状窝和尿道外口

学习目标

【知识目标】
1.掌握上尿路结石、膀胱结石的诊断和治疗原则。
2.熟悉尿石症的发病机制及病理生理表现。
3.了解微创治疗尿石症的适应证和禁忌证。
【能力目标】根据尿石症的临床表现,做出正确的诊断和治疗方案。

第一节 概 述

尿石症又称尿路结石,是尿液中的有型成分在尿路某处结晶沉积形成,是泌尿系统最常见的疾病之一。尿石症确切的发病机制不是很清楚,多好发于青少年,男性与女性患者的比例大概为 4.5∶1,肾和输尿管结石(又称上尿路结石)的发病率明显增高,膀胱结石的发病率相对减少。近年来,尿石症的治疗方法有了很大的进展,除传统的开放手术治疗外,微创治疗的应用日益广泛,但治疗后仍有很高的复发率。

【发病机制与病因】尿路结石的发生机制尚未完全清楚,许多资料显示,尿路结石的发生可能与如下因素有关。

1.流行病学因素

结石的发生与性别、年龄、职业、地理环境、气候、生活习惯、代谢及家族遗传等因素密切相关。如上尿路结石好发于男性,青少年多见,南方多于北方,甲状腺功能亢进、高尿酸血症、高草酸尿症、胱氨酸尿症等代谢功能紊乱均易导致上尿路结石。

2.全身性因素

代谢异常的甲状旁腺功能亢进、钙磷代谢异常可致高尿酸钙血症,痛风时尿酸排出增多、饮食结构改变、儿童缺乏动物蛋白等易发生膀胱结石。维生素 D 摄入过量、纤维素摄入过少易发生上尿路结石。饮水少、高温环境工作尿液浓缩晶体形成易产生结石。家族遗传性胱氨酸代谢异常可致胱氨酸结石,胱氨酸结石是罕见的家族性遗传性疾病,是尿中排出大量胱氨酸所致。

3.尿液改变

(1)尿液中形成结石的物质过多 机体内钙、草酸、尿酸等量的增加均可导致尿路结石的形成。如长期卧床骨折的患者、特发性高尿钙症、代谢异常及肾小管酸中毒及甲状旁腺功能亢进患者,均可使尿钙形成增加;痛风、慢性腹泻和噻嗪类利尿剂等可使尿液持续酸性,尿酸增加;内源性合成草酸或肠道吸收草酸的增加,可造成高草酸尿症。

(2)尿液 pH 值的改变 尿液 pH 的正常值范围约为 4.8~7.4,正常人尿液多呈弱酸性,pH 约为 6.5 左右,有时呈中性或弱碱性。尿液偏离正常水平易导致尿路结石的形成,尿液过酸易产生尿酸结石或胱氨酸结石,尿液过碱性易形成磷酸镁铵及磷酸钙结石。

(3)抑制晶体形成的物质减少 尿中形成结石晶体的盐类呈超饱和状态、抑制晶体形成物质不足和核基质的存在是形成结石的主要因素,如枸橼酸、焦磷酸盐、镁、酸性黏多糖、某些微量元素等均能抑制晶体形成和聚集,当这些物质含量减少时可促进结石形成。

4. 局部因素

(1)解剖结构异常,尿液淤滞　存在尿路狭窄、梗阻、憩室时,晶体或基质在引流较差部位沉积,尿液淤积导致结石形成。

(2)尿路的感染　尿液滞留继发尿路感染,感染的脓块、细菌及坏死组织可以形成结石的核心。

(3)尿路异物　长期留置尿管、可吸收缝线、塑料管等都可以成为结石的附着体,临床应用较多的双"J"管也易诱发结石的形成。

【成分和性质】尿结石按发生的部位可分为肾结石、输尿管结石、膀胱结石和尿道结石;按结石的成分可分为草酸盐结石、磷酸盐结石、尿酸盐结石、碳酸盐结石和胱氨酸盐结石。结石成分不同,其发生原因和特性亦不相同。

(1)草酸盐结石　在我国最常见,质硬,粗糙不规则,桑葚样,棕褐色,X线平片显影。草酸盐结石是最常见的含钙结石,占结石总数的一半以上。

(2)磷酸钙结石、磷酸镁铵结石　易碎,表面粗糙不规则,呈灰白色、黄色或棕色,X线片上呈分层影像,多易形成鹿角形结石。磷酸盐结石的数量仅次于草酸盐结石。

(3)尿酸盐结石　质硬,表面光滑,常多呈黄色或红棕色,X线片不显影。尿酸盐结石较少,而结石中却往往含有尿酸盐成分。

(4)胱氨酸结石　光滑,呈淡黄色或黄棕色,X线平片也不显影,但尿酸结石和胱氨酸结石在B超下可见强光团。胱氨酸结石最为少见,只占1%左右。

【病理生理】尿结石的成因十分复杂,是多种因素综合作用所致。从动物实验的电镜观察中发现,在结石形成最初,近曲小管上皮细胞顶侧有胞浆膜性膨出,形成泡状结构,之后上皮细胞微绒毛脱落。在细胞的胞浆内出现线粒体肿胀及空泡变,溶酶体增多,肾小管管腔内出现高电子密度的颗粒样物质。数天之后,肾小管上皮细胞坏死崩解,这些细胞碎片和高电子密度物质共同形成微结石。微结石形成后,在多种成石因素的共同作用下可逐步增大,对尿路产生进一步的影响。临床主要表现为局部损伤、梗阻和感染,结石、梗阻、感染常互为因果。

尿结石多在肾和膀胱内形成,而大多输尿管和尿道的结石为上部结石下移所致。尿路结石随着结石的增大,可以引起泌尿系统的直接损伤,导致血尿,也可造成梗阻和感染。肾盏、肾盂内的结石可导致黏膜上皮细胞脱落、溃疡形成、白细胞浸润和间质纤维化。输尿管的管腔狭小,且有肾盂输尿管交界处、输尿管跨越髂血管处、输尿管膀胱入口处三个生理性狭窄,是结石最易停留的地方。结石表面粗糙或有棱角,可刺激输尿管导致痉挛和梗阻,加重黏膜损伤,导致局部水肿、充血,黏膜糜烂和坏死。梗阻的尿路容易导致感染,而感染又加重梗阻,继而又可促进结石迅速增大或再形成结石,三者之间恶性循环,严重时影响肾脏功能,甚至使肾脏完全丧失功能。位于肾盂、膀胱的结石对黏膜的损伤有可能引起鳞状上皮化生甚至形成鳞状细胞癌。

【预防】尿路结石有很高的发病率和复发率,结石形成的因素很多,生活习惯和全身性因素是重要的致病原因,因而合适的预防措施显得尤为重要。

(1)大量饮水　以增加尿量,稀释尿中形成结石物质的浓度,减少晶体沉积,也有利于结石排出。除白天多饮水外,每夜加饮水1次,保持夜间尿液呈稀释状态,可以减少晶体形成。

(2)调节饮食　根据结石成分、代谢状态等调节饮食构成。高钙摄入者应减少含钙食物的摄入量,少食用牛奶、奶制品、豆制品、巧克力、坚果类食品。草酸盐结石的患者应限制浓茶、菠菜、番茄、芦笋、花生等摄入。高尿酸的患者应限制高嘌呤食物如动物内脏。经常检查尿 pH 值，预防尿酸和胱氨酸结石，尿 pH 值应保持在 6.5 左右。

（3）特殊性预防　在进行了完整的代谢状态检查后可采用以下预防方法。①草酸盐结石患者可口服维生素 B 以减少草酸盐排出；口服氧化镁可增加尿中草酸溶解度。②尿酸结石患者可口服别嘌呤醇和碳酸氢钠，以抑制结石形成。

（4）病因性预防　去除尿结石发生的可能原因，如伴甲状旁腺功能亢进者，必须摘除甲状旁腺腺瘤或增生组织；有尿路梗阻、尿路异物、尿路感染或长期卧床等，应及时得到治疗，以避免结石发生。

第二节　上尿路结石

肾和输尿管结石，又称上尿路结石，是尿路最常见的疾病之一。一般为单侧，双侧者仅占 10%。上尿路结石多见于成年人，青壮年多发，男性患上尿路结石约是女性的 1～2 倍。上尿路结石的成分大多数为草酸钙结石。近年来，随着生活方式及饮食习惯的改变等原因，其全球发病率有增高趋势。

【临床表现】肾、输尿管结石的症状与结石大小不成比例。巨大的肾脏鹿角形结石如果未导致肾脏感染、严重积水，可无任何症状，较小的结石如果在肾脏或输尿管内移动或者嵌顿在输尿管内造成上尿路急性梗阻，可引起剧烈的肾绞痛。

（1）疼痛和血尿，特别是发生在运动后的疼痛和血尿是上尿路结石的典型症状。上尿路结石引起的疼痛可以是钝痛或绞痛。50%左右的患者都有间歇发作的腰部疼痛史，疼痛也可为腹痛或仅表现为酸胀不适，多数为阵发性，也可持续存在。上尿路结石引发的典型肾绞痛常为突然发生的腰部刀割样疼痛，常放射至下腹部、腹股沟、股内侧，女性则放射至外阴。肾绞痛发作时患者面色苍白、全身冷汗、辗转不安、难以忍受，常伴恶心呕吐，甚至可导致虚脱。有的患者可在数日内反复出现肾绞痛发作。血尿常伴随疼痛出现，多为镜下血尿，严重的肉眼血尿并不多见，体力劳动或运动后血尿可加重。

（2）上尿路结石常伴发梗阻和感染，部分患者是因尿路感染而就医。结石合并感染可有尿频、尿急、尿痛等膀胱刺激征，如继发肾积脓、急性肾盂肾炎可有发热、畏寒。上尿路梗阻伴发感染是需要急症处理的较为严重的泌尿系统疾病，如果处理不及时可导致肾功能丧失和败血症的发生，严重时甚至危及生命。

（3）少数上尿路结石的临床症状轻微，但对患者的危害很大。鹿角形结石可占据大部分或整个肾盂和肾盏，如果并发感染，对患者的肾功能影响很大，处理起来也相当困难。有的肾盂输尿管连接部和输尿管内的结石完全阻塞了尿液排出，使肾脏严重积水导致肾功能丧失。孤立肾或双侧上尿路结石可导致患者突然无尿，出现急性肾衰竭。

【诊断与鉴别诊断】

1. 病史及临床表现

详细的病史资料对于结石的诊断和预防很有意义。通过明确疼痛的性质、位置，是否伴发血尿即可对是否患有上尿路结石做出初步判断。有代谢性疾病或肾、输尿管等泌尿系统先天畸形的患者，对于明确结石病因和预防复发都有临床意义。反复腰部或腰腹部疼痛、血尿，运动后加重，首先考虑为上尿路结石，体格检查大多没有明显的体征。在肾绞痛发作时，患侧肋脊角处可有压痛和叩击痛。结石并发肾脏积水和感染时,肾区可有明显的叩击痛。

2. 实验室检查

尿常规检查首先要明确尿液 pH 值,尿中是否可见红细胞,有无白细胞或脓细胞,可有晶体尿或结晶体沉积;尿液检查提示有感染时,应进一步做尿细菌培养和药物敏感试验,为后续治疗提供依据;24 小时尿钙、磷、尿酸、草酸含量测定,血钙、磷、肌酐、尿素氮测定,同时检查甲状旁腺激素水平可了解机体代谢状态,以判断有无内分泌紊乱及肾功能是否受损的情况,鹿角形结石和多发结石患者可有血钙、磷、尿酸水平的升高。在实验室检查中,不能忽视结石成分分析,其结果是制定预防措施的依据。

3. 影像学检查

(1)B超检查 是上尿路结石诊断中最常用的检查手段,可以明确结石的位置、大小、形状,同时还可以了解上尿路有无积水及其他解剖结构的异常,可发现较小的结石和X线平片不显示的阴性尿酸结石。B超检查对肾脏内和输尿管上段的结石较为敏感,但是输尿管中下段由于肠道干扰,B超显示欠清晰,需进一步采取其他的检查方式明确。

(2)X线检查 是上尿路结石诊断的主要依据。在腹部平片中,95％以上的结石能显影,一般来讲,含钙成分越多,显影越满意。结石在X线片上的显影受肠道气体多少、患者肥胖程度以及摄片条件等很多因素影响,同时应与胆囊结石、肠系膜淋巴结钙化灶等相鉴别,可加拍侧位片,胆囊结石或肠系膜淋巴结钙化位于椎体前,尿路结石与椎体重叠,继而做出正确的定位及诊断。

(3)静脉造影检查 排泄性尿路造影检查可显示结石与肾盂、肾盏的关系,结石的形状、大小、位置以及肾结构和功能的改变,不显影的尿酸盐结石亦可显示出尿路的充盈缺损,还可以发现重复肾和输尿管、马蹄肾、肾盂输尿管连接部狭窄等先天畸形。静脉造影检查对选择手术治疗的方式有一定指导意义。逆行性尿路造影适用于因肾功能不全,排泄性造影显示不清的结石及梗阻,并可注气造影来鉴别阴性结石,逆行造影有导致感染的可能。对静脉造影不显影者也可以采用经皮肾穿刺行顺行造影,优点是感染的机会大大减少,但作为一项有创检查,并不主张作为常规检查的方式普遍应用。

4. 鉴别诊断

上尿路结石需要与胆囊炎、胆石病、急性阑尾炎、腹腔内淋巴结钙化以及卵巢囊肿扭转等疾病鉴别。仔细询问病史和进行上述实验室和影像学检查有助于鉴别诊断。

【治疗】总体治疗原则:解除患者病痛,保护肾脏功能,尽可能寻找结石病因,预防结石复发。方案的选择:需根据结石大小、数目、位置、肾功能及全身状况,明确病因,检查有无代谢异常、有无梗阻和感染及其程度后,进一步制定个体化的治疗措施。

双侧上尿路结石的手术治疗原则:①双侧输尿管结石时,一般先处理梗阻严重侧,条件允许时可同时行双侧输尿管取石。②一侧肾结石,另一侧输尿管结石时,先处理输尿管结石。③双侧肾结石时,应在尽可能保留肾的前提下,一般先处理容易取出且安全的一侧。若肾功能极差,梗阻严重,全身情况不良,宜先行经皮肾造瘘。待患者情况改善后再处理结石。④孤立肾上尿路结石或双侧上尿路结石引起急性完全性梗阻无尿时,一旦诊断明确,只要患者全身情况许可,应及时施行手术。若病情严重不能耐受手术,亦应试行输尿管插管,通过结石后留置导管引流;不能通过结石时,则改行经皮肾造瘘。所有这些措施的目的是引流尿液,改善肾功能,待病情好转后再选择适当的治疗方法。

治疗方法可分为三种：保守治疗、微创治疗和开放手术治疗。

1. 保守治疗

（1）一般措施　①大量饮水：保持每日尿量在 2000ml 以上；为了保持夜间尿量，睡前要饮水，夜间排尿后还要再饮水。尿量增加有利于结石排出，还可以帮助控制感染。②饮食调节：应限制食用含钙、草酸成分丰富的食物，尽量减少高动物蛋白、高糖和高脂肪饮食，多食用富含纤维素的食物。③控制感染：根据尿细菌培养及药物敏感试验选用抗菌药物。④调节尿 pH 值：口服枸橼酸钾、碳酸氢钠等以碱化尿液，对尿酸、胱氨酸结石的预防和治疗有一定意义。口服氯化铵使尿酸化，可帮助防止感染性结石的发生。

（2）肾绞痛的治疗　一般选用溴丙胺太林、山莨菪碱、硝苯地平、黄体酮肌肉注射、针灸、肾区热敷等治疗措施。以上不能缓解肾绞痛时，可用阿托品与哌替啶同时肌肉注射并输液治疗。双氯芬酸钠 75mg 肌肉注射或栓剂 100mg 直肠给药效果较好。

（3）中西医结合疗法　中西医多种方案的组合对结石排出有促进作用，包括中药、西药、针灸等。常用针刺穴位是肾俞、膀胱俞、三阴交、阿是穴等。常用中药有金钱草、海金砂、车前子、双花、滑石、瞿麦、桃仁等，具有止血、消炎、利尿、排石、止痛的作用。小于 4mm 的结石通过大量饮水结合排石药物治疗一般可自行排出，4～6mm 的结石也有可能排出，但直径大于 6mm 的结石自行排出的可能性较小。

2. 微创治疗

（1）体外冲击波碎石（ESWL）　通过 X 线、B 超对结石进行定位，将冲击波聚焦后作用于结石。此方法安全、有效，大多数上尿路结石均适用此法。

①适应证：适用于肾、输尿管结石，结石以下尿路无梗阻者。②禁忌证：结石远端尿路梗阻、妊娠、出血性疾病、严重心脑血管病、安置心脏起搏器者、血肌酐不低于 $265\mu mol/L$ 者、急性尿路感染、育龄妇女输尿管下段结石等。如患者过于肥胖、肾位置过高、骨关节严重畸形、结石定位不清等，由于技术性原因而不适宜采用此法。③碎石效果：与结石位置、大小、性质及是否嵌顿等有关。肾、输尿管上段直径小于 2.5cm 的结石，具有正常肾功能的患者，碎石成功率可达 90% 左右。结石体积过大常须多次碎石，残留结石率高，清除时间长。胱氨酸、草酸钙结石质硬，不易粉碎，尤其是输尿管内结石嵌顿，碎石效果往往不理想。④并发症：碎石后，多数患者会出现暂时性肉眼血尿，一般无须特殊处理。如肾周围有血肿形成，应十分重视。感染性结石患者，由于结石内细菌播散而引起尿路感染，菌血症发生，往往引起发热。碎石排出过程中，结石碎片或颗粒排出可引起肾绞痛，若碎石过多地积聚于输尿管内，可形成"石街"，引起患者腰痛或不适，有时可合并感染，严重的可并发肾及其周围组织的损伤，应当注意和防止。

值得注意的是，此方法应严格选择患者，正确定位，选用低能量和限制每次冲击次数，并重视治疗后的后续处理，减少近、远期并发症，以提高疗效。若须多次治疗，间隔时间应大于 1 周。

（2）经皮肾镜取石或碎石术（PCNL）　经腰背部细针穿刺达肾盏或肾盂，扩张并建立皮肤至肾内的通道，插放肾镜，直视下取石或碎石。较小的结石通过肾镜用抓石钳取出，较大的结石无法直接取出者，机械、B 超、液电、激光或气压弹道法将结石粉碎后取出。取石后要安置肾造瘘管引流尿液。

①适应证：适用于直径大于 2.5cm 的肾盂结石、部分肾盏结石及鹿角形结石。对结石远端尿路梗阻、质硬的结石、残留结石、复发结石、有活跃性代谢疾病及需要手术者尤为适宜。

②禁忌证：凝血机制障碍、过于肥胖穿刺针不能达到肾，或脊柱畸形者不宜采用此法。③碎石效果：对于复杂性肾结石，单一采用 PCNL 或 ESWL 都有困难，可以联合应用，互为补充。术中因出血或其他原因未能取出所有结石，可再次进行 PCNL。④并发症：有肾实质撕裂或穿破、出血、漏尿、感染、动静脉瘘、损伤周围脏器等。

（3）输尿管镜取石或碎石术（URL）　经尿道输尿管镜插入膀胱，术中先扩张输尿管口有利于输尿管镜进入。沿输尿管直视下采用套石或取石。若结石较大可用 B 超、液电、激光或气压弹道碎石。

①适应证：中、下段输尿管结石，泌尿系平片不显影结石，因肥胖、结石硬、停留时间长而行 ESWL 困难者，也用于 ESWL 治疗所致的"石街"。②禁忌证：下尿路梗阻及输尿管细小、狭窄或严重扭曲、有出血倾向、过于肥胖、肾畸形或有肾手术史者不宜采用此法。结石过大或嵌顿紧密，也使手术很困难。③碎石效果：对于上段输尿管结石采用输尿管镜取石或碎石成功率降低，并发症发生率增加，因此可采用 PCNL，适用于输尿管上段结石，尤其是对合并肾盂及某些肾盏的结石，亦可作为 ESWL 治疗后"石街"的处理手段。④并发症：有感染、黏膜下损伤、假道、穿孔、撕裂等，远期可有输尿管口狭窄、反流等。

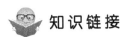 **知识链接**

腹腔镜输尿管取石

20 世纪 90 年代，开始使用腹腔镜施行输尿管切开取石，并得到推广应用。适用于输尿管结石大于 2cm，原来考虑开放手术或经 ESWL、输尿管镜手术治疗失败者。手术途径有经腹腔和经后腹腔两种。手术时须用导尿管排空膀胱及鼻胃管对肠胃道减压，以利于施行手术。取石后要安置双"J"管于输尿管腔内引流尿液。

3. 开放手术治疗

过去大多数尿石症采用开放手术取石，但由于手术创伤较大，结石有较高的复发率，致使重复取石的手术难度越来越大，手术风险越来越高，甚至发生肾衰竭和失肾的可能。所以大多数上尿路结石已不再需用开放手术，更多的行微创手术。开放手术治疗一般只在患者不适合腔内手术治疗或腔内手术治疗失败时采用。开放手术的方法有多种，根据结石所在部位选择手术径路，包括输尿管切开取石、肾盂切开取石、肾窦肾盂切开取石、肾实质切开取石等多种手术方法。对局限在肾脏一极，尤其是伴有肾盏颈部狭窄的多发结石患者，可施行肾部分切除术。一侧肾脏完全丧失功能且对侧肾功能良好时才考虑采用肾切除术。

（1）肾实质切开取石术　适用于肾盏结石，尤其是肾盂切开不易取出或多发性肾盏结石。

（2）肾盂切开取石术　适用于结石直径大于 1cm，或合并梗阻、感染的结石。对多发性肾盏结石，活动度大的小结石及易碎的结石可采用肾盂内注入液体凝固剂，形成含结石的凝块，然后切开肾盂取出。

（3）输尿管切开取石术　适用于嵌顿较久或其他的方法治疗无效的结石。手术径路需根据结石部位选定。

（4）肾部分切除术　适用于结石在肾一极或结石所在肾盏有明显扩张、间质萎缩和有明显复发因素者。

(5)肾切除术 因结石导致肾结构严重破坏、肾功能丧失或合并肾积脓,而对侧肾功能良好,可将患肾切除。

第三节　膀胱结石

膀胱结石多在膀胱内形成,少数自上尿路移行而来。膀胱结石有明显的地区和年龄差异。在经济欠发达的国家和地区,膀胱结石多见于 10 岁以下的男孩,与营养不良和低蛋白饮食有关;在经济发达地区,膀胱结石多见于老年人,主要病因是膀胱以下尿路存在梗阻。近年来,随着我国人民生活水平的不断提高,膀胱结石的发病已有减少趋势,上尿路结石的发病率已远远超过下尿路结石。膀胱结石男性多见,男女之比约为 10∶1。

【临床表现】

(1)排尿障碍及尿痛 表现为排尿过程中尿线突然中断,伴随有会阴、阴茎部位的剧烈疼痛,患者改变体位,取蹲位或卧位能减轻疼痛,随着体位的改变,结石的位置也可以发生变化,移开的结石可使排尿继续。患儿常因排尿时的剧烈疼痛而搓拉阴茎,哭闹喊叫,为了避免排尿时的疼痛,往往会采取特殊的体位排尿,即站立时双膝前屈、躯干后仰 30°。排尿障碍及尿痛是因为小的膀胱结石在排尿时突然堵塞尿道内口或梗阻在后尿道刺激膀胱黏膜所致,膀胱内有巨大的结石时,症状反而不明显,或仅有下腹部和会阴的钝痛不适。

(2)膀胱刺激症状及血尿 结石刺激膀胱黏膜,患者可有尿频、尿急、尿痛和终末血尿。膀胱结石常合并感染,继而加重了膀胱刺激症状。较大结石长期存在,可引发上尿路梗阻甚至影响肾功能。膀胱结石及其并发的感染长期刺激膀胱黏膜,可能发生黏膜上皮鳞状化生或鳞状上皮癌。

【诊断】

(1)病史和临床表现 根据典型的排尿突然中断伴随会阴、阴茎疼痛、膀胱刺激症状及血尿,可对膀胱结石做出初步的诊断;膀胱结石较大时,体格检查男性经直肠和下腹部、女性经阴道和下腹部的双合诊可触及膀胱内质硬结石。但这些症状并非膀胱结石所独有,须经进一步检查以明确诊断。

(2)影像学检查 B 超检查,膀胱内可见强回声光团,后方声影明显,光团可随体位的变动而移动位置。部分膀胱憩室内的结石位置固定,不随体位改变而移动。X 线平片是诊断膀胱结石的重要方法。摄片时应包括上尿路、膀胱及后尿道。X 线平片上不仅可以明确有无结石,还可以了解结石大小、数目、形状和位置。有时在 X 线平片上常难以区分输尿管下段结石和膀胱结石,此时可以变换体位摄片或加拍侧位片,结石有明显位置移动者为膀胱结石。膀胱肿瘤表面有时可有小结石附着,如果 X 线和 B 超诊断困难时可进行膀胱镜检查明确诊断。

(3)膀胱镜检查 膀胱镜检查不仅可以直接看到结石,了解其形状、大小、数目,还可以同时观察有无前列腺增生、膀胱颈口梗阻、膀胱憩室和膀胱肿瘤等,但膀胱镜检查为有创性检查,在膀胱结石的诊断中一般不常使用。

膀胱结石需与膀胱异物、前列腺增生症、尿道结石、尿道狭窄和后尿道瓣膜相鉴别,影像学检查和膀胱镜检能进一步明确诊断。

【治疗】膀胱结石的治疗必须遵循两个原则:一是取出结石,二是纠正形成结石的因素。即手术(微创、开放)治疗,同时病因治疗。控制尿路感染、碱化尿液、抑制尿酸等药物,加强营养,养成大量饮水、低钙饮食的生活习惯,对于抑制结石复发具有明确的临床意义。

膀胱结石大多采用手术治疗。①对于直径小于 2cm 的结石,可经膀胱镜用碎石钳钳碎结石后,大量的膀胱灌洗液将结石碎块冲出膀胱。当然膀胱结石也可在俯卧位用体外冲击波、B 超引导下混合动力气压弹道碎石治疗,但由于膀胱结石患者多同时存在下尿路的梗阻,结石粉碎后常常不能自行排出体外,残存的结石碎屑反而可能诱发下尿路结石,所以在有下尿路梗阻的情况下微创外科治疗并不常用。②体积过大的结石可直接开放手术治疗。最常用的手术方式是经耻骨上膀胱切开取石术。老年伴有前列腺增生、膀胱憩室、下尿路梗阻的患者,在治疗膀胱结石的同时,一并手术解除膀胱结石形成的病因,以避免结石的复发。③小儿膀胱结石患者要及时纠正代谢紊乱和营养失衡等问题,如果体内膀胱结石存在时间较久,要进行膀胱黏膜的活检,警惕膀胱黏膜鳞状上皮癌的发生,神经源性膀胱等无法纠正的原发疾病,可视具体病情及患者自身意愿决定是否行耻骨上膀胱造瘘术。

第四节　尿道结石

大部分尿道结石患者是因肾、输尿管或膀胱内的结石向体外排出过程中,经过尿道受阻形成。原发性尿道结石并不多见,尿道憩室、尿道狭窄、尿道异物是少数原发性尿道结石的病因。临床上,常将尿道前列腺部和膜部称为后尿道,尿道海绵体部称为前尿道。男性由于尿道狭长,且具有尿道内口、外口和膜部三个生理性的狭窄,因此男性尿道结石较女性多见。男性尿道结石最容易停留或嵌顿在尿道管腔膨大部与狭窄部的交界处,故多见于前列腺部尿道、球部尿道、舟状窝和尿道外口。

【临床表现】

(1)症状　排尿困难、尿线变细或尿呈滴沥状等排尿梗阻的表现,有时会发生急性尿潴留。男性尿道憩室内的结石排尿梗阻症状并不明显。女性尿道憩室结石主要表现为尿频、尿急、尿痛等尿路刺激症状,性交痛为突出的症状。患者排尿时尿道内有明显的疼痛,男性可放射至阴茎头部。

(2)体征　结石所在部位一般有明显的压痛,合并感染时疼痛更为剧烈。尿道憩室内的结石患者,尿道口可有炎性分泌物,可在阴茎部位触及结石,有的患者用力排尿时可扪及充盈的囊性憩室。

【诊断】女性尿道结石和男性前尿道结石可在查体时经阴道或阴茎触及,而男性的后尿道结石一般可经直肠扪诊触及,压之有痛感,同时尿道口有时可见脓性分泌物。B 超和 X 线检查可见到结石的影像。所以结合病史、体检和辅助检查做出尿道结石的诊断并不困难。

【治疗】尿道结石的治疗要根据结石大小、部位和患者尿道情况,采取不同的治疗措施。

(1)机械取石　靠近尿道外口的小结石,可经尿道注入无菌液状石蜡作为润滑剂,试将结石挤出尿道外口或用蚊式钳、尖头镊子取出结石。

(2)切开尿道取石　对于前尿道体积较大的结石、嵌顿在尿道外口或舟状窝内的结石,可在阴茎侧边做直切口,将切口拉到尿道下方,再切开尿道取出结石。

(3)开放手术取石　后尿道的结石一般可推回到膀胱内,按照膀胱结石的处理原则治疗。个别嵌顿时间较长的后尿道结石无法推回膀胱的患者,可经会阴或耻骨上开放手术取石。尿道憩室、尿道狭窄内的结石治疗时需要一并行切除憩室、治疗尿道狭窄的手术,以防止结石的复发。

(4)微创碎石治疗。

 目标检测

一、简答题

1.尿石症的成因有哪些?尿石症的病理生理及尿石症的预防措施有哪些?

2.简述上尿路结石的临床表现、诊断和治疗。

3.简述膀胱结石的临床表现及治疗原则。

4.简述尿道结石的诊断。

二、病案分析

患者,男,26岁,广州外来民工。于今年3月24日突发左侧肾绞痛来院就诊,检查发现血尿、左肾区叩痛明显,请作出初步诊断,指出诊断依据,如何治疗。

第四十五章　泌尿系统梗阻

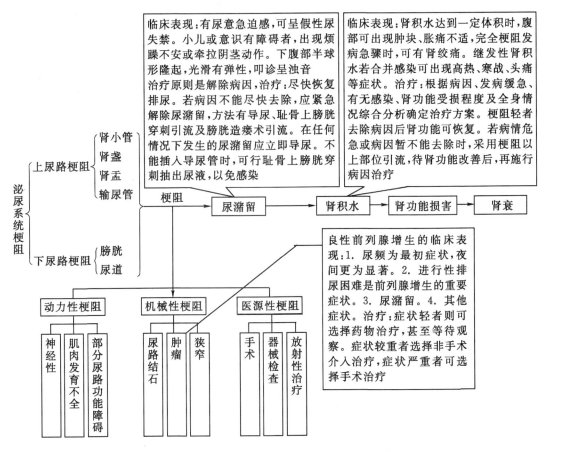

临床表现:有尿意急迫感,可呈假性尿失禁。小儿或意识有障碍者,出现烦躁不安或牵拉阴茎动作。下腹部半球形隆起,光滑有弹性,叩诊呈浊音

治疗原则是解除病因,治疗:尽快恢复排尿。若病因不能尽快去除,应紧急解除尿潴留,方法有导尿、耻骨上膀胱穿刺引流及膀胱造瘘术引流。在任何情况下发生的尿潴留应立即导尿。不能插入导尿管时,可行耻骨上膀胱穿刺抽出尿液,以免感染

临床表现:肾积水达到一定体积时,腹部可出现肿块、胀痛不适,完全梗阻发病急骤时,可有肾绞痛。继发性肾积水若合并感染可出现高热、寒战、头痛等症状。治疗:根据病因、发病缓急、有无感染、肾功能受损程度及全身情况综合分析确定治疗方案。梗阻轻者去除病因后肾功能可恢复。若病情危急或病因暂不能去除时,采用梗阻以上部位引流,待肾功能改善后,再施行病因治疗

良性前列腺增生的临床表现:1. 尿频为最初症状,夜间更为显著。2. 进行性排尿困难是前列腺增生的重要症状。3. 尿潴留。4. 其他症状。治疗:症状轻者则可选择药物治疗,甚至等待观察。症状较重者选择非手术介入治疗,症状严重者可选择手术治疗

泌尿系统梗阻

上尿路梗阻 — 肾小管／肾盏／肾盂／输尿管

下尿路梗阻 — 膀胱／尿道

梗阻 → 尿潴留 → 肾积水 → 肾功能损害 → 肾衰

动力性梗阻 — 神经性／肌肉发育不全／部分尿路功能障碍

机械性梗阻 — 尿路结石／肿瘤／狭窄

医源性梗阻 — 手术／器械检查／放射性治疗

🔵 学习目标

【知识目标】

1. 掌握肾积水、良性前列腺增生和急性尿潴留的临床表现和诊断。

2. 熟悉泌尿系统梗阻发生的病理生理。

3. 了解泌尿系统梗阻发生的病因、分类和治疗原则。

【能力目标】运用理论知识体系,根据临床尿路梗阻常见病、多发病的疾病特征,能够提出正确的诊疗方案。

第一节　概　述

泌尿系统从肾小管开始,经过肾盏、肾盂、输尿管、膀胱至尿道,终止于尿道口。尿液的正常分泌和排出,是泌尿系统管腔通畅和排尿功能正常的结果。管腔梗阻可影响尿液的分泌和排出,泌尿系统梗阻亦称为尿路梗阻。泌尿系统本身及周围的一些病变都能造成泌尿系统管腔的梗阻,引起尿液排出障碍、梗阻近端尿路扩张积水。持续梗阻如不能及时解除,将导致肾积水、肾功能损害、甚至肾衰竭。泌尿系统梗阻与泌尿系统许多疾病又互为因果,如感染和结石可引起梗阻,而梗阻又可继发感染和结石。通常,梗阻发生在肾盂和输尿管膀胱开口以上称为上尿路梗阻,直接影响肾脏,肾积水发生较快,肾功能受影响较大,临床以单侧多见。梗阻发生在膀胱及以下称为下尿路梗阻,由于膀胱的缓冲作用,对肾的影响较慢,但最终可发生双侧肾积水。

【病因与分类】按泌尿系统梗阻的原因,可分为机械性的、动力性的和医源性的。机械性梗阻占多数,如结石、肿瘤、狭窄等;动力性梗阻指神经肌肉发育不全所致的部分尿路功能性障碍,尿液不能正常排出,但尿路本身并无梗阻发生,如神经源性膀胱;医源性梗阻也不少见,如手术和器械检查的损伤、盆腔肿瘤的放射治疗损伤等。按梗阻发生的时间又可分为先天性和后天性。先天性梗阻在小儿先天性畸形较多见,如肾盂输尿管连接处狭窄;后天性的梗阻,青壮年常见原因是结石、损伤、炎性狭窄、肿瘤或结核等。导致妇女泌尿系梗阻可能的原因与盆腔内疾病如肿瘤术后放疗引起腹膜后纤维化有关,而老年男性患者,最常见的是良性前列腺增生,其次是肿瘤(图 45 - 1)。

【病理生理】泌尿系统梗阻后,当梗阻的部位和程度不同时,各器官的病理改变亦不相同。基本病理改变是梗阻以上的尿路扩张积水,若梗阻长时间不能缓解,最终将导致肾积水和肾衰竭。

上尿路梗阻时,梗阻近端压力升高,输尿管需增加收缩力,蠕动增强,管壁平滑肌增生变厚以克服梗阻,若梗阻不解除,输尿管管壁肌肉失去代偿作用,平滑肌张力减退,肌肉萎缩,管壁变薄,蠕动减弱至消失。肾盂内压持续升高,压力经集合管传至肾小管、肾小球,随着尿路压力的逐渐增高,肾小球滤过压降低,滤过率下降,但肾内血循环仍能保持正常,肾的泌尿功能也仍能维持一段时间。梗阻后一段时间,肾内"安全阀"开放,即肾盏的穹隆部开始有小的裂隙,肾盂内尿液直接进入肾实质的静脉和淋巴管内,并经肾窦渗至肾盂和肾的周围,此时肾盂内压下降,肾小管、肾小球囊内压力亦随之降低,肾小球滤过功能恢复,但所形成的尿不是进入输尿管,而是进入肾实质内(图 45 - 2)。这种肾内"安全阀"的开放,在早期梗阻时起到保护肾组织的作用,使得急性短时间梗阻不致严重危害肾组织。但如果梗阻不解除,尿液继续分泌,分泌和回流不平衡,肾小管特别是曲小管内的压力逐渐升高,压迫近曲小管或近曲小管附近的血管,就会引起肾组织的缺氧和萎缩,肾实质逐渐萎缩变薄,肾盂容积增大,最后全肾成为一个无功能的巨大水囊。急性完全性梗阻时,只引起轻度的肾盂扩张,但肾实质很快萎缩,因此肾增大不明显。部分梗阻或间歇性梗阻引起的肾积水容量可超过 1000ml。

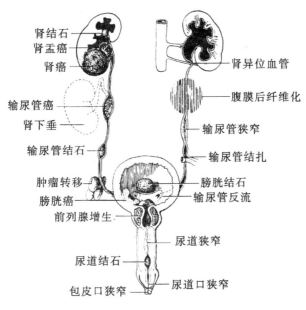

图 45-1 尿路梗阻常见原因

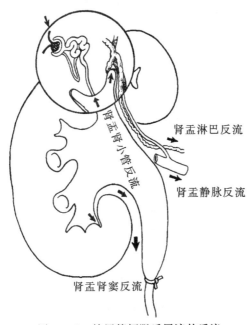

图 45-2 输尿管梗阻后尿液的反流

下尿路梗阻若发生在膀胱颈部,为克服排尿阻力,膀胱逼尿肌可代偿性增生,肌束纵横交叉形成小梁。梗阻不解除造成长期的膀胱内压增加,肌束间薄弱部分向外膨出,形成了小室或假性憩室,后期膀胱失去代偿作用,肌肉变薄萎缩,膀胱容积变大,输尿管口括约能力丧失,尿液反流到输尿管、肾盂,造成肾积水和肾功能受损。

泌尿系统梗阻最危险、最常见的并发症是感染,有细菌的尿液可经过肾盏穹窿部裂隙进入血液,也可通过高度膨胀时变得极薄的泌尿系统上皮层进入血液,形成菌血症。梗阻的另一常见的并发症就是结石,尿液的停滞和感染,促进了结石的形成。

梗阻以后肾的功能变化表现为肾小球滤过率降低、肾血流量减少,尿浓缩能力下降和尿的酸化能力受到损害,尿稀释能力通常不受影响。

【治疗原则】解除梗阻,预防感染,保护肾功能。患者全身状况较差,不能耐受创伤较大手术者,先行梗阻近端尿流改道术将尿液引出,逐渐恢复肾功能。待全身状况改善后,再行解除病因,恢复尿路通畅。若梗阻病因不可逆转,可做永久性的尿路改道。

第二节　肾积水

尿液从肾盂排出受阻,造成肾内压力升高、肾盏肾盂扩张、肾实质萎缩、肾功能减退,称为肾积水。当肾积水容量超过 1000ml 或小儿超过 24 小时尿液总量(500~800ml)时,称为巨大肾积水。

【临床表现】泌尿系统梗阻由于原发病因、部位、程度及持续时间的差异,不同患者肾积水的临床表现和过程各异。如先天性肾盂输尿管连接部的狭窄、肾下极异位血管或纤维束压迫输尿管等引起的肾积水,称原发性肾积水,发展较缓慢,可长期无明显症状或仅有腰部隐痛不适,当积水达到一定体积时腹部会出现肿块。泌尿系统各部位的结石、肿瘤、炎症和结核所引起的肾积水,称继发性肾积水,临床表现主要为原发病的症状和体征,很少有明显肾积水的病象,往往在完全梗阻而发病急骤时,出现肾绞痛、恶心、呕吐、血尿和肾区压痛而始被发现。另有部分患者肾积水呈间歇性发作,称为间歇性肾积水,多见于输尿管梗阻,发作时患侧腹部有剧烈绞痛,伴恶心、呕吐、尿量减少,患侧腰腹部可能会扪及包块,经数小时或更长的时间后,排出大量尿液,随后疼痛消失,腰腹部包块减小或消失。

上尿路梗阻引起的肾积水,多表现为肾体积增大,很早出现腰腹部包块,可伴有肾绞痛、恶心、呕吐、血尿和肾区叩击痛或压痛,也有患者仅出现腰腹部包块而无临床症状,多为超声检查时发现。下尿路梗阻主要表现为排尿困难和膀胱不能排空,严重者出现尿潴留,引起肾积水一般较晚,临床表现为不同程度的肾损害,重者出现贫血、乏力、食欲缺乏、恶心、呕吐、衰弱等尿毒症的表现。

肾积水若合并感染,临床表现为急性肾盂肾炎的症状,可出现寒战、高热、腰痛和膀胱刺激症状等。长时间持续梗阻得不到解决所引起的肾积水,终将导致肾功能逐渐减退直至衰竭。双侧肾或孤立肾完全梗阻时可发生无尿、尿毒症的表现,以致于肾衰竭。

【诊断】首先应确定存在肾积水及程度,而后查明引起积水的病因、梗阻部位及梗阻程度、有无感染以及肾功能损害的情况。

发现腹部肿块就应该考虑有肾积水的可能,如肿块的紧张度较低且有波动感,肾积水的可能性极大。下列方法可用于肾积水的诊断:

(1)影像学检查　对肾积水的诊断至关重要,有 B 超、泌尿系统平片、尿路造影、MRI 和 CT 检查。首选的检查方法是 B 超,可明确判定是实质性肿块还是肾积水,并能确定肾积水的程度和肾皮质萎缩的情况,简便无创。X 线检查对肾积水的诊断很有价值。泌尿系统平片可见到尿路结石影和积水造成增大的肾轮廓。尿路造影是确诊肾积水的必要手段,早期即可见肾盏、肾盂扩张,大剂量延缓造影和逆行性造影均能显现良好的清晰的造影效果,但易引起感染,应严格无菌操作和应用抗生素以避免感染的发生。MRI 水成像对肾积水的诊断可替代逆行肾盂造影和肾穿刺造影,应是最佳选择。CT 检查能很好显示肾积水程度和肾实质萎缩情况,对输尿管行三维成像以确定梗阻的部位及病因。

(2)实验室检查　包括血液检查和尿液检查。血液检查可了解有无氮质血症、酸中毒和电解质紊乱的情况;尿液检查包括常规检查和尿细菌培养,必要时应行结核杆菌和脱落细胞的检查。

(3)放射性核素肾显像和肾图　尤其是利尿肾图,亦可用于肾积水的诊断。放射性核素肾显像可区分肾囊肿和肾积水,并能了解肾实质损害程度及双侧肾功能,利尿肾图,对判定上尿路有无梗阻及梗阻的程度有一定帮助。

【治疗】肾积水是由于尿路梗阻所致,所以最根本的治疗措施就是去除病因,恢复肾功能,同时要兼顾发病急缓、有无感染以及肾功能损害程度,结合患者年龄和心肺功能等情况综合治疗。

病情危重,暂不能行较大手术或梗阻不能及时解除者,可在患侧置入双"J"管引流尿液,亦可在 B 超引导下经皮肾镜穿刺造瘘,将尿液引流,以利于控制感染和肾功能的改善,待患者情况好转时再行梗阻病因的治疗。

若梗阻病因无法去除,肾造瘘或肾盂膀胱置管分流术则是永久性的治疗方法。针对不可逆性输尿管狭窄引起的肾积水,经膀胱镜放置双"J"管长期引流,可显著保护肾功能、改善患者生活质量。

对于肾实质显著破坏、萎缩、肾性高血压或合并严重感染的重度肾积水患者,如对侧肾功能良好,行患肾切除术,双侧肾脏均受累或治疗无效者,可行亲属活体供肾肾移植术。

第三节　良性前列腺增生

良性前列腺增生(BPH)简称前列腺增生,亦称良性前列腺肥大,是老年男性排尿障碍原因中最为常见的良性疾病。40 岁以上男性前列腺有不同程度的增生,50 岁以后多出现临床症状。

【病因】病因尚不完全清楚,但目前认为老龄和有功能的睾丸是发病的基础。前列腺上皮细胞和基质细胞的相互影响,各种生长因子的作用,随年龄增长,睾酮、双氢睾酮、雌激素水平的改变及失衡同样是前列腺增生的重要原因。

【病理生理】前列腺由移行带、中央带和外周带组成,移行带为围绕尿道精阜的部分,中央带为射精管通过的部分,其余为外周带(图 45 - 3)。前列腺增生起始于移行区,主要是平滑肌

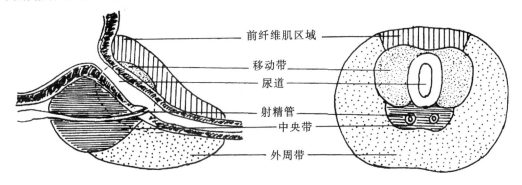

前纤维肌区域

移动带

尿道

射精管

中央带

外周带

图 45 - 3　前列腺正常解剖图

增生或腺体扩大和增生。增生的前列腺可将外周区和腺体压扁成膜状,称为假包膜。前列腺增生的体积和大小,与尿路梗阻的程度并不成比例。增大的腺体向膀胱内突入,可造成排尿困难及梗阻,前列腺尿道部延长、弯曲、受压,形成裂隙状,导致尿潴留。

前列腺增生引起梗阻时,逼尿肌活性亢进,无抑制性收缩,平滑肌纤维增粗和收缩力增加,但不能快速传播至整个逼尿肌,使小范围逼尿肌收缩、增厚,形成小梁和小室,严重时小室向膀胱外突起形成假性憩室(图 45 - 4)。由于逼尿肌代偿性收缩,膀胱内高压,出现尿失禁。若梗阻不能解除,使膀胱内残余尿量逐渐增多,膀胱壁变薄,膀胱无张力扩张,可出现充溢性尿失禁或无症状慢性尿潴留。长期的排尿困难使膀胱扩张,输尿管末端丧失活瓣作用,引起输尿管反流现象,导致肾积水、肾功能受损及并发感染和泌尿系统结石。

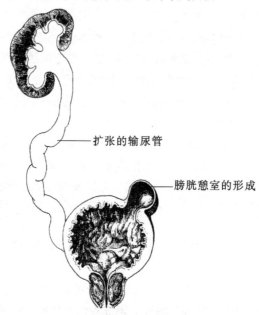

扩张的输尿管

膀胱憩室的形成

图 45 - 4 前列腺增生引起的病理改变

【临床表现】

(1)尿频 为最初症状,夜间更为显著。是因膀胱颈部充血刺激所致,随着梗阻加重,膀胱残余尿量增多,有效容量减少,尿频亦逐渐加重。

(2)排尿困难 进行性排尿困难是前列腺增生的重要症状。排尿踌躇,尿流缓慢,尿后淋沥,尿线变细,排尿费力,射程缩短,甚至呈点滴排尿。

(3)尿潴留 前列腺增生的任何阶段中都有可能发生急性尿潴留,多数因气候变化、饮酒、劳累等使前列腺突然充血、水肿所致。由于膀胱颈部梗阻,膀胱过度充盈而导致少量尿液从尿道口溢出,称充溢性尿失禁。

(4)其他症状 合并感染或结石时,可出现膀胱炎的症状或不同程度的无痛性肉眼血尿。梗阻严重可有肾积水和慢性肾功能不全的症状。长期排尿困难可引发腹股沟疝、痔、脱肛等。

【诊断】

(1)病史 50 岁以上男性有排尿困难,尤其是进行性排尿困难者,应考虑前列腺增生的可能。

(2)直肠指诊 可触及增生的前列腺,表面光滑,质地坚韧,有弹性,中间沟变浅或消失。

（3）超声检查　可准确测量前列腺大小，内部结构，进行临床分度。尤其是腔内超声扫描更为精确。经腹壁超声检查尚可测定膀胱残余尿量。

（4）尿流动力学检查　测定排尿时膀胱内压的改变，了解逼尿肌功能和膀胱顺应性等功能受损的情况。

（5）膀胱镜检　直接检查前列腺突入膀胱的程度、小梁小室、假性憩室及有无结石。

（6）血清前列腺特异性抗原（PSA）测定　在前列腺体积较大，有结节或质地较硬时，应进行 PSA 测定，以排除患有前列腺癌的可能。

【鉴别诊断】

（1）膀胱颈纤维化增生（膀胱颈挛缩）　慢性炎症所致，发病年龄较轻，男女均可发生，症状类似前列腺增生，但前列腺并不增大。

（2）前列腺癌　直肠指诊前列腺坚硬如石，呈结节状，血清 PSA 升高，可行 MRI 检查、活组织病检或针吸细胞学检查。

（3）膀胱癌　膀胱颈附近的癌肿临床亦表现为尿道口内梗阻，有血尿，膀胱镜检易于鉴别。

（4）尿道狭窄　多有尿道损伤或感染等病史，行尿道膀胱造影和尿道镜检可做出正确的诊断。

（5）神经源性膀胱功能障碍　有排尿困难和尿潴留，亦可继发感染、结石、肾积水和肾功能损害的表现，尿流动力学检查可明确诊断。

【治疗】多数患者年老体弱，在治疗时要考虑梗阻程度和全身状况，尤其是心、肺、肾功能是否能耐受手术。症状轻者则可选择药物治疗，甚至等待观察。症状较重者选择非手术介入治疗，症状严重者可选择手术治疗。

1. 药物治疗

有 α-受体阻滞剂、激素、降胆固醇药物和植物药等。α_1-受体阻滞剂如特拉唑嗪或哌唑嗪，口服，每日 $1\sim5mg$，可降低平滑肌张力，减少尿道阻力，改善排尿功能。5α-还原酶抑制剂如非那雄胺，可降低前列腺内双氢睾酮含量，用药 3 个月可使前列腺缩小，改善排尿功能。

2. 开放手术治疗

下列情况应考虑手术治疗：①症状严重影响工作和生活，非手术治疗无效。②反复出现急性尿潴留或肉眼血尿及感染。③继发性膀胱结石。④慢性尿潴留、上尿路积水和肾功能损害。对不能耐受手术治疗者可采用姑息性治疗，先作导尿或膀胱造瘘，待全身状况改善后再行手术。前列腺切除术是切除增生的部分，并非切除整个前列腺。开放手术可分耻骨上经膀胱前列腺切除术或耻骨后前列腺切除术。

3. 微创手术治疗

①经尿道前列腺电切、等离子切除、激光治疗，如钬激光、绿激光、两微米激光效果肯定。②经尿道球囊高压扩张术。③经尿道热疗。④体外高强度聚焦超声。⑤前列腺尿道网状支架。

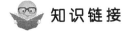 **知识链接**

钬激光、绿激光和 2 微米激光在泌尿外科的应用

激光是指受激辐射产生的光放大，是一种高质量的光源。

（1）钬激光　钬激光的应用，使泌尿系结石的治疗迈上了一个新台阶。产生的能量可使光纤末端与结石之间的水汽化，形成微小的空泡，并将能量传至结石，使结石粉碎成粉末状。水

吸收了大量的能量,减少了对周围组织的损伤。同时钬激光对人体组织的穿透深度很浅,仅为0.38mm。因此在碎石时可以做到对周围组织损伤最小,安全性极高。

(2)绿激光 美国 PVP 绿激光技术不再是单纯的改善疾病症状,而是 BPH(前列腺增生)治疗的最终解决方案,也是前列腺疾病治疗的"金标准"。

(3)2 微米激光 "2 微米激光手术系统"是一种全新的技术,它聚集了绿激光"汽化"方式和钬激光"切割"技术的诸多优点。2 微米激光治疗系统是用来治疗 BPH 的最新技术,该技术应用高能激光对前列腺组织汽化和切割,具有良好的术中止血功能。

第四节　急性尿潴留

急性尿潴留是指膀胱内充满尿液,且尿量超过正常膀胱容量,由于某种原因不能将尿液排出体外,它可以突然发生,也可以在慢性排尿困难的基础上突然加重而出现。急性尿潴留是泌尿外科最常见的急症之一,患者非常痛苦,需要紧急诊断和及时处理。

【病因】引起尿潴留的原因很多,可归结为机械性和动力性梗阻两类。

(1)机械性梗阻 机械性梗阻病变最多见,膀胱颈部至尿道口之间的所有梗阻性病变,都可引起。如前列腺增生、前列腺肿瘤;膀胱颈梗阻性病变;先天性后尿道瓣膜病、各种原因引起的尿道狭窄、肿瘤、异物和尿道结石;盆腔肿瘤、处女膜闭锁的阴道积血、妊娠的子宫等均可以引起尿潴留。

(2)动力性梗阻 膀胱、尿道无器质性梗阻病变,引起尿潴留的原因为排尿动力障碍。如脊髓或马尾损伤、肿瘤、糖尿病等中枢或周围神经系统病变,造成神经源性膀胱;直肠或妇科盆腔根治性手术所造成的副交感神经损伤;脱肛或痔疮手术和腰麻术后;各种松弛平滑肌的药物,偶尔也会导致排尿困难而出现尿潴留。

【临床表现】发病突然,膀胱内充满尿液不能排出,辗转不安,下腹胀痛难忍,偶有尿液部分溢出,仍然不能缓解下腹部的疼痛。

【诊断】根据病史和典型临床表现较易作出诊断。查体耻骨上区可见半球形肿胀的膀胱,按压有尿意,叩诊为浊音,B 超检查可明确诊断。值得注意的是,尿潴留应与无尿相鉴别。

【治疗】解除病因,尽快恢复排尿。病因不明或梗阻不能很快解除,先行膀胱尿液引流缓解疼痛,再进一步检查,明确病因后进行治疗。导尿、耻骨上膀胱穿刺引流和膀胱造瘘术均能解除尿潴留。导尿是急性尿潴留最常用的方法,在任何情况下引起的尿潴留均应立即导尿。导尿应严格遵守无菌操作原则,避免造成逆行感染,导尿时缓慢将尿液排出,以防止膀胱内压突然下降导致膀胱内大量出血。尿潴留短时间内不能解除者,最好放置导尿管持续引流,留置时间 1 周左右为宜。若患者不适宜插入导尿管,可行耻骨上膀胱穿刺吸出尿液,暂时缓解病痛,也可行膀胱造瘘(图 45-5),持续膀胱引流尿液。

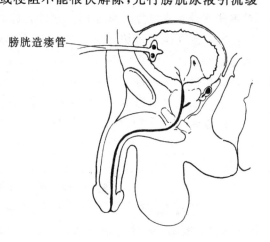

膀胱造瘘管

图 45-5　耻骨上膀胱造瘘术

目标检测

一、简答题

1. 前列腺增生后引起的病理生理改变有哪些？
2. 简述良性前列腺增生的临床表现。
3. 诊断良性前列腺增生需要与哪些疾病相鉴别？
4. 简述尿路梗阻的治疗原则。
5. 手术治疗前列腺增生症的指征有哪些？

二、病案分析

患者，男，65岁。近两年无任何原因出现尿频，夜尿达10次左右，并伴有排尿费力，尿线无力，淋漓不尽，请作出初步诊断，指出与哪些疾病相鉴别，如何治疗。

第四十六章　泌尿、男生殖系统肿瘤

泌尿生殖系统肿瘤损伤

肾肿瘤 多为恶性

肾癌（肾细胞癌、肾腺癌）

病因/病理	透明细胞癌占 60～85%，还可见颗粒细胞和棱形细胞，多两种以上构成，血液、淋巴液转移
临床表现	30%～50%早期表现不明显，有血尿、肿块和疼痛，副瘤综合征，转移症状
诊断	血尿、疼痛和肿块任何一项即可考虑，易误诊，B超为首选检查，KUB、IVU，肾盂造影，CT，MRI
治疗	根治性肾切除，位于肾上下极，直径小于 3cm 未侵及肾盂选肾部分切除术/生物制剂干扰素-α 治疗和预防

肾母细胞瘤

病因/病理	胚芽、上皮和间质组成的恶性混合瘤
临床表现	90%以上 7 岁以前发病、腹部包块常见，镜下血尿、腹痛、发热、高血压及红细胞↑，晚期恶液质
诊断	活动性腹部包块、超声、X线、CT、MRI可有决定性意义的诊断
治疗	肾切除术，放疗，化疗等综合性治疗效果最好

肾盂肿瘤

病因/病理	移行细胞乳头状肿瘤最常见，鳞状细胞和腺癌细胞罕见
临床表现	间歇性无痛性血尿为早期表现，腰部钝痛或肾绞痛，晚期出现恶液质表现
诊断	尿细胞学检查发现癌细胞；膀胱镜检查见输尿管口口喷血；静脉尿路造影逆行肾盂造影；B超、CT、MRI检查有助于诊断，必要时取输尿管肾镜活体组织病理检查
治疗	手术切除患肾及全长输尿管，包括输尿管开口部位的膀胱壁；孤立肾、对侧肾功能已经受损，分化好、无浸润可都切除/分化好个别小的肾盂肿瘤可内镜切除或激光切除肿瘤组织

> 泌尿外科最常见，各部分均可发生，膀胱癌最常见，其次是肾肿瘤，阴茎癌减少，前列腺癌有明显增加

膀胱肿瘤 90%移行上皮肿瘤

病因/病理	长期接触致癌物质，吸烟；膀胱慢性感染与异物；长期大量服用镇痛药药和内源性色氨酸代谢异常
临床表现	间歇性肉眼血尿是最常见的症状，晚期尿路刺激症状；排尿困难、尿潴留、肿块、腰骶部疼痛、全身症状
诊断	临床表现：血尿；脱落细胞检查；影像学检查；膀胱镜检查；膀胱双合诊
治疗	手术治疗为主，根据肿瘤的病理，结合患者的全身情况，选择最适当的手术方法

阴茎癌 40～60 岁中年男性常见，可以预防的肿瘤

病因/病理	鳞状细胞癌多见，基底细胞癌及腺癌少见/乳头状癌多见，结节性癌少见/淋巴转移多见，血行播散少见
临床表现	多见 40～60 岁包皮过长或包茎患者，早期痒、痛，包皮内硬块，进展，疼痛加重，肿瘤突破包皮口或突破包皮呈菜花状
诊断	包皮过长或包茎 40～60 岁患者，阴茎头肿物有恶臭分泌物；活体组织病理检查，取淋巴结看转移情况
治疗	浅表小肿瘤及原位癌可行激光治疗；小而局限包皮环切术；较大瘤体，癌肿缘近侧 2cm 以上部分切除；影响排尿，阴茎切除，尿道移位，转移淋巴结清除术；早期或年轻人放疗，失败后手术治疗，化疗有一定疗效

睾丸肿瘤 20～40 岁青壮年最常见，几乎全部恶性

病因/病理	隐睾相关/原发性（生殖细胞 90%～95%，非生殖细胞 5～10%）继发性：单核吞噬细胞白血病等转移性肿瘤
临床表现	症状不明显，隐睾患者发现肿块
诊断	体检发现患侧睾丸增大，可触及肿块，透光试验阴性；血肿瘤标记物阳性，CT、B超、胸片可诊断
治疗	根据肿瘤组织和临床分期选择不同的方法/放疗等综合性治疗效果好

前列腺癌 男性老年的常见病

病因/病理	98%腺癌
临床表现	无明显症状，直肠指诊或血清 PSA 检测值↑
诊断	直肠指诊，经直肠超声血清 PSA（基本方法）
治疗	最佳办法：根治性前列腺切除

学习目标

【知识目标】

1. 掌握肾肿瘤、膀胱肿瘤的临床表现、诊断、治疗原则。

2. 熟悉前列腺癌的诊断及治疗。

3. 了解阴茎癌、睾丸肿瘤的诊断及治疗。

【能力目标】运用理论知识体系，根据泌尿及男生殖系统常见肿瘤的疾病特征，能够做出正确的诊断，并能为患者提供正确的治疗方案。

泌尿及男性生殖系统肿瘤是泌尿外科疾病中最常见的疾病之一，其发病率和死亡率呈上升趋势。泌尿及男性生殖系统各部均可发生肿瘤，最常见的是膀胱癌，其次为肾肿瘤，我国过去常见的阴茎癌日趋减少。在我国比较少见而欧美国家最常见的前列腺癌，近年来有明显增长的趋势。

第一节　肾肿瘤

肾肿瘤多为恶性，临床上较常见的肾肿瘤是源自肾实质的肾癌、肾母细胞瘤以及肾盂肾盏发生的移行细胞乳头状肿瘤。成人恶性肿瘤中肾肿瘤占 2% 左右，大部分为肾癌，肾盂癌较少，但在婴幼儿中最常见的恶性实体肿瘤中，肾母细胞瘤占到 20% 以上。

一、肾癌

肾癌又称肾细胞癌、肾腺癌，占原发性肾恶性肿瘤的 85% 左右，病因不清，公认的可能与吸烟、肥胖、职业接触、遗传因素有关。

【病理】肾癌常累及一侧肾脏，多单发。瘤体大多为类圆形的实性肿瘤，偶有囊性结构。肿瘤外有假包膜，切面多呈黄色，可有出血、坏死和钙化。肾癌的组织病理多种多样，透明细胞癌占 60%～85%，是其主要的构成细胞。除透明细胞外，还可见颗粒细胞和梭形细胞，约半数肾癌同时具有两种或两种以上的细胞，以梭形细胞为主的肾癌恶性程度大，但较少见。其他病理类型有嗜色细胞癌或称乳头状肾细胞癌、嫌色细胞癌、肾集合管癌和未分化肾细胞癌。肾癌仅限于包膜内时恶性程度较小，穿透假包膜后可经血液和淋巴液转移，还可直接扩散至肾静脉、下腔静脉形成癌栓，经血液和淋巴液转移至肺、肝、脑、骨等器官。

【临床表现】约 30%～50% 的肾癌缺乏早期的临床表现，多在体检或在其他疾病的检查中发现，高发年龄 50～70 岁，男性患者是女性患者的一倍。常见临床表现有：

（1）血尿、肿块和疼痛　间歇性无痛肉眼血尿是最常见的症状，表明肿瘤已侵犯肾盏、肾盂，肿瘤较大时腹部或腰部可触及肿块。疼痛常为腰部钝痛或隐痛，血块通过输尿管时可发生肾绞痛。多数患者仅出现上述三种症状的一项，但是只要出现一项表现即提示病变到了中晚期。

（2）副瘤综合征（肾外表现）　10%～40% 的肾癌患者可出现发热、血沉快、高血压的肾外表现，同时还可有红细胞增多症、高钙血症、肝功能异常、消瘦、贫血、体重减轻及恶病质等表现。同侧阴囊内可见精索静脉曲张，平卧不能消失，提示肾静脉或下腔静脉内癌栓形成。

(3)转移症状 临床上约 25％～30％的患者因转移症状如病理骨折、神经麻痹、咳嗽、咯血及转移部位的疼痛等就医,就医时约 1/4 的患者已发生肿瘤扩散。

【诊断】血尿、疼痛和肿块是肾癌的主要症状,其中任何一个症状的出现即应考虑肾癌的可能。但肾癌也有多种多样的临床表现,有的全无症状,有的表现为转移的症状,常容易误诊。肾癌术前诊断依赖于影像学检查,能提供最直接的诊断依据。B 超为首选的检查方法;泌尿系统平片(KUB)、静脉尿路造影(IVU)、逆行肾盂造影、肾动脉造影均能从不同的层面反映肾肿瘤的情况(图 46-1);CT 对肾癌的确诊率较高,是目前诊断肾癌最可靠的影像学方法(图46-2);MRI 对诊断肾癌邻近器官是否受侵犯及肾静脉、下腔静脉内有无癌栓,准确率明显高于CT。

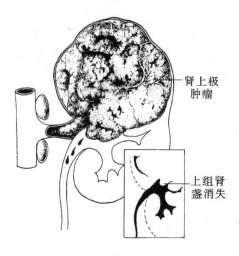

图 46-1 肾癌及其肾盂造影

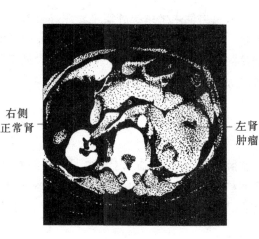

图 46-2 左肾癌 CT

【治疗】根治性肾切除术是治疗肾癌最主要的方法,近年来多行腹腔镜肾癌根治切除术,创伤小,恢复快。对位于肾上、下极、直径小于 4cm 未侵及肾盂的肾癌,可考虑保留肾单位,做肾部分切除术。预防和治疗转移癌可应用生物制剂干扰素-α(INF-α)、白细胞介素-2(IL-2)等免疫治疗,肾癌对化学治疗和放射治疗不敏感,一般不予以采用。

二、肾母细胞瘤

肾母细胞瘤又称肾胚胎瘤或 Wilms 瘤,是婴幼儿最常见的泌尿系统恶性肿瘤,约占婴幼儿恶性实体肿瘤的 8％～24％。

【病理】肿瘤发生于胚胎性肾组织,是由胚芽、上皮和间质组成的恶性混合瘤。间质组织占肿瘤的大部分,可有腺体、神经、平滑肌和横纹肌、分化程度不同的胶原结缔组织、软骨、脂肪等。肿瘤增长极快、质地柔软,有纤维假膜,切面呈灰黄色,可有囊性变和块状出血,肿瘤与正常组织界限不清。

【临床表现】90％的肾母细胞瘤在 7 岁以前发病,极少见于成年人和新生儿。腹部包块是最常见的症状,肿块位于上腹一侧季肋部,一般不超过腹中线,表面光滑,中等硬度,无压痛,活动度尚可。偶有肿块巨大,超过腹中线,位置较为固定。30％以上的患者可有镜下血尿,极少出现肉眼血尿。可伴有腹痛、发热、高血压及红细胞增多症,晚期表现为消瘦、食欲缺乏、恶心、呕吐、贫血等症状。

【诊断】婴幼儿腹部发现有活动度的光滑肿块,首先应想到肾母细胞瘤的可能。超声、X线检查、CT、MRI对诊断有决定性意义。超声可检出来自肾的实质性肿瘤,静脉尿路造影(IVU)所见和肾癌相似,但较大肿瘤常不显影,仅见大片软组织阴影。CT、MRI可显示肿瘤范围及邻近器官、淋巴结、肾静脉和下腔静脉有无受累的情况。

肾母细胞瘤须与肾上腺神经母细胞瘤和巨大肾积水鉴别。神经母细胞瘤可早期转移至颅骨和肝,IVU可见到被肿瘤向下推移的正常肾,骨髓穿刺有助于鉴别。肾积水柔软、有囊性感,超声检查容易和肿瘤鉴别。

【治疗】早期经腹行患肾切除术。肾母细胞瘤是应用手术、放疗及化学治疗综合治疗效果最好的婴幼儿恶性实体肿瘤,综合治疗的实施可显著提高手术生存率。综合治疗肾母细胞瘤2年生存率可达60%～94%,2～3年无复发即认为已经治愈。

三、肾盂肿瘤

肾盂肿瘤约占尿路上皮肿瘤的5%,其中多于90%的肿瘤为移行上皮肿瘤。

【病理】肾盂肿瘤多数为移行细胞乳头状肿瘤,可单发,亦可多发。瘤细胞的分化程度和基底的浸润程度有很大差别,其中中等分化的乳头状细胞癌最为常见,鳞状细胞癌和腺癌罕见。肿瘤沿肾盂黏膜扩散,亦可逆行侵犯集合管,侵及肾实质少见。因肾盂壁肌层很薄,周围淋巴组织丰富,早期即可有淋巴转移。

【临床表现】发病年龄多在40～70岁,男女比约为2:1。间歇性无痛性肉眼血尿为早期表现,少数出现肉眼血尿。30%左右的患者可有腰部钝痛,偶因血块堵塞输尿管会出现肾绞痛。患者晚期可出现消瘦、体重减轻、贫血、衰弱、下肢水肿、腹部肿物及骨痛等转移症状。

【诊断】肾盂肿瘤的体征常不明显,尿细胞学检查可发现癌细胞;膀胱镜检可见输尿管口喷血;静脉尿路造影可见肾盂内充盈缺损(图46-3),可进一步行逆行肾盂造影了解关于充盈缺损改变;超声、CT、MRI检查对诊断肾盂癌亦有重要价值。必要时行输尿管肾镜检查术直接观察并取活体组织做病理检查,可明确诊断。

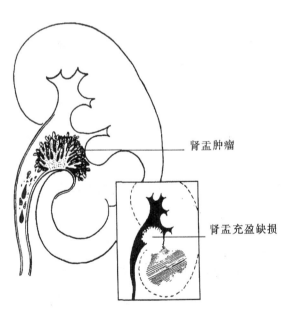

肾盂肿瘤

肾盂充盈缺损

图46-3　肾盂肿瘤及其肾盂造影

【治疗】手术切除患肾及全长输尿管,包括输尿管开口部位的膀胱壁。孤立肾或对侧肾功能已经受损,经活检肿瘤细胞分化良好、无浸润的带蒂乳头状肿瘤可局部切除。分化好、个别小的肾盂肿瘤也可通过内镜手术切除或激光电灼烧肿瘤组织。肾盂肿瘤手术5年生存率可达30%～60%,由于病理差异较大,预后也很悬殊,随诊中应注意其余尿路上皮器官发生肿瘤的可能性。

第二节　膀胱肿瘤

膀胱肿瘤90%以上是移行上皮肿瘤,是我国泌尿系统最常见的肿瘤。

【病因】膀胱肿瘤的发病一般认为与下列危险因素有关。

(1)长期接触环境和职业中某些致癌物质,如联苯胺、β-萘胺、4-氨基双联苯等主要致癌物质,患膀胱癌的危险性显著增加。

(2)吸烟是最常见的致癌因素,约有1/3的膀胱癌患者与吸烟有关。

(3)膀胱慢性感染与异物的长期刺激都会增加膀胱癌发生的危险。

(4)其他:长期大量服用镇痛药和内源性色氨酸的代谢异常,均可能成为膀胱癌的诱因。近来的研究表明,癌基因的激活和抑癌基因的缺失诱导了多数膀胱癌的发生。

【病理】膀胱癌的病理表现常与肿瘤的组织类型、细胞分化程度、生长方式和浸润深度有关,以细胞分化程度和浸润深度最为重要。

(1)组织类型　上皮性肿瘤占95%以上,其中大多数为移行细胞乳头状肿瘤,鳞癌和腺癌各占2%～3%,非上皮性肿瘤少见。

(2)分化程度　2004年,世界卫生组织(WHO)将膀胱等尿路上皮肿瘤分为乳头状瘤、乳头状低度恶性倾向的尿路上皮肿瘤、低级别乳头状尿路上皮癌和高级别乳头状尿路上皮癌。

(3)生长方式　分为原位癌、乳头状癌和浸润性癌。原位癌局限在黏膜内,无乳头亦无浸润。移行细胞癌多为乳头状,低分化常有浸润。浸润癌可有鳞癌和腺癌等。

(4)浸润深度　是肿瘤临床(T)和病理(P)分期的依据,临床上 T 分期常见。根据癌浸润膀胱壁的深度,采用 TNM 分期(图46-4)标准:T_{is}原位癌;T_a无浸润的乳头状癌;T_1浸润黏膜;T_2浸润肌层,又分为 T_{2a}浸润浅肌层,T_{2b}浸润深肌层;T_3浸润膀胱周围组织,可分为 T_{3a}显微镜下侵犯膀胱周围组织,T_{3b}肉眼可见侵犯膀胱周围组织;T_4浸润前列腺、子宫、阴道及盆壁等邻近器官。临床常称 T_{is}、T_a、T_1 期肿瘤为表浅膀胱癌。

膀胱肿瘤的扩散主要向膀胱壁内浸润,直至膀胱外组织及邻近器官。淋巴转移最常见,血行转移多在晚期,主要转移至肝、肺、骨和皮肤等处。

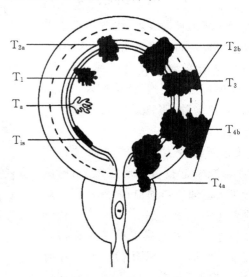

图46-4　膀胱肿瘤 TNM 分期

【临床表现】膀胱肿瘤高发年龄大多在50～70岁,男性发病率明显高于女性,男:女约为4:1。

间歇性肉眼血尿是膀胱癌最早最常见的症状,出血量的多少和肿瘤大小、数目、恶性程度不成比例。尿频、尿急、尿痛等膀胱刺激症状多数属膀胱癌的晚期症状,多数是因肿瘤坏死、溃疡和合并感染所引起。三角区及膀胱颈部的肿瘤易堵塞膀胱出口,可发生排尿困难、尿潴留。浸润癌的晚期,可在下腹部耻骨上区触及肿块,质硬,排尿后肿块并不消失。肿瘤广泛转移时,可出现腰骶部疼痛,阻塞输尿管时可有肾积水、肾功能不全、下肢水肿、贫血、衰弱、体重下降等表现。

【诊断】 出现无痛性血尿的成年人,特别是 40 岁以上的成年人,都应考虑泌尿系统的肿瘤,其中膀胱肿瘤尤为多见。以下检查有助于确诊。

(1)尿液检查 新鲜尿液的脱落细胞检查可作为血尿的初步筛选,近年来开展的尿液检查端粒酶活性、膀胱肿瘤抗原(BTA)、核基质蛋白(NMP_{22}、BLCA-4)有助于提高膀胱癌的检出率。

(2)影像学检查 腹部 B 超检查,为患者的首选检查手段,可初步了解肿瘤的部位、大小、数目及浸润程度,初步确定临床分期。

(3)膀胱镜检查 直接观察肿瘤所在部位、大小、数目、形态、有蒂还是广基,并能初步估计基底浸润程度,取肿瘤组织送病理,必要时随机活检。

(4)膀胱双合诊 检查时患者腹肌须放松,可了解肿瘤大小、浸润的范围和深度、与邻近器官的关系,动作宜轻柔,以免引起肿瘤出血和转移,现较少用。

【治疗】 手术治疗为主,根据肿瘤的病理、结合患者的全身情况选择最适当的手术方法。

T_a、T_1 及局限的、分化较好的 T_2 期肿瘤,原则上可行保留膀胱的手术,较大、多发、分化不良及反复发作的 T_2 期肿瘤,T_3 期肿瘤及浸润性鳞癌和腺癌,可行膀胱全切除术。

(1)(T_{is}、T_a、T_1)表浅肿瘤的治疗 限于膀胱黏膜层内的 T_{is},部分细胞分化良好,无发展,可行经尿道膀胱肿瘤电灼术,化疗药物或卡介苗(BCG),膀胱灌注治疗,密切随诊。

T_a、T_1 期肿瘤,经尿道膀胱肿瘤切除术(TURBt)为主要治疗方法,内镜激光或光动力学治疗可用于表浅肿瘤。术后常规膀胱内药物灌注治疗,常用药物有丝裂霉素、阿霉素、羟喜树碱及 BCG 等,每周灌注 1 次,8 次后改为每月灌注 1 次,持续 1~2 年。

任何保留膀胱的手术治疗,均易复发,2 年内约 50% 的复发率,复发后肿瘤恶性程度增加,所以保留膀胱术后的患者应严格随访,3 个月做膀胱镜复查 1 次,2 年后,可改为半年复查 1 次。

(2)浸润肿瘤的治疗 根治性膀胱全切除术是膀胱浸润性癌的基本治疗方法,分化良好的 T_2 期局限性的肿瘤可经尿道切除或行膀胱部分切除术,T_3 期若肿瘤细胞分化良好,单个局限且患者不能耐受膀胱全切可采用膀胱部分切除术。T_4 期浸润性癌常延误了根治性手术治疗的机会,常采用姑息性放射治疗或化学治疗,化学治疗的药物有甲氨蝶呤、长春碱、阿霉素、顺铂及 5-氟尿嘧啶等。

(3)反复发作的膀胱肿瘤需行膀胱全切术。

第三节 阴茎癌

阴茎癌多发生于包茎或包皮过长的患者,是包皮垢及炎症长期刺激所引起,也是可以预防的肿瘤。人乳头状病毒是阴茎癌的致癌物,另有一些具有恶性倾向的病变亦可发展为阴茎癌。

【病理】 阴茎癌大多数为鳞状细胞癌,基底细胞癌及腺癌少见。大体可分为乳头型和结节型两种,乳头型癌较常见,自阴茎头或包皮内板发生,以向外生长为主,可突破包皮,呈典型的菜花样,活动度尚可。结节型又称为浸润型癌,质硬,呈结节状,向深层浸润入海绵体,但因海绵体的膜坚韧,肿瘤不易突破海绵体膜浸润尿道,晚期可浸润尿道发生排尿困难。阴茎癌主要通过淋巴转移,亦可发生血行扩散,极少见。

【临床表现】 多见于 40~60 岁有包皮过长或包茎的患者,始于阴茎头、冠状沟及包皮内板。常因在包皮内生长,不易早期发现。因包茎或包皮过紧不能外露阴茎头,可有包皮内痒、灼痛或触及包皮内硬块,常有血性分泌物或脓性分泌物流出。若包皮上翻露出阴茎头部,早期可见类丘疹、疣状红斑或溃疡等病变,随着病情的发展,疼痛日益加剧,肿瘤突破包皮口或突破包皮,晚期可呈菜花样(图 46 - 5),表面有溃疡、坏死,并有恶臭的渗出物,体检可触及双侧腹股沟肿大的淋巴结。

【诊断】40 岁以上有包皮过长或包茎的患者,发生阴茎头部肿物或包皮阴茎炎症、慢性溃疡、湿疹等临床表现,迁延不愈,并有恶臭分泌物,即应怀疑阴茎癌的可能,可做活体组织病理检查以明确诊断。有腹股沟质硬、无压痛、较固定的肿大淋巴结高度怀疑肿瘤转移者,可取淋巴结活检。

【治疗】表浅小肿瘤及原位癌可行激光治疗,小而局限的肿瘤可行包皮环切术,较大的瘤体一般需做阴茎部分切除术,在癌肿缘近侧 2cm 以上切断阴茎。若较短的阴茎残留影响到排尿,可将阴茎全部切除,尿道移位。有淋巴结转移者,在感染控制、

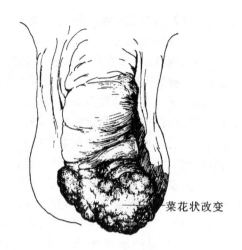

菜花状改变

图 46 - 5　阴茎癌

原发病灶切除术后 2～6 周后行双侧腹股沟淋巴结清除术。早期和年轻人的阴茎癌,可先行放射治疗,若失败再行手术治疗。化学治疗对阴茎癌的治疗有一定的疗效,药物有博莱霉素(BLM)、顺铂(DDP)、5 -氟尿嘧啶(5 - FU)、甲氨蝶呤(MTX)、丝裂霉素(MMC)等。

预防:有包皮过长或包茎且反复感染的患者及早行包皮环切术,注意个体卫生,保持局部清洁。

第四节　睾丸肿瘤

睾丸肿瘤是 20～40 岁青壮年男性最常见的实体肿瘤,占全身恶性肿瘤的 1%,几乎全部属于恶性肿瘤。

【病因】确切病因不清,但与隐睾高度相关。有隐睾的患者,发生睾丸肿瘤的机会是正常睾丸的 20～40 倍,且睾丸复位仍不能完全防止恶变的发生。另外,种族、遗传、损伤、感染、内分泌及化学致癌物亦与睾丸肿瘤的发生有关。

【病理】睾丸肿瘤的组织学表现最为复杂,可分为原发性和继发性两大类。

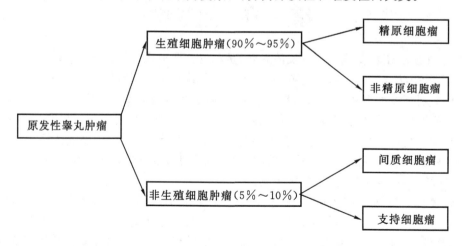

非精原细胞瘤包括:胚胎癌、畸胎癌、畸胎瘤、绒毛膜上皮细胞癌和卵黄囊肿瘤。继发性睾丸肿瘤多来自单核吞噬细胞系统肿瘤及白血病等转移性肿瘤。大多睾丸肿瘤早期即发生淋巴转移,最先转移至肾蒂的腹主动脉及下腔静脉旁淋巴结。

【临床表现】多发于20~40岁,肿瘤较小时,临床症状常不明显。随着肿瘤的增大,肿瘤多表面光滑,质硬而沉重,常有轻微坠胀或钝痛。隐睾患者若在腹部或腹股沟部发现逐渐增大的肿块,常提示隐睾发生恶变。

【诊断】体检发现患侧睾丸增大并可扪及肿块,肿块质硬,界限不清,用手托起有沉重感,透光实验阴性。血甲胎蛋白(AFP)和人绒毛膜促性激素-β亚基(β-HCG)等肿瘤标记物的测定,可了解肿瘤组织学性质、分期、术后有无复发及预后情况。超声、CT和胸部X片对于肿瘤的诊断,鉴别有无转移及转移范围的大小有很大帮助。

【治疗】根据肿瘤的组织类型和临床分期选择不同的方法治疗。精原细胞瘤对放射治疗较敏感,术后放射治疗配合苯丙酸氮芥等烷化剂或顺铂为主的综合治疗,五年生存率可达50%~100%。胚胎癌、畸胎癌和成年人畸胎瘤术后进一步扩大手术范围(腹膜后淋巴结清除术),并配合顺铂(DDP)、长春新碱(VLB)、博莱霉素(BLM)、更生霉素(DACT,放线菌素D)及环磷酰胺(CTX)等综合性治疗,5年生存率可达到30%~90%。

第五节 前列腺癌

前列腺癌是老年男性的常见疾病,怀疑与种族、遗传、食物、环境、性激素等有关,并有家族发病的倾向。过多的动物脂肪摄入及某些基因的功能损失或突变,在前列腺癌的发病、进展和转移中起着主要的作用。前列腺癌发生与发展和雄激素关系密切,后期可发展为雄性激素依赖型前列腺癌。

【病理】98%的前列腺癌为腺癌,少见移行细胞癌、鳞癌、未分化癌。前列腺外周带是好发部位,表现为多病灶,常侵犯前列腺尖部,前列腺的外周带的高级别的前列腺上皮内瘤(HG-PIN),有可能是癌前的病变。根据腺体分化程度和肿瘤的生长形式来评估其恶性程度,Gleason分级系统最常应用,Gleason 2~4分属于分化良好的癌;5~7分属于中等分化的癌;8~10分为分化差或未分化癌。前列腺癌可经血液、淋巴液转移或直接侵犯邻近器官,血液淋巴扩散至脊柱、骨盆最常见。

现对前列腺癌多采用TNM分期系统。

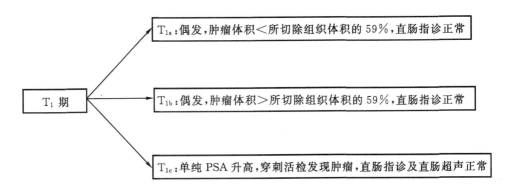

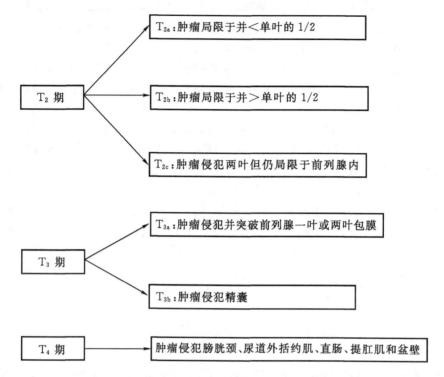

T₂期
- T$_{2a}$：肿瘤局限于并＜单叶的 1/2
- T$_{2b}$：肿瘤局限于并＞单叶的 1/2
- T$_{2c}$：肿瘤侵犯两叶但仍局限于前列腺内

T₃期
- T$_{3a}$：肿瘤侵犯并突破前列腺一叶或两叶包膜
- T$_{3b}$：肿瘤侵犯精囊

T₄期
- 肿瘤侵犯膀胱颈、尿道外括约肌、直肠、提肛肌和盆壁

【临床表现】大多前列腺癌无明显的临床症状，常在直肠指检或血清 PSA 检测值升高时发现，进一步检查多表现为下尿路梗阻症状，如尿频、尿急、尿流缓慢、尿流中断、尿不尽，甚至尿潴留或尿失禁。前列腺癌远处转移时可出现骨痛，脊髓压迫神经症状及病理性骨折，晚期表现为贫血、衰弱、下肢水肿、少尿或无尿等。

【诊断】直肠指诊、经直肠超声检查及血清 PSA 前列腺特异性抗原测定是诊断前列腺癌的基本方法。直肠指诊可触及质地坚硬的前列腺结节。经直肠超声可见前列腺内低回声病灶的大小及侵及范围。血清 PSA 的升高常提示前列腺癌的可能。CT、MRI、X 线平片、IVU、全身核素显像等对前列腺癌的诊断及转移情况能提供有价值的帮助。前列腺癌的确诊可行直肠超声引导下前列腺穿刺活检。

【治疗】对于病灶小、细胞分化好的局限性 T$_{1a}$期前列腺癌一般不作处理，严密随诊。年龄较小能耐受手术的 T$_{1b}$、T₂ 期患者可行根治性前列腺切除术，也是治疗前列腺癌的最佳办法。T₃、T₄ 期前列腺癌以内分泌治疗为主，睾丸切除术后，配合抗雄激素治疗，有助于抑制晚期前列腺癌的发展。对于局部扩散，其内分泌治疗无效的患者可使用外放射治疗。对内分泌治疗失败的亦可化学治疗但效果不佳。75 岁以上，预计寿命低于 10 年的患者，可行内分泌治疗和放射治疗，一般不行根治性前列腺切除术，5 年生存率很高。

 目标检测

一、简答题

1. 肾肿瘤的临床表现、诊断及治疗方法是什么？
2. 膀胱肿瘤的 TNM 分期、临床表现、诊断和治疗方法的选择是什么？
3. 简述前列腺癌的 TNM 分期、临床表现及诊断。

二、病例分析

1.患者,男,56 岁,自述间歇、无痛性肉眼血尿 5 个月来门诊就诊。查体:一般状态好,轻度贫血貌,双肾未触及,膀胱区叩诊清音。该病例临床诊断首先考虑为什么? 首选的简便检查方法是什么? 为进一步明确诊断,膀胱镜检见膀胱三角区有 4cm×5cm 大小肿瘤,无蒂,表面有坏死,活检为 T_3 期,最佳的治疗方案是什么?

2.患者,男,45,间歇性肉眼血尿 3 个月余,IVP 见左肾盂内有不规则充盈缺损,膀胱镜检见右侧输尿管口喷血,诊断应首先考虑为什么? 还需做哪些检查? 治疗原则有哪些?

第四十七章 泌尿、男生殖系统其他常见病

泌尿男性生殖系统其他常见病

尿道下裂

- **病因**　胚胎学、基因遗传、激素睾酮分泌不足
- **分型临床表现**
  - 阴茎头型：腹侧包皮缺如，尚可站立排尿
  - 阴茎型：筋膜挛缩和纤维索带形成，影响排尿和生育功能
  - 阴茎阴囊型：阴茎扁平矮小，阴囊从中间分裂
  - 会阴型：阴茎更为矮小，似女性外阴，不能站立排尿
- **诊断**　视诊多能确诊，需与肾上腺性征异常症，真两性畸形相鉴别
- **治疗**　手术治疗，手术方法根据阴茎大小、尿道口位置、背侧包皮多少、有无阴茎下弯决定

> 较多见的畸形，四个特点：尿道开口异常，阴茎向腹侧畸形，阴茎背侧包皮正常，腹侧缺如；尿道海绵体发育不全，纤维索带形成

包皮过长和包茎

- **病因**　先天性包茎存在于正常新生儿及婴幼儿的成长过程，17岁之后，1%仍存在包茎；后天性包茎是阴茎炎症和阴茎头的损伤形成
- **临床表现**　包皮过长只要保持干燥清洁，不影响健康，没有症状，炎症下有阴茎痛痒，排尿困难，长期有脱肛，会影响排尿性交，诱发阴茎癌，宫颈癌
- **治疗**　尽早做包皮环切术

> 包皮不能使阴茎头外露，但可翻转是包皮过长；包皮外口过小，紧包阴茎头，不能外翻暴露阴茎是包茎

隐睾

- **病因**　内分泌失调；副中肾管抑制物质不足或匮乏；解剖障碍，睾丸本身发育缺陷
- **病理生理**　生殖细胞发育的障碍，间质细胞数量减少
- **临床表现及诊断**　70%隐睾发生在右侧，30%在左侧，双侧多见，检体阴囊内空虚，在腹股沟管内可触及大小正常或偏小的睾丸，注意鉴别滑动睾丸
- **治疗**　1岁以内密切观察，有下降可能；1岁之后不能下降，激素治疗；激素治疗后仍不能下降的采用睾丸固定术，睾丸萎缩且不能下置入阴囊者，未降的切除，双侧均不能下降复位者，可做睾丸自体移植术

> 睾丸下降不全，2/3单侧、1/3双侧，会有不育，恶变率高

鞘膜积液

- **病因及分类**　鞘膜的吸收和分泌功能失去平衡时，或分泌过多或吸收过少形成，分为睾丸鞘膜积液，精索鞘膜积液，睾丸、精索鞘膜积液，交通性鞘膜积液
- **临床表现**　一侧多见，阴囊内慢性无痛性逐渐增大的囊性肿块，严重者影响排尿、劳动和行走
- **诊断**　睾丸鞘膜积液呈卵圆形或球形，有弹性或囊性感，无压痛，透光试验阳性，积液若为血性、脓性或乳糜性，透光试验可为阴性，注意鉴别
- **治疗**　多能自行消退，不需处理/积液量大时行睾丸鞘膜切除翻转术或鞘膜囊全部切除术或内环处高位结扎鞘状突

> 鞘膜内积聚的液体增多而形成

精索静脉曲张

- **病因**　精索内静脉回流障碍
- **病理**　影响睾丸发生病理改变，可致精子的变化
- **临床表现和诊断**　患侧阴囊明显松弛下垂，视诊或触诊可见蚯蚓团块状精索内静脉
- **治疗**　轻者不手术，阴囊拖带或穿紧身内裤，重者手术

> 青壮年多见，发病率10%～15%，是引起男性不育症的病因之一

学习目标

【知识目标】

1. 掌握鞘膜积液的分类、临床表现、诊断及治疗;精索静脉曲张的临床表现、诊断和治疗。

2. 熟悉尿道下裂的分型、临床表现、诊断、治疗。

3. 了解隐睾、包皮过长和包茎的诊断及治疗。

【能力目标】运用理论知识体系,根据泌尿、男生殖系统其他常见病、多发病的疾病特征,能够提出正确的诊疗方案。

第一节　尿道下裂

尿道下裂是较多见的先天性畸形,由于生殖结节腹侧纵行的尿生殖沟自后向前闭合过程停止,造成尿道畸形。畸形有四个特点:①尿道开口异常;②阴茎向腹侧屈曲畸形;③阴茎背侧包皮正常,阴茎腹侧包皮缺如;④尿道海绵体发育不全,从阴茎系带部延伸到异常尿道开口,形成粗的纤维索带。

【病因】

(1)胚胎学因素(图47-1)　在胚胎期由于内分泌的异常或其他原因导致尿道沟融合不全时,形成尿道下裂。又由于尿道远端的形成是外生殖器发育的最后阶段,所以尿道口位于阴茎体远端的尿道下裂最常见。

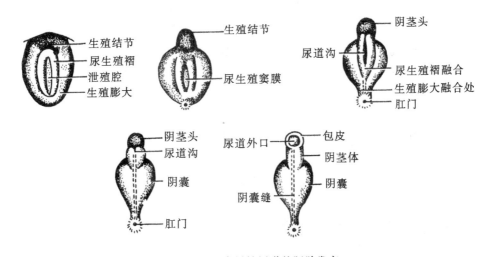

图47-1　正常男性尿道的胚胎发育

(2)基因遗传因素　尿道下裂是多基因遗传的疾病,发病有着明显的家族倾向。

(3)激素的影响作用　外生殖器的发育受双氢睾酮的调节,而双氢睾酮是睾酮经 5α-还原酶的作用转化形成。睾酮分泌不足、过迟或者转化双氢睾酮的过程出现异常均可导致生殖器畸形的发生。另外,母亲孕期使用激素也可能引起胎儿外生殖器的发育异常。

【分型和临床表现】根据开口位置分为阴茎头型、阴茎型、阴茎阴囊型、会阴型四型(图47-2)。

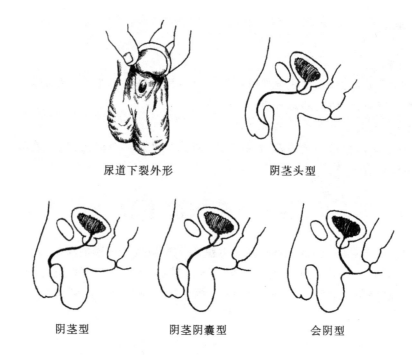

尿道下裂外形　　　　阴茎头型

阴茎型　　　　阴茎阴囊型　　　　会阴型

图 47-2　尿道下裂及其分裂

（1）阴茎头型　尿道开口相当于包皮系带处，腹侧包皮缺如，阴茎头扁平，向腹侧弯曲，包皮腹侧裂开，尚可站立排尿。

（2）阴茎型　尿道外口位于阴茎腹侧冠状沟与阴茎阴囊之间，尿道口远端尿道海绵体不发育，筋膜挛缩和纤维索带形成。阴茎向腹侧弯曲，影响排尿和生育功能。

（3）阴茎阴囊型　尿道外口位于阴囊处，阴茎扁平，短小，极端弯曲。阴囊自中间分裂，如女性阴唇，常伴隐睾。

（4）会阴型　尿道在会阴部开口，呈漏斗状，阴茎更为短小，阴囊分裂似女性外阴，不能站立排尿。易误认为女性。需做性别鉴定以免造成成年期严重的生理和心理障碍。

【诊断】依据视诊多能确诊。在阴茎小、有严重下弯及双侧隐睾的患者应与肾上腺性征异常症、真两性畸形相鉴别。鉴别方法如下：①检体：观察患者的体形及第二性征，检查生殖器时要检查有无阴道，同时进行双侧睾丸大小、表面和质地的触诊。②检查口腔和阴道上皮的 X 性染色体、正常性染色体、男性 46XY、女性 46XX。真两性畸形的人群约 2/3 为 46XX 型、10％为 46XY 型，剩余的为嵌合型染色体。③尿 17 酮类固醇排泄量测定。④剖腹探查及性腺活检。

肾上腺性征异常患者生殖器检查阴蒂增大如尿道下裂的阴茎，性染色体 46XX，性染色质阳性，尿 17 酮排泄增加；真两性畸形患者外观酷似尿道下裂，合并隐睾，尿 17 酮正常，性染色体一半以上表现为 46XX，少数表现为 46XY/46XX 嵌合体或 46XY，剖腹探查体内可有睾丸、卵巢两种成分的性腺存在。

【治疗】尿道下裂需手术治疗，手术方法的选择应根据阴茎大小、尿道口位置、背侧包皮多少及有无阴茎下弯来决定，从而矫正弯曲畸形的阴茎，使阴茎伸直，尿道口移至正常的位置，恢复正常的站立排尿和成年后能进行正常的性生活。手术宜在学龄前进行,手术常分两期进行,一期为阴茎下弯矫正术,第二期为尿道成型术。近年来趋向于一期手术同时完成矫正及成型术。

第二节　包皮过长和包茎

包皮过长是指包皮不能使阴茎头外露,但可以翻转暴露阴茎头。

包茎是指包皮外口过小,紧包阴茎头部,包皮不能向上外翻暴露阴茎头。包茎可分为先天性和后天性包茎。

【病因】先天性包茎常存在于每一个正常新生儿及婴幼儿的成长过程,小儿出生时即有包皮和阴茎头之间的粘连,数月后粘连组织逐渐吸收,包皮与阴茎头分离。3～4岁时,阴茎及阴茎头开始生长发育,阴茎勃起,包皮自行向上退缩,包皮外翻可外露阴茎头。而包皮过长亦是小儿的正常现象。小儿3岁时,绝大多数包茎自愈,17岁以后,1‰以下的人群仍存在包茎,表现为包皮口细小,包皮不能退缩,妨碍阴茎头甚至整个阴茎的发育。

后天性包茎是阴茎有包皮炎和阴茎头的损伤继发形成。包皮口瘢痕组织的挛缩,失去了包皮组织正常的弹性和扩张能力,包皮不能向上退缩,并且伴尿道口狭窄。后天性包茎往往不能自愈。

【临床表现】包皮过长只要长期保持干燥清洁,没有包皮垢形成或聚集,一般不影响健康。包皮口狭小者,直接影响排尿功能,表现为排尿困难,尿线细小,包皮膨起。不能排出的尿液,滞留在包皮囊内,刺激包皮及阴茎头,产生分泌物,并可引起阴茎包皮脱落,形成包皮垢,严重者可导致包皮及阴茎头的溃疡或结石形成。乳白色豆腐渣样的包皮垢常常从细小的包皮口排出,有的包皮垢像黄豆大小,堆积于阴茎头的冠状沟附近,隔着包皮外观似小肿块,易被误诊为阴茎肿瘤。当积留的包皮垢诱发阴茎头包皮炎时,可有阴茎头及包皮黏膜的潮湿红肿,常有脓性分泌物排出。小儿常表现为疼痛不安、哭闹不止,继发包皮水肿,会有急性尿潴留的表现。长期反复发作的阴茎头包皮炎,小儿易出现兴奋及神经质的表现,由于阴茎痛痒、排尿困难,小儿会习惯性地挤压阴茎,造成手淫。长期的排尿困难还可并发脱肛。

包茎的危害如下:①阴茎不能正常发育。②包皮外口过小,不易清洗,包皮垢积聚引起包皮及阴茎头炎,并发尿道外口炎症,尿道外口狭窄直至尿路感染,肾功能受损。③性交疼痛,包皮强行上翻,不能及时复原,狭小的包皮口紧箍在阴茎冠状沟上方,引起包皮和阴茎头血液不能回流,引发局部水肿,淤血,此种情况常称为包皮嵌顿。④包皮内大量积聚包皮垢,长期慢性的刺激可诱发阴茎癌的发生,配偶亦可发生宫颈癌。

【治疗】尽早做包皮环切术是治疗包皮过长和包茎的有效疗法。包皮环切术手术适应证:包皮口有纤维性狭窄环;反复发作的阴茎头包皮炎;5岁以后包皮口狭窄,包皮不能退缩,不能显露阴茎头。

儿童期即做手术,可很好地预防阴茎癌的发生。包皮嵌顿亦先行手法复位(图47-3),若水肿严重,不能手法复位者,感染水肿控制后行包皮环切术复位(图47-4)。

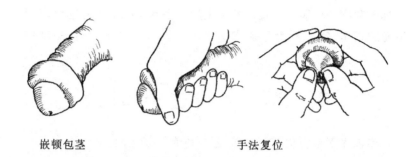

嵌顿包茎   手法复位

图47-3 嵌顿包茎及其手法复位

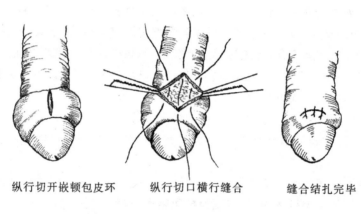

纵行切开嵌顿包皮环 纵行切口横行缝合 缝合结扎完毕

图47-4 嵌顿包茎手术复位方法

第三节 隐 睾

  隐睾也称睾丸下降不全,是睾丸下降异常,不能降至阴囊而停留在腹膜后、腹膜沟管或阴囊入口处。隐睾可分为单侧和双侧,2/3为单侧,1/3为双侧,右侧隐睾约占70%,左侧占30%。无论是单侧还是双侧隐睾,对日后生育、恶变、扭转和精神因素的影响都很大。阴囊的舒缩使囊内温度低于正常体温1~2℃,以维持睾丸的正常生精功能,隐睾的发生导致了精子的生成障碍。双侧隐睾引起不育可达50%以上,单侧隐睾也有30%以上的不育发生。隐睾极易发生恶变,尤以腹膜后隐睾的恶变率最高,达普通人的20~30倍。

  【病因】隐睾的病因并不十分清楚,公认的与下列因素相关:

  (1)内分泌失调 许多研究表明,隐睾患者睾酮水平低于正常,可能与下丘脑-垂体-睾丸轴失衡有关,而睾丸的下降过程与睾酮的水平密切相关。

  (2)副中肾管抑制物质(MIS)不足或匮乏 若副中肾管抑制物质分泌不足或匮乏,致使副中肾管残留或完全没有退化,残余的副中肾管阻碍了睾丸经腹的下移。

  (3)解剖障碍 睾丸只有在鞘状突下降入阴囊底部时才能下降,鞘状突未闭和鞘状突终止于耻骨结节或阴囊上方时多并发隐睾;异常的引带残留或筋膜覆盖阴囊入口,睾丸亦不能正常下降。

  (4)睾丸本身发育缺陷 睾丸和附睾在出生前即已萎缩,可能与宫内睾丸扭转有关,1%~

3％的患者在隐睾手术时,仅有睾丸和附睾残余或精索血管和输精管残端。出生后反复或急性发作的睾丸扭转与疝修补术后的继发性睾丸萎缩,均可引发隐睾。

【病理生理】不能降入阴囊内的睾丸,大多有不同程度的发育不全,体积明显小于健侧,质地较松软。隐睾多伴有附睾和输精管发育畸形,少数睾丸缺如,仅有精索血管残端。

隐睾的组织病理主要表现为生殖细胞发育障碍,其次为间质细胞数量减少。正常睾丸曲细精管内生殖细胞的发育过程是生殖母细胞→Ad 型精原细胞→Ap 型精原细胞→B 型精原细胞→初级精母细胞→次级精母细胞→精子细胞→精子。隐睾患者生后 60～90 天的黄体生成素(LH)和促卵泡生成激素(FSH)分泌不足,胎儿期间质细胞数目减少,睾酮分泌减少,阻碍了生殖母细胞转化为 Ad 型精原细胞的过程,直接影响到生育功能。

单侧隐睾患儿,对侧已降睾丸的生殖细胞数处于正常范围的低值。隐睾小儿的睾丸如无生殖细胞,性腺激素水平也最低。

【临床表现与诊断】70％的隐睾发生在右侧,左侧占 30％。单侧多见,双侧占 30％左右。没有并发症的隐睾大多无自主症状,偶尔可有短暂胀痛。体检时阴囊内空虚无睾丸或阴囊一侧或双侧发育不全,在腹股沟管内可触及大小正常或偏小的睾丸,局部隆起,易发生腹股沟疝。但阴囊内未扪及睾丸者,不能都按隐睾确诊,可能会有股部、耻骨部、会阴部异位睾丸的存在。另外,小儿受到惊吓或寒冷的情况下,提睾肌收缩,可将阴囊内的睾丸提至阴囊近端,甚至腹股沟管内,临床颇似隐睾,仔细查体和热敷后,睾丸易推回阴囊内,松手后睾丸可在阴囊内停留一段时间,我们常称此种情况为睾丸上缩或回缩性睾丸,多见于学龄前儿童,易误诊为隐睾。若退回阴囊内的睾丸松手后即可缩回原位置,称为滑动睾丸,属于隐睾,可按隐睾处理。

B 超、MRI 或 CT 检查可发现腹膜后或其他位置的睾丸,腹腔镜亦可确诊睾丸的位置。

双侧均不能触及睾丸,其他检查亦不能确定睾丸的位置者,可行性激素试验。试验前检查血浆睾酮基础值,然后肌注绒毛膜促性腺激素 1000～1500IU,隔日一次,肌注三次后复查睾酮浓度,若睾酮上升,可提示睾丸的存在。

手术探查是最终确诊的重要手段。

【治疗】1 岁以内的隐睾可密切观察,有下降的可能。如果 1 岁之后未能自行下降,可短期绒毛膜促性腺激素治疗,每周 2 次肌注,每次 500IU,用药 10 次。激素治疗后仍不能在 2 岁之前下降入阴囊,采用睾丸固定术将其拉下置入阴囊。睾丸萎缩,且不能拉下置入阴囊者,若对侧睾丸正常,可将未降睾丸切除,双侧均不能下降复位者,可做睾丸自体移植术。

第四节　鞘膜积液

鞘膜积液是鞘膜内积聚的液体增多而形成囊肿,可分为睾丸鞘膜积液和精索鞘膜积液等。

【病因与分类】正常的鞘膜囊内仅有少量的浆液,当鞘膜的吸收和分泌功能失去平衡时,都可形成鞘膜积液。根据鞘膜突闭合部位的不同,把鞘膜积液分为(图 47－5):

(1)睾丸鞘膜积液　鞘膜突闭合的部位正常,但鞘膜囊内有较多积液,是最常见的一种。可分为原发性和继发性两种,原发性形成原因不清,继发性大多由炎症、外伤、肿瘤、丝虫病引起,可有浑浊血性或乳糜状积液。体检时睾丸不能扪及。

(2)精索鞘膜积液　鞘状突的两端闭合,但中间的精索鞘膜囊未闭且存有积液,积液与腹腔、睾丸鞘膜腔互不相通,又称精索囊肿。可有一个或多个沿精索生长的囊肿。在囊肿下方可扪及正常睾丸、附睾。

（3）睾丸、精索鞘膜积液　又称婴儿型鞘膜积液，鞘状突在内环处闭合、在精索处未闭，与睾丸鞘膜囊相通，与腹腔不相通，外环口受积液压迫扩大而呈梨形。

（4）交通性鞘膜积液　又称先天性鞘膜积液，鞘状突全部没有闭合，鞘膜囊的积液可与腹腔相遇。亦可有肠管或大网膜进入鞘膜囊，形成先天性腹股沟疝。

睾丸鞘膜积液与精索鞘膜积液可同时存在，但两者并不相通，可继发疝或睾丸下降异常。

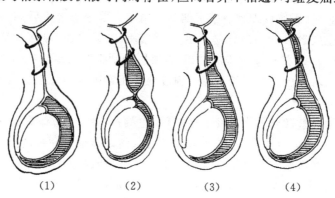

图 47-5　各类鞘膜积液

（1）睾丸鞘膜积液　（2）精索鞘膜积液　（3）睾丸、精索鞘膜积液（婴儿型）　（4）交通性鞘膜积液（先天性）

【临床表现】一侧鞘膜积液多见，常呈现为阴囊内慢性无痛性逐渐增大的囊性肿块。积液量少时并无明显自觉症状，积液量增多时能感到阴囊下坠、胀痛和牵扯感。巨大的睾丸鞘膜积液时，阴茎缩入包皮内，严重影响了排尿、劳动和行走。

【诊断】睾丸鞘膜积液呈卵圆形或球形，表面光滑，有弹性或囊性感，无压痛，触不到睾丸及附睾。透光试验阳性。若积液为血性、脓性或乳糜性，透光试验可表现为阴性。精索鞘膜积液多位于腹股沟或睾丸上方，积液的鞘膜囊与睾丸界限清楚。婴儿型鞘膜积液阴囊有梨形肿物，睾丸亦不能很好触及。先天性鞘膜积液，站立时阴囊肿大，卧位时积液流入腹腔，鞘膜囊缩小或消失，睾丸可触及。

要注意睾丸鞘膜积液与睾丸肿瘤和腹股沟斜疝相鉴别。睾丸肿瘤为实质性肿物，质硬，透光试验阴性。腹股沟疝肿大的阴囊内可见肠型，能闻及肠鸣音，卧位时阴囊内容物能还纳，透光试验阴性，且咳嗽时内环有冲击感。

【治疗】婴儿的鞘膜积液多能自行消退，无需处理。若成人积液量少，无症状亦不用处理。症状明显，积液量大的鞘膜积液应行睾丸鞘膜切除翻转术，术中注意止血，术后引流加压包扎。精索鞘膜积液应将鞘膜囊全部切除。交通性鞘膜积液应切断通道，在内环处高位结扎鞘状突。

继发性鞘膜积液多需施行睾丸鞘膜翻转术，严密止血。另要注意乳糜状积液中是否有血丝虫感染，若有则需口服乙胺嗪治疗。

第五节　精索静脉曲张

精索静脉曲张是指精索的静脉回流受阻或瓣膜失效血液反流引起血液淤滞，导致精索内蔓状静脉丛的异常伸长、扩张和迂曲。青壮年多见，发病率占男性人群的 10%～15%。一般认为,精索静脉曲张是引起男性不育症的病因之一,曲张的静脉影响了精子的产生和精液的质量,占男性不育人群的 15%～20%。

【病因】精索静脉管壁的解剖特点使其容易发生回流障碍,左精索内的静脉更易受压,增加了血流回流的阻力。左侧发病率高的原因主要有:①人站立的姿势影响精索静脉回流。②静脉壁及其周围结缔组织薄弱或提睾肌发育不全。③静脉瓣膜缺失或管壁不全。④左侧精索内静脉行程长并呈直角进入肾静脉,静脉压力高。⑤左精索内静脉可能受乙状结肠压迫。⑥左肾静脉在主动脉与肠系膜上动脉可能受压,影响精索静脉回流,形成近端钳夹现象。⑦左髂总动脉可压迫左髂总静脉,使左输精管静脉回流受阻,形成远端钳夹现象。

睾丸和附睾静脉汇集成蔓状静脉丛,又经三条途径回流(图 47-6)。①在腹股沟管内汇成精索内静脉,在腹膜后上行,左侧精索内静脉成直角进入左肾静脉,右侧在右肾静脉下方呈锐角进入下腔静脉,直接进入右肾静脉的可达 5%～10%。②经输精管静脉进入髂内静脉。③经提睾肌静脉至腹壁下静脉,汇入髂外静脉。

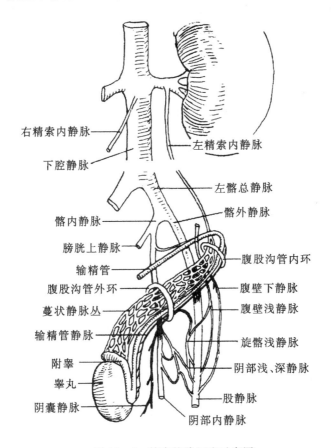

图 47-6　精索静脉回流示意图

上述回流途径同时影响着两侧精索内静脉,一部分右侧精索内静脉直接进入右肾静脉,两侧蔓状静脉丛之间存在交通支,实际上右侧精索静脉曲张的发病率也不低。腹膜后肿瘤、肾肿瘤压迫精索内静脉、癌栓栓塞肾静脉,均使血流回流障碍,引起继发性精索静脉曲张。

【病理生理】精索静脉曲张可使睾丸发生病理改变。曲细精管生精上皮出现脱层,精母细胞及精细胞排列紊乱,进行性减少。病情严重者精原细胞丧失,仅剩支持细胞,并可见多核细胞。曲细精管管壁玻璃样变,管腔收缩,间质一部分 Leydig 细胞蜕变,另一部分增生,血管可有硬化。精子数减少,尖头精子、无定形或不成熟精子增加。

精索静脉曲张严重者,血中睾酮水平可能降低,儿茶酚胺、五羟色胺、前列腺素 E 和前列腺素 F 含量增加,影响血运,引起不成熟精子过早脱落或不利于精子在附睾中的成熟。

【临床表现】原发性精索静脉曲张,若病变不严重,症状不明显;病变严重时,可表现为患侧阴囊坠胀感,隐痛,站立或行走过久症状加重,平卧休息后可缓解或消失。卧位时静脉曲张不能消失,则怀疑继发性精索静脉曲张,应查明原发病灶。一些精索静脉曲张的患者可表现为男性不育。

【诊断】站立位时,患者患侧阴囊明显松弛下垂,视诊或触诊可见似蚯蚓团块状的精索内静脉;卧位时,曲张的静脉可缩小或消失。局部体征不明显者,可做令患者屏气增加腹压(Valsalva 试验)诱发,即嘱患者站立,用力屏气增加腹压,血流回流受阻,曲张静脉可有显现。多普勒超声检查,放射性核素$^{99m}T_c$阴囊显像等有助于明确诊断。平卧曲张静脉不能消失者,高度怀疑继发性病变,B 超、排泄性尿路造影、CT、MRI 等检查能明确真正的病因。

【治疗】症状较轻并有正常生育能力者,不需手术,可用阴囊拖带或穿紧身内裤。症状较重影响精子形成和精液质量者,手术高位结扎精索内静脉,并切除阴囊内部分扩张静脉。腹腔镜手术的开展,使精索内静脉高位结扎的疗效好,创伤小,恢复快,同时可在腹膜后内环上方高位结扎和切断精索静脉。亦可结扎双侧静脉治疗两侧病变,经治疗的患者可有部分恢复生育功能。

 目标检测

一、问答题

1. 简术尿道下裂的分型。
2. 简术隐睾的治疗方法。
3. 简术鞘膜积液的临床类型。
4. 简术精索静脉曲张的诊断。

二、病案分析

患者,男,21 岁,发现右阴囊内鸡蛋大小肿块半年,不痛,平卧不消失,扪之囊性感,透光试验(+),请作出初步诊断,如何治疗。

第四十八章　男科学

男科学
├─ 男性不育症
│　├─ 病史
│　│　├─ 性生活史:以初步了解是否存在性功能障碍造成的不育
│　│　└─ 既往史:生育史,生长发育与过去疾病史,重点与生育相关的疾病或因素
│　├─ 体检
│　│　├─ 全身检查:体形及第二性征
│　│　├─ 生殖器官的检查:重点有无器官畸形,睾丸、输精管、阴囊等
│　│　└─ 直肠指诊:注意前列腺大小硬度等
│　├─ 实验室检查
│　│　├─ 精液分析
│　│　└─ 选择性检查
│　├─ 特殊检查
│　│　├─ 阴囊探索术
│　│　├─ 睾丸活检术
│　│　├─ 精子功能试验
│　│　└─ 房事后试验
│　└─ 治疗
│　　├─ 首先要区分绝对不育还是相对不育,夫妇双方是否同时存在不育
│　　├─ 非手术治疗
│　　├─ 手术治疗
│　　└─ 人类辅助生殖技术
├─ 男性性功能障碍
│　├─ 性欲改变
│　├─ 勃起障碍(ED)
│　└─ 射精障碍
│　　├─ 早泄
│　　├─ 不射精
│　　└─ 逆行射精
└─ 男性节育
　├─ 男性避孕
　│　├─ 避孕套避孕
　│　├─ 自然避孕法
　│　└─ 杀精药物避孕法
　└─ 男性绝育
　　├─ 输精管结扎术
　　└─ 输精管粘堵术

学习目标

【知识目标】了解男性生殖生理特点、节育环节、措施；男性性功能障碍、男性不育症的病因和治疗。

【能力目标】应用所学知识，能对男性不育症、性功能障碍做出初步诊断和治疗。

第一节 男性不育症

夫妻同居一年以上，未用任何避孕措施，由于男性方面的原因造成女方不孕者，称为男性不育症。男性不育症不是一种独立的疾病，任何疾病或因素干扰了男性生殖环节，均可造成男性不育。男性生殖环节很多，主要的有男性生殖系统的神经内分泌调节，睾丸的精子发生，精子在附睾中成熟，精子排出过程中与精囊、前列腺分泌的精浆混合而成精液，精子从男性生殖道排出体外并输入到女性生殖道内，精子在女性输卵管内与卵子受精等环节，在这些环节中受到疾病或因素的干扰和影响，都可发生生育障碍。

男性不育症根据临床表现，可分为绝对不育和相对不育两种。前者指完全没有生育能力，如特发性无精子症患者就属此类；后者指有一定的生育能力，但生育力低于怀孕所需要的临界值，如少精子症患者，精子活力低下症患者等。严格讲，只要射精排出的精液含有活动精子，就有生育可能。根据不育症的发病过程，又可分为原发不育和继发不育，前者指夫妇双方从未受孕者，后者是指夫妇有过生育史，或女方曾有怀孕和流产史，但以后由于疾病或因素干扰了生殖的某些环节而致连续 3 年以上未用避孕措施而不育者。

全面了解家族史、生育史、性生活史和其他对生育可能造成影响的因素，并结合实验室检查多能作出诊断。

【病史】

(1)性生活史　可初步了解是否存在性功能障碍造成的不育。

(2)既往史　应详细了解患者的既往生育史、生长发育与过去疾病史等，重点询问与生育相关的疾病或因素，包括生殖器官感染、外伤、手术史、内分泌疾病史、影响睾丸生精功能、性功能和附性腺功能的疾病和因素、对生育有影响的药物应用以及不良生活习惯，如酗酒、吸烟、穿紧身裤、环境与职业等。

【体检】

(1)全身检查　重点应注意体型及第二性征。

(2)生殖器官的检查　重点检查有无生殖器官畸形，睾丸的位置、大小，附睾、输精管有无结节或缺如，阴囊内有无精索静脉曲张、鞘膜积液等。

(3)直肠指诊　注意前列腺大小、硬度、有无结节、结石、怀疑前列腺炎者应作前列腺液检查。

【实验室检查】

(1)精液分析　是评价男性生育功能的重要依据。精液分析正常值范围(表 48-1)。

表 48 - 1 精液分析正常值范围

指标	正常值范围
颜色	乳白色或灰白色,长期未排精者可呈浅黄色
量	$\geqslant 2ml$
pH	$\geqslant 7.2$
液化	少于 60 分钟(一般 5～20 分钟)
气味	栗子花味,也有描述罂粟碱味
精子密度	$\geqslant 20\times 10^6/ml$
精子总数	$\geqslant 40\times 10^6/每份精液$
活动精子数	前向运动(a 和 b 级)的精子比率$\geqslant 50\%$
(采集后 60 分钟内)	或快速前向运动(a 级)的精子比率$\geqslant 25\%$
存活率	$\geqslant 75\%$精子存活(伊红染色法)
形态	$\geqslant 30\%$正常形态(巴氏染色法)
白细胞数	$<1\times 10^6/ml$
培养	菌落数 $10^3/ml$

(2)选择性检查 ①抗精子抗体检查,其指征包括性交后试验差,精子活力低下并有凝集现象等。②精液的生化检查,用以判断附属性腺分泌功能。③男性生殖系统细菌学和脱落细胞学检查,用以判断生殖系统感染和睾丸生精小管功能。④内分泌检查,许多内分泌疾病可以影响睾丸功能而引起不育。⑤免疫学检查,人精子的自身免疫和同种免疫都可以引起不育。⑥染色体检查,对少精、无精子症者可做细胞核型鉴定。⑦影像学检查,输精管精囊造影和尿道造影用以检查输精管道通畅性,而头颅摄片用以排除垂体肿瘤和颅内占位性病变。

【特殊检查】①阴囊探查术:为了鉴别是梗阻性无精子症或睾丸生精功能障碍无精子症,以及检查梗阻部位、范围及梗阻原因,可选用阴囊探查术。②睾丸活检术:能直接判断精子发生的功能或精子发生障碍的程度。③精子功能试验:排出的精子进入女性生殖器官与卵子结合受精等有关的精子功能。④房事后试验:了解精子与宫颈黏液间的相互作用。⑤性功能检查。

【治疗】治疗原则为在明确病因的基础上,针对具体病因加以治疗。

1. 非手术治疗

①特异性治疗:病因诊断相当明确,治疗方法针对性强,则可采用特异性治疗,如用促性腺激素治疗促性腺激素低下的性腺功能低下症所致的不育症。②半特异性治疗:对病因、病理、发病机制尚未阐明,治疗措施只解决部分发病环节,如感染不育和免疫不育治疗等。③非特异性治疗:由于病因不明,如特发性少精症采用的经验性治疗和传统医学治疗等。

2. 手术治疗

①提高睾丸精子发生的手术,如精索内静脉高位结扎术和睾丸固定术。②解除输精管道的梗阻。③解除其他致使精液不能正常进入女性生殖道因素的手术,如尿道下裂手术等。④其他全身疾病而致男性不育的手术,如垂体瘤手术和甲状腺疾病手术治疗等。

3. 人类辅助生殖技术

不通过性交而采用医疗手段使不孕不育夫妇受孕的方法称人类辅助生殖技术,该技术主要有四方面:①丈夫精液人工授精;②体外受精胚胎移植技术;③卵胞浆内精子注射;④供者精液人工授精。

4. 预防性治疗

为了防止以后引起男性不育应注意以下几点:①预防性传播疾病;②睾丸下降不完全者,应在幼儿期作相应处理;③安全的环境、避免对睾丸有害因子及化学物品的接触;④对采用有损睾丸功能的治疗者,包括某些药物如肿瘤化疗等,在用药前将患者的精液储存于人类精子库。

第二节 男性性功能障碍

正常男性性功能包括性欲、性兴奋、阴茎勃起、性交、射精和性欲高潮等过程。这一过程是正常的心理、神经、内分泌系统、血管系统及正常生殖系统参与下完成的一个极为复杂的过程,其中主要受大脑控制和支配。根据临床表现可分为:①性欲改变;②勃起障碍;③射精障碍,包括早泄、不射精和逆行射精。最常见的男性性功能障碍是勃起障碍和早泄。

一、勃起功能障碍

勃起功能障碍(ED)指持续或反复不能达到或维持足够阴茎勃起以完成满意性生活。一般认为,病程至少应在 3 个月以上方能诊断为 ED。

【流行病学】40～70 岁男性半数以上患有 ED;与 ED 相关的危险因子与下列因素有关:①年龄增长;②躯体疾病,包括心血管疾病、高血压和糖尿病、肝肾功能不全、高血脂、肥胖、内分泌疾病、神经疾病、泌尿生殖系统疾病等;③精神心理因素;④用药,主要包括利尿剂、降压药、抗抑郁药、激素类药、细胞毒类药、抗胆碱药等;⑤不良生活习惯,包括吸烟、酗酒及过度疲劳等;⑥外伤、手术及其他医源性因素。80% 以上的 ED 都有一定的器质性病因存在。

【阴茎勃起机制】阴茎勃起受到下丘脑性中枢调控和勃起的外周调控,阴茎勃起的基础是阴茎动脉的扩张和阴茎海绵体小梁的舒张,当动脉和小梁内平滑肌收缩时,阴茎处于松弛状态,反之,则阴茎勃起。阴茎勃起的发生分为启动、充盈及维持三期。启动期:当心理、神经、内分泌的刺激活动通过自主神经传出冲动,使阴茎血管和海绵体小梁平滑肌松弛,启动勃起;充盈期:平滑肌松弛使海绵体动脉和螺旋动脉扩张,海绵窦内血流增加,窦状隙成为扩张和血流滞留状态;维持期:随着窦状隙的膨胀,海绵体小梁对白膜压力增加,从而压迫白膜下静脉,使窦状隙内血流受阻,海绵体内压力增高,结果使阴茎坚挺勃起。阴茎勃起消退是随着射精过程出现交感神经的兴奋,使螺旋动脉和海绵体平滑肌的张力增加,动脉血流减少,随着海绵体内压力下降,小梁对白膜下静脉压力松弛,静脉回流增加,阴茎疲软。腰骶部脊髓内有射精中枢,神经中枢的兴奋性,在正常情况下较勃起中枢为低,性交时勃起中枢的刺激经一定积累后,引起射精中枢的兴奋而出现射精,在有节律的射精动作出现的同时达到情欲高潮。射精后,性的兴奋急剧消退,阴茎逐渐松弛软化。

【诊断】全面了解性生活史、既往史及心理社会史对 ED 诊断很重要。此外,夜间阴茎勃起试验(NPT)对区分心理性和器质性 ED 有帮助。为进一步查明器质性的病因,已发展相关的神经系统、血管系统检查(如彩色双功能超声检查、海绵体测压造影等)、阴茎海绵体注射血管活性药物试验等病因学的诊断。海绵体活检已被采用来评价海绵体结构与功能。

【治疗】目前,用于治疗勃起功能障碍的方法大致有六大类,包括:心理治疗、药物(含中药)治疗、负压吸引、血管活性药物阴茎海绵体内注射、阴茎血管外科及阴茎假体置入。以上方法都有不同程度的疗效,但又都有各自的适应证和不良反应。①心理治疗包括改变不良生活方式和社会心理因素;性技巧和性知识咨询;性心理疗法和夫妻间行为治疗等。②药物治疗:万艾可、艾力达、希爱力均是一种选择性 5 型磷酸二酯酶抑制剂,临床应用有效,但禁忌与硝酸酯类药物合用,否则会发生严重低血压。酚妥拉明是一种 α-肾上腺素能受体阻断剂,对性中枢和外周均有作用,适用于轻、中度 ED 应用。如雄激素缺乏者,可用雄激素补充治疗。③负压吸引治疗:真空缩窄装置是通过负压将血液吸入阴茎,然后用橡皮圈束于阴茎根部阻滞血液回流,维持阴茎勃起,缺点是使用麻烦,并有阴茎疼痛、麻木、青紫、射精障碍等。④血管活性药物阴茎海绵体内注射:阴茎海绵体内注射血管活性药物,如前列腺素 E_1(PGE_1),疗效可达 80% 以上,但因有创、疼痛、异常勃起以及长期使用后阴茎局部形成瘢痕,而少用;经尿道给药,比法尔是一种局部外用 PGE_1 乳膏,疗效可达 75%,不良反应有局部疼痛和低血压;⑤阴茎血管外科及阴茎假体置入:只有在其他治疗方法均无效的情况下才被采用。

二、早泄

一般地说,早泄是一种比较明确、不容易受到误解的性功能障碍,但要给早泄下一个完整确切的定义颇为困难。何谓早泄,各家认识不一,当然对严重的早泄诊断是一致的,性交时阴茎能勃起,但对射精失去控制能力,阴茎插入阴道前或刚插入阴道即射精。

【病因】早泄绝大多数是功能性的,常见于①长期禁欲;②经验不足,多见于新婚阶段或初期性生活;③心神不宁,在没有安全感的场所同房,由于心情紧张,疑神疑鬼,经常速战速决,从而出现早泄;④快速自慰习惯;⑤性伴侣的态度。器质性病变引起者少见,但必须是首先考虑和排除的因素,如高血压、糖尿病以及与所服用的药物(特别是壮阳药)等。近年来研究发现,这类患者还存在阴茎感觉过敏,或由于包皮阴茎头炎和前列腺炎等疾病诱发。

【治疗】治疗早泄首先需根据其发病原因治疗诱发病因,并得到女方的密切配合,常可使治疗事半功倍。早泄的治疗除应掌握一些有关的性知识外,还应克服对性行为的错误认识和自罪感,建立和恢复性的自然反应。常用的方法是使射精时间延长,具体的做法也有多种:如性交时男方应保持平静,性交的动作也以缓慢为宜;或改变性交体位,采用女上位;戴阴茎套以降低阴茎头的敏感性;性交过程中使注意力转移;以及适当中断性交等。必要时可在阴茎头局部应用利多卡因喷雾剂或软膏剂,通过局部麻醉作用来延长射精潜伏期。年青者还可以采取重复性交等方法,均有延缓射精的作用。

第三节　男性节育

男性节育是人口与计划生育基本国策得以落实的重要方面。目前,计划生育工作逐渐形成科学的管理与先进的专业技术结合的新型体系。本节就男性节育的专业技术方面作扼要介绍。

一、男性避孕

避孕方法必须具备对健康无害、效果可靠、不影响性生活、简便、经济以及停用避孕措施可恢复生育能力等原则。男性避孕药研究虽取得一定进展,但尚未在临床推广应用。

1. 避孕套避孕

避孕套又称阴茎套,通常是由乳胶薄膜制成的套子,性交时套在阴茎上,阻止精液流到阴道里,达到避孕目的。正确使用避孕套又是预防艾滋病和其他性传播疾病的一种简便而有效的方法。

(1)效果及其优缺点 避孕套避孕效果是屏障避孕法中最有效的一种避孕法,若正确而持续使用,第一年意外妊娠率低于3/100妇女年。避孕套避孕的主要优点:方法简便,特别适用于轻度早泄者、女性对配偶精液过敏者以及妊娠晚期性交和预防宫颈间变从而减少宫颈癌变发生。避孕套使用的缺点:有些使用者会发生性感迟钝,每次使用感到麻烦,少数使用者对乳胶过敏或因使用不当造成避孕失败。

(2)使用方法和注意事项 正确使用方法包括:选用避孕套大小、规格适当。每次性交均使用新套,使用前用吹气法检查确定无破损。戴前先捏瘪套的前端小囊,放在勃起的阴茎头上,边推边套至阴茎根部。射精后,在阴茎尚未软缩前,按住套口与阴茎一起拔出。

2. 自然避孕法

根据女性月经周期,判断排卵前后的易受孕期,进行周期性禁欲。该方法最符合自然状态,只要夫妇密切配合,可达到较好避孕效果,为广大育龄夫妇接受。目前判断易受孕期方法,主要有日历表法、基础体温法、症状-体温法和宫颈黏液法四种。对易受孕期判断有困难者,宜采用其他避孕措施。

3. 杀精子药物避孕法

杀精子药物避孕法是在性生活前将外用杀精子药物放入阴道内,将排入阴道的精子杀伤,达到避孕目的。现常用的有孟苯醇醚和壬苯醇醚,配伍各种惰性基质制成泡沫剂、霜剂、胶冻栓剂、片剂以及避孕药膜等。外用避孕方法简单,若使用正确,避孕效果可达94/100妇女年。对全身无毒,局部刺激轻微,不干扰妇女内分泌,不影响男女双方生理健康,不影响性交快感,副作用少,对阴道杆菌无害等。孟苯醇醚和壬苯醇醚制成的外用避孕药膜还可男用,其方法是性交时阴茎进入阴道后,待阴茎头部被阴道分泌物湿润后退出阴茎,将一张药膜包贴于阴茎头上,推入阴道深处停留1~2分钟,使药膜在阴道分泌物中溶解,起到杀精子作用而获得避孕效果。

二、男性绝育

男性绝育是通过手术切断、结扎输精管,或植入堵塞物于输精管腔内,或用电凝、化学等方法闭塞输精管,或在管外加压闭合输精管,使输精管通道被阻断的一种持久性节育措施。目前常用的是输精管结扎术和输精管药物注射绝育法。

1. 输精管结扎术

输精管结扎术适用于已婚男子,为实行计划生育,经夫妇双方同意,均可施行。有出血体质、严重神经官能症、精神病、急性病和其他严重慢性疾病者以及睾丸、附睾、前列腺、阴囊皮肤有炎症者,应暂缓施行手术;对患有严重精索静脉曲张、腹股沟疝、鞘膜积液等可在上述疾病手术同时作输精管结扎术。

2. 输精管粘堵术

输精管粘堵术是用注射针头经阴囊皮肤直接穿刺输精管,然后注入快速凝固石炭酸 504 混合剂,使输精管管腔发生堵塞的绝育方法。

输精管绝育术后,遇到特殊情况(如子女死亡等),要求再生育者,可进行输精管吻合术;采用显微外科输精管吻合术,术后有 95% 以上能获得解剖上再通,长期随访妊娠率达 75% 左右。

 目标检测

一、简答题

1. 男性生殖环节包括哪些内容?

2. 用于治疗 ED 的方法有哪些?

二、病例分析

患者,男,30 岁,患有多年的精索静脉曲张和弱精症,结婚 5 年,一直未育就诊,请问该患者的诊断是什么,如何治疗。

第四十九章　骨折概述

骨折
- 骨折处是否与外界相通
  - 开放性骨折
  - 闭合性骨折
- 根据骨折的程度
  - 完全性骨折
  - 不完全性骨折
- 根据骨折的形态
  - 横形、斜形、螺旋形、粉碎性骨折、嵌插骨折、压缩骨折、骨骺分离、凹陷性骨折
  - 裂缝骨折、青枝骨折
- 根据骨折端稳定程度
  - 稳定性骨折
  - 不稳定性骨折

专有体征：畸形
　　　　　反常活动
　　　　　骨擦音（感）

治疗原则：复位
　　　　　固定
　　　　　功能锻炼

学习目标

【知识目标】

1. 掌握骨折急救的目的和急救固定目的；治疗复位和固定的方法；骨折的临床表现、X线表现及骨折的并发症；骨折的愈合过程和愈合标准。

2. 熟悉骨折发生的病理生理。

3. 了解骨折移位的类型、骨折的并发症及骨折愈合的阶段及开放性骨折的处理。

【能力目标】运用理论知识体系，根据临床骨折常见病、多发病的疾病特征，能够提出正确的诊疗方案。

一、骨折的定义、成因、分类及移位

由于外力的作用导致骨的完整性和连续性中断，称为骨折。

【成因】骨折可由暴力作用、积累性劳损和骨骼疾病引起。

1. 暴力作用

(1)直接暴力　暴力直接作用于受伤部位使其发生骨折。

(2)间接暴力　暴力通过传导、杠杆或旋转作用使远处发生骨折。

2. 积累性骨折

长期、反复、轻微的直接或间接损伤可致使肢体某一特定部位骨折称为疲劳性骨折。如远距离行军易致第二、三跖骨骨折以及腓骨下 1/3 骨干骨折。

3. 骨骼疾病

由骨髓炎、骨肿瘤所致骨质破坏，受轻微外力即发生的骨折，称为病理性骨折。

【分类】

1. 根据骨折处是否与外界相通分类

(1)闭合性骨折　骨折处皮肤或黏膜完整，骨折端不与外界相通。

(2)开放性骨折　骨折处皮肤或黏膜破裂，骨折端与外界相通。

2. 根据骨折的程度和形态分类

(1)不完全骨折　骨的完整性和连续性部分中断。

按骨折线的方向以及形态可分为裂缝骨折和青枝骨折。裂缝骨折，骨质发生裂缝，无移位，多见于颅骨；青枝骨折，骨质和骨膜部分断裂，可有成角畸形，有时成角畸形不明显，仅表现为骨皮质劈裂，与青嫩树枝被折断时相似而得名，多见于儿童。

(2)完全骨折　骨的完整性和连续性全部中断，管状骨多见。

按骨折线的方向以及形态可分为横形骨折、斜形骨折、螺旋形骨折、粉碎骨折、嵌插骨折、压缩骨折、骨骺分离、凹陷性骨折。常见骨折类型见图 49-1。

3. 根据骨折端稳定程度分类

(1)稳定性骨折　是指骨折端不易移位或复位、固定后不易再移位者，如横形骨折、嵌插骨折、压缩骨折、骨骺分离等。

(2)不稳定性骨折　是指骨折端容易移位或复位、固定后再移位者，如斜形骨折、螺旋形骨折、粉碎性骨折、凹陷性骨折。

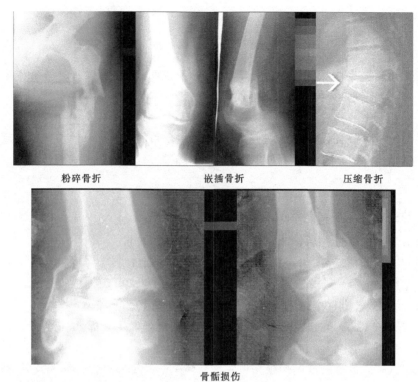

粉碎骨折　　　　　　嵌插骨折　　　　　　压缩骨折

骨骺损伤

图 49-1　常见骨折类型

【骨折移位】骨折移位的方式有：成角移位、侧方移位、缩短移位、分离移位和旋转移位。造成各种不同移位的影响因素有：外力的性质、大小和作用方向；肌肉的牵拉；骨折远段肢体重力的牵拉；不恰当的搬运和治疗，常见的骨折移位见图 49-2。

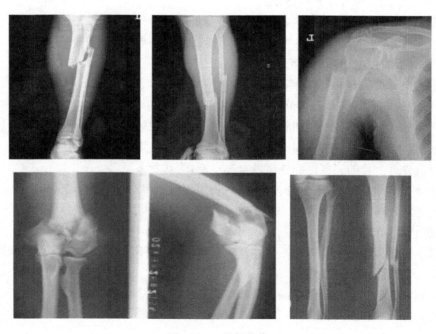

图 49-2　骨折移位

二、骨折的临床表现及 X 线检查

【临床表现】

1.全身表现

(1)休克　主要由出血引起,特别是骨盆骨折、股骨骨折和多发性骨折。严重的开放性骨折或并发重要内脏器官损伤时亦可导致休克。

(2)发热　骨折后一般体温正常。出血量较大的骨折,如股骨骨折、骨盆骨折,血肿吸收时可出现低热,一般不超过 38℃;开放性骨折出现高热时,应考虑合并感染的可能。

2.局部表现

(1)骨折的一般表现　局部疼痛、肿胀、皮肤瘀斑、压痛和功能障碍。

(2)骨折的特有体征　①畸形:骨折段移位可使患肢外形发生改变,主要表现为缩短、成角或旋转畸形。②反常活动:正常情况下肢体不能活动的部位,骨折后可出现不正常的活动。③骨擦音或骨擦感:骨折后,两骨折端相互摩擦时,可产生骨擦音或骨擦感。

值得注意的是,有些骨折如裂缝骨折、嵌插骨折、青枝骨折、凹陷性骨折、骨骺分离可不出现上述特有体征,但不能排除骨折的可能,应行 X 线检查以确诊。

【影像学检查】X 线检查对骨折的诊断和治疗具有重要价值。凡疑为骨折者应常规进行 X 线检查,可以显示临床上难以发现的不完全性骨折、深部的骨折、关节内骨折和小的撕脱性骨折等。

注意:①一般拍摄应包括邻近一个关节在内的正、侧位片。②特殊位置,如掌骨、跖骨需拍正、斜位片;跟骨需拍侧位、轴心位片;腕舟状骨需拍正位和蝶位片。③不易确定损伤情况时,需拍对侧肢体相应部位的 X 线片,以便进行对比。

CT 检查在诊断髋关节、骨盆、脊柱骨折的破坏和移位程度上有明显的优势,MRI 检查对明确骨折合并脊髓损伤、膝关节半月板、韧带和软组织损伤的诊断上,是其他影像学手段无法替代的。

三、骨折的并发症

骨折发生的同时可并发全身和局部损伤,若不能及时发现或处理不恰当,会影响治疗效果甚至危及患者的生命,因此应特别注意预防和及时正确予以处理。

(一)早期并发症

(1)休克　严重创伤,骨折引起大出血或重要器官损伤所致。

(2)脂肪栓塞　多发生于成人,是由于骨折处髓腔内血肿张力过大,骨髓被破坏,脂肪滴进入破裂的静脉窦内,可引起肺、脑脂肪栓塞。

(3)重要脏器的损伤　严重暴力致骨折外,还可引起肝、脾、肺的破裂和膀胱、尿道、直肠等脏器损伤。

(4)重要周围组织损伤　①重要血管、周围神经损伤:股骨髁上骨折——腘动脉损伤;胫骨上段骨折——胫前、胫后动脉损伤;伸直型肱骨髁上骨折——肱动脉损伤;肱骨中、下 1/3 交界处骨折——桡神经损伤;腓骨颈骨折——腓总神经损伤。②脊髓损伤:颈段、胸腰段脊柱的骨折可引起脊髓损伤导致不同程度的上肢骨折,腓骨头、颈骨折,髋臼后缘骨折合并股骨头脱位时常常损伤周围神经,出现相应损伤症状。

(二)中、晚期并发症

(1)坠积性肺炎　主要发生于因骨折长期卧床不起的患者,特别是老年、体弱和伴有慢性病的患者,应鼓励患者积极进行功能锻炼,及早下床活动。

(2)褥疮　严重创伤骨折,长期卧床不起,骨突起处受压,局部血循环障碍,易形成褥疮。常见部位有骶骨部、髋部、足跟部。特别是截瘫患者,由于失去神经支配,缺乏感觉,局部血循环更差,不仅容易发生褥疮,而且发生后难以治愈,常成为全身感染的来源。

(3)下肢深静脉血栓形成　多见于骨盆骨折或下肢骨折,下肢长时间制动,静脉血流缓慢,加之创伤所致血液高凝状态,易发生血栓形成。应加强康复锻炼。

(4)感染　开放性骨折,特别是污染较重或伴有较严重的软组织损伤者,若清创不彻底,坏死组织残留或软组织覆盖不佳,极有可能发生感染。处理不当可致化脓性骨髓炎。

(5)损伤性骨化　又称骨化性肌炎。由关节扭伤、脱位或关节附近骨折时,骨膜剥离形成骨膜下血肿,如处理不当可使血肿扩大,机化并在关节附近软组织内广泛骨化,造成严重的关节活动功能障碍。特别多见于肘关节,如肱骨髁上骨折时,反复暴力复位或骨折后肘关节伸屈活动受限而进行的强力反复牵拉。

(6)创伤性关节炎　关节内骨折时,关节面遭到破坏,如未能准确复位,骨愈合后使关节面不平整,长期磨损易引起创伤性关节炎,致使关节活动时出现疼痛。

(7)关节僵硬　指患肢长时间固定,静脉和淋巴回流不畅,关节周围组织中浆液纤维性渗出和纤维蛋白沉积,发生纤维粘连,并伴有关节囊和周围肌挛缩,致使关节活动障碍。这是骨折和关节损伤最为常见的并发症。

(8)急性骨萎缩　损伤所致关节附近的痛性骨质疏松,亦称反射性交感神经性骨营养不良。好发于手、足骨折后,典型症状是疼痛和血管舒缩紊乱。疼痛与损伤程度不一致,随邻近关节活动而加剧,局部有烧灼感。早期皮温升高,水肿及汗毛、指甲生长加快,随之皮温低、多汗、皮肤光滑,汗毛脱落。致手或足肿胀、僵硬、寒冷、略呈青紫达数月之久。

(9)缺血性骨坏死　广泛、长时间完全缺血,大量肌肉坏疽,常需截肢。如有大量毒素进入血循环,还可致休克、心律不齐和急性肾衰竭。

(10)缺血性肌挛缩　是骨折最严重的并发症之一,是骨筋膜室综合征处理不当的严重后果。它可由骨折和软组织损伤直接所致,更常见的是骨折处理不当所造成,特别是外固定过紧,肌体,肌群缺血坏死,最终机化,形成瘢痕,逐渐挛缩畸形,典型的畸形有爪形手和足。提高对骨筋膜室综合征的认识并及时予以正确处理是防止缺血性肌挛缩发生的关键。

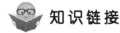 **知识链接**

骨筋膜室综合征的临床特点

骨筋膜室综合征是由骨、骨间膜、肌间隔和深筋膜形成的骨筋膜室内肌肉和神经因急性缺血而产生的一系列早期征候群。最多见于前臂掌侧和小腿,常由创伤骨折的血肿和组织水肿使其室内容积增加或外包扎过紧、局部压迫使骨筋膜室容积减小而导致骨筋膜室内压力增高所致。

当压力达到一定程度:前臂 8.7kPa(65mmHg),小腿 7.3kPa(55mmHg),可使供应肌肉的小动脉关闭,形成缺血-水肿-缺血的恶性循环。

四、骨折愈合

(一)骨折愈合过程

骨折愈合是一个复杂的过程,是连续进行的。从组织学和生物学的变化,可将其分为三个阶段,三者之间不可截然分开,而是相互交织演进。

1. 血肿炎症机化期

伤后 6～8 小时,由于内外凝血系统的激活,骨折断端的血肿凝结成血块,局部产生无菌性炎症反应血肿逐渐机化,骨内外膜处开始形成骨样组织,这一过程约在骨折后 2 周完成。

2. 骨痂形成期

骨内膜和骨外膜的成骨细胞增生在骨折端内、外形成的骨样组织逐渐骨化,形成新骨,称为膜内化骨。新骨不断增多并紧贴骨皮质内、外面逐渐向骨折端生长,彼此会合形成梭形,称为内骨痂和外骨痂。骨折断端间及髓腔内的纤维组织亦逐渐转化为软骨组织,并随软骨细胞的增生、钙化而骨化,称为软骨内化骨,而在骨折处形成环状骨痂和髓腔内骨痂。两部分骨痂会合后,这些原始骨痂不断钙化而逐渐加强,当其达到足以抵抗肌收缩及成角、剪力和旋转力时,骨折已达到临床愈合,一般约需 4～8 周。X 线片上可见骨折周围有梭形骨痂阴影,仍隐约可见骨折线。

3. 骨痂塑形期

原始骨痂中新生骨小梁逐渐增加,且排列逐渐规则和致密,骨折断端的坏死骨经死骨清除和新骨形成的爬行替代而复活,骨折部位形成骨性连接。一般约需 8～12 周。随着肢体活动和负重,应力轴线上的骨痂不断得到加强,应力轴线以外的骨痂,逐渐被清除。并且骨髓腔重新沟通,骨的正常结构恢复。

(二)骨折临床愈合标准

(1)局部无压痛及纵向叩击痛。

(2)局部无异常活动。

(3)X 线片显示骨折处有连续性骨痂,骨折线已模糊。

(4)拆除外固定后,上肢能向前平举 1kg 重物持续达 1 分钟;下肢不扶拐能在平地连续步行 3 分钟,并不少于 30 步;连续观察 2 周骨折处不变形。

注意:对第(2)、(4)项测定必须慎重,不宜在去除固定后立即进行,以免再次引起骨折。

(三)影响骨折愈合的因素

骨折愈合是受多种因素影响的复杂过程,其中有有利因素,也有不利因素。对于这些因素应有充分的认识,以便发挥有利因素,避免和克服不利因素,促进骨折愈合,缩短治疗时间。

1. 全身因素

(1)年龄　不同年龄骨折愈合差异很大,如新生儿股骨骨折 2 周可达坚固愈合,儿童骨折愈合较快,成人股骨骨折一般需 3 个月左右,老年人骨折所需时间较长。

(2)健康状况　健康状况欠佳,特别是患有慢性消耗性疾病者,如糖尿病、营养不良症、恶性肿瘤以及钙磷代谢紊乱,骨折愈合时间明显延长。

2.局部因素

(1)骨折的类型和数量 螺旋形和斜形骨折的骨折断面接触面大,愈合较快。横形骨折断面接触面小,愈合较慢。多发性骨折或一骨多段骨折,愈合较慢。

(2)骨折部位的血液供应 这是影响骨折愈合的重要因素,骨折的部位不同,骨折段的血液供应状况也不同。

(3)软组织损伤程度 严重的软组织损伤,特别是开放性损伤,可直接损伤骨折段附近的肌肉、血管和骨膜,破坏从其而来的血液供应,影响骨折的愈合。

(4)软组织嵌入 若有肌、肌腱等组织嵌入两骨折端之间,不仅影响骨折的复位,而且阻碍两骨折端的对合及接触,骨折难以愈合甚至不愈合。

(5)感染 开放性骨折时,局部感染可导致化脓性骨髓炎,软组织坏死和死骨形成严重影响骨折愈合。

3.治疗方法的影响

(1)反复多次的手法复位可损伤局部软组织和骨外膜,不利于骨折愈合,应予避免。

(2)切开复位时,软组织和骨膜剥离过多影响骨折段血供,可能导致骨折延迟愈合或不愈合。

(3)开放性骨折清创时,过多摘除碎骨片,造成骨质缺损,影响骨折愈合。

(4)骨折行持续骨牵引治疗时,牵引力过大,可造成骨折段分离,并可因血管痉挛而致局部血液供应不足,导致骨折延迟愈合或不愈合。

(5)骨折固定不牢固,骨折处仍可受到剪力和旋转力的影响,干扰骨痂生长,不利于骨折愈合。

(6)过早和不恰当的功能锻炼,可能妨碍骨折部位的固定,影响骨折愈合。

五、骨折的治疗原则

(一)三大原则

治疗骨折有三大原则,即复位、固定和功能锻炼。

(1)复位 是骨折愈合过程顺利进行的必要条件。

(2)固定 是骨折愈合的关键。

(3)功能锻炼 是恢复患肢功能的重要保证。

(二)骨折的复位

1.复位标准

(1)解剖复位 骨折段通过复位,恢复了正常的解剖关系,对位(两骨折端的接触面)和对线(两骨折段在纵轴上的关系)完全良好时,称解剖复位。

(2)功能复位 经复位后,两骨折段虽未恢复至正常的解剖关系,但在骨折愈合后对肢体功能无明显影响者,称功能复位。每一部位功能复位的要求均不一样,一般认为功能复位的标准是:①旋转移位、分离移位必须完全矫正。②缩短移位在成人下肢骨折不超过1cm;儿童若无骨骺损伤,下肢缩短在2cm以内,在生长过程中可自行矫正。③成角移位,下肢骨折轻微的向前向后成角,与关节活动方向一致,日后可自行矫正;向侧方成角移位,与关节活动方向垂直,日后不能矫正,必须完全复位。④长骨干横行骨折,骨折端对位至少达 1/3 左右,干骺端骨折至少应对位 3/4 左右。

2. 复位方法

(1)手法复位　应用手法使骨折复位,称为手法复位。大多数骨折均可采用手法复位的方法矫正其移位,获得满意效果。

(2)切开复位　即手术切开骨折部位的软组织,暴露骨折段,在直视下将骨折复位称为切开复位。切开复位的指征:①骨折端之间有肌或肌腱等软组织嵌入,手法复位失败者;②关节内骨折,手法复位后对位不良,将影响关节功能者;③手法复位未能达到功能复位的标准,将严重影响患肢功能者;④骨折并发主要血管、神经损伤,修复血管、神经的同时,宜行骨折切开复位;⑤多处骨折,为便于护理和治疗,防止并发症,可选择适当的部位行切开复位。

(三)骨折的固定

1. 外固定

主要用于骨折经手法复位后的患者,也有些骨折经切开复位内固定术后,需加用外固定者。目前常用的外固定方法有小夹板、石膏绷带、外展架、持续牵引和外固定器等。

(1)小夹板固定　是利用具有一定弹性的柳木板、竹板或塑料板制成的长、宽合适的小夹板,在适当部位加固定垫,绑在骨折部肢体的外面,外扎横带,以固定骨折。

小夹板固定的指征:①四肢闭合性管状骨骨折,但股骨骨折因大腿肌牵拉力强大,需结合持续骨牵引;②四肢开放性骨折,创口小,经处理创口已愈合者;③四肢陈旧性骨折,仍适合于手法复位者。

小夹板固定的优缺点:

优点:小夹板固定能有效地防止再发生成角、旋转和侧方移位,这是由于横带和固定垫的压力可使残余的骨折端侧方或成角移位能进一步矫正;小夹板固定一般不包括骨折的上、下关节,便于及早进行功能锻炼,促进骨折愈合,防止关节僵硬。小夹板固定具有固定可靠、骨折愈合快、功能恢复好、治疗费用低、并发症少等优点。

缺点:小夹板固定必须掌握正确的原则和方法,绑扎太松或固定垫应用不当,易导致骨折再移位;绑扎太紧可产生压迫性溃疡、缺血性肌挛缩,甚至肢体坏疽等严重后果;特别是绑扎过紧引起缺血性肌挛缩,是骨折最严重的并发症,常导致严重的功能障碍,应注意预防。

(2)石膏绷带固定　是用熟石膏(无水硫酸钙)的细粉末撒布在特制的稀孔纱布绷带上,做成石膏绷带,用温水浸泡后,包在患者需要固定的肢体上,3～10 分钟即可硬结成型,并逐渐干燥坚固,对患肢起有效的固定作用。

石膏绷带固定的指征:①开放性骨折清创缝合术后,创口愈合之前不宜使用小夹板固定者;②某些部位的骨折,小夹板难以固定者,如脊柱骨折;③某些骨折切开复位内固定后,如股骨骨折髓内钉或钢板螺丝钉固定术后,作为辅助性外固定;④畸形矫正后矫形位置的维持和骨关节手术后的固定,如腕关节融合术后;⑤化脓性关节炎和骨髓炎患肢的固定。

石膏绷带固定的优缺点:

优点:可根据肢体的形状塑型,固定作用确实可靠,可维持较长时间。

缺点:无弹性,不能调节松紧度,固定范围较大,一般须超过骨折部的上、下关节,无法进行关节活动功能锻炼,易引起关节僵硬。

石膏绷带固定的注意事项：①应在石膏下垫置枕头，抬高患肢，以利消除肿胀；②包扎石膏绷带过程中，需将肢体保持在某一特殊位置时，助手可用手掌托扶肢体，不可用手指顶压石膏，以免产生局部压迫而发生溃疡；③石膏绷带未凝结坚固前，不应改变肢体位置，特别是关节部位，以免石膏折断；④石膏绷带包扎完毕，应在石膏上注明骨折情况和日期；⑤观察石膏绷带固定肢体远端皮肤的颜色、温度、毛细血管充盈、感觉和指（趾）的运动。如遇持续剧烈疼痛、患肢麻木、颜色发紫和皮温下降，则是石膏绷带包扎过紧引起的肢体受压，应立即将石膏全长纵向切开减压，否则继续发展可致肢体坏疽；⑥肢体肿胀消退引起石膏过松，失去固定作用，应及时更换；⑦石膏绷带固定过程中，应作主动肌肉舒缩锻炼，未被固定的关节应早期活动。

（3）外展架固定　将用铅丝夹板、铝板或木板制成的外展架用石膏绷带固定于患者胸廓侧方，可将肩、肘、腕关节固定于功能位，患肢处于抬高位，有利于消肿、止痛，且可避免肢体重量的牵拉而产生骨折分离移位。

外展架固定的指征：①肱骨骨折合并桡神经损伤或肱骨干骨折手法复位，小夹板固定后；②肿胀严重的上肢闭合性骨折和严重的上臂或前臂开放性损伤；③臂丛神经牵拉伤；④肩胛骨骨折；⑤肩、肘关节化脓性关节炎或关节结核。

（4）持续牵引　牵引既有复位作用，也是外固定。持续牵引分为皮肤牵引和骨牵引。皮肤牵引是将宽胶布条或乳胶海绵条粘贴在皮肤上或利用四肢尼龙泡沫套进行牵引。骨牵引是用骨圆钉或不锈钢针贯穿骨端松质骨，通过螺旋或滑车装置予以牵引。

持续牵引的指征：①颈椎骨折脱位——枕颌布托牵引或颅骨牵引；②股骨骨折——大腿皮肤牵引或胫骨结节骨牵引；③胫骨开放性骨折——跟骨牵引；④开放性骨折合并感染；⑤复位困难的肱骨髁上骨折——尺骨鹰嘴骨牵引。

持续牵引的方法和牵引重量应根据患者的年龄、性别、肌肉发达程度、软组织损伤情况和骨折的部位来选择。其牵引重量太小，达不到复位和固定的目的；重量过大，可产生骨折分离移位。如股骨干闭合性骨折而行胫骨结节骨牵引的，其牵引重量一般为体重的 $1/8\sim1/7$。

（5）外固定器　即将骨圆钉穿过远离骨折处的骨骼，利用夹头和钢管组装成的外固定器固定。利用夹头在钢管上的移动和旋转矫正骨折移位。

外固定器适用于：①开放性骨折；②闭合性骨折伴广泛软组织损伤；③骨折合并感染和骨折不愈合；④截骨矫形或关节融合术后。

外固定器的优点是固定可靠，易于处理伤口，不限制关节活动，可行早期功能锻炼。

2.内固定

内固定用于切开复位后，采用金属内固定物，如接骨板、螺丝钉、髓内钉和加压钢板等将骨折段于解剖复位的位置予以固定。有些骨折，如股骨颈骨折，可于手法复位后，在 X 线监视下，从股骨大转子下方，向股骨颈穿入三刃钉或钢针作内固定。

（四）功能锻炼

功能锻炼是骨折治疗的重要阶段，是防止发生并发症和及早恢复功能的重要保证。应在医务人员指导下，充分发挥患者的积极性，遵循动静结合、主动与被动运动相结合、循序渐进的原则，鼓励患者早期进行功能锻炼，促进骨折愈合和功能恢复，防止一些并发症发生。

（1）早期阶段　骨折后 $1\sim2$ 周内，此期功能锻炼的目的是促进患肢血液循环，消除肿胀，防止肌萎缩。由于患肢肿胀、疼痛、易发生骨折再移位，功能锻炼应以患肢肌主动舒缩活动为主。原则上,骨折上、下关节暂不活动。但身体其他各部关节则应进行功能锻炼。

(2)中期阶段　即骨折2周以后,患肢肿胀已消退,局部疼痛减轻,骨折处已有纤维连接,日趋稳定。此时应开始进行骨折上、下关节活动,根据骨折的稳定程度,其活动强度和范围逐渐缓慢增加,并在医务人员指导和健肢的帮助下进行,以防肌萎缩和关节僵硬。

(3)晚期阶段　骨折已达临床愈合标准,外固定已拆除。此时是功能锻炼的关键时期,特别是早、中期功能锻炼不足的患者,肢体部分肿胀和关节僵硬应通过锻炼,尽早使之消除,并辅以物理治疗和外用药物熏洗,促进关节活动范围和肌力的恢复,早日恢复正常功能。

六、骨折的急救和开放性骨折的处理

(一)骨折的急救

现场急救不仅要注意骨折的处理,而且要注意全身情况的处理。骨折急救的目的是用最为简单而有效的方法抢救生命、保护患肢、迅速转运,以便尽快得到妥善处理。

(1)抢救休克　首先检查患者全身情况,如处于休克状态,应注意保温,尽量减少搬动,有条件时应立即输液、输血。合并颅脑损伤处于昏迷状态者,应注意保持呼吸道通畅。

(2)包扎伤口　开放性骨折,伤口出血绝大多数可用加压包扎止血。大血管出血,加压包扎不能止血时,可采用止血带止血。最好使用充气止血带,并应记录所用压力和时间。创口用无菌敷料或清洁布类予以包扎,以减少再污染。若骨折端已戳出伤口,并已污染,又未压迫重要血管、神经者,不应将其复位,以免将污物带到伤口深处。应送至医院经清创处理后,再行复位。若在包扎时,骨折端自行滑入伤口内,应做好记录,以便在清创时进一步处理。

(3)妥善固定　固定是骨折急救的重要措施。凡疑有骨折者,均应按骨折处理。闭合性骨折者,急救时不必脱去患肢的衣裤和鞋袜,以免过多地搬动患肢,增加疼痛。若患肢肿胀严重,可用剪刀将患肢衣袖和裤脚剪开,减轻压迫。骨折有明显畸形,并有穿破软组织或损伤附近重要血管、神经的危险时,可适当牵引患肢,使之变直后再行固定。

(4)迅速转运　患者经初步处理,妥善固定后,应尽快地转运至就近的医院进行治疗。

(二)开放性骨折的处理

开放性骨折即骨折部位皮肤和黏膜破裂,骨折与外界相通。它可由直接暴力作用,使骨折部软组织破裂,肌肉挫伤所致。亦可由于间接暴力,由骨折端自内向外刺破肌肉和皮肤引起。前者骨折所伴软组织损伤远比后者严重。

开放性骨折的最大危险是由于创口被污染,大量细菌侵入,并在局部迅速繁殖,导致骨感染。严重者可致肢体功能障碍、残废,甚至引起生命危险。

开放性骨折根据软组织损伤的轻重,可分为三度:

第一度:皮肤由骨折端自内向外刺破,软组织损伤轻。

第二度:皮肤割裂或压碎,皮下组织与肌组织中度损伤。

第三度:广泛的皮肤,皮下组织与肌肉严重损伤,常合并血管、神经损伤。

开放性骨折的处理原则是及时正确地处理创口,尽可能地防止感染,力争将开放性骨折转化为闭合性骨折。

1. 术前检查与准备

(1)询问病史,了解创伤的经过、受伤的性质和时间,急救处理的情况等。

(2)检查全身情况,是否有休克和其他危及生命的重要器官损伤。

(3)通过肢体的运动、感觉,动脉搏动和末梢血循环状况,确定是否有神经、肌腱和血管损伤。

(4)观察伤口,估计损伤的深度,软组织损伤情况和污染程度。

(5)拍摄患肢正、侧位 X 线片,了解骨折类型和移位。

2. 清创的时间

原则上,清创越早,感染机会越少,治疗效果越好。早期细菌停留在创口表面,仅为污染,以后才繁殖并侵入组织内部发生感染,这段时间称为潜伏期。因此,应争取在潜伏期内,感染发生之前进行清创。一般认为在伤后 6～8 小时内清创,创口绝大多数能一期愈合,应尽可能争取在此段时间内进行。若受伤时气温较低,如在冬天,伤口污染较轻,周围组织损伤也较轻,其清创时间可适当延长。少数病例在伤后 12～24 小时,甚至个别病例超过 24 小时还可进行清创。但绝不可有意拖延清创时间,以免增加感染的机会,造成不良后果。

3. 清创的要点

开放性骨折的清创术包括清创、骨折复位和软组织修复以及伤口闭合。它的要求比单纯软组织损伤更为严格,一旦发生感染,将导致化脓性骨髓炎。

(1)清创 清创即将污染的创口,经过清洗、消毒,然后切除创缘、清除异物,切除坏死和失去活力的组织,使之变成清洁的创口。手术应在臂丛麻醉或硬膜外麻醉下进行。为了减少出血,特别是伴有血管创伤时,可在使用止血带下手术。由于止血带下不易确定组织的血液供应状况,初步清创止血后,放开止血带,应再一次清创切除无血液供应的组织。

①清洗:无菌敷料覆盖创口,用无菌刷及肥皂液刷洗患肢 2～3 次,范围包括创口上、下关节,刷洗后用无菌生理盐水冲洗,创口内部一般不刷洗,如污染严重,可用无菌纱布轻柔清洗,用生理盐水冲洗。然后可用 0.1％活力碘(聚吡咯酮碘)冲洗创口或用纱布浸湿 0.1％活力碘敷于创口,再用生理盐水冲洗。常规消毒铺巾后行清创术。

②切除创缘:切除创缘皮肤 1～2mm,皮肤挫伤者,应切除失去活力的皮肤。从浅至深,清除异物,切除污染和失去活力的皮下组织、筋膜、肌肉。对于肌腱、神经和血管,应在尽量切除其污染部分的情况下,保留组织的完整性,以便予以修复。清创应彻底,避免遗漏无效腔和死角。

③关节韧带和关节囊严重挫伤者,应予切除。若仅污染,则应在彻底切除污染物的情况下,尽量予以保留,对关节以后的功能恢复十分重要。

④骨外膜应尽量保留,以保证骨愈合。若已污染,可仔细将其表面切除。

⑤骨折端的处理:既要彻底清理干净,又要尽量保持骨的完整性,以利骨折愈合。骨端的污染程度在密质骨一般不超过 0.5～1.0mm,松质骨则可深达 1cm。密质骨的污染可用骨凿凿除或用咬骨钳咬除,污染的松质骨可以刮除,污染的骨髓腔应注意将其彻底清除干净。粉碎性骨折的骨片应仔细加以处理:游离的小骨片可以去除,与周围组织尚有联系的小骨片应予保留,并应复位,有助于骨折愈合;大块的骨片,即使已完全游离也不能摘除,以免造成骨缺损,影响骨折愈合,甚至导致骨不连接。应将其用 0.1％活力碘浸泡 5 分钟,然后用生理盐水冲洗后,重新放回原骨折处,以保持骨的连续性。

⑥再次清洗：彻底清创后，用无菌生理盐水再次冲洗创口及其周围2～3次。然后用0.1％活力碘浸泡或湿敷创口3～5分钟，该溶液对组织无不良反应。若创口污染较重，且距伤后时间较长，可加用3％过氧化氢溶液清洗，然后用生理盐水冲洗，以减少厌氧菌感染的机会。再清洗后应更换手套、敷单及手术器械，继续进行组织修复手术。

（2）组织修复

①骨折固定：清创后，应在直视下将骨折复位，并根据骨折的类型选择适当的内固定方法将骨折固定。固定方法应以最简单、最快捷为宜，必要时术后可适当加用外固定。骨折稳定或复位后不易再移位者，可不作内固定，而单纯选用外固定。第三度开放性骨折及第二度开放性骨折清创时间超过伤后6～8小时者，不宜应用内固定，可选用外固定器固定。因为超过6～8小时，创口处污染的细菌已渡过潜伏期，进入按对数增殖的时期，内固定物作为无生命的异物，机体局部抵抗力低下，且抗菌药物难以发挥作用，容易导致感染。一旦发生感染，则内固定物必须取出，否则感染不止，创口不愈。

②重要软组织修复：肌腱、神经、血管等重要组织损伤，应争取在清创时采用合适的方法予以修复，以便早日恢复肢体功能。

③创口引流：用硅胶管，置于创口内最深处，从正常皮肤处穿出体外，并接以负压引流瓶，于24～48小时后拔除。必要时，在创口闭合前可将抗生素或抗生素缓释剂置入创口内。

（3）闭合创口　完全闭合创口，争取一期愈合，是达到将开放性骨折转化为闭合性骨折的关键，也是清创术争取达到的主要目的。对于第一、二度开放性骨折，清创后，大多数创口能一期闭合。第三度开放性骨折，亦应争取在彻底清创后，采用各种不同的方法，尽可能地一期闭合创口。显微外科的发展，为这类损伤的治疗提供了更好的方法和更多的机会。

①直接缝合：皮肤无明显缺损者，多能直接缝合。垂直越过关节的创口，虽然没有皮肤缺损，也不宜直接缝合，以免创口瘢痕挛缩，影响关节的活动。应采用Z字成形术予以闭合。

②减张缝合和植皮术：皮肤缺损，创口张力较大，不能直接缝合，如周围皮肤及软组织损伤较轻，可在创口一侧或两侧作与创口平行的减张切口。缝合创口后，如减张切口可以缝合者则直接缝合，否则于减张切口处植皮。如创口处皮肤缺损，而局部软组织床良好，无骨和神经、血管等重要组织外露，亦可在创口处直接植皮。

③延迟闭合：第三度开放性骨折，软组织损伤严重，一时无法完全确定软组织坏死情况，感染的机会较大。清创后，可将周围软组织覆盖骨折处，敞开创口，用无菌敷料湿敷，观察3～5天，可再次清创，彻底切除失活组织，进行游离植皮。如植皮困难，可用皮瓣移植覆盖。

④皮瓣移植：伴有广泛软组织损伤的第三度开放性骨折，骨折处外露，缺乏软组织覆盖，极易导致感染。应设法将创口用各种不同的皮瓣加以覆盖，如局部转移皮瓣、带血管蒂岛状皮瓣或吻合血管的游离皮瓣移植等。

清创过程完成后，根据伤情选择适当的固定方法固定患肢。应使用抗生素预防感染，并应用破伤风抗毒素。

七、骨折不能正常愈合的处理

(一)骨折延迟愈合

骨折经治疗，超过一般愈合所需的时间，其断端仍未出现连接，称骨折延迟愈合。X线片显示骨折端骨痂少,轻度脱钙,骨折线仍明显,但无骨硬化表现。

骨折延迟愈合除患者全身营养不良等因素外,主要原因是骨折复位后固定不确实,骨折端存在剪力和旋转力或者牵引过度所致的骨端分离。骨折延迟愈合表现为骨折愈合较慢,但仍有继续愈合的能力和可能性,针对原因经过适当的处理,仍可达到骨折愈合。

(二)骨折不愈合

骨折经过治疗,超过一般愈合时间,且经再度延长治疗时间,仍达不到骨性愈合。X线片显示为骨折端骨痂少,骨端分离,两断端萎缩光滑,骨髓腔被致密硬化的骨质所封闭。临床上骨折处有假关节活动,称为骨折不愈合或骨不连接。

骨折不愈合多由于骨折端间嵌夹较多软组织,开放性骨折清创时去除的骨片较多造成的骨缺损,多次手术对骨的血液供应破坏较大等因素所致。骨折不愈合,不可能再通过延长治疗时间而达到愈合,而需切除硬化骨,打通骨髓腔,修复骨缺损。一般需行植骨、内固定,必要时还需加用石膏绷带外固定予以治疗。带血管蒂的骨膜和骨移植以及吻合血管的游离骨膜和骨移植已成为治疗骨折不愈合的重要方法。近年来有应用低频电磁场治疗无骨质缺损的骨折不愈合成功者,可使某些病例免去手术。

(三)骨折畸形愈合

即骨折愈合的位置未达到功能复位的要求,存在成角、旋转或重叠畸形。畸形愈合可能由于骨折复位不佳,固定不牢固或过早地拆除固定,受肌肉牵拉、肢体重量和不恰当负重的影响所致。

(1)畸形较轻,对功能影响不大者,可不予处理。

(2)畸形明显影响肢体功能者需行矫正。

(3)如骨折愈合时间在2~3个月,骨痂尚不坚固,可在麻醉下行手法折骨,将其在原骨折处折断,重新复位和固定,使其在良好的位置愈合。

(4)如骨折愈合已很坚固,则应行截骨矫形术。

 目标检测

一、简答题

1.简述骨折的分类。

2.骨折的临床表现和骨折的专有体征有哪些?

3.简述骨折的愈合标准和影响骨折的愈合因素。

4.骨折的早期并发症有哪些?

5.骨折的治疗原则有哪些?

6.骨折手术复位的指征有哪些?

二、案例分析

患者,男,32岁,驾车撞树受伤,伤后左髋关节疼痛剧烈不能活动。查体:患肢短缩,呈屈曲、内收、内旋畸形,应首先考虑的诊断是什么,治疗原则有哪些。

第五十章　骨科检查法

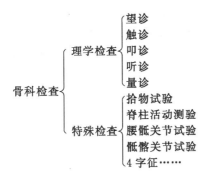

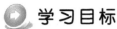 学习目标

【知识目标】

1. 掌握常用的特殊检查。

2. 熟悉骨科理学检查方法。

3. 了解骨科常用检查法。

【能力目标】运用理论知识体系,掌握骨科常用特殊检查。

骨科检查是指对骨、关节和有关肌肉、血管、神经的专科检查方法。目前有理学、影像学、电生理、关节内镜、实验室检查、组织学检查及基因诊断技术等多种检查方法,但最基本、最常用的仍然是理学检查法,理学检查法又称体格检查,是本着主动与被动检查相结合,静态与动态检查相结合,两侧对比、一般和特殊检查相结合的原则,结合病史,综合地分析和判断。

一、理学检查

骨科理学检查方法包括以下几点。

(一)望诊

了解骨及关节肌肉的整体状况:包括骨骼发育、肌肉状态、身体姿势、步态;同时还要观察包括皮肤、骨、关节、肌肉的形态与健侧相对应部位是否对称等。

(二)触诊

局部触压,以了解病变部位、范围、肿物大小及有无压痛、皮温变化、形态改变,有无异常活动或异常感觉,触觉肌张力是否正常。

(三)叩诊

常用于反射检查及明确骨折、脊柱病变等。有时可纵向叩击肢体远端,按疼痛发生部位,来寻找骨折或病变处。

(四)动诊

通过观察患者的主动活动,再行被动检查,以了解关节活动及肌肉收缩的情况。

(五)量诊

包括测量肢长、肢周径、关节活动度、肌力及感觉障碍的区域范围等。

1. 重力线(轴线)

用以了解上下肢的骨或关节有无内、外翻或旋转畸形。

(1)上肢的力线 肱骨头中心、桡骨头和尺骨头应当在一直线上。正常肘关节的生理外翻角(提携角),女性 20°、男性 10°左右。

(2)下肢的力线 髂前上棘、髌中央和第一趾蹼应在一直线上。正常膝关节的生理外翻角,男性 1°~10°,女性约 10°。

2.肢体长度测量法

先将两侧肢体置于对称位置,以相同的解剖标志为起止点测量,双侧对比。测量上肢的肩峰-鹰嘴-尺桡骨茎突的距离,下肢的髂前上棘-髌前-内外踝的距离。

3.四肢周径测量法

取两侧肢体的对称部位,用软尺对比测量周径。上肢周径常常测双侧肱二头肌腹周径;大腿周径在髌骨上 10cm 或 15cm 处;小腿周径往往以腓肠肌腹周径。

4.角度测量法

可用量角器测量。运动角度是测量其伸、屈、展、收等关节活动角度,均以各关节的中立位(即立正姿势时各个关节的位置)为 0°起点计算。如脊柱屈伸、侧弯活动范围以 $\frac{左}{后}\underset{前}{\times}右$ 格式表示,颈段正常为 $30\underset{35}{\overset{35}{\times}}30$,腰段为 $\underset{20}{\overset{45}{\times}}30$,畸形角度亦按此准则计算,其命名有两种:一是以远段肢体指向内、外,而称内翻、外翻畸形;另一种是以夹角指向,为成角方向。

5.神经系统检查

(1)肌力的测量法 嘱患者主动收缩指定的肌肉或肌组,测定其对抗引力或不同阻力的能力,用以判断肌肉的瘫痪程度。肌力分为六级。0 级:肌肉完全无收缩;1 级:肌肉稍有收缩,关节无活动;2 级:肌肉收缩可使关节活动,但不能对抗重力;3 级:能达到关节完全动度,但不能对抗阻力;4 级:有抗重力和抗阻力的收缩;5 级:为正常肌肉。

(2)肌张力检查 是指肌肉松弛状态下做被动运动时所遇到的阻力。

(3)感觉异常区检查 对触觉、痛觉、温觉、位置觉等的检查。

(4)反射检查 对于深、浅反射和病理反射的检查。

(5)自主神经检查 皮肤、毛发、指甲营养及皮肤划痕情况。

二、常用的特殊检查

(1)拾物试验 了解患者脊柱,特别是腰椎有无结核。嘱患者拾地上玩具,如仅屈髋下蹲而不弯腰拾物者为阳性。

(2)脊柱活动测验 了解患者有无脊柱病变。患者俯卧,握其双踝提起,如腰段不能前弯为阳性。

(3)腰骶关节试验 了解腰骶部是否有病变。①过屈试验:仰卧、抱膝至臀离床,如腰骶部疼痛即为阳性;②过伸试验:俯卧,检查者一手压住患者腰脊柱,另一前臂插入患者两大腿的前侧,并向上抬起,如腰骶部痛为阳性。

(4)骶髂关节试验 了解骶髂关节是否有病变。①骶髂关节扭转试验:患者仰卧,屈健侧髋、膝关节,嘱患者双手抱住其膝,患侧大腿则垂于床缘外。检查者一手按住健侧膝关节,另一手压其患膝关节,使大腿后伸,骶髂关节疼痛者为阳性。②髋关节过伸试验:患者俯卧,检查者一手压住骶骨,另一手握住踝部向上提,使髋过伸,并扭动骶髂关节,故除检查骶髂关节是否有病外,同时也检查髋关节。

(5)"4"字征 检查分两步进行。第一步:仰卧,患侧屈髋屈膝,大腿外展外旋,并将患侧小腿放在对侧大腿前面,若受限制或感疼痛为阳性,说明髋关节有病变。第二步:继上述位置,检查者一手按健侧髂前上棘,另一手向下按患膝关节,如感腰背痛为阳性,说明骶髂关节有病变(图 50-1)。

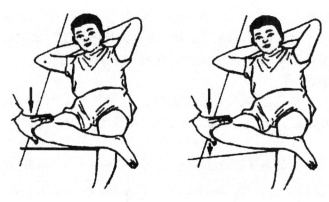

图 50-1 "4"字征检查法

（6）大转子上移征　以了解是否有髋脱位、股骨颈或粗隆间骨折。①内拉通（Nelaton）氏线：患者侧卧，自髂前上棘到坐骨结节作一直线，正常股骨大转子尖恰平此线，如在此线之上方，说明大转子已上移（图 50-2）；②测布莱恩特（Bryant）三角：患者仰卧，从髂前上棘下行作垂直床面的线（AA'），再从股骨大粗隆顶点（B）划一线与垂直线成直角，连接 A、B 即构成一直角三角形。如其底边（BC）的长度（即大转子与髂前上棘间的水平距离）短于健侧，说明大转子已上移（图 50-3）。

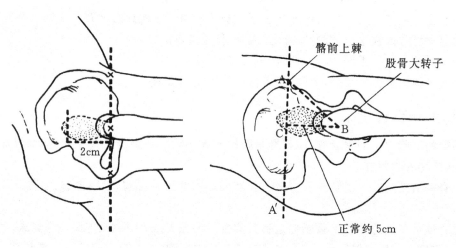

图 50-2　大转子上移内拉通氏线　　　图 50-3　大转子上移布莱恩特三角

（7）托马斯征　了解髋关节是否有伸直受限或髋屈曲畸形。患者仰卧，健侧髋屈曲贴腹壁，使腰部伸直。患肢不能平卧床面而必须屈髋为阳性，大腿与床面形成的夹角，称屈曲畸形角度（图 50-4）。

（8）直腿抬高试验及加强试验　用以鉴别腰腿痛是否为坐骨神经痛。患者仰卧，直髋直膝，先抬高健侧下肢，再抬高患肢。如患侧达不到健侧高度即感腰痛或下肢放射痛，为直腿抬高试验阳性。再将患肢逐渐放低至疼痛刚消失，这时将足过度背屈，又感痛者为加强试验阳性，证实为坐骨神经痛，否则原抬高下肢的腰痛，只是牵拉腰骶部浅部伤所致。

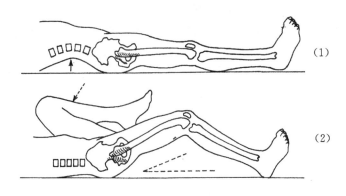

图 50-4　托马斯征

　　(9)浮髌试验　了解膝关节是否有积液或积血。患者仰卧,膝伸直,肌放松。检查者一手压髌骨上囊处,另一手的示指冲击式将髌骨下压,有漂浮感即为阳性。

　　(10)前屈旋颈试验　先令患者头颈部前屈,再左右旋转活动,若颈椎处出现疼痛即为阳性,提示颈椎骨关节病,表明颈椎小关节多有退行性病变。

　　(11)椎间孔挤压实验　患者头转向患侧并稍屈曲,检查者左手掌置于患者头顶,右手轻叩击掌背,当患肢出现放射性疼痛或麻木感时,即为阳性,提示有神经根性损害,见于神经根型颈椎病。

　　(12)颈脊神经根张力试验　患者坐位,检查者一手将患者头部推向健侧,另一手握住患者腕部并向下牵引,如出现患肢的麻木疼痛即为阳性,提示神经根型颈椎病、臂丛损伤或前斜角肌综合征。

　　(13)鞠躬试验　患者站立,做鞠躬动作出现患肢后侧的放射性疼痛即为阳性,提示坐骨神经受压。

　　(14)屈颈试验　患者仰卧,检查者一手按其胸前,一手置其枕后,屈其颈部,若出现腰部及患肢后侧放射性疼痛则为阳性,提示坐骨神经受压。

　　(15)床边试验　患者仰卧,屈健侧髋、膝关节,让患者抱住。患侧大腿垂于床沿外。检查者一手按健膝,一手压患膝,出现骶髂关节疼痛为阳性,说明骶髂关节有病变。

　　(16)伸髋试验　患者俯卧,检查者一手压住患侧骶部,另一手握住患侧踝部将患侧膝关节屈90°后向上提起,使髋关节过伸,此时扭动骶髂关节,如出现疼痛为阳性,提示骶髂关节有病变。

　　(17)腕伸肌紧张试验　患者伸直患侧肘关节,前臂旋前,检查者将患侧腕关节屈曲,若患者肱骨外上髁疼痛即为阳性,提示肱骨外上髁炎。

　　(18)前臂伸肌张力试验　屈曲肘关节,尽量将前臂旋前,然后伸肘,如肱骨外上髁疼痛即为阳性,提示肱骨外上髁炎。

　　(19)芬克斯征　患者拇指握于掌心,使腕关节被动尺偏,桡骨茎突处出现疼痛即为阳性,为桡骨茎突狭窄性腱鞘炎的体征。

　　(20)单足独立试验　患者背向检查者,健侧屈髋屈膝上提,用患肢站立,如健侧骨盆及臀褶下降即为阳性,多见臀中、小肌麻痹,髋关节脱位及陈旧性股骨颈骨折或发育性髋关节脱位。

　　(21)望远镜试验　患者仰卧,检查者一手握膝,一手固定骨盆,上下推动股骨干,若觉察有抽动或响声即为阳性,提示小儿先天性髋关节脱位。

(22)髂胫束试验 患者健侧卧位,健侧屈髋屈膝,检查者一手固定骨盆,一手握患侧踝部,屈髋屈膝达90°,外展大腿并伸直患膝,大腿不能自然下落,并可在大腿患侧触及索条样物或患侧主动内收,足尖不能触及床面,即为阳性,提示髂胫束痉挛。

(23)直尺试验 以直尺置于上臂外侧,一端紧贴肱骨外上髁,则另一端不能贴及肩峰。如另一端能贴及肩峰则为阳性,提示肩关节脱位。

(24)肱二头肌长头紧张试验 患者屈肘,前臂旋后,检查者给予阻力,当有肱二头肌长头肌腱炎时,结节间沟区有疼痛。

(25)冈上肌撞击试验 患者站立,肩外展90°,检查者内旋患者肩关节,运动时感觉疼痛即为阳性,提示冈上肌肌腱损伤。

(26)髌骨摩擦试验 患者仰卧位,伸膝,检查者一手按压髌骨,使其在股骨关节面上下活动,若出现摩擦音或疼痛为阳性,见于髌骨软化症。

(27)伸直受限试验 当膝关节半月板损伤有交锁时,关节不能全伸,表现为伸直后胫骨粗隆不外旋,而维持在髌骨中线上。

(28)局部压痛 内侧半月板损伤时,内侧副韧带中间的关节面部分有明显的压痛点。

(29)伸膝试验 膝关节外侧关节间隙包块,在伸膝时消失,屈膝时出现,可能为外侧半月板囊肿。

(30)指压试验 检查者以指尖置于内侧副韧带前方的关节间隙,屈曲旋转小腿数次,或同时伸膝,若内侧半月板损伤,则可感觉到手指下有物体在移动,并可伴疼痛及摩擦音。

(31)研磨试验 患者俯卧,屈膝90°,检查者双手握患者足部,左腿压住患腿,旋转提起患膝,若出现疼痛,则为侧副韧带损伤;将膝下压,再旋转,如出现疼痛则为半月板损伤;轻微屈曲时痛,则为半月板前角损伤。

(32)侧位运动试验 患者伸膝,检查者一手握踝,一手扶膝,做侧位运动,向内侧推时外侧痛,提示有外侧副韧带损伤;向外推时内侧痛,提示内侧副韧带损伤。

(33)肌警觉征 膝关节结核时,关节活动受限,平衡功能遭到破坏,因此步态停滞不连贯,称为肌警觉征。

 目标检测

一、简答题

1.简述骨科检查原则。

2.肌力如何分级?肌力测量有何临床意义?

3.简述直腿抬高试验及加强试验阳性的临床意义。

二、案例分析

患者,男,30岁,外伤后腰痛伴右下肢麻木1周,为明确诊断需要做哪些检查?最有诊断价值的检查方法是什么?

第五十一章　上肢骨折、关节损伤及肩关节脱位

- 上肢骨折
  - 锁骨骨折：诊断：可根据局部压痛、触及骨断端、反常活动和骨擦感而确诊，同时须注意有无大血管与臂丛损伤。无移位或幼儿无故哭闹而疑有此骨折者应摄X线平片以助诊断。治疗：手法容易复位；用"∞"字形绷带或双圈法。幼儿青枝骨折，仅需用三角巾悬吊患肢3周
  - 肱骨外科颈骨折
    - 无移位骨折
    - 外展型骨折
    - 内收型骨折
    - 粉碎型骨折
  - 肱骨干骨折：临床表现：受伤后，上臂出现疼痛、肿胀、畸形，皮下瘀斑，上肢活动障碍。检查可发现假关节活动，骨摩擦感，骨传导音减弱或消失。治疗：大多数肱骨干横形或斜形骨折可采用非手术方法治疗
  - 肱骨髁上骨折
    - 伸直型
    - 屈曲型
  - 前臂双骨折：临床表现：受伤后，前臂出现疼痛、肿胀、畸形及功能障碍。检查可发现骨摩擦音及假关节活动。尺骨上1/3骨干骨折可合并桡骨小头脱位，称为Monteggia骨折。桡骨干下1/3骨折合并尺骨小头脱位，称为Galeazzi骨折。治疗：手法复位外固定和切开复位内固定
  - 桡骨下端骨折
    - 伸直型骨折
    - 屈曲型骨折
    - 关节面骨折伴腕关节脱位

- 关节损伤及关节脱位
  - 肩关节脱位
  - 肘关节脱位
  - 桡骨头半脱位
  - 共同特征
    - 畸形
    - 关节盂空虚
    - 弹性固定

学习目标

【知识目标】

1.掌握肩关节脱位的特点、诊断和治疗；肱骨干骨折、桡骨下端骨折的移位特点、诊断和治疗。

2.了解锁骨骨折、肱骨髁上骨折的移位特点、诊断和治疗；肱骨外科颈骨折，前臂双骨折的移位特点、诊断和治疗。

【能力目标】运用理论知识体系，掌握上肢骨折、移位特点、诊断和治疗。

第一节 锁骨骨折

锁骨骨折好发于青少年，多为间接暴力引起。多因侧身跌倒，手掌或肩部着地所致，好发于锁骨中段。骨折近段多向上后移位、远段向前下移位，至内移重叠。

【诊断】可根据局部压痛、触及骨断端、反常活动和骨擦感而确诊，同时须注意有无大血管与臂丛损伤。无移位或幼儿无故哭闹而疑有此骨折者应摄 X 线平片以助诊断。

【治疗】

(1)三角巾悬吊 适用于青枝骨折或无移位骨折，悬吊时间为 3～6 周。

(2)手法复位 适用于有移位的骨折。局部麻醉后，患者坐位，挺胸叉腰。术者在患者背后，以膝顶患者两肩胛之间，并将其双肩向外上后方牵拉。助手在患者前面，用手指挤压断端辅助，即可完成复位。

(3)"∞"字绷带固定 复位成功后，患者保持挺胸、提肩姿势，在两腋窝处放置棉垫，然后用宽绷带，经肩-背-肩做"∞"字交叉固定，再用宽胶布沿上述途径拉紧粘贴，加强固定。固定后应密切观察有无神经、血管受压症状。若出现上肢麻木、桡动脉搏动消失，应及时调整。固定时间一般 4 周左右。

(4)切开复位内固定 对复位后再移位，开放性骨折，伴血管损伤、或不能耐受绷带固定者，可行切开复位内固定。

第二节 肩关节脱位

参与肩关节运动的关节包括肱盂关节、肩锁关节、胸锁关节及肩胸(肩胛骨与胸壁形成)关节，但以肱盂关节的活动最为重要。习惯上将肱盂关节脱位称为肩关节脱位。

肱盂关节由肱骨头与肩胛盂构成。肩胛盂浅，由周围的纤维软骨及盂唇加深其凹度，再加上肩峰在肱骨头及肩胛盂的上方形成的臼窝样结构(有学者称为第二关节)，在一定程度上增加了肩关节的稳定性，并使肩关节有最大范围的活动。

【病因与分类】创伤是肩关节脱位的主要原因，多为间接暴力所致。当上肢处于外展外旋位跌倒或受到撞击时，暴力经过肱骨传导到肩关节，使肱骨头突破关节囊而发生脱位。若上肢处于后伸位跌倒，或肱骨后上方直接撞击在硬物上，也可发生肩关节脱位。

根据肱骨头脱位的方向可分为前脱位、后脱位、上脱位及下脱位四型，以前脱位最多见。由于暴力的大小、力作用的方向以及肌肉的牵拉，前脱位时，肱骨头可能位于锁骨下、喙突下、肩前方及关节盂下。

【临床表现与诊断】有上肢外展外旋或后伸着地受伤史,肩部疼痛、肿胀、肩关节活动障碍,患者有以健手托住患侧前臂、头向患侧倾斜的特殊姿势即应考虑有肩关节脱位的可能。检查可发现患肩呈方肩畸形,肩胛盂处有空虚感,上肢有弹性固定;Dugas征阳性:即将患侧肘部紧贴胸壁时,手掌搭不到健侧肩部,或手掌搭在健侧肩部时,肘部无法贴近胸壁;X线正位、侧位片及穿胸位片可确定肩关节脱位的类型、移位方向及有无撕脱骨折。必要时行CT扫描。

严重创伤时,肩关节前脱位可合并神经血管损伤,应注意检查患侧上肢的感觉及运动功能。

【治疗】所有类型的肩关节脱位及所处不同位置的肱骨头,均应首先采用手法复位、外固定方式治疗。

(1)手法复位 一般采用局部浸润麻醉,用Hip-pocrates法复位:患者仰卧,术者站在患侧床边,腋窝处垫棉垫,以同侧足跟置于患者腋下靠胸壁处,双手握住患肢于外展位作徒手牵引,以足跟顶住腋部作为反牵引力。复位成功后再作Dugas征检查,应由阳性转为阴性。

(2)固定方法 对于没有合并关节损伤的患者复位后可用三角巾悬吊上肢,肘关节屈曲90°,腋窝处垫棉垫固定3周,合并大结节骨折者应延长1~2周。部分病例关节囊破损明显,或肩带肌肌力不足者,宜用搭肩位胸肱绷带固定,即将患肢手掌搭在对侧肩部,肘部贴近胸壁,用绷带将上臂固定在胸壁,并托住肘部,这种体位可以纠正肩关节半脱位。

(3)康复治疗 固定期间须活动腕部与手指,解除固定后,鼓励患者主动锻炼肩关节各个方向活动。

对于陈旧性肩关节脱位影响上肢功能者,可选择切开复位术,修复关节囊及韧带。合并神经损伤者,在关节复位后,大多数神经功能可以得到恢复。若判断为神经血管断裂伤应手术修复。

第三节 肱骨干骨折

肱骨外科颈下1~2cm至肱骨髁上2cm段内的骨折称为肱骨干骨折。在肱骨干中下1/3段后外侧有桡神经沟,有臂丛神经后束发出的桡神经经内后方紧贴骨面斜向外前方进入前臂,此处骨折容易发生桡神经损伤。

【病因与分类】肱骨干骨折可由直接暴力或间接暴力引起。直接暴力常由外侧打击肱骨干中段,致横形或粉碎形骨折。间接暴力常由于手部着地或肘部着地,力向上传导,加上身体倾倒所产生的剪式应力,导致中下1/3骨折。有时因投掷运动或"掰腕",也可导致中下1/3骨折,多为斜形或螺旋形骨折。

【临床表现与诊断】受伤后,上臂出现疼痛、肿胀、畸形,皮下瘀斑,上肢活动障碍。检查可发现假关节活动,骨摩擦感,骨传导音减弱或消失。X线拍片可确定骨折的类型、移位方向。CT三维可明确骨折分型。若合并桡神经损伤,可出现垂腕,各手指掌指关节不能背伸,拇指不能伸,前臂旋后障碍,手背桡侧皮肤感觉减退或消失。

【治疗】大多数肱骨干横形或斜形骨折可采用非手术方法治疗。

1.手法复位,外固定

(1)麻醉 局部麻醉或臂丛神经阻滞麻醉。

（2）体位　在骨科牵引床上仰卧位。

（3）牵引　助手握住前臂，在屈肘 90°位，沿肱骨干纵轴牵引，在同侧腋窝施力作反牵引。经过持续牵引，纠正重叠、成角畸形。若骨折位于三角肌止点以上、胸大肌止点以下，在内收位牵引；若骨折线在三角肌止点以下，应在外展位牵引。

（4）复位　在充分持续牵引、肌放松的情况下，术者用双手握住骨折端，按骨折移位的相反方向，矫正成角及侧方移位。

（5）外固定　复位成功后，减小牵引力，维持复位，可选择小夹板或石膏固定。

2. 切开复位，内固定

（1）手术指征　在以下情况时，可采用切开复位内固定术：①反复手法复位失败，骨折端对位对线不良，估计愈合后影响功能。②骨折有分离移位，或骨折端有软组织嵌入。③合并神经血管损伤。④陈旧骨折不愈合。⑤影响功能的畸形愈合。⑥同一肢体有多发性骨折。⑦8～12 小时以内的污染不重的开放性骨折。

（2）手术方法　①麻醉：臂丛阻滞麻醉或高位硬膜外麻醉。②体位：仰卧，伤肢外展 90°放在手术桌上。③切口与暴露：从肱二头肌、肱三头肌间切口，沿肌间隙暴露骨折端。若为上1/3 骨折，切口向上经三角肌、肱二头肌间隙延长；若为下 1/3 骨折，切口向下经肱二头肌、肱桡肌间隙延长。注意勿损伤桡神经。④复位与固定：在直视下尽可能达到解剖对位。用外固定支架或加压钢板螺钉内固定，也可用带锁髓内针固定。术后不用外固定，可早期进行功能锻炼。近年来采用有限接触钢板固定，因减少了对血供的影响，有利于骨愈合。

对于有桡神经损伤的患者，术中探查神经，若完全断裂，可一期修复桡神经。若为挫伤，神经连续性存在，则切开神经外膜，减轻神经继发性病理改变。

3. 康复治疗

无论是手法复位外固定，还是切开复位内固定，术后均应早期进行康复治疗。内固定物可在半年以后取出，若无不适也可不必取出。在锻炼过程中，可配合理疗、体疗、中医、中药治疗等。

第四节　肱骨髁上骨折

肱骨髁上骨折是指肱骨干与肱骨髁的交界处发生的骨折。肱骨干轴线与肱骨髁轴线之间有 30°～50°的前倾角，这是容易发生肱骨髁上骨折的解剖因素。在肱骨髁处，有肱动脉、正中神经、尺神经、桡神经经过。一旦发生骨折，神经血管容易受到损伤。在儿童期，肱骨下端有骨骺，若骨折线穿过骺板，有可能影响骨骺的发育，因而常出现肘内翻或外翻畸形。肱骨髁上骨折多发生于 10 岁以下儿童，可分为伸直型和屈曲型。

一、伸直型肱骨髁上骨折

【病因】多为间接暴力引起。当跌倒时，肘关节处于半屈或伸直位，手掌着地，暴力经前臂向上传递，身体向前倾，使肱骨干与肱骨髁交界处发生骨折。通常是近折端向前下移位，远折端向上移位。如果在跌倒时，同时遭受侧方暴力，可发生尺侧或桡侧移位。

【临床表现与诊断】儿童有手着地受伤史，肘部出现疼痛、肿胀、皮下瘀斑，肘部向后突出并处于半屈位。检查局部明显压痛，有骨摩擦音及假关节活动，肘前方可扪到骨折断端，肘后三角关系正常。在诊断中,应注意有无神经血管损伤,前臂肿胀程度,腕部有无桡动脉搏动,手的感觉及运动功能等。肘部正、侧位 X 线拍片,不仅能确定骨折的存在,更主要的是,准确判断骨折移位情况,为选择治疗方法提供依据。

【治疗】

1. 手法复位,外固定

受伤时间短,局部肿胀轻,没有血循环障碍者,可进行手法复位外固定。

(1)麻醉　局部麻醉或臂丛神经阻滞麻醉。

(2)体位　仰卧位。

(3)牵引　在屈肘约 50°位、前臂中立位,沿前臂纵轴牵引。以同侧腋窝部向上作反牵引。

(4)复位　在持续牵引下,纠正重叠畸形。根据 X 线片表现,若有尺侧或桡侧移位,应首先矫正。在持续牵引情况下,术者双手 2～5 指顶住骨折远折端,拇指在近折端用力推挤,同时缓慢使肘关节屈曲 90°或 100°,即可达到复位。经 X 线证实骨折对位对线良好,即可用外固定维持复位位置。复位时应注意恢复肱骨下端的前倾角和肘部提携角。屈肘角度的多少以能清晰地扪到桡动脉搏动,无感觉运动障碍来决定。一般情况下,在超过 100°位时,复位后骨折端较稳定,但要注意远端肢体的血循环情况。

(5)固定　复位后用后侧石膏托在屈肘位固定 4～5 周,X 线拍片证实骨折愈合良好,即可拆除石膏,开始功能锻炼。伤后时间较长,局部组织损伤严重,出现骨折部严重肿胀时,不能立即进行手法复位。受医疗条件限制不能手术者应卧床休息,抬高患肢,或用尺骨鹰嘴悬吊牵引,同时加强手指活动,待肿胀消退后进行手法复位。

2. 手术治疗

(1)在以下情况可选择手术治疗　①手法复位失败。②小的开放伤口,污染不重。③有神经血管损伤。④伤后时间长,局部组织损伤严重,出现骨折部严重肿胀时。

(2)手术方法　在肱骨内下方切口,向肘前方延伸,切开深筋膜及肱二头肌腱膜,检查正中神经及肱动脉,若为血管痉挛,在骨折复位后大多数可以缓解,或切除血管外膜,进行减压扩张,可缓解血管痉挛。若为血管破裂,可进行修补或血管吻合术。对有正中神经挫伤,应切除外膜,减轻神经内压力。骨折在准确对位后用加压螺钉或交叉钢针作内固定。若有尺神经或桡神经损伤,在进行骨折复位时,应仔细检查神经,进行松解或修复手术。

3. 康复治疗

无论手法复位外固定,还是切开复位内固定,术后应严密观察肢体血循环及手的感觉、运动功能。抬高患肢,早期进行手指及腕关节屈伸活动,有利于减轻水肿。4～6 周后可进行肘关节屈伸活动。在手术切开复位,内固定稳定的患者,术后 2 周即可开始肘关节活动。

伸直型肱骨髁上骨折由于近折端向前下移位,极易压迫肱动脉或刺破肱动脉,加上损伤后的组织反应,局部肿胀严重,均会影响远端肢体血循环,导致前臂骨筋膜室综合征。应紧急手术,切开前臂掌、背侧深筋膜,充分减压,辅以脱水剂,扩张血管药等治疗,则可能预防前臂缺血性肌挛缩的发生。如果已出现 5P 征(Painlessness 无痛,Pulselessness 脉搏消失,Pallor 皮肤苍白,Paresthesia 感觉异常,Paralysis 肌麻痹)则为时已晚,即便手术减压也难以避免缺血性挛缩。

二、屈曲型肱骨髁上骨折

【病因】多为间接暴力引起。跌倒时,肘关节处于屈曲位,肘后方着地,暴力传导致肱骨下端导致骨折。

【临床表现与诊断】受伤后,局部肿胀,疼痛,肘后凸起,皮下瘀斑。检查可发现肘上方压痛,后方可扪到骨折端。X线拍片可发现骨折的近折端向后下移位,远折端向前移位,骨折线呈由前上斜向后下的斜形骨折。由于肘后方软组织较少,折端锐利,可刺破皮肤形成开放骨折。由于暴力作用的方向及跌倒时的体位改变,骨折可出现尺侧或桡侧移位。少有合并神经血管损伤。

【治疗】治疗的基本原则与伸直型肱骨髁上骨折相同,但手法复位的方向相反。在肘关节屈曲40°左右行外固定,4～6周后开始主动练习肘关节屈伸活动。

儿童期肱骨髁上骨折复位时,桡侧或尺侧移位未得到纠正,或合并了骨骺损伤,骨折愈合后,可出现肘内、外翻畸形。因此,应尽可能解剖复位。经过观察,畸形有加重的趋势,合并有功能障碍者,在12～14岁时,可作肱骨下端截骨矫正术。术中应避免桡神经和尺神经的损伤。可先解剖神经,再作截骨矫正术。

第五节　肘关节脱位

肘关节由肱骨下端、尺骨鹰嘴窝、桡骨头及关节囊、韧带构成。主要完成屈伸活动及很小的尺偏、桡偏活动。发生脱位的几率较高。

【病因与分类】外伤是导致肘关节脱位的主要原因。当肘关节处于半伸直位时跌倒,手掌着地,暴力沿尺、桡骨向近端传导,尺骨鹰嘴处产生杠杆作用,前方关节囊撕裂,使尺、桡骨向肱骨后方脱出,发生肘关节后脱位。当肘关节处于内翻或外翻位时遭受暴力,可发生尺侧或桡侧侧方脱位。当肘关节处于屈曲位时,肘后方遭受暴力可使尺、桡骨向肱骨前方移位,发生肘关节前脱位。

【临床表现与诊断】上肢外伤后,肘部疼痛、肿胀、活动障碍;体检发现肘后突畸形;前臂处于半屈位,并有弹性固定;肘后出现空虚感,可扪到凹陷;肘部正、侧位X线摄片可发现肘关节脱位的移位情况、有无合并骨折。侧方脱位可合并神经损伤,应检查手部感觉、运动功能。

【治疗】

1. 手法复位

可以采用一人复位法,不用助手。先以2%普鲁卡因或1%利多卡因10ml肘关节内麻醉或臂丛麻醉。术者站在患者的前面,将患者的患肢提起,环抱术者的腰部,使肘关节置于半屈曲位置。以一手握住患者腕部,沿前臂纵轴作持续牵引,另一拇指压住尺骨鹰嘴突,亦沿前臂纵轴方向作持续推挤动作直至复位。也可用双手握住上臂下段,八个手指在前方,两个拇指压在尺骨鹰嘴突上,肘关节处于半屈曲位,拇指用力方向为前臂的纵轴,其他八指则将肱骨远端推向后方。复位成功的标志为肘关节恢复正常活动,肘后三点关系恢复正常。

2. 固定

用长臂石膏托固定肘关节于屈曲90°,再用三角巾悬吊胸前2～3周。

3. 康复治疗

在固定期间即应开始肌锻炼,嘱患者作肱二头肌收缩动作,并活动手指与腕部。解除固定后应及早练习肘关节屈、伸和前臂旋转活动。可用中药熏洗浸泡作为辅助治疗;理疗及体疗也有很大好处。

手法复位失败常表示关节内有骨块或软组织嵌入，超过 3 周的陈旧性脱位，或合并神经血管损伤时应切开复位。

第六节　前臂双骨折

前臂骨由尺骨及桡骨组成。尺骨近端的鹰嘴窝与肱骨滑车构成肱尺关节。桡骨小头与肱骨小头构成肱桡关节。尺桡骨近端相互构成尺桡上关节。尺骨下端为尺骨小头，借助三角软骨与腕骨近侧列形成关节。桡骨下端膨大，与尺骨小头一起，与近侧列腕骨形成桡腕关节。桡尺骨下端又相互构成下尺桡关节。尺桡骨之间由坚韧的骨间膜相连。由于尺骨和桡骨均有一定的弯曲幅度，使尺、桡骨之间的宽度不一致，最宽处为 1.5～2.0cm。前臂处于中立位时，骨间膜最紧张，处于旋转位时较松弛。骨间膜的纤维方向呈由尺侧下方斜向桡侧上方，当单一尺骨或桡骨骨折时，暴力可由骨间膜传导到另一骨干，引起不同平面的双骨折，或发生一侧骨干骨折，另一骨的上端或下端脱位。尺、桡骨干有多个肌肉附着，起、止部位分布分散。当骨折时，由于肌的牵拉，常导致复杂的移位，使复位时十分困难。

【病因与分类】尺、桡骨干骨折可由直接暴力、间接暴力、扭转暴力引起，有时导致骨折的暴力因素复杂，难以分析其确切的暴力因素。

(1)直接暴力　多由于重物打击、机器或车轮的直接压榨，或刀砍伤，导致同一平面的横型或粉碎性骨折，由于暴力的直接作用，多伴有不同程度的软组织损伤，包括肌、肌腱断裂，神经血管损伤等。

(2)间接暴力　跌倒时手掌着地，暴力通过腕关节向上传导，由于桡骨负重多于尺骨，暴力作用首先使桡骨骨折，若残余暴力比较强大，则通过骨间膜向内下方传导，引起低位尺骨斜形骨折。

(3)扭转暴力　跌倒时手掌着地，同时前臂发生旋转，导致不同平面的尺桡骨螺旋形骨折或斜形骨折。多为高位尺骨骨折和低位桡骨骨折。

【临床表现与诊断】受伤后，前臂出现疼痛、肿胀、畸形及功能障碍。检查可发现骨摩擦音及假关节活动。骨传导音减弱或消失。X 线拍片检查应包括肘关节或腕关节，可发现骨折的准确部位、骨折类型及移位方向，以及是否合并有桡骨头脱位或尺骨小头脱位。尺骨上 1/3 骨干骨折可合并桡骨小头脱位，称为孟氏(Monteggia)骨折。桡骨干下 1/3 骨折合并尺骨小头脱位，称为盖氏(Galeazzi)骨折。

【治疗】

1.手法复位外固定

尺、桡骨骨干双骨折可发生多种移位，如重叠、成角、旋转及侧方移位等。若治疗不当可发生尺、桡骨交叉愈合，影响旋转功能。因此治疗的目标除了良好的对位、对线以外，特别注意防止畸形和旋转。

(1)麻醉　局部麻醉或臂丛神经阻滞麻醉。

(2)体位　仰卧位。

(3)牵引　在肩外展 90°，屈肘 90°位，沿前臂纵轴向远端牵引，肘部向上作反牵引。远端的牵引位置以骨折部位而定。若为桡骨在旋前圆肌止点以上骨折，应在略有屈肘、旋后位牵引；若骨折线在旋前圆肌止点以下，应在略旋后位牵引；若骨折在下 1/3，应在略旋后位牵引。

经过充分持续牵引,取消旋转、短缩及成角移位。

(4)复位 术者用双手拇指与其余手指在尺桡骨间用力挤压,使骨间膜分开,紧张的骨间膜牵动骨折端复位。必要时再以折顶、反折手法使其复位。

(5)固定 手法复位成功后可采用小夹板固定:维持复位位置,用四块小夹板分别放置于前臂掌侧、背侧、尺侧和桡侧,用绷带捆扎后,将前臂放在防旋板上固定,再用三角巾悬吊患肢。也可采用石膏固定:手法复位成功后,用上肢前、后石膏夹板固定。待肿胀消退后改为上肢管型石膏固定,一般8~12周可达到骨性愈合。

2. 切开复位内固定

(1)手术指征 ①手法复位失败。②受伤时间较短、伤口污染不重的开放性骨折。③合并神经、血管、肌腱损伤。④同侧肢体有多发性损伤。⑤陈旧骨折畸形愈合或不愈合。

(2)手术方法 麻醉后,仰卧,患肢外展80°置于手术桌上。驱血后,在止血带控制下手术。根据骨折的部位选择切口,一般均应在尺、桡骨上分别作切口,沿肌间隙暴露骨折端。在直视下准确对位。用加压钢板螺钉固定,也可用髓内钉固定。可不用外固定。由于桡骨存在弓形,髓内钉固定应慎用。

3. 康复治疗

(1)无论手法复位外固定或切开复位内固定,术后均应抬高患肢,严密观察肢体肿胀程度、感觉、运动功能及血循环情况,警惕骨筋膜室综合征的发生。

(2)术后2周即开始练习手指屈伸活动和腕关节活动。4周以后开始练习肘、肩关节活动。8~10周后拍片证实骨折已愈合,才可进行前臂旋转活动。

第七节 桡骨下端骨折

桡骨下端骨折是指距桡骨下端关节面3cm以内的骨折。这个部位是松质骨与密质骨的交界处,为解剖薄弱处,一旦遭受外力,容易骨折。桡骨下端关节面呈由背侧向掌侧、由桡侧向尺侧的凹面,分别形成掌倾角(10°~15°)和尺倾角(20°~25°)。桡骨茎突尺侧与尺骨小头桡侧构成尺桡下关节,与尺桡上关节一起,构成前臂旋转活动的解剖学基础。桡骨茎突位于尺骨茎突平面以远1~1.5cm。尺、桡骨下端共同与腕骨近侧列形成腕关节。

桡骨下端骨折多为间接暴力引起。跌倒时,手部着地,暴力向上传导,发生桡骨下端骨折。根据受伤的机制不同,可发生伸直型骨折、屈曲型骨折、关节面骨折伴腕关节脱位。

一、伸直型骨折

伸直型骨折(Colles骨折)多为腕关节处于背伸位、手掌着地、前臂旋前时受伤。

【临床表现与诊断】伤后局部疼痛、肿胀、可出现典型畸形姿势,即侧面看呈"银叉"畸形,正面看呈"枪刺样"畸形。检查局部压痛明显,腕关节活动障碍。X线拍片可见骨折远端向桡、背侧移位,近端向掌侧移位,因此表现出典型的畸形体征。可同时伴有下尺桡关节脱位及尺骨茎突骨折。

【治疗】以手法复位外固定治疗为主,部分需要手术治疗。

1. 手法复位外固定

(1)麻醉 局部麻醉。

（2）体位　仰卧。

（3）牵引　肩外展90°,助手一手握住拇指,另一手握住其余手指,沿前臂纵轴,向远端牵引,另一助手握住肘上方作反牵引。

（4）复位　经充分牵引后,术者双手握住腕部,拇指压住骨折远端向远侧推挤,2～5指顶住骨折近端,加大屈腕角度,纠正成角,然后向尺侧挤压,缓慢放松牵引,在屈腕、尺偏位检查骨折对位对线情况及稳定情况。

（5）固定　在屈腕、尺偏位用超腕关节小夹板固定或石膏夹板固定2周,水肿消退后,在腕关节中立位继续用小夹板或改用前臂管型石膏固定。

2. 切开复位内固定

（1）手术指征　①严重粉碎骨折移位明显,桡骨下端关节面破坏。②手法复位失败,或复位成功,外固定不能维持复位。

（2）方法　经腕背桡侧切口暴露骨折端,在直视下复位,松质骨螺钉、T形钢板或钢针固定近年来有用外固定支架固定。

3. 康复治疗

无论手法复位或切开复位,术后均应早期进行手指屈伸活动。4～6周后可去除外固定,逐渐开始腕关节活动。骨折愈合后,桡骨下端因骨痂生长,或由于骨折对位不良,使桡骨背侧面变得不平滑,拇长伸肌腱在不平滑的骨面反复摩擦,导致慢性损伤,可发生自发性肌腱断裂。可作肌腱转移术修复。若骨折短缩畸形未能纠正,使尺骨长度相对增加,尺、桡下端关节面不平衡,常是后期腕关节疼痛及旋转障碍的原因,可作尺骨短缩术。

二、屈曲型骨折

屈曲型骨折(Smith骨折)常由于跌倒时,腕关节屈曲、手背着地受伤引起。也可由腕背部受到直接暴力打击发生。较伸直型骨折少见。

【临床表现与诊断】受伤后,腕部下垂,局部肿胀,腕背侧皮下瘀斑,腕部活动受限。检查局部有明显压痛。X线拍片可发现典型移位,近折端向背侧移位,远折端向掌侧、桡侧移位。可合并下尺桡关节损伤、尺骨茎突骨折和三角纤维软骨损伤。与伸直型骨折移位方向相反,称为反Colles骨折或Smith骨折。

【治疗】主要采用手法复位,夹板或石膏固定。复位手法与伸直型骨折相反,基本原则相同。复位后若极不稳定,外固定不能维持复位者,行切开复位,钢板或钢针内固定。

三、桡骨远端关节面骨折伴腕关节脱位

桡骨远端关节面骨折伴腕关节脱位(Barton骨折)是桡骨远端骨折的一种特殊类型。在腕背伸、前臂旋前位跌倒,手掌着地,暴力通过腕骨传导,撞击桡骨关节背侧发生骨折,腕关节也随之而向背侧移位。临床上表现为与Colles骨折相似的"银叉"畸形及相应的体征。X线拍片可发现典型的移位。当跌倒时,腕关节屈曲、手背着地受伤,可发生与上述相反的桡骨下端掌侧关节面骨折及腕骨向掌侧移位。临床上常漏诊或错误诊断为腕关节脱位。只要仔细阅读X线片,诊断并不困难。无论是掌侧或背侧桡骨远端关节面骨折,均首先采用手法复位、夹板或石膏外固定方法治疗。复位后很不稳定者,可切开复位、钢针内固定。

第八节 桡骨头半脱位

桡骨头呈椭圆形,最近端为浅凹状关节面,与肱骨小头凸面形成关节,与肱尺关节一起完成屈伸活动。桡骨头的尺侧与尺骨鹰嘴半月切迹形成上尺桡关节,有环状带包绕,与下尺桡关节一同完成前臂旋转活动。桡骨头及颈位于肘关节囊内,没有韧带、肌腱附着,因此稳定性较差。

【病因与分类】桡骨头半脱位多发生在 5 岁以下的儿童,由于桡骨头发育尚不完全,环状韧带薄弱,当腕、手被向上提拉、旋转时,肘关节囊内负压增加,使薄弱的环状韧带或部分关节囊嵌入肱骨小头与桡骨头之间,取消牵拉力以后,桡骨头不能回到正常解剖位置,而是向桡侧移位,形成桡骨头半脱位。

绝大多数情况下,桡骨头形成向桡侧移位的半脱位,完全脱位的很少发生,向前方的脱位更为少见。

【临床表现与诊断】儿童的腕、手有被向上的牵拉受伤史,患儿感肘部疼痛,活动受限,前臂处于半屈位及旋前位。检查肘部外侧有压痛,即应诊断为桡骨头半脱位。X 线摄片常不能发现桡骨头有脱位改变。

【治疗】不用麻醉即可进行手法复位。术者一手握住小儿腕部,另一手托住肘部,以拇指压在桡骨头部位,肘关节屈曲至 90°,作轻柔的前臂旋后、旋前活动,反复数次,并用拇指轻轻推压桡骨头即可复位。复位成功的标志是可有轻微的弹响声,肘关节旋转、屈伸活动正常。复位后不必固定,但须告诫家长不可再暴力牵拉,以免复发。

 目标检测

一、简答题

1. 简述锁骨骨折的"∞"字绷带固定。

2. 关节脱位的特有体征有哪些?

3. 简述肩关节脱位的诊断和治疗。

二、病例分析

患者,男,8 岁。2 小时前在玩耍过程中不慎跌倒,手掌着地后,患儿哭闹不停。诉右肘部痛,不敢活动右上肢。其家长送某医院急诊就诊,急诊室检查发现:右肘向后突出处于半屈曲位。肘部肿胀,有皮下瘀斑。局部压痛明显,有轴心挤压痛。肘前方可扪及骨折断端,肘后三角关系正常。右桡动脉搏动稍弱。右手感觉运动正常。

根据上述病例回答如下问题:

1. 初步诊断及诊断依据有哪些?

2. 主要的鉴别诊断有哪些?

3. 所需要的进一步检查是什么?

4. 拟出治疗原则。

第五十二章　下肢骨折及关节损伤

下肢骨折

股骨颈骨折

- **分类**　按骨折线部位分为股骨头下骨折、经股骨颈骨折和股骨颈基底部骨折。按 X 线表现可分为内收型和外展型
- **表现**　有摔倒受伤史,伤后髋部疼痛,伤肢活动受限,不能站立和行走。患侧肢体呈短缩外旋畸形,患髋压痛,纵向叩击痛
- **治疗**　非手术治疗:穿防旋鞋,下肢持续皮牵引,卧床6～8周。手术治疗:闭合复位内固定、切开复位内固定、关节置换

股骨干骨折

- **移位**　上 1/3 骨折导致向外成角和短缩;中 1/3 骨折向外成角畸形;下 1/3 骨折可损伤腘窝的血管和神经
- **表现**　剧烈疼痛,髋、膝关节不敢活动;大腿明显肿胀,可有短缩、成角、旋转等畸形;有异常活动和骨擦音;常伴有休克
- **治疗**　非手术治疗:持续骨牵引复位,配合小夹板固定,手术治疗:髓内钉固定、加压钢板螺钉固定

胫腓骨骨折

- **移位**　骨折后,断端易向前内侧移位,并刺破皮肤,造成开放骨折
- **表现**　局部疼痛、肿胀、畸形,可有反常活动。可并发骨筋膜室综合征;腓总神经损伤时可出现足下垂等表现
- **治疗**　矫正成角、旋转畸形,恢复胫骨上、下关节面的平行,恢复小腿长度,防治并发症。复位应以胫骨为主,兼顾腓骨

踝部骨折

- **分类**　Ⅰ型、Ⅱ型、Ⅲ型三种
- **表现**　疼痛、肿胀、皮肤瘀斑、局部压痛和活动障碍
- **治疗**　关键是争取解剖复位、妥善固定、防止发生创伤性关节炎

半月板损伤

半月板损伤

- **表现**　膝关节有剧痛,不能自行伸直、关节肿胀,可有关节内积血。有关节不稳、关节交锁、肌萎缩,膝关节间隙处压痛
- **治疗**　抽除积血,长腿石膏托固定。保守治疗无效时,应尽早作半月板撕裂部分切除术或膝关节镜手术

韧带损伤

- **表现**　疼痛、肿胀、关节活动障碍。侧副韧带损伤:侧方应力试验阳性。交叉韧带损伤:抽屉试验阳性
- **治疗**　部分损伤用长腿石膏托固定,功能锻炼。完全断裂,需尽早做韧带修补术,恢复关节稳定性

学习目标

【知识目标】

1. 掌握股骨颈骨折、胫骨中下三分之一骨折的临床表现和治疗原则。

2. 熟悉股骨干骨折及胫腓骨骨折、膝半月板损伤、关节骨折的病理特点,临床表现和治疗原则。

【能力目标】运用理论知识体系,能对下肢骨折及关节损伤患者做出初步诊断和治疗。

一、股骨颈骨折

股骨颈骨折为老年人常见骨折,多由跌倒时下肢突然扭转,间接暴力传导致股骨颈发生骨折。老年人骨质疏松,轻微暴力即可导致骨折,而年轻人多由高处坠落伤、车祸等较大暴力引起。

股骨头、颈和髋臼共同构成髋关节,是躯干与下肢的重要连接装置及承重结构。股骨颈的长轴线与股骨干纵轴线之间形成颈干角,正常为 110°～140°,平均 127°(图 52-1)。大于此角为髋外翻,小于此角为髋内翻。但儿童正常颈干角大于成年人。从矢状面上观察,股骨颈的长轴与股骨干的长轴并不在同一平面上,股骨颈有向前的 12°～15°角,称前倾角(图 52-2)。骨折后颈干角及前倾角将会改变,治疗时必须使其恢复正常。股骨头的血液供应主要来自旋股内、外侧动脉的分支,其次来自股骨头圆韧带内的小凹动脉及股骨干滋养动脉升支。旋股内侧动脉损伤是导致股骨头缺血性坏死的主要原因。

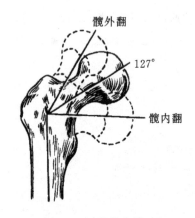

图 52-1 股骨的颈干角

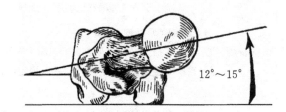

图 52-2 股骨的前倾角

【分类】

(1)按骨折线部位分类 可分为股骨头下骨折、经股骨颈骨折和股骨颈基底部骨折(图 52-3)。头下骨折和股骨颈骨折对血液供应影响大,易发生股骨头缺血坏死或骨折不愈合。基底部骨折对血供影响较小,骨折容易愈合。

(2)按骨折线方向分类 可分为内收型和外展型(图 52-4)。内收型指远端骨折线与两侧髂嵴连线的夹角(Pauwells 角)大于 50°,骨折面接触较少,容易移位,为不稳定骨折。外展型骨折指 Pauwels 角小于 30°,两骨折端接触多,不容易移位,属稳定性骨折。

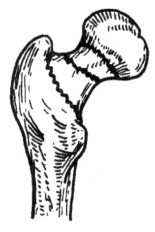
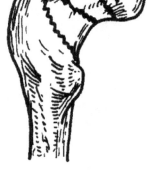

图 52-3 股骨颈骨折的分类

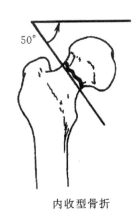
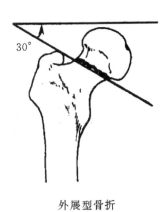

内收型骨折　　　　　　　外展型骨折

图 52-4 Pauwells 角

【临床表现】中、老年人有摔倒受伤史,伤后髋部疼痛,伤肢活动受限,不能站立和行走。患侧肢体呈短缩外旋畸形,患髋压痛,纵向叩击痛。大转子上移(顶端在 Nelaton 线之上),Bryant 三角底边缩短。外展型有嵌插者,伤后有时仍能行走,但患肢外旋畸形,纵向叩击有震痛。

X 线片可明确骨折部位、类型、移位情况,是选择治疗方法的重要依据。

【治疗】

(1)非手术治疗　适用于无明显移位外展型骨折,或合并严重心、肺、肝、肾功能障碍者。可穿防旋鞋,下肢持续皮肤牵引,卧床 6~8 周。3 个月后扶双拐患肢不负重行走,一般在 6 个月以后,可逐渐弃拐行走。对全身情况很差的高龄患者,应以挽救生命,治疗并发症为主,骨折可不作特殊处理。

(2)手术治疗　适用于内收型有移位的骨折,65 岁以上老年人的股骨头下型骨折,青少年股骨颈骨折、陈旧骨折不愈合或畸形愈合影响功能者、股骨头坏死者。手术方法有:①X 线透视下,闭合复位内固定。②切开复位,加压螺钉固定、角钢板固定或带锁髓内钉固定。③对 65 岁以上的老年人,长期卧床治疗易引起严重并发症,可视情况行人工关节置换术。

二、股骨干骨折

股骨干骨折是指转子下,股骨髁上这一段骨干的骨折,常见于青壮年,多由强大暴力所致。

【移位特点】移位情况因骨折的部位而异。

(1)上 1/3 骨折近端由于髂腰肌、臀肌和外旋肌群的牵拉而屈曲、外展和外旋,远折端则受内收群的牵拉而向上、向后、向内移位,导致向外成角和短缩[图 52-5(1)]。

(2)中 1/3 骨折由于受内收肌牵拉使骨折向外成角畸形[图 52-5(2)]。

(3)下 1/3 骨折近折端处于中立位,远折端受腓肠肌牵拉向后倾倒,可损伤腘窝的血管和神经[图 52-5(3)]。

【临床表现】受伤后局部剧烈疼痛,髋、膝关节不敢活动;大腿明显肿胀,可有短缩、成角、旋转等畸形;有异常活动和骨擦音;常伴有休克;下 1/3 骨折可能合并血管、神经损伤,应仔细检查远端肢体的血循环及感觉情况。X 线正、侧位片,可明确骨折部位、类型以及移位情况。

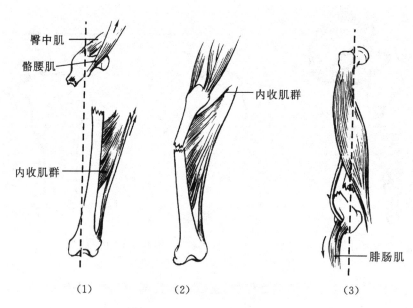

臀中肌
髂腰肌
内收肌群
内收肌群
腓肠肌

（1）　　　　（2）　　　　（3）

图 52-5　股骨干骨折移位方向

【治疗】

1.非手术治疗

适用于比较稳定的股骨干骨折,软组织条件差者,可采用持续骨牵引复位,配合小夹板固定,一般需牵引 8~10 周。3 岁以下儿童股骨干骨折可采用垂直悬吊牵引(图 52-6)。用皮牵引将双下肢垂直悬吊,重量以臀部离开床面为宜,一般 3~4 周左右可获良好愈合。

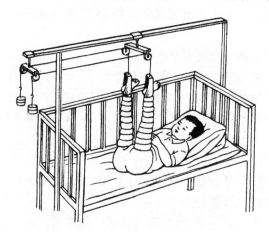

图 52-6　儿童垂直悬吊皮肤牵引

2.手术治疗

(1)手术治疗的指征　①非手术治疗失败;②伴有多发处骨折;③合并有血管、神经损伤;④老年人不宜长期卧床或有病理性骨折者;⑤陈旧骨折不愈合或有功能障碍的畸形愈合;⑥开放性骨折。

(2)手术治疗方法　①切开复位,带锁髓内钉固定是近几年出现的一种新的固定方法。插入髓内钉后,在钉远端打入螺栓,加压,在大转子区钉尾部加栓,形成既可加压又可控制远侧骨段旋转的髓内钉(图52-7)。②切开复位,加压钢板螺旋钉内固定是较常用的方法(图52-8)。由于达到了坚强内固定,术后可早期活动。但可能产生应力遮挡效应,影响骨愈合的质量。

在股骨干上1/3骨折,由于髓腔较窄,可选用传统的髓内钉如V形钉或梅花钉,依靠"弹性相嵌"原理固定骨折。

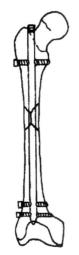
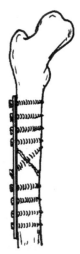

图52-7 股骨干骨折带锁髓内钉固定　　图52-8 股骨干骨折加压钢板固定

三、髋关节脱位

髋关节是典型的杵臼关节,关节匹配稳固,周围又有坚强的韧带和强壮的肌肉,因而,髋关节是一个稳固的关节,只有在强大的暴力下才能脱位,且脱位后往往伴有多发性创伤。根据脱位后股骨头的位置,髋关节脱位可分为三种类型:①前脱位:股骨头位于髂坐线的前方。②后脱位:股骨头位于髂坐线的后方。③中心脱位:股骨头向髋臼底部脱位,冲破髋臼底部或经髋臼底部进入盆腔。三种类型中以后脱位最常见。

(一)髋关节后脱位

【脱位机制】髋关节后脱位多发生于交通事故中的间接暴力所致。当髋关节在屈曲、内收、内旋位时,股骨头关节面的大部分已超越髋臼后缘,处于不稳定状态,此时如果膝部受到由前向后的暴力,股骨头即从髋关节囊的后下方薄弱区脱出,造成后脱位,并可合并髋臼骨折和坐骨神经损伤。

【临床表现与诊断】

(1)外伤史 有强大暴力的外伤史,例如驾驶员在撞车时膝部撞到前面而发生脱位,如果乘客将一条腿搭在另一条腿上受到撞击,则更容易发生脱位。

(2)典型畸形 患肢短缩、髋关节屈曲、内收、内旋畸形。

(3)弹性固定 髋关节疼痛明显,关节不能活动。

(4)股骨大转子上移 臀部可触及脱出的股骨头,髂转线交点偏移。

(5)合并坐骨神经损伤者有下肢感觉和运动功能障碍。

(6)X线检查可了解脱位情况及有无合并骨折。

【治疗】

1. 复位

髋关节脱位的复位越早越好,不但可尽早解除患者痛苦,还可以减少因脱位引起的并发症,如股骨头缺血性坏死及关节功能障碍等,超过 48 小时再进行复位将会很困难,并发症也将增多。髋关节复位时需肌肉松弛,必须在椎管内麻醉或全身麻醉下进行。复位方法有提拉法(Allis 法)和旋转问号法(Bigelow 法),后者有引起股骨头骨折、股骨颈骨折及髋臼骨折的可能,一般已不大使用。单纯脱位者一般均可手法复位,合并髋臼或股骨头骨折者需手术对骨折进行处理。

提拉法:患者仰卧,助手用双手按住髂嵴或用宽布带固定骨盆,术者提拉的方法有两种。

(1)单肘提拉法 术者位于患者身旁,使患肢屈膝、屈髋 90°,将一前臂伸过患肢后侧,使肘部勾住腘窝,沿股骨干长轴的方向用力向上持续提拉,另一手握住患肢踝部向下按压。

(2)双手提拉法 术者面对患者站立,同样使患肢屈膝、屈髋 90°,用双膝夹住患者小腿,以双手握住腘窝向上持续用力提拉。

在上述手法下,如感到明显的弹跳与响声,提示复位成功。复位后畸形消失,髋关节活动恢复正常。此法简便、安全,复位成功率高。

2. 固定

复位后用皮牵引或穿矫形鞋将下肢固定在伸直外展位 2～3 周。

3. 功能锻炼

卧床期间作股四头肌收缩锻炼。解除固定后可活动髋关节,4 周后扶双拐不负重行走,3 个月后方可逐渐负重,负重过早可加重股骨头的损害。

(二)髋关节前脱位

【脱位机制】髋关节前脱位少见。当髋关节在外展、外旋位时,受到强大的外展暴力,大转子顶于髋臼缘形成杠杆作用,股骨头即从髋关节囊前内下部分薄弱区穿破脱出,造成前脱位。

【临床表现与诊断】

(1)外伤史 有强大外展暴力所致外伤史。

(2)典型畸形 患肢外展、外旋、屈曲畸形,这一畸形与髋关节后脱位明显不同。

(3)弹性固定 髋关节疼痛明显,关节不能活动。

(4)腹股沟部肿胀 可触及脱出的股骨头。

(5)X 线检查 了解脱位方向及有无合并骨折。

【治疗】

1. 复位

在椎管内麻醉或全身麻醉下手法复位,以提拉法(Allis 法)最为常用。患者仰卧,术者以双手握住腘窝部,使髋关节屈曲、外展,并沿股骨纵轴持续牵引,一边牵引一边作轻度旋转摇摆。助手站在对侧用双手按住大腿上段内侧及腹股沟处用力推压,一般均能顺利复位,若听到及感觉到复位的弹响,提示复位成功。

2. 固定

同髋关节后脱位。

3. 功能锻炼

同髋关节后脱位。

(三)髋关节中心脱位

【脱位机制】侧方暴力作用在股骨大转子区,可以使股骨头向髋臼方向水平移动,穿过髋臼壁而进入骨盆腔,形成髋关节中心脱位,伴有髋臼骨折。

【临床表现与诊断】

(1)外伤史　有交通事故或高处坠落等强大暴力所致外伤史。

(2)全身状况　内出血可导致失血性休克及合并腹部脏器损伤。

(3)髋关节疼痛、肿胀,关节活动障碍。

(4)大腿上段外侧常有较大血肿,股骨头内陷可引起肢体短缩。

(5)X线及CT检查可从多角度了解脱位程度。

【治疗】应特别注意治疗低血容量性休克及腹部内脏损伤。髋关节中心脱位本身的治疗分三种情况:

(1)股骨头内移轻者,进行皮牵引,症状缓解后可去除皮牵引,但不可负重,需卧床10~12周。

(2)股骨头内移明显者,需用骨牵引复位。在大转子下方向股骨颈钻入粗大螺丝钉,作侧方骨牵引至骨折愈合。

(3)股骨头不能复位者及髋臼骨折复位不良者,需切开复位内固定。

四、膝关节半月板损伤

在胫骨平台与股骨髁之间,两侧各有一个圆弧形纤维软骨,即半月板。内侧呈"C"形,外侧近似"O"行。半月板周边部较厚,附着于胫骨平台的边缘;中央部较薄,呈游离状。其作用是加深胫骨髁的凹度,适应股骨髁的凸度,增强膝关节的稳定性。半月板属纤维软骨,中内部分无血液供应,其营养主要来自关节滑液。只有与胫骨髁缘连接的边缘部分(即外围的10%~30%)能从滑膜得到血液供应。因半月板血供差,损伤后很难自行修复。

【发病机制和分类】半月板损伤可发生在外侧、内侧或内外两侧。在我国外侧盘状半月板多见,故外侧半月板损伤率较内侧高。当膝关节伸直时,内外侧副韧带紧张,关节稳定,半月板损伤机会少。当膝关节处于半屈曲状态时,半月板向后移动,此时若突然伸直膝关节,同时做旋转运动,则半月板受重力的挤压、研磨,可发生破裂。膝关节的半屈、内收或外展、重力挤压和旋转力量是半月板损伤的四个必须因素。如膝关节先呈半屈曲位并内收小腿,继而股骨强烈外旋并伸直膝关节,就可致外侧半月板损伤。若小腿外展,股骨强烈内旋并伸直膝关节,就可致内侧半月板损伤。不同暴力可造成不同类型的半月板损伤(图52-9)。

【临床表现与诊断】半月板损伤多见于运动员、矿工、搬运工等青壮年,多数患者有膝关节扭伤史。受伤后,膝关节有剧痛,不能自行伸直、关节肿胀,可有关节内积血。急性期过后,膝关节感隐痛,时轻时重,患者行走时感觉关节不稳,特别是上下台阶时明显。少数患者在活动中突然听到"咔嗒"一声,关节便不能伸直,需摆动小腿或膝关节,再听到"咔嗒"声,关节方能伸直,此种现象称关节交锁。检查可发现股四头肌萎缩,以股内侧肌最明显;膝关节间隙处压痛,此为半月板损伤的重要诊断依据。以下试验有助于诊断:

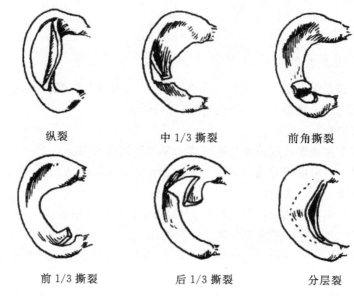

纵裂	中 1/3 撕裂	前角撕裂
前 1/3 撕裂	后 1/3 撕裂	分层裂

图 52-9　半月板损伤的类型

　　(1)膝关节过伸试验　膝关节完全伸直并轻度过伸时,半月板破裂处受牵拉或挤压而产生剧痛。

　　(2)膝关节过屈试验　膝关节极度屈曲。破裂的半月板后角被卡住而产生剧痛。

　　(3)回旋挤压试验(Mc-Murray 征)　患者仰卧位,检查者一手按住患膝,另一手握住踝部,屈曲膝关节,踝部抵住臀部,然后小腿极度外旋外展,或内旋内收,同时逐渐伸直膝关节,若出现疼痛或听到"咔嗒"声为阳性,即为半月板破裂。

　　(4)研磨试验(Apley 试验)　患者俯卧位,屈膝 90°,推压并研磨膝关节,损伤的半月板可引起疼痛(图 52-10)。

　　(5)蹲走试验　主要用来检查半月板后角有无损伤。嘱患者蹲下走鸭步,并不时向左或向右变换方向,出现响声及膝部疼痛不适为阳性(图 52-11)。本试验仅用于检查青少年患者,特别适用于大规模体检时检查半月板有无损伤。

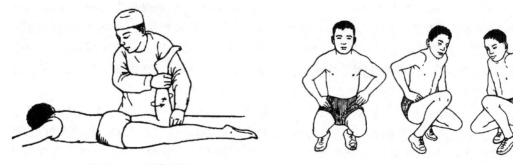

图 52-10　研磨试验　　　　　　　　　　图 52-11　蹲走试验

　　X 线平片检查不能显示半月板形态,主要用于排除膝关节的其他病变与损伤。分辨率高的 MRI 片可以显示有无半月板变性或损伤,有无合并关节积液和其他韧带损伤。关节镜是一项新的诊疗技术,不仅可直接观察半月板损伤的部位、类型,是否合并其他关节内病变,还可进行活组织检查和损伤半月板修复或部分切除术。

【治疗】损伤急性期,有关节腔内积血者可在局麻下抽净后加压包扎,长腿石膏托固定 4 周。疼痛减轻后,作股四头肌功能锻炼。确诊半月板破裂保守治疗无效时,应尽早作半月板撕裂部分切除术。术后用棉垫加压包扎患膝,加强股四头肌锻炼。3 周后离床活动,但应避免过早负重。近年来通过膝关节镜进行损伤半月板修复或将破裂的游离部分切除,保留完整部分,术后可早期起床活动,恢复快。

五、膝关节韧带损伤

膝关节周围有内、外侧副韧带,关节内有前、后交叉韧带。它们与关节囊一起构成韧带关节囊网,成为维持膝关节稳定的基本条件。膝关节韧带损伤后,关节不稳定,影响关节功能。

(一)膝关节侧副韧带损伤

膝关节的内、外侧各有一条侧副韧带。内侧副韧带起于内收肌结节的远端,在关节平面以下 4cm 处止于胫骨的内侧面;外侧副韧带起于股骨外上踝,止于腓骨小头,比较薄弱,内侧副韧带是膝关节稳定的主要支柱。在侧副韧带损伤中,内侧副韧带损伤较多见。当膝关节外侧受到直接暴力,膝关节猛烈外翻,导致内侧副韧带部分或完全撕裂。严重者可合并膝关节囊、半月板或交叉韧带的损伤。外力作用于膝内侧,膝过度内收造成外侧副韧带损伤,但较少见。

【临床表现与诊断】多有明确外伤史,局部疼痛、肿胀,有时有皮下淤血,关节处于强迫体位,或屈曲或伸直。检查局部压痛明显,内侧副韧带损伤压痛点在股骨内上踝,偶尔也可在胫骨内髁下缘处;外侧副韧带损伤压痛点在腓骨小头或股骨外上踝处。韧带损伤部位很少在关节间隙处。侧方应力试验有助于诊断(图 52－12):膝关节伸直位,检查者一手握住患肢踝部,另一手顶住侧方关节上方,若手掌放在外侧,小腿外展,如有剧痛或内侧关节间隙略有分离者,表明内侧副韧带损伤或断裂;若手掌放在内侧,小腿内收,如有剧痛或外侧关节间隙略有分离者,表明外侧副韧带损伤或断裂。合并半月板、交叉韧带损伤时,常有关节血肿,浮髌试验阳性。

膝关节应力位平片对膝关节侧副韧带损伤的诊断有意义。一般认为内外侧间隙相差 4～12mm 为部分断裂,＞12mm 为完全断裂。

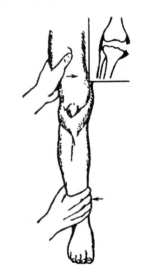

图 52－12　侧方应力试验

【治疗】部分损伤时,可用长腿石膏托固定 4～6 周,然后离床功能锻炼。如完全断裂,需尽早做韧带修补术,恢复关节稳定性。

(二)膝关节交叉韧带损伤

膝关节前交叉韧带可防止胫骨上端向前移动和旋转移位。暴力若直接撞击胫骨上端后部,可造成前交叉韧带撕裂,并可伴有胫骨隆突骨折、内侧副韧带和内侧半月板损伤。当膝关节半屈位,暴力直接作用于胫骨上端的前面,可致后交叉韧带损伤,并可将该韧带在胫骨和股骨的附着处撕脱。

【临床表现与诊断】

(1)前交叉韧带损伤 这是运动员常见的损伤,受伤时关节内有撕裂感觉,随即关节囊松弛无力,不稳定。关节血肿明显,疼痛,关节活动障碍,不能伸直。前抽屉试验(图 52-13):屈膝 90°,胫骨上端前移增加为阳性,有助于诊断。

(2)后交叉韧带损伤 关节明显肿胀和疼痛,关节腔内积血,腘窝血肿较明显,膝关节有后脱位倾向。后抽屉试验:屈膝 90°,胫骨上端能推向后方为阳性,是后交叉韧带损伤的重要体征。

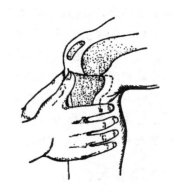

图 52-13 抽屉试验前拉阳性

X 线检查可确定有无撕脱骨折。MRI 检查可显示出交叉韧带有无损伤。关节镜检查对诊断交叉韧带损伤十分重要,还可确定有无合并半月板或关节软骨损伤。

【治疗】

(1)前交叉韧带损伤 单纯前交叉韧带不全断裂,可用长腿石膏托屈膝 30°固定 3~6 周。新鲜前交叉韧带断裂应争取早期在关节镜下作韧带修复手术。陈旧性前交叉韧带损伤需行关节功能重建术。

(2)后交叉韧带损伤 单纯的后交叉韧带损伤,可先将血肿抽净,加压包扎,长腿管形石膏固定 6 周。若合并撕脱骨折,应手术探查修复或在关节镜下修复。

六、胫腓骨干骨折

胫腓骨干骨折是较常见的骨折。胫骨干横切面呈三棱形,在中、下 1/3 交界处变成四边形,交界处是骨折的好发部位。而此处骨折易伤及滋养动脉,致骨折延迟愈合或不愈合。挤压伤所致胫腓骨骨折易发生骨筋膜室综合征。腓总神经绕过腓骨颈,所以腓骨上端骨折容易损伤腓总神经。

【移位特点】胫骨的前、内侧位于皮下,肌肉均位于后外侧。骨折后,断端易向前内侧移位,并刺破皮肤,造成开放骨折。

【临床表现】局部疼痛、肿胀、畸形,可有反常活动。开放性骨折可致骨端外露。并发骨筋膜室综合征时,肌肉张力增大,明显压痛,活动足趾产生剧痛;可有足背动脉搏动消失、皮肤苍白、发绀等表现。有腓总神经损伤时可出现足下垂等表现。

【治疗】目的是矫正成角、旋转畸形,恢复胫骨上、下关节面的平行关系,恢复小腿长度,防治并发症。复位应以胫骨为主,兼顾腓骨。

稳定骨折可用手法复位,石膏或小夹板固定。不稳定骨折可用跟骨牵引配合小夹板固定。手术治疗适用于:①手法复位失败;②开放性骨折;③多段骨折。固定方法可用钢板螺钉或髓内针固定。外固定器特别适用于开放骨折清创术后,既方便换药,又可及时调整,纠正残余畸形。

七、踝部骨折

踝部骨折是较常见的关节内骨折,多由间接暴力所致。因外力的方向、大小及受伤时足的姿势不同,可造成不同类型的骨折,如单踝骨折、双踝骨折、三踝骨折及胫骨下端粉碎骨折。

【分类与移位特点】踝部骨折分类方法很多,从临床应用角度分为Ⅰ型(内翻内收型)、Ⅱ型(外翻外展型、内翻外旋型)、Ⅲ型(外翻外旋型)三种(图52-14)。

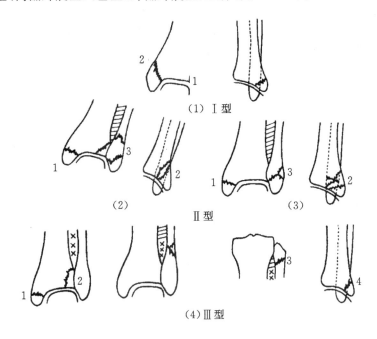

(1) Ⅰ型

(2)

Ⅱ型

(3)

(4) Ⅲ型

图52-14　踝部骨折的分类(Davis-Weber 和 Lauge-Hansen 法)

图中1、2、3、4数字系指伤力发生的顺序

【临床表现】伤后踝部疼痛、肿胀、皮肤瘀斑、局部压痛和活动障碍。重者可有内、外翻畸形。踝关节正、侧位片可明确骨折的部位、类型、移位情况。

【治疗】治疗的关键是争取解剖复位、妥善固定、防止发生创伤性关节炎。

(1)非手术治疗　适用于无移位、无下胫腓关节分离的单纯内、外踝骨折。在踝关节内翻(内踝骨折)或外翻(外踝骨折)位"U"形石膏固定6~8周,固定期可进行功能锻炼。

(2)切开复位内固定　适用于有移位的内或外踝骨折及其他型踝部骨折,固定方法可用钢板螺钉或松质骨螺钉固定(图52-15)。

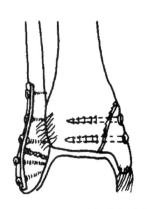

图52-15　踝部骨折的松质骨
螺钉及钢板固定

目标检测

一、简答题

1. 股骨干骨折的移位特点有哪些？

2. 简述股骨颈骨折的临床表现。

3. 简述胫腓骨干骨折的治疗原则。

二、病案分析

患者，女，70岁。行走不慎摔倒，伤后左下肢不敢活动，髋部疼痛，患肢呈短缩外旋畸形，初步诊断为左股骨颈骨折。请拟定治疗方案，说出股骨颈骨折的分类。

第五十三章　脊柱和骨盆骨折

脊柱骨折
- 分类　胸腰椎骨折分类：单纯楔形压缩性骨折、稳定性爆破型骨折、不稳定性爆破型骨折、Chance 骨折、屈曲－牵拉型损伤、脊柱骨折－脱位。颈椎骨折的分类：屈曲型损伤、垂直压缩所致损伤、过伸损伤、齿状突骨折等
- 表现　有明确外伤史，如高空坠落、重物撞击腰背部等。胸腰椎骨折者出现局部疼痛，站立、翻身困难，可有腹胀、腹痛等腹膜后神经刺激症状。伴有脊髓损伤者，可出现双下肢运动、感觉、括约肌功能障碍
- 治疗　非手术治疗：适用于单纯性压缩性骨折椎体压缩不到 1/3 者
  手术治疗：适用于有神经症状或有骨折块挤入椎管内的爆破型骨折、Chance 骨折、屈曲－牵拉型损伤、脊柱骨折－脱位。视病情经前或后路手术复位、植骨和内固定

骨盆骨折
- 分类　按骨折位置与数量分类：骨盆边缘撕脱性骨折、骶尾骨骨折、骨盆环单处骨折、骨盆环双处骨折伴骨盆变形。按骨盆环损伤程度可分为：稳定骨折、不稳定骨折
- 表现　局部疼痛、会阴部、腹股沟或腰部可有皮肤瘀斑，翻身困难，下肢不敢活动。会阴部的淤血、斑是耻骨和坐骨骨折的特有体征。合并骶髂关节分离时，肢体长度不对称，患侧下肢短缩。骨盆挤压、分离试验阳性
- 治疗　应根据全身情况决定治疗步骤，有腹内脏器损伤及泌尿道损伤者应与相关科室协同处理。在进行腹腔手术时，应注意切勿打开后腹膜血肿
  并发症的治疗
  骨盆骨折本身的处理

学习目标

【知识目标】熟悉脊柱骨折的分类,临床表现,急救处理和治疗原则;骨盆骨折的分类,并发症和处理原则。

【能力目标】运用理论知识体系,能正确对脊柱骨折、骨盆骨折患者进行急救治疗。

第一节 脊柱骨折

脊柱骨折临床上十分常见,约占全身骨折的5%~6%。暴力是引起脊柱骨折的主要原因,如高处坠落、挤压伤、车祸撞伤等。最常见骨折部位是活动度大的胸腰段脊柱(处在两个生理弧度的交汇处,是应力集中处)及颈5、6节段。脊柱骨折可以并发脊髓或马尾神经损伤,导致瘫痪和致残。特别是颈椎骨折、脱位合并脊髓损伤者,能严重致残甚至丧失生命。

每块脊椎骨分椎体与附件两部分,临床上常将脊柱分成前、中、后三柱(图53-1)。其中前柱含椎体的前1/2、纤维环的前半部分和前纵韧带;中柱包括椎体的后1/2、纤维环的后半部和后纵韧带;而后柱包含后关节囊、黄韧带、脊椎的附件、关节突及棘间、棘上韧带。中柱和后柱包裹了脊髓和马尾神经,尤其是中柱的损伤,骨折片或髓核组织可突入椎管导致脊髓损伤。因此对每个脊柱骨折患者都必须了解是否有中柱损伤。

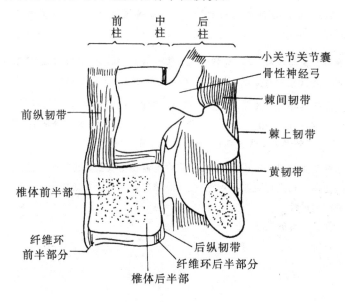

图53-1 胸腰椎的解剖结构示三个纵轴的稳定性

【分类】根据受伤时暴力作用于脊柱X、Y、Z轴上的力量,胸腰椎骨折和颈椎骨折分别可有六种类型损伤。

1.胸腰椎骨折分类

(1)单纯楔形压缩性骨折　此类骨折通常为高空坠落伤,足、臀部着地,身体猛烈前屈,暴力沿着X轴旋转的力量,使椎体前半部压缩。该型骨折不损伤中柱,脊柱仍保持其稳定性。

(2)稳定性爆破型骨折　通常为高空坠落伤,足、臀部着地,脊柱保持垂直,暴力沿着Y轴产生轴向压缩,使破碎的椎体、椎间盘突出于椎体后方,损伤脊髓而产生神经症状。该型骨折不损伤后柱,脊柱仍保持其稳定性。

(3)不稳定性爆破型骨折　前、中、后三柱同时损伤,由于脊柱不稳定,会出现创伤后脊柱后突和进行性神经症状。

(4)Chance骨折　为椎体水平状撕裂性损伤,如从高空仰面落下,着地时背部被物体阻挡,使脊柱过伸,前纵韧带撕裂,椎体横形裂开,棘突互相挤压而断裂,可以发生上一节椎体向后移位,临床上比较少见。

(5)屈曲-牵拉型损伤　前柱部分因压缩力量而损伤,而中、后柱因牵拉的张力而损伤,同时有黄韧带、棘间韧带和棘上韧带撕裂。因此往往是潜在性不稳定型骨折。

(6)脊柱骨折-脱位　又称移动性损伤,暴力来自Z轴。如弯腰工作时,重物自高处坠落直接打击背部,通常三个柱都毁于剪力,损伤平面通常通过椎间盘,同时还有旋转力量的参与,因此脱位程度重于骨折。这类损伤极为严重,脊髓难免损伤,预后差。

2. 颈椎骨折的分类

包括屈曲型损伤、垂直压缩所致损伤、过伸损伤、齿状突骨折等。

【临床表现与诊断】

(1)有明确外伤史,如高空坠落,重物撞击腰背部、塌方事件被掩埋等。

(2)胸腰椎骨折者出现局部疼痛,站立、翻身困难,可有腹胀、腹痛等腹膜后神经刺激症状。伴有脊髓损伤者,可出现双下肢运动、感觉、括约肌功能障碍。

(3)检查时要详细询问病史、受伤方式、受伤时姿势,伤后有无感觉及运动障碍。注意多发伤,要先处理紧急情况,挽救生命。

(4)X线摄片是首选的检查方法,有助于确定骨折的部位、类型和移位情况。凡有中柱损伤或有神经症状者应做CT或MRI检查,进一步明确骨折移位、脊髓损伤情况,以指导治疗。

【急救搬运】现场急救应特别强调对患者的搬运方法。对疑有脊柱骨折者,搬运时必须保持脊柱伸直位,采用平托或轴向滚动患者(图53-2),严禁搂抱或一人抬上肢一人抱下肢的方法(图53-3),以免加重损伤。对颈椎损伤者,应有专人托扶头部,略加牵引,并使头部与躯干伸直,慢慢移动,严禁强行搬头。

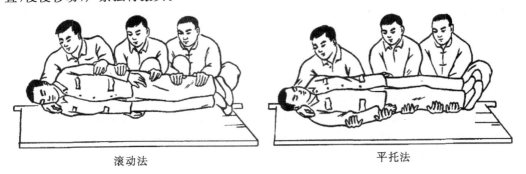

滚动法　　　　　　　平托法

图53-2　脊柱骨折患者正确搬运法

【治疗】胸腰椎骨折若合并其他损伤者,首先抢救生命,待病情平稳后再处理骨折。

(1)非手术治疗　适用于单纯性压缩性骨折椎体压缩不到1/3者,可卧硬板床,骨折处加垫,使脊柱后伸,并鼓励患者早期行腰背肌锻炼。

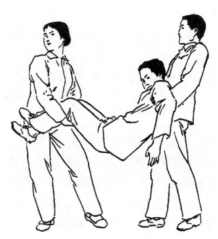

图 53-3　脊柱骨折患者不正确搬运法

（2）手术治疗　适用于：①有神经症状或有骨折块挤入椎管内的爆破型骨折；②Chance 骨折；③屈曲-牵拉型损伤；④脊柱骨折-脱位。视病情经前或后路手术复位、植骨和内固定。

第二节　骨盆骨折

骨盆环是一个骨性环，它是由髂、耻、坐骨组成的髋骨连同骶尾骨构成的坚固骨环，后方有骶髂关节，前方有耻骨联合，并附有众多肌肉，保护盆腔脏器，是躯干和下肢的桥梁。骨盆骨折多由强大的暴力所致，如车祸、塌方、坠落伤等，常伴有盆腔脏器损伤及大出血。

【分类】

1. 按骨折位置与数量分类

（1）骨盆边缘撕脱性骨折　发生于肌肉猛烈收缩而造成骨盆边缘肌附着点撕脱性骨折，骨盆环不受影响。如髂前上棘或下棘撕脱骨折、坐骨结节撕脱骨折等。

（2）骶尾骨骨折　骶骨骨折往往是复合性骨盆骨折的一部分，尾骨骨折多往往连带骶骨末端一起有骨折，通常于滑跌坐地时发生，一般移位不明显。

（3）骨盆环单处骨折　骨盆环单处骨折不至于会引起骨盆环的变形，属于该类的骨折有：髂骨骨折、闭孔环骨折、轻度耻骨联合分离、轻度骶髂关节分离等。

（4）骨盆环双处骨折伴骨盆变形　属于此类骨折的有：双侧耻骨上、下支骨折；一侧耻骨上、下支骨折合并耻骨联合分离；耻骨上、下支骨折合并骶髂关节脱位；耻骨上、下支骨折合并髂骨骨折；髂骨骨折合并骶髂关节脱位；耻骨联合分离合并骶髂关节脱位。产生这类骨折的暴力通常较大，如交通事故。

2. 按骨盆环损伤程度分类

可分为稳定骨折，如骨盆边缘撕脱性骨折、骨盆环单处骨折；不稳定骨折，如骨盆环双处骨折。

3. 按暴力的方向分类

如暴力来自侧方的 LC 骨折、暴力来自前方的 APC 骨折、垂直剪力的 VS 骨折、混合暴力的 CM 骨折等。

【临床表现】

(1)局部疼痛、会阴部、腹股沟或腰部可有皮肤瘀斑,翻身困难,下肢不敢活动。会阴部的瘀斑是耻骨和坐骨骨折的特有体征。

(2)合并骶髂关节分离时,肢体长度不对称,患侧下肢短缩。可用皮尺测量剑突与两髂前上棘之间的距离,向上移位的一侧长度较短。也可测量脐孔与两侧踝尖端之间的距离。

(3)骨盆挤压、分离试验阳性(图53-4)。从双侧髂前上棘处对向挤压骨盆或向后分离骨盆,引起疼痛。有时在作上述检查时偶然会感到骨擦音。

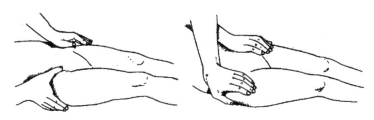

图53-4 骨盆挤压试验与分离试验

(4)X线检查可显示骨折类型和移位情况,但骶髂关节情况以CT检查更为清晰,特别是CT的三维重建检查更加立体、直观,只要条件许可骨盆骨折患者均应作CT检查。

【诊断】根据外伤史、临床表现,不难做出诊断。值得重视的是对并发症的诊断。

【并发症】骨盆骨折的并发症常较骨折本身更为严重。常见的有:

(1)腹膜后血肿 巨大的腹膜后血肿常伴有休克,并有腹痛、腹胀、腹肌紧张等腹膜刺激症状,需与腹腔内出血相鉴别。

(2)腹腔内脏损伤 实质性脏器肝、脾、肾破裂,表现为腹痛与失血性休克。空腔脏器肠管破裂,表现为急性弥漫性腹膜炎。

(3)尿道或膀胱损伤 尿道损伤比膀胱损伤多见,坐骨支损伤容易并发后尿道损伤。

(4)直肠损伤 较少见,是会阴部撕裂的后果,女性伤员常伴有阴道壁的撕裂。如发生在腹膜反折以上可引起弥漫性腹膜炎;如在反折以下可发生直肠周围感染。

(5)神经损伤 主要是腰骶神经丛与坐骨神经损伤。腰骶神经丛损伤预后差,骶神经损伤会发生括约肌功能障碍。

(6)脂肪栓塞与静脉栓塞 盆腔内静脉丛被裂可引起脂肪栓塞。

【治疗】

1.根据全身情况决定治疗步骤

应根据全身情况决定治疗步骤,有腹内脏器损伤及泌尿道损伤者应与相关科室协同处理。在进行腹腔手术时,应注意切勿打开后腹膜血肿。

2.并发症的治疗

(1)重度骨盆骨折送入外科重症监护室治疗。有休克者应立即抢救,如果是腹膜后大出血所致,经积极的非手术治疗无好转者,应在抗休克的同时,行髂内动脉结扎或栓塞术。

(2)尿道断裂者,应先放置导尿管,防止尿液外渗。导尿管插入困难者,可行耻骨上膀胱造瘘及尿道会师术。

(3)膀胱破裂者应及时手术修补。

（4）直肠破裂者应立即剖腹探查，修补裂口，近端造瘘。

3.骨盆骨折本身的处理

（1）骨盆边缘性骨折　没有移位的骨盆边缘性骨折不必特殊处理。髂前上、下棘撕脱骨折可于髋、膝屈曲位卧床休息3～4周，坐骨结节撕脱骨折，则在卧床休息时采用大腿伸直、外旋位，极少数需手术治疗。髂骨翼部骨折只需卧床休息3～4周，即可下床活动，但也有主张对移位者采取内固定。

（2）骶尾骨骨折　都采用非手术治疗，以卧床休息为主，骶部垫气圈或软垫，3～4周疼痛症状逐渐消失。有移位者可将手指插入肛门内，将骨折片向后推挤复位，但再移位者很多。陈旧性尾骨骨折疼痛严重者，可在尾骨周围局部注射皮质激素。

（3）骨盆环单处骨折　多无明显移位，只需卧床休息3～4周。症状缓解可下床活动。用多头带作骨盆环形固定可以减轻疼痛。有明显移位的耻骨上下支骨折，可行下肢牵引复位。

（4）单纯耻骨联合分离且较轻者，可用骨盆兜悬吊固定。悬吊重量以将臀部抬离床面为宜，依靠骨盆挤压合拢的力量，使耻骨联合分离复位。但此法不宜用于来自侧方挤压力量所致的耻骨支横形骨折。对耻骨联合分离、骨盆环双处骨折伴骨盆环破裂者目前大都主张手术治疗。

（5）髋臼骨折并中心脱位者，可先行牵引复位，复位不满意者应切开复位内固定。

 目标检测

一、简答题

1.简述胸腰椎骨折的分类。

2.胸腰椎、颈椎骨折患者如何正确搬运？

3.骨盆骨折的并发症有哪些？

二、病案分析

患者，男，36岁。不慎从高处坠落，腰部撞击硬物，随即出现腰部剧烈疼痛，不能翻身、站立，双下肢麻木、无力。该患者可能为何损伤？如何正确急救运送至医院？为进一步明确诊断，应作何检查？

第五十四章　手外伤

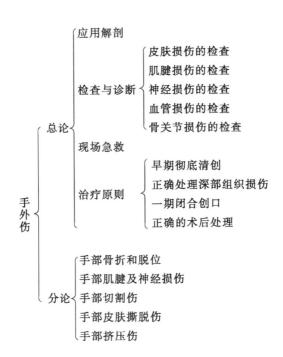

- 手外伤
  - 总论
    - 应用解剖
    - 检查与诊断
      - 皮肤损伤的检查
      - 肌腱损伤的检查
      - 神经损伤的检查
      - 血管损伤的检查
      - 骨关节损伤的检查
    - 现场急救
    - 治疗原则
      - 早期彻底清创
      - 正确处理深部组织损伤
      - 一期闭合创口
      - 正确的术后处理
  - 分论
    - 手部骨折和脱位
    - 手部肌腱及神经损伤
    - 手部切割伤
    - 手部皮肤撕脱伤
    - 手部挤压伤

学习目标

【知识目标】

1.掌握手外伤的一般治疗原则。

2.熟悉断肢再植的原则。

3.了解手外伤的应用解剖与诊断方法。

【能力目标】运用理论知识体系,熟练掌握手外伤的临床治疗原则,熟悉手外伤的临床救治流程。

手的姿势有休息位和功能位。手的休息位即手处于自然静止状态的姿势。此时,手内在肌和外在肌、关节囊、韧带的张力处于相对平衡状态。表现为腕关节背伸 10°～15°,轻度尺偏。掌指关节和指间关节半屈曲位,从示指到小指,越向尺侧屈曲程度越大,当腕关节被动背伸则手指屈曲程度增加,腕关节掌屈时手指屈曲程度减少。各指尖指向腕舟骨结节。拇指轻度向掌侧外展,其指腹接近或触及示指远侧指间关节桡侧。手的功能位是手可以随时发挥最大功能的位置,如张手、握拳、捏物等。表现为腕关节背伸 20°～25°,轻度尺偏。拇指处于对掌位,其掌指关节和指间关节微屈。其他手指略微分开,掌指关节及近侧指间关节半屈位,远侧指间关节轻微屈曲,各指的关节屈曲位置较一致。手外伤后,特别是估计日后关节功能难以恢复正常,甚至会发生关节强直者,在此位置固定,可使伤手保持最大的功能。

【检查与诊断】检查时,应首先检查患者的全身情况,特别注意有可能危及患者生命的重要部位和重要器官的损伤。手部检查亦应系统而全面。

1.皮肤损伤的检查

皮肤损伤的检查包括以下三方面。

(1)了解创口的部位和性质　根据局部解剖关系,初步推测皮下各种重要组织损伤的可能性。

(2)皮肤缺损的估计　创口皮肤是否有缺损、缺损范围大小。能否直接缝合或直接缝合后是否会影响伤口愈合。是否需要植皮,采取何种方法植皮。

(3)皮肤活力的判断　下列方法可以帮助判断皮肤的活力。

①皮肤的颜色与温度:如与周围一致,则表示活力正常。如损伤局部呈苍白、青紫且冰凉者,表示活力不良。②毛细血管回流试验:即按压皮肤表面时,皮色变白,放开按压的手指后,皮色很快恢复红色者,表示活力良好。皮色恢复缓慢,甚至不恢复者,则活力不良或无活力。③皮瓣的形状和大小:舌状皮瓣和双蒂的桥状皮瓣活力良好,分叶状或多角状皮瓣其远端部分活力常较差,缝合后其尖端部分易发生坏死。④皮瓣的长宽比例:撕脱的皮瓣除被撕脱的部分有损伤外,由其蒂部所来的血供也会有不同程度的损伤。因此,皮瓣存活的长宽比例要比正常皮肤切取皮瓣时为小,应根据皮肤损伤的情况而定,不能按常规的长宽比例来决定损伤皮肤的去留。⑤皮瓣的方向:一般来讲,蒂在肢体近端的活力优于蒂在肢体远端者。⑥皮肤边缘出血状况:修剪皮肤边缘时,有点状鲜红色血液缓慢流出,表示皮肤活力良好。如皮肤边缘不出血,或流出暗紫色血液者,则表示其活力差。

2.肌腱损伤的检查

肌腱断裂表现为手的休息位发生改变,如屈指肌腱断裂时该手指伸直角度加大,伸指肌腱断裂则表现为该手指屈曲角度加大,而且该手指的主动屈指或伸指功能丧失。还会出现一些典型的畸形,如指深、浅屈肌腱断裂,该手指呈伸直状态。掌指关节背侧近端的伸肌腱断裂则掌指关节呈屈曲位,近节指骨背侧伸肌腱损伤则近侧指间关节呈屈曲位。而中节指骨背侧的伸肌腱损伤则手指末节屈曲呈锤状指畸形。应该注意的是同一关节功能有多条肌腱参与作用者,其中一条肌腱损伤可不表现出明显的功能障碍,如屈腕、伸腕等。

屈指肌腱的检查方法为,固定伤指中节,让患者主动屈曲远侧指间关节,若不能屈曲则为指深屈肌腱断裂。固定除被检查的伤指外的其他三个手指,让患者主动屈曲近侧指间关节,若不能屈曲则为指浅屈肌腱断裂。当指深、浅屈肌腱均断裂时,则该指两指间关节不能屈曲。检查拇长屈肌腱功能,则固定拇指近节,让患者主动屈曲指间关节。由于蚓状肌和骨间肌具有屈曲手指掌指关节的功能,屈指肌腱断裂不影响掌指关节的屈曲,应予注意。

3. 神经损伤的检查

手部的运动和感觉功能分别由来自臂丛神经根组成的正中神经、尺神经和桡神经支配。手腕和手指屈伸活动的肌肉及其支配神经的分支均位于前臂近端,手部外伤时所致的神经损伤主要表现为手部感觉功能和手内在肌功能障碍。其主要表现为:正中神经-拇短展肌麻痹所致拇指对掌功能障碍及拇、示指捏物功能障碍,手掌桡腕侧半、拇、示、中指和环指桡侧半掌面,拇指指间关节和示、中指及环指桡侧半近侧指间关节以远的感觉障碍。尺神经-骨间肌和蚓状肌麻痹所致环、小指爪形手畸形,骨间肌和拇收肌麻痹所致的 Froment 征,即示指用力与拇指对指时,呈现示指近侧指间关节明显屈曲、远侧指间关节过伸及拇指掌指关节过伸、指间关节屈曲以及手部尺侧、环指尺侧和小指掌背侧感觉障碍。桡神经-腕部以下无运动支,仅表现为手背桡侧及桡侧 3 个半手指近侧指间关节近端的感觉障碍。

4. 血管损伤的检查

了解手部主要血管有无损伤、损伤的性质和程度。手部血液循环状况和血管损伤可通过手指的颜色、温度、毛细血管回流试验和血管搏动来判断。如皮色苍白、皮温降低、指腹瘪陷、毛细血管回流缓慢或消失,动脉搏动消失,表示为动脉损伤。如皮色青紫、肿胀、毛细血管回流加快,动脉搏动良好,则为静脉回流障碍。

手部血运丰富,侧支循环多,主要靠尺动脉和桡动脉供血。尺、桡动脉在手掌部有掌浅弓和掌深弓相互沟通,手掌的两动脉弓完整时,尺、桡动脉的单独损伤,很少会引起手部血液循环障碍。Allen 试验可检查尺、桡动脉通畅和两者间的吻合情况。其方法为:让患者用力握拳,将手部血液驱至前臂,检查者用两手拇指分别用力按压前臂远端尺、桡动脉,不让血流通过,再让患者伸展手指,此时手部苍白缺血,然后放开压迫的尺动脉,让血流通过,则全手迅速变红。重复上述试验,然后放开压迫的桡动脉,全手也迅速变红。若放开尺动脉或桡动脉压迫后,手部仍呈苍白,则表示该动脉断裂或栓塞。

5. 骨关节损伤的检查

X 线拍片应列为手外伤的常规检查。除拍摄正侧位 X 线片外,特别是掌骨在侧位片时重叠,应加拍斜位片。

【现场急救】目的是止血,减少创口进一步污染,防止加重组织损伤和迅速转运。手外伤的急救处理包括止血、创口包扎和局部固定。

(1)止血　局部加压包扎是手部创伤最简便而有效的止血方法,即使尺、桡动脉损伤,加压包扎一般也能达到止血目的。手外伤出血采用腕部压迫或橡皮管捆扎止血,阻断了手部静脉回流,不能完全阻断动脉血流,手部出血会更严重。因此,这种方法是错误的。

少数大血管损伤所致大出血才采用止血带止血。应用气囊止血带缚于上臂上 1/3 部位,敷好衬垫,记录时间,迅速转运。压力控制在 33.3～40kPa(250～300mmHg),如缚扎时间要>1小时,应放松 5～10 分钟后再加压,以免引起肢体缺血性肌挛缩或坏死。放松止血带时,应在受伤部位加压,以减少出血。缚于上臂的橡皮管止血带易引起桡神经损伤,不宜采用。

(2)创口包扎　用无菌敷料或清洁布类包扎。

(3)局部固定　固定范围应达腕关节以上。

【治疗原则】

(1)早期彻底清创　清创目的是清除异物,彻底切除被污染和遭严重破坏失去活力的组织,使污染创口变成清洁创口,避免感染,达到一期愈合。清创越早,感染机会越少,疗效越好。一般应争取在伤后 6～8 小时内进行,时间较长的创口应根据污染程度而定。清创应在良好的麻醉和气囊止血带控制下进行,无血手术野可使解剖清晰,避免损伤重要组织,缩短手术时间,减少出血。

(2)正确处理深部组织损伤　清创时应尽可能地修复深部组织,恢复重要组织如肌腱、神经、骨关节的连续性,以便尽早恢复功能。创口污染严重,组织损伤广泛,伤后时间>12 小时,或者缺乏必要的条件,可仅作清创后闭合创口,待创口愈合后,再行二期修复(十二周左右)。但骨折和肌腱在任何情况下,均必须立即复位固定,恢复手的骨骼支架,为软组织修复和功能恢复创造有利条件。影响手部血液循环的血管损伤亦应立即修复。

(3)一期闭合创口　创口整齐、无明显皮肤缺损者采用直接缝合,但创口纵行越过关节、与指蹼边缘平行或与皮纹垂直者,应采用"Z"字成形术的原则,改变创口方向,避免日后瘢痕挛缩,影响手部功能。张力过大或有皮肤缺损,而基底部软组织良好或深部重要组织能用周围软组织覆盖者,可采用自体游离皮肤移植修复。皮肤缺损而伴有重要深部组织如肌腱、神经、骨关节外露者,不适于游离植皮,可根据局部和全身情况,选择应用局部转移皮瓣、邻近的带血管蒂岛状皮瓣、传统的带蒂皮瓣或吻合血管的游离皮瓣移植修复。

少数污染严重,受伤时间较长,感染可能性大的创口,可在清除异物和明显坏死组织后用生理盐水纱布湿敷,观察 3～5 日,行再次清创延期缝合或植皮。

(4)正确的术后处理　包扎伤口时用柔软敷料垫于指蹼间,以免汗液浸泡皮肤而发生糜烂,游离植皮处应适当加压。用石膏托将患肢固定,以利修复组织的愈合。一般应于腕关节功能位、掌指关节屈曲位、指间关节微屈位固定。如关节破坏,日后难以恢复活动功能者,手部各关节应固定于功能位。神经、肌腱和血管修复后固定的位置应以修复的组织无张力为原则。固定时间依修复组织的性质而定,如血管吻合后固定 2 周,肌腱缝合后固定 3～4 周,神经修复后根据有无张力固定 4～6 周,关节脱位固定 3 周,骨折固定 4～6 周。抬高患肢,防止肿胀。

【手部骨折与脱位】治疗目的是保持和恢复关节的活动功能。治疗原则为早期准确复位和牢固的固定,闭合创口防止感染引起关节功能障碍,早期功能锻炼防止关节僵硬。

无论创口情况和损伤的严重程度如何,骨折与关节脱位均应立即处理。关节脱位复位后,应注意关节侧副韧带和关节囊的修复。掌、指骨骨折应立即复位,并根据情况用克氏针作内固定,且克氏针尽量不穿入关节,以免影响关节功能。亦可采用微型钢板螺丝钉固定。

末节指骨骨折,多无明显移位,一般无须内固定。末节指骨远端的粉碎性骨折可视为软组织损伤处理。如有甲下血肿,可在指甲上刺孔引流,达到减压和止痛的目的。

【手部肌腱与神经损伤】手部外伤常合并肌腱断裂。过去认为损伤的肌腱修复后无自身愈合能力。近年来,经实验证实,肌腱细胞和脏层滑膜细胞可转化为有活力的成纤维细胞,然后增生合成胶原,进行自身愈合。并且肌腱本身有血液循环,淋巴引流及在鞘管内滑液,起传导营养作用。手术时用 4-0~6-0 的尼龙肌腱缝合线,细致地缝合,不破坏肌腱的血液循环,肌腱不仅可以愈合,且粘连较轻,功能恢复好。其次,修复的肌腱早期活动,有助于减少粘连形成,促进功能恢复,但早期活动要求修复的肌腱有足够的强度。近来,不少学者对肌腱缝合方法进行了研究,改变了过去常用的间断缝合、抽出缝合、双垂直缝合等,而较常使用改良 Kessler 缝合、镜下缝合及多组腱内缝合,同时行周边缝合。

正中神经、桡神经与尺神经,在腕部切割伤时易受损伤。手术时,在无张力情况下行神经外膜缝合术,术后将患腕固定于屈曲位 3 周。

【手部切割伤】常见于刀伤、电锯伤等。其创口特点是整齐,污染较轻,但创口出血较多,易同时合并有肌腱、神经、血管损伤,重者可造成指端缺损、断指或断肢。对于单纯指端皮肤缺损,用中厚皮片植皮闭合创口,如伴有肌腱和骨骼外露者,可用局部转移皮瓣修复创面。对指端皮肤缺损较大,不能用上述方法时,可采用缩短指骨、缝合皮肤,或皮瓣移植修复创面。对拇指、示指损伤,因工作需要,一般不缩短指骨,多考虑做皮瓣移植修复创面。

【手部皮肤撕脱伤】手不慎卷入高速离心机、钻床或脱粒机等旋转机器中,将手部、腕部和前臂皮肤从深筋膜浅层撕脱。轻者仅皮肤撕脱,重者可伴有神经、血管、肌腱、骨骼损伤。对创面保持血液循环者,可做中厚皮片移植;对创面血液循环被破坏者,可做皮瓣移植修复创面。对深部组织损伤和缺损,除骨折、脱位须立即复位固定外,其他如肌腱、神经损伤只有在早期、污染较轻以及软组织覆盖良好的条件下,方能一期修复,否则做二期修复。

【手部挤压伤】手部被机器、车轮及各种钝器挤压致伤,常造成腕骨、掌骨、指骨多发性粉碎骨折,可同时伴有肌腱、血管、神经和肌肉等深部组织的挫伤。创口出血多、污染重、若深部组织损伤严重,肿胀明显,可导致血液循环障碍,造成肢体坏死。清创时,除整复固定骨折外,必要时切开深筋膜探查深部组织,将失去活力的组织去除。术后放置胶皮片引流条,敷料包扎不应过紧,以防止因肿胀引起血液循环障碍,导致肢体坏死。

 知识链接

断肢(指)再植

【现场抢救】

(1)对残端作好止血,防止感染,避免加重损伤。

(2)对断离的肢、指,应选用洁净柔软的布巾包好,密封于塑料袋中,周围置以冰块降温保存,不可直接将断离的肢、指浸泡于冰水中,或与冰块直接接触。

(3)经急救处理后,将伤员与断离的肢、指迅速转移到有条件施行再植手术的医院。

【手术适应证】

(1)伤员的全身情况,必须能耐受相当长的手术。先处理危及生命的情况。

(2)适宜再植的肢体应保持一定程度的完整性,血管床无严重破坏,对于撕脱性损伤伴有血管床部分破坏,或并发多发骨折者,只要不影响功能适当切除损伤组织,缩短肢体长度或以自体血管移植修复血管的缺损仍可再植成功。对软组织损伤重,断肢完整性遭到破坏则不宜再手术。下肢短缩太多再植意义不大。

(3)伤后时限，在常温下，断肢再植不宜超过 6 小时，手指可延至 12 小时。移植时限与环境温度、季节、断离肢指的保存方法及损伤程度有一定关系。

【术后处理】

1.全身处理

注意观察全身情况，维持收缩压在 13.3kPa 以上。血压下降时及时补充血容量，不可使用收缩血管的升压药物。维持尿量每小时 25ml 以上，以防止发生急性肾衰竭。吻合血管直径在 2mm 以下者或腕部以上的断肢、断指再植，须行抗凝疗法 1～2 周。预防感染，予必要的抗生素。室温要求在 28℃ 左右，防止因寒冷而发生血管痉挛。

2.伤肢处理

维持略高于心脏水平，并妥善固定，限制活动。显露肢端，严密注意血循环状态，皮肤温度等定时记录。保持伤肢温度，必要时置烤炉或烤灯，防止血管痉挛。

3.并发症处理

(1)再植肢体肿胀　一般术后 2～5 天可出现不同程度肿胀，应迅速找出原因，如切开皮肤深筋膜腔减压，补充血容量改善微循环，使用高压氧舱等。

(2)血循环障碍　可有静脉回流障碍，或动脉供血障碍，须即时处理。

(3)感染　伤口感染直接关系到再植肢体的存活，感染严重者应截除再植的肢体。

(4)组织坏死　小片坏死可予切除，日后植皮处理，有广泛组织坏死出现时，应即时截除再植的肢体。

 目标检测

一、简答题

1.简述手外伤的一般治疗原则。

2.简述常见手外伤的治疗原则。

3.简述断肢再植的原则。

二、病案分析

患者，男，25 岁。建筑工人，就诊前 2 小时，工作时不慎被砖头挤伤右手拇指，当即流血、疼痛，遂来医院就诊，请作出初步诊断及如何治疗。

第五十五章　周围神经损伤

- 上肢神经损伤
  - 臂丛神经损伤临床表现
    - 上臂丛神经损伤
      - 主要表现为肩外展、屈肘功能障碍，$C_{5,6}$支配区皮肤感觉减退或消失
    - 下臂丛神经损伤
      - 下臂丛神经损伤：手指不能伸屈，手内在肌麻痹，而肩、肘、腕关节基本活动正常，C_8、T_1支配区皮肤感觉减退或消失
    - 全臂丛神经损伤
      - 全臂丛神经损伤：患肢除上臂内侧感觉正常外，其余所有感觉、运动功能完全丧失
    - 治疗 神经移位术
      - 丛外神经位移术
      - 丛内神经位移术
      - 健侧神经位移术
  - 正中神经损伤临床表现
    - 正中神经由于损伤水平不同而出现不同的肌肉麻痹
    - 治疗：正确区分肌腱和神经，然后行肌腱、神经吻合术
  - 尺神经损伤临床表现
    - 尺神经损伤后，由于受伤部位不同，麻痹的肌肉不同，所产生的畸形也不同
    - 治疗：尺神经损伤修复后效果较差
  - 桡神经损伤临床表现
    - 三垂症状，神经支配区域感觉减退或消失，所支配肌肉出现运动障碍
    - 治疗：连续性存在：神经松解，去除压迫神经断裂或虽有连续性但损伤部位已瘢痕化：重新切除修复；缺损较多：神经电缆式移植或神经术间移植术

- 下肢神经损伤
  - 坐骨神经损伤临床表现
    - 跨越式步态，小腿屈曲无力，踝、足、足趾运动完全丧失，足下垂。胫神经和腓总神经损伤的表现，小腿外侧及足部麻木、感觉丧失、皮肤干燥，跟腱及跖反射消失
  - 腓总神经损伤临床表现
    - 腓总神经损伤：跨越式步态，足不能背屈、外翻，足趾不能伸直，"马蹄"内翻足畸形
    - 腓深神经单独损伤：足下垂稍外展，足背屈、内翻障碍，感觉障碍仅局限于足背第1、2趾间
  - 胫神经损伤临床表现
    - 腓浅神经单独损伤：足外翻障碍，小腿前外侧和足背感觉障碍足不能跖屈、内翻、内收，足趾不能跖屈、内收、外展。爪形趾畸形。胫神经绝对麻木区包括足底、足跟外侧面和足趾跖面，足跖反射及跟腱反射消失

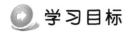 学习目标

【知识目标】

1.掌握桡神经损伤、正中神经损伤、尺神经损伤、腓总神经损伤的临床表现。

2.熟悉桡神经损伤、正中神经损伤、尺神经损伤、坐骨神经损伤的治疗原则。

3.了解周围神经损伤发生的病因和分类。

【能力目标】运用理论知识体系,根据周围神经损伤的症状、体征,能够判断神经损伤的部位和程度,能够提出正确的诊疗方案。

第一节 概 述

一、周围神经的解剖结构

(一)神经元

神经元是组成神经系统的基本结构和功能单位,它具有感受刺激和传导兴奋的功能。所有的神经元都有共同的组成即细胞体和细胞突起,细胞突起又称轴索,轴索的长度因不同的细胞而异,紧密排列在一起的轴索形成神经纤维束。神经元位于脑和脊髓之内的部分为中枢神经,位于脑和脊髓之外部分为周围神经,二者相连,构成神经系统。

(二)神经干

一条完整的神经干由神经纤维、支持组织及营养血管组成。

1.神经纤维

神经元的细胞突起形成神经纤维,每一条完整的神经纤维应由轴索、髓鞘和神经内膜组成(图55-1)。

(1)轴索 构成神经纤维的中轴,表面附有薄膜为轴膜,膜内有轴浆,轴浆自近向远形成一定的压力。

(2)髓鞘 是包在轴索外面圆筒状厚膜,电镜下可见到新鲜的髓鞘是一种半流动的白色脂类,包裹在轴索外面,髓鞘有防止兴奋扩散和绝缘的作用。

(3)神经内膜 由Schwann细胞组成,因此,也称Schwann鞘。从传导功能分类,神经纤维分两种:一种是向心纤维,将末梢感受器接受到的刺激传向神经细胞;另一种为离心纤维,将细胞的冲动传到末梢。

2.支持组织

周围神经干内的各种神经纤维被包裹在结缔组织膜内,最外层为神经外膜,依次向内为神经束膜及神经内膜。

(1)神经外膜 是周围神经最外层的疏松结缔鞘膜,由纵行排列的胶原纤维组成,这种胶原弹力纤维可使神经干常处于松弛状态,以便于关节屈伸活动,缓冲张力作用。神经外膜外层与神经间质膜相连,间质膜又称神经系膜,有营养血管进入神经干及神经束间,神经外膜约占神经横截面积的22%～80%。神经数目多,神经外膜也厚,在关节处,神经外膜变得非常致密。

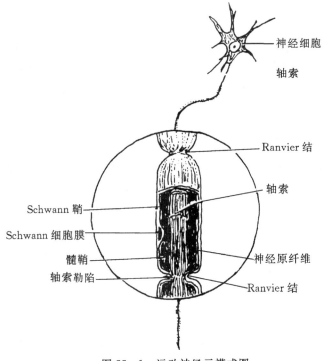

图 55-1　运动神经元模式图

（2）神经束膜　神经外膜的结缔组织向神经干内延伸形成许多间隔,将神经纤维分隔成许多束,结缔组织包绕神经束,形成神经束膜。神经束膜与神经内膜血管起到了血-神经屏障作用,以调节神经内液体的成分,防止大分子物质由血液漏到神经中。

（3）神经内膜　是包绕在 Schwann 细胞及轴索外面的一层结缔组织鞘膜,由胶原纤维、成纤维细胞及血管组成。神经内膜的胶原具有弹性,在肢体屈伸运动或神经受到牵拉时起缓冲作用。在周围神经再生过程中,神经内膜有引导新生的轴突的作用。

周围神经的结缔组织髓鞘在其两端较薄弱,上端为脊神经根处,下端为神经末梢处。此部位神经因结缔组织膜变薄,神经易受到牵拉损伤。神经干在不同水平神经纤维数目不等,彼此之间有分支,即形成神经内丛（图 55-2）。

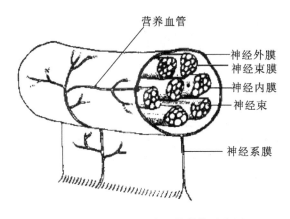

图 55-2　神经束内丛状结构示意图

3.营养血管

周围神经干的血供来源于神经系膜,系膜内有神经伴行血管。在神经干分布走行区域内,每隔相当的距离有数目不等的血管从神经系膜进入神经干,形成神经外膜血管,即神经营养血管。神经外膜血管的分支向神经束间延伸,形成神经束间及束内血管网,因此,神经干内有丰富的纵行血管吻合,手术中游离较长距离的神经干,破坏了较多的供血的神经系膜节段血管,只要神经外膜保持完好,神经干也很少出现缺血功能障碍。

二、上肢神经的应用解剖

上肢肌肉中,除斜方肌由副神经($C_{3,4}$)支配,提肩胛肌由肩胛背神经支配,主要接受来自颈丛的 $C_{3,4}$ 和臂丛的 C_3 神经外,其他上肢肌肉均由臂丛神经支配。臂丛神经由 C_3～T_1 神经组成。由 C_5 与 C_6 在前斜角肌外缘处组成上干,C_7 单独形成中干,C_8、T_1 组成下干,位于第 1 肋骨表面,每干平均长度约 1cm,神经干在相当于锁骨中三分之一处分成前、后两股。神经束依照与腋动脉的关系,分为外侧束、后束和内侧束,上干和中干的前股合成外侧束,上干、中干和下干的后股组成后束,下干前股单独成为内侧束,三束先位于腋动脉第一段的后、外侧,在腋动脉第二段,内、外、后三束分别位于腋动脉的内外侧和后方,最后于腋动脉第三段的周围,形成 5 条主要终支。臂丛神经的主要分支按其部位分述如下(图 55-3):

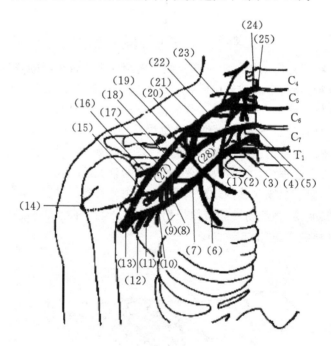

图 55-3 臂丛神经分支示意图

(1)胸长神经 (2)下干 (3)胸 1 神经根 (4)颈 8 神经根 (5)颈 7 神经根 (6)胸前内侧神经
(7)内侧束 (8)上肩胛下神经 (9)下肩胛下神经 (10)臂内侧皮神经 (11)前臂内侧皮神经
(12)尺神经 (13)正中神经 (14)腋神经 (15)桡神经 (16)肌皮神经 (17)外侧束
(18)后侧束 (19)胸前外侧神经 (20)肩胛上神经 (21)到锁骨下肌 (22)上干
(23)肩胛背神经 (24)颈 6 神经根 (25)颈 5 神经根 (26)中干 (27)胸背神经

1. 根的分支

(1)肩胛背神经　发自 C_5 神经根,分支部位较高,它支配大、小菱形肌及提肩胛肌,所以大、小菱形肌的麻痹与否是鉴别上、下干根性损伤与否的一个重要标志。

(2)膈神经　发自 $C_{3\sim5}$ 神经根,主要来自 C_4,膈神经位于前斜角肌的表面,斜向下内,它与其他臂丛神经斜向外下的方向不同。因此,在行臂丛神经探查时,可作为识别前斜角肌的一个标志。

(3)胸长神经　由 $C_{5\sim7}$ 神经根部发出的细支组成,走行在斜角肌深面,沿胸廓表面下行支配前锯肌。$C_{5\sim7}$ 神经根组成的前锯肌分支接近椎间孔,并将前斜角肌所覆盖,如果因牵拉损伤出现前锯肌麻痹,由于肩胛骨下角失去支持稳定力量,而出现翼状肩胛,常表示神经损伤水平较高,或作为神经自椎间孔处损伤的诊断依据。

2. 干的分支

(1)肩胛上神经　属上干的分支,其纤维主要来自 C_5,支配岗上、下肌。岗上、下肌有无萎缩,可作为鉴别 $C_{5,6}$ 根与上干损伤的定位依据。

(2)锁骨下肌支　由上干的前股发出,当诊断患者有胸廓出口综合征时,应将此神经支切断,使该肌萎缩,肋锁间隙加宽,解除神经血管受压症状。

3. 束的分支

(1)胸前外侧神经　主要由 $C_{5\sim7}$ 纤维组成,它支配胸大肌的锁骨头。

(2)胸前内侧神经　主要由 $C_{7,8}$ 和 T_1 纤维组成,经胸小肌进入胸大肌胸肋部,并有交通支与胸前外侧神经相连,支配胸小肌和胸大肌胸骨头。

(3)胸背神经　由 $C_{5\sim7}$ 纤维组成,主要接受来自 C_7 的神经纤维,支配背阔肌。临床中背阔肌有无萎缩是鉴别臂丛于锁骨上和锁骨下损伤的又一依据,即当背阔肌萎缩时则提示损伤水平在中干或 C_7 神经根,当背阔肌无萎缩发生时则说明臂丛神经损伤应在后侧束以下。

4. 臂丛神经终末支

(1)肌皮神经　发自外侧束,由 $C_{5,6}$ 神经纤维组成。大部分肌皮神经(85%)以一支粗干起于外侧束,行向外下方,斜穿喙肱肌后在肱二头肌与肱肌之间下行,分别支配喙肱肌、肱二头肌及肱肌。终末支在肘关节上方穿出深筋膜,延续为前臂外侧皮神经。另有少部分肌支类型属多支型及混合型等(图 55-4)。

(2)腋神经　腋神经发自后束,主要包括 $C_{5,6}$ 神经根纤维。该神经在腋动脉后方通过四边孔间隙,发出至小圆肌的肌支。然后绕过肱骨颈,一感觉支至三角肌表面的皮肤,另一支在三角肌深部从后向前,支配整个三角肌。三角肌肌支约位于肩峰下 4~5cm,如手术中沿三角肌分离该肌时,超过这一限度即可损伤神经,则引起三角肌前部肌肉麻痹。

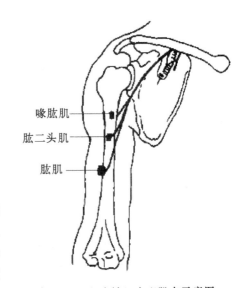

喙肱肌

肱二头肌

肱肌

图 55-4　肌皮神经支配肌肉示意图

(3)桡神经　发自臂丛后束,由 $C_{5\sim8}$ 和 T_1 神经根神经组成,多数来自上中干,下干神经很少。桡神经在腋动脉之后,经过肩胛下肌、大圆肌和背阔肌诸肌之表面,然后斜向下外绕经肱骨后方即桡神经沟走行。桡神经并不直接和肱骨接触,而是沿着肱三头肌内侧头起点之表面,其内侧为肱三头肌长头,外侧为肱三头肌外侧头所覆盖。支配肱三头肌的三个头的肌支,大多在肱骨中三分之一以上,其长头分支甚至发自腋部,因此,肱骨干骨折合并桡神经损伤病例,肱三头肌功能完好。

桡神经于肱三头肌的外缘,穿过外侧肌间隔,在肱肌与肱桡肌之间下行,然后行至肱桡肌与桡侧腕伸肌之间,越过肱骨外上髁的前方进入前臂。在肘关节以上桡神经发出肌支至肱桡肌及桡侧腕伸长肌,因此在肘关节以下的桡神经损伤,上述两肌肉功能仍正常(图55-5)。

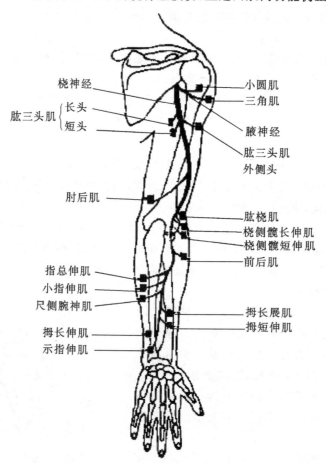

图 55-5　腋神经及桡神经支配肌肉示意图

在前臂桡神经分为浅支和深支。浅支的肌支仅支配桡侧腕短伸肌,其中感觉支是主要的,它分布于腕及手的桡侧背部及桡侧一个半或两个半手指背侧皮肤。深支又称背侧骨间神经或后骨间神经,无感觉纤维。深支在肱桡肌的覆盖下,穿过旋后肌深、浅两头之间并绕过桡骨,在伸侧肌群浅、深两层之间,其肌支除已发至旋后肌外,先后支配浅层诸肌,即指总伸肌、固有小指伸肌及尺侧腕伸肌。发出上述肌支以后,神经明显变细,位于拇展长肌表面,继续发出分支至深层肌肉,即拇展长肌、拇短伸肌、拇长伸肌及固有示指伸肌。桡神经发出的诸肌支的顺序常有变异,有时深支也支配桡侧腕伸短肌。

(4)正中神经　分别由臂丛神经内、外侧束发出神经束组成,外侧束由 $C_{5\sim7}$ 神经根纤维组成,沿上干及中干前股进入外侧束,是外侧束内侧的终末分支。内侧束由 C_8 和 T_1 神经根纤维组成,沿下干前股进入内侧束,是内侧束外侧的终末分支。内、外侧束在腋动脉前面联合组成正中神经。正中神经外侧束神经纤维主要支配旋前圆肌及桡侧腕屈肌,并含有较多的感觉纤维分布到手部;正中神经内侧束神经纤维主要支配掌长肌、全部屈指肌、大鱼际肌群(三块半肌肉)、第1、2蚓状肌,有少量感觉纤维分布到手部(图55-6)。

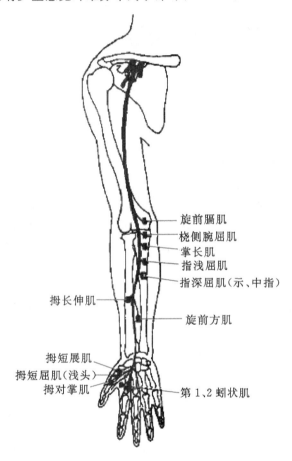

图 55-6　正中神经支配肌肉示意图

正中神经在上臂无分支,与肱动脉伴行,开始在动脉前外侧,在上臂上三分之一处越过动脉而在其内侧,然后与动脉一同在肱二头肌腱膜覆盖下行入前臂,向下穿过旋前圆肌肱骨头及尺骨头之间,再向下沿指浅屈肌内、外侧头之间下行,在此部位掌侧骨间神经自正中神经背侧发出,该肌支是正中神经最大分支,它支配指深屈肌桡侧部分(即示、中指屈肌)、拇长屈肌及旋前方肌。在前臂中、下段正中神经始终位于指浅屈肌深层。在腕上,正中神经较表浅,在掌长肌腱下并略偏桡侧,然后随同诸屈指肌腱经过腕管而至掌部。最后有数个肌支支配大鱼际肌,感觉支至拇指、示指、中指及环指桡侧皮肤。

(5)尺神经　发自臂丛神经内侧束,由 C_8、T_1 神经根纤维组成。在上臂尺神经没有分支,至中部渐向尺侧,在肱三头肌内侧头前面,经肱骨内上髁后方尺神经沟,在尺侧腕屈肌肱骨头与尺骨头之间进入前臂。在前臂中,尺神经位于尺侧腕屈肌深层及指深屈肌表面,至前臂中部开始与尺动脉伴行,绕过豌豆骨桡侧与钩骨的钩部之间进入手掌。

在豌豆骨远端,尺神经分为浅支及深支。浅支发出肌支至掌短肌,并有感觉支至小指尺侧及第4掌骨间隙,以及小指桡侧及环指尺侧皮肤。深支向桡侧穿过小鱼际肌,沿诸指深屈肌深面,发出分支支配手内在肌,分别为:小指屈肌、小指短屈肌及小指对掌肌,骨间肌肌支(包括第3、4蚓状肌)。尺神经最后的分支至拇收肌、拇短屈肌深头及第1骨间背侧肌。

第二节　上肢神经损伤

一、臂丛神经损伤

【病因与发病机制】臂丛神经损伤绝大多数为闭合损伤,造成臂丛神经根性损伤的外力主要是作用于臂丛神经的牵拉力。车祸伤及肩部重物砸伤等均可造成头肩分离应力,此种伤力可传至臂丛神经,另外上肢的机器绞伤也可将伤力传至臂丛神经。作用于臂丛神经的牵拉力可传导至椎间孔,造成神经根在椎间孔处的固定韧带断裂,并继续传至椎管内,造成臂丛神经前后根断裂。由于$C_{5,6}$神经根在椎间孔处的固定韧带比较坚固,牵拉暴力造成此两个神经根在椎间孔外或椎间孔孔段断裂也较多见(节后损伤),尤其是C_5神经根。而$C_{7,8}$及T_1神经根在椎间孔处的固定韧带较疏松或缺如,相同的牵拉力容易造成下干的神经根在椎管内断裂(节前损伤)。颈椎的严重创伤,可造成脊髓的横向或纵向移动,此种情况下也可造成椎管内神经前后根的断裂。

头肩分离外力造成的臂丛神经损伤,首先引起上干的损伤,当牵拉暴力足够大时也可造成上、中干的撕脱。机器牵拉伤多造成上肢过度外展,致下干过度紧张而上干相对松弛,故容易首先撕脱下干,当牵拉暴力足够大时也可造成上、中干的撕脱。

从理论上讲,作用于臂丛神经的牵拉力,可造成神经根在椎管内断裂,也可造成椎间孔外神经根、干的断裂,也可仅造成臂丛神经的传导功能障碍。

臂丛神经束部的损伤多见于直接暴力作用于锁骨下区、肩部、腋部。另外,上肢被机器皮带的绞伤,也可造成臂丛神经束部的损伤。束部损伤部位多在外侧束发出的肌皮神经及正中神经的外侧头、内侧束发出正中神经内侧头处断裂,而尺神经的损伤较正中神经相对轻。肩部的直接创伤,也容易造成外侧束及腋神经起始或入四边孔处的损伤,以及肩胛上神经在肩胛上切迹处的断裂。

【临床表现】

(1)上臂丛神经损伤　上臂丛包括$C_{5\sim7}$,由于C_7单独支配的功能障碍不明显,临床表现与上干损伤相似。主要表现为肩外展、屈肘功能障碍,$C_{5,6}$支配区皮肤感觉减退或消失。

(2)下臂丛神经损伤　下臂丛包括C_8、T_1神经,即组成下干,损伤后表现为手指不能伸屈,手内在肌麻痹,而肩、肘、腕关节基本活动正常。颈8、胸1支配区皮肤感觉减退或消失。

(3)全臂丛损伤　表现为患肢除上臂内侧感觉正常外,其余所有感觉、运动功能完全丧失。若臂丛神经为根性撕脱伤,可出现Homer征。

【诊断】①上肢五大神经,即腋神经、肌皮神经、桡神经、正中神经、尺神经中任何两根神经的组合损伤;②手部三大神经,即桡神经、正中神经、尺神经任何一根合并肩或肘关节功能障碍;③手部三大神经其中一根神经加前臂内侧皮神经的损伤。以上三条复合其中一条,用其他部位损伤不能解释者,即可诊断为臂丛神经损伤。

【治疗】

(1)治疗臂丛神经撕脱伤常用的神经移位术　神经移位术治疗臂丛神经损伤主要包括以下三种术式:①丛外神经移位术,主要利用臂丛神经以外的神经作为动力神经源进行移植,常用的有肋间神经移位、膈神经移位、副神经移位、颈丛神经运动支移位等。②丛内神经移位术,利用未损伤的神经根及其主要神经分支的束支修复损伤的神经,常用的有 Oberlin 手术、同侧 C_7 神经移位术、桡神经三头肌长头肌支移位修复腋神经。③健侧神经移位术,如健侧 C_7 神经移位术、健侧胸前外侧神经移位术。

(2)臂丛神经撕脱伤神经修复术式的选择原则　神经移位仍是修复臂丛神经撕脱伤的主要术式,根据可供移位的动力神经源的功能状况、神经根损伤的多少、患者的年龄、伤后时间,可采用不同的神经移位组合。一般来说,所选择的动力神经源的功能最好与所重建的功能相同,如副神经移位修复肩胛上神经,能直接吻合的尽量不做神经桥接;如肋间神经与肌皮神经的直接吻合,能用同侧动力神经的尽量不用健侧的;神经移位所重建的功能尽量不要有拮抗作用,如已用膈神经移位修复肌皮神经,尽量不再使用肋间神经移位修复桡神经的肱三头肌的长头支,以免吸气时肱二头肌与肱三头肌同时收缩。

二、正中神经损伤

【临床表现】正中神经由于损伤水平不同而出现不同的肌肉麻痹。肘关节以上正中神经无分支,这个部位的正中神经完全损伤,表现为旋前圆肌以下所有的支配肌肉麻痹,临床可以检查前臂旋转功能和桡侧腕屈肌、掌长肌、拇长屈肌及拇展肌功能。对于屈指动作需作单独检查,只简单地观察患者能否握拳,很难判断有无正中神经损伤。因为环小指指深屈肌由尺神经支配,而指深屈肌之间又有腱性联结,尺侧手指的屈曲运动可以带动中指及示指,因此,应逐一检查。

【预后】前臂近端正中神经出旋前圆肌,进入指浅屈肌这一段,神经分支多,此处的正中神经损伤,多为肌支损伤,神经恢复常不理想。前臂中下段至腕关节水平的正中神经干,自然分束较明确,神经分支少,神经恢复较理想。

【治疗】正中神经损伤多见于切割伤,数条屈腕、屈指肌腱与神经同时损伤,正确区分肌腱和神经,然后行肌腱、神经吻合术。在腕部、正中神经干内大鱼际分支已单独成束,在神经修复时宜采用神经束膜缝合方法。晚期正中神经损伤,不宜做神经修复,或神经已经修复但功能没有恢复者,应行肌腱移位重建功能。

三、尺神经损伤

【临床表现】尺神经损伤后,由于受伤部位不同,麻痹的肌肉不同,所产生的畸形也不同。肌力检查比较可靠的有尺侧腕屈肌,环、小指指深屈肌,小指展肌及第 1 背侧骨间肌。这些肌肉检查时可以看到或触摸到肌腹的收缩。在检查骨间肌内收或外展功能时,必须将手指完全放平,然后令其做内收、外展手指动作。否则屈指肌可代替手指内收功能,伸指肌可代替手指外展功能,而影响检查效果。拇收肌麻痹以后,靠拇长伸肌和拇长屈肌联合作用,拇指仍然可有内收功能。

当尺神经在腕关节水平损伤时,除尺侧腕屈肌和环、小指指深屈肌以外的其他尺神经支配,肌肉均麻痹,手内在肌麻痹后,由于伸指肌腱的作用,使环、小指的掌指关节过伸,同时又因环、小指指深屈肌张力的影响,使环、小指指间关节产生屈曲,即出现爪形手畸形。当尺神经位于肘关节水平以上损伤时,由于环、小指指深屈肌也麻痹,该二指屈曲畸形不明显,因此爪形手畸形也不显著。

【特殊检查】

(1)掌短肌反射 掌短肌属于皮肌,起止点均在小鱼际近侧皮肤上。该肌收缩时,可使小鱼际部皮肤产生横行皱纹。掌短肌为尺神经浅支支配,在豌豆骨桡侧按压尺神经,可引起该肌收缩,称为掌短肌反射。当尺神经在腕关节以近损伤时,此反射消失。

(2)Froment征 正常情况下,拇、示指做用力捏动作时,由于手指内在肌的协同作用,拇指指间关节及掌指关节均呈微屈曲位。当尺神经损伤后,拇收肌及拇短屈肌部分麻痹,使拇指屈掌指关节力量减弱,此时再做拇、示指用力相捏动作时,拇指会出现掌指关节过伸,指间关节过度屈曲的现象,即 Froment 征(+)。

【治疗】尺神经损伤修复后效果较差,特别是高位损伤,需要等待恢复的时间较长,手内在肌体积小,在神经再生过程中,很容易萎缩变性,不易再恢复。尺神经在吻合时,较其他神经容易克服缺损,如在肘关节附近,可以将尺神经从尺神经沟内游离移位到肘关节前方,进行神经吻合。腕关节水平的尺神经深支损伤,直接吻合有困难时,可以从近端切断小指短屈肌及小指对掌肌,将尺神经深支远端充分游离,从尺侧切开腕横韧带,然后将尺神经远近端游离到腕管内吻合。尺神经损伤后出现的运动功能丧失,需要用功能重建术来达到部分恢复。

四、桡神经损伤

【临床表现】桡神经自肩后方沿肱三头肌长头与后外侧头下行,沿桡神经沟,在肱肌与肱桡肌之间进入前臂,此部位的桡神经损伤多与肱骨干骨折有关。在桡神经沟处桡神经与肱骨干直接接触,骨折时的牵拉,骨折端的直接刺伤或嵌压,骨痂的绞窄等,都易损伤桡神经,而出现三垂症状(垂指、垂腕、垂拇)。前臂近端神经损伤,桡神经在肘前肱肌与肱桡肌之间下行,在伸指总肌下方分成深浅两支,深支从旋后肌中穿过,然后发出数条肌支支配伸指肌及伸拇肌,此部位桡神经损伤多为刺伤或切割伤,或由于各种原因引起的前臂骨间背侧神经卡压综合征,既而出现神经支配区域感觉减退或消失,所支配肌肉出现运动障碍。

【治疗】损伤的桡神经连续性常存在,多数情况需进行神经松解,去除压迫的因素,神经功能恢复较满意。少数病例为神经断裂,或神经虽有连续性但损伤部位已瘢痕化,需重新切除修复。神经缺损较多者,可行神经电缆式移植或神经束间移植术。

桡神经损伤后由于失去神经修复时机,或神经修复后恢复不理想,为了改进患肢功能,应行肌腱移位术。桡神经麻痹后主要为伸腕、伸指、伸拇功能丧失,无论以什么肌肉为动力的肌腱移位,都应解决这三个问题。屈腕肌与伸指肌是协同肌,旋前圆肌与伸腕肌是协同肌。一般有三条屈腕肌,移位时必须保留其中之一。如果无屈腕肌控制腕关节,伸指时腕关节过度伸展,则伸指力量减弱。对掌长肌缺如的病例,如果两条屈腕肌均需作移位用,为了达到屈侧有稳定腕关节的肌力,可于腕部切断环指指浅屈肌,将其近端与移位后桡侧屈腕肌肌腱的远端缝合。

第三节　下肢神经损伤

一、坐骨神经损伤

【损伤机制】坐骨神经的直接切割伤多为开放性的锐器伤,如刀割伤、电锯伤等,神经完全断裂的损伤所占比例较大,伤口比较清洁,神经损伤比较单纯,多数病例可在急诊情况下清创予以直接缝合,少数清创后有神经间隙,一般不超过 2.5cm,均可通过游离神经、屈曲关节等方法达到一期无张力直接缝合,修复结果及预后比较满意。

(1)火器伤　火器伤是战时神经损伤的常见原因,但和平时期民用猎枪、自制铁砂枪等散弹枪引起的坐骨神经损伤也很常见。火器伤其损伤程度一般较重,损伤范围广泛,常合并骨折、血管损伤,而且神经缺损较大,周围软组织条件较差,甚至皮肤缺损。在一期处理时应该注意伤口彻底清创,不缝合神经。对神经损伤部分不做切除,不游离断段,也不扩大伤口去寻找另一断段,防止污染扩散。用正常组织覆盖游离的神经,尽早使伤口愈合,被动活动各关节,为二期修复创造条件。二期修复以伤后 2~3 个月为宜,探查时常需要较大切口,从正常部分向损伤部分进行分离直至游离出两个断段,切除神经瘤后,根据神经缺损的长度行神经移植或神经缝合。对于坐骨神经较长缺损,用两条腿腓肠神经不能同时修复缺损的胫神经和腓总神经,一般用相对次要的腓总神经主干移植到重要的胫神经部位来,主要目的是恢复足底感觉,另外腓肠神经并成多股行电缆式移植,也很难达到缝合口的端端直径相同。

(2)药物注射性坐骨神经损伤　臀部注射操作不当是引起坐骨神经损伤的常见原因,多见于儿童。其表现以腓总神经受累为主,这与在臀段组成腓总神经的纤维位于坐骨神经的后外侧有关。其发生机制尚有不同看法,明确诊断后,应尽早手术探查松解,早期神经外膜切开减压和生理盐水冲洗为有效的方法。伤后一周进行手术,神经质地尚软,外膜切开减压后神经束结构正常,予以生理盐水冲洗,基本均能恢复正常,预后较好。损伤 6 个月以上,患者因神经纤维变性,尽管行神经松解但效果不佳。注射药物是一种持续性毒性反应,其毒性反应对中枢神经元的影响可能更为明显,造成相应脊髓前角运动神经元坏死数目可能更多,因而手术后恢复较差。

(3)创伤性髋关节后脱位或骨折脱位所致坐骨神经损伤　创伤性髋关节后脱位大多为高能量损伤,常伴有颅脑、其他骨骼或者脏器的多发损伤,在出现创伤性髋关节后脱位或骨折脱位时,神经系统检查决不可忽视。

在发生创伤性髋关节后脱位时,有时为坐骨神经完全损伤,有时仅表现为腓总神经支损伤,这是因为腓总神经支比胫神经支更易受累及。

(4)全髋关节置换术中坐骨神经损伤　在行全髋关节置换术的患髋,出现周围神经损伤的几率为 1%~2%。易患因素包括女性、髋关节发育不良、全髋关节置换翻修术。坐骨神经是其中最易累及的周围神经。

【临床表现】①跨越式步态。②损伤部位位于坐骨神经骨盆出口处或上端,小腿不能屈曲,如果缝匠肌和股薄肌完好可代偿部分腘绳肌功能,表现为小腿屈曲无力。踝、足、足趾运动完全丧失,足下垂。③损伤部位位于大腿,可出现胫神经和腓总神经损伤的表现。④小腿外侧及足部麻木、感觉丧失、皮肤干燥。⑤跟腱及跖反射消失。

【治疗原则】坐骨神经损伤是周围神经损伤中疗效最差和处理起来最为困难的损伤之一，其各段损伤与局部解剖关系密切，治疗时应以积极的态度，根据损伤情况，快速采取相应的治疗方法。火器伤，早期只单纯做清创术，待伤口愈合 3～4 周后再行探查修复术；切割等锐器伤，应一期修复，行外膜对端吻合术，术后固定于伸髋屈膝位 6～8 周；药物注射所致的损伤应尽早争取神经松解术，生理盐水反复冲洗，术后高压氧治疗；髋关节脱位等所致的坐骨神经损伤，应早期行减压复位术，解除压迫，观察 1～3 个月后根据情况决定是否进行神经探查术。

【预后】坐骨神经损伤的预后与损伤的时间、类型、程度有关。对于在髋部损伤的坐骨神经，如此长的再生距离决定了其恢复难度。神经损伤的预后取决于损伤的严重程度，在术后还有部分运动功能或者术后 2 周内活动功能有所恢复的患者，预后较好。坐骨神经损伤的患者 1 年的恢复时间可能是不够的，经常需要 3 年的完全恢复期。

二、腓总神经损伤

【损伤机制】单纯腓总神经损伤的主要原因为胫骨外侧平台骨折、腓骨头颈骨折和脱位、腘窝外侧软组织挫伤或牵拉伤、刀割伤、石膏和小夹板的压迫、长时间的固定性体位压迫等。

【临床表现】

(1)腓总神经损伤　表现为①跨越式步态。②小腿伸肌群、足外翻肌群与足背肌群瘫痪，足不能背屈、外翻。足趾不能伸直。由于胫神经完好，后侧肌群牵拉和重力作用，表现为足下垂、足内翻、足趾微曲，呈"马蹄"内翻足畸形。③小腿前外侧和足背感觉丧失。

(2)腓深神经单独损伤　表现为足下垂稍外展，足背屈、内翻障碍，感觉障碍仅局限于足背第 1、2 趾间。

(3)腓浅神经单独损伤　表现为足外翻障碍，小腿前外侧和足背感觉障碍。

【功能重建】腓总神经麻痹后足下垂，同时足外翻、背屈功能丧失后足的稳定性差，并呈跖屈内翻畸形，严重影响足的功能。要想恢复足的功能必须替代踝关节的背屈功能和增加后足的稳定性。一般采用胫后肌前移作为背屈的动力肌，同时做三关节融合术，以使后足稳定在中立位，替代足的正常行走功能。

三、胫神经损伤

【损伤机制】单独胫神经损伤的主要原因为火器伤、刀刺伤、手术误伤、膝关节脱位或骨折、股骨下端软骨瘤、骨化性肌炎、腘窝囊肿、小腿后侧肌肉间隔综合征。

【临床表现】

(1)小腿屈肌群和足底肌麻痹而导致足不能跖屈、内翻、内收，足趾不能跖屈、内收、外展。

(2)因腓骨肌、趾伸肌的拮抗性收缩呈仰趾足、高弓足畸形，足内在肌瘫痪而导致足弓弹性和强度丧失，不能用足尖站立，可出现爪形趾畸形。

(3)胫神经绝对麻木区可包括足底、足跟外侧面和足趾跖面。

(4)足跖反射及跟腱反射消失。

【检查】临床检查小腿三头肌功能丧失，表示损伤平面位于膝关节以上；当小腿三头肌功能正常而屈趾功能障碍时，表示损伤平面位于膝关节或以下；当踝关节跖屈和屈趾功能正常，而足底感觉丧失时，表示损伤平面位于小腿下端为胫后神经损伤。

【治疗与预后】胫神经损伤常导致足内在肌麻痹，足内在肌的恢复常取决于损伤的时间和损伤的部位,高位胫神经损伤足内在肌麻痹很难恢复。与足内在肌麻痹相比足底感觉对负重行走更加重要,足底感觉丧失常并发神经营养性溃疡引起的骨髓炎,甚至有截肢的严重后果。

胫神经损伤往往伴有胫后血管的损伤,胫后血管是胫神经血供的主要来源,胫后动脉及其分支通过神经系膜呈阶段性进入神经,修复神经同时应修复胫后血管,以改善足的血运,也有利于神经的恢复。

小腿肌筋膜间隔区综合征造成的胫神经损伤,其病理变化主要是神经干受压,神经缺血性损伤。所以对于此类病例,应该及早行切开减压,以利于神经的恢复。

【功能替代术】胫神经损伤小腿三头肌、胫后肌、屈趾肌和足内在肌麻痹后,足背伸肌肌力正常,行走时仅足跟负重,称跟行足。

要矫正步态畸形儿童可采用腓骨长、短肌移位代跟腱术。腓骨长短肌的功能是使足外翻,协助足跖屈,胫神经损伤者由于腓骨长短肌肌力正常,时间长会出现跟蹠外翻足畸形。胫前肌和伸直肌肌力正常,取腓骨长短肌移位代跟腱正好平衡了内外肌力。12岁以上儿童和成年患者需作三关节融合术。

 目标检测

一、简答题

1. 简述尺神经损伤的临床表现。
2. 简述桡神经损伤的临床表现。
3. 坐骨神经损伤的损伤机制有哪些?
4. 简述腓总神经损伤的临床表现。
5. 简述正中神经损伤的临床表现。

二、病案分析

患者,男,32岁。由于刀砍伤致前臂损伤,查体患者拇指不能背伸,手指不能背伸,手腕不能背伸,请做出初步诊断,患者为哪条神经损伤,并做出鉴别诊断。

第五十六章　运动系统慢性损伤

运动系统慢性损伤
- 肩关节周围炎：肩周炎是自限性疾病，大多数患者能自愈，预后良好。所以本病以保守治疗为主
- 狭窄性腱鞘炎
- 腱鞘囊肿：腱鞘囊肿是关节部位腱鞘内黏液分泌增多所致，慢性损伤或退行性变可能是发病的重要原因。多次复发的腱鞘囊肿可行手术治疗，将囊肿壁及相连部分腱鞘一并切除
- 肱骨外上髁炎
- 骨软骨病
  - 胫骨结节骨软骨病
  - 股骨头骨软骨病
- 腰椎间盘突出症
  - 病因与病理
  - 临床表现
  - 影像学与实验室检查
  - 诊断与鉴别诊断
  - 治疗
    - 保守治疗
    - 手术治疗

学习目标

【知识目标】

1. 掌握肩关节周围炎、狭窄性腱鞘炎、腰椎间盘突出症的诊断和治疗原则。

2. 熟悉常见慢性损伤的诊断和治疗原则。

3. 了解肱骨外上髁炎、腱鞘囊肿、骨软骨病的诊断和治疗原则。

【能力目标】运用理论知识体系，熟练掌握肩关节周围炎、肱骨外上髁炎、狭窄性腱鞘炎、腱鞘囊肿、骨软骨病、腰椎间盘突出症的临床诊治流程。

第一节　肩关节周围炎

肩关节周围炎简称肩周炎，又称五十肩、冻结肩、漏肩风等。以肩关节疼痛和活动障碍为主要表现。好发于 40 岁以上人群，女性多于男性（约 3∶1），左肩多于右肩。有自愈倾向，预后良好，但可以再复发。

【病因】该病的致病原因至今有许多争议，尚不十分清楚。一般认为与下列因素有关。

（1）肩关节关节囊和周围软组织退变或长期劳损，发生一种范围较广的慢性无菌性炎症反应，引起软组织广泛性粘连，限制了肩关节活动，引起肩关节疼痛、活动障碍等表现，如肩峰下滑囊炎、岗上肌腱炎，肱二头肌肌腱炎等。

（2）因上肢骨折、颈椎病等使上肢固定于身旁过久，导致肩周组织粘连限制了肩关节活动。

（3）由于感受风寒湿等因素或内分泌失调等导致肩部疼痛，活动受限。

总之，无论何种因素导致了肩关节周围组织、肩关节滑膜、关节软骨间的广泛粘连，甚至组织挛缩，影响肩关节活动，使肩关节活动受限是该病的根本原因。中医则认为年老体弱，气血虚损、筋失濡养，或风寒湿外邪侵袭肩部，经脉拘急所致。所以气血虚损，血不荣筋是其内因，风寒湿邪侵袭是其外因。

【临床表现】

1. 症状与体征

肩周炎呈慢性发病，多数无外伤史，少数有轻微外伤。常因上举外展动作引起疼痛开始被注意，也有疼痛较重进展较快者，主要症状是逐渐加重的肩部疼痛及肩关节活动受限或僵硬。疼痛可呈钝痛，刀割样疼痛。疼痛一般位于肩前外侧，有时可放射至肘、手及肩背部，可因运动加重，但无感觉障碍，夜间疼痛加重，常因疼痛影响睡眠，不敢患侧卧位，持续疼痛或突然某一位置运动时引起肌肉痉挛，日久可出现肌肉萎缩。

检查时，肩前、肩后、肩峰下等处均有压痛，多以肩胛外侧端（肱二头肌长头肌腱部位）压痛明显。当上臂外展、外旋、后伸时疼痛加剧。早期肩关节活动仅对内外旋有影响，晚期上臂处于内旋位，各个方向活动均受限，但以外展、内外旋受限明显，前后方向的活动一般存在。该病后期可出现肩部肌肉萎缩，有时因并发血管痉挛发生上肢血液循环障碍，出现前臂及手部肿胀，发凉及手指活动疼痛等症状。

一般根据不同病理过程，可将本病分为三期：

急性期：本期主要以肩关节疼痛为主，关节尚有相当范围的活动度。

粘连期：本期肩关节疼痛稍有减轻，肩关节活动受限加重，肩关节活动时可出现耸肩现象。

缓解期:本期患者随疼痛的减轻,肩关节的挛缩,粘连逐渐消除而恢复正常功能。

2.X 线检查

肩周炎是软组织病变。X 线检查多为阴性,但可以排除骨与关节疾病。有时 X 线上可见骨质疏松、岗上肌钙化等表现。

【治疗】

1.保守治疗

肩周炎是自限性疾病,大多数患者能自愈,预后良好。所以本病治疗以保守治疗为主,积极进行保守治疗可以缩短病程,加速痊愈,使肩关节功能恢复全面。

(1)手法治疗 本病在急性发作期不宜行过重的推拿手法治疗。对初期疼痛较轻者,可用较轻柔的手法在局部治疗,如擦、点、按、一指禅推法等,能够舒筋活血,通络止痛,改善局部血液循环,加速渗出物的吸收,促进病变肌腱及韧带的修复。对晚期患者可用较重的手法如扳、拔伸、摇等,并配合肩关节各功能位的被动活动,以松解粘连,滑利关节,促使功能恢复。

有条件的地方在进行手法治疗前最好能拍摄双肩关节的 X 线片,以对比观察,排除肩关节本身病变。以下简要介绍治疗肩周炎的几种按摩手法。

①患者取仰卧位或坐位,医者首先用点穴法点缺盆、肩髃、肩贞、肩井、天宗、曲池等穴,然后用擦法或一指禅推法放松肩部肌肉。②医者一手扶住患肩,一手握住腕部或托住肘部,以肩关节为轴心做环转运动,幅度由小到大,然后医者一手托起前臂,使患者屈肘,患臂内收,患侧手搭在健侧肩上,再由健侧肩绕过头顶到患肩,反复环绕 5～7 次,在此同时拿捏患肩。③医者一手握住患侧腕部,并以肩部顶住患者患肩,握腕的手将患臂由前方扳向背后,逐渐用力使之后伸,重复 2～3 次。④医者位于患者侧后方,一手扶健侧肩,防止患者上身前屈,另一手握住患侧腕部,从背后将患肢向健侧牵拉,逐渐用力,以患者能忍耐为度。⑤医者站于患侧,用双手握住患肢腕部稍上方,将患肢提起,用提抖法向斜上牵拉。牵拉时患者要先沉肩屈肘,活动幅度逐渐增加,手法力量不能过猛,以防发生意外。⑥最后用搓法由肩部到前臂反复搓动,然后再次用擦法,放松肩部肌肉,手法结束。

(2)药物治疗 可口服芬必得、双氯芬酸钾等消炎止痛类药物,也可以口服回生第一丹、七里散等活血化淤类药物治疗,也可服用补气血、益肝肾、温经络、祛风湿的中药汤剂(独活、防风、川芎、牛膝、桑寄生、秦艽、杜仲、当归、茯苓、党参、白芍、细辛等)。还可以配合伤湿止痛膏、麝香壮骨膏、宝珍膏、双氯芬酸乳剂、骨友灵擦剂等外用药物治疗。

(3)水针疗法 对疼痛严重且有固定压痛点者局部注射泼尼松龙、得宝松等类固醇类药物治疗,有抑制炎性反应,减少粘连的作用。一般用泼尼松龙 25～50mg 或得宝松 2ml 配合 1% 利多卡因 5～10ml,痛点封闭,每周 1 次,4 次为 1 个疗程。药物要注射在关节周围的软组织中,不提倡关节内注射该类药物。

(4)针灸疗法 取穴有肩髃、肩髎、肩外俞、巨骨、曲池、合谷等,并可以痛点为俞。用泻法,结合艾灸,1 次/天。

(5)其他疗法 也可采用局部痛区超短波、磁疗、药物离子导入等物理疗法,也可以用热敷、频谱照射等治疗。

2.手术治疗

对肩周炎经长期保守治疗无效者,有人报道应用肱二头肌长头固定、移位术或喙肱韧带切断术等手术治疗。但由于该病为一种自限性疾病,一般不提倡手术治疗。

【家庭保健护理】日常生活应该多注意肩关节锻炼及肩关节周围肌肉活动,注意肩部保暖,避免长期肩关节劳损。病变早期即积极进行肩关节活动锻炼,有时可不出现粘连期和缓解期而得到治愈。即便发病中期积极进行肩关节活动锻炼也能使病期缩短,恢复加快。

【功能锻炼】肩关节功能锻炼活动是治疗肩周炎必不可少的方法。原则上要求患者要持之以恒,循序渐进,因人而异,锻炼时可根据具体情况选择下列方法。

(1)弯腰晃肩法 弯腰伸臂,肩关节环转运动,动作由小到大,由慢到快。

(2)爬墙活动 面对墙壁,用双手或单手沿墙壁缓慢向上爬,使上肢尽量高举,然后再缓缓向下回到原处,反复数次。

(3)体后拉手 双手向后,由健侧手拉住患侧腕部,渐渐向上拉动,反复进行。

(4)外旋锻炼 背靠墙而立,双手握拳屈肘,两臂外旋,尽量使拳背碰到墙壁,反复数次。

(5)颈后双手交叉法 双手在颈后交叉,肩关节尽量内收及外展,反复数次。

(6)甩手锻炼 患者站立位,做肩关节前屈、后伸及内收、外展活动。动作幅度由小到大,反复进行。

第二节 狭窄性腱鞘炎

肌腱在跨越关节处有"骨-纤维隧道",由于腱鞘的远侧或近侧缘较硬,在掌指关节处腱鞘增厚更为明显,称为环状韧带。肌腱在此缘上反复摩擦,引起肌腱及腱鞘的损伤性炎症。手与腕部是最常见的发病部位,为指屈肌腱鞘炎,又称弹响指或扳机指。腕部为拇长展肌和拇短伸肌腱鞘炎,又称桡骨茎突狭窄性腱鞘炎。

【病因与病理】关节频繁或用力活动,如织毛衣、乐器演奏、洗衣、打字等,肌腱和腱鞘发生渗出、水肿、增生、粘连等损伤性炎症,腱鞘的水肿和增生使"骨-纤维隧道"狭窄,压迫本已水肿的肌腱,阻碍肌腱的滑动。如用力伸屈手指,被压成葫芦状的肌腱强行挤过环状韧带,产生弹拨动作和响声,并伴有疼痛。

【临床表现】

(1)指屈肌腱狭窄性腱鞘炎 中年女性多见,各手指的发病频度依次为中、环、示、拇、小指。患者述近侧指骨或指间关节疼痛,手指屈伸活动不灵并伴有弹响。在远侧掌横纹处可触及黄豆大小的痛性结节,屈伸患指该结节随肌腱活动,或可出现弹拨现象。

(2)桡骨茎突狭窄性腱鞘炎 多为女性,桡骨茎突疼痛。桡骨茎突局限性压痛,有时可触及痛性结节。握拳尺偏腕关节时,桡骨茎突处出现疼痛。

【诊断】根据病史、症状和典型体征可做出明确诊断。

【治疗】

(1)局部制动和局部醋酸泼尼松龙封闭,封闭时要注意注射部位准确,要特别小心勿将药物注入桡动脉分支血管,否则造成血管痉挛或栓塞。

(2)上述治疗无效可考虑行狭窄的腱鞘切除术。

第三节 腱鞘囊肿

腱鞘囊肿是关节部位腱鞘内黏液分泌增多所致,慢性损伤或退行性变可能是发病的重要原因。

【临床表现】年轻女性多见,好发于腕背、足背及腕掌面桡侧,一般无疼痛。囊肿光滑、有弹性、不与皮肤粘连,基底固定,张力大者触之如橡皮样实质性感觉。

【诊断】依据囊肿的特点、部位可做出诊断。

【治疗】腱鞘囊肿有时可被挤破而自愈,但自愈者或其他方法治疗者都很容易复发。用粗针头抽出囊内黏液,然后向囊内注入皮质类固醇激素,加压包扎,必要时 1 周后再做 1 次。多次复发的腱鞘囊肿可行手术治疗,将囊肿壁及相连的部分腱鞘一并切除。

第四节　肱骨外上髁炎

肱骨外上髁炎又称"网球肘",是伸肌总腱起点处的慢性损伤性炎症。

【病因与病理】握拳及伸腕可使位于肱骨外上髁处的伸肌总腱起点产生较大张力,如长期反复这种动作就可引起慢性损伤。不同的患者可以表现为筋膜炎、骨膜炎、滑膜炎及小血管神经束卡压等。

【临床表现】

(1)有明显的职业因素,近期劳累史。

(2)逐渐出现肘关节外侧疼痛,握拳伸腕时加重,持物及拧毛巾困难。

(3)肱骨外上髁及桡骨头部位有非常局限、敏锐的压痛点。

(4)伸肌牵拉试验阳性。伸肘握拳屈腕,然后前臂旋前,引起肘外侧疼痛。

【诊断】根据病史、症状和典型体征常可做出诊断。

【治疗】

(1)基本原则是限制握拳伸腕的用力动作。疗效好坏及是否复发,与限制腕关节活动有关系。

(2)痛点注射肾上腺皮质激素,对绝大多数患者疗效确切。

(3)极少数经反复非手术治疗无效、症状顽固者,行伸肌总腱起点剥离松解术或神经血管束切除术常能奏效。

第五节　骨软骨病

一、胫骨结节骨软骨病

胫骨结节是髌韧带的附着点,属于牵拉骨骺。约在 16 岁时该骨骺与胫骨上端骨骺融合,18 岁时胫骨结节与胫骨上端骨化为一整体。故 18 岁前此处易受损而产生骨骺炎,甚至缺血、坏死。本病又名 Osgood-Schlatter 病。

【病因】股四头肌是全身最强大的一组肌肉,其牵拉力通过髌骨、髌韧带常使尚未骨化的胫骨结节骨骺产生不同程度撕裂。男性青少年喜爱运动,在缺乏正确指导时往往发生这种损伤。

【临床表现与诊断】

(1)本病常见于 12~14 岁好动的男孩,多为单侧性。常有近期参加剧烈运动史。临床上以胫骨结节处逐渐出现疼痛、肿块为特点,疼痛与活动有明显关系。

(2)检查可见胫骨结节隆起。局部质硬、压痛较重。作伸膝抗阻力动作时疼痛加剧。

(3)X 线片显示胫骨结节骨骺增大、致密或碎裂,周围软组织肿胀等。

【治疗】本病在 18 岁后,胫骨结节与胫骨上端骨化后症状即自行消失,但局部隆起不会改变。在 18 岁前,只要减少膝关节剧烈活动症状自会缓解。有明显疼痛者,也可辅以理疗或膝关节短期制动。一般无需服镇痛药,亦不宜局部注射皮质类固醇。

二、股骨头骨软骨病

本病又名扁平髋,为股骨头骨骺的缺血性坏死。

【病因】本病的原因尚不太清楚,多数学者认为慢性损伤是重要因素。外伤使骨骺血管闭塞,从而继发缺血坏死。

【病理】股骨头骨骺发生缺血后,可有以下 4 个病理发展过程。

(1)缺血期　此期软骨下骨细胞由于缺血而坏死,骨化中心停止生长,但骺软骨仍可通过滑液吸收营养而继续发育,因受刺激反可较正常软骨增厚。这一过程可延续数月到年余,因临床症状不明显而多被忽视。

(2)血供重建期　新生血管从周围组织长入坏死骨骺,逐渐形成新骨。如致伤力持续存在,新生骨又将吸收,被纤维肉芽组织所替代,因而股骨头易受压变形。此期可持续 1～4 年,是治疗的关键。如处理恰当,能避免发生髋关节的畸形。

(3)愈合期　本病到一定时间后骨吸收可自行停止,继之不断骨化,直到纤维肉芽组织全部为新骨所代替。这一过程中畸形仍可加重,且髋臼关节面软骨也可受到损害。

(4)畸形残存期　此期病变静止,畸形固定,随年龄增长最终将发展为髋关节的骨关节病而出现新的问题。

【临床表现与诊断】

(1)本病好发于 3～10 岁儿童,男女之比约为 6∶1,单侧发病较多。

(2)髋部疼痛,逐渐加重。少数患者以患肢膝内上方牵涉痛为主诉,此时应注意同侧髋关节检查。随疼痛加重而出现跛行。疼痛和跛行的程度与活动度有明显关系。

(3)检查可见跛行,患肢肌萎缩,内收肌痉挛。晚期患肢较健侧稍有短缩。患髋外展、后伸、内旋受限较重,Thomas 征阳性。

(4)X 线片显示股骨头密度增高,骨骺碎裂、变扁,股骨颈增粗等。放射性核素骨显像早期可发现放射性稀疏。用计算机对骨显像进行定量分析,患侧与健侧放射量的比值小于 0.6 则为异常,其早期诊断准确率大于 90%。

(5)鉴别诊断　临床上应与髋关节滑膜炎、髋关节滑膜结核相鉴别。

【治疗】治疗目的是保持一个理想的解剖学和生物力学环境,预防血供重建期和愈合期中股骨头的变形。为此,应使股骨头完全包容在髋臼内,避免髋臼外上缘对股骨头的局限性压应力,减轻对股骨头的压力,维持髋关节有良好的活动范围。具体方法如下。

(1)非手术治疗　用支架将患髋固定在外展 40°、轻度内旋位。支架使用时间为 1～2 年,定期摄 X 线片了解病变情况,到股骨头完全重建为止。此外,传统的髋人字石膏固定法在我国不少地区仍是一种简便易行、经济有效的治疗方法。

(2)手术治疗　包括滑膜切除术,骨髓钻孔术,股骨转子下内旋、内翻截骨术,骨盆截骨术及血管植入术等。

第六节　腰椎间盘突出症

　　腰椎间盘突出症又称腰椎间盘纤维环破裂症,是指腰椎间盘发生退行性变,或外力作用导致椎间盘内外应力失衡,使椎间盘的纤维环破裂,髓核突出于纤维环之外,压迫脊髓(圆锥)、马尾、血管或神经根而产生的腰腿痛综合征。

　　腰椎间盘突出症的主要临床症状是腰腿痛,即是腰痛并伴有单侧或双侧下肢放射性痛。腰椎间盘突出症好发于 20~40 岁青壮年人,男性多于女性。下腰椎椎间盘突出最多见,占腰椎间盘突出的 90% 以上,其中又以 $L_{4~5}$ 椎间盘突出最为多见,约占全部腰椎间盘突出症的 60%。

　　【病因与病理】腰椎间盘连接相邻两个腰椎椎体之间,椎间盘的外周有坚韧而富于弹性的纤维软骨构成的纤维环,中心部位为乳白色凝胶状、含水丰富而富于弹性的髓核组织,其上、下各有一层透明软骨构成的薄层软骨板。纤维环及软骨板的前部因有前纵韧带的附着而增强,但纤维环的后部及后外侧较为薄弱,且与后纵韧带的附着也较为疏松,使其成为椎间盘结构上的薄弱环节。髓核组织在幼年是呈半液状的胶胨样,随着年龄的增长,髓核的含水量逐渐减少,而其内的纤维细胞、软骨细胞和无定形物质逐渐增加,髓核逐渐变成颗粒状脆弱易碎的退变组织。成人腰椎间盘无血管供应,其营养来源主要依靠椎体血管与组织液渗透,营养供给差,自身修复能力极低。此外,椎间盘形成椎体间的一个类似气垫结构的微动关节,具有吸收椎体间震荡力,缓解脊柱纵向震动以及通过自身形变参与脊柱的旋转、前屈、后伸、侧屈等运动方式的作用。因此,椎间盘压应力大,而且活动多,容易受伤及劳损退变。在腰椎间盘退变的基础上,由于腰椎压应力大,或腰椎在不良姿势下活动,或准备不充分的情况下搬重物,或猝倒臀部着地等,纤维环破裂,髓核在压应力下突出于纤维环之外,压迫神经根等而产生临床症状。因为发病前多有明显的椎间盘退变,很多患者也可能在打喷嚏、咳嗽等轻微外力作用下发病或无明显外力作用下发病。腰椎间盘突出症可分如下类型。

　　(1)根据突出的椎间盘髓核的位置方向可分为中央型、后外侧型、极外侧型。中央型椎间盘突出从后纵韧带处突出,可能穿破后纵韧带,位于硬膜囊的前方,主要压迫马尾神经,也可压迫单侧或双侧神经根;后外侧型突出的髓核位于后纵韧带外侧椎间孔附近,压迫单侧神经根或马尾神经以及血管;极外侧型髓核从椎间孔或其外侧突出,压迫单侧神经根。

　　(2)根据突出的髓核与神经根的关系分为肩上型、肩前型、腋下型。此分型将神经根与硬膜囊的关系比作稍外展的上肢与躯干的关系,如突出的髓核位于神经根上方,则为肩上型,位于神经根前方则为肩前型,位于神经根内下方则为腋下型。

　　(3)根据椎间盘的破损程度病理情况由轻至重可分为纤维环呈环状膨出、纤维环局限性膨出、椎间盘突出型、椎间盘脱出型、游离型椎间盘五种类型。

　　【临床表现】

　　1.症状

　　(1)腰痛和放射性下肢痛　其特点为:持续性腰背部钝痛;疼痛与体位、活动有明显关系,平卧位减轻,站立加剧;疼痛与腹压有关;下肢痛沿神经根分布区放射,故又称根性放射痛。

　　(2)肢体麻木　主要是脊神经根内的本体感觉和触觉纤维受刺激之故,其范围取决于受累神经根。

(3)跛行 主要原因是在髓核突出情况下,可出现继发性腰椎椎管狭窄症。

(4)肢体发凉 由于椎管内交感神经纤维受刺激,引起血管收缩,尤以足趾明显。

(5)肌肉麻痹 由于神经根严重受压致使所支配肌肉出现程度不同的麻痹。

(6)马尾神经症状 可见于中央型髓核突出者,表现为会阴部麻木、刺痛,排便及排尿障碍,阳痿及双下肢坐骨神经受累症状。严重者可出现大、小便失控及双下肢不全性瘫痪等症状。

2.体征

(1)腰部僵硬或畸形 腰部生理前凸减小或消失,甚至表现为反曲,腰前屈活动时诱发或加重腰腿痛症状。部分患者表现为腰椎向一侧侧弯。腰椎侧弯可以弯向患侧,也可弯向健侧,是身体的保护性姿势。一般而言,当突出的椎间盘位于受压神经根内下方时(腋下型),腰椎向患侧弯曲;而突出的椎间盘位于受压神经外上方时(肩上型),腰椎弯向健侧。同时,所有腰椎间盘突出症患者均可表现为腰部肌肉僵硬痉挛,以患侧为重。

(2)腰椎活动范围受限 急性期患者因腰部肌肉痉挛紧张,而出现腰椎各方向活动受限,前屈受限尤为明显。慢性期主要表现为腰椎前屈和侧屈活动受限为主,如被动弯腰时腰腿痛加剧。

(3)压痛、叩击痛与放射痛 在病变节段腰椎间棘突旁开 1~2cm 处常有固定压痛,检查时可能因肌肉痉挛疼痛而多广泛压痛,但在病变节段间隙有一个固定不移且最明显的压痛点。叩击病变部位也会再现疼痛。同时,压痛及叩击痛可以向患肢后侧沿大腿向下达足跟或足底出现放射痛。

(4)直腿抬高试验及加强试验阳性 正常人下肢直腿抬高可达 70°以上,无明显下肢后侧疼痛。腰椎间突出症患者直腿抬高常低于 60°。加强试验是在直腿抬高出现下肢后侧放射痛后,稍放低下肢至刚好不出现下肢后侧疼痛,然后背伸患者踝关节,引出下肢后侧疼痛者为阳性。另外,有部分患者在健肢直腿抬高时可引出患侧下肢后侧放射痛,提示巨大的中央型或腋下型椎间盘突出。

(5)股神经牵拉试验阳性 患者俯卧位,出现腹股沟以下及大腿前侧疼痛者为阳性。屈膝使足跟靠近臀部,然后使髋关节后伸,此为股神经受压迫的征象,多见于 $L_{2\sim3}$ 椎间盘突出。

(6)屈颈试验阳性 患者平卧位,双下肢伸直,使其颈部被动屈曲,下颌向胸骨靠拢,出现下肢后侧疼痛者为阳性。其机制为通过屈颈使硬膜囊向近侧滑动,在病变部位出现神经根紧张。

(7)仰卧挺腹试验阳性 患者仰卧位,双手放于腹部或身体两侧,以头枕部和双足跟为着力点,将腹部及骨盆用力向上挺起,出现腰痛或患侧下肢放射痛为阳性。

(8)腱反射异常 $L_{2\sim3}$ 椎间盘突出常出现患侧膝腱反射减弱或消失,L_5 和 S_1 椎间盘突出侧常出现跟腱反射减弱或消失。若腱反射消失,说明病程长或神经根受压严重。

(9)皮肤感觉减退 依椎间盘突出的水平,压迫不同的神经根,可能出现不同部位的皮肤感觉减退。一般而言,L_3 神经根受压,大腿前侧及膝前内侧皮肤感觉减退;L_4 神经根受压,小腿前内侧及足内侧缘皮肤感觉减退;L_5 神经根受压,小腿前外侧及足背皮肤感觉减退;骶 1 神经受压,外踝附近及足外侧痛、触觉减退。

【影像学与实验室检查】

(1)X 线检查 腰椎 X 线可显示腰椎生理前凸减小或消失甚至反曲,腰椎侧弯,椎间隙减小等;此外,还可见到关节骨质增生硬化,要注意有无骨质破坏或腰椎滑脱等。

(2)CT检查 可显示在椎间隙,有高密度影突出椎体边缘范围之外,还可以显示对硬膜囊、神经根的压迫;见到关节突关节增生、内聚等关节退变表现。

(3)MRI检查 可从矢状位、横断面及冠状面显示椎间盘呈低信号,并突出于椎体之外,还可显示硬膜外脂肪减少或消失,黄韧带增生增厚等。

(4)腰椎管造影检查 是诊断腰椎间盘突出症的有效方法,可显示硬膜囊受压呈充盈缺损,多节段椎间盘突出显示"洗衣板征"。但因属有创检查,现已渐被MRI取代。

【诊断与鉴别诊断】

1.诊断要点

(1)症状 腰痛和放射性下肢痛。

(2)体征 有坐骨神经受压的体征。

(3)影像学检查 有明显的腰椎间盘突出,且突出的节段、位置与上述症状体征相符。

2.鉴别诊断

(1)急性腰扭伤 有明确的腰部受伤史,以腰痛及活动困难为主,部分患者可伴有臀部及大腿后部疼痛。临床检查可见腰部肌肉紧张,多处压痛,腰部活动受限以屈伸及旋转活动受限为主。直腿抬高试验多正常,没有下肢的定位感觉障碍及肌力下降。X线检查可见到生理前凸减小、轻度侧弯等,CT、MRI检查多无明显阳性发现。休息或保守治疗后疼痛缓解。

(2)腰椎管狭窄症 多为中老年患者,病程较长,其临床特点可概括为:间歇性跛行、症状重,体征轻、弯腰不痛伸腰痛。X线检查可见到骨质退变增生,椎间关节增生硬化,椎体边缘骨质增生。骨性椎管狭窄多见于发育性椎管狭窄患者,椎管矢状径小于11mm,大多数为退变性狭窄,骨性椎管大小可能正常。CT及MRI检查可见腰椎管狭窄。

(3)梨状肌综合征 因梨状肌的损伤、炎症或挛缩变性,致坐骨神经在梨状肌处受压。主要表现为臀部及腿痛,多单侧发病,查体腰部正常,压痛点局限在臀部"环跳穴"附近,梨状肌紧张试验阳性,直腿抬高试验及加强试验多阴性。

【治疗】

1.非手术治疗

(1)卧床休息 对于所有明确腰椎间盘突出症的患者,均应卧硬板床休息,尤其是初次发病时。

(2)腰椎推拿按摩治疗 常与腰椎牵引配合,可以在非麻醉下施行手法或配合硬膜外麻醉后推拿,主要手法有按摩法、按压法、斜扳法、旋转复位法、摇揉法等。

(3)对症处理 可用吲哚美辛、布洛芬等NSAIDs药物内服,以消炎止痛。对于慢性患者,可行神经根封闭、椎管内注药等治疗。

(4)功能锻炼 急性期休息,慢性期或缓解期主要进行腰背伸肌肉锻炼,可用飞燕点水式、五点支撑、三点支撑、四点支撑等锻炼,平时久坐久站可用腰围保护等。

2.手术治疗

对于经过3~6个月以上系统非手术治疗无效;症状加重影响工作生活,出现麻木、肌肉萎缩,或马尾神经综合征,或巨大的中央型椎间盘突出,应考虑行手术治疗。手术方式可以是椎板开窗减压髓核摘除术、经皮髓核摘除术、或半椎板减压髓核切除术,以及全椎板减压椎间盘切除植骨融合内固定术等。内固定及融合的指征主要有:急性腰椎间盘突出合并长期迁延而显著的背痛;退变性腰椎间盘突出,局限于1~2个节段,合并有显著的背痛;减压术后合并腰椎不稳;椎间盘病变合并椎弓发育缺陷;临床与影像学检查显示显著的节段不稳。

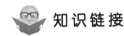 **知识链接**

康复医学

一、康复的定义

康复是复原的意思,在医学上指伤病员的功能恢复。疾病引起机体功能障碍,可是疾病的临床治愈,往往并不伴随机体的功能恢复。如果说临床医学要解决的问题是疾病,则以恢复功能为目的的医学分支称为康复医学,要解决的是功能障碍。随着社会经济的发展和医学的进步,医师和患者都不能满足临床治愈,而要求完善的功能恢复,其必然的结果是促进了康复医学的发展。同时由于医学上对人体功能的现代理解也从单纯的生理功能,扩大到精神活动功能、职业活动功能和参与社会生活的功能,现代康复的含义也相应地扩大到包括身体康复、精神康复、职业康复和社会康复,以使患者重返社会为最终目的就是全面康复的概念。

康复医学已与预防医学、临床医学和保健医学一起,成为现代医学体系的四大支柱。

二、骨科康复的对象和范围

国外的统计数据表明一个人一生中有过暂时性残疾的人占70%,这包括病情严重时影响生活自理和(或)影响工作但无需住院治疗的腰、颈、肩痛,关节、肌肉、韧带的扭挫伤,关节炎、关节病,轻骨折,周围神经损伤等。所以,不要认为康复医学只为永久性残疾者服务,它的服务对象还有上述70%的人群。另外,康复医学的对象不单纯是内、外、儿等科出现残疾的患者,而是内、外、妇、儿各科中患病后遗留暂时性或永久性躯体残疾的所有患者。骨科康复医学作为康复医学的分支,其康复对象就是患骨科疾病后所产生的暂时性或永久性躯体残疾的所有患者。

骨与关节损伤后导致肢体功能丧失,常需康复锻炼,康复锻炼的作用如下:

(1)有利于消肿　创伤导致局部出血、水肿,静脉和淋巴回流障碍又加重水肿。肌肉的收缩锻炼可以增加损伤肢体的血液循环,肌肉的作用增加静脉及淋巴回流,促进水肿消退。

(2)促进骨折愈合　局部血液的增加,为骨折端的愈合提供了良好的血运基础。由于肌肉的收缩活动骨折端可产生微动,这些轻微的异常活动可以刺激骨折端产生大量骨痂,有利于愈合。

(3)减少关节僵硬。

(4)减少肌肉萎缩　无论何种原因所致的关节运动功能丧失,均可导致不同程度的肌肉萎缩。功能锻炼可以减少萎缩程度,并能使肌肉尽快恢复正常肌力。

(5)减少卧床并发症　可以防止压疮、皮肤压迫性溃疡、泌尿系感染等并发症的出现。

 目标检测

一、简答题

1.简述常见慢性损伤的诊断和治疗原则。

2.简述肩关节周围炎、狭窄性腱鞘炎、腰椎间盘突出症的诊断和治疗原则。

二、病案分析

患者,女,62岁。近两年无明显原因出现肩部疼痛、活动受限,不能抬举,近一周天气变冷,疼痛症状加重。请作出初步诊断,指出与哪些疾病相鉴别?如何治疗?

第五十七章　运动系统畸形

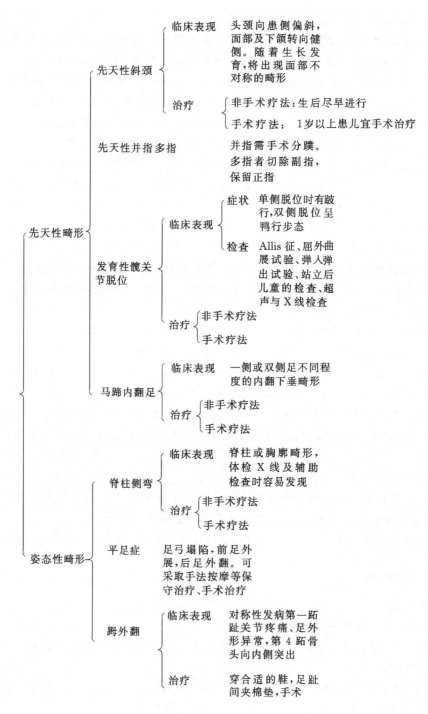

先天性畸形
- 先天性斜颈
  - 临床表现：头颈向患侧偏斜，面部及下颌转向健侧。随着生长发育，将出现面部不对称的畸形
  - 治疗
    - 非手术疗法：生后尽早进行
    - 手术疗法：1岁以上患儿宜手术治疗
- 先天性并指多指：并指需手术分蹼。多指者切除副指，保留正指
- 发育性髋关节脱位
  - 临床表现
    - 症状：单侧脱位时有跛行，双侧脱位呈鸭行步态
    - 检查：Allis征、屈外曲展试验、弹入弹出试验、站立后儿童的检查、超声与X线检查
  - 治疗
    - 非手术疗法
    - 手术疗法
- 马蹄内翻足
  - 临床表现：一侧或双侧足不同程度的内翻下垂畸形
  - 治疗
    - 非手术疗法
    - 手术疗法

姿态性畸形
- 脊柱侧弯
  - 临床表现：脊柱或胸廓畸形，体检X线及辅助检查时容易发现
  - 治疗
    - 非手术疗法
    - 手术疗法
- 平足症：足弓塌陷，前足外展，后足外翻。可采取手法按摩等保守治疗、手术治疗
- 蹬外翻
  - 临床表现：对称性发病第一跖趾关节疼痛、足外形异常，第4跖骨头向内侧突出
  - 治疗：穿合适的鞋，足趾间夹棉垫，手术

学习目标

【知识目标】

1.掌握先天性髋关节脱位的临床表现、诊断与治疗。

2.了解先天性马蹄内翻足的临床表现、诊断与治疗；先天性肌斜颈的诊断、鉴别诊断和治疗；脊柱侧弯临床表现、诊断与治疗。

【能力目标】利用所学知识能对运动系统常见畸形做出诊断和治疗。

第一节　先天性畸形

一、先天性肌斜颈

先天性斜颈是由一侧胸锁乳突肌纤维化和短缩而引起的头面、颈部向患侧偏斜畸形（图 57-1）。

【病因】病因尚不完全清楚。各种原因引起的胸锁乳突肌纤维化，挛缩，均可导致斜颈外观，然而，目前对引起肌纤维化的原因尚不十分明了，多数学者认为臀位产、产伤及牵拉等因素导致胸锁乳突肌损伤出血、血肿机化、挛缩而形成。

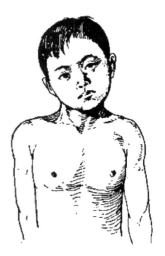

【病理生理】基本的病理改变是一侧胸锁乳突肌有不同程度的变性、纤维化挛缩。病变区通常位于胸锁乳突肌的中下段或中段，最初为质硬、椭圆形或圆形肿块，数月内消失，纤维性变后引起该肌挛缩。随着患儿年龄增长，畸形越来越严重。

【临床表现】患儿生后数日或十数日，一侧胸锁乳突肌有包块，局部肿胀和压痛。年龄稍大后，包块渐缩小变硬，继而胸锁乳突肌紧张、短缩呈硬条索状。头颈向患侧偏斜，面部及下颌转向健侧。随着生长发育，将出现面部不对称的畸形。患侧眼耳平面

图 57-1　先天性斜颈

较对侧低。患侧脸部扁短，健侧脸部长圆。两眼裂连线与嘴左、右角连线不平行，其延长线相交于患侧。上述畸形随年龄增长而逐渐加重。

【诊断】根据患者的临床表现，诊断并不困难，但应拍摄颈椎 X 线片以排除骨性斜颈，并需与其他原因所致的斜颈相鉴别。

【鉴别诊断】

（1）骨性斜颈　颈椎异常如寰枢椎半脱位、半椎体等，胸锁乳突肌并不挛缩，通过 X 线检查可以确诊。

（2）颈部炎症　常合并有炎症的症状，如淋巴结肿大，局部出现压痛并可能有全身症状，没有胸锁乳突肌挛缩。

（3）眼肌异常　眼球外肌肌力不平衡，患儿要通过颈部偏斜来协调视物，无胸锁乳突肌挛缩。

【治疗】治疗越早效果越好。在婴儿期如能坚持采用非手术疗法，多数患者可以治愈；3～4 岁以下小儿，即使有明显畸形，手术治疗也可取得满意效果；年龄较大，胸锁乳突肌挛缩严

重,颜面不对称很明显,手术治疗亦可明显改善。

(1)手法矫正治疗 生后尽早进行。包括局部热敷、按摩、手法纠正、头部固定。手法纠正畸形方法:用双手稳住面颊部,向畸形相反方向活动,将头颈部弯向健侧、下颌转向患侧,每日数次,以拉伸缩短的胸锁乳突肌,纠正畸形。婴儿睡眠时间用沙袋保持上述矫正位置。如能坚持进行,数月后可获得满意疗效。稍大儿童,除每天给予手法矫正外,可教其面对镜子作自行矫正动作。

(2)手术疗法 1岁以上患儿,非手术疗法无效,宜手术治疗。在基础加局麻下行胸锁乳突肌切除术,切断其胸骨头及锁骨头,并切除1~2cm胸锁乳突肌,同时需切断紧张挛缩的筋膜,必要时切断胸锁乳突肌乳突头,伴有软组织挛缩应彻底松解。术后用头胸石膏固定头颈于矫枉过正位置4~6周。拆除石膏后,继续自动和手法矫正畸形。

二、先天性并指、多指畸形

【病因】先天性并指亦称蹼指,是指相邻两指之间以骨关节或软组织连接的畸形,有时并发足趾畸形。

【病理生理】先天性并指、多指畸形的病因尚不清楚,可能与遗传因素有关,并指是相邻两指之间连接,可以有单纯软组织连接,也可以有通过骨关节连接。多指即在正常五指外又生出多余手指的畸形,常与短指、并指等畸形同时存在。

【临床表现】患者临床表现比较直观,根据患儿手指情况即可确诊。患儿手部功能可受影响,也可不受影响。

【诊断】根据患儿临床表现,即可确诊,结合X线片,确定属于哪种畸形。多指畸形可以分为三型:

(1)外在软组织块与骨不连接,没有骨骼、关节和肌腱。

(2)具有手指所有条件,附着于第1掌骨头或分叉的掌骨头。

(3)完整的外生手指及掌骨。

【治疗】以切除副指、保留正指为原则。不仅要通过X线检查,而且要观察指功能,确定正指与副指。手术时间以患儿1岁后为佳。

三、发育性髋关节脱位

发育性髋关节脱位(DDH)是一种较常见的畸形,过去称为先天性髋关节脱位(CDH)。发病率为1‰~4‰。患者女性多于男性,约为6:1。单侧较多,左侧比右侧多,双侧者较少。

【病因】为多因素影响,与遗传因素有一定关系,常有家族史,约占20%。原发性髋臼和股骨头发育不良及关节囊、韧带松弛是其主要病理变化。胎儿在子宫内胎位异常造成髋关节过度屈曲,也是形成脱位的原因之一。

【病理生理】主要的病理变化随着年龄的增长而不同。可以分为站立前期和脱位期。

(1)站立前期 患儿髋臼前、上、后缘发育不良,平坦,髋臼浅,股骨头较小,圆韧带肥厚,股骨头可在髋臼内、脱位或半脱位,但易回纳入髋臼;股骨颈前倾角略增大,关节囊松弛,关节不稳。

(2)脱位期 髋臼缘不发育,髋臼更浅而平坦,臼窝内充满脂肪组织和纤维组织;股骨头向髋臼后上方脱出,小而扁平或形状不规则,圆韧带肥厚;股骨颈前倾角明显增大;关节囊随着股骨头上移而拉长,增厚呈葫芦形,脱位的股骨头可引起脊柱腰段侧凸或过度前凸。

【临床表现】

1. 症状

初生婴儿的症状不明显。如细心观察可发现患肢较短,大腿内侧的皮纹不对称,患肢活动减少,常处于屈曲位,不能伸直,会阴部增宽,在双侧脱位时尤为明显,有时能听到弹响声。多数患儿学会走路时间较晚,单侧脱位时有跛行,双侧脱位时腰部前突,步态不稳,呈鸭行步态。

随着年龄增长,易出现乏力及腰、髋部疼痛,继发性髋臼处发生创伤性关节炎,疼痛逐渐加重,走路困难。

2. 临床检查

(1)Allis 征　患者仰卧,双髋屈曲 90°,双腿并拢对齐,患膝低于健膝(图 57 - 2)。

(2)屈曲外展试验　屈髋屈膝各 90°,正常新生儿、婴儿期髋关节可外展 80°;外展受限 70°以内,应疑有髋关节脱位;检查时如听到弹响后即可外展到 90°,表示脱位已复位。

(3)Ortolani 和 Barlow 试验(弹入和弹出试验)(图 57 - 3)　患儿仰卧位,助手固定骨盆,检查者一手拇指置于股骨内侧正对大转子处,其余指置于大转子外侧,另一手将同侧肢体屈髋屈膝各 90°,并逐步外展,同时大转子外侧的四指将大转子向前向内推压,此时听到弹响,即为 Ortolani 试验阳性。提示脱位的股骨头通过杠杆作用滑入髋臼。如将髋关节逐步内收,用拇指向外、后推压听到弹响或感到弹跳(股骨头脱出),推压解除后再次出现弹跳(股骨头复位),即为 Barlow 试验阳性。提示髋关节不稳,有可能脱位。对 3 个月以上的患者不易采用上述检查方法,以免造成损伤。

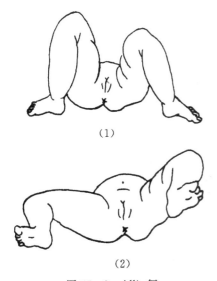

(1)

(2)

图 57 - 2　Allis 征

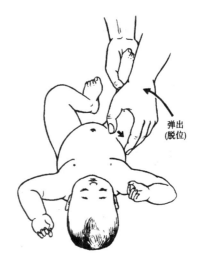

弹出
(脱位)

图 57 - 3　Ortolani 和 Barlow 试验

(4)站立后儿童的检查　①活塞髋:患者屈髋屈膝 90°,上下推拉股骨时股骨头上下移动,似活塞状;②内收肌紧张,外展受限;③Tendelenburg 试验(单腿站立提腿试验)阳性:正常状态下,用单足站立时,对侧骨盆抬起才能保持身体平衡。髋关节脱位者,患侧站立时对侧骨盆不能抬起,反而下降(图 57 - 4)。

3. 超声检查

发现股骨头在髋臼外即可确诊。此法是进行普查最方便有效的办法。

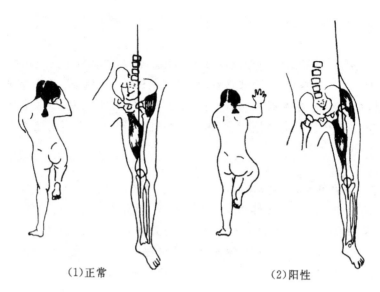

(1)正常   (2)阳性

图 57 - 4   Tendelenburg 试验

4. X 线检查

(1)股骨头骨骺   股骨头骨骺小,出现晚或股骨头向上移位。

(2)髋臼角(髋臼指数)   髋臼角增大(正常新生儿为 $30°\sim40°$,1 岁为 $23°\sim28°$,3 岁为 $20°\sim25°$,髋臼浅。

(3)股骨颈闭孔线   沿闭孔上缘、股骨颈下缘画线,正常时为一完整弧形,在髋脱位者,股骨颈闭孔线断裂。

(4)关节四区划分法   沿两髋臼外上缘各画一条与两髋臼中心连线的垂线。正常股骨头骨骺应在内下象限。髋脱位时股骨头骨骺向外上方移位,根据程度不同可判断半脱位或脱位。

【诊断】根据症状、临床检查和 X 线表现,先天性髋脱位的诊断并不困难。本病的预后关键在于早期诊断、及时治疗。

【鉴别诊断】本病应注意与先天性髋内翻、股骨头无菌性坏死、化脓性髋关节炎并发病理脱位及婴儿瘫后遗症并发的髋关节瘫痪性脱位等相鉴别。

【治疗】治疗的关键是早期发现、早期正确治疗。应让股骨头尽早复回髋臼内,使两者得到正常发育。根据患者年龄,决定治疗方案。在走路负重前发现者,可用非手术治疗,效果大多良好。如发现过晚,多需手术治疗,效果往往较差。

1. 非手术疗法

多数采用外展髋关节即可复位,首选 Pavlik 吊带及外展支具固定,也可用外展尿枕、连衣袜套或外展支架保持两髋外展位 $9\sim12$ 个月,即可治愈。但应长期随诊。

如局部软组织较僵硬,宜先用皮肤牵引 $2\sim3$ 周。若内收肌紧张,可先作内收肌切断术,然后在全麻下试行手术复位。复位时手法要轻柔,切忌暴力,以防股骨颈骨折及骨骺损伤。经 X 线证实已复位后,用蛙式石膏固定,即屈髋屈膝各 $90°$,外展 $60°\sim70°$。注意,过多的外展可发生股骨头无菌性坏死。固定 3 个月后,去除石膏,X 线片检查,如复位良好而稳定,可改用两髋外展 $50°$,两腿伸直人字石膏固定。再固定 3 个月后去除石膏摄 X 线片复查,如位置稳定,即改用外展支架固定。3 个月后每天可逐渐取下支架 $1\sim2$ 小时,练习走路,其他时间应坚持带支架,切勿操之过急,负重过多。在治疗期间,应定期复查。

2.手术疗法

3岁以上患者(手法复位多不能成功)及3岁以下手法复位失败者,均应进行手术治疗。术前应先在胫骨上部作骨牵引(3岁以下可作皮牵引),牵引重量为1岁1kg,一般不超6～7kg,牵引时间为3～4周,使股骨头达到髋臼平面后方可手术复位。手术包括:单纯切开复位、Salter截骨术(髂骨切骨术)、髋臼成形术、髋臼加盖术(髋臼造顶术、臼盖成形术)、Chiari骨盆截骨术、股骨转子下旋转截骨术等。

四、先天性马蹄内翻足

先天性马蹄内翻足亦称先天性畸形足,是一种常见畸形,发病率1‰左右,男性多于女性,双足畸形约占50%,部分病例有家族史。本病可单独存在或可伴有其他畸形,如脊柱裂、髋关节脱位、多指、并指等。

【病因】先天性马蹄内翻足的真正病因迄今不清,多数学者认为,胚胎早期受内、外因素影响导致发育异常或肌发育不平衡所致。也可能与胎儿在子宫内位置不正有关。

【临床表现】畸形包括足内翻、踝跖屈、前足内收和胫骨内旋。

出生后出现一侧或双侧足不同程度的内翻下垂畸形。轻者前足内收、下垂,背伸外展有弹性阻力。走路后步态不稳,跛行,足外缘着地,畸形逐渐加重。由于足部及小腿肌力平衡失调,以及体重影响,足内翻下垂畸形更加明显。足前部向后内翻,足背负重,负重部位产生胼胝及滑囊,胫骨内旋进一步加重。

【诊断】根据患儿的足外观,步态等临床表现可以诊断。

【鉴别诊断】本病应与下列疾病相鉴别:①先天性多发性关节挛缩症:关节僵直生后即有,很难用手法扳正,累及较多关节;②脊髓灰质炎后遗马蹄内翻足:为肌力平衡失调所致,肌电图或体感诱发电位诊断可确定腓骨肌麻痹;③脑性瘫痪:为痉挛性瘫痪,肌张力增高,腱反射亢进,有病理反射,常有智力上的缺陷。

【治疗】先天性马蹄内翻足的治疗越早越好,应在出生后即开始进行。新生儿时期是治疗先天性马蹄内翻足的最好时机。治疗方法应根据患者年龄、畸形程度选择。

1.非手术治疗

(1)1岁以内婴儿应在医生的指导下进行手法扳正,使患足外翻、外展及背伸,每日2次。手法要轻柔,避免损伤,畸形矫正后用绷带由足内跖面向足背外方向缠绕,固定于矫正位。畸形明显改善后,可改用矫形足托维持矫正位。

(2)1～3岁,分期手法矫正,石膏固定。全身麻醉下,矫正足跟内翻下垂,同时矫正前足下垂、内翻、内收畸形。在足矫正位,由股中部至跖趾关节,屈膝15°石膏管型固定。1～2岁,每2周更换1次;2～3岁,每月更换1次。

2.手术治疗

手术治疗主要用于非手术治疗畸形矫治不满意或复发病例和3岁以上儿童未经矫治的病例。手术方式很多,包括软组织手术、骨性手术、软组织与骨性相结合的手术及近年来应用张应力原理的四维相矫治法等。应根据患者的年龄、病变类型和程度选择应用。

第二节　姿态性畸形

一、脊柱侧弯

正常人脊柱矢状面有四个生理弯曲,即颈椎前凸、胸椎后凸、腰椎前凸和骶椎后凸。额状面脊柱呈一直线,各个棘突的连线通过臀沟垂直于地面。若脊柱的某一段偏离身体的中线,向侧方弯曲,则称为脊柱侧弯,又称脊柱侧凸。

【病因】

(1)特发性脊柱侧弯　最为常见,占总数的75%～80%。发病原因不明,故称为特发性。按其发病时间可分为婴儿型(<3岁)、幼儿型(3～10岁)和青少年性(>10岁)三型。其中以青少年型最为多见。

(2)先天性脊柱侧弯　由于胎儿时期骨骼发育不良所致,如半椎体、单侧椎体分节不全并发骨桥等。

(3)肌肉神经性脊柱侧弯　由于肌肉神经疾病引起两侧肌力不平衡造成的脊柱侧弯。常见原因为脊髓灰质炎后遗症。

(4)神经纤维瘤病合并脊柱侧弯　是一种特殊类型,患者皮肤上常有咖啡斑。多发于胸椎,畸形严重,呈锐角,治疗比较困难。

(5)姿势性或代偿性脊柱侧弯　如因姿势不正或两下肢不等长等引起。

(6)其他　如儿童脓胸或胸廓成形术引起的胸源性脊柱侧弯、一侧胸背部烧伤瘢痕挛缩引起的瘢痕性脊柱侧弯及成骨不全、软骨发育不全、Marfan综合征等引起的脊柱侧弯。

【病理生理】脊柱侧弯多发生在脊柱的胸段或胸腰段,且大多凸向右侧,凸向左侧者较少。椎骨的病理改变主要为椎体的楔形变、脊椎骨的旋转畸形和凹侧椎弓根变短、窄。椎体左右楔形变形成脊柱侧弯,若合并前后位楔形变,则形成侧后凸畸形。肋骨凸侧向后背部突出,严重者形成刀背状,导致胸廓不对称。

不同原因引起的脊柱侧弯,其病理变化也有不同之处。如肌肉神经性脊柱侧弯,背部肌力常不平衡。先天性脊柱侧弯,有骨骼发育畸形存在。

【临床表现】

1. 症状

早期症状不明显,生长发育时期,侧凸畸形发展迅速。往往在无意中发现脊柱或胸廓畸形。病程长久,可自觉腰背酸胀不适,容易疲劳。畸形严重者,可继发胸廓畸形,引起胸、腹腔脏器功能障碍,出现气短、心悸、消化不良、食欲缺乏等症状。神经根也可因受牵拉或压迫而产生神经根疼痛等症状,甚至脊髓受压而引起脊髓损伤。

2. 体检

站立位检查可发现脊柱向一侧或双侧侧凸,伴发胸廓变形,脊柱凸侧胸后壁隆起呈剃刀样畸形,弯腰时最明显。凸侧胸前壁凹陷,凹侧胸后壁平坦,前胸隆起。脊柱凹侧肋缘与髂骨翼距离缩短。骨盆向脊柱凸侧倾斜。脊柱凸侧肩胛骨太高,双肩倾斜。少数侧弯畸形严重者,可有运动、感觉功能障碍,甚至发生不同程度的瘫痪。如为先天性脊柱侧弯,侧弯部皮肤可见生长毛发、色素痣或脂肪瘤等。

检查时应作悬吊或牵拉试验,观察脊柱畸形有无减轻,以估计畸形僵硬程度。测量身高和坐高,以便与术后比较。

3. X 线检查

X 线检查包括摄站立位、卧位或牵引位时脊柱全长的正位、侧位 X 线片,正位片应包括两侧肋骨和骨盆。注意观察脊柱和肋骨结构有无异常,原发性侧凸(主弧度)和继发性侧凸(继发弧度)的部位、范围和脊椎的旋转度。

先天性脊柱侧弯可见半椎体、椎体分节不全、椎弓及其附件发育不良等。肋骨畸形可为肋骨并合或肋骨缺如。

脊柱侧弯度数的测量常用 Cobb 角测量法,该法为上顶椎椎体上缘和下顶椎椎体下缘,各作延长线,再作该两线的垂直线,两垂直线相交之角即为侧凸角度。Cobb 角越大,表明其侧弯越严重。

X 线片显示椎弓根向凹侧位移,根据其位移大小,确定其旋转程度。凸侧和凹侧椎弓根均向凹侧位移,但均在椎体轮廓以内者为 I 度;凸侧椎弓根影接近中线,而凹侧椎弓根影已消失为 II 度;凸侧椎弓根影达中线为 III 度;凸侧椎弓根影已超过中线而达凹侧者为 IV 度。

4. 辅助检查

对较严重的脊柱侧弯,胸廓畸形严重者,应作心、肺功能检查。MRI 检查有利于显示椎管内脊髓病变。

【诊断】根据患者的症状、体征、X 光片检查,可以诊断脊柱侧弯,对于严重的脊柱侧弯,需要进行上述辅助检查,明确并发症。

【治疗】脊柱侧弯的治疗目的是矫正和预防畸形发展,以及防止心肺功能进一步受损。

1. 非手术疗法

主要适用于 Cobb 角在 40°～45°以下畸形和 10 岁以下儿童。对轻微侧弯患者,宜适当休息,减少负重和进行体操训练等。支具疗法适用于年龄小,侧弯为 Cobb 角 20°～40°者。本法能有效地控制畸形和防止侧弯的进展,但不能使明显的侧弯角度减小。可在脊柱融合术后作为一种辅助治疗,以维持稳定。

2. 手术疗法

(1)适应证及手术年龄　经非手术治疗后畸形仍继续发展,其主弯角大于 Cobb 角 40°～45°者,应尽早手术矫正。一般应在 10～12 岁以上尽早进行手术。成年期(18 岁以上)的脊柱侧弯,一般畸形均十分僵硬,难以矫正,容易出现并发症,手术选择要慎重。

(2)手术方法　矫正脊柱侧弯的手术方法和采用的矫正器械种类较多,应根据侧弯部位、性质、程度和术者对该手术的熟悉程度选用。

二、平足症

平足症又称扁平足,是指足弓低平、塌陷,足跟及前足外翻的一种畸形。

【病因】平足症的病因常见有:①先天性全身关节松弛症,由于足部肌力弱,韧带松弛,下地行走后可发生平足症;②遗传因素,患儿父母多有轻重不同的平足症;③胎位不正或羊水过少,造成宫内压力增加,使足发育畸形。

【病理生理】足弓由内、外纵弓和前、后横弓组成。

(1)内、外纵弓　1～3 楔骨及 1～3 跖骨组成内纵弓,跟骨、骰骨及 4、5 跖骨组成外纵弓,使足在矢状位上呈内高外低的拱状。

(2)前、后横弓　1～5跖骨头组成前横弓，骰骨、3块楔骨及1～5跖骨底组成后横弓，使足在冠状位上呈拱状。

(3)足底韧带、腱膜、小腿肌和足内在肌对足弓起维持作用。

平足症导致足弓异常，足部受力不均。

【临床表现】足弓塌陷，前足外展，后足外翻，站立时全足着地，距舟骨向足底突出，皮下可触及距骨头，内踝向内侧突出增大，外踝尖可触及跟骨，距骨窦处有皮肤陷窝。足背伸及外翻活动增大、跖屈及内翻活动受限。腓骨肌、伸趾肌和跟腱略紧张。患儿多无明显症状，但长时站立或步行踝关节前内侧疼痛，休息减轻。

【诊断】根据患者临床表现，可以确诊。足正位片见前足外展，跟距角增大。足侧位片跟骨与第一跖骨轴线夹角增大，距骨轻下垂，舟骨可向背侧半脱位，距骨与跟骨重叠，距骨窦变小或消失。

【鉴别诊断】未走路或刚刚走路的小儿，足底脂肪较多，外观上纵弓消失很像扁平足，称为假性扁平足。前足跖屈位拍照足侧位片，如果距舟关节恢复正常解剖关系为平足症，如距舟关节仍脱位为先天性垂直距骨。

【治疗】新生儿可用手法按摩，使前足跖屈、内收、内翻以牵拉足背外侧软组织。对3岁以内患儿可采用手法按摩、石膏管型固定足马蹄内翻位，每2～3周更换一次，可收到良好效果。年龄较大儿童如有足部疼痛症状可用保守治疗，除减少活动、适当休息外应给予局部按摩、热敷，或根据症状进行局部封闭，或局部涂抹抗炎止痛药等，并佩戴足弓垫或穿足跟内侧垫高的矫形鞋。

10岁以上经保守治疗无效时应进行手术治疗。手术多采用舟-楔-跖骨融合或三关节融合术。

三、踇外翻

踇外翻是指第一跖骨内翻，踇指向外侧偏斜的一种畸形。

【病因】多因穿尖头鞋引起，赤足者一般不发生此种畸形。另外，平足症、第一跖骨过长或过短、胫后肌止点异常、经常穿高跟鞋等也是引发踇外翻的原因。

【病理生理】踇指受尖头鞋挤压及踇收肌牵拉向外移，跖骨间韧带松弛，第一跖骨内移，这些病理改变最终导致踇外翻。踇外翻形成后，踇长伸肌腱移至跖趾关节外侧，更牵拉踇指向外，使畸形逐渐加重，出现第一跖趾关节半脱位。

【临床表现】

(1)好发于女性，男女之比为1∶15，常呈对称性发病。

(2)多有穿尖头鞋或高跟鞋的经历。

(3)第一跖趾关节疼痛，足外形异常，第一跖骨向内侧倾斜，踇指向外侧偏斜，严重者踇指与第二趾重叠，将第二趾挤向背侧。

(4)第4跖骨头向内侧突出，局部皮肤因摩擦而增厚，或形成踇囊肿，出现肿胀与压痛。第2、3跖骨头跖面、第2趾背面皮肤产生胼胝或鸡眼。

【诊断】X线照片踝间踇指的跖趾关节有不同程度的半脱位，局部有骨赘生成，形成骨关节炎。

【治疗】

(1)防治平足症,穿合适的鞋,可以防止踇外翻的发生,或阻止其发展。

(2)轻度踇外翻可在第1、2足趾间夹棉垫,夜间第1跖趾关节内侧缚一直夹板,使踇指逐渐变直。

(3)畸形严重,并发滑囊炎者,需要手术治疗,包括:①骨赘、滑囊切除,第一跖趾关节内侧关节囊紧缩术;②Keller第一趾骨切除术;③McBride踇收肌及踇短屈肌外侧头联合腱移位术;④第一跖趾关节融合术;⑤第一跖骨截骨矫形术等。

 ## 目标检测

一、简答题

1.简述先天性肌斜颈的临床表现及诊断。

2.发育性髋关节脱位的临床检查包括哪些?

3.先天性马蹄内翻足需要与哪些疾病相鉴别?

4.平足症的病因有哪些?

5.踇外翻的治疗有哪些?

二、病案分析

患者,女,6岁,行走时步态不稳,呈鸭行步态,据患儿家属反映,患儿患肢髋部有弹响,请问患儿很可能是哪种疾病,此疾病需要进行哪几项临床检查来确诊。

第五十八章 颈肩痛和腰腿痛

临床表现:起病急,或有轻度外伤史以及局部疼痛,软组织肿胀,患侧活动受限。治疗:多数病例病程较短,一般休息数天均可自愈。对于症状严重的病例,可给予局部治疗,如针灸及推拿疗法、压痛点给以醋酸氢化可的松封闭治疗、局部外敷膏药、理疗,如红外线或微波照射等

颈肩痛和腰腿痛

颈肩痛 ── 创伤/炎症/肿瘤/先天性疾患 ── 颈肩、肩胛、上肢 ── 急性损伤肩 → 颈肩部软组织急性损伤肩 / 慢性劳损 → 颈肩部软组织慢性损伤 / 脊髓神经血管受压 → 颈椎病

临床表现:1. 神经根型。局部疼痛、麻木,向上肢放射,上肢肌力下降。颈部肌肉痉挛,牵拉上肢或按压头部明显疼痛。2. 脊髓型。颈痛不明显,初期走路不稳、四肢麻木,可发展出现瘫痪。3. 交感神经型。头痛、偏头痛、头晕,可伴恶心呕吐、视物模糊,或心跳加速、心律不齐和血压升高。或表现为头晕、眼花、心动过缓和血压下降等。4. 椎动脉型。眩晕、头痛、视觉障碍,或运动及感觉障碍等。治疗:以非手术治疗为主,如牵引法、颈托、推拿按摩、物理疗法、药物治疗和其他疗法,必要时可行手术治疗

临床表现:有急性损伤史。或直接为慢性疼痛,向背、肩甚至上肢放射。局部有压痛点,轻度活动受限。治疗:纠正不良姿势,避免颈肩部肌肉过度疲劳。已有症状者,可行局部膏药外敷、理疗、针灸、推拿治疗,或压痛点以醋酸氢化可的松局部封闭等

腰腿痛 ── 外伤/慢性劳损/炎症/肿瘤/先天性疾患 ── 下肢、腰骶、骶髂、臀部

急性腰扭伤 ── 临床表现:1. 有腰部扭伤史;2. 腰部疼痛,活动受限,强迫姿势;3. 腰肌或臀肌痉挛,可触及结节,明显压痛;4. 外伤后突发持续性腰痛。治疗:以局部治疗为主

慢性腰损伤 ── 临床表现:1. 有扭伤史;2. 疼痛,活动受限;3. 局部肌肉痉挛,可触及结节,明显压痛;治疗:以局部治疗为主

腰椎间盘突出 ── 临床表现:1.腰痛;2.下肢放射痛;3.腰部活动障碍;4.大、小便障碍;5.姿势异常;6.脊柱运动受限;7.压痛点及放射痛;8.直腿抬高试验阳性。治疗:包括非手术治疗和手术治疗,以非手术治疗为主

腰椎管狭窄症 ── 临床表现:1.腰背痛;2. 间歇性跛行;3. 会阴部感觉异常和大小便障碍。治疗:以保守治疗为主。无效者手术治疗

梨状肌综合征 ── 临床表现:臀部疼痛,向下肢放射;腹部用力时疼痛增加。压痛明显,伴有梨状肌萎缩,触诊可触及弥漫性增厚。治疗:手术治疗为主。局部封闭。其他疗法

学习目标

【知识目标】

1. 掌握颈椎病和腰椎间盘突出症的临床表现和诊断。

2. 熟悉腰腿痛及颈肩痛的病因、发病机制、诊断、鉴别诊断和治疗原则。

【能力目标】运用理论知识体系，根据颈肩痛和腰腿痛常见病、多发病的疾病特征，能够提出正确的诊疗方案。

颈肩痛和腰腿痛是临床常见的症状，其致病原因复杂，以损伤居多。目前的流行病学研究结果表明，颈肩腰腿痛已成为全世界范围内发病率最高的职业性疾病。

颈肩痛是指肩、颈、肩胛等处的疼痛，有时伴有单侧或双侧上肢痛、颈脊髓损害症状。腰腿痛是指下腰部、腰骶、骶髂、臀部等处的疼痛，可伴有单侧或双侧下肢痛、马尾神经损害症状。二者均有临床表现多样化、病程长且难以鉴别诊断和治疗的特点。

颈肩腰腿痛多为因慢性损伤及无菌性炎症引发的以病患部位肿胀疼痛，甚至功能障碍为主的一组疾病。常见病包括：颈椎病、肩周炎、腱鞘炎、腰椎间盘突出、腰肌劳损、骨质增生等疾病。

第一节　颈肩痛

一、颈肩部软组织急性损伤

颈肩部软组织急性损伤通常因头颈部突然扭伤，肌肉猛然强烈收缩或牵拉，引起颈部组织（肌纤维或韧带等）发生损伤所致，或因急刹车使颈椎迅速前后摆动所致，也可在晨起时发生（亦称"落枕"）。

【诊断】根据突然起病的病史，或有程度不太严重的外伤史以及局部的疼痛，软组织肿胀，因疼痛患侧活动受限，诊断不难。必要时应作 X 线检查排除颈椎结核、颈椎 1～2 半脱位等病变。

【治疗】颈部软组织急性损伤的病程较短，一般休息数天均可自愈。对于症状严重的病例，可给予局部治疗，如针灸及推拿疗法、压痛点给以醋酸氢化可的松封闭治疗、局部外敷膏药、理疗，如红外线或微波照射等。推拿治疗时，应用轻手法，不宜进行强手法，以免加重损伤或造成颈椎脱位。也可以用颈圈作暂时性固定，以减轻症状。

二、颈肩部软组织慢性损伤

颈肩部软组织慢性损伤是一种超过正常生理活动范围的最大限度，或局部所能耐受时的各种超限活动引起的损伤。多见于长期从事低头工作，头经常处于前屈姿势者，由于颈部肌肉过度疲劳，造成少量肌肉纤维的损伤；或由于肌肉无力，重力直接作用到筋膜或韧带上造成牵拉断裂；也可由颈部软组织急性损伤未获得良好治疗，导致局部软组织纤维化或瘢痕形成，组织弹性下降，易发生进一步的损伤。

【临床表现】部分患者有颈肩部软组织急性损伤史，急性症状消退后，反复发作颈部疼痛和不适。或直接表现为慢性疼痛,疼痛可向背、肩甚至上肢放射。局部有压痛点,范围常较广,软组织无明显肿胀,颈部活动轻度受限。

【诊断】依据病史,临床表现及 X 线检查,诊断不难。

【治疗】关键是及时纠正不良的工作姿势,避免颈肩部肌肉过度疲劳。对长期低头工作的人,应适时地改变颈部姿势,做颈椎体操以维持颈肌的活动度和增加肌力,避免肌纤维撕裂,减少对筋膜及韧带的重力作用。已有症状者,需给予治疗。可行局部膏药外敷、理疗、针灸、推拿治疗,或压痛点以醋酸氢化可的松局部封闭等。推拿时注意手法轻柔,避免加重损伤或造成颈椎脱位。

三、颈椎病

颈椎病是因颈椎间盘变性、颈椎的急性或慢性损伤及颈椎先天性狭窄所引起的颈椎骨质变性或损伤。表现为颈椎骨质增生或椎间盘突出、韧带增厚,脊髓、神经、血管受压产生的一系列症状,以颈肩部疼痛为主,可放射到头枕部或上肢,可有头晕、头痛、上肢麻木,严重者可有双下肢痉挛,行走困难,甚至于四肢瘫痪。少数有眩晕。此病多见于 40 岁以上中老年人,男性多于女性。

【临床表现】此病主要是脊髓、神经、血管受压产生的一系列症状和体征,故临床上有以下几种分型。

(1)神经根型　最常见。因颈椎间盘增生、肥大或退性行变,刺激或压迫神经根所致。临床上表现为局部疼痛、麻木,并向上肢放射,同时可有上肢肌力下降。患侧颈部肌肉痉挛,牵拉上肢或按压头部明显疼痛。

(2)脊髓型　因颈椎管狭窄,脊髓受压和缺血,引发脊髓传导障碍。颈痛不明显,先表现为走路不稳、四肢麻木,病情发展出现瘫痪。

(3)交感神经型　颈椎各种结构病变的刺激,压迫脊髓引起一系列交感神经症状,如头痛、偏头痛、头晕,有时伴恶心呕吐、视物模糊,或心跳加速、心律不齐和血压升高。也可表现为头晕、眼花、心动过缓和血压下降等。

(4)椎动脉型　因颈椎退行性变刺激、压迫或牵拉椎动脉,造成椎基底动脉供血不全者,常伴有眩晕、头痛、视觉障碍,或不同程度的运动及感觉障碍等。

临床上常以一个类型为主,也可几种类型合并存在,称为混合型颈椎病。

【诊断】40 岁以上中老年患者,症状主要表现为:颈肩部酸痛,可向头枕部和上肢放射;肩背部沉重,上肢无力,手指发麻,感觉减退,持物无力;严重者下肢麻木无力,步态不稳,甚至出现二便失禁、四肢瘫痪;常伴有颈项部酸痛、僵硬,活动受限;或有头晕,视物旋转,重者伴有恶心呕吐,卧床不起或猝然昏倒。如颈椎病累及交感神经时可出现头痛、头晕、视物模糊、耳鸣、心动过速、心慌,甚至出现胃肠胀气等症状。

【辅助检查】

(1)颈椎 X 线平片　常表现为颈椎生理弯曲度消失或反张,椎管或椎间隙狭窄,椎体后缘形成骨赘,颈椎过伸过屈位片可见颈椎节段性不稳定。

(2)颈椎 CT 或 MRI　可清晰观察到颈椎的增生钙化情况,对于椎管狭窄、椎体后缘骨赘形成具有明确的诊断价值。且可常规作为术前影像学检查的证据用以明确手术的节段及切除范围。

(3)椎-基底动脉多普勒　检测椎动脉血流的情况,用于眩晕患者作明确诊断。

(4)肌电图　对于肌肉无力的患者,明确病变神经的定位,易会出现假阳性结果。

【鉴别诊断】颈椎病引起的眩晕症状,应先排除耳源性眩晕、脑源性眩晕、眼源性眩晕、前庭功能紊乱、听神经瘤等。颈肩部与上肢疼痛的病例,应与落枕、肩周炎、脊柱炎、肿瘤等相鉴别。

临床上,对于几种类型的脊椎病应做好鉴别,尤其是椎动脉型颈椎病和交感神经型颈椎病往往难以鉴别,故诊断应慎重,以避免误诊,延误治疗。

【治疗】颈椎病的治疗以非手术治疗为主,必要时可行手术治疗。

1. 非手术治疗

①牵引法:适用于脊髓型外的各型颈椎病。可减轻对椎动脉的刺激,解除肌痉挛,扩大椎间隙,减轻椎间盘压力。多使用坐位或卧位颌枕带牵引法,牵引时间和重量以项、背部肌肉能耐受为限。在急性期禁止做牵引,防止加重局部炎症、水肿。②颈托:佩带充气型颈托以固定颈椎、限制颈椎过度活动。③推拿按摩:适用于早期的脊髓外颈椎病变,可改善局部血液循环,减轻肌肉痉挛。但不宜次数过多,且手法要轻柔,防止加重损伤。④物理疗法:如红外线、微波照射等,可促进血液循环,加速炎性水肿的消散和使肌肉松弛。⑤药物治疗:即对症治疗,可针对性选用非甾体类抗炎药、镇静剂或肌松弛药等,因其长期应用可产生副作用,故应在必要情况下短期应用;或选用中医活血化瘀止痛中药治疗。⑥其他疗法:应做好自我保健,避免长时间固定姿势,工作间隙做颈部及上身运动,可改善血液循环和松弛肌肉。

2. 手术治疗

对于诊断明确,有明显神经根压迫症状,保守治疗无明显好转者,或脊髓型颈椎病症状严重的患者应给予手术治疗。

手术方法主要有两种:①颈后路手术:切除椎板或行椎板成形术以减轻脊髓受压。减压后行后方脊柱融合术,以稳定脊柱。②颈前路及前外侧手术:适合于切除突出的椎间盘及局部形成的骨赘,以解除神经根、脊髓和椎动脉受压。同时应行椎体间植骨融合术稳定脊柱。

第二节　腰腿痛

腰腿痛是以腰腿部疼痛为主要症状的伤科病症。可因外伤、慢性劳损、炎症、肿瘤和先天性疾患所致。腰痛轻者,经休息后可缓解,遇外伤或受寒后可复发或加重;多见于 25～50 岁长期从事体力劳动或久坐人群。

一、急性腰扭伤

以突发腰部不适或持续性疼痛,行走和翻身困难,咳嗽、深呼吸时疼痛加重等为主要表现的腰部肌肉、韧带、筋膜、小关节突等组织的急性扭伤。

【临床表现与诊断】急性腰扭伤后可有如下表现:

(1)有腰部扭伤史。

(2)腰部一侧或双侧剧烈疼痛,活动受限,翻身、坐立和行走困难,因疼痛常保持一定强迫姿势。

(3)腰肌或臀肌痉挛,可触及条索状结节,局部有明显压痛。

(4)外伤后突发腰痛,呈持续性,活动后加重,休息不消除,转动肢体、咳嗽或喷嚏、大声说话、深呼吸时腰部用力均可使疼痛增加。

（5）部分患者有下肢放射痛，直腿抬高试验阳性，患侧小腿外侧或足背有麻木感，甚至可出现间歇性跛行。

【治疗】对于急性腰扭伤的患者，治疗以局部治疗为主。选择硬板床卧床休息；局部压痛点行普鲁卡因封闭治疗；局部热敷或理疗；骨盆牵引；疼痛减轻后可作腰背肌功能锻炼。注意强度适中，以免强度过大加重损伤。

二、腰部软组织慢性损伤

腰部软组织急性扭伤未能获得完全恢复或由腰部软组织退行性变直接表现为慢性损伤性改变。因经常反复发生积累性损伤，引起肌肉附着点、滑膜、韧带等组织发生充血、水肿、渗出，或纤维组织增生和粘连，刺激和压迫神经末梢导致腰部疼痛。病变发生以后，常伴有肌肉痉挛，造成软组织的积累性劳损，加重组织的病理损伤。慢性损伤也可发生在长期保持固定体位者。

三、腰椎管狭窄症

腰椎管狭窄症是因黄韧带增生肥厚、小关节增生内聚、骨性退变、椎间盘膨隆突出导致椎管狭窄引起马尾神经及神经根受压，出现相应的神经功能障碍。是引起腰痛或腰腿痛最常见的疾病之一（图58-1）。

【病因】

（1）先天发育不良　较少见，占腰椎管狭窄症患者的1%～2%。由椎节发育不良造成椎管或神经根管狭窄。

（2）腰椎退行性变　腰椎变性如黄韧带的肥厚与增生、小关节和椎体后缘骨质增生肥大、椎间盘膨隆等引起腰椎管狭窄。

（3）外伤及腰骶椎手术后发生的医源性椎管狭窄。

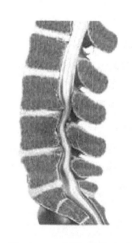

图58-1　腰椎管狭窄症

【临床表现】腰椎管狭窄在临床上分为椎管的中央狭窄、周边侧隐窝狭窄、神经根管狭窄以及腰椎滑脱。腰椎管狭窄后，可刺激和压迫马尾神经及神经根引发一系列的临床症状。

（1）腰背痛　60%以上的患者伴有腰背痛，疼痛相对于椎间盘突出症较轻微，且有慢性加重的趋势，部分患者休息时疼痛，轻度活动后减轻，但持久活动过久可使疼痛加重。

（2）间歇性跛行　椎管狭窄后压迫神经根引起的最具特点的症状，后伸或行走后出现下肢酸胀、疼痛、麻木、步态不稳，继续行走困难。休息后症状缓解或消失，继续行走后又可重复出现上述表现。

（3）会阴部感觉异常和大小便障碍　狭窄严重压迫马尾神经时，出现会阴部麻木、刺痛，大小便障碍和性功能障碍等，严重影响患者生活质量，应及早进行手术治疗。

【诊断】对于腰椎管狭窄症的患者，根据临床表现配合辅助检查，诊断不难。辅助检查包括：

（1）X线检查　可显示是否存在腰椎不稳、骨质增生及腰椎滑脱的情况，还可提示一些其他的腰椎疾患，如腰椎结核、肿瘤、脊柱畸形等。此检查是最常用的骨科辅助检查之一，也是腰椎退变性疾病手术治疗的重要参考和随访资料。

(2)CT检查　可测量腰椎管的前后径和左右径,以评估椎管的容积;并测量侧隐窝和椎间孔的大小,从而判断腰椎管狭窄的程度和分型,以制定不同的治疗方案。

(3)MRI检查　能较好的评估椎间盘、后纵韧带、神经根及椎间孔的情况,并能较清晰地提示脊髓的受压变形情况。

(4)肌电图检查　根据双下肢肌肉的兴奋性来反映支配该肌肉的神经根是否受压;根据异常电活动的分布来判断神经根受压的程度与范围。可用于辅助诊断和作为判断神经根的受压情况及治疗后神经根恢复情况的一项指标,但不作为诊断腰椎管狭窄的首选方法。

【鉴别诊断】

(1)血管源性跛行　此类患者与腰椎管狭窄症均有间歇性跛行的症状,容易引起误诊。血管源性跛行患者症状不受姿势影响,重者甚至无法耐受行走或骑车,以一侧下肢的症状较严重,查体发现股动脉处有血管杂音,或者外周动脉搏动减弱。血管超声检查可以发现异常。

(2)炎症性病变　脊柱结核、强直性脊柱炎等炎症性病变也可引起腰腿痛,根据其他临床表现及需要时进一步行影像学检查甚至血液检查、结核菌培养等进行鉴别诊断。

【治疗】

1.保守治疗

多数腰椎管狭窄症患者经保守治疗,症状都可以得到明显缓解。①卧床休息:取屈髋、屈膝侧卧位,一般休息3~5周症状可缓解或消失。老年人因长期卧床易引起肌肉萎缩、深静脉血栓等并发症,可缩短休息时间,建议不宜超过2~3周。②功能锻炼:腰椎屈曲可使椎管容量增大,减轻对马尾神经的压迫。③应用支具:应用腰围(或腰椎保护性支架)可减轻在脊柱运动时关节突及椎间盘对马尾神经的牵拉及压迫。但长期应用容易造成肌肉萎缩。④经硬膜外注入类固醇药物可起到局部消炎作用,以缓解疼痛。但多次注射可引起神经粘连,增加手术难度。也有注射后病情加重的病例,应谨慎使用,并严格规范操作方法。⑤其他方法:应用适量非类固醇类抗炎药物、牵引、局部封闭、针灸、推拿等。

2.手术治疗

经保守治疗3个月无显效,自觉症状明显且进行性加重;出现明显的神经根受压症状,尤其是严重的马尾神经损害症状;明显腰椎滑脱、侧弯及出现相应的临床症状者,需进行手术治疗。可行的手术方法有单纯减压术,或同时行减压、融合术。

四、梨状肌综合征

由梨状肌受损引起的骶髂关节、坐骨切迹及梨状肌疼痛,出现行走困难、跛行等一系列症状的综合征。

【病因】

(1)损伤　是梨状肌综合征的主要病因。多数患者都有损伤史,如扭伤、跨越、肩扛重物下蹲、负重行走等;或做某些动作时,如下肢外展、外旋或蹲位变直位时使梨状肌受牵拉发生损伤,局部痉挛或充血水肿,反复损伤使梨状肌发生肥厚,压迫坐骨神经而出现梨状肌综合征。

(2)梨状肌与坐骨神经的解剖关系发生变异　可导致坐骨神经受刺激或压迫产生梨状肌综合征。

(3)妇科疾病　某些妇科疾病,如盆腔炎或附件炎症可能波及梨状肌,刺激或压迫通过梨状肌下孔的坐骨神经引起相应的症状。

【诊断】根据损伤病史,临床表现为臀部疼痛,放射到同侧下肢的后侧或外后侧;大小便、咳嗽、喷嚏等腹部用力时疼痛增加。体格检查患侧臀部有明显压痛,尤其以梨状肌部位压痛明显,可伴有梨状肌萎缩,触诊可触及弥漫性增厚,成条索状或梨状肌束,硬度增加等。

【鉴别诊断】临床上可引起坐骨神经压迫症状的疾病有很多种,故应排除其他疾病。

(1)坐骨神经炎 该病起病急,疼痛由臀部经大腿后侧向小腿外侧放射,疼痛性质为持续性钝痛,并可进行性加重或呈烧灼样刺痛,站立时疼痛减轻。

(2)根性坐骨神经痛 多数患者存在椎间盘突出症、黄韧带增厚、脊柱骨关节炎、脊柱骨肿瘤等椎管及脊柱病变。该病起病缓,可有慢性腰背疼痛病史,坐位时疼痛明显,行走或卧位时疼痛缓解或消失,症状可反复出现。体格检查可见小腿外侧及足背部皮肤感觉减退或消失,踝反射减弱或消失,足背屈时肌力减弱,可做 X 光平片检查、CT 检查或 MRI 检查以协助诊断。

【治疗】

(1)手法治疗 是治疗梨状肌综合征的主要方法,包括按摩推拿法、拔罐法、针灸法等。手法治疗时,患者俯卧位,双下肢后伸,使腰部与臀部肌肉放松,自髂后上棘到股骨大粗隆连线中点下方 2cm 处,即为坐骨神经出梨状肌下孔,其两侧即为梨状肌。手法治疗围绕此部位进行,可明显改善症状。

(2)局部封闭 可缓解疼痛,常用 25% 葡萄糖 18ml 加入 2% 普鲁卡因 2ml 进行局部注射,每 3 天 1 次,每 2～3 次为一疗程。也可用 2% 普鲁卡因 6ml 加强的松龙 25ml 进行局部封闭,每周 2 次,每 3～5 次为一疗程。

(3)其他方法 肌注、理疗、中草药治疗等。

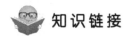 知识链接

颈肩痛的鉴别诊断

(1)颈肩部软组织急性损伤 有头颈突然扭伤,或急刹车使颈椎前后摆动等急性起病史,表现为局部疼痛,软组织肿胀,有明显压痛,因疼痛而活动障碍。

(2)颈肩部软组织慢性损伤 有急性颈肩部软组织损伤的病史,或长期低头工作导致软组织慢性劳损,临床表现为反复发作颈部疼痛和不适,疼痛可向背、肩甚至上肢放射。局部有压痛点,范围常较广,软组织无明显肿胀。颈部活动轻度受限。

(3)颈椎病 有颈椎间盘退行性变、颈椎肥厚增生或颈部损伤的病程经过,主要表现为颈肩痛、头晕头痛、上肢麻木、肌肉萎缩、严重者双下肢痉挛、行走困难,甚至四肢麻痹,大小便障碍,出现瘫痪等,X 线平片显示颈椎骨质增生、韧带增厚或椎间盘脱出,CT 检查或 MRI 检查可清晰地看到神经和脊髓受压。

 知识链接

腰腿痛的鉴别诊断

有腰腿痛症状的疾病很多,故鉴别诊断既重要,又复杂。应注意做好鉴别诊断。

(1)急性腰扭伤 有肢体超限度负重,活动时姿势不当,突然失足,猛烈提物,活动范围过大等

腰部突然扭伤病史,表现为扭伤后出现腰部僵直,不得弯曲与旋转,疼痛剧烈,局部肌肉痉挛,咳嗽或打喷嚏使腰部用力会使疼痛加重,甚至行走困难。X线检查可见脊柱变直或有保护性侧凸。

(2)腰部软组织慢性损伤　有过腰部软组织急性扭伤的病史,或有腰部软组织退性性变,又经常反复发生积累性损伤的病程经过。表现为局部组织充血、水肿、渗出、或纤维组织增生和粘连,刺激和压迫神经末梢导致腰部疼痛。病变发生以后,常伴有肌肉痉挛状态,造成软组织的积累性劳损,加重组织的病理损伤。慢性损伤也可发生在长期保持固定体位者。

(3)腰椎间盘突出症　有腰椎间盘退变的病程经过,或从事工作需反复弯腰和扭转动作。临床表现为腰痛,坐骨神经痛(疼痛从下腰部向臀部、大腿后方、小腿外侧直到足部放射),马尾神经受压(大、小便障碍,鞍区感觉异常)。查体:脊柱侧弯,腰椎活动受限,局部压痛,直腿抬高试验阳性,感觉异常,反射改变,肌张力下降等。X线平片可见腰椎间盘退行性变,CT检查、MRI检查可全面地观察各腰椎间盘是否病变,也可在矢状面上了解髓核突出的程度和位置。

(4)腰椎管狭窄症　是由椎管、神经根管、椎间孔发生狭窄后,压迫脊髓、马尾神经或脊神经根,产生一系列的临床表现,以下腰痛、腰神经根或马尾神经受压,及间歇性跛行为主要特点。过去认为有无间歇性跛行是区分椎管狭窄症与椎间盘突出症的重要依据,实际上部分腰椎间盘突出症患者也存在间歇性跛行。两者主要借助于X线摄片、CT、MRI检查来鉴别诊断。

(5)梨状肌综合征　梨状肌因先天异常或外伤、炎症而发生增生、肥大或粘连,刺激或压迫坐骨神经而出现临床症状。主要表现为臀部和下肢疼痛,活动后诱发或加重,休息后明显缓解。查体可见臀部肌肉萎缩,深压痛及直腿抬高试验阳性。做髋关节外展、外旋位时,因使梨状肌强直性收缩可诱发症状,此点在椎间盘突出症时较少见。

(6)肿瘤性病变　肿瘤发病缓慢,早期可无症状,呈进行性损害,当肿瘤突破椎体侵袭到临近软组织、神经和脊髓,椎体发生病理性骨折,及脊柱的稳定性受到影响时,就会引发腰背痛,腿痛等临床症状。疼痛常异常剧烈,难以忍受,休息和改变体位不能缓解,且进行性加重,夜间疼痛明显。伴有明显消瘦,食欲差,疲乏等全身表现。可行X线平片,CT及MRI检查,同位素骨扫描等明确椎体骨质破坏的形态、部位等,以鉴别诊断。

(7)盆腔疾病　早期盆腔后壁的炎症或肿瘤等,可刺激腰、骶部神经根引起腰骶部疼痛,或伴一侧或双侧下肢痛,临床表现与腰椎间盘突出症相似。对于不典型的腰腿痛患者,应排除盆腔疾病的可能,以盆腔检查及骨盆平片、B超检查协助诊断。

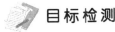 目标检测

一、简答题

1.简述腰椎管狭窄症的临床表现。

2.简述颈椎病的临床分型。

3.引起梨状肌综合征的原因有哪些?

二、病案分析

患者,男,45岁。近两年出现颈肩痛,并向上肢放射,伴有上肢肌力下降,手指动作灵敏度下降,请作出初步诊断,指出与哪些疾病相鉴别,如何治疗。

第五十九章 骨和关节化脓性感染

骨和关节化脓性感染

化脓性细菌
- 血源性
- 外伤性
- 邻近病灶蔓延
- 医源性

化脓性骨髓炎
- 急性化脓性骨髓炎
- 慢性化脓性骨髓炎

临床表现：1．儿童多见胫骨上段和股骨下段。2．起病急，有明显毒血症症状。3．早期患区剧痛，肢体屈曲及运动不合作，局部皮肤温度升高。数天后局部水肿、压痛及红、肿、热、痛。4．累及关节可有关节积液，骨破坏严重者可引起病理性骨折。5．自然病程为3～4周，脓肿穿破后疼痛缓解，窦道形成后转为慢性。治疗：早期诊断、早期治疗是关键。1．抗生素治疗。2．手术治疗。3．全身辅助治疗。4．局部辅助治疗

临床表现：静止期可无症状，肢体增粗变形、皮色暗沉、瘢痕或有窦道形成，窦道口流脓有臭味；急性期可有疼痛，皮肤红、肿、热及压痛明显。已封闭的窦道重新开放，排脓，也可排出死骨。之后窦道关闭，炎症消退。儿童患者骨骼发育受限，可出现肢体的缩短畸形。治疗：以手术治疗为主，行病灶清除术，即清除死骨、炎性肉芽组织和消灭死腔

化脓性关节炎
- 浆液性渗出期
- 浆液纤维素性渗出期
- 脓性渗出期

临床表现：1．起病急，有寒战、高热，甚至出现谵妄、昏迷，小儿多见惊厥。2．关节疼痛和功能障碍，浅表部位红、肿、热、痛，关节半屈曲位。3．深部关节屈曲、外展。关节腔积液，浮髌试验阳性。4．脓液穿透关节囊后，蜂窝织炎明显，穿破皮肤后瘘道形成，病变趋向慢性化。治疗：早期足量应用有效抗生素。较深大关节难以穿刺插管者，可切开关节囊引流，后置管作关节腔持续灌洗。后期病例行矫形手术，术前术后应用抗生素预防感染复发

📀 学习目标

【知识目标】

1. 掌握骨与关节急性化脓性感染的治疗原则。

2. 熟悉慢性化脓性骨髓炎的诊断及治疗原则；骨与关节急性化脓性感染的临床表现、早期诊断。

【能力目标】运用理论知识体系，根据骨和关节化脓性感染常见病、多发病的疾病特征，能够提出正确的诊疗方案。

第一节　化脓性骨髓炎

化脓性骨髓炎，是由化脓性细菌引起的骨组织炎症。根据感染途径的不同，分为血源性骨髓炎、外来性骨髓炎及创伤后骨髓炎三种；按病程长短分为急性骨髓炎和慢性骨髓炎两种。急性骨髓炎以骨质吸收、破坏为主。慢性骨髓炎以形成死骨和生成新生骨为主。

一、急性化脓性骨髓炎

【病因】病原菌主要为金黄色葡萄球菌，其次为乙型链球菌，其他菌属也可发病。本病主要系血源性播散，细菌经血液在流经血流缓慢之处，如长骨干骺端的毛细血管时容易停滞，进而形成感染。儿童骨骺板附近的微小终末动脉与毛细血管血流丰富且流动缓慢，更易使细菌侵入而感染。

【病理】早期为骨质破坏与形成死骨，后期为新生骨与形成骨性包壳。

菌栓停滞于长骨干骺端，阻塞小血管，引起骨坏死、充血、渗出与白细胞浸润。细菌、坏死的骨组织与邻近骨髓组织被破坏，形成脓肿，使骨腔内压力升高。脓液经哈佛管流至骨膜下将骨膜掀起，使其失去血供成为死骨。死骨形成过程中，病灶周围骨膜在炎性充血和脓液刺激下产生新骨，包在骨干外层，称为"骨性包壳"。小死骨片可被吸收或清除，也可由皮肤窦道排出。大块死骨不易被吸收或排出，长期存留于体内，使窦道经久不愈。

【临床表现】

(1)儿童胫骨上段和股骨下段多见，多有外伤史，但很少发现原发病灶。

(2)起病急，有明显毒血症症状。儿童可有烦躁、呕吐，甚至昏迷与感染性休克。

(3)早期有患区剧痛，肢体因疼痛而屈曲及运动不合作，局部皮肤温度升高。数天后出现局部水肿、有明显压痛及局部红、肿、热、痛(尤其是脓液沿髓腔扩散时)。

(4)如累及关节可有关节积液，骨破坏严重者可引起病理性骨折。

(5)自然病程为3～4周，脓肿穿破后疼痛缓解，窦道形成后逐渐转为慢性。

【临床检查】

(1)血液检查　白细胞计数增高，可达 $10 \times 10^9 /L$ 以上，中性粒细胞占 90% 以上。

(2)脓肿分层穿刺　在压痛最明显处分层穿刺，抽出液作涂片检查与细菌培养，发现细菌与脓细胞者，可明确诊断。同时行药敏试验以选择合适抗生素。

(3)血培养检查　寒战高热期检查可提高阳性率，同时应进行药敏试验以调整用药。

(4)X线检查　早期因微小脓肿难以显现，仅显示层状骨膜反应及干骺端骨质稀疏。较大脓肿时显现骺区散在性骨破坏,向髓腔扩展,密度变薄且不均匀。有死骨形成时,脓腔内骨密度增高,与周围组织游离。或大段骨坏死,密度增高。

(5)CT 检查　能较早发现骨膜下脓肿。

(6)核素骨扫描　发病后 48 小时即可显示阳性结果,但特异性差。

(7)MRI 检查　具有早期诊断价值。

【诊断】强调早期诊断。诊断依据为:①发病急骤,有高热、寒战等毒血症表现;②长骨干骺端剧痛,因疼痛拒绝做被动或主动肢体活动;③干骺端局部明显压痛;④白细胞计数及中性粒细胞增高。以上几条配合临床检查,同时做血培养获得致病菌。

【鉴别诊断】

(1)蜂窝织炎和深部脓肿　毒血症状较轻,部位不在干骺端、局部炎症表现明显。

(2)风湿病与化脓性关节炎　病变部位都在关节,关节肿胀与积液明显。

(3)骨肉瘤和尤文肉瘤　起病缓,以骨干居多,早期不妨碍临近关节活动,表面有曲张的血管及肿块,必要时需行病理检查鉴别诊断。

【治疗】目的:中断骨髓炎由急性期转向慢性阶段,早期诊断与早期治疗是关键。

(1)抗生素治疗　应早期、足量、敏感、联合应用抗生素。因致病菌大多是金黄色葡萄球菌,用药先选用一种广谱抗生素和一种针对革兰阳性球菌的抗生素联合应用,待检出致病菌后再调整用药。

(2)手术治疗　目的:①引流脓液,减轻毒血症症状。②阻止病变向慢性化转变。手术应早期施行,抗生素治疗 48～72 小时症状不能控制时即应采取手术。手术方式有"钻孔引流"和"开窗减压"。术后一般采取"闭式灌洗引流",引流 3 周,待体温下降,引流液清晰、连续 3 次细菌培养阴性即可拔管。

(3)全身辅助治疗　降温、补充营养、补液、输血等,也可用清热解毒的中药。

(4)局部辅助治疗　患肢牵引或石膏固定,可以起到止痛、防止关节挛缩、预防骨折发生等作用。

二、慢性化脓性骨髓炎

【病因】①急性感染期控制不彻底,反复发作转为慢性炎症,大多属此种原因。②原发为低毒性细菌感染,发病即表现为慢性。

【病理】病变周围组织充血、骨骼脱钙、形成骨破骨细胞和成骨细胞。骨松质坏死被新骨替代,骨密质脱落成为死骨。死骨被脓液浸泡吸收缓慢,周围骨膜成为骨壳。软组织损毁易形成窦道,窦道长期排液可引起皮肤癌变。因长期反复感染,脓液可有恶臭味;致病菌以金黄色葡萄球菌为主,也可多细菌混合感染。

【临床表现】病变不活动期可无症状,可有肢体增粗变形、皮色暗沉、瘢痕或有窦道形成,窦道口流脓有臭味;急性期可有疼痛,皮肤红、肿、热及压痛明显。体温升高 1～2℃,已封闭的窦道重新开放,排脓,也可排出死骨。之后窦道关闭,炎症消退。体质低下可诱发其反复急性发作。反复发作后关节挛缩使骨骼扭曲变形。儿童患者骨骼发育受限,可出现肢体的缩短畸形。

影像学改变:①X 线片检查:早期可见骨质呈虫蛀状破坏且稀疏,出现硬化区,形成新生骨,变厚和致密后坏死脱落形成死骨。死骨形成后在 X 线片上表现为完全孤立,无骨小梁结构,致密浓白,边缘不规则。②CT 检查:可清晰显示脓腔与小型死骨。

【诊断】根据病史及临床表现,特别是有窦道形成及经窦道排出过死骨的病例,诊断不难。X线平片可证实死骨的存在,且可了解死骨的大小、部位及数量。对于难以显示死骨者可作CT检查。

【治疗】以手术治疗为主,行病灶清除术,即清除死骨、炎性肉芽组织和消灭无效腔。

1. 手术指征

有死骨、无效腔及窦道流脓液者应行手术治疗。

2. 手术禁忌证

①急性发作期不宜行病灶清除术,应以抗生素治疗控制急性发作,如有积脓应切开引流。②形成大块死骨而未生成包壳时,过早手术取出死骨可造成长段骨缺损,须待包壳生成后再手术。

3. 手术方法

术前应作细菌培养、药物敏感试验及预防性应用抗生素。

(1)清除病灶　骨壳开洞后进入病灶,清理脓液、死骨与炎性肉芽组织。不重要部位可将病骨整段切除。对于病程久已有窦道口、皮肤癌变或骨质损毁严重、不可控制的感染及病灶不可清除者可施行截肢手术。

(2)消灭无效腔　有以下几种方法:①碟形手术:无效腔较小者而行此手术,病灶清除后将骨腔边缘修成平坦的碟形,利于周围软组织贴近而消灭无效腔。②肌瓣填塞:对于无效腔较大不宜行碟形手术者,可把病灶附近肌肉做成蒂状填塞骨腔,以消灭无效腔。③闭式灌洗:小儿因骨骼生长功能旺盛,愈合能力较强,可行抗生素灌洗等引流,持续 2～4 周,待吸引液清晰后可停止灌洗,拔出引流管。④庆大霉素-骨水泥珠链填塞及二期植骨:以抗生素作成珠链填塞骨腔,抗炎同时消灭无效腔。

第二节　化脓性关节炎

化脓性关节炎为关节内发生的化脓性感染。儿童多见,好发于膝、髋关节。

【病因】85％病例为金黄色葡萄球菌感染,其次为白色葡萄球菌,其他菌属少见。感染途径可为血源性感染、外伤性感染、邻近的感染病灶蔓延及医源性感染四种。

【病理】发展过程分三个阶段:①浆液性渗出期:滑膜充血、水肿,白细胞浸润和浆液性渗出。病变为可逆性。②浆液纤维素性渗出期:渗出增多,变混浊。纤维蛋白沉积于关节软骨,使其代谢改变,发生崩溃、断裂与塌陷。引发关节粘连与功能障碍。病变部分不可逆。③脓性渗出期:软骨下骨质受侵,滑膜和软骨受破坏,脓性渗出液,可致纤维或骨性强直。病变不可逆。

【临床表现】

(1)起病急骤,有寒战、高热,体温可达 39℃ 以上,甚至出现谵妄、昏迷,小儿多见惊厥。

(2)病变的关节迅速出现疼痛和功能障碍,浅表部位有明显红、肿、热、痛,关节半屈曲位。

(3)查体可见深部关节屈曲、外展。往往因剧痛而拒绝检查,关节腔积液在膝部明显,可看到明显关节囊饱满,浮髌试验阳性。

(4)脓液穿透关节囊至软组织后,蜂窝织炎明显,穿破皮肤后瘘管形成,病变趋向慢性化。

【临床检查】

(1)血液检查　周围血白细胞计数达$10×10^9$/L 以上,中性白细胞增加。血沉加快。关节液镜检可见大量脓细胞,涂片革兰染色可见阳性球菌;寒战期血培养可检出致病菌。

(2)X 线表现　早期显示关节周围软组织有肿胀影,儿童病例可有关节间隙增宽。骨骼改变为早期骨质疏松,继而关节间隙变窄,软骨下骨质破坏呈虫蛀样改变。骨质变浓白。后期关节挛缩畸形,间隙更窄,甚至成为骨性强直。

【诊断】根据病史、临床症状及体征,诊断不难;关节液检查早期诊断很有价值,但要同时作细菌学检查及药敏试验;X 线检查在早期帮助不大。

【鉴别诊断】应与关节结核、风湿性关节炎、类风湿性关节炎、创伤性关节炎等疾病鉴别。

(1)关节结核　起病慢,低热,急性炎症表现不明显,周围血象正常,穿刺液可找到抗酸杆菌。

(2)风湿性关节炎　多为多发性、对称性、游走性,好发于全身大关节,急性炎症多伴心脏病,X 线无变化,穿刺液有少量白细胞。

(3)类风湿性关节炎　发病缓,多发性,全身大小关节都好发,穿刺液内有类风湿因子。

(4)创伤性关节炎　发病缓,无发热,无炎症表现,血象不高,血沉正常,X 线显示关节间隙窄,骨硬化。

【治疗】

(1)早期根据药敏试验足量全身性应用有效抗生素。

(2)每日 1 次关节腔穿刺,注射抗生素。

(3)表浅大关节行关节腔灌洗,持续应用抗生素溶液冲洗、引流,直至关节液变清。

(4)较深大关节难以穿刺插管者,可切开关节囊引流液体,后置管作关节腔持续灌洗。

(5)作持续性关节被动活动可有效防止关节粘连及关节挛缩,并可帮助软骨代谢、预防关节强直,早期进行效果理想。

(6)后期病例行矫形手术,术前术后应用抗生素预防感染复发。

 目标检测

一、简答题

1.急性化脓性骨髓炎的临床表现有哪些?

2.简述慢性化脓性骨髓炎的手术禁忌证。

3.化脓性关节炎需要与哪些疾病相鉴别?

二、病案分析

患者,女,15 岁。车祸外伤后突发寒战、高热,体温达 39.3℃,后出现谵妄与昏迷,查体:膝关节有明显红、肿、热、痛及功能障碍,下肢剧痛拒绝配合检查。髌上囊隆起,浮髌试验阳性。X 线检查可见髌上囊肿胀。血液检查白细胞升高,血沉加快。请作出初步诊断,指出与哪些疾病相鉴别,如何治疗。

第六十章　非化脓性关节炎

骨关节炎　{ 关节软骨退行性变 / 继发性骨质增生 } 关节慢性炎症 { 膝关节 / 髋关节 / 脊柱 } { 原发性 / 继发性 }

中老年人多见，女性居多

临床表现：1. 症状 ①疼痛主要症状。②晨起或休息后关节僵硬，活动时有摩擦声。③有滑膜炎时，关节肿胀明显，内有积液，活动受限。2. 体征 关节肿胀，渗液，膝关节浮髌试验阳性，肌痉挛，甚至畸形。3. X线 关节间隙狭窄，边缘形成骨赘。后期关节面不平，边缘骨质增生，软骨下骨质硬化及囊性变。4.关节液检查白细胞增高。治疗：目的在于延缓病变进程，解除症状，增强关节稳定性，改善活动障碍。1. 一般疗法；2. 药物治疗；3. 手术治疗

非化脓性关节炎

类风湿性关节炎 → 关节疼痛肿胀反复发作 → 关节破坏、强直、畸形 → 关节非特异性慢性炎症 { 多发性 / 对称性 }

青壮年好发，女性居多

临床表现：1. 病变多对称性和双侧性，以近指间关节多见。2. 发病缓慢，早期有疲倦乏力，低热，手足麻木，肌肉疼痛等全身症状。局部症状以隐痛、压痛、晨僵、活动受限为主。病变发展，关节僵直和畸形。肌肉萎缩，肌力减退。3.部分病例骨突出的部位可触及类风湿结节。4. 可反复发作，且进行性加重，病程长。治疗：目的在于控制炎症，消除水肿，缓解症状，延缓病情发展，修复受损关节和预防畸形。1.功能锻炼。2.药物治疗 3.手术治疗

强直性脊柱炎—炎症侵及 { 骶髂关节 / 关节突 / 脊柱旁软组织 / 近躯干大关节 } → { 纤维性 / 骨性强直和畸形 } → { 慢性 / 原发性 / 血管翳破坏 }

青壮年好发，男性居多

临床表现：早期僵硬疼痛，向臀部和大腿部放射，活动后加重。局部深压痛。胸椎及肋椎关节受累，胸部扩张活动受限，肺活量减少，胸痛。颈椎受累头部活动受限。晚期脊柱僵硬，驼背畸形，视野缩小，无法平视。髋关节受累呈摇摆体态。治疗：早期服用非甾体类抗炎药缓解疼痛症状。平卧休息，适当牵引，防止脊柱或关节变形。晚期有驼背畸形不能平视时，可行腰椎截骨术。髋、膝关节功能丧失者可行关节置换术

学习目标

【知识目标】

1. 熟悉骨关节炎、类风湿性关节炎病因病理、临床表现、诊断与治疗。

2. 了解强直性脊柱炎病因病理、临床表现、诊断与治疗。

【能力目标】运用理论知识体系，根据临床非化脓性关节炎常见病、多发病的疾病特征，能够提出正确的诊疗方案。

第一节　骨关节炎

骨关节炎系一种主要表现为关节软骨退行性变和继发性骨质增生的慢性关节炎症。中老年人多见，女性居多。多发于负重大的关节，如膝关节、髋关节、脊柱等。

【病因】尚不明确。因其有病程长、涉及因素多、渐进的特点，认为其可能为综合因素导致。如软骨营养及代谢异常、关节生物力学失衡、生物化学的改变、累积性创伤等。

【分类】分为原发性和继发性两种。①原发性骨关节炎：指发病原因不明的骨关节炎。②继发性关节炎：指由于关节先天性畸形、关节面后天性不平整、关节创伤、关节不稳定或畸形及医源性因素而引起的骨关节炎。

【病理】早期主要为关节软骨变性。软骨面呈淡黄色，光滑度下降，软骨面粗糙，边界不齐，软骨弹性下降。软骨下骨的中央部位因磨损大，可见骨密度增加，骨小梁增粗，外周部位受力小，可见骨质萎缩，呈囊性改变。软骨边缘增生，形成骨赘，可破裂或剥脱而游离。滑膜可因增殖、水肿，关节液增多，而呈串珠样改变；病情进展，关节液减少，串珠样改变消失，被条索状的纤维组织取代。关节囊增厚或纤维样变、周围肌肉痉挛使关节活动受限。

【临床表现】

（1）症状　①疼痛是该病主要症状。特点为进行性加重钝痛，活动后加重。因软骨下骨充血也可表现为"休息痛"。疼痛可受天气变化、潮湿受凉等因素影响。②晨起或休息后关节僵硬，活动时有摩擦声。③有滑膜炎时，关节肿胀明显，内有积液，活动受限（图 60 - 1）。

（2）体征　关节肿胀，渗液，膝关节浮髌试验阳性，活动受限和肌痉挛，甚至关节畸形。

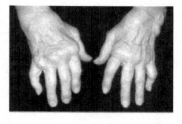

图 60 - 1　骨关节炎

（3）X 线片　显示关节间隙狭窄，边缘形成骨赘。后期关节面不平，边缘骨质增生，软骨下骨质硬化及囊性变。

（4）实验室检查　无明显异常，关节液检查白细胞增高。

【治疗】因其有关节软骨退行性变，随着年龄的增长，更加重骨关节退变，大多不可逆转，治疗目的在于延缓病变进程，解除症状，增强关节稳定性，改善活动障碍。

（1）一般疗法　平时注意休息、减少活动及保护关节避免其重复发生损伤。关节病变严重者，应以支具固定，避免关节发生畸形，同时行物理治疗缓解疼痛。

（2）药物治疗　应用非甾体消炎止痛药以缓解疼痛。活血化瘀中药内服或局部外用以缓解症状。透明质酸钠关节内注药以保护关节软骨，但不主张应用皮质激素类对软骨损害大的药物。

（3）手术治疗　晚期病变严重出现畸形或持续疼痛时,可行截骨术或关节置换术。

第二节　类风湿性关节炎

类风湿性关节炎是因关节疼痛和肿胀反复发作导致关节破坏、强直和畸形的一种非特异性慢性炎症,表现为多发性和对称性,是全身结缔组织疾病的局部表现。

【病因】病因不明,可能与以下因素有关。①自身免疫反应:人类白细胞的相关抗原 HLA-DR$_4$ 和短链多肽结合,激活 T 细胞,产生自身免疫反应,导致滑膜和软骨的炎性改变。②感染:因疾病特点与病毒感染相似,甲型链球菌感染可能为主要诱因。

【病理】早期滑膜充血、水肿,有炎性细胞浸润。滑膜内皮细胞增生、增厚,突入关节内。滑膜边缘肉芽组织增生,覆盖在关节软骨表面或伸入关节软骨,使关节软骨被破坏、吸收,仅由纤维组织覆盖。如软骨下骨被肉芽组织破坏,骨小梁减少,骨髓造血组织减少,被纤维脂肪组织替代。后期广泛肉芽组织增生并纤维化,形成纤维性关节僵直甚至发展为骨性强直。如肉芽组织累及关节外的肌腱等组织,可引起肌肉挛缩、关节功能受限。皮下可见典型的类风湿性结节。

【临床表现】

（1）多发于 20～45 岁青壮年,女性多见。

（2）病变关节常为对称性和双侧性,以发生于近指间关节多见。

（3）发病缓慢,早期有疲倦乏力、低热、手足麻木、肌肉疼痛等全身症状。局部症状以隐痛、压痛、晨僵、活动受限为主。病变发展,肌肉挛缩,引起关节僵直和畸形。病位周围肌肉萎缩,肌力减退。儿童病例可有高热、脾肿大、贫血及白细胞计数增高等。

（4）部分患者在肘、腕部或踝部等骨突出的部位可触及类风湿结节;局部有明显压痛。

（5）本病可反复发作,且进行性加重,病程长。妊娠期间症状缓解。

（6）白细胞计数正常或降低,血红蛋白减少,淋巴细胞计数增加;70%～80%病例类风湿因子阳性。活动期血清 IgG、IgA、IgM 增高,血沉加快;关节液浑浊、性状改变,糖含量下降,细菌培养阴性。

（7）X 线检查早期关节周围软组织肿胀,关节间隙增宽,骨质疏松。之后软骨下形成囊腔,附近的骨组织发生磨砂玻璃样变,关节间隙变狭窄直至消失,以至晚期出现关节强直(图 60-2)。

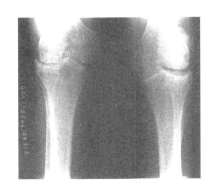

图 60-2　类风湿性关节炎

【诊断】目前常采用美国风湿病协会 1987 年的诊断标准。①晨僵至少 1 小时(≥6 周);②有 3 个或 3 个以上关节肿胀(≥6 周);③腕、掌指或近端指关节肿胀(≥6 周);④有对称性关节肿胀(≥6 周);⑤有皮下结节;⑥手部 X 线平片有异常改变(骨侵蚀或有明确的骨质疏松);⑦类风湿因子试验阳性(滴度>1∶32)。具备以上标准 4 条或 4 条以上即可明确诊断。

【治疗】现行治疗无特效方法,治疗目的在于控制炎症,消除水肿,缓解症状,延缓病情发展,修复受损关节和预防畸形。

（1）鼓励患者功能锻炼，避免关节长期保持异常体位；间断性夹板固定，可解除患者疼痛，并防止关节畸形。

（2）药物治疗　常用药物有非甾体药物（如吲哚美辛等）、抗疟疾药、中药（如雷公藤等）、免疫抑制剂（如环磷酰胺、青霉胺等）、皮质激素等；急性期可应用抗生素控制炎症缓解症状。

（3）手术治疗　早期为避免肉芽组织增生、破坏软骨和软骨下组织、改善关节功能，可行滑膜切除术；后期为纠正关节僵直或畸形、恢复关节功能，可行关节成形术或全关节置换术。

第三节　强直性脊柱炎

强直性脊柱炎（AS）是炎症侵及骶髂关节、关节突、脊柱旁软组织及近躯干大关节，导致其发生纤维性或骨性强直和畸形的慢性进行性疾病。

【病因】病因不明确，组织相容抗原（HLA-B27）的阳性率很高，并有明显家族聚集倾向。

【病理】基本病理为慢性、原发性、血管翳破坏性炎症。病变多从骶髂关节开始，缓慢向上蔓延，侵犯椎间小关节及脊椎的周围组织，使其逐渐钙化和骨化。如多个脊柱节段受累，可使脊柱在畸形位强直，或出现严重的驼背。这种从下向上蔓延的类型，称为 Marie-Strümpel 病，也可同时向下侵犯，累及髋关节。

【临床表现】本病好发于青壮年，男性居多，有明显家族史。早期骶髂关节及下腰部僵硬疼痛，可向臀部和大腿部放射，活动后加重，休息后缓解。骶髂关节处有深压痛。为缓解疼痛，患者常呈蜷曲体位。病变范围逐渐扩大，累及胸椎及肋椎关节时，可有胸部扩张活动受限，引起肺活量减少，胸痛且咳嗽或喷嚏时加重。颈椎受累后头部活动受限。晚期脊柱僵硬，引发驼背畸形，甚至90°屈曲，视野缩小，无法平视。髋关节受累呈摇摆体态。偶发自颈椎向下延伸，称 Bechterew 病，易波及神经根出现上肢瘫痪、呼吸困难等。

实验室检查：HLA-B27 多阳性，类风湿因子试验阴性。急性期白细胞计数增高，血沉加快，尿17-酮皮质激素升高。

X线检查：初期骶髂关节间隙增宽，边缘锯齿状，骨松质硬化；晚期关节面模糊不清，间隙变窄直至消失，椎体间纤维环和韧带骨化，形成"竹节"样脊柱。

【治疗】目的为解除疼痛，改善功能和防止畸形。强调及时诊断及合理治疗，以控制症状并改善预后。早期可服用非甾体类抗炎药缓解疼痛症状。平卧休息，适当牵引，防止脊柱或关节变形。晚期有驼背畸形不能平视时，可行腰椎截骨术。髋、膝关节功能丧失者可行关节置换术。

 目标检测

一、简答题

1. 简述强直性脊柱炎的临床表现。

2. 简述骨关节炎的病理分型。

3. 简述类风湿性关节炎的诊断标准。

二、病案分析

患者，女，25岁。2年前双手指间关节隐痛、晨起僵硬明显，近1月来症状加重，且手指活动明显受限，关节肿胀、僵直和轻度畸形。手X线片显示骨质疏松。实验室检查类风湿因子阳性。请作出初步诊断，如何治疗。

第六十一章　骨与关节结核

临床表现:1.有倦怠无力、食欲减退、低热、盗汗、消瘦和贫血等全身症状。2.局部症状:①疼痛是最先出现的症状。②颈椎结核疼痛明显,患者常用双手撑住下颌,头前驱,颈部缩短。腰椎结核患者站立或行走时,常用双手撑腰,头及躯干后驱,使重心后移。③后期形成脓肿。3.影像学检查:CT显示病灶部位可有空洞、死骨或脓肿。X线片主要表现为椎间隙狭窄和骨质破坏。治疗:1.支持治疗。2.局部制动。3.药物治疗:抗结核药物起着决定性的作用。 4.微创疗法。5.手术疗法

临床表现:1.症状起病缓,有全身中毒症状。局部症状以疼痛为主。2.体征 局部深压痛,活动后加重,伴有活动受限。髋关节脓肿可引起关节肿胀。通常为冷脓肿,破溃后形成窦道流脓。股骨头坏死明显可形成病理性脱位。治愈后遗留各种畸形及肌肉萎缩无力。治疗:全身应用抗结核药物,配合局部治疗

临床表现:发病缓慢,有低热、盗汗、贫血、消瘦、易疲劳、食欲不振等全身症状。血沉升高。儿童可因活动突然引发患处疼痛,有夜啼表现。膝关节位置浅,检查时发现膝关节肿胀、积液明显,髌上囊肿大,浮髌试验阳性。膝关节穿刺液早期较清亮,病程进展逐渐变混,最终变为脓性。因疼痛、跛行、负重少,可引起肌肉萎缩。后期形成冷脓肿,溃破形成窦道,经久不愈。治疗:主要为全身治疗和局部治疗。必要时手术治疗。目的是清除病灶,矫正畸形,保存关节功能。术前2周及术后应进行抗结核药物治疗

骨与关节结核 — 结核杆菌 → {呼吸道 消化道} {血行 淋巴} 骨与关节结核 → 脊柱结核 / 髋关节结核 / 膝关节结核

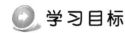 **学习目标**

【知识目标】

1.掌握髋关节结核及脊柱结核的临床表现、治疗原则及手术指征。

2.熟悉骨关节结核的病因、病理与分类、临床表现、诊断和治疗原则。

3.了解膝关节结核的临床表现和治疗原则。

【能力目标】运用理论知识体系,根据临床骨与关节结核常见病、多发病的疾病特征,能够提出正确的诊疗方案。

骨与关节结核是结核菌经呼吸道或消化道侵入人体,形成原发灶,后经淋巴、血行播散到全身各脏器,尤其是包括骨关节在内的网状内皮系统,多数播散灶被吞噬细胞消灭,极少数播散灶潜伏下来,当机体抵抗力降低,潜伏的结核菌活跃并突破包围的组织而发病。

第一节 概 述

骨与关节结核以儿童与青少年居多,常发生在脊柱,其次为膝、髋及肘关节等负重大、活动多且容易发生损伤的部位。属继发性疾病,原发病灶多在肺及消化道,在我国以原发于肺的居多。

【病因】原发病灶活动期,原发于肺及消化道的结核杆菌经血行播散到骨与关节,不一定会立即致病,结核菌在骨关节内潜伏多年后,待机体有外伤、营养不良、劳累过度等诱因存在,使机体抵抗力低下时,结核菌活跃引起临床症状。如机体抵抗力增强,结核菌可被抑制或消灭。

【病理与分类】早期病理变化是单纯性滑膜结核或单纯性骨结核,以单纯性骨结核居多。疾病初期,关节软骨面尚完好且功能不受影响。随着病情发展,病灶突入关节腔,关节软骨面被不同程度破坏,引起全关节结核,继发各种关节功能障碍。如结核不能被有效控制,可引起继发性感染,破溃后产生瘘管或窦道,关节损毁严重。

【临床表现】

(1)可有结核病接触史,青少年患者起病前多有关节外伤史,可检出结核病原发病灶。

(2)儿童及青少年居多,多发生在脊柱、膝关节、髋关节与肘关节等部位。

(3)发病缓慢,可有低热、盗汗、食欲缺乏、乏力、消瘦等全身症状;儿童也可发病急骤,出现高热及毒血症状。

(4)局部疼痛,活动后加重。儿童患者常有"夜啼"表现。部分病例因脓液突破关节腔产生急性剧痛。单纯骨结核患者因髓腔内积脓,压力升高,也可有剧烈疼痛。

(5)病变部位有压痛、叩击痛。浅表关节有肿胀、积液,后期肌萎缩,关节呈梭形肿胀。

(6)全关节结核在病灶内有大量脓液、肉芽组织、死骨和坏死组织。因无红、热等急性炎症症状,称为"冷脓肿"或"寒性脓肿"。冷脓肿可压迫脊髓引起肢体瘫痪。破溃后形成窦道,流出脓液或死骨、坏死组织。继发混合感染后,如引流不畅可加重急性炎症反应,引发明显贫血、慢性消耗及中毒症状,甚至肝、肾衰竭。

(7)关节受损严重,可引起病理性脱位或病理性骨折。静止期可有儿童肢体长度不等、关节功能障碍、关节挛缩或畸形等后遗症。

(8)实验室检查:病变活动期血沉增快,静止期血沉下降至正常,故检测血沉可用以判断病变趋向静止或治愈。混合感染时白细胞计数增多,单纯性冷脓肿患者脓液中可能找到结核杆菌。

(9)影像学检查:X线检查在起病2个月后可显示病灶。MRI检查可在早期即显示异常信号,早期诊断有价值。CT检查可清晰显示冷脓肿、死骨与病骨。

【诊断与鉴别诊断】根据慢性疾病史、典型的症状与体征,配合各项特殊检查,骨与关节结核诊断并不困难,但有时需和下列疾病相鉴别。

(1)脊柱结核与化脓性脊柱炎　后者起病急,高热与疼痛症状明显,进展迅速,血培养与X线可鉴别诊断。

(2)腰椎结核与腰椎间盘突出症　后者无全身症状,但有下肢神经根受压症状,血沉不增快。X线上无骨质破坏表现,CT可显示髓核突出。

(3)胸椎结核与嗜酸性肉芽肿　后者年龄通常不足12岁,椎体均匀性受压扁平成线条状,椎间隙无异常改变,无发热等全身症状。

(4)髋关节结核与化脓性关节炎　后者发病急,高热。急性期有脓毒血症表现,可检出化脓性致病菌。X线表现病情进展迅速,且有增生性改变,继而发生骨性强直。

【治疗】目标在于增加抵抗力,消除病灶,减少残疾,预防并发症。治疗关键强调早期诊断、早期治疗。

1.全身疗法

(1)一般治疗　注意休息,必要时严格卧床。每日摄取足量蛋白质及维生素。有贫血者纠正贫血。混合感染急性期应给予抗生素控制炎症。

(2)应用抗结核药物　目前常用的抗结核药物有异烟肼、乙胺丁醇和利福平等。以异烟肼和利福平为临床首选。异烟肼的成人剂量为每次100mg,每日3次口服或300mg早晨一次顿服。利福平的成人剂量为450mg,早晨一次顿服。乙胺丁醇渗透能力强,且有很强抑制结核杆菌作用,成人剂量为750mg一次顿服。为避免耐药菌株产生及提高疗效,通常联合用药,一般主张异烟肼＋利福平或异烟肼＋乙胺丁醇。严重者可三药同用。异烟肼用药时间不宜过短,一般主张用药2年。利福平因对肝有毒性作用,一般用药3个月,3个月后根据肝功能情况以决定是否继续用药。

应用抗结核药物后,治愈标准为:①全身情况良好,食欲增进,体温不高;②局部症状消除,窦道消失;③X线检查显示脓肿消失,或发生钙化,无死骨形成,病灶边缘清晰;④血沉检查3次均正常;⑤起床活动1年,仍能保持上述指标。达到以上标准说明临床治愈,可停止使用抗结核药物,但需定期复查。

2.局部治疗

(1)局部制动　用石膏、支架固定与牵引。①石膏固定可缓解疼痛、保证病变部位的休息。一般小关节处固定期限为1个月,大关节要延长到3个月;②皮肤牵引可解除肌肉痉挛、缓解疼痛、防止病理性脱位、畸形和纠正畸形。

(2)局部注射抗结核药物　适用于早期单纯性滑膜结核的病例。局部注射具有应用药量少、局部药液浓度高及全身反应小的优点。常用药物异烟肼100～200mg或链霉素0.25～0.5g,每周注射1～2次。对于冷脓肿不主张反复穿刺,可诱发混合性感染和窦道形成。

(3)手术治疗 ①对于冷脓肿合并混合感染、中毒症状严重、全身状况不好不能耐受病灶清除术者,可切开排脓。②对于有明显死骨及大脓肿、经久不愈的窦道流脓、单纯性骨结核髓腔内压力过高、全关节结核或脊髓受压症状明显者可行病灶清除术,手术清理病灶部位的脓液、死骨、肉芽组织及坏死组织,放入抗结核药物。③对于关节不稳定者,可行关节融合术。畸形者可行截骨术矫正。关节功能障碍者可行关节成形术。

第二节　脊柱结核

脊柱结核在全身关节结核中占绝大多数,其中以腰椎结核居多,胸椎次之,胸腰段占第三位,颈椎和骶椎少见。多发于儿童和青少年。脊柱结核因结核杆菌感染及循环障碍引起椎体病变所致。多继发于肺结核,结核杆菌通过血行播散至全身或脊椎引起全身或脊椎感染。

【病理】因脊椎血运多为终末支,椎体间的软骨盘无血液循环,故脊柱结核以中心型、边缘型多见。

(1)中心型 好发于胸椎,多见于 10 岁以下儿童。椎体破坏塌陷呈楔形。多为单发性,也可累及邻近椎体。

(2)边缘型 好发于腰椎,多见于成人。病变初期局限于椎体边缘,很快侵及椎间盘及邻近椎体。椎间盘破坏,椎间隙变窄。

【临床表现与诊断】

(1)全身症状 发病缓,有倦怠无力、食欲减退、低热、盗汗、消瘦和贫血等全身症状。偶见少数病情恶化急性发作出现弛张热,体温在 39℃左右。

(2)局部症状 ①疼痛是最先出现的症状。早期轻,劳累、活动后加重,休息后减轻。颈椎结核如病变累及神经根,可有颈部剧烈疼痛,咳嗽或喷嚏时疼痛与麻木加重。疼痛可沿脊神经放射,上颈椎放射到后枕部,下颈椎放射到肩或臂,胸椎放射至上、下腹部,下段胸椎11～12可放射到下腰或臀部。腰椎病变多放射到大腿前方。②颈椎结核疼痛明显,患者常用双手撑住下颌,头前驱,颈部缩短。腰椎结核患者站立或行走时,常用双手撑腰,头及躯干后驱,使重心后移。拾物时挺腰屈膝下蹲才能取物。③后期患者腰大肌形成脓肿,在腰三角、髂窝及腹股沟等处可触到脓肿。

(3)影像学检查 CT 显示病灶部位可有空洞、死骨或脓肿。X 线片主要表现为椎间隙狭窄和骨质破坏。中心型骨质破坏集中在中央,椎体可压缩成楔状。边缘型集中在椎体边缘。侵及椎间盘者,表现为椎间隙狭窄并累及邻近椎体。MRI 有早期诊断价值,可在早期即显示异常。

【治疗】

(1)支持治疗 休息和营养,以增强机体抵抗力是改善全身情况的一个重要步骤。在保证足够休息和睡眠的同时,改善营养状况。积极补充富于营养、易消化的食物。贫血者补充铁剂、维生素 B_{12}、叶酸等。严重贫血者可输血。如合并感染给予广谱抗生素,或根据药物敏感试验用药。截瘫患者应加强护理,预防褥疮,防止肺部和泌尿系感染。

(2)局部制动 局部用石膏固定,为病变部位的组织修复和愈合创造稳定的局部力学环境,固定期是 3 个月,同时应多卧床休息。

(3)药物治疗 抗结核药物治疗对于结核病的控制起着决定性的作用。用药原则是早期、规律、全程、适量、联合。常用抗结核药物有异烟肼、利福平、吡嗪酰胺、乙胺丁醇及链霉素等，现主张联合用药。

（4）微创疗法　药物治疗症状不缓解且椎管没有受压迫者可接受微创治疗。微创治疗可不彻底清除病灶，在病灶与流注脓肿腔内可以放置引流物。同时增加口服药物剂量，可以提高病灶内药物的浓度，且没有明显毒副作用。

（5）手术疗法　手术治疗的同时也不应忽视抗结核药物的治疗与局部制动。手术有三种类型：①切开排脓：脓肿流注广泛引发继发性感染，出现明显全身中毒症状，不能耐受病灶清除术者可行切开排脓，控制症状、挽救生命。②病灶清除术：分前路和后路两种手术。胸椎结核常用后路手术，切除病变脊椎的一侧肋横突后，推开胸膜，进入病灶部位，彻底清除脓液、干酪样坏死组织、结核性肉芽组织和死骨。前路手术途径视病灶部位而定。腰椎结核可经下腹部正中切口或斜切口，从腹膜外经腰大肌脓肿进入病灶，中段胸椎结核可经胸进入病灶。③矫形手术：可用于纠正脊柱后凸畸形。

第三节　髋关节结核

髋关节结核在骨关节结核发病中居第三位。多见于儿童和青壮年，单侧多发。

【病理】早期主要为单纯滑膜结核或单纯骨性结核，前者居多。单纯滑膜结核病变局限于滑膜，表现为滑膜充血、水肿、增生及关节腔内积液、纤维素性渗出。单纯骨结核病变在骨内，如髋臼或股骨头、股骨颈、股骨干骺端的骨质内，未突破关节软骨。此两类结核治愈后关节多不留下功能障碍。单纯结核发展可引起全髋关节结核，关节软骨破坏，多因骨质破坏严重、病理性脱位，形成脓肿及窦道，而导致关节功能障碍。

【临床表现与诊断】

1.症状

起病缓，有全身中毒症状：食欲减退、消瘦、低热、倦怠、乏力、盗汗等。局部症状以疼痛为主，早期为隐痛、不适，活动后加重，休息后缓解。常合并膝关节的牵涉痛，严重者可出现跛行。

2.体征

髋关节周围常出现深压痛。关节活动时疼痛加重，关节活动受限。多数患者肿胀不明显。髋关节脓肿可引起关节肿胀。通常脓肿皮温不高，无发红，为冷脓肿，破溃后形成窦道流脓，或有死骨及干酪样物排出，经久不愈。股骨头坏死明显可形成病理性脱位。治愈后遗留各种畸形，以髋关节屈曲内收、强直与下肢不等长多见。因疼痛、跛行、负重少，可引起肌肉萎缩无力。

3.辅助检查

（1）X线表现　早期X线片显示局限性骨质疏松，关节囊肿胀、关节间隙进行性变窄及骨边缘的破坏灶。随着破坏的加剧，出现死骨和空洞，甚至股骨头消失。后期有病理性脱位。

（2）CT、MRI检查　可获得早期诊断。能显示关节肿胀、关节腔内积液及微小的骨破坏病灶。

【治疗】

（1）全身治疗　充分休息和补充营养以增强机体的抵抗力。全身应用抗结核药物，首选链霉素、异烟肼、利福平、乙胺丁醇，次选药物为吡嗪酰胺、卡那霉素，一般维持2年用药。

（2）局部治疗　有屈曲畸形者可局部制动，作皮肤牵引，畸形矫正后上髋人字形石膏固定。

单纯滑膜结核可关节腔内注射抗结核药物；髋关节腔内大量积液者，考虑行关节切除术。术中发现病损严重，应对骨性病灶作彻底清除。如有脓肿形成应行彻底的病灶清除术。部分病例病变已静止，髋关节强直，微小活动即可引发疼痛，应作髋关节融合术。或在全身用药同时，行全髋关节置换术。

第四节 膝关节结核

膝关节滑膜组织丰富，活动多、负重大且易扭伤，故滑膜结核患病率较高，在全身骨关节结核中居第二位。儿童及青壮年多发。

【病理】初起多先累及滑膜，继而炎性浸润和渗出，出现膝关节肿胀和积液。病变发展到骨骼，产生边缘性骨腐蚀破坏。向全软骨进一步发展，引起大块关节软骨板脱落而引起全关节结核。后期出现冷脓肿，破溃后形成窦道，难以自愈。关节韧带损坏可产生病理性脱位。病变静止后产生关节强直或屈曲挛缩（图 61-1）。

【临床表现与诊断】发病缓慢，有低热、盗汗、贫血、消瘦、易疲劳、食欲缺乏等全身症状。血沉升高。儿童可因活动突然引发患处疼痛，有夜啼表现。膝关节位置浅，检查时发现膝关节肿胀、积液明显，髌上囊肿大，浮髌试验阳性。膝关节穿刺液早期较清亮，病程进展逐渐变混，最终变为脓性。

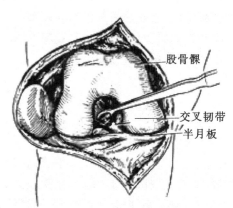

股骨髁
交叉韧带
半月板

图 61-1 膝关节结核

因疼痛、跛行、负重少，可引起肌肉萎缩。后期形成冷脓肿，溃破形成窦道，经久不愈。

影像学检查：X 线片在早期可见髌上囊肿胀与骨质疏松，病变发展可见关节间隙进行性狭窄和骨边缘腐蚀性改变。后期关节间隙消失，病理性脱位。CT 与 MRI 能显示微小病灶，具有早期诊断价值。

【治疗】主要为全身治疗和局部治疗。因膝关节表浅，病变早期容易被发现，故大部分可被治愈。

（1）全身治疗 补充营养，纠正贫血，保证休息及睡眠，增强机体抵抗力。全身应用抗结核药物，用药原则是早期、足量、全程、规范和联合用药。

（2）局部治疗 ①早期的单纯滑膜结核和早期的骨结核，可牵引或石膏制动以防止畸形的发生。关节腔积液可行穿刺术，抽取液体后注入抗结核药物，成人常用异烟肼 200mg（儿童 100mg），每周 1～2 次，3 个月为一疗程。②后期的滑膜结核、骨结核及全关节结核，则主张在抗结核药的支持下行手术治疗。

（3）手术治疗 目的是清除病灶，矫正畸形，保存关节功能。术前 2 周及术后应进行抗结核药物治疗。①膝关节滑膜次全切除术：为避免发生关节活动障碍，术中保留半月板和交叉韧带。术后关节腔内抗结核药物灌注，配合关节伸屈锻炼。②病灶清除术：关节破坏严重或大量积脓，作病灶清除术。术后膝关节内注入异烟肼 200mg，用大棉垫压紧，以达到止血、止痛、制动的目的。术后关节有积血或积液时，应及时抽出，并每周 1～2 次关节腔内注射异烟肼

200mg 或链霉素 1g。术后全身用药时间应不少于 6～12 个月,局部用药时间 2～3 个月。术后 1 个月扶双拐下床活动。③关节融合术:病灶清除术后,对于 15 岁以下的儿童或成人病例病灶清除后尚有部分关节软骨面残留者,病灶清除术后可不做融合术;15 岁以上关节严重损毁且畸形者,同时行膝关节加压融合术。此手术为目前临床上治疗晚期全膝关节结核的最常用、最有效的方法。

 目标检测

一、简答题

1.简述骨关节结核的临床表现。

2.简述脊柱结核的病理分型。

3.髋关节结核应与其他哪些疾病相鉴别?

4.简述骨关节结核的治疗方法。

二、病案分析

患者,男,8 岁。近 1 年出现颈部疼痛,伴有上肢麻木,咳嗽或喷嚏时加重,全身有低热、疲倦、消瘦、盗汗、食欲缺乏等症状。面色苍白,有贫血貌。X 线检查可见脊椎椎体中央有骨质破坏和椎间隙狭窄,椎旁可见脓肿。请作出初步诊断,如何治疗?

第六十二章　骨肿瘤

骨肿瘤 — 发生于骨骼或起源于骨组织 →

1. 疼痛
2. 肿胀和肿块
3. 压迫症状
4. 病理性骨折
5. 晚期有低热、消瘦、食欲不振、乏力、体重下降、贫血等全身症状

瘤样病变

骨囊肿 临床表现:1.大多临床症状不明显,偶有轻度疼痛或局部压痛;2.多数患者骨折后局部肿胀、压痛、活动受限;3.少数病例局部包块,肌肉轻度萎缩,关节活动多正常。治疗:1.非手术治疗。2.手术治疗

骨纤维异样增殖症 临床表现:病状不明显,病势缓和,进展慢。多见病理性骨折。治疗:刮除植骨术。病位在长骨,可节段性切除。有畸形者,可行截骨矫形术

良性骨肿瘤

骨瘤 临床表现:骨性肿块,无滑膜和软骨帽存在。偶有骨骼畸形生长。治疗:如肿瘤小且无明显症状者,可不予治疗。反之可手术切除,预后良好

骨软骨瘤 临床表现:通常无明显症状,可有疼痛。多发性骨软骨瘤可引起患肢挛缩畸形,局部可触及肿块。治疗:一般不须治疗,若肿瘤过大,生长过快,压迫周围血管神经或肿瘤发生骨折时,考虑手术切除

软骨瘤 临床表现:早期症状不明显。随瘤体增大,有畸形及酸胀感,易引起病理性骨折。治疗:手术治疗为主

骨巨细胞瘤

临床表现:突然剧痛、肿胀、畸形、活动受限。局部有包块。治疗:首选手术治疗

恶性骨肿瘤

骨肉瘤 临床表现:1.疼痛;2.全身毒性反应,食欲不振,体重减轻,最后衰竭出现恶病质。治疗:采取以手术为主的综合治疗

软骨肉瘤 临床表现:原发性:1.疼痛;2.关节活动受限;3.局部肿块,皮肤红,皮温高。继发性以肿块为主。治疗:以手术治疗为主,术前术后大剂量化疗

尤文肉瘤 临床表现:局部进行性加重疼痛和肿胀。病情进展迅速。治疗:放疗为主,配合化疗和手术的综合治疗

滑膜肉瘤 临床表现:1.无痛性肿块。2.隐痛或钝痛,后期剧痛。3.局部肢体活动受限。治疗:以手术治疗为主

骨转移瘤 临床表现:1.疼痛。2.病理性骨折。3.脊髓压迫。治疗:采用化疗、放疗、内分泌治疗和手术治疗

学习目标

【知识目标】

1.掌握骨软骨瘤的临床表现、诊断和治疗原则；巨细胞瘤、骨肉瘤的临床表现、X 线表现与治疗原则。

2.了解骨原发恶性肿瘤的 X 线专有体征和早期诊断；骨转移性肿瘤的特点和治疗原则。

【能力目标】运用理论知识体系，根据临床骨肿瘤常见病、多发病的疾病特征，能够提出正确的诊疗方案。

第一节　概　　述

骨肿瘤是发生于骨骼或起源于骨组织的肿瘤，包括原发性、继发性和转移性三种。骨肿瘤有良性、中间性和恶性之分。良性骨肿瘤以骨软骨瘤、软骨瘤较为多见；恶性骨肿瘤以骨肉瘤、软骨肉瘤、纤维肉瘤较为多见。良性骨肿瘤预后良好，恶性骨肿瘤病情进展迅速，预后不良，死亡率高，至今无显效的治疗方法。

【分类】国际卫生组织（WHO）单纯依据组织学的标准，即肿瘤细胞的分化类型及其产生的细胞间物质类型进行分类。凡不符合规范类型者，均属于未分化的类型范畴。分类目的在于有效预测肿瘤的生物学效应，为临床诊疗提供依据。1993 年 WHO 公布的骨肿瘤的分类法如下：

1.成骨性肿瘤

（1）良性　骨瘤、骨样骨瘤和骨母细胞瘤。

（2）恶性　成骨肉瘤、皮质旁成骨肉瘤。

2.成软骨性肿瘤

（1）良性　软骨瘤、骨软骨瘤、软骨母细胞瘤、软骨黏液样纤维瘤。

（2）恶性　软骨肉瘤、近皮质软骨肉瘤、间叶性软骨肉瘤。

3.骨巨细胞瘤

骨巨细胞瘤是一种潜在恶性或介于良性之间的溶骨性肿瘤。可分为巨细胞瘤和恶性巨细胞瘤。巨细胞瘤是一种良性的、局部侵袭性的肿瘤；而恶性巨细胞瘤表现为原发性骨巨细胞瘤的恶性肉瘤，或原有骨巨细胞瘤的部位发生恶变（继发性）。

4.骨髓肿瘤

包括尤文氏肉瘤、骨网织细胞肉瘤、骨淋巴肉瘤、骨髓瘤。

5.脉管肿瘤

（1）良性　血管瘤、淋巴管瘤、血管球瘤。

（2）中间型或未定型　血管内皮瘤、血管外皮瘤、恶性血管肉瘤。

6.其他结缔组织肿瘤

（1）良性　成纤维性纤维瘤、脂肪瘤。

（2）恶性　纤维肉瘤、脂肪肉瘤、恶性间叶瘤、未分化肉瘤。

7.其他肿瘤

（1）脊索瘤。

(2)长管骨"牙釉质瘤"。

(3)神经鞘瘤。

(4)神经纤维瘤。

8. 瘤样病变

孤立性骨囊肿、动脉瘤样骨囊肿、近关节性囊肿、干骺端纤维缺损、嗜伊红肉芽肿、纤维结构不良、骨化性肌炎、甲状旁腺机能亢进性"棕色瘤"。

【发病情况】骨肿瘤在人群中发病率约为 0.01%。男性多于女性,原发性良性多于恶性。好发于生长活跃的长骨干骺端,如股骨下端、胫骨上端、肱骨上端等。不同的骨肿瘤其发病部位是有意义的,如发于大腿骨及小腿骨等部位居多,常见有骨肉瘤、骨巨细胞瘤、骨软骨瘤等。发生于躯体部肿瘤较少,如转移瘤、软骨肉瘤及多发性骨髓瘤等。脊索瘤特发于脊椎部,尤以骶椎最多,软骨瘤多发于手足骨。骨肿瘤的发病年龄也很有意义,如骨肉瘤多发于儿童和青少年,危害较大。骨巨细胞瘤多发生于成年人。

【临床表现】

(1)疼痛 是生长迅速的肿瘤最显著的表现,良性骨肿瘤大多无疼痛,但有些良性肿瘤可有明显疼痛,如骨样骨瘤。疼痛是恶性肿瘤普遍存在的症状,最初为间断的疼痛,程度较轻,后发展为持续性剧痛、夜间明显,局部有压痛。

(2)肿胀和肿块 良性骨肿瘤生长速度慢,质地硬,无压痛。恶性骨肿瘤局部肿块发展迅速,肿瘤血运丰富而见局部血管怒张。

(3)压迫症状 脊髓肿瘤因脊髓受压,可出现截瘫。盆腔肿瘤可出现泌尿道和消化道受压症状。邻近关节的肿瘤,关节受累可出现活动障碍。

(4)病理性骨折 骨肿瘤因骨破坏严重,易发生病理性骨折。是恶性骨肿瘤和骨转移癌常出现的并发症。

(5)晚期 可有低热、消瘦、食欲缺乏、乏力、体重下降、贫血等全身症状。多通过血行远处转移,少数通过淋巴转移。

【诊断】根据临床表现,结合影像学检查、病理检查及生化测定进行诊断。

(1)影像学检查 X线可显示骨与软组织的基本病变,良性肿瘤边界清楚,密度均匀。恶性肿瘤病灶不规则,密度不均,边界不清,有不规则骨破坏。CT 和 MRI 检查可为骨肿瘤定性,清晰显示肿瘤范围,识别肿瘤侵袭程度,以帮助制定手术方案和确定手术切除范围。放射性核素骨显像检查可明确病损范围,但特异性不高。

(2)病理检查 确诊骨肿瘤的可靠方法,分切开活检和穿刺活检两种。

(3)生化测定 恶性骨肿瘤患者应行生化检查,测定血钙、血磷、酸性磷酸酶及碱性磷酸酶的水平,如广泛性溶骨病变,多有血钙升高;成骨性肿瘤有碱性磷酸酶升高等。

【治疗】

1. 良性骨肿瘤的外科治疗

对于良性骨肿瘤及瘤样病变行刮除植骨术。外生性骨肿瘤,如骨软骨瘤行切除术,手术关键是完整切除肿瘤及周围组织,避免复发。

2. 恶性骨肿瘤的外科治疗

(1)保肢手术 对于病骨发育成熟者、肿瘤能够完整切除者、术后复发率和转移率不高于截肢者、患者要求保肢者可行保肢手术。

（2）截肢术　对于就诊晚、病损严重和其他治疗无效的恶性骨肿瘤者可行截肢术。

（3）化学治疗　可提高恶性骨肿瘤疗效，消灭潜在小转移灶。

（4）放射治疗　可抑制恶性骨肿瘤细胞的繁殖能力。

第二节　瘤样病变

一、骨囊肿

骨囊肿为一囊肿样的瘤样病变，儿童及青少年多发。病位主要在长骨干骺端，也可在肱骨上端、股骨上端、胫骨下段和桡骨下段等。常为单发，偶为多发。囊壁为一层纤维包膜，囊内为黄色或褐色液体或血清样液体。

【临床表现】大多临床症状不明显，偶有轻度疼痛或局部肿胀，多数患者因病理性骨折后而就诊。少数病例表现为局部包块，肌肉轻度萎缩，关节活动多正常。下肢病患，可有跛行。

【X线检查】长骨干骺端有椭圆形或圆形、边缘清楚、密度均匀的透明阴影。骨皮质膨胀变薄，中心处最明显。合并病理骨折时，骨碎片向囊内移位，称"碎片陷落征"（图62-1）。

【治疗】

（1）非手术治疗　部分患者可在骨折后，囊肿被新骨填塞而自愈。近来有囊腔内注入甲泼尼龙取得良好疗效，注射量40～200mg，具体按囊肿大小和年龄而定。

（2）手术治疗　保守治疗无效，需手术刮除、植骨，术中刮除纤维包膜需彻底，防止复发。若病理性骨折愈合后，仍残留囊肿，也应手术治疗。

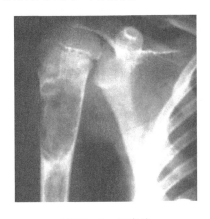

图62-1　骨囊肿

二、骨纤维异样增殖症

骨纤维异样增殖症是一种以骨纤维变性为特征的骨纤维结构不良。临床较常见，以青少年和中年好发。骨髓腔内有纤维骨或反应骨生成亦称骨纤维发育不良。

【病理】病理切片显示稠密的纤维组织内包裹骨针。

【临床表现】病状不明显，病势缓和，进展慢。多见于病理性骨折。

【X线检查】病变骨骼膨胀增粗，骨密质变薄，髓腔扩大，边界清楚，呈磨砂玻璃样改变。股骨上端纤维变性可使股骨颈弯曲，呈"牧羊人手杖"样改变。

【治疗】刮除植骨术。病变在长骨，可节段性切除。有畸形者，可行截骨矫形术。

第三节 良性骨肿瘤

一、骨瘤

骨瘤为骨生成过程中发生异常,引起组织过度增生所致的良性肿瘤。好发部位为颅骨和下颌骨,颜面骨偶有发生。临床表现为骨性肿块,无滑膜和软骨帽存在。一般在全身骨骼发育成熟后,骨瘤即停止生长。但发育过程中,如肿瘤压迫骨骼,仍可致畸形生长。

骨瘤的发展缓慢,如肿瘤小且无明显症状者,可不予治疗。如生长迅速、症状明显、影响外观或成年后仍继续生长者,可手术切除,预后良好。

二、骨软骨瘤

骨软骨瘤是一种比较常见的软骨源性良性肿瘤,多见于青少年。好发部位在长骨干骺端一侧的骨皮质,向骨表面生长,分为单发和多发性骨软骨瘤。后者有遗传倾向,可影响骨骺发育或引发肢体畸形,称为多发性遗传性骨软骨瘤病。单纯骨软骨瘤恶变率仅1%,多发性骨软骨瘤有明显恶变倾向。

【临床表现】通常无明显症状,局部有生长缓慢的骨性包块,多因包块压迫周围组织和表面滑囊引起炎症,产生疼痛症状。多发性骨软骨瘤可影响长骨正常生长发育,引起患肢挛缩畸形,体格检查局部可触及肿块。

【X线检查】X线摄片显示干骺端有骨性突起,偏离最近骺板,其松质骨、皮质骨与正常骨相连,软骨帽发生不规则钙化(图62-2)。

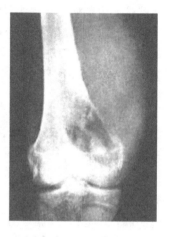

图62-2 骨软骨瘤

【治疗】一般不须治疗,若肿瘤过大,生长过快,压迫周围血管神经或肿瘤自身发生骨折时,应考虑手术切除。切除范围应广,要包括肿瘤基底四周部分正常骨组织及肿瘤本身一并切除,以免遗漏,引起复发。

三、软骨瘤

软骨瘤是透明软骨发生病变的一种良性肿瘤,好发于手与足的管状骨,分为内生型和骨膜下软骨瘤。内生(髓腔性)软骨瘤是指发生在髓腔内的软骨瘤,较常见。骨膜下(皮质旁)软骨瘤是指肿瘤偏心向外突出者,较少见。软骨瘤单发多见,也可多发,表现为对称生长的特点(图62-3)。

【临床表现】发病缓,早期多无明显症状。随瘤体增大,局部逐渐膨隆,可出现畸形及酸胀感,疼痛不明显,轻微创伤即可引起病理性骨折。

【X线检查】内生软骨瘤可见髓腔内有椭圆形透明

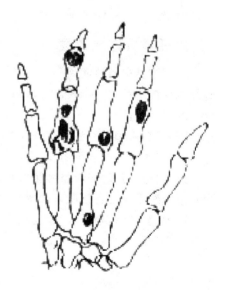

图62-3 掌骨多发性软骨瘤

暗区,边界规整,皮质变薄,病灶内有间隔或钙化斑点;骨膜下软骨瘤可见一侧皮质有凹形缺损、钙化影,或有骨骼畸形。

【治疗】手术治疗为主。手、足部的软骨瘤,可彻底刮除。以 50％氯化锌烧灼骨壁,后以松质骨碎骨片填充植骨。躯干和四肢长骨的软骨瘤,宜采用局部整块切除和植骨术。

第四节　骨巨细胞瘤

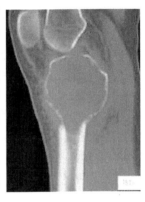

骨巨细胞瘤是一种介于良性与恶性之间的溶骨性肿瘤。好发于20～40 岁,无明显性别差异。病变多累及股骨下端和胫骨上端。骨巨细胞瘤病因不明。

【临床表现】主要表现为进行性加重的局部疼痛,病情进一步发展,可有肿胀,压痛。轻微创伤即可引起骨折,表现为突然剧痛、肿胀、畸形、活动受限。体格检查局部有包块,压之有乒乓球样感觉,病变部位活动受限。

【X 线检查】X 线检查是最基本的检查,可见骨端溶骨性破坏,无骨膜反应,病灶皮质膨胀变薄,呈皂泡样改变,无钙化和成骨(图62-4)。

图 62-4　骨巨细胞瘤

【治疗】手术为首选治疗方案。对于无转移囊性良性肿瘤,应行刮除、灭活、植骨(自体骨或异体松质骨)或骨水泥填充,复发病例应作切除术、节段截除术或假体植入术。如属恶性无转移者,行广泛切除术。

第五节　恶性骨肿瘤

恶性骨肿瘤分为原发性骨肿瘤、继发性骨肿瘤及转移性骨肿瘤三种。原发性骨肿瘤是原发于骨组织的恶性肿瘤,以骨肉瘤最常见;继发性骨肿瘤是由良性骨瘤恶变产生;转移性骨肿瘤是指原发于其他器官或组织的恶性肿瘤,发生远处转移至骨骼引起的瘤变。本节主要介绍原发性恶性骨肿瘤。

一、骨肉瘤

在原发性恶性骨肿瘤中最常见,也称成骨肉瘤。其特点是肿瘤细胞能直接形成骨样组织,且恶性程度高。多发生于青少年,好发部位在股骨下端、胫骨上端,也可发生于肱骨近端等。多数为溶骨性,也有少数为成骨性。

【临床表现】早期症状为病变部位间断性疼痛,进行性加重,渐转为持续性剧烈疼痛,夜间痛甚。且伴有全身毒性反应,食欲缺乏,体重减轻,最后衰竭出现恶病质。肿瘤硬度不一,生长迅速,有压痛,局部温度高,静脉怒张,有时可触诊搏动,因其多侵蚀骨皮质可有病理性骨折。全身健康水平逐渐下降至衰竭,多数患者一年内出现肺转移。贫血,白细胞增高,血沉加快,碱性磷酸酶水平升高。

【X 线检查】骨密度不一。成骨性有骨硬化灶,溶骨性可见骨质不规则的破坏,边界不清,表面模糊。病变多起于干骺端,因肿瘤生长及骨膜反应可见 Codman 三角,有与骨干垂直方向的"日光射线"形骨针。

【诊断】临床上对于有近关节的骨端持续性加重的疼痛、肿胀等应认真检查,除根据临床表现外,还要配合X线、CT检查作出初步诊断,最后依靠病理检查确定疾病性质。

【治疗】采取以手术为主的综合治疗。包括及早诊断,术前和术后大剂量化疗,根据肿瘤浸润范围作根治性切除术、灭活再植术或置入假体的保肢术或截肢术,也可配合使用放疗。

二、软骨肉瘤

软骨肉瘤是发生于软骨细胞的常见的恶性骨肿瘤之一,但发生率少于成骨肉瘤。有原发性和继发性两种,继发性多由良性软骨瘤恶变而来,故发病年龄较晚,多见于30岁以上成年人,尤其是35岁以后发病率逐渐增高。男性多于女性。好发于长骨,其次为髂骨,也可见于椎骨、骨盆等处。发生于髓腔者为中心型,发生于骨膜者为骨膜型,另有少数可发生于软组织。

【临床表现】原发性软骨肉瘤病变早期主要表现为间歇性钝痛,逐渐转为持续性,邻近关节者可有关节活动受限。局部可触及肿块,压痛不明显,周围皮肤红,皮温高。继发性软骨肉瘤临床表现以肿块为主,增长缓慢、压痛不明显,周围皮肤无红热现象。临近关节者,可有关节肿胀、活动受限。可压迫周围神经或脏器引起压迫症状。

【X线检查】软骨钙化是最基本且具有特征性的表现。中心型可出现斑点状、虫蚀状和囊状溶骨性破坏,但钙化灶较少。如突破骨皮质浸润软组织时,可很快出现肿块,内有密度不均的钙化,呈环状、半环状、絮状及斑点状钙化灶。

【治疗】以手术治疗为主,术前术后大剂量化疗。对放疗不敏感,预后比骨肉瘤好。

三、尤文肉瘤

尤文肉瘤较少见,是起源于骨髓间充质细胞的原发性恶性骨肿瘤,其恶性度高,发展快,病程短,易早期转移,预后不良。好发于儿童,多发生于股骨、胫骨、腓骨、髂骨、肩胛骨等处。

【临床表现】主要表现为局部进行性加重疼痛和肿胀。病情进展迅速,全身情况很快发生恶化,常伴低热、白细胞增多和血沉升高。常需作病理检查明确诊断。

【X线检查】骨干处出现大面积浸润性的骨破坏,骨皮质呈虫蚀状改变。如浸润至骨膜,可见骨膜增生,有新骨生成,呈"葱皮样"或板层样改变。

【治疗】对放疗极为敏感,故采用以放疗为主,配合化疗和手术的综合治疗。因放疗或化疗后,虽可使肿瘤体积迅速缩小,局部疼痛明显缓解,但因其易发生早期转移,单独应用远期疗效差,现采用放疗加化疗和手术的综合疗法,生存率已达到50%以上。

第六节　滑膜肉瘤

滑膜肉瘤是恶性程度较高的软组织恶性肿瘤,源于滑膜组织。发病部位以四肢的大关节尤其是下肢多见,也可发生于臀部、肩胛等部位关节处。

【临床表现】关节部位或肌腱和筋膜上出现无痛性肿块,肿块皮肤表面可有静脉怒张。病情发展会出现不同程度的隐痛或钝痛,至后期呈剧烈疼痛,夜间尤甚。部分患者局部肢体活动受限。

【X线检查】软组织肿块,内有钙化,伴有骨骼改变及骨膜反应。

【治疗】手术治疗为主。争取做到广泛切除,如有重要血管受累需随肿瘤一并切除,则有行血管移植术的必要。局部切除有较高的局部复发率,5 年生存率在 20%～50%左右。

第七节　骨转移瘤

骨转移瘤是指原发于骨外器官或组织的恶性肿瘤,通过淋巴系统转移或血行播散至骨骼,继续生长形成子瘤。好发年龄 40～60 岁,多来自远处的癌转移;儿童多来自神经细胞瘤。好发部位为躯干骨骼,常发生骨内转移的肿瘤依次为乳腺癌、前列腺癌、肺癌、肾癌。

【临床表现】主要表现为疼痛,骨骼受累后易发生病理性骨折和脊髓压迫。

【X 线检查】可表现为溶骨性、成骨性和混合型的骨质破坏。以溶骨性骨质破坏多见,骨皮质呈虫蛀样改变。

【实验室检查】溶骨性骨转移瘤,血钙升高;成骨性骨转移瘤,有血清碱性磷酸酶升高;如前列腺癌转移,有血清酸性磷酸酶升高。

【治疗】治疗旨在延长寿命、解除症状。需原发癌和转移瘤同治。采用化疗、放疗、内分泌治疗和手术治疗;手术治疗以姑息手术为主。如脊椎的转移性肿瘤可手术固定,防止发生截瘫。内分泌治疗包括睾丸摘除术、垂体切除术和肾上腺皮质切除术等。

 目标检测

一、简答题

1.简述骨肿瘤的 X 线检查表现。

2.简述骨转移性肿瘤的特点。

3.简述骨软骨瘤的临床表现。

4.简述巨细胞瘤与骨肉瘤的治疗原则。

二、病案分析

患者,男,18 岁。近一年余下肢疼痛,呈持续性加重,夜间明显。伴有食欲缺乏、乏力、消瘦、贫血。X 线可见股骨有骨硬化灶,骨膜呈"日光照射"现象。请作出初步诊断,指出与哪些疾病相鉴别,如何治疗。

参考文献

[1] 吴在德,吴肇汉.外科学[M].7版.北京:人民卫生出版社,2008.

[2] 陈孝平.外科学[M].2版.北京:人民卫生出版社,2010.

[3] 梁力建.外科学[M].6版.北京:人民卫生出版社,2009.

[4] 孙培春,李铁强等.外科学[M].河南:郑州大学出版社,2003.

[5] 申小青,付林海等.外科学[M].北京:北京大学医学出版社,2011.

[6] 米振生,王品琪.外科学[M].3版.北京:科学出版社,2012.

[7] 成建初,冯文超等.外科学[M].武汉:华中科技大学出版社,2010.

[8] 吴孟超,吴在德,黄家驷.外科学[M].7版.北京:人民卫生出版社,2008.

[9] 张延龄,吴肇汉.实用外科学[M].3版.北京:人民卫生出版社,2012.

[10] 陆再英,钟南山.内科学[M].7版.北京:人民卫生出版社,2008.

[11] 中华医学会.临床技术操作规范,心血管外科学分册[M].北京:人民军医出版社,2009.

[12] 封国生,黎前德等.肿瘤外科学[M].北京:人民卫生出版社,2007.

[13] 黎介寿,吴孟超等.普通外科手术学–手术学全集[M].2版.北京:人民军医出版社,2005.

[14] 邱贵兴,戴戒.骨科手术学[M].3版.北京:人民卫生出版社,2005.

[15] 孙颖浩.使用泌尿外科内镜手术学[M].武汉:华中科技大学出版社,2012.

[16] 顾恺时.胸心外科手术学[M].北京:人民卫生出版社,2003.

[17] 漆松涛.显微神经外科手术图解及评述[M].北京:人民卫生出版社,2003.

[18] 吴阶平.吴阶平泌尿外科学[M].济南:深冬科学技术出版社,2004.

[19] 邢树,夏海波.泌尿男性生殖系统实用肿瘤学[M].呼和浩特:内蒙古科学技术出版社,2001.

[20] 尼施拉格 E,贝雷 H M,尼施拉格 S.男科学–男性生死健康与功能障碍[M].李宏军,李汉忠译.3版.北京:北京大学医学出版社,2013.